DIE
ZUCKERKRANKHEIT
UND IHRE BEHANDLUNG

VON

Dr. C. von NOORDEN   UND   **Dr. S. ISAAC**

GEH. MEDIZINALRAT · PROFESSOR AN DER
UNIVERSITÄT FRANKFURT A. M.

PROFESSOR AN DER UNIVERSITÄT
FRANKFURT A. M.

ACHTE AUFLAGE

MIT 30 ABBILDUNGEN

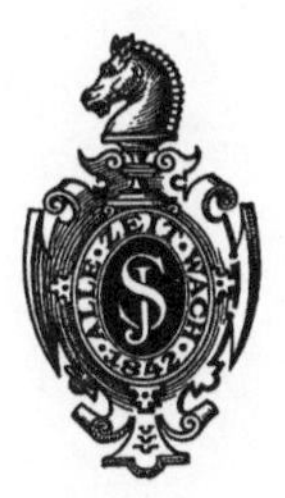

BERLIN

VERLAG VON JULIUS SPRINGER

1927

ISBN-13:978-3-642-89335-3   e-ISBN-13:978-3-642-91191-0
DOI: 10.1007/978-3-642-91191-0

Vorwort zur achten Auflage.

Fast 10 Jahre sind seit Erscheinen der 7. Auflage vergangen. Schon lange vergriffen, hätte die letzte Auflage spätestens im Jahre 1924 durch eine neue ersetzt werden sollen. In der Tat waren die Vorarbeiten dafür bereits im Frühjahre 1923 weit gefördert, als die umwälzende Entdeckung des Insulins uns in Übereinstimmung mit dem Verleger veranlaßten, mit der Weiterarbeit zu warten, bis breite allgemeine und persönliche Erfahrungen über die praktische Tragweite der großen Entdeckung vorlägen. Großenteils durch die Entdeckung des Insulins veranlaßt, aber auch aus anderen Gründen setzte dann eine so gewaltige, umfangreiche und allseitige Arbeit über Diabetes und über Kohlenhydratstoffwechsel ein, daß wir lieber eine Klärung vieler neuer und wichtiger Fragen abwarten wollten.

Wir glauben jetzt ein Werk vorzulegen, das alles praktisch und theoretisch Wichtige umfaßt und eingehend behandelt. Man wird sehen, daß wir sowohl mit der Diabetestheorie — wie schon in früheren Auflagen —, wie auch mit Deutung der Insulinwirkung von den meist vertretenen Ansichten mehr oder weniger abweichen. Aber auch in praktischer Therapie können wir uns der jetzt üblichen Begeisterung für eiweiß- und für calorienarme Kost keineswegs anschließen. Eine sehr lange, überaus reiche Erfahrung, die bei dem einen von uns bereits über mehr als 30 Jahre zurückreicht (die erste Auflage erschien 1895), dient als Warner, die kurzzeitigen günstigen Auswirkungen jener Kostformen als maßgebend zu betrachten für jahre- und jahrzehntelange Ernährung der Zuckerkranken.

In die Bearbeitung der 8. Auflage trat S. Isaac neu ein. Die Erfahrungen, auf die wir uns stützen, stammen teils aus der klinischen Tätigkeit C. v. Noorden's als Leiter des Frankfurter städtischen Krankenhauses und als Vorstandes der I. Medizinischen Klinik in Wien, größtenteils aus der früher von C. v. Noorden und dem verstorbenen E. Lampé (seit 1895) gemeinsam geführten Frankfurter Privatklinik für Zuckerkranke, teils aus verschiedenen Sanatorien Wiens. An jener Privatklinik war S. Isaac von März 1922 bis Oktober 1925 als Mitarbeiter tätig, so daß es uns möglich war, die gesamten Insulinerfahrungen gemeinsam zu erleben. Als S. Isaac dann ausschied, um die Direktion eines Frankfurter Krankenhauses zu übernehmen, hielten wir doch an der lieben Gewohnheit fest, alle Einzelerfahrungen miteinander auszutauschen, so daß die Gemeinsamkeit der Arbeit, welche diesem Buche gewidmet ist, voll gewahrt werden konnte.

Die Gesamterfahrungen fußen auf klinischer Beobachtung und Behandlung von rund 27000 Fällen, von denen die meisten jahre- und zum Teil jahrzehntelang unter periodischer Kontrolle blieben. Den Abschnitt Augenstörungen bearbeitete Dr. E. Grafe, Frankfurt a. M.

Leider gestatteten äußere Umstände, insbesondere Mangel an geeigneten Arbeitskräften nicht die volle statistische Durcharbeitung des Materiales.

Es ist uns eine Pflicht, des Gründers und früheren Mitleiters der Frankfurter Privatklinik für Zuckerkranke, des im März 1922 aus Gesundheitsrücksichten aus dem klinischen Betriebe ausgeschiedenen und im September 1924 verstorbenen Geheimrat E. LAMPÉ ehrend zu gedenken, dessen gewissenhafte Beobachtung und Behandlung der Kranken uns aus zahlreichen Krankengeschichten, die wir für dieses Buch durchzuarbeiten hatten, in dankbare Erinnerung gerufen wurde.

Zu Dank für wertvolle Hilfe bei den Vorarbeiten sind wir auch verpflichtet den Assistenten an der Privatklinik, Herrn Dr. KARL H. v. NOORDEN, Herrn Dr. H. LAMPÉ und Frl. J. FISCHER.

Frankfurt a. M., 31. Dezember 1926.

C. v. NOORDEN.   S. ISAAC.

Inhaltsverzeichnis.

Erstes Kapitel.
Die Physiologie und allgemeine Pathologie des Kohlenhydratstoffwechsels.

Zweites Kapitel.
Ätiologie des Diabetes mellitus.

Drittes Kapitel.
Pathologische Chemie und der Stoffwechsel im Diabetes.

Viertes Kapitel.

Theorie des Diabetes.

Fünftes Kapitel.
Die Diagnose der Zuckerkrankheit.

Sechstes Kapitel.
Allgemeines Krankheitsbild, Verlauf und Prognose.

Siebentes Kapitel.
Begleitkrankheiten des Diabetes.

Achtes Kapitel.

Behandlung des Diabetes.

Erstes Kapitel

Die Physiologie und allgemeine Pathologie des Kohlenhydratstoffwechsels.

I. Die Kohlenhydrate der Nahrung und ihre Resorption.

Die Kohlenhydrate der Nahrung sind fast ausschließlich vegetabilischen Ursprungs. Eine quantitativ beachtenswerte Ausnahme macht nur der Milchzucker der Milch. Was sonst mit animalischer Kost von vorgebildetem Kohlenhydrat aufgenommen wird (Glykogen in Leber und Muskeln), fällt kaum ins Gewicht.

Das wichtigste Kohlenhydrat der Nahrung ist die Stärke (Amylum). Diese setzt sich aus einer Reihe von Zuckermolekülen zusammen; man bezeichnet sie daher als Polysaccharid. Die Stärke ist nicht zur Resorption geeignet. Sie bedarf der Umsetzung in leichtlösliche Kohlenhydrate von geringerem Molekulargewicht. Die Umsetzung ist ein Spaltungsprozeß, wobei unter Aufnahme von Wasser aus dem großen Stärkemolekül (Polysaccharid) mehrere kleinere Kohlenhydratmoleküle entstehen: Disaccharide mit 12 und Monosaccharide mit 6 Kohlenstoffatomen. Beide finden sich auch vorgebildet in gebräuchlichen Nahrungsmitteln.

1. Die Monosaccharide.

Unter den Monosacchariden sind die Zucker mit 6 Kohlenstoffatomen, die sog. Hexosen, die wichtigsten. Pentosen (Zucker mit 5 C-Atomen) sind in der Nahrung nur von untergeordneter Bedeutung; dies gilt noch mehr von den Zuckern mit 3—4 und 7 C-Atomen, den Triosen, Tetrosen und Heptosen.

Die Hexosen gliedern sich in die Aldehydzucker (Glykose, Mannose, Galaktose, die seltneren Gulose und Talose) und in die Ketozucker (Lävulose und Sorbose). Zwischen Glykose, Mannose und Fructose bestehen hinsichtlich des sterischen Aufbaues ihres Moleküls enge Beziehungen, wie aus den nachstehenden Formeln hervorgeht:

CHO	CH_2OH	CHO	$CH\cdot OH$
$HCOH$	CO	$OHCH$	$C(OH)$
$OHCH$	$OHCH$	$OHCH$	$OHCH$
$HCOH$	$HCOH$	$HCOH$	$H\cdot COH$
$HCOH$	$HCOH$	$HCOH$	$H\cdot COH$
CH_2OH	CH_2OH	CH_2OH	CH_2OH
d-Glykose	d-Fructose	d-Mannose	Enolform

Diese drei Zucker gehen schon unter Einwirkung ganz verdünnter Alkalien ineinander über. Aus jeder einzelnen Zuckerart bilden sich die beiden andern. Nach Erreichung eines Gleichgewichtes ist in der Lösung ein Gemisch der drei Zucker vorhanden. Man nimmt an, daß bei dieser Umlagerung jeder der Zucker eine allen gemeinsame Zwischenstufe, die sog. Enolform (C. Neuberg und A. Wohl) durchläuft.

Für die Hexosen hat man außer der Struktur mit offener Kette auch ringförmigen Bau in Betracht zu ziehen. Es ergibt sich das aus der Tatsache, daß von den meisten Zuckern zwei Formen bekannt sind, die sich durch das Drehungsvermögen ihrer frisch bereiteten Lösung unterscheiden. Demnach existiert auch die Glykose, der sog. Traubenzucker, in zwei stereoisomeren Formen, die leicht ineinander übergehen und sich in wässeriger Lösung das Gleichgewicht halten. Man unterscheidet sie als α- und β-Glykose, und ihre Konfiguration wird durch die folgenden sog. Glykosidformeln veranschaulicht:

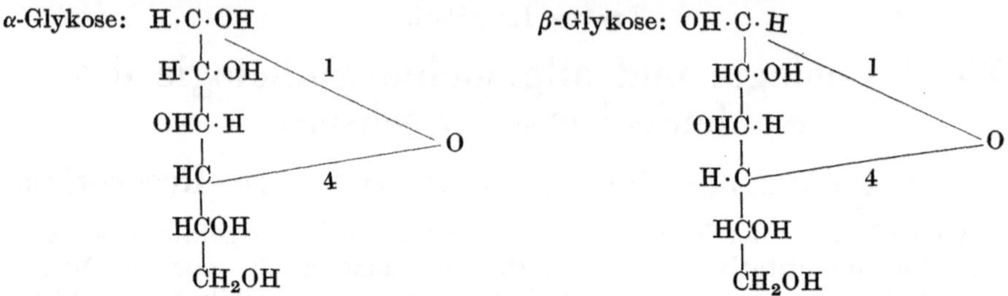

Die β-Glykose ist durch Krystallisation aus Pyridin leicht rein zu erhalten. Sie dreht 23,2° nach rechts; die aus Wasser krystallisierte α-Glykose besitzt die Drehung 111°. Nach Erreichung des Gleichgewichtes dreht die Lösung beider Glykosen 52,5° nach rechts.

Von diesen beiden Formen leiten sich die entsprechenden α- und β-Glykoside ab. EMIL FISCHER hat nach dem Verhalten der Glykoside auch noch eine dritte stereoisomere Form der Glykose aufgestellt, die sog. γ-Glykose, deren Formel jedoch noch nicht feststeht. (Siehe S. 29.)

Traubenzucker (syn. Glykose, Dextrose) und **Fruchtzucker** (syn. Fructose, Lävulose) sind in allen Früchten, in vielen Samen, Wurzeln und Säften vertreten; in süßen bis zu 20 % des Rohgewichts, teils allein, teils in Gesellschaft von Rohrzucker, aus dem sie durch ein besonderes Ferment (Invertin) hervorgehen. In manchen Früchten überwiegt der Traubenzucker, in anderen der Fruchtzucker. Das Mischungsverhältnis von Rohrzucker, Glykose, Lävulose hängt nicht nur von der Fruchtart, sondern auch vom Reifungsgrade ab.

Mannose findet sich neben den genannten Zuckern in einigen Vegetabilien.

Galaktose kommt als solche in den Rohstoffen nicht vor; um so wichtiger ist ihre Verbindung mit Glykose, der Milchzucker.

Alle die genannten Hexosen werden von den Verdauungssäften nicht verändert. Ein Teil verfällt im Darm der Gärung, der weitaus größte Teil wird resorbiert und strömt der Leber zu.

Die **Pentosen** (Arabinose, Xylose, Ribose, Rhamnose) sind vorwiegend in Form komplexer Kohlenhydrate, der sog. **Pentosane**, im Pflanzenreich weit verbreitet. Im Tierreich bilden Pentosen einen Bestandteil der Nucleinsäuren. Von reinen Pentosen wird immer ein Teil unverbrannt im Harne wieder ausgeschieden werden; ein anderer Teil wird vom Organismus verwertet; in welcher Art ist aber unbekannt. Erhebliche Mengen entgehen der Resorption. Wahrscheinlich wird auch ein Teil der Pentosen im Darme von Bakterien abgebaut.

2. Die Disaccharide.

Darunter versteht man Kohlenhydrate, die aus zwei Monosaccharidmolekülen unter Austritt eines Moleküls Wasser entstanden sind. Der Zusammenschluß erfolgt ätherartig unter Beteiligung einer Carbonylgruppe; nur beim Rohrzucker sind wahrscheinlich beide Carbonylgruppen beteiligt, wie aus dem Verlust der reduzierenden Eigenschaft gefolgert werden kann. Bei der Spaltung durch Kochen mit verdünnter Mineralsäure oder durch Fermente zerfallen die Disaccharide, unter Wasseraufnahme, in zwei Hexosemoleküle. Beim Rohrzucker bedingt dieser Vorgang einen Umschlag der Rechtsdrehung in Linksdrehung (Inversion). Die wichtigsten Disaccharide der Nahrung sind:

$$\text{Rohrzucker} \quad + H_2O = \text{Glykose} + \text{Lävulose}$$
$$\text{Milchzucker} \quad + H_2O = \text{Glykose} + \text{Galaktose}$$
$$\text{Maltose} \quad + H_2O = \text{Glykose} + \text{Glykose}$$

Daneben gibt es noch eine sehr große Zahl von Disacchariden; so mehrere mit zwei Glykosemolekülen. Ihre verschiedene Konstitution beruht wohl z. T. auf der Heranziehung verschiedener Alkoholgruppen zur Kondensation.

Rohrzucker (Saccharose). Dieser Zucker, dessen Formel neuerdings folgendermaßen angegeben wird (HAWORTH und LAW):

$$CH_2OH \cdot CH \cdot OH \cdot CH \cdot CHOH \cdot CH \cdot OH \cdot CH$$

Glykoserest

$$CH_2OH - C - CH \cdot CHOH \cdot CHOH \cdot CH_2OH$$

Fructoserest

ist der gewöhnliche Zucker des Haushalts. Im Zuckerrohr stellt er in den Subtropen und Tropen ein weitverbreitetes und wichtiges Volksnahrungsmittel dar. Er ist auch sonst in der Pflanzenwelt weit verbreitet. Bei uns wird er aus der Zuckerrübe gewonnen. Die meisten süßen Früchte, wenn sie genußreif sind, enthalten nur noch einen kleinen Teil unzersetzten Rohrzuckers; der größere Teil ist durch die pflanzlichen Fermente in Glykose und Lävulose gespalten (sog. Invertzucker). Zur Spaltung des Rohrzuckers genügt schon die Salzsäure des Magens. Fermente, Hefepilze, Bakterien des Darmes wirken in gleichem Sinne. Der Rohrzucker gelangt also in Form von Glykose und Lävulose in die Zirkulation; nur wenn sehr große Mengen auf einmal genommen werden, tritt unveränderter Rohrzucker in das Blut und des weiteren in den Harn über (Saccharosurie), da der Körper ihn als solchen nicht verwerten kann und da im Blute und in den Geweben sich kein den Rohrzucker spaltendes Ferment findet. Daß bei wiederholter subcutaner oder intravenöser Injektion von Rohrzuckerlösung im Blute Invertin als Schutzferment erscheint, ist für die gewöhnliche Ernährung belanglos.

Milchzucker (Lactose), in der Brustdrüse entstehend, kommt nur in der Milch vor. Er wird im Darmkanal durch ein Ferment (Lactase) in Dextrose und Galaktose gespalten. Wenn Milchzucker ohne vorhergehende Spaltung in die Blutbahn gelangt, erscheint er nahezu quantitativ im Harne (F. VOIT, A. BINGEL). Dies kommt bei überreichlicher Zufuhr und häufig in der Lactationsperiode vor. Auf der fast völligen Unzersetzlichkeit des in die Blutbahn gelangenden Milchzuckers beruht die C. SCHLAYERsche Prüfung der Nierenfunktion mittels intravenöser Milchzuckerinfusion.

Maltose (Malzzucker)

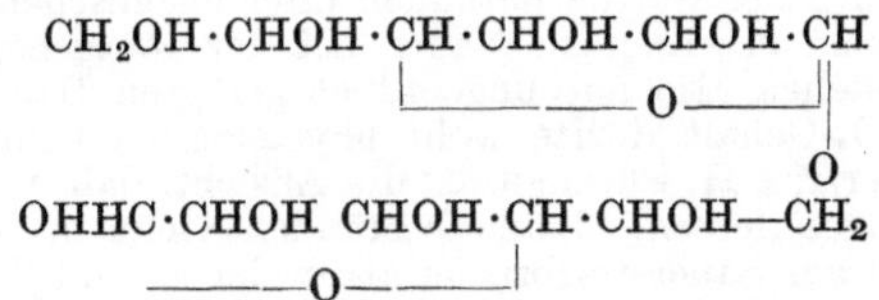

kommt in den Rohstoffen nur spärlich vor. Sie wird gewonnen durch die Einwirkung pflanzlicher Diastase auf Stärke. Die Nahrungsmitteltechnik macht bei der Bierbereitung davon Gebrauch. Das Bier ist der einzige Stoff unter den gebräuchlichen Nahrungsmitteln, der größere Mengen von Maltose enthält. Der Malzzucker wird im Darm durch die Maltase in zwei Moleküle Traubenzucker gespalten und als solcher resorbiert. Kleine Mengen treten unverändert in das

Blut über und werden erst dort zerlegt. Bei starkem Andrang geht ein Teil in den Harn über (alimentäre Maltosurie).

3. Die Polysaccharide.

Stärke (Amylum). Der Kohlenhydratanteil der Nahrung kommt in seiner überwiegenden Menge als Stärke zur Aufnahme. Das die Stärke spaltende Ferment, die Diastase, findet sich vorzugsweise in den Sekreten der Mundhöhle und des Pankreas; sie führt die Spaltung bis zur Maltose durch; dann tritt die Maltase des Dünndarms weiterspaltend in Kraft und führt bis zur Glykose. Unter der Einwirkung der Diastase entstehen aus dem Amylum auf dem Wege zur Maltose verschiedene Produkte: lösliche Stärke, Erythrodextrin und Achroodextrin. Der Angriff auf die Stärke erfolgt im menschlichen Darmkanal viel vollständiger, wenn sie zunächst durch Kochen in lösliche Stärke übergeführt ist oder wenn wenigstens die Stärkekörner der stärkehaltigen Mehle durch Hitze gesprengt sind.

Durch die wichtigen Untersuchungen von H. Pringsheim sowie von P. Karrer und ihren Mitarbeitern sind unsere Kenntnisse vom chemischen Aufbau der Stärke weitgehend gefördert worden. Danach besteht, die Stärke nicht, wie man früher annahm, aus langen Ketten von Traubenzuckermolekülen, sondern aus niedrig-molekularen Elementarteilchen. Nach P. Karrer stellt Maltoseanhydrid (= Diamylose) den eigentlichen Kern der Stärke dar.

Im Stärkemolekül wird die Diamylose durch Nebenvalenzen zu polymeren Molekülen vereinigt, so daß der Stärke die Formel zukommt:

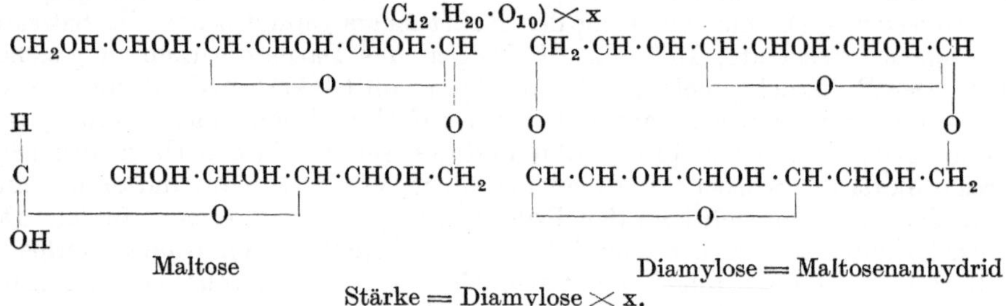

Stärke = Diamylose × x.

Es konnte weiter gezeigt werden, daß das Stärkemolekül im Gegensatz zur bisherigen Anschauung klein ist und einen niedrigen Wert hat. Wie wird dann aber der scheinbar hochmolekulare Zustand der Stärke verständlich? Durch röntgenspektographische Untersuchungen haben Scherrer, sowie Herzog und Jancke, ferner E. Ott nachgewiesen, daß die Stärke ein krystallisierter Stoff ist. P. Karrer meint nun, das Stärkemolekül sei aus den erwähnten polymeren Maltoseanhydridkomplexen aufgebaut und letztere würden im Krystall mit so starken Valenzkräften zusammengehalten, daß Krystallzertrümmerung sehr schwer gelinge und hierdurch der hochmolekulare Zustand vorgetäuscht werde. Die eigentliche Molekular-Polymerisation und die Krystallbildung müssen also auseinander gehalten werden.

Nach Karrer sind Glykogen und Stärke im wesentlichen identisch. Die Elementarteilchen stimmen mit denen der Stärke bezüglich ihrer chemischen Reaktionen weitgehend überein; die Primärteilchen erwiesen sich aber bei der röntgenspektroskopischen Untersuchung als amorph, bestehen also aus ungeordnet gefügten Bausteinen. Der durch Beimengungen bedingte P_2O_4-Gehalt dürfte wohl physiologisch nicht ohne Bedeutung sein.

Abweichend davon vertritt H. Pringsheim die Ansicht, daß in der Stärke und auch im Glykogen Maltosebindungen fehlen. Beide beständen vielmehr aus labilen Glykoseresten mit anderer Lage der Sauerstoffbrücke als in der α- und β-Glykose. Er leitet diese Glykosereste von einer hypothetischen γ-Glykose ab. Das Auftreten von Maltose beim Abbau der Stärke und des Glykogens wird als sekundäre Reaktion angesehen. Nach Pringsheim ist Maltose kein Zwischenprodukt wichtiger biologischer Vorgänge, sondern ein Exkret des Stoffwechsels.

Inulin. Eine Sonderstellung nimmt das Polysaccharid Inulin ein, das in bestimmten Knollen, den Helianthus- und Dahlienknollen, dem Stachys und Topinambur vorkommt. Es ist nicht wie die Stärke und Glykogen polymere Form eines Disaccharidanhydrids, sondern eines Monosaccharidanhydrids, und zwar der Fructose $(C_6H_{10}O_5)_6$.

Zellulose ist ebenso wie die Stärke ein ausschließlich dem Pflanzenreich zukommendes Polysaccharid. Sie dient dort in Verbindung mit Hemicellulosen und Pentosanen zum Aufbau der Stützsubstanz.

Auch die Kenntnis des chemischen Aufbaus der Zellulose ist durch Forschungen der letzten Jahre erweitert worden. Wie bei der Stärke ist das Elementarteilchen ein Maltoseanhydrid. Dieses Anhydrid nennt KARRER Zellobiose.

Der direkten Verdauung durch die vom Magen und Darm gestellten Fermente, ebenso der Resorption, ist die Zellulose unzugänglich; doch verschwindet durch bakterielle Gärung im Darme (vorwiegend im Coecum und Colon ascendens) der größte Teil der Zellulose; es entstehen: Wasserstoff, Methan und niedere Fettsäuren. Die letzteren werden resorbiert und verbraucht.

Gleiches gilt von den **Hemicellulosen** und **Pentosanen** (S. 2, Pentosen).

Über künstliche Abarten der natürlichen Zucker und Polysaccharide (Karamel, Glykosane usw.) vgl. Kapitel Therapie.

II. Der intermediäre Stoffwechsel der Kohlenhydrate.

Aus der Darmwand bewegt sich der Kohlenhydratstrom durch die Pfortader zur Leber hin. Je nach der Art der Nahrung nehmen an diesem Zug zur Leber verschiedene Kohlenhydrate teil; Glykose, Lävulose, Galaktose, Spuren von Dextrin und Maltose, bei reichlicher Zufuhr auch Lactose und Saccharose. Es ist weiterhin klar, daß der Gehalt des Pfortaderblutes an Zucker erheblich wechseln muß. Während er bei nüchternen oder mit Fleisch und Fett gefütterten Hunden $0,1—0,15\%$ beträgt, fanden ihn J. v. MERING und F. W. PAVY nach Fütterung mit Kohlenhydraten $0,4\%$ und höher. Was geschieht nun in der Leber weiter mit den aufgenommenen Zuckern? Mit dieser Frage haben wir uns zunächst zu beschäftigen.

1. Die Glykogenbildung.

Seit den Arbeiten CL. BERNARDs wissen wir, daß die Leber den ihr zuströmenden Traubenzucker in Glykogen umwandelt, das in den Zellen der Leber in Form von Schollen und wahrscheinlich in lockerer Bindung an Eiweiß niedergelegt wird. In Bestätigung schon von P. EHRLICH geäußerter Ansichten hat J. ARNOLD gezeigt, daß das Glykogen nicht einfach in die Zelle eingelagert ist, sondern an Trägersubstanzen gebunden ist. Diese Trägersubstanzen sind nach ARNOLD die Plasmosomen und Granula, die sich in der Leberzelle in bestimmter Anordnung vorfinden und an denen das Glykogen haftet.

Man findet auch in anderen Organen Glykogen, vor allem in den Muskeln. Die Muskeln sind verschieden reich daran. Nach starkem Kohlenhydratgenuß, nach längerer Ruhe enthalten sie mehr Glykogen als nach Hunger und erschöpfender Arbeit (nach 24stündigem Fasten $1—4\%_{00}$, bei reichlicher Fütterung $7—10\%_{00}$, bei maximaler Kohlenhydratzufuhr $20—30\%_{00}$).

Die Leber ist als Speicher für Kohlenhydrate so starker Füllung zugängig, daß sie bis zu 14% ihres Gewichtes aus Glykogen bestehen kann. Gewöhnlich überschreitet der Glykogengehalt 4% nicht. Nach längerem Hungern (4 bis 8 Tage) schwindet im allgemeinen das Glykogen vollständig oder bis auf Spuren (J. OTTO, E. KÜLZ u. a.; in neuerer Zeit K. ISHIMORI). Gelegentlich können sich allerdings trotz längeren Fastens noch beträchtliche Mengen von Leberglykogen vorfinden (E. PFLÜGER). Man hat gefunden, daß im großen und ganzen Glykogen in der Leber und Glykogen in den Muskeln parallel auf- und abschwanken, daß in der Regel die absolute Menge des Leberglykogens ungefähr gleich ist mit der Menge des Glykogens in sämtlichen Muskeln, und schließlich, daß bei Glykogenverarmung des Körpers die Muskeln den Stoff zäher festhalten als es die Leber tut.

Außer dem Traubenzucker dienen auch die nach erfolgter Spaltung der Disaccharide im Darm entstandenen anderen Zucker, die Lävulose und Galaktose, zur Glykogenbildung. Aus manchen Beobachtungen, besonders bei pathologischen Zuständen (Diabetes, Phosphorvergiftung), läßt sich schließen, daß aus Lävulose sogar leichter als aus Traubenzucker Glykogen entsteht.

Vielleicht geht der Polymerisierung der Zuckermoleküle eine Isomerisation (Enolbildung, S. ISAAC) voraus, die sich von der Lävulose aus leichter als von der Dextrose vollzieht. Dadurch wird auch verständlich, daß aus Dextrose und Lävulose immer das gleiche Glykogen entsteht. In der überlebenden Leber wird unter Versuchsbedingungen, die eine Bildung von Glykogen nicht zulassen, Lävulose sehr schnell und quantitativ in Dextrose umgelagert (S. ISAAC). L. POLLAK fand, daß das nach Lävulosefütterung gebildete Glykogen viel resistenter gegenüber dem mobilisierenden Einflusse des Adrenalins ist, als das aus Dextrose entstandene. Ob die von ihm vorgenommene Scheidung in dextrogenes und fruktogenes Glykogen berechtigt ist, ist aber sehr zweifelhaft. Wahrscheinlich ist die größere Resistenz des fruktogenen Glykogens nur eine scheinbare, und zwar dadurch vorgetäuscht, daß aus Lävulose reichlicher Glykogen angesetzt wird als aus Dextrose, Amylum usw.

Der Glykogenbildung aus Galaktose geht eine sterische Umlagerung des Moleküls voraus. Offenbar kann diese im wesentlichen nur in der Leber stattfinden, denn nach L. DRAUDT scheidet der ECKsche Fistelhund von zugeführter Galaktose ungefähr 80% im Harne aus.

Auch nach intravenöser Verabfolgung von Dextrose und Lävulose ist Glykogenablagerung in der Leber zu erzielen (DOYON, MOREL, K. GRUBE, E. FREUND-POPPER, K. ISHIMORI); bei Lactose und Saccharose ist das nicht der Fall; diese bedürfen zwecks Glykogenbildung vorbereitender Spaltung im Darmkanal.

Neben den genannten Hexosen scheinen auch die verschiedenen Mannosen Glykogenbildner zu sein (C. NEUBERG und P. MAYER). Von der α-Glykoheptose ist dies jedoch nicht sicher, ebensowenig ist bisher ein Beweis dafür erbracht, daß die Pentosen Glykogen bilden (C. NEUBERG, J. WOHLGEMUBH, M. CREMER).

Sehr interessant ist der Befund von H. v. HÖSSLIN und H. PRINGSHEIM, daß ungespaltene Maltose und Maltoseanhydride (Polyamylosen) nicht direkt in Glykogen umgewandelt werden können. Dies paßt zur Anschauung von PRINGSHEIM, daß Glykogen sich nicht aus Maltoseanhydriden zusammensetzt. (Siehe S. 4.)

Dagegen kommen für die Glykogenbildung noch eine Anzahl von Stoffen in Betracht, welche beim intermediären Abbau der Kohlenhydrate eine Rolle spielen. Versuche an der überlebenden Schildkrötenleber, welche mit den zu prüfenden Stoffen durchströmt wurde, haben gezeigt, daß diese aus Glykol, Glykolaldehyd, Glycerin, Glycerinaldehyd, Glycerinsäure, Milchsäure Glykogen zu bilden vermag (K. GRUBE, J. PARNAS und J. BÄR). K. GRUBE hat in der Schildkrötenleber sogar nach Durchströmung mit Formaldehyd Glykogenansatz erzielt. Dieses Ergebnis konnte aber bisher nicht bestätigt werden (B. SCHÖNDORFF und F. GREBE)[1]). Daß auch aus Eiweißstoffen Glykogen hervorgehen kann, steht heute fest. E. PFLÜGER, der diese Auffassung jahrelang heftig bekämpfte, hat selbst noch kurz vor seinem Tode im Jahre 1908 den sicheren Beweis erbracht, daß glykogenfreie Tiere nach Mästung mit glykogenfreiem Fleische sehr viel Glykogen in ihren Lebern anhäufen. Die bedeutende Steigerung des Glykogengehaltes bei reichlicher Eiweißzufuhr kann nicht, wie E. PFLÜGER selbst hervorhebt, durch Ersparnis von anderem Material indirekt zustande kommen. Die

---

[1]) In der überlebenden Kaninchen- oder Hundeleber konnte H. BARRENSCHEEN wohl bei Zusatz von Dextrose oder Lävulose zum Durchströmungsblut Glykogenfixation nachweisen, nicht aber bei Zusatz der obengenannten Substanzen. Das hängt wohl damit zusammen, daß die Warmblüterleber im Gegensatz zur Kaltblüterleber sehr schnell Einbuße an ihrer Vitalität erleidet. Jedoch erwiesen sich diese Substanzen auch in Versuchen an der Warmblüterleber als ausgesprochene Zuckerbildner. Es steht dahin, ob die überlebende Warmblüterleber kein Glykogen mehr bilden kann, oder ob das Glykogen durch Überwuchern des diastatischen Prozesses sofort wieder zerfällt.

späteren zahlreichen Versuche über Zuckerbildung aus den verschiedenen Aminosäuren des Eiweißes (S. 14) haben uns den Vorgang der Glykogenbildung aus Proteinen verständlicher gemacht.

Schwieriger ist noch immer die Beweisführung, ob auch aus dem dritten Hauptnährstoff, den Fetten, im Tierkörper eine Glykogenneubildung stattfindet. Sehr dafür spricht der zuerst von dem Botaniker J. Sachs bewiesene Übergang von Fett in Stärke bei den Pflanzen. Angesichts der weitgehenden Übereinstimmung der Grundgesetze des Stoffwechsels bei Pflanzen und Tieren ist diese Tatsache eine wichtige Stütze für die Annahme, daß auch im Tierkörper das Fett Material für Zucker bzw. Glykogen liefern könne. Allerdings hat E. Pflüger bei glykogenfreien Tieren nach Fettfütterung Neubildung von Glykogen in der Leber vermißt; Fettnahrung schien sogar die Glykogenie aus anderen Stoffen (Kohlenhydrat) zu beeinträchtigen. Man kann diesen merkwürdigen Befund aber so erklären, daß Kohlenhydrat (auch Glykogen!) aus Fettsäuren nur nach Maßgabe des unmittelbaren Bedarfs entsteht (C. v. Noorden), was sich praktisch genommen deckt mit der von J. C. Geelmuyden stammenden Formulierung, daß bei der sehr langsam erfolgenden Zuckerbildung aus Fett stets ein Umsatz, d. h. Abbau von Glykogen stattfindet, der die Neubildung verdeckt. Die mangelnde Ablagerung von Glykogen in solchen Fällen kann daher auch nicht als zwingender Beweis gegen Kohlenhydratbildung aus Fett angesehen werden. (Weiteres über Zuckerbildung aus Fett siehe S. 15.)

In den feineren Mechanismus der Glykogenbildung haben wir bisher nur unvollkommen Einblick. Manches spricht dafür, daß aus dem reagibleren Ketozucker, der Fructose, leichter Glykogen entsteht als aus Dextrose und daß daher die eigentliche, für die Glykogenbildung in Frage kommende Reaktionsform eine bei Umlagerung des Fruchtzuckers in Traubenzucker sich bildende, beiden Zuckern gemeinsame Zwischenform (Enolform) ist. Bei der Glykogenbildung aus Fructose wird der Traubenzucker gleichsam in statu nascendi von den Zellen erfaßt (S. Isaac).

Auf Grund der H. Pringsheimschen Arbeiten kann man auch annehmen, daß die zur Resorption gelangende stabile Glykose ($\alpha\beta$-Glykose) in der Leber in eine labile Form mit anderer Lage der Sauerstoffbrücken umgewandelt werde. Diese Labilisierung ist Vorbedingung für den Zusammenschluß der Traubenzuckerreste zum Glykogen. (Siehe S. 4; vgl. auch A. Gottschalk.)

Die Glykogenstapelung ist an die intakte Struktur der Zelle gebunden; wenn die überlebende Leber noch Glykogen ansetzt, geschieht es nur in stark vermindertem Maße. Mit Leberbrei oder durch Einwirkung von Diastase auf Traubenzucker konnte Glykogenbildung nicht erzielt werden (J. Lesser).

Stärke und Geschwindigkeit der Glykogenbildung hängen offenbar davon ab, daß in der Leberzelle eine gewisse Menge disponiblen Kohlenhydrates, d. h. von Glykogen, bereits vorhanden ist. H. Barrenscheen hat nämlich gezeigt, daß in den glykogenfreien überlebenden Lebern von Hungertieren die Glykogenneubildung ganz erheblich schwächer ausfällt als in den glykogenhaltigen von Normaltieren, und J. Bang hat aus dem stärkeren Ansteigen des Blutzuckers bei Hungertieren nach Darreichung von Traubenzucker indirekt auf eine geringere Bereitschaft der Hungerleber zur Glykogensynthese geschlossen (S. 33).

Die auf herabgesetzte Bereitschaft zur Glykogensynthese hinzielenden Schlüsse sind nicht zwingend. Nur insoweit Glykogenansatz in Frage kommt, sind sie unzweifelhaft richtig. Es kann aber sein, daß in der Hungerleber die diastatische Bereitschaft größer ist; dann wäre die beschriebene Erscheinung Folge stärkeren Glykogenzerfalls. Dies könnte u. a. mit geringerer Bereitschaft von Insulin zusammenhängen.

Man kann sich die Beziehungen zwischen Glykogengehalt der Zelle und Glykogenneubildung so erklären, daß die Zelle durch Abbau von disponiblem Glykogen zu Milchsäure und deren weitere Oxydation die Energie für den Aufbau von neuem Glykogen nimmt: Glykogenabbau und Glykogenbildung in der Leber wären dann eine gekoppelte Reaktion, ähnlich wie nach den Untersuchungen O. Meyerhofs auch im Muskel Glykogensynthese und Milchsäureverbrennung zwei miteinander verbundene Vorgänge sind. Vielleicht ist auch die Tatsache, daß aus Fructose Glykogen in der Leber selbst dann noch gebildet wird, wenn wie beim pankreasdiabetischen Tiere oder phosphorvergifteten Tiere solches aus Dextrose nicht mehr entsteht, daraus zu erklären, daß Fructose im Gegensatz zu Dextrose in der Leber viel leichter zu Milchsäure abgebaut wird (S. 19).

Die Stapelung von Glykogen und wahrscheinlich auch seine Bildung sind an die Mitwirkung des Pankreashormons gebunden. Es ist eine der Grundtatsachen der Diabetespathologie, daß der seines Pankreas beraubte Hund jegliche Fähigkeit zur Glykogenanhäufung eingebüßt hat. Ebenso setzt die überlebende Leber pankreasdiabetischer Hunde kein Glykogen mehr an. Auch die mit Zuckerlösung durchströmte überlebende Leber von Hunden, die mehrere Tage gehungert haben, ist der Glykogenie nicht mehr fähig, ebenso wie die verfettete Leber phlorrhizinierter Hunde (G. EMBDEN). In diesen Fällen ist wahrscheinlich durch die vorausgehende Inanition ein Hormonmangel eingetreten. Wenn im Gegensatz zur Warmblüterleber die überlebende Leber pankreasdiabetischer Kaltblüter (Frosch, Schildkröte) bei der Durchblutung mit Zuckerlösung noch Glykogen stapelt, so liegt das offenbar daran, daß sie infolge ihres verlangsamten Stoffwechsel nicht ganz frei von glykogenschützendem Hormon wird. Die Lebern Kaltblütern enthalten selbst 8 Tage nach der Pankreasexstirpation noch erhebliche Mengen von Glykogen (S. 61).

2. Glykogenabbau und Glykogenschwund.

Das in der Leber abgelagerte Glykogen wird im Stoffwechsel in zweierlei Weise verwertet: teils wird es zu Zucker hydrolysiert, der dann in das Blut abfließt, teils findet es als Energiequelle im Eigenstoffwechsel der Leber Verwendung, und letzteren Falles geht sein Abbau wahrscheinlich über Milchsäure. Bei Durchblutung der überlebenden glykogenreichen Leber fanden G. EMBDEN und F. KRAUS eine starke Milchsäurebildung, und es liegt die Vermutung nahe, daß ebenso wie der Muskel auch die Leberzelle nicht den schwer angreifbaren Traubenzucker, sondern das leicht abbaufähige Glykogen für ihren Stoffwechsel verwertet.

Ist die Hydrolyse des Glykogens unter irgendwelchen Einflüssen beschleunigt, so steigt der Blutzucker (Hyperglykämie); andererseits schwindet unter Einwirkung bestimmter Gifte (Phosphor) das Glykogen unter Milchsäurebildung, ohne daß es zu einem Anstieg des Blutzuckers kommt; dieser Abbau des Glykogens kann so akut erfolgen, daß ein Teil der in der Leber gebildeten Milchsäure im Harne erscheint.

In extremen Fällen kann es unter jeder der genannten Bedingungen zum völligen Glykogenschwund kommen. In mehr allmählicher Weise erfolgt dieser bei Tieren und Menschen, die längere Zeit ungenügend ernährt wurden oder gar völlig hungerten, so daß ein Mißverhältnis zwischen Glykogenverbrauch und Glykogenneubildung entsteht.

Die Hydrolyse des Glykogens zu Traubenzucker erfolgt durch das diastatische Ferment. Es muß ein äußerst fein eingestellter Mechanismus sein, der die dem Bedarfe entsprechende Abgabe von Zucker regelt. In Verfolgung älterer Vorstellungen von CL. BERNARD und M. SCHIFF hat E. J. LESSER die Lehre von der räumlichen Trennung des Glykogens und der Diastase in der Leberzelle experimentell begründet. Diese Trennung verhindert die schrankenlose Hydrolyse. Die räumliche Trennung und das Umgekehrte, die Annäherung von Ferment und Substrat, wird wohl durch den wechselnden Quellungszustand der Kolloide bedingt, derart, daß Quellung beide trennt, Entquellung sie aber einander nähert. Der Quellungszustand seinerseits ist abhängig vom Ionengleichgewicht, speziell der H-Ionenkonzentration, er wird beeinflußt von verschiedenen Inkreten und vom vegetativen Nervensystem. Auch für die Wirkung des diastatischen Fermentes besteht ein bestimmtes Optimum der p_H in der Zelle. Grobe Veränderungen der kolloiden Struktur, wie sie mit dem Eintritt des Todes verbunden sind, führen daher durch schnelle Saccharifizierung alsbald zu völligem Glykogen-

schwund. Durch zahlreiche am zentralen oder peripheren vegetativen Nervensystem angreifende Gifte (Strychnin usw.) oder durch Reizung der sympathischen
Nervenendigungen (Adrenalin), durch Sauerstoffmangel, durch hypertonische
Salzlösungen, alles Eingriffe, die zur Entquellung führen, wird vermehrter Abbau
von Glykogen mit Hyperglykämie als Folge ausgelöst (siehe Abschnitt VII).

Zumal beim Fehlen des Pankreashormons nach Pankreasexstirpation oder
beim schweren Diabetes tritt in der Leberzelle eine Veränderung auf, die vermehrte Hydrolyse des Glykogens zur Folge hat, wodurch sein rascher Schwund
erklärt wird (LESSER).

Zusammenfassend läßt sich also sagen: Bildung von Glykogen und sein Abbau zu Zucker in der Zelle erfolgen durch Fermente. Die fermentativen Prozesse werden aber durch Hormone (Insulin, Adrenalin) in der einen oder anderen
Richtung beeinflußt. Die Wirkung der Hormone beruht u. a. darauf, daß durch
sie das Ionenmilieu bzw. die H-Ionenkonzentration so verändert wird, daß
für jedes Ferment das für seine Wirksamkeit optimale physikalisch-chemische
Milieu in der Zelle hergestellt wird.

3. Die intermediäre Synthese des Zuckers.

Schon im vorigen Kapitel wurde berichtet, daß die Leber nicht nur aus vorgebildetem Kohlenhydrat, sondern aus zahlreichen Nicht-Kohlenhydraten Glykogen zu bilden vermag. Bei Glykogenbildung aus Zucker handelt es sich um
einfache Polymerisation, „Glykogenie" im engeren Sinne, bei solcher aus
Nicht-Kohlenhydraten um vollständige Neubildung von Zucker sei es in
freiem sei es in polymerisiertem Zustand. Im Gegensatz zu der „Glykogenie"
pflegt man daher bei der Neubildung von Kohlenhydrat aus andersartigen Stoffen
(Eiweiß, Fettsäuren usw.) von Glyko-Neogenie zu sprechen. Da ihr ein Aufbau
von Zucker (bzw. einer bestimmten Reaktionsform des Zuckers) vorausgehen
muß, so deckt sich die Frage der Glyko-Neogenie mit der der intermediären
Zuckersynthese. Zahlreiche später aufzuführende Substanzen haben sich unter
verschiedenartigen Versuchsbedingungen als Zucker- bzw. Glykogenbildner erwiesen, und man suchte auf diese Weise festzustellen, ob solche Substanzen auch
bei der intermediären Zuckerbildung im Organismus eine Rolle spielen.

Die Methoden, welche dazu gedient haben, von bestimmten Substanzen festzustellen,
ob sie als Material für die Zuckersynthese dienen können, sind im wesentlichen folgende:
Schon die älteren Physiologen (C. VOIT, E. PFLÜGER und ihre Schüler) untersuchten, ob
bei glykogenfreien Tieren nach Verfütterung bestimmter Stoffe sich Glykogen in der Leber
ablagere. Dieses Verfahren findet auch heute noch ausgedehnte Anwendung. Auf zahlreiche Fehlerquellen, die zu berücksichtigen sind, hat besonders E. PFLÜGER in seinem bekannten Buche über das Glykogen hingewiesen.

Eine andere Methode bedient sich des Stoffwechselversuches am diabetischen Menschen.

Wichtiger noch erwiesen sich die Untersuchungen am diabetischen Tiere, und hier sind
es weniger die Experimente am pankreasdiabetischen Hunde, als am Phloridzintier gewesen,
welche bezüglich der intermediären Zuckerbildung zu wichtigen Aufschlüssen geführt haben.
Besonders von GR. LUSK, A. J. RINGER und Mitarbeitern ist der Phloridzinversuch bis in
alle Einzelheiten ausgearbeitet worden. Es handelt sich bei diesem Verfahren darum, die
in bestimmten kurzen Perioden nach Eingabe einer Substanz beobachtete Mehrausscheidung
von Zucker, den sog. „Extrazucker", zu bestimmen. Dieses Verfahren hat außerordentlich
wichtige Aufschlüsse gegeben, doch ist in mancher Beziehung ihm gegenüber eine gewisse
Kritik am Platze, worauf besonders C. v. NOORDEN, A. MAGNUS-LEVY u. a. hingewiesen
haben. C. v. NOORDEN erhob den Einwand, daß es sich nicht immer mit Bestimmtheit erkennen lasse, inwieweit der „Extrazucker" notwendigerweise aus der eingeführten Substanz
entstanden sei; es sei z. B. auch Reizwirkung der verabfolgten Stoffe u. a. möglich, was
unmittelbar erhöhten Glykogenabbau veranlassen und damit Neubildung von Zucker aus
den verfütterten Substanzen vortäuschen könne. Immerhin sind aber die Versuche von
GR. LUSK und RINGER am Phloridzintier durch andere Methoden kontrolliert und zum großen

Teile bestätigt worden, so daß die Ergebnisse der Phloridzinversuche im ganzen wohl ein richtiges Bild geben.

Ein weiteres Verfahren, das besonders vor mehr als zwei Jahrzehnten von G. EMBDEN und seinen Schülern auf v. NOORDENS Frankfurter Klinik ausgearbeitet wurde, ist Durchströmung der isolierten Leber mit den fraglichen Zuckerbildnern und die Feststellung vermehrten Zuckergehaltes der Durchströmungsflüssigkeit oder die Feststellung höheren Glykogengehaltes der Leber nach der Durchblutung (J. PARNAS und J. BÄR, K. GRUBE, H. BARRENSCHEEN).

4. Die Vorstufen des Zuckers.

Als unmittelbare Vorstufen des Zuckers kommen vorwiegend in Betracht Kohlenstoffverbindungen mit 3 C-Atomen (Triosen und die entsprechenden Säuren).

Glycerin. Schon aus den Stoffwechselversuchen am diabetischen Menschen von E. KÜLZ, M. CREMER und H. LÜTHJE ging hervor, daß aus Glycerin Zucker entsteht. Es liefert unter Einbeziehung seiner 3 C-Atome $100^0/_0$ Zucker. In der Kaltblüterleber bildet Glycerin reichlich Glykogen (K. GRUBE), in der Warmblüterleber Zucker (H. BARRENSCHEEN).

Glycerinaldehyd wird in der Schildkrötenleber in Glykogen umgewandelt (J. PARNAS). In der überlebenden Hundeleber entstand in den Versuchen von G. EMBDEN, E. SCHMITZ und M. WITTENBERG bei Durchblutung mit dl-Glycerinaldehyd reichlich Zucker, und zwar eine Ketose, die d-Sorbose (S. 11).

Vom diabetischen Menschen und vom phloridzin-diabetischen Tiere wird dl-Glycerinaldehyd vollständig in Zucker umgewandelt (SANSUM und WOODYATT).

Dioxyaceton ist einer der stärksten Zuckerbildner. Bei Hühnern (ST. MOSTOVSKI) und bei Kaninchen (S. ISAAC und E. ADLER) findet sich nach Verfüttern von Dioxyaceton Glykogenansatz von derselben Stärke wie nach Traubenzuckerdarreichung. Vom Phloridzinhund wird Dioxyaceton fast quantitativ als Traubenzucker ausgeschieden (A. J. RINGER u. E. M. FRANKL). In der überlebenden glykogenfreien Hundeleber tritt bei der Durchblutung mit Dioxyaceton eine gewaltige Steigerung der Zuckerbildung ein (G. EMBDEN, SCHMITZ und WITTENBERG).

d-Glycerinsäure bildet in der überlebenden Schildkrötenleber Glykogen (J. PARNAS und J. BÄR), in der Säugetierleber Zucker (H. BARRENSCHEEN). Beim Phloridzintier wurde ebenfalls Zuckerbildung gefunden, aber weniger als theoretisch zu erwarten war (A. J. RINGER und GR. LUSK).

Methylglyoxal. Auch dieser Körper bildet nach H. D. DAKIN und H. W. DUDLEY reichlich Zucker, wenn er Phloridzinhunden verfüttert wurde.

Milchsäure. C. NEUBERG und L. LANGSTEIN, die bei ihren Versuchen über die Zuckerbildung aus Alanin das Auftreten von Milchsäure beobachteten, äußerten zuerst die Vorstellung, diese Säure sei eine Zwischenstufe bei der biologischen Zuckersynthese. In einer programmatischen Abhandlung über den Kreislauf der Kohlenhydrate haben kurz darauf (1906) C. v. NOORDEN und G. EMBDEN diesen Gedanken weiter ausgesponnen und für allgemeine biologische Betrachtung verwendet: in der Leber finde die Resynthese der im Muskel entstehenden Milchsäure zu Zucker statt. Die Versuche, eine Umwandlung von Milchsäure in Traubenzucker direkt nachzuweisen, ergaben folgendes:

Beim pankreasdiabetischen Hunde fanden G. EMBDEN und H. SALOMON eine deutliche Vermehrung der Zuckerausscheidung nach Injektion von Milchsäure. Daß tatsächlich eine völlige Umwandlung von Milchsäure in Traubenzucker stattfinden kann, zeigten A. R. MANDEL und GR. LUSK am phloridzindiabetischen Hunde. Nach Einführung von dl-Milchsäure wurden nämlich $70^0/_0$ der Substanz in Dextrose verwandelt, subcutan injizierte d-Milchsäure erschien quantitativ als Traubenzucker im Harne wieder. Auch l-Milchsäure wird fast vollständig in Dextrose übergeführt (H. D. DAKIN und H. W. DUDLEY). Die negativen Versuche anderer Autoren beim Phloridzintier (K. GLÄSSNER, J. PARNAS und J. BÄR, J. BÄR und L. BLUM, P. HÖCKENDORF) sind wohl auf ungeeignete Versuchsanordnung zurückzuführen.

Die überlebende Kaltblüterleber bildet aus Milchsäure Glykogen (J. PARNAS und J. BÄR), die überlebende Hundeleber Zucker (H. BARRENSCHEEN, K. BALDES und E. SILBERSTEIN).

In neuerer Zeit hat dann O. MEYERHOF gezeigt, daß die im Muskel entstehende Milchsäure auch im Muskel selbst wieder zu Zucker bzw. Glykogen resynthetisiert wird.

Brenztraubensäure. Auch diese Substanz bildet Glykose. Nach nicht eindeutigen Versuchen von P. MAYER an hungernden und phloridzindiabetischen Tieren zeigten A. RINGER, E. M. FRANKL und L. JONAS, sowie H. D. DAKIN und JANNEY, daß die Säure zur Bildung von Extrazucker führt, allerdings in wechselnder Menge und geringeren Maßes als Milchsäure. Auch bei diabetischen Menschen wurde nach Verabfolgung von Brenztraubensäure vermehrte Zuckerausscheidung festgestellt (H. D. DAKIN und N. W. JANNEY). Diese Autoren nahmen bei der intermediären Entstehung von Zucker aus Brenztraubensäure eine Re-

duktion der Säure zu Milchsäure an. Tatsächlich ward nach Verfütterung von Brenztraubensäure Auftreten von Milchsäure im Harne beobachtet (P. Mayer); ebenso bei der Durchblutung
der überlebenden Leber mit Brenztraubensäure (M. Oppenheimer).

Bei Versuchen an der überlebenden Schildkrötenleber (J. Parnas und J. Bär) und an
der Hundeleber (H. Barrenscheen, K. Baldes und E. Silberstein) wurde Zuckerbildung aus Brenztraubensäure nicht gefunden, wohl aber im Muskel. (O. Meyerhof.)

Außer den genannten Substanzen der 3-Kohlenstoffreihe sind noch eine Reihe anderer
Substanzen auf ihr Zuckerbildungsvermögen untersucht worden, wie Formaldehyd, Acetaldehyd, Propylaldehyd, Glykolaldehyd. Die Resultate sind aber nicht eindeutig (K. Grube,
Grebe und P. Schöndorff, P. Mayer, W. D. Sansum und R. T. Woodyatt, J. Parnas
und J. Bär, K. Baldes und E. Silberstein u. a.).

Über den Chemismus der Zuckerbildung im Tierkörper ist einiges sichergestellt, vieles noch unklar.

Das wichtigste intermediäre Produkt der Zuckersynthese im Tierkörper ist
die Milchsäure, wie jetzt von allen Autoren übereinstimmend angenommen
wird. Abgesehen von der oben erwähnten Befähigung zu direkter Zuckerbildung, ist diese Säure auch als Abbauprodukt des Zuckers mit Sicherheit
nachgewiesen (S. 19).

Nach G. Embden sind als Durchgangsstufen von Milchsäure zum Zucker die beiden
Triosen Glycerinaldehyd und Dioxyaceton zu betrachten, die ebenfalls und sogar in weitaus
stärkerem Maße als Traubenzucker bei Durchblutung überlebender Organe Milchsäure bilden.
In der überlebenden Leber entstand bei Durchblutung mit dl-Glycerinaldehyd d-Sorbose,
die durch Kondensation von einem Molekül Dioxyaceton mit einem Molekül der l-Kompo-
nente des Glycerinaldehyd gebildet sein muß (G. Embden, E. Schmitz und M. Wittenberg).

```
                    CH2OH        CH2OH   |             CH2OH        CH2OH
                     |            |       |              |            |
Dioxyaceton          CO           CO      | Dioxyaceton  CO           CO
                     |            |       |              |            |
                    CH2OH     OH—C—H      |             CH2OH     OH—C—H
                      +        |          |               +        |
                      /O   =  H—C—OH      | d-Glycerin-   /O   =  H—C—OH
                    C<         |          |   aldehyd   C<         |
                      \H    OH—C—H        |               \H    H—C—OH
                      |        |          |               |        |
1-Glycerin-       OH—C—H      CH2OH       |           H—C—OH     CH2OH
  aldehyd            |        ∂-Sorbose   |              |        d-Fructose
                    CH2OH                 |             CH2OH
```

Im intermediären Stoffwechsel des Tieres tritt wahrscheinlich nur d-Glycerinaldehyd auf,
und aus diesem müßte d-Fructose entstehen, welche nach den Versuchen von S. Isaac leicht
in Dextrose umgelagert wird. Man muß also annehmen, daß bei der biologischen Synthese
des Traubenzuckers als intermediäres Zwischenprodukt eine Ketose auftritt. Dies wird des weiteren gestützt durch die Tatsache, daß bei der oxydativen Zuckerbildung aus Sorbit primär Lävulose entsteht, die z. T. in Traubenzucker umgelagert wird
(G. Embden und W. Griesbach).

Die dieser Vorstellung zugrunde liegende Annahme, daß ein Molekül Glycerinaldhyd sich
in Dioxyaceton umlagert, hat nichts Befremdliches, da beide Triosen schon bei geringer
Alkalieinwirkung ineinander übergehen (C. Neuberg und A. Wohl). Es ist daher auch nicht
möglich, daß bei der Zuckerbildung aus Dioxyaceton zwei Moleküle desselben sich ohne
Änderung ihrer Struktur zu einer Hexose kondensieren, vielmehr ebenfalls sehr wahrscheinlich, daß ein Molekül sich in Glycerinaldehyd umwandelt, und daß dann durch Aldolkondensation zunächst Lävulose entsteht. Diese Umwandlung des Dioxyacetons in Glycerinaldehyd
wird noch verständlicher durch den Befund, daß bei der Leberdurchblutung aus Dioxyaceton
d-Milchsäure hervorgeht, welche nur auf dem Wege über d-Glycerinaldehyd sich gebildet
haben kann. Nach G. Embden wäre dann der Weg der Zuckersynthese von der Milchsäure
aus folgender:

2 Milchsäure ⟶ 2 Glycerinaldehyd ⟶ 1 Glykose.

Dakin vertritt die Ansicht, daß der Weg von der Milchsäure zunächst über Methylglyoxal
führe:

dl-Milchsäure ⟶ Methylglyoxal ⟶ Glycerinaldehyd ⟶ Glykose.

In wieder anderer Weise denken sich J. Bär und J. Parnas die synthetische Zuckerbildung.
Diese Forscher nehmen eine Reihe von Prozessen an, welche über Glycerinaldehyd, Glycerin-

säure und Glykolaldehyd führen. Die Reaktion verliefe dann unter Oxydation und Abspaltung von CO_2, sowie schließlicher Kondensation von Glykolaldehyd zu Zucker:

$$\text{Milchsäure} \longrightarrow \text{Glycerinaldehyd} \longrightarrow \text{Glycerinsäure}$$
$$\downarrow$$
$$\text{Glykolaldehyd}$$
$$\downarrow$$
$$\text{Glykose.}$$

5. Zuckerbildung aus Eiweiß.

Daß aus Proteinen Kohlenhydrate gebildet werden können, steht seit langem fest. Es ging aus dem Nachweis hervor, daß bei Tieren, die durch gewisse Eingriffe glykogenfrei gemacht waren (S. 8), sich nach ausschließlicher Fütterung mit Eiweißkörpern die Leber wieder mit Glykogen anreicherte. Die vorausgegangenen Untersuchungen kritisch würdigend und eigne neue und besonders wertvolle Beweisstücke beibringend, stellte E. KÜLZ (1890) diese Tatsache außer Zweifel. Sie ist beweisend, weil etwaige Kohlenhydratbildung aus Fett (im vorliegenden Falle aus Körperfett) es wohl zum Entstehen von unmittelbar benötigter Glykose, aber nicht zum Anbau von Glykogen bringt (S. 7).

E. PFLÜGER hat zwar mit gewichtiger Stimme die Kohlenhydratbildung aus Eiweiß eine Zeitlang wieder bestritten. Später zog er aber den Widerspruch zurück. Er selbst festigte dann die alte Lehre mit neuen Belegen. Vgl. auch die abschließende Arbeit von P. JUNKERSDORF.

Weitere Tatsachen lieferte die klinische Erfahrung bei Zuckerkranken. Daß Diabetiker schwerer Krankheitsform auch bei kohlenhydratfreier Kost reichlich Zucker ausscheiden, war altbekannt. E. KÜLZ wies dann schon im Jahre 1875 durch klinische Versuche eine Abhängigkeit der Glykosurie von der Größe des Eiweißumsatzes nach. Zahlreiche spätere Arbeiten, auf die wir jetzt nach längst erfolgtem Abschluß der Frage nicht mehr einzugehen brauchen, bestätigten dies. Hervorheben wollen wir nur die verdienstvollen und grundlegenden klinischen Versuche aus B. NAUNYNs Schule (W. WEINTRAUD). Dies zu erhärten und im einzelnen weiter auszubauen, eigneten sich besonders der experimentelle Phloridzin- und der experimentelle apankreatische Diabetes. Schon die Entdecker dieser beiden Formen benützten sie zu beweisenden Versuchen über Zuckerbildung aus Eiweiß. Zahlreiche weitere Untersuchungen bestätigten dies. Führend wurden die Arbeiten von GR. LUSK und N. W. JANNEY über Phloridzin- und die von H. LÜTHJE über experimentellen Pankreasdiabetes. Ferner zeigten Leberdurchblutungsversuche von G. EMBDEN und H. SALOMON und von G. EMBDEN und M. ALMAGIA (aus C. v. NOORDEN's Frankfurter Klinik, 1904), daß einige der im Eiweißmolekül vorkommenden Aminosäuren (Alanin, Glykokoll, Asparaginsäure, weniger sicher Leucin) unzweifelhaft in der Leber Glykogenablagerung bzw. Zuckerbildung veranlassen. Da es sich in allen diesen Fällen um Amino-Fettsäuren handelte, wurde damit zum ersten Male der grundsätzliche Beweis erbracht, daß Fettsäuren Zuckerbildner sein können, wenn es auch zunächst nur niedere Fettsäuren waren und das feinere Geschehen weder damals erkannt noch auch bis jetzt vollkommen klargestellt werden konnte (vgl. S. 14).

Als Zuckerquellen kommen beim Entstehen von Kohlenhydrat aus Eiweiß also in Betracht:

1. Die im Protein vorgebildeten Kohlenhydrat-Bausteine (A. KOSSEL, F. W. PAVY). Unter den reinen Eiweißkörpern enthält Ovalbumin am meisten davon (10 bis 15%), Serumeiweiß 1—2%, Muskeleiweiß weniger als 1%. Casein enthält überhaupt keine Kohlenhydratgruppen, obwohl es beim Diabetiker ein besonders kräftiger Zuckerbildner ist (E. KÜLZ, H. LÜTHJE).

2. Der N-freie Rest einer großen Zahl von Aminosäuren-Bausteinen des Eiweißmoleküls. Sie sind nicht alle in gleichstarker Weise wirksam (GR. LUSK, H. D. DAKIN, A. J. RINGER u. a.). Da die verschiedenen Proteine aus sehr ungleichen Gemischen von Aminosäuren auf-

gebaut sind, war zu erwarten, daß diese Ungleichheit auch die Höhe der Zuckerproduktion beeinflussen werde. Dies ist in der Tat der Fall, wie vor allem die Versuchsreihen von N. W. JANNEY aufdeckten. Hungernden Hunden mit maximalem Phloridzindiabetes wurden verschiedenste Proteine verfüttert, und zwar immer soviel, daß in den Vergleichsversuchen die verfütterte Substanz gleichviel N enthielt. Was nunmehr binnen 24 Stunden über den Hungerwert hinaus im Harn erschien, wurde als „Extrazucker" bezeichnet und auf die verfütterte Substanz als Quelle bezogen. In der nachstehenden Tabelle ist die Gewichtsmenge des Extrazuckers im Verhältnis zu 100 g verfütterter Substanz verzeichnet, ferner das Verhältnis des Extrazuckers (D = Dextrose) zu der aus der verfütterten Substanz im Harn erschienenen Stickstoffmenge (N). Das Gliadin (aus Weizen) erhebt sich aus der sonst ziemlich gleichmäßigen Reihe, obwohl es beim zuckerkranken Menschen die Glykosurie verhältnismäßig wenig steigert.

	Casein	Ov-albumin	Serum-albumin	Gelatine	Fibrin	Edestin	Gliadin	Leim	Muskel-eiweiß	Körper-eiweiß
N	15,6	15,8	15,7	17,5	16,6	18,8	17,6	16,2		
$^0/_0$ Glykose (Mittel)	48	54	55	65	53	65	80	53	58	58
Quotient D : N . .	3,1	3,4	3,5	3,7	3,2	3,5	4,5	3,3	3,6	3,6

Man braucht nicht an Zweifelswahn („Folie du doute" der Psychiatrie) zu leiden, wenn man sich die Frage vorlegt, ob mit Darbietung der erwähnten Atomgruppen und vielleicht noch anderer im Eiweißmolekül enthaltenen, zum Übergang in Zucker befähigten Substanzen der Einfluß des Eiweißes auf die Zuckerbildung wirklich erschöpft ist, und wenn man behauptet, daß alle diese und ähnliche Versuche nur dartun, daß unter ganz bestimmten Umständen bestimmte Eiweißmengen und -arten zwangsläufig bestimmte Zuckermengen in den Urin liefern. Bei anderer Versuchsanordnung, z. B. wenn man nicht beim Hungertiere untersucht, ferner beim diabetischen Menschen, zumal bei gemischter Kost desselben, treten — nach Abzug des genossenen Kohlenhydrates — ganz andere Verhältniszahlen zwischen Harnzucker und Eiweißumsatz auf, oftmals ein viel höherer Quotient D : N.

Die Wertung des „Extrazuckers" als Maßstab für zwangsläufige Bildung von Zucker aus Eiweiß und nur aus ihm hängt innig zusammen mit Wertung des Quotienten D : N. Sie geht auf O. MINKOWSKI zurück, dem es auffiel, daß beim maximalen experimentellen Pankreasdiabetes der Quotient mit großer Regelmäßigkeit zwischen 2,8 und 3,0 läge (beim hungernden und fleischgefütterten Tiere).

Andere Angaben über die Zuckermengen, welche aus umgesetztem Eiweiß (Indikator: Harn-N; längere Reihen!) hervorgehen können, lauten für den Quotienten:

N. W. JANNEY und F. A. CSONKA = 3,4 (Phloridzindiabetes).
G. LUSK = 3,65 (Phloridzindiabetes).
M. RUBNER = 5,0 (aus Energieumsatz bei gesunden Hunden).
W. FALTA = 5,0 (menschlicher Diabetes).
A. GIGON = 6,0—6,4 (menschlicher Diabetes).
E. LANDERGREEN = 6,5 (menschlicher Diabetes).
E. GRAFE und CH. G. L. WOLF = weniger als 5,0 (menschlicher Diabetes).

Neuerdings finden sich in der Literatur vorwiegend zweierlei Formeln. Die Amerikaner berechnen meist: 100 g Eiweiß (Durchschnitt verschiedener Arten) können 80 g, die Deutschen (FR. v. MÜLLER) rechnen meist: 100 g Eiweiß können 64 g Zucker aus sich entstehen lassen. Ersteres entspricht einem D : N-Quotienten = 5, letzteres = 4. Die erstere Zahl kann nur dann stimmen, wenn nahezu aller Kohlenstoff der Proteine, der nicht an N-haltige Harnbestandteile gekettet ist, vor völliger Oxydation über Zucker geleitet wird. Ein positiver Beweis für solches Geschehen liegt nicht vor (S. 66).

Aber alle diese Berechnungen werden hinfällig, wenn 1. neben dem Übertritt von Zucker in den Harn auch die Gewebe fortfahren Zucker zu verbrauchen, was selbst für schwersten Diabetes jetzt nur von wenigen bestritten wird, und wenn 2. Zucker nicht nur aus den Aminofettsäuren der Proteine, sondern auch aus anderen Fettsäuren entstehen kann, wie wir es behaupten (S. 15 ff.). In beiden Fällen ist zwar die unter bestimmten Umständen anzutreffende Konstanz des Quotienten D : N sehr überraschend und fordert zu sorgsamen Studien über die Ursache dieser Konstanz auf. Aber der Quotient hört auf, ein Maß für die wahre Zuckerbildung aus Eiweiß zu sein und für die Minimal- und Maximalhöhe, in welcher Zuckerbildung aus Eiweiß möglich ist. Denn wir hätten dann immer mit einer unbekannten Menge Extrazuckers zu rechnen, der anderen Quellen entstammt (Fett, S. 16), erst recht bei Werten des Quotienten jenseits 6,0. Bisher wird noch mit alter, fast mittelalterlich anmutender dogmatischer Starrheit an der unbedingten Beweiskraft des Quotienten D : N festgehalten. Wir selbst schätzen den heuristischen Wert, den er gehabt hat, sehr hoch ein, halten es aber für höchste Zeit, mit dem diktatorischen Einfluß auf Theorie und Praxis (W. Falta!) als einem verderblichen Popanz zu brechen.

Wir lehnen also ab, daß mit dem Nachweis von Bausteinen im Protein, aus denen Zucker entstehen kann, und mit quantitativer Bewertung ihrer stofflichen Eignung der Einfluß des Eiweißes auf die Zuckerbildung erschöpfend umschrieben ist. Wir nehmen in Übereinstimmung mit den schon in früheren Auflagen dieses Buches geäußerten Theorien an, daß neben der Eignung des stofflichen Materiales zu unmittelbarer Zuckerbildung die Eiweißkörper bzw. ihre Aminosäuren bei ihrer Verarbeitung in der Leberzelle die Erregbarkeit des zuckerbildenden Prozesses steigern können, daß sie also mit einer Reizkraft ausgestattet sind, welche sich je nach augenblicklicher Stoffwechsellage der Leberzellen und sicher wohl auch je nach Qualität und Quantität der Begleitkost (Kohlenhydrate, Fette) verschieden stark auswirkt. Nur beim maximalen Phloridzin- und experimentellen apankreatischen Diabetes ist die Wirkungsgröße der Eiweißzufuhr einigermaßen konstant. Was dabei als „Extrazucker" im Harn erscheint, ist aber unseres Erachtens nicht quantitativer Ausdruck für Zuckerbildung aus Eiweiß, sondern für die Differenz zwischen Zuckerbildung aus Eiweiß + Fettsäuren einerseits und Zuckerverbrauch in den Geweben anderseits. Die „Reizwirkung" geht aus einzelnen Beispielen, die wir später bringen (S. 129 ff.), deutlich hervor. Es erhebt sich dann weiter die Frage, ob wirklich, wie man bisher annimmt, der Eiweißumsatz oder die Belastung der Leber mit Eiweißabbauprodukten, also der Zufluß von Nahrungseiweiß, die auslösende Kraft für Anstieg der Zuckerbildung ist; ersterer ist mindestens z. T. auch von extrahepatischen Vorgängen abhängig, letzterer ist ein rein intrahepatischer Vorgang, gleichsam eine in die Leber verlegte Fortsetzung der Eiweißverdauung. Vieles scheint uns dafür zu sprechen, daß die Belastung mit dieser intrahepatischen Verdauungsarbeit beim Anstieg der Zuckerproduktion des Schwerdiabetikers eine wichtige Rolle spielt. Klar beantworten läßt sich die Frage nicht.

Vgl. zu diesem Abschnitte S. 129, Kap. 8, IV., 1.

Der Chemismus der Zuckerbildung aus Eiweiß. Als im Anfange dieses Jahrhunderts in einer Reihe von Eiweißkörpern präformierte Kohlenhydratgruppen entdeckt wurden, glaubte man zunächst, daß der im Organismus gebildete Zucker ein direktes Eiweißspaltungsprodukt sei. Es zeigte sich aber bald, daß dies nicht der Fall sein konnte, da die Zuckermengen, die im Diabetes produziert werden, über den höchsten Kohlenhydratgehalt der Albuminate hinausgehen, und da gewisse Proteine, die wie Casein überhaupt keine Kohlenhydratgruppen enthalten, nicht weniger reichlich, sogar eher mehr die Glykosurie fördern. Dies legte die Vermutung nahe, daß der aus Eiweiß entstehende Zucker das Endprodukt besonderer chemischer Prozesse sei, und daß notwendigerweise auch die N-haltigen Spaltungsprodukte des Eiweißes zur Zuckerbildung herangezogen werden müssen. Man erachtete zunächst das Leucin für den kräftigsten Zuckerbildner (Fr. Müller); aber gerade ihm mußte später auf Grund experimenteller Tatsachen eine direkte Rolle bei der Zuckerbildung abgesprochen werden. Dagegen gelang es für eine Reihe anderer, im Eiweißmolekül vorhandener Aminosäuren ihre Beteiligung an der Zuckerbildung sicher zu erweisen. Sie seien hier aufgeführt: Glykokoll, Alanin, l-Serin, Cystin und Cystein, Prolin, Glutaminsäure, Asparaginsäure, Ornithin, Arginin (RINGER-LUSK, G. EMBDEN und H. SALOMON, M. CREMER, C. NEUBERG und L. LANGSTEIN, H. D. DAKIN u. a.).

Diejenigen Aminosäuren aus Eiweiß, welche Zucker liefern, enthalten 2, 3, 4 und 5 C-Atome; Arginin ist die einzige zuckerbildende Aminosäure mit mehr als 5 C-Atomen; der zuckerbildende Komplex ist aber hier das Ornithin mit 5 C-Atomen. Alle Aminosäuren mit geraden Ketten, ausgenommen das Lysin, liefern Zucker; diejenigen mit verzweigten Ketten (Valin, Leucin und Isoleucin) dagegen nicht. Von den zyklischen Aminosäuren bildet nur Prolin Zucker; die Tatsache, daß Phenylalanin, Tyrosin und Tryptophan keinen Zucker bilden, während Alanin und Serin das wohl tun, spricht dafür, daß die Alanin-Seitenkette bei Abbau der zyklischen Aminosäuren aufgespalten wird (DAKIN); dagegen bilden vermutlich Phenylalanin und Tyrosin Acetessigsäure aus 2 C-Atomen der Seitenkette und 2 C-Atomen des Kernes.

6. Die Zuckerbildung aus Fett.

Während die Zuckerbildung aus Eiweiß jetzt zu den gesicherten Tatsachen der Stoffwechselphysiologie gehört und auch in ihrem Chemismus weitgehend aufgeklärt ist, bereitet der Übergang von Fett in Zucker dem Verständnis und der Beweisführung noch Schwierigkeiten. Daher steht die Meinung der Forscher, welche, wie vor allem C. v. NOORDEN und H. C. GEELMUYDEN, schon seit langer Zeit für eine Zuckerbildung aus Fett eintreten, noch unvermittelt der Auffassung derjenigen gegenüber, welche, wie besonders A. MAGNUS-LEVY, dies ablehnen, weil der direkte chemische Beweis für eine Entstehung von Zucker aus Fett noch nicht erbracht sei.

Es handelt sich bei dieser Frage nur darum, ob aus den hohen Fettsäuren in irgendeiner Weise Zucker entstehen kann; daß aus der anderen Komponente des Fettes, dem Glycerin, Zucker gebildet wird, bezweifelt niemand (S. 10).

Der wichtigste prinzipielle Einwand, der gegen eine Zuckerbildung aus Fettsäuren geltend gemacht wird, daß nämlich dieser Prozeß vom chemischen Standpunkt aus unverständlich sei, ist sicher nicht mehr berechtigt. Wir wissen ganz genau, daß der umgekehrte Vorgang, d. h. Fettbildung aus Kohlenhydrat, innerhalb des tierischen Organismus in größtem Umfange vor sich geht, und auch ihr Chemismus bereitet dem Verständnis keine Schwierigkeiten mehr, seitdem die Fähigkeit der Leber erwiesen ist, aus Acetaldehyd, einem Spaltungsprodukt des Zuckers, β-Oxybuttersäure zu bilden (E. FRIEDMANN), und die Buttersäurebildung aus Kohlenhydrat über Acetaldehyd durch die Hefe von C. NEUBERG gezeigt worden ist. Es liegt kein Grund vor, warum der gleiche Weg nicht auch in umgekehrter Richtung gangbar sein sollte. Das gleiche sehen wir ja auch auf anderen Gebieten des Stoffwechsels. In manchen fettbildenden Pflanzen ist der umgekehrte Prozeß sicher nachweisbar: der Pflanzenorganismus bewirkt den Umbau von Fett in Stärke sehr häufig, ohne daß man aber bisher über die Zwischenstufen genau unterrichtet ist.

Auch allgemeine stoffwechselphysiologische Gesichtspunkte sprechen zugunsten einer Zuckerbildung aus Fett. Nachdem J. SEEGEN auf Grund unzulänglicher Versuche es vermutet und vertreten, hat C. v. NOORDEN schon im Jahre 1893 aus energetischen Berechnungen die Lehre abgeleitet, daß dieser Prozeß ein normaler, sich auch im gesunden Organismus abspielender Vorgang sei. Heute kann man auf Grund der neueren Arbeiten über die Energetik des Muskels mit viel größerer Sicherheit als einst O. NASSE behaupten, daß der Muskel, falls er Fett als Energiequelle verwertet, dies nur nach vorausgehender Umwandlung in Kohlenhydrat (Glykogen, Lactacidogen) tun kann. Bei reiner Fettnahrung ist allerdings der Nutzeffekt der Muskelarbeit um 10 % geringer als bei Kohlenhydratnahrung (A. KROGH und J. LINDHARD). Dies könnte wohl darauf beruhen, daß ein Teil der Energie für die intermediäre Umwandlung von Fett in Kohlenhydrat verwandt wird. Letzteres wird neuerdings von G. LUSK energisch bestritten. O. MEYERHOF hat jedoch bei seinen energetischen Untersuchungen bisher keinen Anhaltspunkt für Fettverbrennung im Muskel gefunden.

Mit solchen allgemeinen Betrachtungen kommt man aber der Lösung des Problems nicht näher; wir müssen uns den Methoden zuwenden, durch die man eine Zuckerbildung aus Fettsäuren zu beweisen suchte.

Die bekanntesten Beweisstücke zugunsten einer Kohlenhydratbildung aus Fett rühren von Beobachtungen an Diabetikern her. Man hat geprüft, ob die Darreichung von Fett bei Diabetikern die Glykosurie steigere. Das ist bei der überwiegenden Mehrzahl der Fälle zwar nicht der Fall. Die Tatsache ist ungeheuer wichtig für die Ernährung der Diabetiker, aber für die vorliegende Frage beweist sie nichts. Fett, das mit der Nahrung zugeführt wird, verhält sich ganz anders als die Eiweißkörper. Diese werden zum größten Teil sofort, d. h. innerhalb der nächsten 24 Stunden zersetzt, und ihre Endprodukte erscheinen in den Ausscheidungen. Der Körper kann sich darauf einrichten, viel Eiweiß oder wenig Eiweiß zu verbrauchen, und immer besteht die Neigung, die Größe der Zersetzung mit der Größe der Zufuhr in Einklang zu bringen. Nur unter besonderen Umständen greift die Eiweißzersetzung über die größere Zufuhr selbsttätig hinaus und erstreckt sich auf die Eigensubstanz des Körpers. Ganz anders beim Fett. Die Verbrennung des Fettes wird nicht von der Zufuhr geregelt, sondern vom Energieumsatz des Körpers. Es ist im großen ganzen gleichgültig für die Höhe des Fettverbrauches und -abbaues, ob man mit der Nahrung viel oder wenig Fett zuführt; es wird immer — vielleicht von übelsten Zuständen diabetischer Stoffwechsellage abgesehen (Lipämie) — die gleiche Menge Fett oxydiert. Der Unterschied besteht nur darin, daß zur Bestreitung des Energiebedarfs im Falle genügender Fettzufuhr das Fett aus der Nahrung, bei ungenügender Zufuhr aus den Fettvorräten des Körpers entnommen wird. Wenn man mehr Fett gibt als der Körper bedarf, wandert das überschüssige Fett in die Fettlager des Körpers. Man kann also nicht erwarten, daß Steigerung der Fettnahrung etwa wegen vermehrten Abbaues Steigerung der Glykosurie nach sich zieht. Dennoch läßt sich nicht bestreiten, daß starke Fettzulagen zu einer bestimmten Kost den auf diese Kost fallenden Harnzuckerwert bei manchen Diabetikern in die Höhe treibt. Über solche sog. fettempfindliche Fälle des Diabetes, alle den schwersten Formen zugehörend, haben schon vor langer Zeit S. BERNSTEIN, C. BOLAFFIO und v. WESTENDIJK aus C. v. NOORDENS Klinik berichtet. Man braucht dabei aber nicht daran zu denken, daß dies nun Fälle sind, wo aus mystischen Gründen der Übergang von Fettsäuren in Kohlenhydrat leichter erfolge als in anderen. Wir denken vielmehr daran, daß je nach Beschaffenheit der Gesamtkost und nach Lage des Gesamtstoffwechsels überfette Nahrung den Fettgehalt der Leberzellen verstärkt (Fettleber!), und daß in Konkurrenz mit der hierdurch entstehenden Belastung und Arbeit den Leberzellen neue Schwierigkeit für ihren Dienst im Zuckerhaushalte erwachsen. Wir kommen hierauf bei der Ernährungstherapie zurück.

Es bleibt noch eine indirekte Methode zur Prüfung der Frage übrig. Sie setzt voraus, daß wir genau wissen, wieviel Zucker aus Eiweiß gebildet wird. Das ist aber nur annähernd möglich (S. 13). Es läßt sich auf Grund zahlreicher Beobachtungen (ausführliche Literatur bei H. C. GEELMUYDEN) nur ein oberer Grenzwert festsetzen: 6,4 Teile Zucker auf 1 Teil Eiweißstickstoff (D : N = 6,4). Wenn also ein Diabetiker längere Zeit hindurch gänzlich ohne Kohlenhydrate ernährt wird, und sich zeigt, daß er längere Zeit mehr als 6mal soviel Zucker ausscheidet als Stickstoff, so kann daraus mit größter Wahrscheinlichkeit geschlossen werden, daß neben Eiweiß noch eine andere Quelle Zucker liefert. In der überwiegenden Mehrzahl aller Fälle von Diabetes, selbst bei weit vorgeschrittener Krankheit, wird jener Quotient nicht erreicht, und diese Fälle sind für die Theorie nicht zu verwerten. Dagegen sind doch einzelne Fälle bekannt geworden, wo längere Zeit hindurch erheblich mehr Zucker ausgeschieden wurde, als dem Verhältnis 6 g Zucker auf 1 g Stickstoff entsprach (TH. RUMPF — freilich nicht einwandfrei —, E. ROSENQUIST, G. ASCOLI, L. MOHR, A. HESSE, J. L. WITHNEY, S. BERNSTEIN, C. BOLAFFIO und v. WESTENRIJK, THERMAN, E. GRAFE und CH. G. L. WOLF). Einige dieser Fälle sind aus v. NOORDENS Klinik veröffentlicht worden. Da diese Kranken, die alle an den schwersten Formen von Diabetes litten, sicher ganz frei von Reserveglykogen waren, ist man genötigt, das Fett als die Quelle des überschüssigen Zuckers anzusehen. Die Überschüsse waren z. T. so groß, daß das Glycerin des zersetzten Fettes nicht zu ihrer Erklärung hinreichte, und daß deshalb Fettsäure in Betracht gezogen werden mußte.

Man hat gegen die Beweiskraft der eben angeführten Fälle mancherlei Einwände erhoben (H. LÜTHJE, FR. MÜLLER, E. LANDERGREEN, A. GIGON, A. MAGNUS-LEVY, R. TIGERSTEDT, O. HAMMARSTEN). Vor allem wird immer wieder betont, daß kein Fall von Diabetes bekannt geworden sei, wo der Harnzucker längere Zeit hindurch Werte behauptet hätte, die nicht aus den Kohlenhydraten der Nahrung und aus dem am N-Gehalt von Harn und Kot gemessenen Eiweißumsatz abgeleitet werden könnten. Wo dies in kürzeren Zeiträumen doch der Fall war, beruft man sich auf den zuerst von F. UMBER erhobenen Einwand, daß die Höhe der N-Ausscheidung nicht immer ein sicherer Maßstab für den jeweiligen Eiweißumsatz sei, daß vielmehr N-haltige Zerfallsprodukte zeitweilig im Körper aufgestapelt werden könnten, wodurch der Quotient D : N ansteige und zu Unrecht Zuckerbildung vortäusche, die über die Grenze der chemisch und energetisch möglichen Zuckerbildung aus Proteinen hinausgreife.

Die Zahl der Fälle, wo man diesen Einwand zu Ausflucht nehmen mußte, um die Zuckerbildung aus anderem Material (Fettsäuren) abzulehnen, ist doch schon recht groß. Es sei auf die Arbeiten von W. FALTA und seinen Mitarbeitern verwiesen, sowie auf eine neue klinische Arbeit von A. GOTTSCHALK. Aber zugegeben, daß Zufall eine Rolle spielte und den Autoren immer gerade solche Fälle überwies, wo eine immerhin ungewöhnliche Speicherung intermediärer N-haltiger Eiweißspaltprodukte das Ergebnis fälschte, und zugelassen, daß unter solcher Annahme die theoretisch mögliche Grenze noch niemals überschritten wurde, haben doch die Gegner in der Frage der Zuckerbildung aus Fett sich mit zwei Punkten auseinanderzusetzen:

I. Es müßte angenommen werden, daß sämtliche nicht Harnstoff liefernde Kohlenstoffatome des Eiweißmoleküls den Weg über Zucker nehmen, was mindestens nicht bewiesen und jedenfalls recht unwahrscheinlich sei.

II. Es müßte in den betreffenden Fällen kein Gramm Zucker in den Geweben verbraucht worden sein. Nur unter dieser Annahme darf der praktisch immerhin bedeutsame Quotient D : N für die theoretisch höchst wichtige Frage, ob oder ob nicht Zucker aus Fettsäuren gebildet werden könne, als Maßstab dienen. Im Augenblick, wo erhärtet ist, und das ist der Fall, daß trotz schwerem, sog. maximalen Diabetes, in den Geweben Zucker verbraucht wird, fällt — wie C. v. NOORDEN mehrfach betonte — jede auf den Quotienten D : N aufgebaute und die Zuckerbildung aus Fett abweisende Theorie in sich zusammen.

Es sei hinsichtlich der hier besprochenen Frage auf die ausgezeichnete und jede Einzelheit berücksichtigende kritische Darstellung von H. C. GEELMUYDEN in den Ergebnissen der Physiologie nachdrücklich hingewiesen. Auch die Frage, wie weit aus dem Verhalten des respiratorischen Quotienten Anhaltspunkte für Zuckerbildung aus Fett zu gewinnen sind, ist dort ausführlich besprochen. Wie unkritisch der Ausschlag des respiratorischen Quotienten oft verwertet wurde — es geschieht auch jetzt noch —, hob C. v. NOORDEN mehrfach hervor. (Vgl. S. 229.)

Man hat die Frage auch experimentell am Tiere studiert. Bezüglich der Glykogenbildung aus Fett (E. PFLÜGER) sei auf früher Gesagtes verwiesen (S. 7). Sehr ausgedehnte Versuche hat P. JUNKERSDORFF beim Phloridzintiere gemacht; seine Ergebnisse, die von GR. LUSK kritisiert wurden, haben jedoch nichts Wesentliches zur Lösung des Problems beigetragen. Andere experimentelle Befunde, wie stärkere glykosurische Wirkung von Adrenalin bei Fettzufuhr (F. BLUM; H. EPPINGER, W. FALTA und K. RUDINGER), Unwirksamkeit des Adrenalins bei Fröschen, deren Fettkörper entfernt ist (A. VELICH), vermochten auf indirektem Wege eine nur schwache Stütze für die Annahme einer Zuckerbildung aus Fett zu bieten.

In jüngster Zeit haben W. LUEG und FLASCHENTRÄGER (Thomassches Institut in Leipzig) einen interessanten experimentellen Beitrag zur Frage der Zuckerbildung aus Fett geliefert. Normalen Tieren, die sich auf dem Eiweißminimum befanden, wurden längere Zeit größere Mengen von Fett bzw. Fettsäuren beigebracht. Da keine Kohlenhydrate in der Nahrung gereicht wurden und bei dem sehr geringen Stickstoffumsatz die Zuckerbildung aus Eiweiß sehr gering sein mußte, so war die Menge der ketogenen Substanzen im Verhältnis zu den antiketogenen eine außerordentliche große. Trotzdem trat keine Ketonurie auf. Daraus wird geschlossen, daß in der Periode mit ganz einseitiger Fettnahrung Zucker in so großem Umfange neugebildet wurde, daß dadurch das Auftreten der Ketonurie verhindert wurde. Als Material für den neugebildeten Zucker kommen auch nach Ansicht der genannten Forscher nur die verfütterten Fettsäuren in Betracht.

Nur noch historisches Interesse haben die Versuche von J. SEEGEN, der den direkten Beweis dafür zu erbringen suchte. Von der Annahme ausgehend, daß der Prozeß sich in der Leber abspiele, brachte J. SEEGEN Leberbrei mit Fetten oder Fettsäuren zusammen und hielt das Gemisch längere Zeit auf Körpertemperatur. Nach einigen Stunden wurde dann mehr Zucker gefunden als in einer Kontrollprobe von Leber, der man kein Fett zugesetzt hatte. Doch sind aus chemischen und technischen Gründen schwere Bedenken gegen das positive Ergebnis dieser Versuche zu erheben. Sie sind mit verbesserten Methoden von verschiedenen Seiten nachgeprüft worden, und das Resultat war durchaus negativ (E. ABDERHALDEN und P. RONA). E. ABDERHALDEN weist mit Recht darauf hin, daß es sich wahrscheinlich um recht verwickelte Vorgänge handele, es müsse bei der molekularen Umschichtung von Fett zu Kohlenhydrat und umgekehrt wahrscheinlich zunächst ein teilweiser Abbau der Fettsäuren bzw. der Kohlenhydrate stattfinden, und erst aus der Synthese der Abbauprodukte entstehen dann Kohlenhydrate bzw. Fett. Solch verwickelte Leistung darf man vom Leberzellenbrei nicht erwarten.

Neuere Vorstellungen über den Chemismus der Zuckerbildung aus Fett. Schon vor 20 Jahren hat H. C. Geelmuyden in Anlehnung an Gedanken von O. Minkowski die Vermutung ausgesprochen, daß die im intermediären Stoffwechsel gebildeten Ketonkörper nicht direkt verbrennen, sondern zuerst in Zucker bzw. Glykogen umgewandelt würden. Er suchte diese Anschauung, die eine allgemeine Anerkennung jedoch nicht gefunden hat, auch experimentell zu stützen.

Auch A. J. Ringer hat eine Hypothese aufgestellt, welche zeigen soll, wie eine Zuckerbildung aus Ketonkörpern möglich sei. Aus seinen schon in einem früheren Kapitel erwähnten Befunden, daß Acetaldehyd und Propionaldehyd bei Phloridzintieren weit mehr Extrazucker bilden, als der Menge der verfütterten Substanzen entsprach, schließt er, daß diese Aldehyde im intermediären Stoffwechsel eine Synthese mit β-Oxybuttersäure zu β-Methyllävulinsäure eingingen, welche dann nach Demethylierung über Propionsäure und BrenzTraubensäure in Zucker umgewandelt würde. Abgesehen davon, daß sich gegen die Zuckerbildung aus diesen Aldehyden Bedenken erheben lassen (S. 11), ist diese Hypothese in keiner Weise gestützt.

Es bestehen für den intermediären Übergang von Fett in Zucker aber noch andere Möglichkeiten: Nach der F. Knoopschen Theorie werden bekanntlich die Fette in der Weise abgebaut, daß aus den höheren Fettsäuren mit gerader Zahl von C-Atomen unter β-Oxydation immer wieder die Gruppe $CH_2 \cdot COOH$ abgespalten wird, bis schließlich Essigsäure gebildet wird. Über die weitere Verarbeitung der Essigsäure ist aber noch nichts Sicheres bekannt, wie schon früher hervorgehoben wurde (S. 22). Indes könnten nach einer von F. Knoop kürzlich entwickelten Anschauung 2 Moleküle Essigsäure unter Dehydrierung zu Bernsteinsäure zusammentreten. Aus dieser aber kann über β-Oxybernsteinsäure, β-Ketobernsteinsäure und Brenztraubensäure Zucker gebildet werden (S. 10). A. Gottschalk erörtert theoretisch die Möglichkeit, daß die durch Abspaltung aus der Kohlenstoffkette entstehenden Essigsäurereste (CH_2COOH) über Bernsteinsäure als Zwischenprodukt zur Zuckerbildung herangezogen werden.

Lassen sich bislang auch keine dieser Auffassungen über den Chemismus der Zuckerbildung aus Fett streng beweisen, so scheint sich doch das Dunkel, das über diesem Gebiete noch lagert, allmählich zu erhellen. Die eben besprochenen chemischen Theorien lassen sich zwanglos mit der durch zahlreiche Befunde auf dem Gebiete des intermediären Stoffwechsels gestützten Auffassung vereinigen, daß es einen in sich abgeschlossenen Stoffwechsel einer bestimmten Nährstoffgruppe nicht gibt. Durch ihre intermediären Produkte greifen die Dissimilations- und Assimilationsprozesse aller Nährstoffe ineinander.

Die Frage der Zuckerbildung aus Fett ist daher nicht nur für die Pathologie, sondern auch für die Physiologie des Stoffwechsels von grundsätzlicher Bedeutung. Wir dürfen sicher nicht annehmen, daß sie nur beim Diabetiker der schwersten Art vorkommen kann, und daß dieser Weg im normalen Organismus nie beschritten werde. C. v. Noorden sprach schon in seinem Lehrbuch der Pathologie des Stoffwechsels (1893) von „fakultativer" Zuckerbildung aus Fett. Damit sollte gesagt sein, daß zwar bei ausreichenden Vorräten an Kohlenhydrat, besonders Glykogen, kein Zucker aus Fett entsteht, wenn aber der Zuckerbedarf der Gewebe zu ungewöhnlicher Höhe ansteige, so mache sich der Organismus auch diese Quelle zugänig. Es mußte bei damaligem Stand der Fragen völlig offen bleiben, ob Fett einfach in Zucker oder Glykogen übergänge, oder ob im Sinne der vorstehenden Darlegungen beim Abbau des Fettes aus entstehenden Spaltungsprodukten intermediär sich Zuckervorstufen bilden.

Wer heute noch, nachdem das Fortbestehen des Kohlenhydratverbrauches auch beim Schwerdiabetiker erwiesen ist (S. 210ff.) daran festhält, daß Fettsäure keine Zuckerquelle sei, muß entweder einen neuen Weg finden, auf dem sich der Muskel der Energie des Fettsäuremoleküls bemächtigt, oder er kommt in Widerspruch mit dem Gesetz von der Erhaltung der Kraft.

7. Der intermediäre Abbau des Zuckers.

Die Kohlenhydrate sind als Träger chemischer Energie ein überaus wichtiger Kraftspender für den Organismus. Für ihre Verwertung im Tierkörper kommen zwei Möglichkeiten in Betracht: Entweder primäre Oxydation der ungespaltenen Kohlenstoffkette mit nachfolgendem Zerfall des Moleküls oder primäre Trennung der sechsgliederigen Kette und nachfolgende Umformung der Spaltungsprodukte, die zu chemischen Körpern von immer gesteigerter Reagibilität führen muß.

Auf den ersten Weg, der über die Glykuronsäure führt, hatte schon vor längerer Zeit P. MAYER hingewiesen; er glaubte, der Zucker werde über diesen Körper abgebaut. Wenn auch aus chemischen Gründen die Möglichkeit eines Zuckerabbaues über Säuren mit 6 Kohlenstoffatomen nicht abzulehnen ist (C. NEUBERG), so spricht doch gar nichts dafür, daß der Anteil des Zuckers, der auf diese Weise in den Abbau einbezogen wird, beträchtlich ist.

Chemische Tatsachen, wie die Entstehung von Milchsäure bei Alkaliwirkung auf Hexose und EMIL FISCHERs Synthese der letzteren aus Triosen, biologische Befunde, wie das Auftreten von Milchsäure im Stoffwechsel des Menschen und der Tiere, wiesen vor allem auf den zweiten Weg und waren die Veranlassung, unter den Körpern der 3-Kohlenstoffreihe nach den intermediären Produkten des biologischen Zuckerabbaues zu suchen. Dabei traten zwei bis jetzt noch nicht völlig geklärte Probleme auf: auf welche Weise die Depolymerisation der Hexosen zwischen drittem und viertem C-Atom sich vollzieht, und weiterhin, wie die Entstehung der Methyl- und Carboxylgruppe an dem endständigen C-Atom der Milchsäure, eines der wichtigsten Spaltungsprodukte der Kohlenhydrate, zu erklären ist.

Die **Milchsäure** ist der am leichtesten faßbare der beim Kohlenhydratabbau auftretenden Spaltlinge. Wenn diese Säure auch schon lange als Produkt des intermediären Stoffwechsels bekannt war (erschöpfende Literaturübersicht bei H. FRIES), so ist es doch erst in den letzten zwei Jahrzehnten gelungen, den strengen Beweis ihrer Entstehung aus Kohlenhydraten zu liefern. Immer, wenn eine Aufspaltung letzterer in tierischen Zellen stattfindet, entsteht Milchsäure.

Bei Durchblutung der glykogenreichen Leber findet eine gewaltige Steigerung der Milchsäurebildung statt, während bei der Durchströmung glykogenfreier Lebern Milchsäurebildung ausbleibt; die gegen Ende der Versuche gefundene Säuremenge ist sogar kleiner als im Anfang (G. EMBDEN und F. KRAUS). Auch bei Durchströmung der glykogenfreien Leber läßt sich Auftreten von Milchsäure erzielen, wenn dem Durchströmungsblute Traubenzucker oder Fruchtzucker zugesetzt wird. Bemerkenswerterweise ist die Milchsäurebildung aus Fructose ungleich stärker als aus Glykose (G. EMBDEN und FR. KRAUS, S. OPPENHEIMER). Durch diese Durchströmungsversuche an der überlebenden Leber war von G. EMBDEN und seinen Mitarbeitern zum ersten Male der exakte Nachweis der Milchsäurebildung aus Kohlenhydrat geführt. Zahlreiche mit anderen Methoden ausgeführte Arbeiten bestätigen und erweiterten diese Ergebnisse. So konnte weiterhin gezeigt werden, daß bei kurzdauerndem Stehen von lebensfrischem Blute eine Vermehrung der in ihm präformierten Milchsäure auf Kosten seines Traubenzuckergehaltes stattfinde, daß also die von R. LÉPINE zuerst berschriebene „Glykolyse im Blute" nichts anderes ist, als Abbau von Traubenzucker zu Milchsäure (H. FRIES, B. KRASKE, K. KONDO). A. SLOSSE, P. A. LEVENE und G. M. MEYER, sowie K. H. v. NOORDEN (jr.) wiesen nach, daß die Milchsäurebildung beim Stehen des Blutes durch die Einwirkung der Leukocyten bzw. der roten Blutkörperchen auf den Traubenzucker erfolge. Auch im sterilen Brei von Organen (A. MAGNUS-LEVY, P. A. LEVENE) wurde Milchsäure nachgewiesen.

In all diesen Versuchen entsteht ausschließlich die sog. natürliche Milchsäure, die d-Milchsäure. Sie bildet sich auch beim Abbau anderer Hexosen als Dextrose und Lävulose, nämlich auch aus d-Mannose und d-Galaktose (W. GRIESBACH und S. OPPENHEIMER); allerdings ist die Stärke der Milchsäurebildung unter dem Einfluß der einzelnen tierischen Gewebe bei den verschiedenen Zuckerarten individuell recht verschieden (W. GRIESBACH und S. OPPENHEIMER, A. LOEB).

Am längsten bekannt war die Milchsäurebildung des Muskels unter verschiedensten Bedingungen (anaërobe Kontraktion, Wärme und Totenstarre u. a.), worauf an anderer Stelle näher eingegangen wird.

Auch aus zahlreichen anderen, wie wir sehen werden, als Produkte des Zuckerabbaues anzusprechenden Substanzen: Hexose-Phosphorsäure, Glycerin, Glycerinaldehyd, Dioxyaceton, Methylglyoxal, Brenztraubensäure, wurde sowohl bei Leberdurchblutung als auch bei Einwirkung von Blutkörperchen und anderen tierischen und pflanzlichen Zellen Milchsäurebildung beobachtet (G. Embden und Fr. Kraus, G. Embden und Loeb, G. Embden und M. Oppenheimer, G. Embden, K. Baldes und E. Schmitz).

Vergleicht man das Molekulargewicht des Traubenzuckers (180) und das der Milchsäure (90), so müssen theoretisch aus einem Molekül Traubenzucker zwei Moleküle Milchsäure entstehen. Bei der Glykolyse wird auch tatsächlich Glykose quantitativ in Milchsäure umgewandelt (G. Embden).

Eine große experimentelle Arbeit erforderte die Beantwortung der Frage nach den bei Umwandlung von Traubenzucker in Milchsäure entstehenden Zwischenprodukten. In dieser Beziehung werden verschiedene Ansichten vertreten. Ohne Zweifel muß beim Entstehen von zwei Molekülen Milchsäure aus Traubenzucker eine Spaltung des letzteren in der Mitte zwischen drittem und viertem Kohlenstoffatom und außerdem eine Verschiebung von O- und H-Atomen erfolgen.

In mehreren Arbeiten hat G. Embden die Auffassung vertreten, daß bei der Umwandlung des Traubenzuckers in Milchsäure zunächst 2 Moleküle Glycerinaldehyd intermediär auftreten. Voraussetzung für die Richtigkeit dieser Annahme ist, daß Glycerinaldehyd unter Einwirkung tierischer Zellen mindestens ebenso leicht in Milchsäure übergeht, wie Traubenzucker selbst. In der Tat erfolgt diese Umwandlung bei Glycerinaldehyd viel leichter als beim Traubenzucker; ja im Gegensatz zum Verhalten der Dextrose, die durch eine zellfreie, aus lackfarbenem Blute gewonnene Fermentlösung nicht angegriffen wird, wird Glycerinaldehyd durch eine solche sehr leicht in Milchsäure übergeführt (W. Griesbach). Umgekehrt ist durch G. Embden und seine Mitarbeiter gezeigt worden, daß Glycerinaldehyd unter Aldolkondensation zum Aufbau von Hexose verwendet wird (S. 10). Nach allem läßt sich die G. Embdensche Auffassung in folgendem Schema wiedergeben:

$$\text{Glykose} \rightleftarrows \text{Triose} \begin{array}{l} \nearrow \text{Milchsäure} \\ \searrow \text{Glycerin.} \end{array}$$

Sehr zugunsten der Annahme, daß der Traubenzuckerabbau über Glycerinaldehyd verläuft, spricht auch, daß sowohl aus dem Aldehyd, wie aus der ihm entsprechenden Ketose (Dioxyaceton) in der durchbluteten Leber ebenso wie unter Einwirkung von Organbrei Glycerin entsteht, dessen enge Beziehungen zum Kohlenhydratstoffwechsel unzweifelhaft sind. Diese Bildung von Glycerin ist als eine Nebenreaktion beim Zuckerabbau anzusehen und wiederholt sich auch bei Hefegärung des Zuckers. Möglicherweise kommt sie durch Einwirkung eines Fermentes (Aldehydmutase, J. Parnas) auf dem Wege der Cannizaroschen Umlagerung zustande.

G. Embdens Auffassung über die ersten Stadien des Zuckerabbaues ist nicht die einzige, die erörtert wird. Besonders C. Neuberg hält das intermediäre Auftreten von Triosen nicht für bewiesen, und denkt sich die ersten Vorgänge bei der Zuckerspaltung in folgender Weise:

Es finde zunächst eine doppelte Wasserabspaltung statt, wobei Methylglyoxalaldol entstehe, das sofort in Methylglyoxal übergeht:|

$$
\begin{aligned}
\text{I. } & C_0H_{12}O_6 - 2H_2O = C_6H_8O_4(\text{Methylglyoxalaldol}) \\
\text{II. } & C_6H_8O_4 = 2 \cdot CH_2 : C(OH) \cdot CHO \ (\text{Methylglyoxal}) \\
\text{III. } & CH_2 : C(OH) \cdot CHO + H_2O \quad H_2 \quad CH_2OH \cdot CHOH \cdot CH_2OH \ (\text{Glycerin}) \\
& \qquad\qquad\qquad\quad + \quad | \quad = \\
& CH_2 : C(OH) \cdot CHO \cdot \qquad O \quad CH_2C(OH) COOH \ (\text{Brenztraubensäure}) \\
\text{IV. } & CH_0 \cdot CO \cdot COOH = CO_2 + CH_3COH \ (\text{Acetaldehyd}).
\end{aligned}
$$

Durch Cannizarosche Umlagerung (Bildung eines Alkohols und einer Säure aus 2 Molekeln Aldehyd) entstehen aus Methylglyoxal weiter Glycerin und Brenztraubensäure. Diese Ketosäure wird durch ein Ferment (Carboxylase) in Acetaldehyd und Kohlensäure zerlegt (siehe unten). Die Entstehung von Milchsäure auf dem Wege zur Brenztraubensäure betrachtet C. Neuberg nicht als zwingend; er hält die Milchsäure vielmehr für ein Stabilisierungsprodukt, d. h. ein Endprodukt des Methylglyoxals. Ihre Bildung erfolge durch eine in tierischen Geweben weit verbreitetes Ferment (die Glyoxalase Dakin, Ketoaldehydmutase C. Neuberg).

$$
\begin{array}{ccc}
CH_3 \cdot CO + H_2O & = & CH_3 CHOH \\
| & & | \\
COH & & COOH \\
\text{Methylglyoxal} & & \text{Milchsäure}
\end{array}
$$

Im Gegensatz zu der Anschauung von C. NEUBERG hält G. EMBDEN die **Milchsäure für ein obligates intermediäres Produkt des Zuckerabbaues auf dem Wege zur Brenztraubensäure.**

Es liegt in der Tat eine Reihe von Anzeigen für die Annahme vor, daß Milchsäure in Brenztraubensäure übergeht, indem die sekundäre Alkoholgruppe in eine Ketogruppe verwandelt wird:

$$\text{Milchsäure} \quad \begin{array}{c} CH_3 \\ | \\ CH_2OH \\ | \\ COOH \end{array} \rightleftarrows \begin{array}{c} CH_3 \\ | \\ CO \\ | \\ COOH \end{array} \quad \text{Brenztraubensäure.}$$

Bei der künstlichen Durchströmung der überlebenden Leber wird Brenztraubensäure nämlich sehr leicht zu Milchsäure reduziert (G. EMBDEN und M. OPPENHEIMER) und nach Analogie gleicher im Tierkörper beobachteter Reaktionen (z. B. Oxydation von Oxybuttersäure zu Acetessigsäure und Reduktion letzterer zu Oxybuttersäure) ist die Anschauung durchaus gerechtfertigt, daß auch in diesem Falle eine Reversion des Prozesses möglich ist. Wenn sich Brenztraubensäure bisher als Abbauprodukt im Durchströmungsversuch nicht nachweisen ließ, so liegt das wohl an der außerordentlichen Reaktionsfähigkeit dieser Säure, die sofort im Stoffwechsel weiter verarbeitet wird. Auch das Auftreten von Alanin bei der Durchblutung der glykogenfreien Leber mit milchsaurem Ammoniak (G. EMBDEN und E. SCHMITZ) oder der glykogenreichen Leber mit Ammoniaksalzen (H. FELLNER) läßt auf intermediäre Bildung von Brenztraubensäure aus Milchsäure schließen.

Das nächste Abbauprodukt der Brenztraubensäure ist der Acetaldehyd (CH_3COH).

G. EMBDEN hatte die Bildung dieses Aldehyds indirekt aus der Beobachtung erschlossen, daß Brenztraubensäure in der überlebenden Leber in Acetessigsäure übergeht, wahrscheinlich unter intermediärer Bildung von Acetaldehyd, dessen Übergang in Acetessigsäure (über Aldol) E. FRIEDMANN nachgewiesen hatte.

Das Auftreten von Acetaldehyd als intermediäres Produkt des Zuckerstoffwechsels ist dann durch die wichtigen Arbeiten von C. NEUBERG und seiner Schule direkt erwiesen worden.

C. NEUBERG vermochte zu zeigen, daß Hefezellen Brenztraubensäure leicht vergären, und daß diese Ketosäure auf rein fermentativem Wege durch einen Teilkomplex der Cymase, die von ihm sog. Carboxylase, durch Decarboxylierung in Acetaldehyd und Kohlensäure zerlegt wird. Auch tierische Zellen (Muskeln und Leber) bilden unter Zusatz von Brenztraubensäure unter bestimmten Versuchsbedingungen, die eine Reduktion der Säure zu Milchsäure verhindern, in vermehrtem Maße Aldehyd. Schon vorher hatte J. HIRSCH in C. NEUBERGS Laboratorium das Auftreten von Acetaldehyd beim oxydativen Abbau von Kohlenhydraten im Froschmuskelbrei beobachtet. C. NEUBERG und A. GOTTSCHALK haben auch die bedeutungsvolle Entdeckung gemacht, daß unter Zusatz von Insulin, dem Hormon des Kohlenhydratstoffwechsels, die Bildung von Acetaldehyd außerordentlich gesteigert wird, was mit Sicherheit auf Kohlenhydrat als Muttersubstanz hinweist. In diesem Sinne spricht auch, daß Zusatz von verschiedensten Kohlenhydraten (Glykogen, Hexosephosphorsäure, Fructose, Glykose), sowie von intermediären Produkten des Zuckerabbaues (Glycerinaldehyd, Dioxyaceton, Glykolaldehyd) die Bildung von Acetaldehyd sehr stark erhöht. Als stärkster Aldehydbildner erwies sich Glykogen, so daß wohl der im überlebenden Muskel- und Leberbrei auftretende Acetaldehyd auf präformiertes Glykogen als Ausgangssubstanz zurückzuführen ist (C. NEUBERG und A. GOTTSCHALK).

Es ist daher auch nicht verwunderlich, daß Acetaldehyd, dem also eine große Bedeutung als intermediäres Produkt des Kohlenhydratstoffwechsels zukommt, auch in Körperflüssigkeiten, vor allem dem Blute nachgewiesen werden konnte (W. STEPP). Übrigens begegnete N. MASUDA (in G. EMBDENS Laboratorium) schon vor Jahren aldehydartigen Substanzen bei der Leberdurchblutung.

Die weitere Verarbeitung des Acetaldehyds kann in verschiedener Weise erfolgen. Nach C. NEUBERG (Schema S. 20) tritt der gebildete Acetaldehyd mit Methylglyoxal in Reaktion, und es werden dabei Äthylalkohol und wieder Brenztraubensäure gebildet, aus der durch die Carboxylase stets von neuem CO_2 und Acetaldehyd entstehen.

Auch in der überlebenden Leber ist der Übergang von Acetaldehyd in Äthylalkohol nachgewiesen. Letzterer ist ein in allerdings sehr geringer Menge vorkommender normaler Blutbestandteil; im Menschenblut finden sich 30—37 mg-$\%_0$ (W. Schweisheimer), im Hunde- und Kaninchenblut ähnliche Mengen (G. Landsberg, J. Pringsheim).

Der weitere oxydative Abbau des Äthylalkohols führt wahrscheinlich über Essigsäure, wenn auch der endgültige Beweis bisher nicht erbracht werden konnte. Auch ist es bisher nicht bekannt, über welche Oxydationsstufen die Oxydation der Essigsäure erfolgt.

Lactacidogen und andere Reaktionsformen des Zuckers. Nachdem im vorstehenden der Chemismus des Abbaues des Zuckermoleküls besprochen ist, soweit man bisher einen Einblick in denselben hat, haben wir uns nunmehr den Vorgängen zuzuwenden, welche den Zerfall des Zuckermoleküls zu Substanzen der drei Kohlenstoffreihen einleiten. Die alte Annahme, daß der Traubenzucker unmittelbar von den Zellen angegriffen und verwertet werde, besteht nicht mehr zu Recht. Manche Tatsachen wiesen schon seit längerer Zeit darauf hin, daß der Traubenzucker sogar eine für die Körperzellen relativ schwer angreifbare Substanz ist. So hatte bereits G. Embden in seinen Durchblutungsversuchen gefunden, daß Traubenzucker im Gegensatz zum Glykogen wenig Milchsäure bildet, also offenbar von der Leberzelle schwerer in den Abbau einbezogen wird, und neuerdings zeigte C. Neuberg, daß aus Dextrose, die Leberbrei zugefügt wird, viel weniger Acetaldehyd entsteht als aus Glykogen. Viel näher dem Glykogen hinsichtlich seiner Angreifbarkeit durch die Zellen steht die Fructose. Bei der Durchblutung bildet sie ungleich viel mehr Milchsäure als Dextrose (S. Oppenheimer). Auch der diabetische Organismus vermag den Fruchtzucker besser als Traubenzucker zu verwerten (siehe S. 122). Für die starke Reaktionsfähigkeit der Fructose spricht auch der interessante Befund O. Warburgs, daß Fructose bei neutraler Reaktion in konzentrierter Phosphatlösung durch molekularen Sauerstoff oxydiert wird, während Dextrose unter diesen Versuchsbedingungen nicht angegriffen wird. Aus dem unterschiedlichen Verhalten von Trauben- und Fruchtzucker hat S. Isaac die Vorstellung abgeleitet, daß die den drei epimeren Zuckern Dextrose, Fructose und Mannose gemeinsame Enolform (siehe S. 1) die Reaktionsform des Traubenzuckers sei. Fructose sei deshalb leichter angreifbar, weil sie als Ketose leichter enolisierbar ist. Beim Abbau des Glykogens in der Leberzelle entstehe nicht Traubenzucker, sondern die sehr reaktionsfähige Enolform. Diese Vorgänge hat S. Isaac durch folgendes Schema veranschaulicht:

$$
\begin{array}{c}
\text{Glykogen} \\
\downarrow \uparrow \\
\text{Lävulose} \rightleftarrows \text{Enolform} \rightleftarrows \text{Dextrose} \\
\downarrow \uparrow \\
\text{Milchsäure}
\end{array}
$$

Nach neueren Darlegungen von H. Pringsheim verläuft der Abbau des Glykogens zu Zucker derart, daß durch Fermentspaltung zunächst besonders reaktionsfähige, labile Gruppen entstehen, welche den Abbau zu Milchsäure ermöglichen. Ob dieser labile Zucker (γ-Glykose) mit der γ-Glykose von Winter und Smith (S. 29) identisch ist, steht noch dahin.

Auch im Muskel, der Hauptstätte des Zuckerabbaues, spielt sich der reversible Vorgang Glykogen $\rightleftarrows$ Traubenzucker ab. Aber letzterer wird auch hier nicht als solcher verwertet, sondern seinem Abbau geht, nach den grundlegenden Untersuchungen von G. Embden und seiner Schule, eine Bindung an Phosphorsäure voraus, ebenso wie dies auch bei der Hefegärung nach der Entdeckung von A. Harden und W. J. Young der Fall ist. Manches spricht dafür, daß es auch hier die Enolform oder eine andere Reaktionsform (F. Laquer, A. Gottschalk) ist, welche sich mit zwei Molekülen Phosphorsäure zu Hexosediphosphorsäure vereinigt. Da die Veresterung mit Phosphorsäure die Vorbedingung für den Zerfall der 6-Kohlenstoffkette in zwei dreigliedrige Bruchstücke ist, die

Hexosediphosphorsäure somit die unmittelbare Vorstufe der Milchsäure im Muskel ist, bezeichnete G. EMBDEN die Hexosediphosphorsäure als Lactacidogen. Bei der Spaltung des Lactacidogens entsteht Milchsäure und Phosphorsäure. Die feineren Vorgänge beim Aufbau und Abbau des Lactacidogens sind in neuerer Zeit von G. EMBDEN und seinen Mitarbeitern eingehend studiert worden. (Vgl. die Zusammenfassung von G. EMBDEN im Handbuch der normalen und pathologischen Physiologie, Band VIII, 1. Teil.)

Bezüglich der Reaktionsformen des Zuckers siehe auch S. 29 u. 214.

8. Rückblick auf Zuckeraufbau und -abbau.

Wenn in den vorangehenden Kapiteln Aufbau und Abbau von Zucker getrennt betrachtet wurde, so darf dadurch nicht die Vorstellung erweckt werden, als ob beide Prozesse im intermediären Stoffwechsel nun auch tatsächlich ganz unabhängig voneinander verliefen. Gerade das Gegenteil ist der Fall. Zuckerabbau und -aufbau sind vielmehr innig miteinander verbundene Prozesse. In diesem Sinne spricht vor allem, daß eine Reihe der im intermediären Zuckerstoffwechsel verlaufenden Reaktionen reversibel ist. Infolgedessen kann ein aus einem bestimmten Nährstoff gebildetes Abbauprodukt dem Aufbau dieses Stoffes wieder nutzbar gemacht werden.

Um die ganzen Vorgänge des Zuckerauf- und -abbaues noch einmal im Zusammenhang betrachten zu können, legen wir ein von G. EMBDEN aufgestelltes und in einigen Punkten ergänztes Schema zugrunde. Man ersieht aus demselben, daß die Reversibilität der auf dem Hauptwege des Zuckerabbaues gelegenen Reaktionen bis in die oxydative Phase hineinreicht.

$$
\begin{array}{c}
\text{Dextrose} \\
\downarrow \uparrow \\
\text{Reaktionsform} \\
\downarrow \uparrow \\
\text{Hexosediphosphorsäure} \\
\downarrow \uparrow \\
\text{Hexose} \\
\downarrow \uparrow \\
\text{Triose (Glycerinaldehyd)} \rightleftarrows \text{Glycerin} \\
\downarrow \uparrow \\
\text{Milchsäure}
\end{array}
$$

Eiweiß
$\downarrow \uparrow$
Alanin $\rightleftarrows$ Brenztraubensäure   Höhere Fettsäuren
$\downarrow$ $\uparrow \downarrow$
Acetaldehyd $\rightarrow$ Acetessigsäure
$\downarrow$
Essigsäure

Von besonderer Wichtigkeit ist offenbar die Reversibilität des Prozesses Dextrose $\rightleftarrows$ Milchsäure. C. v. NOORDEN und G. EMBDEN haben schon im Jahre 1906 auf die hohe biologische Bedeutung der Regeneration der im Kohlenhydratstoffwechsel gebildeten Milchsäure zu Traubenzucker hingewiesen (S. 19) und zum ersten Male geradezu von einem chemischen **Kreislauf** der Kohlenhydrate gesprochen. Milchsäure hat im normalen Stoffwechsel verschiedene Quellen; sie entsteht beim Abbau von Zucker, wahrscheinlich bei der intermediären Zuckersynthese aus Eiweiß (über Alanin) und vor allem bei der Tätigkeit des Muskels. Ihre Verwendung im Stoffwechsel ist unter normalen Verhältnissen so vollständig, daß im Blute und im Harne Milchsäure nur in geringen Mengen angetroffen wird (im Blute durchschnittlich 8—15 mg-$\%$); unter bestimmten pathologischen Bedingungen (Sauerstoffmangel, Leberexstirpation, Phosphorvergiftung, Krämpfe) ist die volle Ausnutzung der Milchsäure gestört, und es wird in diesen Fällen erhöhte Ausscheidung derselben beobachtet. Man führte dies früher einzig und allein auf Unmöglichkeit des Körpers, unter solchen Umständen die Milchsäure zu verbrennen, zurück. Offenbar ist auch der Organismus immer nur auf die Oxydation einer bestimmten Menge Milchsäure eingestellt, wie die erhöhte Ausscheidung bei starker Muskeltätigkeit oder nach Zufuhr von Milchsäurevorstufen (Propionsäure, F. KNOOP und H. JOST) zeigt.

E. FRANK und S. ISAAC haben daher schon vor längerer Zeit darauf hingewiesen, daß bei pathologischem Auftreten von Milchsäure es sich sicher z. T. um eine gestörte Resynthese zu Zucker handelt, und S. ISAAC hat für die experimentelle Phosphorvergiftung den Beweis erbracht, daß hier das Absinken des Blutzuckers und das gleichzeitige vermehrte Auftreten der Milchsäure auf den Verlust der Fähigkeit der Leber zur Zuckersynthese zurückzuführen ist.

Hatte man noch vor nicht allzu langer Zeit angenommen, daß diese Fähigkeit ganz vorwiegend in der Leber lokalisiert sei, so konnte neuerdings MEYERHOF in grundlegenden Untersuchungen sicherstellen, daß auch der Muskel aus Milchsäure Kohlenhydrat zu regenerieren vermag.

MEYERHOF hat für den Muskel die quantitativen Beziehungen zwischen Zuckerabbau (Milchsäurebildung, Milchsäureverbrennung) und Zucker- (Glykogen-) aufbau eingehend studiert. Auf Grund einer großen Reihe von experimentellen Arbeiten und theoretischen Überlegungen kommt er zu folgender Auffassung: in der Erholungsperiode des Muskels, die der Kontraktionsperiode mit Milchsäurebildung folgt, spielt sich eine eigentümliche gekoppelte Reaktion ab, bei der unter typischen Umständen auf je 2 Moleküle verbrennender Milchsäure 6 weitere Moleküle Milchsäure zu Glykogen zurückverwandelt werden:

$$5 \text{ Glykogen} + 5\,H_2O + 8 \text{ Phosphorsäure}$$
$$\rightarrow 4 \text{ Lactacidogen} + 6 \text{ Zucker} + 8\,H_2O$$
$$\rightarrow 8 \text{ Milchsäure} + 8 \text{ Phosphorsäure} + 1 \text{ Zucker}$$

$$8 \text{ Milchsäure} + 8 \text{ Phosphorsäure} + 1 \text{ Zucker} + 6\,O_2$$
$$\rightarrow 4 \text{ Lactacidogen} + 6\,CO_2 + 14\,H_2O$$
$$\rightarrow 4 \text{ Glykogen} + 8 \text{ Phosphorsäure} + 6\,CO_2 + 10\,H_2O.$$

Diese Formeln besagen: Im Muskel werden aus 5 Molekülen Glykogen unter Eintritt von Wasser unter intermediärer Bildung von Hexose-Diphosphorsäure 8 Moleküle Milchsäure und 1 Molekül Glykose gebildet (anaërobe Phase). Unter Aufnahme von O_2 werden — wieder unter intermediärer Bildung von Lactacidogen — aus den 8 Molekülen Milchsäure + 1 Molekül Glykose neben CO_2 4 Moleküle Glykogen neugebildet (oxydative Phase). O. MEYERHOF läßt es noch unentschieden, ob in der Oxydationsphase die Milchsäure selbst verbrennt oder ein anderes Kohlenhydratäquivalent auf einem anderen Wege als über Milchsäure. In beiden Fällen ist der respiratorische Quotient = 1 und auch die Energiebilanz dieselbe. Die Annahme, daß die Milchsäure direkt verbrennt, wird durch die Beobachtung am zerschnittenen Muskel und aus theoretischen Gründen nahegelegt. Denn es handelt sich um eine gekoppelte Reaktion, bei welcher die bei der Oxydation der Milchsäure gebildete Energie zur Resynthese derselben herangezogen wird. Bedingung einer solchen gekoppelten Reaktion ist aber, daß in beiden Prozessen ein gemeinsames Molekül reagiert, und es liegt am nächsten, als solches die Milchsäure selbst anzunehmen.

In Betracht käme aber auf Grund der C. NEUBERGschen Untersuchungen, daß beim Abbau des Zuckers Methylglyoxal auftrete, welches z. T. über Brenztraubensäure in Acetaldehyd verwandelt wird. An diesem Aldehyd würde dann der weitere oxydative Abbau einsetzen, während ein Teil der Brenztraubensäure in Milchsäure übergeht und als solche stabilisiert bzw. resynthetisiert wird. Es würde also jene Zuckerverbrennung, die mit der Resynthese der Milchsäure gekoppelt ist, über Acetaldehyd zu den Endprodukten, Kohlensäure und Wasser, führen.

Verknüpfung von Zuckerabbau und -aufbau mit dem intermediären Eiweiß- und Fettstoffwechsel. Das obige Schema (S. 23) zeigt auch, wie der intermediäre Zuckerstoffwechsel mit anderen Stoffwechselvorgängen in enger Beziehung steht. Bestimmte Nebenreaktionen vermitteln diesen Zusammenhang. Der beim Zuckerabbau entstehende Glycerinaldehyd geht leicht in Glycerin, den einen Bestandteil des Fettes über. Eine weitere Verbindung zwischen Zucker und Fetten stellt der Acetaldehyd dar. Da aus diesem teils direkt, teils auf dem Wege über die Essigsäure Acetessigsäure sich bilden kann, so ist hiermit ein Weg gegeben, der zur Bildung höherer Fettsäuren aus Produkten des Zuckerabbaues führen kann. Aber auch Beziehungen zum Eiweißstoffwechsel lassen sich herstellen. Die Brenztraubensäure, die als α-Ketosäure in Alanin übergeht, stellt das Verbindungsglied beim Aufbau von Aminosäuren aus Zuckerprodukten dar. Da diese Vorgänge reversibel sind, wird verständlich, daß umgekehrt auch aus Aminosäuren und Fettsäuren sich intermediär Zucker bilden kann.

III. Schicksale der Kohlenhydrate in Abhängigkeit von Größe der Zufuhr.

Der Körper bedarf unter allen Umständen der Kohlenhydrate; wahrscheinlich sind manche vitale Funktionen ohne Kohlenhydrate nicht möglich; die Muskelarbeit erfolgt, in Bestätigung der alten Lehre O. NASSES, nach den heutigen Vorstellungen ausschließlich auf Kosten von Zucker. Stets wird eine gewisse Kohlenhydratmenge zum unmittelbaren Verbrauche bereitgehalten, wofür u. a. die Konstanz des Blutzuckers zeugt. Unter gewöhnlichen Ernährungsverhältnissen ist nun auch Kohlenhydrat in genügender Menge zur Verfügung; es wird teils aus den Kohlenhydraten der Nahrung geliefert, teils aus Eiweiß gebildet. Der mit der Nahrung aufgenommene Zucker kann nun folgende Schicksale erfahren:

1. Sofortige Verbrennung zur Bestreitung unmittelbaren Bedarfes.

Die Zellen des Körpers verzehren den Zucker; sie liefern durch seine Verbrennung Arbeit und Wärme. Die einzelnen Phasen des Zuckerabbaues sind hinsichtlich ihres Chemismus schon vorher besprochen worden. Über den zeitlichen Ablauf und die Größe der Zuckerverbrennung unterrichtet der respiratorische Quotient. Bei ausschließlicher Verbrennung von Kohlenhydrat beträgt er 1 und er nähert sich dieser Zahl, wenn bei ausreichendem Angebot von Kohlenhydrat die anderen Nährstoffe (Eiweiß und Fett) durch Kohlenhydrat aus dem Stoffwechsel verdrängt werden. Es bestehen freilich Unterschiede in der Schnelligkeit, mit welcher die einzelnen Zuckerarten in die Verbrennungsprozesse einbezogen werden. So wird z. B. Fruchtzucker rascher als Traubenzucker verbrannt; der R. Q. steigt nach Verfütterung von Fructose steiler an und bleibt länger auf seiner Höhe als nach der gleichen Menge von Glykose (J. E. JOHANSSON, F. BENEDICT, A. BORNSTEIN und K. HOLM).

Daß die mit nur schwacher Reaktionskraft ausgestattete Dextrose des Blutes wahrscheinlich nicht unmittelbar in den Stoffwechsel der Zellen eintritt, sondern — vorzugsweise wohl über Glykogen — erst in reagiblere Form übergeführt werden muß, ward schon erwähnt (S. 7). Es hat für die hier zu erörternden Geschehnisse aber nur untergeordneten Belang.

Die Einschaltung von Kohlenhydrat-(Glykogen-)speichern in Leber und Muskeln ermöglicht einen fein einstellbaren Betrieb, dahingehend daß trotz wechselnder Zufuhr der Gehalt der Ernährungsflüssigkeit (des Blutes) an Traubenzucker gleichgestellt bleibt. Wieviel Zucker von der Leber ins Blut abgegeben wird, hängt normalerweise durchaus von dem Gebrauche in den Geweben ab. (Vgl. auch Regulation des Blutzuckers auf S. 30.) Normalerweise tritt, von Spuren abgesehen, an keiner Stelle des Körpers der Traubenzucker, solange er in physiologischer Menge im Blute kreist, in die Sekrete über, insbesondere nicht in das der Nieren. Wäre es anders, so würde ein höchst wertvoller Nährstoff verschwendet.

2. Überwiegen des Kohlenhydratbedarfes über die Zufuhr.

Wenn das Mißverhältnis zwischen kleiner Zufuhr und großem Bedarf an Kohlenhydrat nur kurze Zeit, einige Stunden oder wenige Tage dauert, so wird zunächst das Reserveglykogen in Angriff genommen. Im Verein mit den im Eiweiß vorgebildeten und daraus im Organismus freiwerdenden Mengen Kohlenhydrat reicht dasselbe fürs erste zur Bedienung der Muskeln und anderer zuckerzerstörenden Zellen aus. Schließlich wird aber der Vorrat durch eine solche Defizitwirtschaft erschöpft. Man findet daher bei Tieren und Menschen, die längere Zeit sehr ungenügend ernährt wurden, oder gar völlig hungerten und vielleicht noch starke Muskelarbeit leisteten, nur noch Spuren von Glykogen in Leber- und Muskelzellen. Wenn man aber unter solchen Verhältnissen das arterielle Blut der Tiere oder das Venenblut des lebenden Menschen untersucht, so findet man den Traubenzuckergehalt trotzdem auf der gewöhnlichen Höhe, genau so als ob man vollernährte Individuen vor sich hätte. Nur nach stark ermüdender Arbeit sinkt der Blutzucker etwas ab. Wahrscheinlich bemächtigt sich die ermüdete und glykogenarm gewordene Muskulatur in dieser, der Arbeit unmittelbar folgenden Zeit, des Blutzuckers mit besonderer Gier, um sein Glykogendepot wieder zu füllen (W. WEILAND, M. BÜRGER). Im Anfang der Muskelarbeit pflegt der Blutzucker etwas zu steigen (stärkerer Zuckertransport durch das Blut, F. REACH, W. v. MORACZEWSKI). Bei kurzdauernder, schwerer Arbeit ist der Ausschlag verschieden (L. LICHTWITZ). Vgl. auch S. 133.

Der Organismus stellt also trotz Nahrungsmangels die Zuckerbildung nicht ein. Er stellt auch die Zuckerverbrennung nicht ein, denn in den Muskeln wird bei jeder Arbeitsleistung Kohlenhydrat verbraucht; einige meinen, der Muskel könne seine Kraft- und Wärmeproduktion wohl auch durch Eiweißzerstörung bestreiten, aber eine einfache Rechnung lehrt, daß unter solchen Umständen das zerstörte Eiweiß bei weitem nicht hinreicht, um alle Leistungen der Muskulatur zu decken. Wenn wir bei Menschen und Tieren, die trotz geringer Kohlenhydratzufuhr oder trotz einer im ganzen kärglichen Kost stark arbeiten, den Stoff- und Kraftumsatz des Körpers berechnen, so kommen wir immer auf dasselbe Resultat zurück: es muß in ihren Muskeln eine gewisse Menge N-freier Substanz verbrennen, die weder von aufgespeichertem Reserveglykogen noch aus den zerfallenden Eiweißkörpern herstammen kann, weil diese beiden Quellen den Kraftumsatz im Muskel nicht decken. Diese Substanz, welche das Defizit beseitigt, kann nur Fett sein. Das ist unbestritten. Nun wissen wir aber trotz zahlreicher, daraufhin gerichteter Untersuchungen nichts davon, daß der Muskel selbst imstande wäre, das Fettmolekül anzugreifen; andererseits wissen wir, daß bei starker Muskelarbeit viel Fett im Körper verbrennt, welches teils aus der Nahrung, teils aus dem Fettgewebe des Organismus stammt. Wir schließen daraus, daß Fett, ehe es an den Muskel herantritt, in eine für dessen Zwecke geeignete Form umgewandelt wird. Daß diese Form Zucker sei, scheint die Konstanz des Blutzuckers darzutun, und wir können sogar mit einiger Wahrscheinlichkeit die Leber als den Ort bezeichnen, wo im Falle des Bedarfs Fett in Traubenzucker umgewandelt wird. C. v. NOORDEN hat schon vor langer Zeit (1893), ebenso wie es J. SEEGEN früher von anderen Gesichtspunkten ausgehend getan, die Hypothese vertreten, daß die Zuckerbildung aus Fett ein ganz normaler, täglich und stündlich im gesunden Organismus sich abspielender Vorgang sei. Dies ist von anderen Autoren lebhaft bekämpft worden, aber neuere experimentelle und kritische Untersuchungen sprechen doch mit großer Bestimmtheit für die Richtigkeit jener Hypothese. Über Zuckerbildung aus Fett vgl. auch S. 15ff.

3. Überwiegen der Kohlenhydratzufuhr über den Bedarf.

a) Glykogenspeicherung.

Der zweite Fall, den wir jetzt ins Auge fassen müssen, ist gegeben bei überreichlicher Kohlenhydratzufuhr. Bleibt der Überschuß in mäßigen Grenzen und dauert er nur kurz, so werden zunächst — wie oben schon angedeutet — die Glykogenspeicher in Leber und Muskeln stark gefüllt. Doch ist ihr Bergungsvermögen beschränkt. Auch andere Zellen des Körpers, wahrscheinlich alle (S. 5), können in spärlicher Menge etwas Kohlenhydrat speichern, sei es in Form von Glykogen (z. B. Leukocyten, Nierenepithelien), sei es in Form anderen polymerisierten Zuckers. Man schätzt, daß im menschlichen Körper etwa 300 g Glykogen aufgespeichert werden können. Die zeitweilige Absorption von Kohlenhydrat durch die Gewebe ergibt sich u. a. daraus, daß sowohl nach Zuckerinfusion ins Blut wie nach reichlicher Kohlenhydratfütterung der im Blute gefundene Zucker, das im Gesamtkörper angehäufte Glykogen, die Menge des inzwischen verbrannten Zuckers (berechnet aus dem Energieumsatz bzw. respiratorischen Stoffwechsels) nur einen gewissen, oft nur den kleineren Teil des in die Blutbahn eingetretenen Kohlenhydrats decken. Darüber vgl. L. POLLAK und A. GIGON. Werden nun immer weiter reichlich Kohlenhydrate genossen und dabei wegen ruhiger Lebensweise wenig Kohlenhydrate in den Muskeln verbrannt, so werden die Kohlenhydratlager zu enge.

Was nun geschieht, ist verschieden, je nachdem ob es sich um plötzliche Überschwemmung des Körpers mit Kohlenhydraten handelt — z. B. bei einmaligem starkem Zuckergenuß — oder ob sich die gehäufte Kohlenhydratzufuhr mehr gleichmäßig über den Tag und über Wochen verteilt.

b) Fettbildung aus Kohlenhydrat.

Der letztere Fall ist der weitaus häufigere. Es tritt an den Organismus die Aufgabe heran, das überschüssige Material anderweitig unterzubringen. Er vollzieht diese Aufgabe, indem er das überschüssige und in den Glykogenspeichern nicht mehr Raum findende Kohlenhydrat in Fett umwandelt und diesen Stoff dann in den großen Fettlagern des Unterhautbindegewebes und anderer Körperteile unterbringt. Dies ist eine der bestbekannten Tatsachen der Physiologie.

c) Alimentäre Glykosurie der Gesunden.

Immerhin bedarf die Fettbildung aus Kohlenhydrat einiger Zeit und so kann der Fall eintreten, daß Schlag auf Schlag so viel Kohlenhydrat aus dem Darmkanal in die Blutbahn strömt, daß weder der Verbrauch in den Geweben noch die Speicher in Leber und Muskeln usw., noch der hepatische Abbau des Zuckers in Milchsäure und weitere Spaltprodukte (S. 19), noch die Umprägung in Fett dem andrängenden Strom gewachsen sind. Besonders bei Aufnahme leicht resorbierbarer Kohlenhydrate (Zucker) kann das der Fall sein.

Dann wird naturgemäß das zirkulierende Blut stärker als normal mit Kohlenhydrat beladen. Es entsteht der Zustand der Hyperglykämie. Wir lernten schon, daß bei normalem Zuckergehalt des Blutes die Niere ebensowenig wie andere Drüsen mehr als Spuren von Zucker aus dem Blut in ihr Sekret übertreten läßt. Bei Hyperglykämie ist das aber anders.

Im ganzen kann man aber sagen, daß bei noch so großer Aufnahme von Kohlenhydraten, die erst im Darme saccharifiziert werden müssen (Polysaccharide wie Stärke usw., S. 4) und deshalb nur langsam resorbiert werden, kein Zucker in den Harn übertritt. Es kommt zwar nach reichlicher Aufnahme von

Stärke zu vorübergehender Hyperglykämie (siehe S. 39), die aber nicht so starke Grade erreicht, daß Zucker in den Harn übertritt. Man kann daher sagen, daß die **Assimilationsgrenze beim Gesunden für Stärke praktisch unendlich ist.** Es gibt beim Nichtdiabetiker keine **Glycosuria alimentaria ex amylo.** Alimentäre Glykosurie wird bei Gesunden nur beobachtet, wenn eine größere Menge leicht resorbierbarer Kohlenhydrate (Disaccharide und Monosaccharide) auf einmal gereicht wird, und dadurch sprungartig der Blutzucker auf etwa 0,18—0,2 % steigt (**Glycosuria alimentaria e saccharo**).

Wie schon alte Untersuchungen von J. Strauss auf C. v. Noordens Klinik dargetan haben, kann man zwar **theoretisch** einen prinzipiellen Unterschied zwischen alimentärer Glycosuria e saccharo und Glycosuria ex amylo nicht anerkennen; die Unterschiede zwischen beiden sind rein gradueller Natur; trotzdem wird — praktisch genommen — der Arzt gut tun, daran festzuhalten, daß Menschen, die nach Zufuhr von Stärkemehl Zucker ausscheiden, allemal des echten Diabetes höchst verdächtig sind und scharfer Überwachung bedürfen.

IV. Der Blutzucker.

Der Gehalt des Blutes an Zucker wurde früher überschätzt. Bei B. Naunyn finden sich die ersten richtigen Zahlen: Bei drei gesunden Personen vier Bestimmungen: 0,7—1,0 % ergebend. Systematische Untersuchungen führten dann 1906 R. Stern und E. Liefmann auf C. v. Noordens Frankfurter Klinik aus. Sie fanden im nüchternen Zustande 0,65 und 1,0 % als normale Grenzwerte. Die genannten Untersuchungen wurden später von A. Hollinger, W. Weiland, E. Frank, H. Tachau, L. Michaelis und P. Rona, B. Oppler und vielen anderen mit verschiedener Methodik bestätigt (ausführliche Literatur bei J. Bang).

Demnach schwankt der Zuckergehalt des Blutes beim gesunden Menschen im nüchternen Zustande zwischen 0,07—0,11 %. Der Mittelwert der meisten Individuen liegt etwa bei 0,09 %. Das Lebensalter hat nur einen geringen Einfluß auf die Höhe des Blutzuckerspiegels. Beim Säugling liegt er auch bei durchschnittlich 0,08—0,09 % (A. Bergmark, G. Mogwitz, A. Niemann, G. Mertz u. a.).

Im höheren Lebensalter pflegen die nüchternen Werte allerdings etwas höher zu liegen: so bei Personen zwischen 60 und 70 Jahren bei durchschnittlich 0,106 %, zwischen 70 und 90 Jahren bei 0,110 % (W. Löffler und A. Punschel).

1. Art des Blutzuckers.

Was im normalen Blute zirkuliert ist **Traubenzucker.** Von anderen Kohlenhydraten kommt nur Glykogen in kleinsten Mengen vor; in maximo fand H. Huppert 0,0025 % im Blute und A. Dastré 0,0097 % in der Lymphe. (Beim Hunde.) Das Glykogen ist fast ausschließlich an die körperlichen Elemente dieser Flüssigkeiten gebunden (von M. Kaufmann aber bestritten). Bei Kohlenhydratüberfütterung fand man bis zu 100 mg-% Glykogen im Blute (O. Polimanti, de Filippi).

Neben dem Traubenzucker sind aber im Blute noch andere **reduzierende** Substanzen vorhanden, wie Harnsäure, Kreatinin und Kreatin, Aminosäuren, Glykuronsäuren und, wie neuerdings W. Stepp für manche Fälle von Diabetes nachwies, auch Acetaldehyd. Ihre Mengen sind aber beim **gesunden** Menschen zu gering, um bei der Zuckerbestimmung wesentlich ins Gewicht zu fallen; daher findet sich meist gute Übereinstimmung der polarimetrisch oder durch Gärung einerseits, durch Reduktion anderseits gefundenen Werte für den Blutzucker (Literatur bei J. Bang und W. Stepp).

Die schon lange erörterte Frage, ob der Traubenzucker im Blute in freier krystalloider Form kreist, oder ob er in kolloidaler oder sonstiger gebundener Form (R. Lépine, F. W. Pavy, O. Löwi) sich befindet, ist auch heute noch unentschieden. Während es nach den Untersuchungen von L. Asher, F. Schenk, L. Michaelis und P. Rona und in neuerer Zeit von J. J. Abel, L. Rowntree u. B. Turner schien, daß der Zucker im Plasma ausschließlich frei vorhanden sei, sprechen französische Autoren (H. Bierry u. a.) im Anschluß an R. Lépine wieder von „sucre virtuel", um damit auszudrücken, daß ein Teil des Zuckers in gebundener Form existiere. Auch St. Rusznyak, sowie S. v. Crefeld und J. de Haan kommen kürzlich auf Grund von Ultrafiltrationsversuchen unabhängig voneinander zum Schluß, daß ein großer Teil des Zuckers an Serumkolloide gebunden sei. Etwas Ähnliches nimmt auch A. Gigon an. Die Frage ist also noch offen.

γ-Dextrose. Bisher galt als ganz sicher, daß der Traubenzucker des Blutes mit der gewöhnlichen d-Glykose identisch sei. Jüngst folgerten nun L. B. Winter und W. Smith aus viel beachteten Untersuchungen, die bei sofortiger und schonender Verarbeitung des Blutes geringeres Drehungsvermögen der Filtrate ergaben, als der Reduktion entsprach, es befinde sich im Blute eine besondere Abart der Glykose, die sie mit der hypothetischen γ-Glykose (siehe S. 2) identifizieren. Sie glauben, daß bei der Spaltung des Glykogens der Zucker zunächst in gewöhnlichen Traubenzucker ($\alpha \rightleftarrows \beta$-Glykose) aufgespalten werde, der dann unter dem Einflusse des Pankreashormons in γ-Glykose umgewandelt werden müsse, um im Organismus verwertet zu werden. Im Diabetikerblut befinde sich keine γ-Glykose (siehe S. 214). Die Deutung der Befunde wurde aber von den meisten Nachuntersuchern (Cooper und Walker, S. J. Thannhauser und M. Jenke, W. Mozotowski, Visscher, W. Denis und H. V. Hume) abgelehnt. Wahrscheinlich sind die Unstimmigkeiten zwischen Polarisation und Reduktion auf Schwankungen der Wasserstoffionenkonzentration zurückzuführen. Auch in vitro zeigen nämlich nach Bleyler und Schmidt alle Zuckerarten Änderungen ihrer spezifischen Drehung je nach dem Gehalte des Lösungsmittels an Säuren und Alkalien. Die wichtige Frage ist aber noch keineswegs entschieden. (Siehe auch S. 214.)

Die bisherige Unsicherheit der Ergebnisse über Bindung oder Abart der Glykose im Blute ist um so bedauerlicher, als die Frage ungemein wichtig ist, besonders im Hinblick auf manche Probleme, z. B. die Nierenpermeabilität für Zucker, die Permeabilität der Blutkörperchen für Traubenzucker u. a., worauf wir noch zurückkommen werden.

Wichtig ist, daß der Blutzucker eine Form mit verhältnismäßig geringer Reagibilität darstellt, und daß erst die Zellen selbst daraus (vielleicht stets über den Umweg eines Polymerisationsproduktes) eine labilere Form darstellt. Die größere Stabilität der Blutdextrose wirkt als Schutz der wichtigen Gewebsspeise vor den Angriffen der zahlreichen sonstigen Blutbestandteile.

2. Verteilung des Zuckers im Blute.

Gesamtblut; Plasma, Erythrocyten. Auch die Frage, ob der Zucker des Blutes nicht nur im Plasma, sondern auch in den roten Blutkörperchen enthalten sei, ist bis in die letzte Zeit lebhaft erörtert worden.

Schon J. v. Mering kam, wie nach ihm Hamburger, Gryns, Hedin, Köppe u. a., zur Ansicht, die Erythrocyten seien zuckerfrei. Später behaupteten S. E. Edie und D. Spence, sowie H. Lyttkens und E. Sandgren, die Erythrocyten enthielten zwar reduzierende Substanz, diese sei aber kein vergärbarer Zucker, kein Traubenzucker. Diese Ansicht wurde durch die nachfolgenden Untersucher widerlegt und es kann, trotz der gegenteiligen Behauptung von R. Brinkmann und R. van Dam, als sichergestellt gelten, daß sich in den roten Körperchen des frischen menschlichen Blutes Traubenzucker findet (L. Michaelis und P. Rona, A. Döblin, R. Lépine und Boulud, A. Hollinger, D. Takahashi, E. Frank und A. Bretschneider, R. Ege, H. C. Hagedorn, M. Bönniger, R. Offenbacher, M. Brann, O. Folin und H. Berglund, F. Högler und K. Überrock), und zwar ist der Zuckergehalt in Körperchen und Plasma fast der gleiche, nach den neuesten, sorgfältigen Untersuchungen von M. Hansen, E. Wiechmann $= 90—113\%$ in den Erythrocyten des gesunden, nüchternen Menschen, den Plasmazucker $= 100$ gesetzt. Bei den einzelnen Tierarten enthalten Blutkörperchen und Plasma ungleiche Mengen Zucker; die Erythrocyten des Kaninchens, des Schweins, des Hammels und der Gans sind fast zuckerfrei (E. Masing, A. Loeb).

Auch beim Menschen ist der Zuckergehalt der Erythrocyten oft ein wechselnder: Bei Hyperglykämie z. B. nach oraler Zuckerzufuhr sind die Werte im Plasma häufig höher als im Gesamtblut (E. Frank, C. Traugott); die Differenzen gleichen sich bei Rückkehr zur Norm aber alsbald wieder aus (E. Wiechmann). Ebenso bei febriler und psychogener Hyperglykämie enthält das Plasma im allgemeinen mehr Zucker als die Blutkörperchen (E. Wiechmann); gleiches gilt für das Blut des Diabetikers (E. Frank, E. Wiechmann). Die Aufnahme des Zuckers durch die Blutkörperchen ist nicht nur von physikalisch-chemischen Prozessen abhängig, sondern auch vitale Vorgänge in den Zellen spielen eine Rolle (R. Höber u. a.).

Für die Ausscheidung des Zuckers durch die Nieren, ebenso für seinen Austausch und seine Verwertung im intermediären Stoffwechsel kommt natürlich nur der Plasmazucker in Betracht. Die roten Blutkörperchen sind eine Art Gewebe, aus dem unmittelbar nur das Plasma, nicht aber die anderen Gewebe Zucker beziehen können (E. Frank). Für exakte wissenschaftliche Untersusuchungen ist es bei dem wechselnden Zuckergehalt der Erythrocyten wünschenswert, sowohl den Gehalt des Plasmas wie auch der Körperchen an Zucker zu bestimmen. Für klinisch-diagnostische Zwecke genügt es aber, den Zuckergehalt des Gesamtblutes zu bestimmen, und dies vereinfacht die Methodik der Untersuchungen wesentlich.

Der Zuckergehalt in verschiedenen Gefäßgebieten. Der Unterschied im Zuckergehalt des arteriellen und venösen Blutes ist sehr gering; in der Mehrzahl der Fälle findet sich in der Vene ein Minus von $0,004\,^0/_0$ (K. Turban, J. E. Holst, G. L. Foster). In der Pfortader sind während der Resorption von Zucker aus dem Darme sehr hohe Werte gefunden worden (bis zu $0,4\,^0/_0$, J. v. Mering, F. W. Pavy, J. Seegen u. a.). Die Lebervenen enthalten weniger Zucker als das Portalblut, da Zucker in der Leber zurückgehalten und als Glykogen fixiert wird. Beim Vermischen des Lebervenenblutes mit dem zuckerärmeren Blut der beiden Hohlvenen gleichen sich die Unterschiede wieder aus. Nach neueren Untersuchungen von A. Gigon sollen in der ersten Zeit nach Resorption von Zucker die Lebervenen den gleichen Zuckergehalt wie das Portalblut haben, da die Glykogenbildung in der Leber frühestens eine halbe Stunde nach der Resorption einsetzt.

3. Die Regulation des Blutzuckers.

Der Zuckergehalt des Blutes zeigt beim Gesunden eine bemerkenswerte Konstanz; er bewegt sich nur innerhalb einer geringen, um den individuellen Durchschnittswert schwankenden Breite. Er ist weitgehend unabhängig von den Einflüssen der Ernährung, abgesehen von vorübergehenden Schwankungen nach Nahrungsaufnahme; er wird auch durch mehrtägiges Hungern (Glykogenarmut) nicht verändert. Auch Muskelarbeit beeinflußt ihn nicht, sofern dieselbe nicht zu starker Ermüdung führt (W. Weiland). Der Blutzucker gehört demnach zu den physiologischen Konstanten (L. Pollak) ebenso wie die Temperatur des Blutes, und zeigt wie diese kleine gesetzmäßige Schwankungen, z. B. im Laufe eines Tages. Wird der Zuckergehalt des Blutes durch übermäßige Aufnahme von Kohlenhydrat stark erhöht, so vermag er sich alsbald wieder auf sein normales Niveau einzustellen. Es muß also ein Regulationsmechanismus im Körper vorhanden sein, der die Konstanz des Blutzuckers gewährleistet. Die Aufgabe dieses Mechanismus ist eine verschiedene, je nachdem es sich darum handelt, einen Ersatz für den dem Blute entzogenen Zucker zu schaffen, oder darum, das Blut von etwaigem Zuckerüberschuß zu befreien. Einzelheiten siehe unten.

Von dem im Blute vorhandenen Zucker wird dauernd an die Gewebe abgegeben. Damit kein Zuckermangel entsteht, muß Nachschub von Zucker ins Blut erfolgen. Letzteren besorgt die Leber, und zwar entläßt letztere unter normalen Verhältnissen nicht mehr Zucker ins Blut, als zur Aufrechterhaltung des normalen Blutzuckerspiegels erforderlich ist. Die Zuckerabgabe paßt sich dem Zuckerabfluß vollkommen an. Auf welche Weise die dem Nahrungsbedürfnis der Gewebe entspringenden Antriebe zur Zuckerabgabe an die Leber gelangen, ist noch nicht klar. CL. BERNARD dachte an zentripetale, von den Organen zum verlängerten Marke und von da zurück zur Leber gehende Signale. Moderne Autoren vermuten in gewissen chemischen Substanzen (Milchsäure, C.v.NOORDEN) oder in bestimmten Ionen (Wasserstoff, H. ELIAS) die beherrschenden Regulatoren. L. POLLAK macht die bestechende Annahme, die Höhe des Blutzuckerspiegels selbst sei der adäquate Reiz für die Blutzuckerregulation, die Höhe des Blutzuckerspiegels reguliere das Tempo der Zuckerabgabe seitens der Leber, ähnlich wie nach den Untersuchungen H. H. MEYERs und seiner Schüler der Erregungszustand des die Körpertemperatur regulierenden Wärmezentrums durch die Höhe der Bluttemperatur bestimmt werde.

Sehr wahrscheinlich wird der Leber der physiologische Reiz — welcher Art er auch sein mag — unter Mitwirkung des innersekretorischen Drüsenapparates vermittelt. Manches spricht dafür, daß die Tätigkeit einzelner Hormondrüsen, vor allem die des Pankreas und der Nebennieren, unmittelbar durch die Schwankungen des Blutzuckerspiegels beeinflußt wird und zwar in dem Sinne, daß sein Steigen eine vermehrte Abgabe von pankreatischem Inselhormon, sein Sinken eine solche von Adrenalin zur Folge hat. Durch das Wechselspiel dieser Hormone würden dann die Zuckerabgabe seitens der Leber und damit im Zusammenhang Hydrolyse und Bildung von Glykogen, sowie sicher noch viele andere chemische und kolloid-chemische Prozesse reguliert. Demgegenüber ist die Art, wie etwa andere Hormone, so die der Schilddrüse, der Epithelkörperchen und der Hypophyse, bei der normalen Blutzuckerregulation eingreifen, noch nicht übersehbar. Ebensowenig klar ist die Bedeutung des Nervensystems für das Gleichbleiben des Blutzuckers unter normalen Bedingungen. Im Tierexperimente lassen Exstirpation des Großhirns, Durchschneidungen des Rückenmarks, sowohl unterhalb der Medulla oblongata wie auch in seinem Hals- und Brustteile, ferner Durchschneidungen des Vagus sowie der Nervi splanchnici, ferner schließlich Durchtrennung aller zur Leber führenden Nerven beim lebenden Tiere — wenn man von vorübergehenden Chokwirkungen absieht — den Blutzucker im ganzen unbeeinflußt. Auch ist es noch recht zweifelhaft, ob im Sinne von TH. BRUGSCH, K. DRESEL und F. H. LEWY in der Medulla oblongata und im Zwischenhirn bestimmte, für die Blutzuckerregulation unbedingt nötige Zentren gelegen sind.

Man muß sich darüber klar sein, daß der Einblick in die feineren Triebkräfte, welche den Zuckergehalt des Blutes steuern, noch nicht gewonnen ist, und daß alle Erklärungen bislang hypothetischen Charakters sind.

V. Die alimentäre Hyperglykämie und Glykosurie.

Nach Einnahme von Kohlenhydraten steigt bei gesunden Menschen, sowie bei den zu Stoffwechselversuchen gewöhnlich benutzten Laboratoriumstieren, der Blutzuckerspiegel. Diese Erkenntnis verdanken wir den Untersuchungen zahlreicher Forscher im letzten Jahrzehnt. Früher glaubte man, daß unter normalen Verhältnissen sich auch nach Genuß von Kohlenhydraten der Blutzucker nicht wesentlich ändere. Es seien im folgenden zunächst die besonders eingehend studierten und diagnostisch wichtigen Änderungen des Blutzuckerspiegels nach Verabfolgung von Glykose besprochen.

1. Die alimentäre Hyperglykämie nach Einnahme von Glykose.

Vereinzelte Versuche über das Verhalten des Blutzuckers nach Zufuhr von Traubenzucker wurden zuerst von C. v. NOORDEN, sowie von seinen Schülern H. LIEFMANN und R. STERN angestellt, dann von A. BAUDOIN, E. FRANK, H. TACHAU, A. E. TAYLOR und F. HULTON fortgesetzt. Diese Autoren fanden 1—3 Stunden nach Darreichung von 100—400 g Traubenzucker keinen oder nur geringen Anstieg des Blutzuckers, so daß es schien, als ob nach Zuckerzufuhr beim Gesunden keine Erhöhung des Blutzuckerspiegels einträte. Als später die Ausbildung der Mikromethoden, besonders des J. BANGschen Verfahrens (1912), es ermöglichte, mit winzigen Blutmengen zuverlässige Analysen in unbegrenzter Zahl auszuführen und man sich nicht mehr, wie die obengenannten Forscher, auf einmalige Untersuchung des Blutzuckers in Abständen von 1, 2 oder 3 Stunden nach Einnahme des Zuckerfrühstücks zu beschränken brauchte, sondern die Analysen in ganz kurzen Zeitabständen wiederholen und kurvenmäßige Bilder des Blutzuckergehaltes nach alimentären Einflüssen gewinnen konnte, wurde das Problem von zahlreichen Forschern erneut und planmäßig bearbeitet.

In Analogie zu der früher üblichen Methode bei Untersuchungen auf alimentäre Glykosurie wurden meist 100 g Traubenzucker nüchtern verabfolgt. Es zeigte sich alsdann, im Gegensatz zu der bis dahin herrschenden Ansicht, daß auch bei gesunden Menschen innerhalb der ersten halben Stunde fast immer ein vorübergehendes, mehr oder weniger beträchtliches Ansteigen des Blutzuckers erfolgt; nicht selten werden Werte von 0,18—0,2% und sogar darüber hinaus erreicht. Die absolute Höhe des Kurvengipfels hängt z. T. von dem etwas variablen Ausgangs-Nüchternwert (0,07—0,11) des Blutzuckers ab und ist dementsprechend bei niedrigen Nüchternwerten häufig geringer als bei solchen, die an der oberen Grenze der Norm liegen. Als Durchschnittspunkt für den höchsten Punkt des Gipfels kann 0,16—0,18% angesehen werden. Sie wird meist in 25 bis 30 Minuten erreicht. Die Kurve sinkt alsdann wieder ab und ist nach $1^1/_2$ bis 2 Stunden auf ihren Ausgangspunkt zurückgekehrt, sinkt aber auch häufig noch unter denselben (posthyperglykämische Hypoglykämie, E. FRANK, M. BÖNNIGER u. a.). (S. Abb. 9, S. 156)

Der Anstieg des Blutzuckers ist meist schon wenige Minuten (10 Minuten) nach Einnahme des Zuckers bemerkbar. Tatsächlich ist die Schnelligkeit der Resorption des zugeführten Traubenzuckers für den Anstieg des Blutzuckers maßgebend; denn bei Zufuhr von Dextrose durch die Duodenalsonde fällt der Kurvenanstieg deutlich steiler aus (W. LÖFFLER); bei verlangsamter Magenentleerung, z. B. durch vorheriges Einnehmen von Opium, wird eine sehr flache Kurve erhalten (KJ. O. AF KLERKER).

Bei Einnahme größerer Mengen, 150—200 g Zucker, ist der Anstieg des Blutzuckers höher und die Hyperglykämie dauert länger an; aber auch hier ist letztere meist nach 2 bis 3 Stunden abgeklungen. O. FOLIN und H. BERGLUND z.B. fanden bei Verabfolgen von 200 g Traubenzucker an nüchterne Personen nach 1 Stunde Werte bis 152 mg-% im Gesamtblute (172 mg-% im Plasma); nach 2 Stunden waren die Werte wieder zur Norm zurückgekehrt. A. E. TAYLOR und F. HULTON fanden selbst bei Gaben von 300—400 g Dextrose nach 2 Stunden wieder normale Werte. Über ausgedehnte Versuche dieser Art berichtet H. GRAY.

Von größerem Interesse, auch im Hinblick auf die später zu besprechende Diagnose des Diabetes, ist der Verlauf der glykämischen Kurve nach Verabfolgung kleinerer Mengen von Dextrose. Schon 5—10 g können sehr deutlichen Anstieg des Blutzuckerspiegels veranlassen. Nach H. STAUB sinkt freilich im allgemeinen mit Größe der Zuckerzufuhr das Ansteigen des Blutzuckerspiegels wie auch die Dauer der alimentären Hyperglykämie. Die prozentuale Steigerung, bezogen auf den mittleren Nüchternwert, beträgt nach H. STAUB durchschnittlich:

$$\begin{array}{lll}
\text{nach } 80 \text{ g Glykose} & 139\,^0/_0 \\
\text{,, } \quad 40 \text{ g} \quad \text{,,} & 81\,^0/_0 \\
\text{,, } \quad 20 \text{ g} \quad \text{,,} & 33\text{—}44\,^0/_0 \\
\text{,, } \quad 10 \text{ g} \quad \text{,,} & 19\text{—}21\,^0/_0.
\end{array}$$

Hingegen konnten C. TRAUGOTT und K. M. HANSEN eine derartige Gesetzmäßigkeit nicht bestätigen. Sie fanden verhältnismäßig oft den Grad der erreichten Hyperglykämie ziemlich unabhängig von der Größe der gegebenen Zuckerdosis und manchmal sogar nach kleinen Mengen höher als nach größeren. Offenbar mischen sich öfters individuelle oder zeitweilig wirksame, noch nicht erkennbare Einflüsse in den Ablauf der Geschehnisse ein; verläuft doch schon beim Einzelmenschen die Kurve an verschiedenen Tagen nicht immer ganz gleichmäßig.

Vor allem sind Einflüsse der Ernährung, besonders Menge und Art der an den vorausgegangenen Tagen genommenen Nahrung von starkem Belang für die Gestalt der Kurve. Es ergaben sich viele überraschende, praktisch und theoretisch beachtenswerte Tatsachen.

Versuche nach Hungern, nach kohlenhydratfreier Kost und nach Kohlenhydraten.
So hatte schon J. BANG die wichtige Beobachtung gemacht, daß hungernde Kaninchen nach Zufuhr von Glykose höheren und länger andauernden Anstieg des Blutzuckers hatten, als Tiere, die in gewöhnlicher Weise ernährt worden waren. Beim Menschen haben besonders K. SAKAGUSHI, C. TRAUGOTT sowie H. STAUB dieser Frage ihre Aufmerksamkeit zugewandt. C. TRAUGOTT fand nach vorausgegangener mehrtägiger Unterernährung die Kurve viel höheransteigend als wenn die Versuchsperson an den Vortagen kohlenhydratreiche Kost erhalten hatte. Als H. STAUB in ausgedehnten Versuchsreihen stets 20 g Glucose nüchtern verabfolgte, reichte der Blutzuckerspiegel verschiedene Höhe, je länger die vorausgehende Hungerperiodeer dauerte. In der 10.—15. Stunde der Karenz, also der Zeit, die dem gewöhnlichen nüchternen Zustande entspricht, brachte 20 g Dextrose den geringsten Anstieg; dauerte die Hungerperiode aber länger als 15 Stunden (bis zu 45 Stunden), so stieg die Blutzuckerkurve mit zunehmender Dauer des Hungerzustandes immer höher an; auch die Dauer erhöhten Blutzuckerspiegels nahm zu. Noch ausgesprochener ist dies nach wirklich langem Fasten (H. ELIAS und Mitarbeiter). Der Grund für diese Erscheinung wurde von J. BANG in verminderter Brereitschaft der Leber zu Glykogenbildung gesehen, die H. STAUB daraus ableitet, daß Pankreashormon, welches erst auf den Reiz der Nahrung hin sezerniert werde, im Hungerzustande nicht genügend vorhanden ist. H. ELIAS hingegen macht dafür die Hungeracidosis verantwortlich. Letztere braucht aber nicht ausschließlich die Glykogenbildung in der Leber zu beeinflussen, sondern sie könnte auch eine Verzögerung der Aufnahme des Zuckers durch die Gewebe bewirken. Wenigstens hat kürzlich Y. FUJIMAKI gezeigt, daß Abnahme des Kohlensäurebindungsvermögens des Blutes verzögerten Kurvenablauf nach intravenösen Traubenzuckerinjektionen zur Folge hat. Vgl. hierzu die früheren Bemerkungen über andere Erklärungsmöglichkeit (S. 7).

Aber auch schon nach vorheriger zweitägiger kohlenhydratfreier Eiweißfettkost steigen die Blutzuckerkurven viel höher an und bleiben länger auf hyperglykämischem Werte als nach kohlenhydrathaltiger Kost (H. STAUB). In diesem Zusammenhange ist auch eines sehr interessanten Befundes von C. TRAUGOTT zu gedenken: Nach vorausgegangener kleiner Dextrosegabe (20 g) ließ eine große, etwa 1 Stunde später folgende Zuckergabe (100) g den Blutzucker nicht weiter anschwellen. In Übereinstimmung damit zeigte H. STAUB, daß in kurzen Abständen (30 Minuten) wiederholt gegebene Zuckermengen (je 20 g) eine immer geringere Hyperglykämie und schließlich nach der 9. und 10. Dosis überhaupt keine Hyperglykämie mehr, sondern sogar ein Sinken des Blutzuckers zur Folge hatten.

Deutung der glykämischen Kurve nach Dextrose.

Die ältere, früher allein gültige Deutung für das Zustandekommen der hyperglykämischen Kurve und ihrer Gestaltung ist folgende:

Der vom Darm der Leber zufließende Zucker wird von dieser zum größten Teile zurückgehalten und zu Glykogen aufgebaut. Offenbar aber durchbricht ein Teil des Zuckers die Leberschranke und gelangt in den Kreislauf. Der Blutzuckerspiegel steigt, weil der ins Blut gelangte Zuckerüberschuß nicht schnell genug von den Geweben, insbesondere den Muskeln, aufgenommen werden kann. Die hyperglykämische Kurve wäre demnach in erster Linie der Ausdruck einer gewissen Insuffizienz der Leber, den aufgenommenen Zucker als Glykogen zu stapeln. Je steiler und je höher die Kurve ansteigt, desto schlechter wäre das Glykogenbildungsvermögen der Leber.

Nun hat aber die Tatsache, daß auch kleinste Traubenzuckermengen bereits zu alimentärer Hyperglykämie führen und daß letztere schon wenige Minuten nach dem Genusse sich bemerkbar macht, sowie daß die Höhe der Kurve nicht immer von der Größe der Zuckergabe abhängt, verschiedene Autoren (z. B. C. TRAUGOTT, G. EISNER und O. FORSTER) zur Auffassung geführt, daß der zugeführte Zucker gleichzeitig auch als Reiz auf die Leberzelle wirke und zur Mobilisierung von dort bereits gespeichertem Glykogen führe, eine Auffassung, die — unter Erweiterung älterer Hypothesen von R. KOLISCH — C. v. NOORDEN seit langem schon in seiner Theorie des Diabetes verwendete (vgl. u. a. letzte Auflagen dieses Buches).

G. EISNER und O. FORSTER meinen, daß die in den Magendarmkanal gelangten Kohlenhydrate dort irgendwie einen spezifischen Reiz ausüben, der auf dem Wege des Sympathicus der Leber vermittelt werde. Sie stellen damit die Hyperglykämie in eine Reihe mit den übrigen Sympathicus-Hyperglykämien (Piqûre, Adrenalin u. a.) und sehen eine weitere Stütze für ihre Hypothese in der von ihnen beobachteten Hemmung der alimentären Hyperglykämie durch Pituitrin. L. POLLAK hat bereits diesen Beweis für nicht stichhaltig erklärt, da Pituitrin nach den Versuchen von A. PARTOS und F. KATZ-KLEIN durch Verwässerung des Blutes etwaige Hyperglykämie verdecken kann.

Wäre die EISNER-FORSTERsche Anschauung wirklich richtig, so müßte, wie bei der Piqûre, die Größe des Glykogengehaltes der Leber für die Stärke der glykämischen Reaktion maßgebend sein, d. h. bei gefüllten Glykogendepots müßte letztere stärker sein. Das ist aber keineswegs der Fall. Die berichteten Versuche von C. TRAUGOTT, H. STAUB u. a. (siehe oben) haben ja gezeigt, daß die alimentäre Reaktion bei aufgefüllten Glykogendepots um vieles geringer ist, als im Hungerzustande. H. STAUB führt dies darauf zurück, daß bei Kohlenhydratkarenz in der Leber ein Mangel an wirksamen „Assimilationsfermenten" (Insulin) bestehe und deshalb ein vermindertes Assimilationsvermögen der Leber. Wird Dextrose zugeführt, so werde zunächst nicht oder nur mangelhaft Glykogen gebildet, und die alimentäre Hyperglykämie erreiche hohe Werte. Der zugeführte Zucker wirke aber dann als Anreiz zur Bildung von „Assimilationsferment", und sobald diese eingesetzt hat — was nach Maßgabe der Kurven rasch geschähe —, trete Abfall des Blutzuckers und Rückkehr zu normalen Werten ein.

C. v. NOORDEN bezeichnete das Mißverhältnis zwischen Reizgröße und Reizeffekt (= Übertritt von Zucker in das Blut aus der Leber) als charakteristisches Merkmal der diabetischen Stoffwechselströmung (1913). Man könnte sagen, daß wie im Diabetes als Dauerstörung, bei alimentärer Hyperglykämie nach Hunger und Kohlenhydratkarenz ein transitorisches, schnell ausgleichbares Mißverhältnis zwischen Reizgröße und Reizeffekt mit Überwiegen der Zuckerabgabe über den Glykogenansatz bestehe.

Entscheidend für den Verlauf der Blutzuckerkurve nach Dextrosefütterung ist die glykogenbergende Kraft der Leber, die erst durch einen gewissen Überschuß von Zucker geweckt wird und dann so kräftig einsetzt, daß es alsbald wieder zu einem Abfall der Kurve bis auf den Ausgangswert oder sogar unter denselben kommt. Daß die Glykogenbildung eine wichtige Rolle spielt, ergibt sich aus den später zu besprechenden Beobachtungen, denen zufolge Zuckerarten, welche erfahrungsgemäß sehr leicht Glykogen bilden, zu keiner oder nur unbedeutender Hyperglykämie führen.

Neben der Kraft der Glykogenie muß — worauf besondere Erfahrungen beim Diabetiker hinweisen — eine größere oder geringere Reizbarkeit der Leber im Sinne der Zuckerausschüttung auch einen gewissen Einfluß auf die Gestaltung der Kurve haben. Ebenso spielt die Schnelligkeit, mit der die Gewebe, insbesondere die Muskulatur, dem Blute den Zuckerüberschuß entziehen, eine große Rolle.

In neuen Untersuchungen zeigte H. C. HAGEDORN, ebenso wie schon früher G. L. FOSTER und K. TURBAN, daß sich einige Zeit (30 Min.) nach Einnahme von Traubenzucker im Capillarblut (Ohrläppchen) stärkere Hyperglykämie findet als im Venenblute. Die peripheren Gewebe halten also einen Teil des Zuckers zurück. Auf Grund von Berechnungen folgert er, daß die Leber zunächst einen Teil des ihr zuströmenden Zuckers zurückhalte, diesen dann allmählich an die Peripherie abgebe, wodurch sich die lange Dauer der alimentären Hyperglykämie erkläre.

2. Die alimentäre Glykosurie.

Alimentäre Glykosurie ist die Folge der alimentären Hyperglykämie. Nach den Untersuchungen des letzten Jahrzehnts kann aber der Blutzucker sehr erheblich steigen, bis Glykosurie eintritt im Gegensatz zur früheren Annahme, es bedürfe zum Übertreten von Zucker in den Harn nur einer geringen Erhöhung des normalen Blutzuckerspiegels. Es besteht im allgemeinen eine breite Zone von Hyperglykämie, innerhalb derer für die Niere noch kein Anreiz zur Zuckersekretion gegeben ist. Fortlaufende und gleichzeitige Untersuchung des Blutes und Urins in kurzen Intervallen nach Verabfolgung von 100 g Traubenzucker deckte auf, daß vorübergehend Werte von 0,18—0,2 % nicht selten erreicht werden, ohne daß Zucker im Harne nachweisbar wird (S. ISAAC, C. TRAUGOTT, P. GRÜNTHAL, L. HAMMANN und J. HIRSCHMANN u. a.). Dies stimmt auch mit den später zu erwähnenden Befunden bei Diabetikern überein, von denen viele dauernd aglykosurisch bleiben, solange dieser Grenzwert nicht erheblich überschritten wird.

Daß beim Gesunden im Harn Zucker nur erscheint, wenn der Blutzucker einen bestimmten Schwellenwert erreicht, ist von größtem praktischen und theoretischen Belange und man hat durch verschiedene Hypothesen eine Erklärung dafür gesucht. Man dachte an eine besondere Bindung des Zuckers im Blute. C. v. NOORDEN führte den Begriff der Nierendichtigkeit ein; er sagte in der vorigen Auflage dieses Buches: „Mit der alimentären Hyperglykämie des Gesunden werden gleichzeitig Schutzkräfte ausgelöst, die das Abströmen von Zucker durch die Niere verhüten. Man kann ihren Angriffspunkt in besonderer Bindung des Zuckers im Blute oder in den Nieren suchen." Von teleologischem Gesichtspunkt aus ist es jedenfalls eine zweckmäßige Einrichtung, daß nur unter besonderen Umständen der für den Organismus so wertvolle Zucker den Körper nicht unausgenützt verläßt.

J. H. HAMBURGER und seine Mitarbeiter sind in den letzten Jahren mit experimentellen Methoden der Frage nachgegangen, warum bei normalem Blutzuckergehalt die Glomerulusmembran für Glykose impermeabel ist. In Versuchen an der Froschniere wurde gezeigt, daß Glykose in physiologischer Konzentration von der Niere nur bei einem bestimmten Gehalt der Durchströmungsflüssigkeit an Calciumionen zurückgehalten wird. Die Ionenverteilung ist also von maßgebender Bedeutung. Auch zeigte sich, daß die Nieren sich den verschiedenen Zuckern gegenüber nicht gleichmäßig verhält. Fructose und Mannose werden vollkommen durchgelassen, während Galaktose zurückgehalten wird. Die Glykose nimmt also in bezug auf die Glomerulusmembran unter den stereoisomeren Monosacchariden eine Sonderstellung ein oder, wie J. H. HAMBURGER sagt, das Glomerulusepithel ist imstande, Glykose von allen anderen Zuckerarten zu unterscheiden und zwar einer in Weise, die an die Verwandtschaft von Zucker und Fermenten erinnert. So wird, wenn die Durchströmungsflüssigkeit gleichzeitig Glykose und Lävulose enthält, erstere von der Glomeruluswand zurückgehalten, Lävulose aber durchgelassen. Nach J. H. HAMBURGER erteilt die Konfiguration des Glykosemoleküls ihm diese Eigentümlichkeit. J. H. HAMBURGER wies aber auch zuerst auf die Möglichkeit hin, daß im Blute sich nicht die gewöhnliche d-Glykose befinde, sondern eine stereoisomere Form derselben, und er hat bereits experimentell einen Unterschied zwischen der α- und β-Modifikation der Glykose feststellen können, derart daß erstere zurückgehalten, letztere durchgelassen wird. Über diesen Selbstschutz der Dextrose S. 38.

Wenn auch, wie an anderer Stelle besprochen (S. 29), die biologische Bedeutung dieser beiden Modifikationen des Zuckers noch keineswegs geklärt ist, so muß doch stark mit der Möglichkeit gerechnet werden, daß unter besonderen Umständen (plötzliche Überschwemmung des Blutes mit Zucker bei alimentärer Darreichung großer Mengen und beim Diabetiker) Verschiebungen im Gleichgewichtszustand der stereoisomeren Zucker zugunsten einer Form eintreten, für die das Nierenepithel durchlässiger ist.

Die alimentäre Glykosurie, die nach größerer Zufuhr leicht resorbierbarer Kohlenhydrate eintritt, ist ein durchaus physiologischer Prozeß und hat mit der Krankheit Diabetes mellitus nicht das Geringste zu tun, obwohl die nächstliegenden Ursachen, die beim Gesunden zur alimentären Glykosurie, beim Diabetiker zu dem Krankheitssymptom „Glykosurie" führen, in beiden Fällen qualitativ identisch und nur quantitativ verschieden sind. Beide Male handelt es sich um ein Versagen zuckerbergender, zuckerzerstörender und die Zuckerausscheidung aus dem Blute und durch die Nieren hemmender Kräfte. Es ist sehr wichtig, daß der Arzt mit dem Vorkommen und dem Umfang der alimentären Glykosurie genau bekannt ist; denn es sind schon häufig Verwechslungen der diabetischen und der physiologisch-alimentären Glykosurie vorgekommen.

Wir stellen das praktisch Wichtigste der physiologischen Zuckerausscheidung hier kurz zusammen:

1. Bei gewöhnlicher Ernährung sind im Harn zwar Spuren von Kohlenhydrat; nach F. MORITZ, K. BAISCH, TH. LOHNSTEIN, L. BREUL etwa 0,1—0,25, g nach St. R. BENEDICT und J. OSTERBERG wie auch E. NEUWIRTH 0,3—0,5 g vergärbaren Zuckers in 24 Stunden (colorimetrische Bestimmung mit Pikrinsäure). Diese Mengen sind zu gering, um durch die gebräuchlichen Zuckerreagentien angezeigt zu werden, und daher muß in praktischer Hinsicht der gesunde Harn als zuckerfrei gelten. Zur vorläufigen Beurteilung bedient man sich in der Regel und mit gutem Recht der Reduktionsproben. Die Eigenreduktion des normalen Harns beträgt nach C. FUNK nur 0,002—0,042 %, auf Traubenzucker berechnet. Das ist erheblich weniger, als die gebräuchlichen Reduktionsproben anzeigen. Für die kleinsten, praktisch wichtigen Zuckermengen ist die Nylanderprobe am geeignetsten und bequemsten.

Nylanderprobe. 4 g Kaliumnatriumtartrat, 2 g Wismutnitrat in 100 ccm 10proz. Natronlauge gelöst. Das Reagens hält sich monatelang. Man mischt 1 Teil Reagens zu etwa 10 Teilen Harn. Enthält der Harn mehr als 0,25 % Zucker, so wird das Gemisch schon beim Erwärmen braun bis schwarz (Ausfallen von Wismutoxydul und metallischem Wismut). Geschieht dies nicht, so kocht man 2 Minuten lang. Es tritt dann bei Gegenwart von reduzierendem Zucker entweder gegen Ende des Kochens oder innerhalb der folgenden 5 Minuten beim Abkühlen ein brauner bis schwarzer Bodensatz auf. Die Empfindlichkeitsgrenze liegt bei etwa 0,05 % Zucker.

Völlig negativer Ausfall der Probe gestattet, den Harn als praktisch frei von Zucker zu betrachten. Bei schwach positivem Ausfall sind unbedingt Kontrollproben nötig (Gärungs- und Phenylhydrazinprobe).

Eiweißharn gibt diffuse Rotbraunfärbung (Schwefelwismut); dies kann Zuckerreaktion sowohl vortäuschen wie verstecken. Man muß daher bei etwas stärkerem Gehalt an Eiweiß dasselbe vorher entfernen (Aufkochen nach schwachem Ansäuern mit Phosphorsäurelösung). Geringer Eiweißgehalt stört nicht.

Einige Pflanzenstoffe und Medikamente lassen gleichfalls Stoffe in den Harn übertreten, die sich beim Kochen mit Nylanderreagens bräunen, z. B. Spargel, Rhabarberwurzel. Ferner kann reichlicher Gehalt an Glykuronsäure allen Reduktionsproben positiven Ausschlag verleihen, z. B. bei starker Indikanurie, nach dem Gebrauch von Chloralhydrat, Salicylsäure, Antipyrin, Chinin, Copaivabalsam u. a. Auch hochgestellte, viel Harnsäure oder Kreatinin enthaltende Harne reduzieren die Nylanderlösung ein wenig.

Das alles gibt aber nur schwache Ausschläge. Man wird sich vor Irrtümern schützen, wenn man nur völlig negativen und starken, schnell eintretenden positiven Ausschlägen beweisende Kraft zuerkennt. Bei schwacher Reaktion sind die oben erwähnten Nachprüfungen unerläßlich.

2. Nach dem einmaligen Genuß bedeutender Mengen verschiedener Zuckerarten enthält der Harn Zucker.

3. Der im Harn erscheinende Zucker ist in der Regel gleicher Art wie der im Übermaß genossene: Glykose — Glykosurie, Lactose — Lactosurie, Lävulose — Lävulosurie, Saccharose — Saccharosurie, Galaktose — Galaktosurie.

Ausnahmsweise fand man Abweichungen von diesem Gesetz, z. B. linksdrehenden Zucker nach dem Genuß von Glykose (F. RAPHAEL) und umgekehrt.

4. Die Assimilationsgrenze, d. h. die Grenze, bis zu der die Zuckerzufuhr gesteigert werden muß, damit Zucker in den Harn übertritt, ist für die einzelnen Zuckerarten verschieden groß.

Es erscheint Zucker im Harn, wenn die einmalige Zufuhr beträgt:

bei Milchzucker	mehr als	120 g (vgl. S. 40)
„ Rohrzucker	„ „	150—200 g
„ Fruchtzucker	„ „	ca. 120—150 g (vgl. S. 38)
„ Traubenzucker	„ „	ca. 150—180 g
„ Galaktose *)	„ „	ca. 20 g (vgl. S. 38).

Die genannten Werte beziehen sich auf Einverleibung im nüchternen Zustand. Bei gefülltem Magen liegt die Assimilationsgrenze höher.

Die oben angegebenen Zahlen für die Toleranzgrenze bedeuten Minimalwerte; tritt bei geringerer Zufuhr Glykosurie auf, so besteht sicher krankhaft vermindertes Assimilationsvermögen. Oft liegen die Mengen, die bei Gesunden zur Glykosurie führen, weit höher. Z. B. fanden A. E. TAYLOR und F. HULTON:

Von 25 Studenten, die $2^1/_2$—3 Stunden nach einem kleinen Frühstück 200 g Glykose erhielten, schieden nur 6 innerhalb der nächsten Stunden Zucker aus. 9 von denen, die zuckerfrei geblieben waren, erhielten einige Tage später je 300 g Glykose. 3 von ihnen schieden Zucker aus. Die übrigen 6 Studenten erhielten dann nach einigen Tagen je 400 g Glykose; nur 2 von ihnen schieden danach Zucker aus. (Vgl. Einfluß vorausgehender Kost.)

5. Die positive Reaktion erscheint gewöhnlich $^3/_4$—1 Stunde nach den großen Zuckergaben und dauert dann 1—3 Stunden an. Die Gesamtausscheidung betrug selten mehr als 2 %, höchstens 5 % des aufgenommenen Zuckers.

Wieviel auch über alimentäre Glykosurie bei Gesunden in den letzten Jahren gearbeitet ist, so harren doch manche Fragen noch der Aufklärung. Z. B. ist es aus den herrschenden Theorien schwer zu begründen, warum die Zuckerausscheidung mit steigender Zufuhr nicht immer gleichen Schritt hält; so meldete C. v. NOORDEN bereits vor vielen Jahren folgendes:

Der Versuch zeigt, daß die Zuckerausscheidung nicht mit der zugeführten Zuckermenge im gleichen Verhältnisse ansteigt. Daher ist auch der von FRANZ HOFMEISTER eingeführte Begriff der Assimilationsgrenze kein ganz

Nach Traubenzucker	Gesunder A. schied aus	Gesunder B. schied aus
100 g	0	0
150 g	0,15 g	0
180 g	0,25 g	0,23 g
200 g	0,26 g	0,71 g
250 g	0,52 g	0,64 g

*) Ältere Arbeiten setzten die Toleranz für Galaktose zu etwa 30—40 g an. Schon in der 5. Auflage dieses Werkes (1910) wurde 20 g als richtigerer Wert bezeichnet. In einer umfassenden, die frühere Literatur berücksichtigenden Arbeit kommt E. HOFFMANN zu etwa

glücklicher, da der vom Gesunden nicht assimilierte Teil stets minimal ist. So gut wie sicher erscheint beim Gesunden nur solcher Zucker im Harne, der vom Darm aus direkt durch das Pfortader-Lebervenensystem in die allgemeine Blutbahn gelangt, während der aus der Leber strömende, erst über die Glykogenstufe gegangene Zucker als „körpereigen" weniger harnfähig ist. Dies ist neuerdings oftmals betont worden (C. Traugott, M. Rosenberg, Rubino und Varela). Man hat übrigens niemals eine Glykosurie, die man auf Glykogenabbau zurückführen mußte, als physiologisch-alimentär bezeichnet.

3. Verhalten des Blutzuckers und des Harns nach Lävulose.

S. Isaac hat durch Serienuntersuchungen des Blutzuckers nach Zufuhr von Lävulose zuerst die Tatsache festgestellt, daß im Gegensatz zur Dextrose die Lävulose keine oder nur geringgradige Erhöhung des Blutzuckers bewirkt: in keinem Falle wurde der Wert von 0,12 $^0/_0$ überschritten, in manchen Fällen sogar zu keiner Zeit der Untersuchung eine Erhebung über den Ausgangswert gefunden. Gleiches stellten H. MacLean und O. L. V. de Wesselow, J. C. Spence und P. C. Brett, H. Kahler und K. Machold, G. Hetenyi, Folin und Berglund, A. Bornstein und K. Holm u. a. fest.

S. Isaac hat auch die getrennte Bestimmung von Dextrose und Lävulose im Blute der Versuchspersonen durchgeführt; es zeigte sich, daß die Partialkonzentration der Dextrose nach Lävulosezufuhr nicht auf dem Ausgangsniveau blieb, vielmehr absank: in mehreren Fällen betrugen bei einem Nüchternwert von etwa 100 mg-$^0/_0$ Dextrose die nach $^1/_2$ Stunde erhaltenen Dextrosewerte 68—77 mg-$^0/_0$, die Partialkonzentration der Lävulose machte nach 30 Minuten höchstens $^1/_3$ des Gesamtblutzuckers aus; nach 1 Stunde waren nur Spuren oder keine Lävulose im Blute nachweisbar.

Diese Befunde deutete S. Isaac dahin, daß Lävulose viel leichter und schneller als Dextrose in den Stoffwechsel der Leber einbezogen wird. Sie wird z. T. in Glykogen umgewandelt, z. T. abgebaut; letzteres ergibt sich auch aus dem sofortigen Ansteigen des respiratorischen Quotienten, unmittelbar nach Zufuhr von Lävulose (S. 25). Infolgedessen geht sehr wenig Lävulose durch die Leber ins Blut über. Daher ist nach Lävulosedarreichung der Blutzuckergehalt im Capillar- und Venenblut ungefähr der gleiche (G. L. Foster). Wenn trotz des im allgemeinen nur sehr geringen Ansteigens des Blutzuckers auch bei gesunden Menschen nach Verfütterung größerer Mengen von Lävulose gelegentlich Lävulose als solche in den Harn übertritt, so liegt das eben daran, daß die Nierenschwelle der Lävulose sehr niedrig liegt (S. Isaac.) Meist wird allerdings bei normalen Individuen nach 100 g Lävulose keine alimentäre Zuckerausscheidung gefunden (C. v. Noorden, H. Strauss).

4. Blut- und Harnzucker nach Galaktose.

Über alimentäre Hyperglykämie nach Verabreichung von Galaktose berichtete zuerst Leire (zit. nach J. Bang). Er fand nach Eingabe von 20—40 g Zucker Kurven, welche den nach gleicher Menge Dextrose erhaltenen im wesentlichen ähnlich sind. H. Kahler und K. Machold stellten nach Einnahme von 40 g Galaktose eine Stunde später nur eine Steigerung des Blutzuckers um höchstens 0,03 $^0/_0$ fest; Folin und Berglund dagegen vermißten sogar nach Zufuhr von 100 g jegliche Erhöhung des Blutzuckers; demgegenüber sah wiederum Foster nach 100 g Galaktose eine außerordentliche Erhöhung des Blutzuckers; die Gipfel der Kurve lagen oft bei 280 mg-$^0/_0$, und erst in 3—4 Stunden waren die Ausgangs-

---

gleicher Zahl, d. h. ungefähr 15 g. Er fand während der Menstruation einen merklichen Anstieg der Toleranz und meint, daß dies in Beziehung zur Hormonproduktion der Eierstöcke stehe.

werte wieder erreicht. Foster fand auch während des hyperglykämischen Stadiums die Blutzuckerkonzentration im Venen- und Capillarblut gleich hoch; die Galaktose war also von den Geweben nur in sehr geringem Maße aufgenommen und verwertet worden. Auch die Leber bildet bekanntlich nur sehr schwer Glykogen aus diesem Zucker. Für die schlechte Verwertbarkeit der Galaktose spricht das Resultat eines von S. Isaac und E. Adler ausgeführten Durchblutungsversuches, in dem während einer einstündigen Durchströmung der überlebenden Hundeleber mit Galaktose keine Milchsäurebildung festgestellt werden konnte. Dies alles würde erklären, warum die Blutzuckerwerte doch häufig sehr hoch sind und selbst bei kleinen Gaben von Galaktose diese schon im Harne wieder ausgeschieden wird (S. 37).

5. Die Hyperglykämie nach Stärkenahrung.

Beim gesunden Menschen ist die Assimilationsgrenze für Stärke unendlich, d. h. man mag die Zufuhr noch so sehr häufen, es geht kein Kohlenhydrat in den Harn über. Um so überraschender sind die Ergebnisse der Blutanalysen. Sie deckten ähnlichen Anstieg des Blutzuckers auf, wie nach Einfuhr von Dextrose.

A. Welz hat bei 10 Personen aller Lebensalter den Blutzucker $2^1/_2$ Stunden nach Verabfolgung eines stärkehaltigen Frühstücks, bestehend aus 200 g Kohlenhydraten (Semmel, Weizenmehl, Kartoffel) untersucht und fand in allen Fällen eine Erhöhung des Blutzuckerspiegels; die Werte schwankten zwischen 98 und 187 mg-$^0/_0$; im Mittel 142 mg-$^0/_0$.

A. Jacobsen zeigte alsdann durch kurz aufeinanderfolgende Blutzuckeruntersuchungen, daß nach Gaben von 100 g Stärke die Blutzuckerkurven ein ähnliches Aussehen wie nach 100 g Dextrose hatten; nur erfolgte im allgemeinen Anstieg und Abfall der Kurve langsamer, während die Kurvengipfel meist gleich hoch waren. Jedenfalls bestand in seinen 14 Fällen Hyperglykämie; in 6 Fällen sogar geringe Glykosurie, letztere sind wohl als diabetesverdächtig zu bezeichnen. O. Strauss (Dissert. aus der Frankfurter med. Univ.-Poliklinik 1920) kommt zu ähnlichen Ergebnissen; jedoch konnte er Differenzen im Verlauf der Blutzuckerkurve je nach Art der verabfolgten Stärketräger aufdecken, die wohl mit der Schnelligkeit der Verdauung und Resorption der einzelnen Mehlsorten in Zusammenhang stehen. Das gleiche berichtet auch H. Gehrig.

Bezüglich der Frage der alimentären Glykosurie ex amylo siehe S. 28. Hier nur die kurze Bemerkung, daß positive Ausschläge immer eine Störung des Zuckerstoffwechsels bedeuten.

6. Verhalten des Blutzuckers nach Zufuhr von Eiweiß und Fett.

Unmittelbar nach Nahrungsaufnahme wird der Blutzuckerspiegel beim Gesunden nur dann verändert, wenn die Kost Kohlenhydrate enthält. Eiweißzufuhr beeinflußt ihn nicht (Welz, Jacobsen, Eisner und Forster, J. C. Spence und P. C. Brett, O. Folin und H. Berglund). Die letztgenannten Autoren fanden auch nach sehr großen Eiweißgaben (1000 g Eierklar) oder 135 g Gelatine keine Änderung des Blutzuckers. Nach Fettzufuhr (200 g Olivenöl) fanden sie ebenso wie M. Labbé und B. Theodorescu ein deutliches Absinken des Zuckerspiegels im Blute.

7. Anhang. Die puerperale Lactosurie.

Der alimentären Glykosurie anzureihen ist die puerperale Lactosurie. Sie ist von Blot (1850) entdeckt. Später erwiesen F. Hofmeister und P. Kaltenbach (1877), daß der ausgeschiedene Zucker Milchzucker sei.

Seitdem spricht man nicht mehr von puerperaler Glykosurie, sondern von puerperaler Lactosurie. Es wurde sofort die These angereiht, daß diese Lactosurie einem Resorptionsprozeß in der Brustdrüse ihr Dasein verdanke: Der Milchzucker, den die Brustdrüse bilde, werde mit der Milch in das Blut aufgenommen und unverändert durch die Niere ausgeschieden. Weitere Untersuchungen zeigten, daß man die Lactosurie gerade dann antrifft, wenn Nachlaß der Milchentnahme eintritt, z. B. wenn Wöchnerinnen wegen Excoriationen an der Brustdrüse das Kind nicht anlegen können oder wenn das Kind nicht ordentlich trinkt. Wo trotz reichlicher Milchentnahme Lactosurie beobachtet wurde, handelte es sich stets um ungewöhnlich reichliche Milchsekretion; man traf sie bei Frauen, die so viel Milch produzierten, daß sie statt eines Kindes zwei Kinder hätten befriedigen können.

Der Zucker erscheint im Harn meist mit Beginn der stärkeren Milchsekretion, also am 2., 3. oder 4. Tage der Lactation, um alsdann wieder zu verschwinden, wenn das Kind anfängt, größere Mahlzeiten zu nehmen. Man kann, wie v. NOORDEN in Gemeinschaft mit G. ZÜLZER nachwies, durch Darreichung von Traubenzucker bei Wöchnerinnen die Ausscheidung von Milchzucker steigern. NAUNYN und CH. PORCHER bestätigten dies, letzterer bei Hündinnen, während P. VON GUSNAR keinen positiven Ausschlag erhielt.

Soweit die bekannten Tatsachen. Daß ein Drüsensekret, wenn es ungenügende Verwendung findet, in den Kreislauf aufgenommen und wenigstens teilweise im Urin ausgeschieden wird, ist im Organismus nicht ohne Analogie. Es sei z. B. daran erinnert, daß der hungernde und, wegen mangelnder Erregung der peripheren Nerven, nur wenig Speichel absondernde Mensch sehr bedeutende Mengen von Speichelferment (Ptyalin) resorbiert und im Harn entleert. Dasselbe gilt von Schlacken des Stoffwechsels, die wegen Behinderung des Abflusses in den Kreislauf zurückgeworfen werden: Gallenpigment, Gallensäuren.

Warum die gewiß nicht allzu großen Mengen von Milchzucker, die aus der Drüse in das Blut übergehen, nicht zersetzt, sondern im Urin ausgeschieden werden, war unklar und der Gegenstand vieler Hypothesen, bis an der Hand subcutaner Injektionen F. VOIT zeigte, daß Milchzucker überhaupt nicht von den Geweben angegriffen wird, wenn er als solcher in die Blutbahn gelangt (vgl. S. 3). Der Milchzucker wird von dem Organismus nur verwertet, nachdem er beim Durchgang durch den Darm in seine Komponenten (Glykose und Galaktose) zerlegt ist. Doch zeigten J. S. LEOPOLD und A. v. REUSS, daß Säuglinge bei wiederholten Milchzuckerinjektionen allmählich steigende Mengen zurückbehalten und verwerten. Die subcutanen und intravenösen Injektionen erzeugten sowohl bei Kindern wie bei Erwachsenen oft Fieber (LEOPOLD und REUSS, A. BINGEL), was neuerdings auf mangelhaftes Sterilisieren zurückgeführt wird. Auch anhängende Spuren von Milcheiweiß können die Ursache sein. Die unter dem Namen „Renovasculin" im Handel befindliche Milchzuckerlösung (in Ampullen sterilisiert) soll bei intravenöser Injektion, zur Prüfung der Nierenfunktion (C. R. SCHLAYER), nie Fieber machen. Wir haben darüber wenig persönliche Erfahrung.

Die durch Glykoseeinfuhr erzeugte Hyperglykämie scheint die Brustdrüse zu stärkerer Milchzuckerproduktion anzuregen (PORCHER). Ein Teil des reichlich gebildeten Milchzuckers tritt in das Blut und weiterhin in den Harn über.

VI. Das Verhalten des Blutzuckers, der alimentären Hyperglykämie und Glykosurie in Krankheiten.

Veränderungen der Nüchternwerte des Blutzuckers werden bei Organerkrankungen nur selten beobachtet. Daraus erklärt sich auch die Seltenheit spontaner Glykosurie in Krankheiten. Häufiger finden sich Abweichungen der alimentären Blutzuckerkurve, indem dieselbe mit steilerem Anstieg der Kurve und längerer Dauer der Hyperglykämie verläuft. Dementsprechend wird in manchen Krankheitszuständen auch **alimentäre Glykosurie** beobachtet.

1. Fieberhafte Erkrankungen.

Manche fieberhafte Erkrankungen, insbesondere die Pneumonie, gehen mit einer oft ansehnlichen Hyperglykämie einher. Wenn man die Kohlenhydrate in der Nahrung nicht häuft, fehlt die Zuckerausscheidung im Harn. Diese Form spontaner Hyperglykämie wurde zuerst in einer aus C. v. NOORDENs Frankfurter Klinik hervorgegangenen Arbeit von H. LIEFMANN und R. STERN beschrieben, nachdem schon etwa 10 Jahre früher H. POLL und J. STRAUSS aus gleicher Klinik über die leichte Erzeugbarkeit alimentärer Glykosurie bei hochfebrilen Zuständen berichtet hatten. Beides ward vielfach bestätigt und im einzelnen weiter ausgeführt (alimentäre Glykosurie: R. DE CAMPAGNOLE, P. RICHTER, G. KLEMPERER, D. R. v. BLEIWEIS; Hyperglykämie: A. HOLLINGER, H. TACHAU, F. ROLLY und F. OPPERMANN, H. FREUND und F. MARCHAND). Auch einige ältere

Untersuchungen, z. B. von NOEL PATON lassen sich in gleichem Sinne deuten. Die Blutzuckernüchternwerte liegen bei Fiebernden fast immer oberhalb 0,1 %, erreichen oft aber auch 0,2 % und mehr. Daher war nach Traubenzuckereinnahme ein besonders hoher Anstieg des Blutzuckers zu erwarten. H. LIEFMANN und R. STERN berichteten zuerst darüber. C. v. NOORDEN erwähnt (Path. d. Stoffw. Bd. II, S. 69. 1907) einen Fall von croupöser Pneumonie, in dem der Nüchternwert des Blutzuckers 136 mg-% betrug; nach 100 g Dextrose stieg letzterer auf 280 mg-% ohne jede Spur von Glykosurie. Ähnliche Beispiele veröffentlichte bald darauf H. TACHAU.

Bei experimenteller Erzeugung von Hyperthermie fanden NOEL PATON, H. SENATOR, R. LEPINE und BOULUD bei den Versuchstieren ebenfalls Erhöhung des Blutzuckergehaltes. Auch beim Menschen steigt nach ROLLY und OPPERMANN der Blutzucker durch künstliche, mittels Glühlichtbäder hervorgerufene Hyperthermie.

Im Verlaufe der fieberhaften Erkrankungen des Menschen geht der Grad der Zuckeranreicherung des Blutes nicht mit der Höhe des Fiebers einher, sondern die infektiös-toxische Schädigung ist weit mehr als die Hyperthermie für die Hyperglykämie verantwortlich. FREUND und MARCHAND meinen, die Höhe des Blutzuckers hänge vor allem von der infektiösen Schädigung der Leber ab, da meist bei Infektionskrankheiten Hyperglykämie und Urobilinurie annähernd parallel gehen, und zwar ganz unabhängig von der Fieberhöhe. C. v. NOORDEN nimmt an, daß man es im Fieber mit echter, wenn auch ausgleichbarer und vorübergehender toxischer Schädigung der Pankreasinseln zu tun habe. Dafür spricht die sehr häufige und die Infektionskrankheit oft überdauernde Zunahme der Hyperglykämie und Glykosurie bei infektiös-febrilen Erkrankungen der Diabetiker und ferner der Umstand, daß Diabetes als Nachkrankheit von Infektionen verschiedener Art doch häufiger zu sein scheint, als man früher annahm. Der erwähnte Parallelismus mit Urobilinurie kann koordinierter Leberzellenstörung entstammen, wie ja auch andere Parenchymschädigungen bei Infektionskrankheiten vorkommen (Nieren, Herzmuskel, Nervensystem, Ovarien, Hoden, Schilddrüse u. a.). Wenn ROLLY und OPPERMANN auf CO_2-Anreicherung des Blutes bei dyspnoischen Fiebernden als Ursache der Hyperglykämie hinweisen, trifft das doch höchstens einen kleinen Teil derselben; meist ist bei Fiebernden übrigens die CO_2-Spannung vermindert. Uns scheint die Hyperglykämie bei Infektionskrankheiten äußerst eingehendes Studium aller Einzelheiten zu verdienen; auch ist Insulinproduktion bei künstlich infizierten Tieren zu untersuchen, ebenso die Wirkung des Insulins auf febrile Hyperglykämie und alimentäre Glykosurie.

Im übrigen gibt es natürlich auch noch andere Möglichkeiten der Erklärung der febrilen Hyperglykämie. Es leuchtet ein, daß beim Fieber verschiedene innersekretorische Drüsen auf die Impulse des Wärmezentrums hin ihre Reizstoffe in den Kreislauf senden und auf diesem Wege den Gesamtstoffwechsel und auch den Kohlenhydratstoffwechsel zum Zwecke der Wärmeregulation beeinflussen. Hier kommt vor allem eine erhöhte Schilddrüsenerregung und eine vermehrte Adrenalinproduktion in Betracht. Aber auch an direkte Erregung der zusammen mit dem Wärmezentrum im Zwischenhirn liegenden, blutzuckerregulierenden Zentren durch die Fiebernoxen ist zu denken, wobei es noch dahingestellt bleiben muß, ob die dadurch bedingte Blutzuckersteigerung wärmeregulatorischen Zwecken dient (H. FREUND).

Schließlich wäre zu erwägen, daß — abgesehen von den bakteriellen Toxinen — auch gewisse im fieberhaften Zustande entstehende Stoffwechselprodukte vielleicht den Glykogenabbau erregen, sei es unmittelbar, sei es durch Vermittlung nervöser Zentren. In diesem Sinne schienen Versuche von J. LÖWY über Hyperglykämie nach parenteralen Eiweißinjektionen zu sprechen. Seine Ergebnisse konnten aber von W. und H. LÖHR nicht bestätigt werden. Es gelang diesen Autoren nicht, durch Proteinkörper oder Reizstoffe anderer Art, weder bei intramuskulärer noch intravenöser Verabfolgung, Hyperglykämie zu erzeugen. Auch Beziehungen zwischen Blutzuckerspiegel und Immunität ließen sich nicht feststellen.

2. Leberkrankheiten.

a) Alimentäre Glykosurie, Lävulosurie und Galaktosurie.

Die älteren Angaben, daß bei Leberkranken alimentäre Glykosurie häufig sei, hat die neuere exaktere Forschung nicht bestätigen können. Anders liegen die Dinge hinsichtlich der alimentären Lävulosurie. Es hat sich immer mehr die von H. Strauss gemachte Entdeckung bestätigt, daß in allen schweren, das Parenchym des Organs schädigenden Krankheiten verhältnismäßig leicht alimentäre Lävulosurie eintritt (nach 100 g Lävulose eine Ausscheidung von 1—20 g). Nach den neueren gründlichen Arbeiten befähigen infektiöser und toxischer Ikterus, Lebercirrhose, Gallensteinverschluß des Ductus choledochus am stärksten zur alimentären Lävulosurie (H. Hohlweg, F. Falk und P. Saxl). Sie wird jetzt allgemein als ein Zeichen der ,,Insufficience hépatique`` betrachtet und steht im Gegensatz zu dem, was man bei leichteren Formen echten Diabetes mellitus findet, wo ausnahmslos die Assimilationskraft des Organismus für Lävulose größer ist als für Glykose (vgl. unten). Es ist also sehr unwahrscheinlich, daß von pathogenetischen Gesichtspunkten aus die alimentäre Lävulosurie der Leberkranken und die alimentäre Dextrosurie der Fiebernden gleichwertig sind (siehe oben).

Ebenso wie für Lävulose ist bei parenchymatösen Erkrankungen der Leber die Assimilation für Galaktose herabgesetzt (Icterus ,,catarrhalis``, Lebercrrhose, besonders Lebersyphilis, Phosphorvergiftung, akute Atrophie). Schon iach 20 g Galaktose findet man meßbare Mengen, nach 40 g ansehnliche Werte: n—10 g Galaktose, im Harn (R. Bauer, A. v. Reuss, S. Bondi und J. König, M. Hirose, E. Reiss und W. Jehn).

Eigenartig und theoretisch lehrreich ist das Verhalten des Blutzuckers nach Belastung mit Dextrose und Lävulose.

b) Blutzucker nach Dextrose.

Bei den meisten Leberkrankheiten (infektiöser und toxischer Ikterus, Gallenstauung, Cirrhose u. a.) steigt der normale Nüchternwert des Blutzuckers höher an als beim Gesunden (H. Tachau, Gilbert und A. Baudoin, E. Frank, H. Schirokauer u. a.). Neben höherem Gipfel weist die hyperglykämische Kurve auch längere Dauer auf (S. Isaac und C. Traugott). Gleiches ist bei intravenöser Dextroseinjektion der Fall (S. Tannhauser und H. Pfitzer).

Für diese pathologische alimentäre Reaktion bei Leberkranken ist sicher beträchtlichen Teiles eine Störung der Leberfunktion, etwa verminderte Fähigkeit und Bereitschaft zur Glykogenbildung oder -bergung verantwortlich zu machen. Die verminderte Glykogenie könnte durch Störung der Tätigkeit der Leberzelle selbst bedingt oder, wie besonders bei cirrhotischen Prozessen, die Folge einer Hypofunktion des häufig ebenfalls erkrankten Pankreas sein. Auch lassen sich Störungen in der Aufnahme des Zuckers seitens der Gewebe (möglicherweise infolge der bei Leberaffektionen häufig bestehenden Acidosis) nicht ausschließen.

c) Blutzucker nach Lävulose.

Auch nach Lävulosedarreichung tritt beim Leberkranken im Gegensatz zum Gesunden alimentäre Hyperglykämie auf. Die Blutzuckerkurven zeigen allerdings im allgemeinen keine so hohen Gipfel wie nach Dextrose, und auch die Dauer der Reaktion ist kürzer (Schirokauer, Isaac, A. Mertz und E. Rominger, G. Hetényi u. a.). Man kann daraus schließen, daß selbst die erkrankte Leber Lävulose besser als Traubenzucker verwertet; das steht mit älteren Versuchen von E. Neubauer im Einklang, der bei experimentellen Leberschädigungen nach Lävulosefütterung auch dann noch Glykogenansatz erzielen konnte, wenn dies durch Dextrosefütterung nicht mehr möglich war. Da beim Gesunden nach den Versuchen S. Isaacs der Fruchtzucker so schnell und vollständig durch Glykogenbildung und Abbau in den Stoffwechsel der Leber eingezogen wird, daß eine Blutzuckererhöhung nicht erfolgt, so ist aus dem gegenteiligen Verhalten bei Leberkrankheiten mit Sicherheit auf eine Funktionsstörung der Leber selbst zu schließen, und extrahepatische (etwa pankreatische) Einflüsse kommen erst in zweiter Linie für die Form der hyperglykämischen Kurve nach Lävulose in Betracht.

Die Erhöhung des Blutzuckers bei den Leberkranken nach Lävulosegabe ist, wie S. Isaac durch Differenzierung der einzelnen Zuckerarten im Blute erwies, in gewissen Fällen Folge einer Steigerung der Dextrosekonzentration, weil das bei Gesunden nach Lävulosedarreichung beobachtete Absinken der Dextrose unter den normalen Spiegel ausbleibt, in anderen die Folge eines erhöhten Lävulosegehaltes des Blutes. Man kann daraus schließen, daß bei der erkrankten Leber die Partialfunktion, Lävulose in Dextrose umzuwandeln, beeinträchtigt ist. Ferner zeigt die Erhöhung der Dextrosepartialkonzentration an, daß auch die Glykogenbildung aus Lävulose weniger ausgiebig geworden ist.

Neben diesen Störungen scheint auch eine Verminderung der Lävuloseverbrennung in der Leber vorzuliegen, wie man aus dem langsamen und weniger hohen Anstieg des respiratorischen Quotienten bei Leberkrankheiten ableitete (A. Fejer und G. Hetényi).

d) Vergleich zwischen Dextrose- und Lävulosewirkung.

Das Studium der alimentären Hyperglykämie nach Verabfolgung von Dextrose und Lävulose hat auch die Divergenz aufgeklärt, die darin liegt, daß Verfütterung der schwerer verwertbaren Dextrose im Gegensatz zur leichter verwertbaren Lävulose selbst bei Leberkranken meist nicht zu alimentärer Glykosurie führt, eine Tatsache, die früher, als man sich auf die Untersuchung des Harns beschränken mußte, zur Auffassung führte, der Dextrosestoffwechsel sei bei Erkrankungen der Leber nicht gestört, wohl aber der Lävulosestoffwechsel. Die zahlreichen Blutzuckeruntersuchungen der neueren Zeit haben, wie oben (S. 35) erwähnt, gezeigt, daß der Dextrosegehalt des Blutes in früher nicht erwarteter Weise steigen kann, ehe es zur Zuckerausscheidung im Harne kommt. Verfolgt man nämlich den Blutzucker nach oraler Zufuhr von 100 g Traubenzucker in kurzen Intervallen, so findet man, daß schon bei Gesunden Werte von 0,18—0,2 % und bei Leberkranken noch darüber hinaus vorübergehend erreicht werden, ohne daß Zucker im Harne auftritt. Der Schwellenwert des Blutzuckers, der Glykosurie hervorruft, liegt also unter Umständen recht hoch. Anders bei der Lävulose. Diese erscheint im Harne, obschon nach S. Isaacs Untersuchungen die Konzentration der Blutlävulose über 0,04 % nicht hinausgeht; meist liegen trotz vorhandener Lävulosurie die Werte noch niedriger. Die Lävulose hat als „blutfremder" Zucker keine „Nierenschwelle", so daß schon die geringen Erhebungen über die Norm, wie wir sie bei Leberkranken finden, zu Lävulosurie führen, wobei auch immer etwas Dextrose mitgerissen wird.

3. Erkrankungen der innersekretorischen Drüsen.

a) Thyreogene Hyperglykämie und Glykosurie.

Nach. Fütterung von Schilddrüsensubstanz tritt beim Menschen manchmal Glykosurie auf; doch fiel allen Beobachtern auf, daß je nach der Individualität die Reaktion des menschlichen Organismus sehr verschieden ist. In einzelnen Fälle entwickelte sich schon nach kurzdauernder Schilddrüsenfütterung nachhaltige Glykosurie (echter Diabetes); doch dürfte hier wohl schon eine diabetische Anlage bestanden haben, die erst durch die Schilddrüsenzufuhr offenkundig wurde (C. v. Noorden).

Untersuchungen über das Verhalten des Blutzuckers nach Verfüttern von Schilddrüse beim Menschen sind in der Literatur nicht zu finden. Einige Blutanalysen in Fällen thyreogener Fettsucht, ausgeführt zur Zeit einer Schilddrüsenkur, deckten keine Hyperglykämie auf (Nüchternwerte; C. v. Noorden). Im Tierversuch wird der Blutzucker durch Verfüttern von Thyreoidea nicht beeinflußt (G. Böe, S. Kuryama). Die Angaben über den Blutzucker bei Hyperthyreosen lauten recht verschieden. In der Mehrzahl der Fälle von Basedowscher Krankheit waren die Nüchternwerte normal (M. Flesch, F. Port, Bing-Jacobsen, Kahler u. a.), in einzelnen Fällen auch etwas erhöht (Geyelin, Kilian). C. v. Noorden fand in 12 Fällen Nüchternwerte von 120—175 mg- $^0/_0$. Die Ursache dieser thyreogenen Hyperglykämie ist noch nicht klar; vielleicht ist letztere die Folge einer mit der Hyperfunktion der Schilddrüse verbundenen Erregbarkeitssteigerung des sympathischen Nervensystems. Aber auch an dämpfende Wirkung der Schilddrüse auf das pankreatische Inselsystem ist zu denken (S. 220). Bemerkenswerterweise bewirkt Verfüttern von Schilddrüsensubstanz bei Tieren Glykogenschwund in der Leber (R. A. Krause und W. Kramer, S. Kuryama, J. Abelin u. a.), und gerade dies weist auf das Hineinspielen abschwächender Wirkung des Thyreoidins auf das Inselsystem hin.

Bei Diabetikern steigt nach Zufuhr von Schilddrüsensubstanz die Glykosurie; doch ist dies nur bei leichtem Diabetes deutlich; in schweren Fällen ist der Ausschlag nur gering (E. Grawitz, C. v. Noorden, V. Fontana und G. Graselli, W. Falta, L. H. Newburgh und E. Nobel). Gleichzeitig steigt bei Diabetikern oft der Blutdruck (Falta), was sonst nach Schilddrüsenfütterung nicht vorkommt. Dies ist wohl als Reizwirkung im chromaffinen System zu deuten, das bei manchen Diabetikern sich im Zustand der Übererregbarkeit befindet.

Die Frage der Hyperglykämie nach Traubenzuckerdarreichung bei Morbus Basedow und den Hyperthyreosen wurde zwar von einer Reihe von Autoren (J. Forschbach und J. Severin, H. Kahler, F. Ritter und W. Weiland, N. W. Janney und J. V. Isaacson, J. A. Kilian B. J. Sanger, Hamman und Hirschmann, H. Gardiner-Hill, P. C. Brett und J. F. Smith, A. Hahn und R. Offenbacher, M. Rosenberg) untersucht; jedoch ist es bei der Verschiedenheit der Versuchsanordnungen der einzelnen Autoren schwer, ein klares Bild zu erhalten. So viel läßt sich aber sagen, daß nach Zuckerbelastung in vielen Fällen Höhe und Dauer der Hyperglykämie beträchtlicher sind als bei gesunden Individuen, womit übereinstimmt, daß sich bekanntlich in einzelnen Fällen von Morb. Basedowii auch alimentäre Glykosurie (dauernd oder periodisch) einstellt. Jedenfalls ist nach vorliegenden klinischen Erfahrungen das Füttern mit Schilddrüse in jedem Fall von Diabetes als nicht unbedenklich zu bezeichnen.

Ein Parallelismus zwischen Schwere der Erkrankung und pathologische Einstellung der alimentären Blutzuckerkurve besteht nicht.

Wodurch letztere zustande kommen, ob durch vermehrte oder verlängerte Zuckerausschüttung seitens der Leber (als Ausdruck der erhöhten Erregbarkeit des sympathischen Nervensystems?) oder Schwäche der pankreatischen Dämpfung (S. 220) oder durch verminderte Zuckeraufnahme der Gewebe infolge Dysfunktion der Schilddrüse, läßt sich nicht entscheiden. In letzterem Sinne würde sprechen, daß auch intravenösen Traubenzuckerinfusionen stärkere und längerdauernde Hyperglykämien folgen (Ritter und Weiland). Dies wiederum könnte zusammenhängen mit dem Einfluß des Thyreoidins auf den Quellungszustand der Gewebe.

Nach den Feststellungen von H. Eppinger ist auf positiven Ausfall der Probe auf alimentäre Glykosurie gerade bei solchen Basedowkranken zu rechnen, die Merkmale erhöhter Sympathicuserregung haben, während da, wo die Vagusreizerscheinungen überwiegen, die alimentäre Glykosurie ausbleibt (vgl. S. 223).

Bei Myxödem findet man in der Mehrzahl der Fälle normale Nüchternwerte des Blutzuckers (H. Gardiner-Hill, P. C. Brett und J. F. Smith); seltener sind dieselben erniedrigt (Geyelin). Nach Belastung mit Traubenzucker sahen einzelne Autoren (Janney und Isaacson u. a.) geringere Hyperglykämie als bei Gesunden, andere (Flesch, Gardiner-Hill) dagegen fanden, daß die Blutzuckerkurven höher lagen und die Hyperglykämie länger andauerte. Zweifellos findet sich alimentäre Glykosurie nur selten. Die Tatsache, daß die Assimilationsgrenze für Traubenzucker bei Myxödemkranken (Hypothyreoidismus und Dysthyreoidismus) erhöht ist, lehrten bereits J. Hirschl, W. Knöpflmacher, C. A. Ewald, E. Aschenheim. C. v. Noorden berichtete über mehrere solcher Fälle in seiner Monographie über Fettsucht (2. Aufl., 1910).

In einem später beobachteten Falle führten 250 g Traubenzucker, im Zeitraum von $^1/_2$ Stunde genommen, und 250 g Brot, die 1 Stunde später verzehrt wurden, keine Spur von Zucker in den Harn. In 3 Fällen hochgradiger, zweifellos thyreogener Fettsucht bei 12—14jährigen Kindern lagen die Blutzuckernüchternwerte zwischen 0,06 und 0,07%, also mindestens an der untersten Grenze des Normalen. Man darf solch niedrige Werte nicht immer erwarten. Bei den gleichen Personen finden sich oft Veränderungen anderer endokriner Drüsen, die entgegengesetzt wirken. In 4 Fällen thyreogener Fettsucht bei Erwachsenen wurden gefunden: 0,106, 0,109, 0,112, 0,117% Blutzucker.

Nach Exstirpation der Schilddrüse beim Hund sinkt der Blutzucker (Janney und Isaacson); die Assimilationsgrenze für Traubenzucker ist dann sehr hoch, und Adrenalin, subcutan injiziert, führt in Mengen, die unter normalen Verhältnissen regelmäßig glykosurisch wirken, nicht mehr zur Zuckerausscheidung. Auch reichliche Kohlenhydratzufuhr ändert daran nichts. Die Tiere scheiden aber nach Adrenalin sofort wieder Zucker aus, wenn man ihnen gleichzeitig Schilddrüsensubstanz einverleibt (H. Eppinger, W. Falta, K. Rudinger). Von anderen Autoren ergingen Mitteilungen, die dies nicht bestätigten und die jede Beziehung der Schilddrüse zum Kohlenhydratstoffwechsel in Abrede stellen (E. P. Underhill und W. W. Hilditch, G. Böe, F. Blum). Doch geht es nicht an, die eindeutigen Resultate der zweifellos sehr sorgfältigen Untersuchungen von H. Eppinger und seinen Mitarbeitern damit zu annullieren. Sie bestehen zu Recht, und es muß die Aufgabe sein, die abweichenden Ergebnisse der Nachprüfungen zu erklären.

Bei diesen Versuchen ist sorgfältig darauf zu achten, daß nicht gleichzeitig die Glandulae parathyreoideae (Epithelkörperchen) entfernt oder verletzt werden (Eppinger, Falta, Rudinger). Geschieht dies doch, so kommt es einerseits zur Tetanie (offenkundige oder latente Tetanie), andererseits zu einer beträchtlichen Herabsetzung der Assimilationsgrenze für Kohlenhydrat (R. Hirsch F. P. Underhill und T. Saiki). Schilddrüse und Nebenschilddrüse wirken in dieser Beziehung genau entgegengesetzt, und wenn beide entfernt sind, überwiegt der Einfluß der Epithelkörperchenexstirpation.

Aus obigen Tatsachen folgt, daß von der Schilddrüse Erregungen ausgehen, die entweder die Zuckerproduktion fördern oder die Verwertung des Zuckers hemmen. Vielleicht ist das Pankreas der Angriffspunkt des internen Schilddrüsensekrets.

Vgl. Theorie des Diabetes (S. 222) und Begleitkrankheiten (S. 317).

b) Hypophysäre Hyperglykämie und Glykosurie.

Beim Hund und Kaninchen tritt nach subcutaner Injektion von Extrakten der Hypophyse Hyperglykämie und Glykosurie auf (L. Borchardt, G. Franchini, E. Goetsch, H. Cushing und C. Jakobson, J. L. Miller). Wenn einzelne Autoren (W. Falta und J. G. Priestley, Th. Stenström) die Hyperglykämie vermissen, so kommt das, wie A. Partos und F. Katz-Klein zeigten, daher, daß die Hyperglykämie durch die nach Pituitrininjektion gleichzeitig auftretende

Hydrämie verdeckt werden kann (S. 34). Die Steigerung des Blutzuckers beträgt 20—50%.

Nach Splanchniektomie bleibt Pituitrinhyperglykämie nicht aus, was man auf den peripheren Angriffspunkt des Hypophysenextraktes bezog (Partos und Katz-Klein). Pituitrin wirkt in geringem Maße hemmend auf die Entstehung der Adrenalinhyperglykämie ein (Ursache: Hydrämie?). Die durch Theobromin erzeugte Hyperglykämie wird nicht, wie Stenström ursprünglich behauptete, durch Pituitrin verhindert (Partos und Katz-Klein).

Nach direkter mechanischer oder elektrischer Reizung der Hypophyse tritt ebenfalls Glykosurie und Hyperglykämie auf (L. H. Weed, H. Cushing u. L. Jakobson), die jedoch durch Splanchnicusdurchschneidung verhindert werden kann (Keeton und Becht). Letzterer Befund steht im Gegensatz zu dem obenerwähnten, wonach Pituitrin auch nach Splanchniektomie noch wirksam bleibt: Es läßt sich daher die Frage, ob die hypophysäre Hyperglykämie durch Hormonwirkung auf die peripheren sympathischen Nervenendigungen oder durch einen auf dem Wege des Nervensystems fortgeleiteten Reiz zustande kommt, noch nicht entscheiden. Die Exstirpation der Hypophyse bewirkt keine Veränderung des Blutzuckers (B. Aschner, J. Camus und G. Roussy).

Von den Erkrankungen der Hypophyse führt die Akromegalie in beinahe 40% der Fälle zu Glykosurie (L. Borchardt, Th. Brugsch); auch der Blutzucker ist erhöht (N. W. Janney und V. J. Isaacson). Die Glykosurie bei Akromegalen zeichnet sich oft durch große Schwankungen aus und folgt nicht so regelmäßig wie die Glykosurie beim gewöhnlichen Diabetes dem Wechsel der Nahrungszufuhr (C. v. Noorden). Was ihre Entstehung betrifft, so braucht sie nicht ausschließlich auf eine Hyperfunktion der Hypophyse zurückgeführt zu werden, sondern bei der engen Nachbarschaft der Drüse und der hypothalamischen Zuckerzentren (S. 49) ist es durchaus möglich, daß Hypophysistumoren jeder Art durch Größenschwankungen, wechselnde Blutfüllung, Stauungswirkungen u. a. jenes Zentrum bald mehr, bald weniger reizen und damit die auffälligen Schwankungen der Glykosurie bedingen. Der Gesamteinfluß der Hypophysenerkrankung auf die Glykosurie würde dann dem arithmetischen Mittel aus spezifischer Hypophysenwirkung und aus sekundärer subthalamogener Wirkung entsprechen. Daß Druck auf das Mittelhirn die einzige Ursache der bei Hypophysistumoren vorkommenden Glykosurie sei, ist zum mindesten unwahrscheinlich (O. Steiger). Dieses häufige Zusammentreffen von Akromegalie mit Diabetes hat zur Vorstellung geführt, daß überhaupt in einem Teile der Diabetesfälle die Entstehung der Erkrankung durch die Hypophyse bedingt sei. Th. Brugsch stellte einen „hypophysären Typ des Diabetes" auf, der ebenso wie die mit Akromegalie kombinierten Fälle durch hochgradige Polyurie bei geringer oder fehlender Zuckerausscheidung charakterisiert werde.

In einem Teile dieser Fälle ist die Fortdauer der Polyurie sicher dadurch bedingt, daß das Flüssigkeitsbedürfnis der Patienten durch die lange Gewohnheit irregeleitet ist; nach ärztlich verordneter Flüssigkeitseinschränkung stellt sich alsbald wieder normale Diurese ein. In anderen Fällen aber gelingt es nicht, die Patienten von ihrem Trinkzwang zu befreien, da beim Versuche, die Polyurie durch Trinkverbot zu bekämpfen, Appetitlosigkeit und körperliches Unbehagen eintritt (C. v. Noorden). Man könnte in diesen Fällen an eine Mitbeteiligung der Hypophyse denken, deren Funktion in Wechselwirkung durch die Erkrankung des Pankreas irgendwie gestört wird. In diesem Sinne sprechen neuere Befunde von E. Kraus und von H. B. Fry. Ersterer fand bei jugendlichen Diabetikern histologische Veränderungen im Vorderlappen der Hypophyse: die eosinophilen Zellen waren an Zahl vermindert, verkleinert und zeigten Verlust der Granula, während die Hauptzellen stark vermehrt sind. Schädigungen des Inselapparates und Hypophysenveränderungen stehen in irgendwelchem Zusammenhang. Bei Pankreaserkrankungen ohne Glykosurie vermißten die Autoren die beschriebenen Veränderungen.

In einigen wenigen Fällen (Legroux, H. Senator, W. Lipschitz, R. Bleibtreu) lag anscheinend eine Kombination von echtem Diabetes insipidus mit Diabetes mellitus vor. Besonders gut studiert wurde ein Fall aus der G. v. Bergmannschen Klinik von H. Freund. Hier entwickelte sich ein Diabetes mellitus im Verlaufe eines seit früherer Jugend bestehenden Diabetes insipidus. In solchen Fällen hat man an eine Schädigung der im Zwischenhirn liegenden Stoffwechselzentren als gemeinsame Ursache beider Erkrankungen gedacht. Immerhin ist koordinierte, pluriglanduläre Minderwertigkeit nicht auszuschließen.

Bei der **hypophysären Fettsucht** soll manchmal der Blutzucker leicht erhöht sein KILIAN), ebenso wie in Fällen von Hypophysistumoren mit Degeneratio adiposo-genitalis gelegentlich Glykosurie und selbst Diabetes gefunden wird (BRUGSCH, STEIGER). Das sind im Vergleich zu den überaus zahlreichen Fällen von Degeneratio adiposo-genitalis aber doch nur seltene Ausnahmen (S. oben). In vielen anderen Fällen ist die Toleranz für Kohlenhydrate eher erhöht (C. v. NOORDEN). Das verschiedene Verhalten darf nicht befremden, da wir bei Degeneratio adiposo-genitalis meist mit abnormem Verhalten mehrerer endokriner Drüsen zu rechnen haben, deren Wirkungen auf den Kohlenhydrathaushalt einander aufheben können. Die Hypophysistumoren bilden eine Klasse für sich. Hier ist die nachbarliche Einwirkung auf das Zwischenhirn (S. 49) als Störer des Zuckerhaushaltes leicht verständlich. Aber der Symptomenkomplex der Dystrophia adiposo-genitalis ist durchaus nicht immer an Tumoren der Hypophyse gebunden, wie wir selbst häufiger beobachteten.

Die alimentäre Hyperglykämie wurde bei den Erkrankungen der Hypophyse nur in einzelnen Fällen studiert (J. FORSCHBACH und J. SEVERIN, F. RITTER und W. WEILAND, JANNEY und ISAACSON). In einzelnen Fällen von Akromegalie war der Verlauf der Kurve normal, in anderen wieder der Ablauf der hyperglykämischen Reaktion verzögert.

Alles in allem darf man als unbedingt sicher anerkennen, daß Erkrankungen der Hypophyse und ihrer Umgebung (Zwischenhirn) transitorisch störenden Einfluß auf die Blutzuckerregulation, insbesondere auf den Ablauf der experimentell-alimentären Blutzuckerkurve und damit auch auf das Verhalten des Urins (Glykosurie) gewinnen können. Aber höchst vorsichtig sei man trotz einzelner verlockender Beobachtungen (z. B. TH. BRUGSCH, H. FREUND; siehe oben) noch mit der Annahme eines hypophysären oder subthalamischen chronischen Diabetes. Einstweilen ist es noch viel wahrscheinlicher, daß in solchen Fällen entweder Korrelationsstörungen zwischen Hypophyse und Pankreas (Dämpfung des pankreatischen Inselsystems) oder koordinierte Krankheit beider endokriner Systeme (Hypophyse und Inselapparat) vorliegen.

c) Nebennierenerkrankungen.

Bezüglich der alimentären Glykämie, insbesondere bei Morbus Addison, liegen kaum Untersuchungen vor. Von H. EPPINGER, W. FALTA und K. RUDINGER wurde eine abnorm hohe Toleranz, gemessen an dem Auftreten von Glykosurie festgestellt, ebenso von C. v. NOORDEN in 3 Fällen.

4. Krankheiten des Nervensystems.

a) Experimentelles.

Alle Untersuchungen über die Beziehungen des Nervensystems zum Zuckerstoffwechsel nehmen ihren Ausgang von der berühmten Piqûre CLAUDE BERNARDs. Dieser geniale Forscher wies 1855 nach, daß nach Einstich an der Spitze des Calamus scriptorius im 4. Ventrikel bei Kaninchen, Hunden und anderen Säugetieren Hyperglykämie und in deren Gefolge Glykosurie sich einstellt. Bei Vögeln (Tauben und Hühner) schwanken die Angaben über den glykosurischen Erfolg der Piqûre. Nach Ablauf der Glykosurie wird die Leber glykogenfrei gefunden. Ist letztere vor der Piqûre arm an Glykogen gewesen oder glykogenfrei gemacht worden (durch Hungern, Choledochusunterbindung, Strychnin u. a.), so bleiben Glykosurie bzw. Hyperglykämie aus. Die Wirkung des Zuckerstichs ist also an einen gewissen Glykogengehalt der Leber gebunden; dieser darf im allgemeinen nicht weniger als $0{,}5\%$ betragen. Im Falle eines erfolgreichen Zuckerstichs ist die entstehende Hyperglykämie gewöhnlich von mehrstündiger Dauer.

Th. BRUGSCH, K. DRESEL und F. H. LEWY suchten die Stelle des Zuckerstichs in der Medulla oblongata feiner zu lokalisieren und führten den Nachweis, daß innerhalb der dorsalen Vaguskerne die Ursprungskerne sympathischer Fasern liegen. Auf die Verletzung dieser Kerne kommt es beim Zuckerstich an. Es genügt schon einseitige Zerstörung, um Hyperglykämie und Glykosurie hervorzurufen. Letztere tritt gesetzmäßig auf, wenn die hintere Hälfte, insbesondere das hintere Drittel des Vaguskernes, den die Autoren als vegetativen Oblongatakern bezeichnen, verletzt war. Über die Bahnen, welche von dieser Stelle des Zuckerstichs in der Medulla oblongata zur Peripherie führen, ist man seit langem genauer unterrichtet. Von der gereizten Stelle pflanzt sich die Erregung in Faserzügen fort, welche das Rückenmark durch die 7. vordere Cervicalwurzel verlassen, in der Gegend des Ganglion cervicale inferius in den Grenzstrang des Sympathicus eintreten und von dort in die Bahn der Nervi splanchnici gelangen (CL. BERNARD, C. ECKARDT, E. PFLÜGER). Daher hebt Durchschneidung des Halsmarkes die Wirkung der Piqûre auf (CL. BERNARD), ebenso Durchtrennung des Brustmarkes bis zur Höhe des 5. Segmentes (H. FREUND und F. SCHLAGINTWEIT); Durchschneidung der Vagi am Hals und unterhalb des Zwerchfells beeinflußt die Wirkung des Zuckerstichs nicht (CL. BERNARD, H. FREUND). Nach Durchtrennung der Nervi splanchnici ist die Piqûre wirkungslos.

Eine Fülle von Arbeiten wurde in neuerer Zeit durch die Frage veranlaßt, ob der Zuckerstich auf dem Umwege über die Nebennieren durch Entladung des chromaffinen Systems wirkt, oder ob der nervöse Reiz durch den Nervus splanchnicus unmittelbar zur Leber gelangt und hier die Mobilisierung von Zucker zur Folge hat. Die letztere, von den älteren Autoren (CL. BERNARD, ECKARDT, E. PFLÜGER) vertretene Anschauung war die herrschende, bis die Kenntnis der glykusorischen Wirkung des Adrenalins die Aufmerksamkeit auf die Nebennieren lenkte; dies um so mehr, als die Splanchnici ohne Zweifel die sekretorischen Nerven der Nebennieren sind.

Es ließ sich aber nach dem Zuckerstich keine Vermehrung des Adrenalingehaltes im Blute nachweisen (R. H. KAHN, E. Th. v. BRÜCKE); auch findet sich nach der Piqûre keine Abnahme der chromaffinen Substanz der Nebennieren als Ausdruck erhöhter Adrenalinsekretion (A. JARISCH, N. C. BORBERG, G. N. STEWART und J. M. ROGOFF).

Wenn diese Befunde aus verschiedenen Gründen auch nicht gegen die Adrenalinhypothese sprechen, so gestattet doch die Gesamtheit des vorliegenden experimentellen Materials den Schluß, daß die Zuckerstichwirkung auch ohne Beteiligung der Nebennieren zustandekommen kann (P. TRENDELENBURG und K. FLEISCHHAUER). Bei einzelnen Tierarten (Kaninchen, aber nicht Katzen) bewirkt der Zuckerstich nach Nebennierenexstirpation zwar keine Glykosurie, wohl aber Hyperglykämie, also doch eine Ausschüttung von Zucker aus der Leber (H. FREUND und F. MARCHAND, STEWART und ROGOFF). Wenn demnach die Nebennieren auch kein notwendiges Glied in der Kette der beim Zuckerstichmechanismus beteiligten Organe sind, so ist es doch wahrscheinlich, daß die Nebennieren bei normalen Tieren beherrschend mitbeteiligt sind. Wenigstens konnte JARISCH zeigen, daß nach Durchtrennung aller Zweige der Nervi splanchnici, mit Ausnahme derjenigen Äste, welche die linke Nebenniere versorgen, und bei gleichzeitiger Exstirpation der rechten Nebenniere der Zuckerstich voll wirksam war, obwohl die Leber von allen direkten Verbindungen zum Zentralnervensystem isoliert war. Es konnte in diesem Falle nur eine zentral ausgelöste Adrenalinwirkung und nicht ein direkter Reiz auf die Leber in Frage kommen. Diesem Versuche ist sehr starke Beweiskraft zuzuerkennen.

Man kann daher mit POLLAK die Wirkung des Zuckerstiches so auffassen, daß sie teils auf direkter, vom Zentrum in der Medulla oblongata ausgehenden Reizung glyko-sekretorischer Lebernerven beruht, teils und wahrscheinlich zur Hauptsache auf einer über die Nebennieren ausgelösten Adrenalinämie, durch welche die gleichen Lebernerven peripher in Erregung versetzt werden. Es darf bei Beurteilung aller einschlägiger Versuche nicht übersehen werden, daß die Nebennieren zwar das Hauptstück des chromaffinen Systems darstellen, daß dieses aber durch verstreute Nebenstücke, die im peripherischen sympathischen System eingeschaltet sind, ergänzt wird.

Neben dem Zentrum für die Mobilisierung von Zucker findet sich in der Medulla oblongata noch ein anderes Zentrum, das die Zuckerausschüttung aus der Leber hemmt. Legt man nämlich den Zuckerstich so an, daß nur der vordere Teil des obenerwähnten vegetativen Oblongatakernes verletzt wird, so sinkt der Blutzucker (TH. BRUGSCH, K. DRESEL und F. H. LEWY). Diese im vorderen Teile des Oblongatakernes gelegenen Zellen sollen, wie die Autoren annehmen, die innere Sekretion des Pankreas anregen und den Glykogenaufbau begünstigen. Sie sehen eine Stütze ihrer Annahme darin, daß nach partieller Exstirpation des Pankreas ein Teil der Zellen im vorderen Teile des vegetativen Oblongatakernes der retrograden Degeneration verfällt.

Nächst dem verlängerten Mark hat das Zwischenhirn wichtige Beziehungen zum Zuckerstoffwechsel. B. ASCHNER hat als erster gefunden, daß auch vom Zwischenhirn aus, und zwar durch Verletzung der Regio hypothalamica Glykosurie hervorgerufen werden kann (Hypothalamus-Zuckerstich). Diese Stelle entspricht dem von J. P. KARPLUS und A. KREIDL im Hypothalamus festgestellten sympathischen Zentrum. Auch DRESEL fand nach Verletzungen der subthalamischen Zentren vorübergehende Hyperglykämie, ähnlich wie nach der Piqûre.

Bei Kaninchen, deren Zwischenhirn von der Verbindung mit den abwärts gelegenen Hirnteilen getrennt ist, dauert die nach intravenösen Zuckerinjektionen auftretende Hyperglykämie länger als bei normalen Tieren (DRESEL). Aus der nach Verletzung des vegetativen Oblongatakernes beobachteten retrograden Degeneration eines um den 3. Ventrikel sich erstreckenden Kerngebietes (Nucleus periventricularis; C. DE LANGE, LEWY) schließen BRUGSCH, DRESEL und F. H. LEWY, daß hier die eigentliche Stelle des Zuckerzentrums im Zwischenhirn gelegen sei. Diesem Zentrum aber sei noch ein weiteres im Corpus striatum übergeordnet. Nach Abtrennung beider Corpora striata von den subthalamischen Zentren trete eine langdauernde Erhöhung des Blutzuckers ein, die im Gegensatz zu den Piqûre- und Hypothalamushyperglykämien nicht vorübergehend sei, sondern bis zum Tode des Tieres anhalte (DRESEL). Im Sinne einer Beziehung des Hirnstammes zum Zuckerstoffwechsel wollen DRESEL und LEWY einen Befund verwerten, den sie an den Gehirnen von 4 im Koma verstorbenen Diabetikern erhoben haben: Im Dorsalabschnitt des äußeren und mittleren Gliedes des Globus pallidus fanden sich eigenartige histologische Veränderungen, besonders eigentümliche schollige und blasige Gebilde offenbar lipoider Natur; es ist aber fraglich, ob diese Veränderungen als Ursache oder vielmehr als Folge der diabetischen Stoffwechselstörung (Acidose) angesehen werden müssen. Auch bei einer ausgesprochenen Erkrankung des Corpus striatum, der Paralysis agitans, fanden DRESEL und LEWY Störungen des Zuckerstoffwechsels, zwar keine Veränderungen der Nüchternwerte des Blutzuckers, wohl aber nach Zuckerzufuhr eine erheblich länger dauernde Erhöhung des Blutzuckerspiegels als bei gesunden Versuchspersonen. Alles in allem scheint uns die Frage über Existenz und biologische Bedeutung der übergeordneten Zentren noch nicht schlüssig zu sein. Von besonderer Häufung echter Zuckerkrankheit bei Paralysis agitans ist nichts bekannt.

Hervorragend wichtig ist natürlich, ob auch das Großhirn selbst bei der Entstehung von Störungen im Zuckerstoffwechsel, insbesondere von Hyperglykämie und Glykosurie ursächliche Bedeutung haben kann. In der menschlichen Pathologie wird seit langem gelehrt, daß Erkrankungen und Verletzungen des Großhirns: Erschütterungen, Blutungen, Tumoren usw. spontane und alimentäre Glykosurie hervorrufen können. Wie man sich solche Vorkommnisse erklären soll, ist nicht bekannt; natürlich hat man vermutet, daß vom Krankheitsherde Erregungen auf das eine oder andere der erwähnten Sympathicuszentren ausstrahlen können. Vielleicht spielen auch Erregbarkeitsänderungen im vegetativen Nervensystem bei der Entstehung der bei Epilepsie, depressiven Geistesstörungen, traumatischen Neurosen beobachteten Glykosurien mit (S. 50). Darüber, ob das Großhirn als solches physiologischerweise einen Einfluß auf den Zuckerstoffwechsel hat, vermögen diese Beobachtungen gar nichts auszusagen. Auch die Befunde von Hyperglykämie nach psychischen Erregungen, z. B. bei Fliegern (G. MARAÑÓN), können z. T. auf andere Begleitumstände Erregtheit, Anstrengung, Sauerstoffmangel) bezogen werden. Das bei Laboratoriumstieren nach gewissen Eingriffen (Fesselung, Freilegung von Blutgefäßen u. a.) beobachtete Auftreten von Hyperglykämie wurde auf psychische Erregungen zurückgeführt. Versuche an großhirnlosen Kaninchen (S. MORITA) haben indes gezeigt, daß trotz Entfernung beider Großhirnhemisphären diese Hyperglykämieform zustande kommt: Psychische Erregung konnte also dabei nicht im Spiele sein. Die Exstirpation des Großhirns selbst übt keinerlei Einfluß auf die Höhe des Blutzuckerspiegels aus.

Jedenfalls läßt sich aus diesen experimentellen Tatsachen ableiten, daß psychische Erregungen nicht direkt, sondern höchstens indirekt durch Beeinflussung vegetativer Nervenzentren des Zwischenhirns bzw. der Medulla oblongata Hyperglykämie und Glykosurie erwecken können.

b) Klinisches.

Den eben besprochenen Fragen werden wir später (Ätiologie des Diabetes) wieder begegnen (S. 95); hier sei nur hervorgehoben, daß nervöse Faktoren offenbar beim Auftreten spontaner und alimentärer Glykosurie eine Rolle spielen können. Dahin gehören die schon oben kurz erwähnten seltenen transitorischen Glykosurien nach Commotio cerebri, nach Gehirnverletzungen, nach heftigen Neuralgien und nach Erschütterung des seelischen Gleichgewichts. Meist dauerte die Glykosurie nur wenige Stunden, höchstens einige Tage. Doch ist gerade für diese Fälle die Grenze zwischen transitorischer Glykosurie und Diabetes schwer zu ziehen. Schon Th. v. FRERICHS erwähnte und F. A. HOFFMANN bestätigte, daß manche dieser akuten neurogenen Glykosurien anscheinend in chronischen Diabetes übergehen; aber vielleicht waren die Leute schon diabetisch, als das Trauma sie traf. In anderen Fällen bekamen Patienten nach derartigen Ereignissen zunächst nur transitorische Glykosurie und erkrankten später — oft erst nach Jahren — an offenkundigem Diabetes (M. LOEB, eigene Beobachtungen.) Auch hier liegt die Deutung nahe, daß der Betroffene schon ein verkappter Zukunftsdiabetiker war, und daß nur auf Grund schon vorhandener pankreatischer Minderwertigkeit die Erregung des Nervensystems zur transitorischen Glykosurie führen konnte. Positiven Befunden von transitorischer Glykosurie nach Kopfverletzungen und psychischem Trauma stehen ungleich zahlreichere negative Befunde gegenüber. Daß erstere aber zuverlässig vorkommen, steht außer Frage. Es ist in solchen Fällen positiven Ausschlages vielleicht das CLAUDE BERNARDsche Zentrum, vielleicht auch das Zwischenhirn oder die Hypophysis cerebri (siehe unten) in irgendeiner Weise in Mitleidenschaft gezogen. In anderen Fällen ist die transitorische, durch das Trauma ausgelöste Glykosurie nur der Vorbote eines keimenden echten Diabetes. (Vgl. traumatischer Diabetes, Kapitel Ätiologie. S. 95ff.).

Einen bemerkenswerten Fall von psychogener Glykosurie beschrieb C. v. NOORDEN: Ein neurasthenisch veranlagter Mann (40 Jahre), in dessen Familie niemals Diabetes vorgekommen, glaubte sich durch einen unglücklichen Zufall um die Früchte langjähriger Arbeit gebracht. Der wenige Stunden nach dem psychischen Chok entleerte Harn enthielt 1,2% Zucker. Der am nächsten Tage in der Sprechstunde entleerte Harn enthielt 0,8%. Inzwischen war eine wesentliche Beruhigung eingetreten, da die befürchtete Gefahr überwunden war. In den nächsten Tagen und später zu wiederholten Malen konnte durch außerordentliche Steigerung der Kohlenhydrate (bis zu 500 g Brot am Tage!) keine Glykosurie mehr hervorgebracht werden. In der 6. Auflage dieses Werkes wurde berichtet, daß inzwischen 10 Jahre vergangen seien, ohne neues Auftreten von Glykosurie (sehr häufige Untersuchungen). Im Juli 1914 wurde der Patient zum letzten Male untersucht. Seit Herbst 1913, etwa 12 Jahre nach der ersten transitorischen Glykosurie, war wieder Zucker gefunden worden, und seitdem hatte sich ein leichter, aber unzweifelhafter Diabetes mellitus entwickelt.

Was nun die alimentäre Glykosurie bei Nervenkrankheiten betrifft, so begünstigen die meisten Krankheiten des Gehirns, des Rückenmarks, der peripheren Nerven und der Muskeln ihr Auftreten nicht. Am häufigsten ist sie bei progressiver Paralyse (P. H. SIEGMUND, E. MENDEL, LAILLER, GREPPIN, H. BOND, B. NAUNYN, H. STRAUSS u. a.) ferner bei allen depressiven Geistesstörungen verschiedenen Ursprungs, wie die ausführliche Bearbeitung des Gegenstandes durch E. SCHULTZE und A. KNAUER ergibt. (Vgl. auch die Arbeiten von R. Allers sowie von S. T. Heidema.) Heidema fand auch leichte Erhöhung des Blutzuckerspiegels in einem Teil der Fälle von Depression, Manie und Dementia praecox. Überraschend häufig fand sich bei Geisteskranken ein positiver Ausfall der Bialschen Pentosenreaktion (E. Schultze und A. Knauer).

Unter den funktionellen Neurosen soll sich sehr häufig die sog. traumatische Neurose durch Neigung zur alimentären Glykosurie auszeichnen (R. v. Jaksch, A. v. Strümpell, H. Strauss). Unseres Erachtens bedarf diese alte Lehre aber einer Revision, um so mehr, als die neurologische Abgrenzung der traumatischen Neurose sich inzwischen doch gründlich geändert hat. Man fand auch unmittelbar nach schweren Verletzungen verschiedener Art — keineswegs vorwiegend bei Kopfverletzungen! — alimentäre Glykosurie e saccharo (M. Haedtke in 15 von 25 Fällen), ebenso auch transitorische spontane Glykosurie (J. E. Konjetzny und W. Weiland). Es mag sich teilweise um sympathikotonische Erregung, sicher aber auch oft um toxische Pankreasschädigung durch proteolytische Produkte absterbender Gewebe handeln. Bei schweren Formen der Neurasthenie und Hysterie kommt alimentäre Glykosurie e saccharo zwar vor (M. van Oordt), im ganzen aber selten; noch seltener bei Epilepsie (B. Naunyn, J. Strauss). (Vgl. S. 96.)

In den meisten Fällen dieser Gruppe darf wohl eine Erhöhung des Sympathicustonus angenommen werden. Man findet daher in solchen Fällen nicht selten ebenso wie bei Menschen mit erhöhter Erregbarkeit des vegetativen Nervensystems abnormen Verlauf der alimentär-glykämischen Kurve. (Siehe auch S. 96.)

Wie wir später sehen werden, ist es sehr bedenklich, die Ätiologie transitorischer Glykosurien ohne weiteres auf die Ätiologie des echten Diabetes zu übertragen (S. 103).

VII. Die experimentelle Erzeugung von Hyperglykämie und Glykosurie durch Pharmaka und Gifte.

Lange bevor die Untersuchungen über die transitorische alimentäre Hyperglykämie und Glykosurie der Gesunden und Kranken in Angriff genommen waren, wandte sich das Interesse der Frage zu, wie der Blutzucker durch die verschiedensten chemischen Körper beeinflußt wird. Um mancherlei klinische Tatsachen richtig würdigen zu können, ist es notwendig, sich der Ergebnisse dieser Forschungen kurz zu erinnern. Sie erklären uns das gelegentliche Auftreten schnell vorübergehender, spontaner Glykosurien nach gewissen Vergiftungen: Morphium, Blausäure, Mineralsäuren (selten!), Amylnitrit, Kohlenoxyd, Coffein, Chloralamid, Nitrobenzol, Anilin, Secale cornutum (von uns einmal beobachtet), Veronal u. a.; wahrscheinlich auch die mehrfach beschriebenen transitorischen — teils spontanen, teils durch reichliche Zucker- oder Stärkezufuhr leicht zu erweckenden Glykosurien bei Alkoholisten (A. v. Strümpell, J. Strauss, bei Deliranten auch M. Arndt, H. Strauss). Immerhin liegt bei chronischem Alkoholismus der Verdacht nahe, daß durch Arterien- oder Parenchymschädigung des Pankreas dies Organ minderwertig geworden ist.

Eine große Zahl von Substanzen ruft Hyperglykämie und Glykosurie hervor. Diese Wirkung beruht wahrscheinlich vorwiegend auf einer Reizung des zentralen Sympathicus. Es handelt sich also im Prinzip um das gleiche, was durch experimentell-operative Eingriffe am Nervensystem bewirkt wird (S. 47). Wir führen im folgenden die verschiedenen Hyperglykämieformen durch pharmakologische Beeinflussung des zentralen Sympathicus auf, wobei wir uns auf die ausgezeichnete Arbeit von L. Pollak (Ergebn. d. inn. Med. u. Kinderheilk.

Bd. 23. 1923; hier Literatur) beziehen, der sich schon früher um die Klassifikation dieser Hyperglykämien verdient gemacht hatte.

1. Hyperglykämie nach Strychnininjektion. Auftreten von Glykosurie bei Strychninvergiftung wurde schon von LANGENDORFF beschrieben. Später fanden REACH sowie BANG und STEENSTRÖM auch Hyperglykämie; letztere ist allerdings nicht sehr stark. Die Blutzuckersteigerung erfolgt unabhängig vom Auftreten der Krämpfe. Splanchnicusdurchschneidung verhindert die Glykosurie (O. LANGENDORFF). Nach G.N.ROGOFF und J.M. STEWART tritt nach Strychnin sehr starke Adrenalinämie ein. Wirkung durch Umweg über die Nebennieren.

2. Hyperglykämie durch Coffein und Diuretin. Die Coffeinglykosurie wurde von C. JACOBIJ entdeckt und als „renale" Glykosurie aufgefaßt. Nach Verabfolgung von Diuretin haben zuerst P. F. RICHTER und U. ROSE Hyperglykämie beobachtet. Letztere ist durch zentrale Sympathicusreizung bedingt, weil sie nach doppelseitiger Splanchnicusdurchschneidung ausbleibt (L. POLLAK, M. NISHI). Nebennierenexstirpation verhindert die Hyperglykämie, so daß die Reizleitung über die Nebennieren und nicht direkt zur Leber geht (NISHI), dafür spricht auch die Abnahme der chromaffinen Substanz der Nebennieren nach Diuretin (A. JARISCH). Ergotoxin, als eine den ganzen Sympathicus ausschaltende Substanz, verhindert die Blutzuckersteigerung ebenfalls (M. MICULICICH).

3. Hyperglykämie nach Infusion hypertonischer Salzlösungen (Durchspülungshyperglykämie). Glykosurie nach intravenöser Injektion von Salzlösungen ist schon lange bekannt, z. B. nach Lösungen von Kochsalz (BOCK und HOFFMANN), von Natriumacetat, Natriumcarbonat, valerian- und bernsteinsaurem Natron (E. KÜLZ), von Calciumsalzen (UNDERHILL und KLEINER), von Magnesiumsalzen (BURNETT). Hyperglykämie nach Injektion von Natrium- und Calciumsalzen wurde zuerst von UNHERHILL und CLOSSON beschrieben. (Weitere Literatur bei J. BANG). Das Verhalten des Blutzuckers nach gleichzeitiger Injektion verschiedener Salze wurde von UNDERHILL und KLEINER studiert. Die Ergebnisse sind nicht eindeutig. Einzelne Salze, z. B. Phosphate (H. ELIAS), Natriumbicarbonat (UNDERHILL), verursachen unter gewissen Versuchsbedingungen Hypoglykämie. (Siehe S. 64.)

Die Salzhyperglykämie bleibt nach Splanchnicusdurchschneidung aus (G. G. WILENKO). Sie scheint also von Erregung der Sympathicuszentren abzuhängen (Reiz des Zentrums durch Hypertonie der Lösung). Der Reiz wird vielleicht teilweise über die Nebennieren geleitet (vermehrte Adrenalinsekretion, STEWART und ROGOFF).

Wahrscheinlich kann die Hyperglykämie auch peripher bedingt sein; denn E. J. LESSER fand beim Durchströmen der überlebenden Froschleber mit hypertonischen Salzlösungen vermehrte Abgabe von Zucker ins Blut. Diese vermehrte Hydrolyse des Glykogens kommt durch eine Entquellung der Kolloide in der Leberzelle zustande. Nach LESSER wird dadurch der räumliche Abstand zwischen Glykogen und diastatischem Ferment vermindert, wodurch der Diffusionsweg zwischen beiden verkürzt wird oder durch Verkleinerung von Oberfläche vermehrte Adsorption von Diastase stattfindet (S. 7).

4. Hyperglykämie durch narkotische Arzneimittel. Die verschiedensten narkotisch wirkenden Substanzen rufen Hyperglykämie hervor. Am häufigsten untersucht wurden in dieser Hinsicht: Äther, Chloroform, Chloralhydrat, Urethan, Paraldehyd, Morphium, Opium. Nur der Alkohol macht eine Ausnahme. Auch bei tiefer Narkose der Versuchstiere steigt der Blutzucker nicht an. (OPPERMANN.)

Der Entstehungsmechanismus dieser Hyperglykämien ist noch nicht in allen Einzelheiten geklärt. Ursprünglich führte man ihr Entstehen auf O-Mangel zurück (ältere Literatur bei O. LÖWI). Aber manche der angeführten Mittel, z. B. Opium (AF KLERKER), wirken schon in Gaben blutzuckersteigernd, die noch keine Narkose, geschweige Asphyxie hervorrufen. Die Berechtigung, die durch betäubende Drogen erweckte Hyperglykämie hier anzuführen, ergibt sich daraus, daß sie sich in vieler Hinsicht anderen, zweifellos durch Reizung der sympathischen Zentren hervorgerufene Hyperglykämien gleicht: Splanchnicusdurchschneidung verhindert sie, was schon von ECKARDT für die Morphiumglykosurie, in neuerer Zeit auch für andere narkotische Hyperglykämien (Chloroform, KAUFMANN; Äther, KEETON-ROSS), gezeigt wurde. Nach den letztgenannten Autoren verhindert auch das Durchtrennen der Lebernerven die Ätherhyperglykämie. Bei nebennierenlosen Tieren ruft Äther noch Hyperglykämie hervor (STEWART und ROGOFF). Daß die Narkosehyperglykämie nicht vom Großhirn ausgelöst wird, ergibt sich aus Versuchen S.MORITA's; nach Exstirpation beider Hemisphären erhöht Äthernarkose in gleicher Weise wie bei normalen Tieren den Blutzuckerspiegel.

Mehrere Forscher (STARKENSTEIN, NEUBAUER, BANG, JAKOBSEN) untersuchten, wie eine durch Zuckerstich, Aderlaß, Diuretin u. a. hervorgerufene Hyperglykämie verläuft, wenn vorher einschläfernde Drogen in so kleinen Mengen verabfolgt waren, daß sie an sich noch keine Hyperglykämie erwecken konnten: nach Opiaten trat keine Hemmung der Piqûre- oder der Adrenalinhyperglykämie ein, durch Chloralhydrat (E. NEUBAUER) oder leichte Narkose mit Äther oder Urethan (BANG) wurden die erwarteten Hyperglykämien mehr oder weniger unterdrückt, was aber andere Forscher (JAKOBSEN, TRENDELENBURG und FLEISCHHAUER) bestreiten. Die Ergebnisse sind also nicht eindeutig. Offenbar kann die Hemmung der Zuckerstichhyperglykämie usw. durch Nebenwirkung der einschläfernden Mittel verdeckt werden. Möglicherweise kommt den Opiaten usw. auch noch eine direkte Wirkung auf die Leberzellen zu; solchen Hinweis geben die Versuche von FRÖHLICH und POLLAK an der überlebenden Froschleber, die mehr Zucker abgab, wenn der Durchströmungsflüssigkeit Äther zugesetzt war.

Bemerkenswert ist, daß während man beim Tiere bei experimenteller Opiumvergiftung meist hyperglykämische Auswirkung sieht, beim Zuckerkranken Opium in der Regel die Glykosurie vermindert.

5. Hyperglykämie durch Asphyxie. Sauerstoffmangel (im Experiment durch die verschiedensten Eingriffe, wie Vergiftung mit Leuchtgas, Kohlenoxyd, Einatmung kohlensäurereicher Luft u. a., hervorgerufen) führt zu einer Erhöhung des Blutzuckers (ältere Literatur bei BANG). POLLAK rechnet auch die Curarehyperglykämie hierhin, da sie ausbleibt, wenn die Tiere genügend Sauerstoff erhalten (MACLEOD).

Der O-Mangel als solcher, nicht die Kohlensäureanhäufung führt zur Hyperglykämie; ob durch Veränderung der aktuellen Blutreaktion oder durch toxische Produkte, ist noch unbekannt. In letzterem Sinne spricht, daß Übertragung des Blutes erstickter Tiere auf normale Tiere bei diesen ebenfalls Hyperglykämie hervorruft (K. YAMAKAMI).

Versuche, ob nach Splanchnicusdurchschneidung die asphyktische Hyperglykämie ausbleibt, führten zu widersprechenden Ergebnissen. Aus neueren Experimenten von KELLAWAY, der nach Splanchniektomie und Einatmung sauerstoffarmer Luftgemische bei den operierten Tieren geringere Hyperglykämie als bei normalen Tieren eintreten sah, folgert POLLAK, daß sicher eine zentrale Wirkung mitbeteiligt sei. Ähnlich wie beim Zuckerstich wird wahrscheinlich der zentral ausgelöste Reiz teils auf dem Umwege über die Nebennieren, teils direkt zur Leber geleitet; denn nach Entfernung der Nebennieren tritt noch Erstickungshyperglykämie auf (C. H. KELLAWAY, G. N. STEWART und J. M. ROGOFF).

Wahrscheinlich wirkt Asphyxie auch auf die Leberzellen selbst ein; denn bei Durchblutung der überlebenden Kaninchenleber treibt gleichzeitiger O-Mangel Zucker ins Blut (E. MASING, LESSER).

6. Die Säurehyperglykämie kommt wahrscheinlich durch unmittelbare Wirkung auf die Leber zustande. Glykosurie nach Zufuhr von Säuren wurde 1877 von PAVY entdeckt. Sie tritt sowohl nach intravenöser wie nach oraler Einführung von Mineralsäuren und organischen Säuren (z. B. Milchsäure, GOLTZ) auf. Die Erscheinung ist beim Menschen nicht regelmäßig zu beobachten. Die ursächlichen Beziehungen zwischen Auftreten von Glykosurie und Säurewirkung, wurden erst in neuerer Zeit von H. ELIAS eingehender studiert; er zeigte, daß schon das Einverleiben verdünnter Säure durch den Magen, und zwar in Mengen, die noch keine schwerere Vergiftung machen, bei Kaninchen und Hunden Hyperglykämie mit Glykosurie, sowie Schwund des Glykogens bewirke. Auch nach doppelseitiger Splanchniektomie tritt Glykosurie noch ein. Die Hyperglykämie ist abhängig vom Glykogengehalt der Leber, und wie Durchspülungsversuche an der isolierten Leber zeigten (H. ELIAS), ist der Angriffspunkt der Säure die Leberzelle selbst. Bei der Glykogenmobilisierung durch Säure tritt ein Teil des Glykogens ungespalten als solches aus der Leberzelle aus (H. ELIAS), offenbar als Folge einer Schädigung der Zellwände durch zu hohe Konzentration der Säure.

7. Die Aderlaßhyperglykämie und Glykosurie sei anhangsweise an dieser Stelle kurz erwähnt. Das Auftreten von Hyperglykämie nach Blutentziehung wurde von CL. BERNARD beim Kaninchen entdeckt; beim Hunde tritt sie weniger hervor. Später haben SCHENCK, LEWANDOWSKI, ROSE, ANDERSOM, ERLANDEN, RINDERSPACKER, JACOBSEN, J. BANG, E. HIRSCH diese Hyperglykämieform beim Tiere eingehend studiert. Die Hyperglykämie setzt sehr schnell ein, erreicht in etwa $^1/_2$ Stunde ein Maximum und kling erst nach 3—4 Stunden ab. Beim gesunden Menschen tritt nach Erfahrung C. v. NOORDEN's die Aderlaßhyperglykämie in der Regel erst nach größerer Blutentziehung (300—500 ccm Blut) auf. J. LÖWY hat sie freilich schon nach geringer Blutentnahme (100 ccm) beobachtet.

Das Zustandekommen der Aderlaßhyperglykämie ist offenbar an den Glykogenbestand der Leber gebunden. Beim Hungertiere fällt sie schwächer aus, während sie nach reichlicher Kohlenhydratfütterung stärker ist und auch Glykosurie nach sich zieht (J. Bang, E. Hirsch).

Daß es sich um eine direkte Wirkung auf die Leber handelt, folgerte F. Schenck aus freilich nicht beweiskräftigen Versuchen, wobei er durch Ausschalten der Leber, nach Abbinden aller zu- und abführenden Gefäße, die Aderlaßhyperglykämie verhindern konnte. Später zeigte M. Nishi, daß nach Splanchniektomie und nach Nebennierenexstirpation die Aderlaßhyperglykämie nicht ausbleibt, und klärte damit endgültig auf, daß sie direkter Beeinflussung der Leber durch die Blutentziehung entspringt.

Die Aderlaßhyperglykämie geht der posthämorrhagischen Blutverdünnung parallel (Einschwemmungshyperglykämie); dies besagt, sie könnte Folge des Abströmens von Wasser aus den Geweben in das Blut sein. Dieser Wasserabfluß bewirkt auch Entquellung in der Leber, wodurch die Wirksamkeit der diastatischen Fermente infolge Verringerung der räumlichen Distanz von Glykogen und Ferment erhöht wird (Lesser; S. 8). Bei bereits bestehender Hyperglykämie (Diabetes) wurde eine weitere Steigerung derselben durch Aderlaß vermißt (J. Löwy).

Die in diesem Abschnitte besprochenen Formen experimenteller Hyperglykämie sind theoretisch von großem Interesse, sie haben aber einstweilen für die Theorie des wahren Diabetes keine wesentliche Bedeutung erlangt.

VIII. Hyperglykämie durch Adrenalin.

Die Adrenalinhyperglykämie und in ihrem Gefolge die Glykosurie ist — wie wir sehen werden — der Ausfluß einer Wirkung auf die sympathischen Nervenendigungen in der Leberzelle, denselben Nervenendigungen, welchen bei der Piqûre der Reiz vom Zentrum aus zufließt. Das Adrenalin als Produkt des Nebennierenmarkes ist die physiologische sympathikotrope Substanz. F. Blum entdeckte im Jahre 1901, daß subcutane Injektion von Nebennierenextrakt beim Kaninchen und Hund vorübergehend Zucker in den Harn treibt. C. A. Herter, O. v. Fürth, J. Takamine u. a. zeigten dann, daß die wirksame Substanz der Nebennieren das alsbald auch durch Stolz synthetisch hergestellte Suprarenin ist, welchem folgende Formel zukommt:

$$\text{OH}\bigg\langle\!\!\!\bigcirc\!\!\!\bigg\rangle\text{CH(OH)}\!-\!\text{CH}_2\text{NH}_2\text{CH}_3$$
$$\text{OH}$$

Auf synthetischem Wege gelangt man zunächst zu dem racemischen dl-Adrenalin, während das natürlich vorkommende linksdrehend ist. Das aus dem racemischen Präparat gewonnene rechtsdrehende Adrenalin ist bedeutend weniger wirksam als das linksdrehende.

Die Fähigkeit der Erregung sympathischer Nervenendigungen kommt nicht nur dem Adrenalin zu, sondern zahlreichen aromatischen Aminen (Barger und Dale). Die Wirkung auf die sympathischen Nervenendigungen ist um so ausgesprochener, je näher die Struktur der betreffenden Substanz sich der des Adrenalins nähert. S. Morita fand unter den adrenalinähnlichen Substanzen am wirksamsten das Mono-Äthylaminoacetobrenzcatechin $(\text{OH})_2\,\text{C}_6\text{H}_3\!-\!\text{CO}\!-\!\text{CH}_2\!-\!\text{NH}\cdot\text{C}_2\text{H}_5$ und das Mono-Äthanolaminoacetobrenzcatechin $(\text{OH})_2\text{C}_6\text{H}_3\!-\!\text{CO}\!-\!\text{CH}_2\!-\!\text{NH}\cdot\text{CH}_2\!-\!\text{CH}_2\text{OH}$. Andere ähnlich konstituierte Substanzen waren von geringerer Wirksamkeit. Auch das allerdings ganz anders konstituierte Tetrahydronaphthylamin bewirkte zwar in größerer Dosis Hyperglykämie, brachte aber wegen Hemmung der Diurese keine Glykosurie zustande.

Der durch Adrenalin hervorgerufenen Glykosurie geht immer Hyperglykämie voraus, wie zuerst G. Zülzer (1901) und L. Metzger (1902) zeigten. Die einmalige subcutane Injektion führte bei den Versuchstieren immer zur Glykosurie, während die intravenöse Einspritzung trotz vorhandener Hyperglykämie wegen Hemmung der Diurese keine Zuckerausscheidung zur Folge hat. Auch bei häufiger Wiederholung der Injektionen kann die Glykosurie ausbleiben, trotzdem immer wieder Blutzuckererhöhung eintritt. Gewöhnung der Niere an den hohen Blutzuckergehalt oder spezifische Beeinflussung der Niere durch chronische Adrenalindarreichung wird als Ursache vermutet (L. POLLAK). Diese Deutung erscheint uns recht anfechtbar. Wahrscheinlich verstärkt sich unseres Erachtens bei wiederholtem Adrenalinstoß die Abwehrbereitschaft des antagonistisch wirkenden pankreatischen Inselsystems (S. 234). Intravenöse Injektion führt aber regelmäßig zur Glykosurie, wenn gleichzeitig für ausgiebige Diurese gesorgt wird (STRAUB, RITZMANN). Vom Magen können bei Menschen und Tieren geradezu enorme Mengen einverleibt werden, ohne Hyperglykämie zu erzeugen, obwohl danach nicht unbeträchtliche Mengen Adrenalin im Harn erscheinen und ein solcher Harn, subcutan injiziert, glykosurisch wirkt. Das Adrenalin wird offenbar im Magen oder bei Eintritt in die Wände des Verdauungskanals in eine andere unwirksame Verbindung überführt und in den Nieren oder auch erst im Harn daraus wieder abgespalten (W. FALTA und L. IVOOVIC). Im venösen Blute wird nach neueren Untersuchungen, entgegen der früher allgemein angenommenen Ansicht, Adrenalin nur langsam abgebaut (HESS, FORNET). Auch im Unterhautzellgewebe erfolgt der Abbau sehr langsam. Die Alkalinität der Gewebe ist nicht sicher die wichtigste Ursache für den Abbau des Adrenalins (GOTTSCHALK und POHLE). Das intraarteriell injizierte Adrenalin wird anscheinend im Capillargebiet zerstört (SCHENCK).

Beim Menschen steigt nach einer subcutanen Injektion von Adrenalin in üblichen therapeutischen Mengen von $^1/_2$—1 mg der Blutzucker schon nach 10 Minuten, in 30—60 Minuten sein Maximum erreichend, und kehrt in 3—6 Stunden auf seinen Ausgangswert zurück. Die Erhöhung des Blutzuckers beträgt 60—100 % des Ausgangswertes (O. BRÖSAMLEN, P. SCHENK u. a.). Nach Abklingen der Hyperglykämie tritt meist ein hypoglykämisches Stadium auf, in welchem der Blutzucker um 20—30 % unter seinen ursprünglichen Wert herabsinken kann (BRÖSAMLEN, G. PÉTENYI und H. LAX).

Bei intravenöser Injektion des Adrenalins (0,3 mg in einer Verdünnung 1 : 3000, innerhalb 5—6 Minuten injiziert) ist die Hyperglykämie geringer als bei subcutaner Injektion (30—40 % Erhöhung; SCHENK und A. HEIMANN-TROISEN). Auch steigt bei intraarterieller Injektion der Blutzucker weniger an als bei subcutaner Injektion (durchschnittlich um 20—60 %, P. SCHENK).

Glykosurie tritt bei gesunden Menschen nach therapeutischen Gaben relativ selten ein. BRÖSAMLEN beobachtete in 34 Fällen nur 4mal Zuckerausscheidung im Harn. Ähnliches beschreibt E. BILLIGHEIMER.

Der Ablauf der Glykämiekurve nach Adrenalin ist unabhängig von der Konzentrationszunahme des Blutes, die nach Adrenalininjektionen immer beobachtet wird (BILLIGHEIMER). Nach kohlenhydratreicher Ernährung liegen die Kurvengipfel höher als nach kohlenhydratarmer, eiweißreicher Kost (BILLIGHEIMER).

Die Steigerung des Blutzuckers soll bei Menschen mit Merkmalen erhöhten Sympathicustonus beträchtlicher sein als bei normalen Individuen. BILLIGHEIMER fand bei vegetativ-neurotischen Personen, auch bei Kranken mit essentieller Hypertonie, glykämische Kurven, die nicht nur einen höheren Gipfel, sondern auch ein länger gestrecktes Plateau aufwiesen. Verminderte glykämische Reaktion findet sich bei Morbus Addisoni und Sklerodermie. Auch bei tetaniekranken Säuglingen ist die Blutzuckersteigerung viel geringer als bei normalen Kindern, kann sogar ganz fehlen (MOGWITZ, PÉTENYI-LAX). In diesem Zusammenhang sei auch erwähnt, daß die Adrenalin-Calciumzufuhr Hyperglykämie verstärken kann (BÄUMER). Calcium begünstigt den Sympathicustonus.

Das Verhalten des Blutzuckers nach Adrenalininjektion wird eben so wie das Verhalten der Blutdrucksteigerung, zur Prüfung der Erregbarkeit des peripherischen sympathischen Apparates angewandt. Jedoch ist bei der Bewertung der Adrenalinempfindlichkeit eines Individuums nach den bisher ausschließlich angewandten subcutanen Injektionen eine gewisse Vorsicht geboten, weil infolge der wechselnden Resorptionsgeschwindigkeit des Adrenalins Blutdruck und Blutzucker nicht immer in einem der wahren Adrenalinempfindlichkeit entsprechenden Maße zu steigen brauchen.

Einige Autoren (F. O. HESS, WEINBERG u. a.) sind daher für die diagnostischen Zwecke zur systematischen Anwendung von intravenösen Adrenalininjektionen übergegangen. Dies ist aber nur bei äußerster Vorsicht gestattet und nie ganz unbedenklich.

Die Adrenalinhyperglykämie und Glykosurie ist bei glykogenreicher Leber Folge beschleunigten Abbaues des Leberglykogens zu Zucker. In genügend großer Gabe führt Adrenalin zu völligem Glykogenschwund (R. AGADSCHANIANZ, L. POLLAK, J. GATIN-GRUZEWSKA). Aber die Hyperglykämie tritt auch noch bei Glykogenfreiheit der Leber ein. Bei Kaninchen, deren Leber durch längeres Hungern ganz glykogenfrei gemacht worden war, konnte L. POLLAK durch fortgesetzte Zufuhr von Adrenalin nicht nur Glykosurie, sondern auch neue Ablagerung größerer Mengen von Glykogen in der Leber erzielen. Damit erweist sich das Adrenalin also nicht nur als Glykogenzerstörer, sondern auch als mächtiges Erregungsmittel für die Neubildung von Kohlenhydrat bzw. Glykogen. Der gesteigerte N-Umsatz der hungernden, mit Adrenalin behandelten Tiere (W. EPPINGER, W. FALTA, K. RUDINGER) deutet auf das Eiweiß als die Quelle des neugebildeten Glykogens hin.

Die Ablagerung von Glykogen unter fortgesetzter Adrenalinwirkung beim Hungertier ist eine höchst bemerkenswerte Tatsache. Sie scheint uns mit Sicherheit darzutun, daß die Adrenalingaben — wie oben bemerkt (S. 55) — das Pankreas zu stärkerer Gegenwehr = verstärkter Insulinproduktion erregen. Es findet dann zwischen Adrenalin und Insulin gleichsam ein Kampf statt. Je nach dessen Stand überwiegt dann Glykosurie oder Glykogenanlagerung. Es könnte wohl auch sein, daß die Auswirkung des Kampfes nicht in allen Zellen der Leber die gleiche ist (Glykosurie und Glykogenansatz gleichzeitig!).

Wenn bei schweren Störungen der Leberfunktion die Zuckerneubildung gestört ist, bleibt die Adrenalinhyperglykämie aus, so z. B. bei Phosphorvergiftung (E. FRANK und S. ISAAC), bei Hunden mit Eckscher Fistel (L. MICHAUD). Nach Unterbindung der Lebergefäße (W. FALTA, PRIESTLEY), auch nach Leberexstirpation beim Frosche ist Adrenalin unwirksam (VELICH).

In bezug auf den feineren Mechanismus der Adrenalinhyperglykämie kann als sichergestellt gelten, daß der Angriffspunkt die sympathischen Nervenendigungen in der Leber sind, welche durch Adrenalin in einen Erregungszustand versetzt werden. Splanchnicusdurchschneidung hebt die Adrenalinwirkung nicht auf. Im Sinne des peripheren Angriffspunktes spricht auch die zuckertreibende Wirkung beim Durchspülen der überlebenden Leber mit Adrenalin (E. MASING, H. PECHSTEIN, K. DRESEL und A. PEIPER, A. FRÖHLICH und POLLAK, LESSER). Durch Ergotoxin, das den peripheren Sympathicus lähmt, wird die Adrenalinwirkung aufgehoben.

In welcher Weise die sympathischen Endorgane in der Zelle fördernd in die Zuckermobilisation aus Glykogen und in weiterem Sinne in den intermediären Kohlenhydratstoffwechsel (Zuckersynthese) eingreifen, darüber lassen sich allmählich auch begründete Vorstellungen machen. Die ursprünglich von J. BANG angenommene Vermehrung des diastatischen Fermentes in der Leber hat sich nicht als richtig erwiesen, denn weder die Diastase der Leber, noch die des Blutes wird unter Adrenalinwirkung vermehrt.

E. NEUBAUER suchte die zuckermobilisierende Eigenschaft des Adrenalins auf seine Gefäßwirkung zurückzuführen. Injektionen von Adrenalin bewirken nämlich beim Kaninchen und beim Hund starke venöse Hyperämie der Leber (W. FALTA und J. G. PRIESTLEY, NEUBAUER, F. HOFMEISTER, F. A. BAINBRIDGE, BURTON-OPITZ u. a.), die der Blutdrucksteigerung parallel geht. Die Leberstauung kommt wahrscheinlich daher, daß die Lebergefäße infolge ihres geringen Tonus (BURTON-OPITZ) dem erhöhten Druck der maximal kontrahierten Splanchnicusgefäße nicht standhalten können und deshalb die aus dem Splanchnicusgebiet ausgetriebenen Blutmengen aufnehmen müssen, welche aber nun durch die Lebervenen nicht genügend schnell abfließen können. NEUBAUER nimmt an, jede stärkere Blutdrucksteigerung treibe eine größere Blutmenge in die Gefäßgebiete mit geringerem Tonus (Leber) hinein, und die so entstehende Leberstauung führe zu einem gewissen Grade von Asphyxie. Auf dem

Wege eines anoxybiotischen Vorganges käme dann die Mobilisierung des Glykogens mit nachfolgender Hyperglykämie zustande.

Es ist aber fraglich, ob die Blutüberfüllung in der Leber und ihre angenommene Folge, nämlich der O-Mangel, die alleinige Ursache der erhöhten Zuckermobilisation sind, denn an der Leber des Frosches, bei der eine Gefäßwirkung des Adrenalins nicht beobachtet wird (S. Morita), tritt doch die zuckertreibende Adrenalinwirkung regelmäßig ein (Fröhlich und Pollak), ebenso an der Schildkrötenleber (H. Elias und U. Sammartino).

Trotzdem wäre es möglich, daß wenigstens beim Warmblüter Leberstauung durch Asphyxie und die in ihrem Gefolge auftretende Säurebildung ein gewisses zum Entstehen der Hyperglykämie beiträgt. Besonders H. Elias und seine Mitarbeiter haben sich bemüht, die Adrenalinwirkung auf den Kohlenhydratstoffwechsel in der Leber auf eine Säurewirkung zurückzuführen. Tatsächlich scheinen auch gewisse, nach Adrenalininjektion auftretende Erscheinungen, wie Herabsetzung des CO_2-Bindungsvermögens im Blute (beim Kaninchen), Herabsetzung der CO_2-Spannung in der Alveolarluft beim Menschen, Erhöhung des Milchsäuregehaltes in der Kanichenleber zugunsten einer vermehrten Säurebildung zu sprechen. Da aber die beiden erstgenannten Phänomene nicht sehr ausgesprochen sind, ferner eine Verminderung der CO_2-Kapazität des Blutes (Hypokapnie) bereits Zeichen erfolgter Ionenregulierung ist, so kann kaum angenommen werden, daß eine allgemeine Verschiebung der Blutreaktion ein integrierender Faktor bei der Glykogenmobilisierung durch Adrenalin sei. Anders steht es mit der Frage, ob die erwähnte lokale Milchsäurebildung in der Leber (Elias und Samartino) nicht Ursache der Hyperglykämie ist, wie auch A. Gottschalk und E. Pohle auf Grund erhöhter H-Ionenkonzentration im Lebervenenblute annehmen. Dazu würde passen, daß die Adrenalinhyperglykämie durch Alkalizufuhr unterdrückt wird. Die Frage ist noch nicht ausreichend geklärt; vielleicht ist das vermehrte Auftreten von Milchsäure in der Leber nur eine Nebenerscheinung und ohne ursächlichen Belang für die Entstehung der Hyperglykämie.

IX. Hyperglykämie durch Erregungsgifte des parasympathischen Nervensystems.

Auch Reizsubstanzen des parasympathischen Nervensystems verursachen auffälligerweise Hyperglykämie, wie A. Bornstein und seine Mitarbeiter neuerdings fanden. So ruft Pilocarpin bei Hunden und Kaninchen eine Blutzuckersteigerung hervor, die mit Schwund des Glykogens in der Leber einhergeht (Bornstein und R. Vogel, C. Hornemann). Ebenso erhöhen Physostigmin, Cholin und Acetylcholin den Blutzucker. Das Zustandekommen dieser Hyperglykämien wird, ebenso wie andere Erregungen des Parasympathicus, durch Atropin verhindert. Merkwürdigerweise tritt aber nach gleichzeitiger Injektion von Adrenalin und Pilocarpin keine Erhöhung des Blutzuckers auf. Da also keine Addition von Pilocarpin und Adrenalinwirkung auf den Blutzucker erkennbar ist, sondern gegenseitige Hemmung, so muß der Mechanismus der Pilocarpinhyperglykämie von dem der Adrenalinhyperglykämie verschieden sein. Eine Stütze dieser Anschauung lieferten Respirationsversuche: Die Pilocarpinhyperglykämie war von einer Steigerung des respiratorischen Quotienten begleitet, die nach Adrenalininjektionen aber ausblieb. Während also bei Pilocarpin zwangsläufig mit der Zuckermobilisierung aus Glykogen vermehrte Zuckerverbrennung verknüpft ist, ist das beim Adrenalin nicht der Fall. Auch bei epinephrotomierten Tieren trat auf Pilocarpin noch Hyperglykämie ein.

Die Verhältnisse der Innervation des Zuckerstoffwechsels variieren also in feinen Einzelheiten. Man könnte versucht sein, von „Sympathicuszucker" und „Parasympathicuszucker" zu sprechen, ebenso wie man Chordaspeichel und Sympathicusspeichel unterscheidet (Bornstein). Ob aber wirklich auf Grund der Versuche von Bornstein das Vorhandensein glyko-sekretorischer Fasern im Vagus angenommen werden muß, ist noch nicht sicher. Möglicherweise ist die blutzuckersteigernde Wirkung der genannten Reizgifte des parasympathischen Nervensystems sekundären, durch die Vergiftung ausgelösten Veränderungen zuzuschreiben. Wir halten dies für das wahrscheinlichere. Jedenfalls beweisen die bisherigen Versuche noch keineswegs, daß dem parasympathischen Nervensystem beim gesunden und auch beim diabetischen Menschen eine die Zuckerbildung fördernde Rolle zukommt.

X. Der experimentelle Pankreasdiabetes.

Von entscheidender Bedeutung und äußerster Wichtigkeit für grundsätzliche Lehren der Biologie ist der experimentelle Diabetes mellitus nach Pankreasexstirpation.

Wir gebrauchen hier zum ersten Male für eine experimentell erzeugte Glykosurie rückhaltslos den Namen „Diabetes mellitus". Wir haben den Ausdruck bisher absichtlich vermieden, weil es sich bis jetzt stets um schnell vorübergehende Zuckerausscheidung handelte, die den schädigenden Eingriff kaum länger als einige Stunden überdauert. Hier aber, bei der Pankreasexstirpation, liegen die Dinge anders; es entsteht eine chronische Krankheit, die bis zum Ende des Lebens anhält.

Nachdem schon früher mancherlei klinische Hinweise gegeben waren, die die häufige Verknüpfung von Pankreaserkrankung mit Diabetes mellitus nahe legten (LANCERAUX u. a.), und nachdem manche Experimentatoren sich vergeblich oder mit unsicherem Erfolge bemüht hatten, durch Exstirpation des Pankreas oder durch Durchschneidung seiner Nerven oder durch Unterbinden des Ductus pancreaticus Glykosurie zu erzeugen, ist die Frage durch J. v. MERING und O. MINKOWSKI neu aufgenommen und geklärt worden (1890). Diesen erst gelang, wie übrigens zu gleicher Zeit und unabhängig von ihnen auch dem italienischen Gelehrten N. DE DOMINICI die vollständige Exstirpation des Pankreas. Die Durcharbeitung des großen Fundes hat dann O. MINKOWSKI in grundlegenden Arbeiten ausgeführt, und diese waren von größtem Einfluß auf die Entwicklung der ganzen Diabetesfrage. Die erfolgte Darstellung des Pankreashormons durch C. H. BEST und F. G. BANTING war Krönung und letzte Auswirkung der Arbeiten J. v. MERING's und MINKOWSKI's. Der experimentelle Pankreasdiabetes bildete den Ausgangspunkt der Lehre von der inneren Sekretion des Pankreas. O. MINKOWSKI selbst wurde ihr Begründer, als er durch einen klassischen Versuch zeigte, daß das Auftreten des Diabetes beim Hunde verhindert wird, wenn dem des Pankreas beraubten Tiere ein genügend großes Stück der Drüse außerhalb der Bauchhöhle unter die Haut transplantiert wird. Damit war erwiesen, daß das Pankreas, unabhängig von seiner Lage in der Bauchhöhle und unabhängig von seiner äußeren Sekretion in den Darm, einen für den normalen Verlauf des Zuckerstoffwechsels unentbehrlichen Stoff in die Blutbahn liefert. Solche Versuche wurden später auch von E. HÉDON, J. THIROLOIX und U. LOMBROSO mit dem gleichen Resultate wiederholt. Auch durch Transfusionsversuche bemühten sich verschiedene Forscher zu zeigen, daß das Pankreashormon im Blute kreise. Am überzeugendsten waren in dieser Hinsicht die Experimente von HÉDON: Verband er einen normalen und einen pankreasdiabetischen Hund durch gekreuzte Anastomosen zwischen beiden Carotiden, so verschwand die Glykosurie bei dem diabetischen Tiere während der Dauer der Vereinigung. In ähnlicher Weise hat J. FORSCHBACH an seinen Parabiosetieren demonstriert, wie bei künstlicher Vereinigung zweier Tiere das eine Tier das andere vor dem Eintritt des Diabetes zu schützen vermag, wenn diesem das Pankreas entfernt wurde. A. BIEDL wies das Pankreashormon auch in der Lymphe nach. Wenn er bei Hunden Chylus und Lymphstrom durch Unterbinden des Ductus thoracicus oder durch Ableiten nach außen mittels einer Fistel ausschaltete, so schied ein großer Teil der operierten Tiere dauernd Zucker aus. Wir müssen dies heute als Folge starken Insulinverlustes deuten.

Wenn man bei einem Hund das Pankreas vollständig exstirpiert, so entwickelt sich spätestens am nächsten Tage ein schwerer Diabetes mellitus, der schon nach 48 Stunden sein Maximum erreicht und der das Tier nach wenigen Wochen tötet. Der Diabetes ist als „schwerer" zu bezeichnen, weil die Zuckerausscheidung auch fortdauert, wenn dem Tiere alle Kohlenhydrate in der Nahrung entzogen werden oder es gar dem Hunger ausgesetzt wird. Die Krankheit, die sich entwickelt, gleicht bis in Einzelheiten dem schweren Diabetes des Menschen, denn man findet außer der chronischen Glykosurie: Polyphagie, Polydipsie, Polyurie, Hyperglykämie, Abmagerung, Verfall der Kräfte, Ausscheidung von Aceton, Acetessigsäure, β-Oxybuttersäure, Ammoniak, Tod im Koma. Die Störung ist insofern andersartig wie bei schweren Formen des menschlichen Diabetes, als es auch zu mächtig gesteigertem Eiweißzerfall und zu starkem Anschwellen der Oxydationsprozesse bzw. der Fettverbrennung kommt (vgl. S. 61). Der Zucker, der ausgeschieden wird, ist wie beim Menschen Traubenzucker.

Von Einzelheiten abgesehen, ist das Wichtigste, was man über den experimentellen Pankreasdiabetes festgestellt hat, folgendes:

1. Der experimentelle Diabetes nach Pankreasexstirpation oder Pankreasverödung ist bis jetzt bei folgenden Tieren bestätigt: bei Hunden, Katzen (L. W. Ssobolew, F. M. Allen), bei Schweinen (O. Minkowski), bei Fröschen und Schildkröten (W. Marcuse, G. Aldehoff), auch bei Vögeln (Enten und Gänsen) (W. Kausch, W. Weintraud) und bei Fischen (A. Caparelli, V. Diamare). Die meisten der bisherigen Erfahrungen sind bei Hunden gewonnen; auf diese Tierart bezieht sich das weitere.

2. Bei Hunden tritt der Diabetes sicher auf, wenn das Pankreas vollständig entfernt ist. Die gleichen Resultate erzielte man häufig, aber nicht regelmäßig und erst nach längerem Zuwarten, durch Einspritzen von erwärmtem Paraffin in den Ductus Wirsungianus. Das Paraffin erstarrt beim Abkühlen und bleibt im Gange liegen; allmählich verödet dann die ganze Drüse. Auch durch Unterbindung sämtlicher Venen des Pankreas kann man Diabetes erzeugen (W. Gley).

3. Wird das Pankreas teilweise exstirpiert und der Rest in Verbindung mit seinen Gefäßen in die Bauchwand eingenäht (Greffe sous-cutanée), so bleibt zunächst der Diabetes aus. Entfernt man aber später durch eine nunmehr geringfügige Operation das eingeheilte Stück Pankreas, so kommt die Krankheit zum Ausbruch (O. Minkowski).

4. Bleibt etwa ein Zehntel des Pankreas in funktionsfähigem Zustande im Körper zurück, so kommt ein Diabetes leichter Form zum Ausbruch. Verödet aber in der Folge das zurückgebliebene Stück der Drüse, so entwickelt sich allmählich schwerer Diabetes (sog. Sandmeyerscher Diabetes). Läßt man mehr als etwa ein Zehntel der Drüse in funktionstüchtigem Zustande zurück, so ist auf den Eintritt des Diabetes nicht sicher zu rechnen.

Die im Verlaufe des Sandmeyerschen Diabetes auftretende Verödung des zurückgebliebenen Pankreasrestes ist besonders von F. M. Allen eingehend histologisch untersucht worden. Bei allen daraufhin geprüften Tierarten lassen sich in den Langerhansschen Inseln vorwiegend 2 Zellarten unterscheiden, die sog. α-Zellen mit basophilen Granulationen und, an Menge bei weitem überwiegend, die β-Zellen mit acidophiler Granulation. Vorwiegend diese letzteren Zellen verfallen allmählicher hydropischer Degeneration, an die sich Vacuolisierung und Schwund der Körnelung und schließlich völlige Auflösung der Zellen anschließt. Übereinstimmendes fand Allen im Pankreas diabetischer Menschen.

5. Die Beziehungen, die zwischen dem Pankreas und dem Zuckergehalt des Organismus bestehen, sind nicht an die Verrichtungen des Bauchspeichels gebunden. Denn der Diabetes entsteht nicht bei einfacher Absperrung des-

selben vom Darm und nicht bei Ableitung des Saftes nach außen durch eine Fistel. Wenn auch nach Abbinden des Ganges das exkretorische Drüsengewebe verödet, bleiben doch in der Regel die sog. Langerhansschen Inseln unversehrt, und solange dies letztere der Fall, werden die Tiere nicht diabetisch, wie zuerst d'Arnozan und Vaillard zeigten und später L. W. Ssobolew, W. G. McCallum, E. Opie u. v. a. zeigten, eine Tatsache, die neben den pathologisch-anatomischen Befunden an den Pankreasinseln diabetischer Menschen von vornherein auf die Inseln als die Produzenten eines für den normalen Ablauf des Zuckerstoffwechsels unentbehrlichen Stoffes (Hormon) hinwies. Aus derartig degenerierten Drüsen haben dann F. G. Banting und C. H. Best zuerst wirksame Hormonextrakte (Insulin) gewonnen.

6. Ohne Leber gibt es keinen Pankreasdiabetes, d. h. wenn die Leber kein Kohlenhydrat mehr liefert, fehlt das Material, aus dem sich die im Harn erscheinenden Traubenzuckermengen herleiten. Frösche werden bei gleichzeitiger Exstirpation von Pankreas und Leber nicht diabetisch (W. Marcuse), und der Blutzucker pankreasloser Vögel sinkt nach Leberausschaltung rasch zu normalen Werten ab (W. Kausch); ebenso nach Blockierung der Kohlenhydratsynthese in der Leber durch Phosphorvergiftung (E. Frank und S. Isaac). Diese Tatsachen wurden von manchen Forschern für die Theorie des Diabetes nicht genügend gewertet.

7. Das Verhalten des Stoffwechsels. Oben wurde bereits als wichtigste Folge der Pankreasexstirpation die bis zum Tode des Tieres anhaltende Hyperglykämie und Glykosurie erwähnt. Letztere ist abhängig von Menge und Art der Nahrung. Läßt man die Tiere hungern, so hält sich die Zuckerausscheidung auf geringer Höhe, je nach dem Körpergewicht 3—5 g und mehr in 24 Stunden. Zufuhr von Eiweiß läßt dieselbe stark ansteigen. Zahlreiche Substanzen (Aminosäuren u. a.) wurden beim pankreasdiabetischen Hunde auf ihre die Glykosurie steigernde Wirkung untersucht; die Ergebnisse dieser Forschungen trugen viel dazu bei, den Chemismus der Zuckerbildung aus Eiweiß zu klären (siehe S. 14).

Kohlenhydrate, insbesondere Traubenzucker werden vom apankreatischen Tiere fast quantitativ mit dem Harne ausgeschieden (O. Minkowski). Nach partieller Entfernung des Pankreas behält das diabetische Tier noch eine gewisse Toleranz für Kohlenhydrat, und diese richtet sich nach F. M. Allen's groß angelegten Versuchen nach Größe des erhaltenen Pankreasrestes. Sie verschlechtert sich bei Zufuhr von viel Kohlenhydrat fortschreitend, eine auch für die Therapie grundlegend wichtige Tatsache. Das damit Hand in Hand fortschreitende, allmähliche Zugrundegehen der β-Zellen des Inselsystems beruht wahrscheinlich auf deren funktioneller Überlastung.

Die Ketonurie ist bei apankreatischen Hunden im allgemeinen gering oder kann sogar ganz fehlen, was aber keinen grundsätzlichen Gegensatz zwischen tierexperimetellem Pankreasdiabetes und menschlichem Diabetes bedingt. Fleischfresser neigen überhaupt wenig zu Ketonurie, offenbar weil hier die Verknüpfung zwischen Kohlenhydratgehalt der Kost und Ketonkörperbildung aus Fettsäuren viel lockerer ist als beim Menschen. Doch läßt sich bei Hunden nach nicht ganz vollständiger Pankreasexstirpation sowohl durch fortgesetztes Hungern wie durch starke Fettfütterung schwere Acidosis mit echtem Koma erzeugen (F. M. Allen). Der Unterschied gegenüber Tieren mit Totalexstirpation ist teilweise dadurch bedingt, daß solche Tiere so gut wie gar kein Fett resorbieren; nach partieller Exstirpation ist dies aber noch der Fall. Auch ändern sich vielleicht bei den langlebenden Tieren nach partieller Exstirpation die Beziehungen zwischen Kohlenhydrat und Fettabbau.

8. Nach Totalexstirpation des Pankreas beim Hunde zeigt die Stoffwechsel-störung eine ganz bestimmte Intensität. Die Menge des im Harn ausgeschiedenen Zuckers verhält sich zu der des ausgeschiedenen Stickstoffs wie 2,8 : 1 (MIN-KOWSKIscher Quotient), gleichgültig ob die Tiere hungern, mit Fleisch oder mit Fleisch und Fett gefüttert werden. Die Störung des Hungereiweißumsatzes zeigt gleichfalls eine bestimmte Intensität. Hungernde pankreaslose Hunde zer-setzen dreimal soviel Eiweiß wie hungernde Normalhunde. Auch die Fett-zersetzung ist beträchtlich gesteigert (W. FALTA, F. GROTE, R. STAEHELIN, L. MOHR, LA FRANCA, W. FALTA und WITNEY, J. R. MURLIN und B. KRAMER).

Der respiratorische Quotient liegt nach der Pankreasexstirpation häufig nied-riger als bei normalen Tieren. Zufuhr von Zucker erhöht wohl noch in den ersten 4 Tagen nach der Operation, später aber nicht mehr den R. Q. (F. VERZAR und A. v. FEJER). Siehe auch S. 229.

9. Nach Pankreasexstirpation versiegt die Glykogenablagerung in der Leber rasch, es bleiben nur Spuren von Glykogen übrig, während die Muskeln weniger und erst später ihr Glykogen einbüßen. Auch reichliches Füttern mit Amylaceen erhöht den Glykogenbestand der Leber nicht über Spuren. Eine Ausnahme macht Lävulose, sie bereichert sowohl Muskeln wie Leber erheblich mit Glykogen (O. MINKOWSKI). Diese letztere Tatsache ist deshalb besonders interessant, weil die klinische Erfahrung längst festgestellt hat, daß auch der diabetische Mensch nach Aufnahme von Lävulose oft nur eine geringe Steigerung seiner Glykosurie erfährt (siehe S. 123). Der Gedanke, daß zwischen Beschränkung der Glykogenablagerung und der Herabsetzung der Kohlenhydratassimilation ein gewisser innerer Zusammenhang bestehe, wird durch diese Erfahrung nahegelegt.

10. Im totalen Pankreasdiabetes findet sich ebenso wie bei maximaler Phloridzinvergiftung eine sehr ausgesprochene Verfettung der Leber. Die Leber kann gewaltige Mengen von Fett, bis zu 40% des frischen Organs ent-halten (O. MINKOWSKI, G. ROSENFELD). Die Verfettung kommt durch Ein-wandern von Fett zustande; sie kann ausbleiben, wenn die Tiere schon vor der Operation stark abgemagert waren, weil dann kein Depotfett zur Verfügung steht (G. ROSENFELD). (Siehe auch S. 184.)

11. Wichtig ist, daß Adrenalin bei pankreaslosen Tieren eine noch inten-sivere Wirkung entfaltet als bei normalen Tieren (M. DOYON, MOREL und N. KAREFF, H. EPPINGER, W. FALTA und K. RUDINGER, E. FRANK und S. ISAAC). In Über-einstimmung damit hatte bereits E. HÉDON im Jahre 1894 gezeigt, daß auch der Zuckerstich, dessen Wirkungsart sich mit der des Adrenalins deckt, bei pankreasdiabetischen Hunden Hyperglykämie und Glykosurie beträchtlich steigert (vgl. auch S. 48).

12. Versuche an überlebenden Organen. Die am Gesamttier erho-benen Befunde wurden bestätigt und erweitert durch Untersuchungen an über-lebenden, isolierten Organen pankreasdiabetischer Tiere. Am wichtigsten sind in dieser Hinsicht die Versuche an der Leber.

So zeigen überlebende Lebern diabetischer Kaltblüter (Frösche und Schildkröten), die auch nach der Exstirpation des Pankreas im Gegensatz zur Warmblüterleber noch reichlich Glykogen enthalten, eine stärkere Hydrolyse des Glykogens und eine größere Zuckerabgabe als die Lebern normaler Tiere unter gleichen Versuchsbedingungen (E. J. LESSER, A. FRÖHLICH und L. POLLAK). Die letztgenannten Autoren erhoben auch den wichtigen Befund, daß die überlebenden Lebern pankreasdiabetischer Frösche gegen Adrenalin besonders empfindlich sind und bei der Durchströmung mit Adrenalin mehr Zucker als normale Lebern abgeben. Die Muskeln zeigen hinsichtlich ihrer Zuckerabgabe bei diabetischen und normalen Tieren keine Unterschiede (E. J. LESSER).

Auch die Frage des Glykogenansatzes wurde an der isolierten Leber studiert. Es stellten sich dabei gewisse Unterschiede im Verhalten der Kalt-

und Warmblüterleber heraus. Während erstere aus Zucker noch Glykogen zu stapeln vermag (N. Nishi), hat letztere diese Eigenschaft völlig verloren (H. Barrenscheen). Es bleibt offen, ob unter genannten Umständen die Kaltblüterleber die Kraft zur Glykogenbildung besser wahrt, oder ob das Glykogen langsamer zerfällt als in der Warmblüterleber. Vgl. hierzu die Bemerkungen auf S. 6.

Den Zuckerabbau in der Leber haben am überlebenden isolierten Organ G. Embden und S. Isaac geprüft: Die Leber pankreasdiabetischer Hunde baut im Gegensatz zur Leber normaler Tiere Dextrose nicht zu Milchsäure ab, dagegen — in Übereinstimmung mit sonstigen Befunden — wohl noch Lävulose, wenn auch in geringerem Umfange als die Leber normaler Hungerhunde. Einströmen von Dextroselösung kann sogar die Zuckerbildung verstärken, indem aus der im Durchströmungsblute vorhandenen Milchsäure Zucker gebildet wird. Die Reaktion Zucker $\rightleftarrows$ Milchsäure ist also in der Leber pankreasdiabetischer Tiere zugunsten der Zuckerbildung verschoben. Hiermit ward zum ersten Male der Nachweis geliefert, daß ein **Kohlenhydrat, am Zentrum des Zuckerhaushaltes angreifend und die eigenartige diabetische Stoffwechselstörung verschlechternd, zu Überproduktion von Zucker Anlaß gibt.** Sehr wichtig war auch ein weiteres Ergebnis dieser Versuche: Indem die Milchsäurebildung aus Zucker nachläßt, drängt sich die Acetessigsäurebildung aus Fettsäuren vor; und umgekehrt ließ sich zeigen, daß alles, was die Milchsäurebildung in der Leber anregt, der Acetessigsäurebildung entgegenarbeitet. **Milchsäurebildung und Acetessigsäurebildung in der Leber sind gleichsam Konkurrenten,** eine für die Deutung der diabetischen Acidosis wichtige Tatsache.

Weitere Versuche wurden an anderen Organen, besonders dem überlebenden Herzen und an Blutkörperchen angestellt. Sie sind bei Besprechung der Theorie des Diabetes erwähnt (S. 213).

Zur Theorie des Pankreasdiabetes. Die Entdecker des Pankreasdiabetes, J. v. Mering und O. Minkowski, nahmen sofort an, daß das Pankreas mittels interner Sekretion „etwas" hergebe, dessen Gegenwart im Blute für den Zuckerverbrauch der Gewebe unerläßlich sei. Weiter vor und unseren heutigen Anschauungen nahekommend wagten sich schon A. Chauveau und M. Kaufmann, E. Hédon und andere französische Autoren mit der Annahme, daß im Pankreas der Leber ein Dämpfer vorgelegt sei, der die Zuckermobilisierung in der Leber einschränke bzw. die Verankerung des Glykogens im Protoplasma der Leberzellen festige. Es tauchten also sofort die gleichen Fragen auf, welche auch in der Theorie des menschlichen Diabetes bis zur Stunde erörtert werden. Wir gehen hier auf diese theoretischen Fragen nicht ein, sondern verweisen auf das Kapitel „Theorie des Diabetes" (S. 210ff.).

Aus historischen Gründen sei hier aber der Untersuchungen von R. Lépine gedacht, welche seinerzeit großes Aufsehen erregten und darauf ausgingen, Beziehungen der Pankreasfunktion zur Hämoglykolyse aufzudecken, und sie wurden zum Ausgangspunkte einer großen Zahl von Arbeiten. Nach Lépines Theorie liefert das Pankreas ein Ferment, welches in die Blutbahn abgegeben wird und innerhalb des Blutes oder innerhalb der Gewebe die Zerstörung des Traubenzuckermoleküls besorgt. Lépine nennt diese Substanz „glykolytisches Ferment". Nach Pankreasexstirpation fehle dieses Ferment, es häufe sich daher der Zucker unzerstört im Blute an, und aus der so entstandenen Hyperglykämie leite sich die Glykosurie ab. Auf die Versuche Lépines, die er zur Stütze seiner Anschauung angestellt und die er auch auf den diabetischen Menschen übertragen, braucht hier um so weniger eingegangen werden, als seine Befunde später von anderen (z. B. F. Kraus, O. Minkowski, F. Umber u. a.) nicht bestätigt wurden. Die Widersprüche beziehen sich sowohl auf die von Lépine behauptete Tatsache der schnellen Zuckerzerstörung im normalen Blut, wie auch auf die angeblichen Unterschiede im Verhalten des normalen und diabetischen Blutes. Auch spätere Rettungsversuche von J. de Meyer vermochten der Lépineschen Theorie keine weitere Geltung zu verschaffen. Gleiches gilt von den Untersuchungen O. Cohnheim's sowie R. Hirschs, die zu beweisen suchten, daß in Muskeln und Leber ein glykolytisches Proferment gebildet werde, das durch Pankreasextrakt aktiviert wurde.

Nach dem heutigen Stand unserer Kenntnisse ist zwar das Vorhandensein glykolytischer Fermente im Blute (in Erythrocyten und Leukocyten) und verschiedensten Organen, welche den Traubenzucker zu Milchsäure abbauen, sicher erwiesen (S. 19), aber es ist mindestens zweifelhaft, ob quantitative oder qualitative Abänderungen dieser Fermente mit der Pathogenese des Diabetes irgendetwas zu tun zu haben. Neuerdings hat M. Bürger den Vorgang der Hämoglykolyse im überlebenden Blute unter verschiedensten Versuchsbedingungen wieder geprüft. Bei acidotischen Diabetikern findet sich tatsächlich eine Abnahme der glykolytischen Kraft des Blutes, aber diese ist nur sekundäre Folge der Änderung des Milieus, in dem sich der fermentative Zuckerabbau abspielt. Unter anderem zeigte sich, daß die Intensität der Glykolyse im einzelnen Falle von der Stärke der vorhandenen Acidosis abhängt; z. B. konnte durch Zusatz von Oxybuttersäure zum Blute die Glykolyse gehemmt werden. (Ältere Literatur und Kritisches über die ganze Frage bei B. Naunyn, C. v. Noorden, F. Kraus, E. Bendix und A. Bickel, F. Blumenthal und bei M. Bürger).

XI. Die verschiedenen Formen der Hypoglykämie.

Das Auftreten von Hypoglykämie hatte bis vor kurzem vorwiegend experimentell-pathologisches Interesse; erst die Darstellung des Insulins und die Entdeckung, daß es durch Injektion des Hormons gelingt, bei Menschen und Tieren den Blutzucker stark zu senken, hat der Hypoglykämie neuerdings auch klinische Bedeutung verliehen. Umstände, welche zur Verminderung des Blutzuckers führen können, sind folgende:

1. Der Nachschub von Zucker aus der Leber hält dem Verbrauch in der Peripherie nicht die Wage.

Es ist bekannt, daß durch starke, der Erschöpfung nahekommende Muskelarbeit Senkung des Blutzuckers hervorgerufen werden kann (W. Weiland, L. Lichtwitz, F. Reach, L. Grote, M. Bürger, Brösamlen und Sterkel, W. v. Moraszewski, Caesar und Schaal, G. C. E. Burger und J. C. Martens, S. A. Levine, B. Gordon und C. L. Derick). Die Verminderung ist meist nicht sehr erheblich. Nach sehr anstrengenden sportlichen Leistungen (Wettlauf) wurden allerdings gelegentlich ansehnliche Abstürze des Blutzuckers bis auf 0,045 % beobachtet. Personen mit solch stark erniedrigtem Blutzucker boten Symptome dar, welche dem Insulinchok nicht unähnlich waren. Manchmal wurden auch Erhöhungen des Blutzuckerwertes festgestellt. (Näheres siehe S. 134.)

Auch unter dem Einfluß starken Zuckerverlustes durch die Niere, wie es bei Phloridzinvergiftung der Fall ist, kommt es zu starken Senkungen des Blutzuckers, ja sogar bis zur Aglykämie, besonders wenn man die Tiere mehrere Tage hungern läßt (E. Frank und S. Isaac). In diesem Falle kann die kohlenhydratverarmte Leber, die den Zucker jetzt nur aus Eiweiß und Fett bildet, bei der großen Zuckerausfuhr durch die Niere dem Bedarf des Organismus nicht mehr voll nachkommen.

2. Die Glykogenbildung in der Leber ist so intensiv, daß für Abgabe von Zucker ins Blut nicht mehr genügend übrig bleibt. Es handelt sich hier um das Gegenteil der Reizhyperglykämie. So deutete man gelegentliches Auftreten von Hypoglykämie nach oraler Belastung mit Traubenzucker (M. Bönniger, E. Frank u. a.). Wenn die Deutung richtig ist, müßte man annehmen, daß die Glykogenbildung so stark wird, weil der reversible Prozeß Glykogen ⇄ Traubenzucker zeitweise ganz in der Richtung des Glykogens verschoben ist. Doch die Ursache des seltenen Geschehnisses ist noch ganz unklar, und wir halten auch die zitierte Deutung für sehr gewagt.

3. Das Leberglykogen wird nicht zu Belieferung des Blutes mit Zucker, sondern im eigenen Stoffwechsel der Leber direkt verwandt.

4. Die intermediäre Zuckerbildung ist aufgehoben, so daß weniger oder gar kein Zucker mehr ins Blut kommt. Die Hypoglykämie bei übergroßer Insulingabe ist das praktisch wichtigste Beispiel für unzureichende Lieferung von Zucker aus der Leber in das Blut (S. 225).

Wenn man die Leber vollständig aus dem Körper eines Tieres entfernt, so schaltet man damit die Hauptbildungsstätte des Zuckers aus. Die Folge ist starkes Absinken des Blutzuckers (O. Minkowski, W. Kausch, F. W. Pavy und R. L. Siau). In ihren neuen, Aufsehen erregenden Experimenten am leberexstirpierten Hunde sahen F. C. Mann und T. B. Magath den Blutzucker bis auf $0,03\%$ kurz vor dem Tode des Tieres sinken. Auch nach anderen Eingriffen (Gefäßunterbindung, Ecksche Fistel), welche eine Ausschaltung der Leber aus der Zirkulation bedingen, aber weniger klare Verhältnisse als die völlige Entfernung der Leber schaffen, wurde ebenfalls Hypoglykämie festgestellt (Bock und Hoffmann, J. Seegen, J. J. R. Macleod und R. G. Pearce, F. Fischler u. a.).

Durch hepatotrope Gifte kann die Zuckersynthese aufgehoben werden. Beim Studium der experimentellen Phosphorvergiftung fanden E. Frank und S. Isaac kurz vor dem Tode der Tiere Absinken des Blutzuckers bis auf Werte von $0,02\%$ und weniger. Dies beruht darauf, daß aus Zuckervorstufen kein Zucker mehr gebildet wird, denn S. Isaac zeigte, daß in der künstlich durchströmten Phosphorleber im Gegensatz zur Leber normaler Hunde, aus Milchsäure kein Zucker mehr entstand. Durch Kombination von Phosphor und Phloridzin wurde fast völlige Aglykämie hervorgerufen; auch die Hyperglykämie pankreas-diabetischer Hunde wird durch gleichzeitige Vergiftung mit Phosphor verhindert. Ein ähnlich wie Phosphor wirkendes Gift ist Hydrazin, welches ebenfalls Hypoglykämie bedingt (F. P. Underhill).

5. Entfernung der Nebennieren bewirkt Schwinden des Blutzuckers; auch bei Morbus Addisonii wird häufig Hypoglykämie beobachtet, wie O. Porges zuerst aus C. v. Noordens Wiener Klinik berichtete. Ob dies auf Wegfall des Adrenalins beruht oder auf Überwiegen des den Blutzucker herabsetzenden antagonistischen Pankreashormons, ist noch nicht entschieden.

6. Intravenöse Zufuhr von Salzen erniedrigt ebenfalls den Blutzucker (Natriumcarbonat, F. Underhill).

In neuerer Zeit haben besonders H. Elias und seine Mitarbeiter die Blutzucker herabdrückende Wirkung des Mono- und Dinatriumphosphats bei Injektion ihrer hypertonischen Lösungen geprüft und erwiesen. Bezüglich Guanidin siehe Insulintherapie.

Folgen der Hypoglykämie.

Das Schwinden des Blutzuckers ist von markanten Symptomen begleitet. Beim leberexstirpierten Tiere beobachteten Mann und Magath zuerst Muskelschwäche, dann den Verlust der Reflexe, später Steigerung der Reflexe, Muskelzuckungen und kurz vor dem Tode des Tieres Einsetzen von Krämpfen. Bei Eintritt der ersten Erscheinungen war der Blutzucker meist bis auf $0,05\%$ gesunken; zur Zeit der Krämpfe betrug er nicht über $0,03\%$. Die kausalen Beziehungen zwischen den geschilderten Symptomen und der Blutzuckersenkung folgern die Autoren einerseits aus dem Parallelismus zwischen Schwere der Erscheinungen und Blutzuckerhöhe, andererseits daraus, daß nach intravenöser Zufuhr von Zucker die Erscheinungen schnell zurückgehen. Die Schwäche schwindet; sind schon Krämpfe und Bewußtlosigkeit eingetreten, so hören auch diese auf. Alles dies finden wir klinisch wieder bei Überwirkung des Insulins (S. 238).

Bei Phosphorvergiftung hatten schon früher Frank und Isaac zwar keine Krämpfe — solche kommen bei Phosphorvergiftung nicht vor —, aber eine auffallende Muskelschwäche beobachtet, die sie auf den Mangel an Kohlenhydrat bezogen. Auch den bei der Phosphorvergiftung auftretenden toxischen Eiweißzerfall führten sie auf das im Sinken des Blutzuckers zum Ausdruck kommende Versagen der Kohlenhydratsynthese zurück. Sie brachten auch bereits das Schwinden des Blutzuckers mit dem Tode der Tiere in Beziehung. Das muß gegenüber Fischler hervorgehoben werden, der für sich in Anspruch nimmt, zuerst die Folgen des Blutzuckerschwundes, die er als „glykoprive Intoxikation" bezeichnet, erkannt zu haben; man kann ihm in dieser Beziehung eine Priorität nur zuerkennen, soweit es sich um die Beobachtung des Auftretens von Krämpfen bei blutzuckerarmen Tieren handelt. Übrigens haben auch schon O. Porges und in früheren Auflagen dieses Buches C. v. Noorden die Muskelschwäche der Addisonkranken und der Tiere nach Nebennierenexstirpation auf Kohlenhydratarmut des Blutes und Darben der zuckerbedürftigen Muskeln zurückgeführt.

XII. Glykosurie bei normalem oder herabgesetztem Blutzuckergehalt (Glykosuria normo- bzw. hypoglykämica).

1. Die Phloridzinglykosurie.

Seit Entdeckung der Phloridzinglykosurie durch J. v. MERING im Jahre 1886 weiß man, daß für das Auftreten dieser Form von Zuckerausscheidung eigenartige Gründe maßgebend sind. Sowohl der Entdecker, wie spätere Forscher (MINKOWSKI, A. QUINQUAUD, CONTEJEAN und viele andere) fanden nämlich, daß während der Phloridzinglykosurie das Blut ärmer an Traubenzucker wird — also der Zustand des Blutes ist genau demjenigen entgegengesetzt, welchen man nach der Piqûre, nach Überfütterung und bei vollentwickeltem Diabetes antrifft. Bei gleichzeitigem Hungern kommt es fast zur Aglykämie (E. FRANK und S. ISAAC). Es ist jetzt, insbesondere nach den Versuchen O. MINKOWSKIS, N. ZUNTZ', A. SEELIGS, A. ERLANDSENS nicht mehr zweifelhaft, daß Phloridzin in erster Stelle auf die Nieren einwirkt und die Epithelien der Nieren derartig verändert, daß sie ihre normale Fähigkeit der Zuckerretention verlieren und geradezu dem Blute den zirkulierenden Zucker begierig entreißen. Dies ist nicht als Filtration, sondern als echte Sekretion aufzufassen. Dafür spricht auch, daß im Gegensatz zu anderen Glykosurien bei Phloridzintieren das Nierenmark mehr Zucker enthält, als die Nierenrinde (M. NISHI). Gewöhnlich wird der in den Glomeruli austretende Zucker auf dem Wege zu den geraden Kanälchen resorbiert; beim Phloridzindiabetes scheinen die HENLEschen Schleifen als Sekretionsort in Frage zu kommen.

Daß es sich nicht nur um eine pathologische Sekretion von Zucker, sondern auch um Zuckerneubildung in der Niere (Abspaltung aus Eiweiß) handle, sprachen wohl zuerst F. W. PAVY, T. G. BRODIE und R. L. SIAU auf Grund ihrer Durchblutungsversuche aus. Später vertraten E. FRANK und S. ISAAC diese Lehre mit besonderem Nachdruck[1]). Sie ist einstweilen nur Hypothese; sie hat aber heuristischen Wert und sei darum hier erwähnt.

Jedenfalls ist der Angriff der Nierenepithelien auf den Blutzucker so stark, daß nicht einmal der experimentelle Eingriff, der sonst am sichersten zur Hyperglykämie führt, der Aderlaß, den Blutzucker anzureichern vermag. Andererseits bleibt die Phloridzinglykosurie aus, wenn man den Tieren Glutarsäure oder gewisse andere Dicarbonsäuren gibt (J. BAER und L. BLUM, G. G. WILENKO), wahrscheinlich infolge einer direkt antagonistischen Wirkung jener Dicarbonsäuren auf die Nierenepithelien. Auch fällt sie aus, wenn das Blut durch Nebennierenexstirpation abnorm zuckerarm gemacht wird (H. EPPINGER, W. FALTA, K. RUDINGER).

Die Zuckerberaubung des Blutes wird bei genügend starker Phloridzinvergiftung sofort mit einer Entleerung der Glykogenlager beantwortet, und wenn alles verfügbare Glykogen abgegeben ist, wird in der Leber neuer Zucker gebildet, um den wichtigen Zuckergehalt des Blutes zu ersetzen.

Eine Zeitlang hielt man trotz frühzeitiger Widersprüche die Nierenepithelien für die einzige Stelle des glykosurieauslösenden Angriffs. Neuerdings ist dies kaum mehr aufrecht zu halten. Nebenher scheint eine primäre Wirkung auf die Leber zu erfolgen, die die Leber zur Überproduktion von Zucker reizt (F. P. UNDERHILL, K. GRUBE. Referat von A. GIGON, A. EPSTEIN und G. BAEHR. Neuere Arbeiten von P. JUNKERSDORF.) Also Überproduktion einerseits, wie im Diabetes mellitus, und eine dem gewöhnlichen Diabetes ganz fremde übergroße Durchlässigkeit des Nierenfilters andererseits.

Gibt man Hunden etwa 1 g Phloridzin pro kg Körpergewicht, so enthält der nach einigen Stunden entleerte Harn $10^0/_0$ Traubenzucker und mehr. Die Glykosurie dauert solange fort, wie Phloridzin gegeben wird.

---

[1]) Sie führen dafür vor allem an, daß sowohl nach Leberexstirpation, wie nach Phosphorvergiftung (Lähmung der glykogenen Kraft der Leberzellen) Phloridzin starke Glykosurie erzeuge. Es müsse also noch extrahepatische Zuckerquellen geben. In den Nieren sei normalerweise Traubenzucker mit dem epithelialen Protoplasma verankert, wie man gleiches für Glykogen der Leber auch annimmt; diese vitale Bindung werde durch das Phloridzin gelockert. Der freigewordene Zucker fließe ab, neuer werde aus Eiweiß gebildet usw.

Das gleiche Resultat kann man auch beim Menschen erzielen, für den der Genuß von Phloridzin im übrigen keine Nachteile mit sich bringt. Der Zucker erscheint im Harn, gleichgültig ob vorher Kohlenhydrate genossen waren, ob das Individuum hungerte oder Fleischnahrung verzehrt hatte. Beim Menschen ist die Empfindlichkeit gegenüber Phloridzin unter dem Einfluß von gewissen Zuständen erhöht. Gravide (S. 72), Thyreotoxische, Diabetiker reagieren mit stärkerer Glykosurie und Hypoglykämie als Gesunde (L. Dünner, L. R. Grote u. a.). Auch Erkrankungen der Leber beeinflussen die Stärke der Phloridzinglykosurie (J. Bauer, B. Mendel, G. Rosenow, Schilling). Bei Diabetikern ist die Stärke der Phloridzinreaktion unabhängig von Dauer und Schwere der Erkrankung; jedoch pflegt der Blutzuckersturz bei hohen Blutzuckerwerten stärker zu sein als bei niedrigen (M. Rosenberg). Bei schwerer Niereninsuffizienz mit erhöhtem Rest-N sinkt die Phloridzinglykosurie auf subnormale Werte, während der Blutzucker meist, aber nicht immer ansteigt (M. Rosenberg, G. Hetényi).

Nach Abzug anderen Quellen entstammenden Zuckers, z. B. verzehrten Kohlenhydraten (sog. „Extrazuckers", wie ihn G. Lusk nennt), hält sich bei Mensch und Tier der Quotient D:N, d. h. das Verhältnis des Harnzuckers zum jeweiligen N-Umsatz, nahezu auf gleicher Höhe, nur wenig von 3,6 abweichend, auch wenn die Tiere durch Hunger oder sonstwie ihres ganzen Glykogenvorrates beraubt waren. Diese Konstanz des Quotienten D:N gilt als wesentliche Stütze für die Annahme, daß mangels Kohlenhydrataufnahme der Harnzucker bei Phloridzinvergiftung ausschließlich dem Eiweiß entstamme. C. v. Noorden bestreitet seit langem die Beweiskraft dieses Schlusses (vgl. unten: Zucker aus Fett). Der Schwere der Vergiftung entsprechend steigt, dem Harnzucker parallel, die N-Ausscheidung; der hierdurch angezeigte Eiweißzerfall kann beim Hungertier das 3—4fache des Normalen erreichen. Man findet sogar eine auffallende Gesetzmäßigkeit, so daß eine bestimmte Menge Phloridzin, subcutan einverleibt, ganz bestimmte Menge von Eiweiß zum Zerfall und Zucker zur Ausscheidung bringt.

Ob bei der Phloridzinvergiftung auch Fette zur Lieferung von Blutzucker hilfsweise herangezogen werden, ist noch Gegenstand der Diskussion. Nach früheren Untersuchungen schien es unwahrscheinlich (v. Mering, M. Cremer und A. Ritter, Halsey, M. Kumagawa und R. Hayashi); die entgegenstehenden Versuche von Contejean und Th. Rumpf, Hartogh und O. Schumm waren nicht beweiskräftig. F. Lommels Versuche lassen die Frage unentschieden, P. Junkersdorf hat wichtige Beweisstücke für ihre Bejahung beigebracht.

Die Frage hängt aufs innigste mit der Bedeutung des Quotienten D : N zusammen (S. 13). Daß er das Verhältnis angibt, in dem Zucker aus Eiweiß gebildet wird, muß erst noch bewiesen werden. Statt dessen wird es häufig als bewiesen oder selbstverständlich hingestellt und zur Schlußfolgerung benützt, es werde niemals soviel Zucker ausgeschieden, um auf das Fett als Zuckerquelle zurückgreifen zu müssen.

Die ganze Wertung des Quotienten D : N beruht auf der Voraussetzung, daß in den schweren Fällen von Diabetes mellitus kein Zucker in den Geweben verbraucht werde, bzw. daß aller Zucker, der im Körper gebildet wird, im Harn erscheine. Beim Diabetes mellitus kann man sich dabei auf eine weitverbreitete Theorie und gewisse scheinbare Gründe berufen, die aber nicht stichhaltig sind (vgl. Kap. Theorie). Nun hat man mit den gleichen Methoden, mittels derer man jene Theorie stützt, den Stoffwechsel beim akuten Phloridzindiabetes untersucht (A. Galambos und E. Schill). Man kam zum gleichen Resultat: scheinbar findet kein Verbrauch von Zucker im maximalen Phloridzindiabetes statt. Das hätte doch ein Warnungssignal sein sollen! Man hätte sich sagen sollen, daß eben die Methode (Messung des respiratorischen Quotienten nach Kohlenhydratzufuhr, S. 229 ff.) nicht das beweist, was man von ihr erwartet. Aber die Autoren gaben sich nicht einmal die Mühe, sich mit den Einwänden auseinanderzusetzen, die v. Noorden schon vor Jahren gegen diese Methode erhob[1]). Wie in aller Welt wollen sie erklären, daß durch die Phloridzinvergiftung plötzlich fast von einer Stunde zur anderen, ein Grundgesetz der Biologie, der Zuckerverbrauch in den Geweben, unterbrochen werden und nach wenigen Stunden, wenn das Phloridzin ausgeschieden ist, wieder voll in Kraft treten soll? Wäre es nicht richtiger gewesen, angesichts solcher ungeheuerlichen Folgerung an der Beweiskraft der Methode zu zweifeln und auch ihre Beweiskraft für das Geschehen im Diabetes in Frage zu ziehen? Die neuen Studien, die sich an Prüfung der Insulinwirkung anschlossen, haben der überschätzten Wertung des Quotienten D : N die Grundlage vollkommen entzogen. (S. 229.)

Auch nach einer anderen Richtung hin ist die Lehre von der Phloridzinvergiftung wichtig. Sie zeigt uns einen völlig neuen, an überraschenden Gesichtspunkten reichen Weg, auf dem der Organismus es zur Glykosurie bringen kann. In der Geschichte des Diabetes mellitus kehrte oftmals die Ansicht namhafter Autoren wieder, die dem Diabetes eine primäre Erkrankung der Nieren unterschieben. Dies ist freilich nicht haltbar, aber die Untersuchungen über Phloridzinvergiftung haben doch den Beweis geliefert, daß es eine von den Nieren abhängige Form der Glykosurie wirklich gibt.

Es gibt offenbar noch andere Gifte, welche die Nierenepithelien so beeinflussen, daß sie auch einem Blute mit normalem oder kaum erhöhtem Zuckergehalt Zucker entziehen. Hierhin gehören Chrom und Uransalze, Sublimat, Cantharidin, Selensalze, Natriumtellurat, Aloin (P. F. Richter, L. Pollak, E. Filipi, R. Luzzatto). E. Frank wies nach, daß durch die genannten Gifte nicht nur vorübergehend, sondern bei öfters wiederholten Injektionen eine langdauernde Nierenreizung (tubuläre Nephritis) mit geringer Albuminurie und Glykosurie mit gleichzeitig niedrigem Blutzucker erweckt werden kann. Alle diese Gifte verleihen den Nieren eine größere „Durchlässigkeit" für Zucker. Vielleicht gibt es Stoffwechselanomalien, die zur Produktion ähnlich wirkender Nierengifte führen (siehe Schwangerschaftsglykosurien S. 71).

2. Die renale Form der Glykosurie beim Menschen. (Nierendiabetes.)

Die durch das Studium der Phloridzinvergiftung gegebene Erfahrung ließ mit der Möglichkeit rechnen, daß auch in der Klinik des menschlichen Diabetes eine renale Pathogenese vorkommen kann. Man hätte unter Nierendiabetes chronische Glykosurien meist geringen Grades zu verstehen, bei denen der Blutzuckerspiegel normal oder doch im Verhältnis zur Stärke der Glykosurie ungewöhnlich niedrig eingestellt ist. Dies fällt begrifflich zusammen mit krankhaft gesteigerter Durchlässigkeit der Nieren für Zucker, auch wenn man das Pathologische nicht in „Undichtigkeit", sondern in fermentativer Abart der Nierenepithelien sucht (S. 248). Theoretisch ist gegen das Vorkommen einer solchen Form des Diabetes mellitus nichts einzuwenden, seit man weiß, daß die Glykosurie bei Phloridzinvergiftung auf diese Art zustande kommt (S. 65). Eine durch abnormes Verhalten der Nierenepithelien bedingte chronische Glykosurie stände natürlich in pathogenetischer Hinsicht weit ab von dem dyspankreatischen Diabetes und ebenso von allen Formen der chromaffinogenen Glykosurien; sie müßte als Krankheitsbild eigener Art gedeutet werden.

In der Tat ist dies geschehen. Anerkannt muß unbestritten werden, daß solche Fälle vorkommen. Sie sind von einwandsfreien Beobachtern festgestellt. R. Lépine hatte als erster (1895) auf Grund der Beobachtung, daß starke Glykosurie mit leichter Hyperglykämie verbunden sein könne und umgekehrt, in dem renalen Faktor ein wichtiges Glied in der Kette des Mechanismus der Glykosurieentstehung erkannt. Im folgenden Jahre (1896) gab G. Klemperer den zusammenfassenden Namen „renalen Diabetes" jenen Fällen von Glykosurie, die in Analogie zum Phloridzindiabetes ohne Hyperglykämie einhergehen und daher auf vermehrter Durchlässigkeit der Niere für Zucker beruhen sollten.

---

[1]) C. v. Noorden: Über Theorie und Theorie des Diabetes. Med. Klinik 1911, Nr. 1. — Dieses Werk, 6. Aufl., S. 102. Berlin: Julius Springer 1912.

Die ersten klinischen Fälle, die veröffentlicht wurden, bildeten in Wahrheit aber keineswegs eine Stütze für das Vorkommen einer derartigen Glykosurieform; teils handelte es sich wie in den Beobachtungen von R. Lépine, B. Naunyn, Roque und Challe um transitorische Glykosurien, die nicht den Namen Diabetes verdienen, teils ergaben wie in den Fällen von G. Klemperer, R. Kolisch, Murlin und Niles, Strauss, Debove, die Blutzuckerbestimmungen schon im nüchternen Zustande Werte, die oberhalb der normalen Grenze lagen. Infolgedessen wurde die Berechtigung, einen derartigen Typ des Diabetes aufstellen zu dürfen, von C. v. Noorden im Jahre 1912 und von G. Bergmark sogar noch im Jahre 1915 bestritten.

Indessen häuften sich allmählich Beobachtungen, welche dem von G. Klemperer zu Unrecht aus seinem Falle abgeleiteten Krankheitsbilde entsprachen. (M. Bönniger, H. Tachau, W. Weiland, E. Frank, H. Salomon, G. Rosenfeld, Cammidge, Graham, Parkes Weber, K. Faber und A. Norgaard, M. Labbé, O. J. Wynhausen und M. Elzas, B. Udinghoff, D. S. Lewis, E. Joel, J. E. Holst, F. Umber und M. Rosenberg u. a.)

Man hat versucht, zwei Haupttypen des renalen Diabetes aufzustellen:

1. den renalen Diabetes der Jugendlichen und
2. die renale Schwangerschaftsglykosurie.

a) Der normoglykämische Diabetes der Jugendlichen.

Einzelne Fälle dieser Art waren schon von den eben genannten Autoren beschrieben. Zum eigenartigen Krankheitsbilde stempelte sie aber erst H. Salomon, der den Namen „Diabetes innocens juvenum" empfahl. G. Rosenfeld beschrieb später das gleiche als „Diabetes innocuus". Besonders ist dann E. Frank für den Diabetes renalis als einer besonderen Krankheitsentität eingetreten. Durch diese Arbeiten war zunächst festgelegt, daß es Fälle von Diabetes leichter Art gibt, die zwar schon im jugendlichen Alter sich melden und dann — im Gegensatz zu den meisten anderen Fällen jugendlicher Erkrankung — lange Jahre, vielleicht auf die Dauer, gutartig bleiben. Es ist aber zu erwähnen, daß der gleiche Krankheitscharakter auch gar nicht selten bei älteren Personen gefunden wird. Ob er dann, unentdeckt, mit seinen Wurzeln bis in die Jugendzeit reicht, bleibt oft ungewiß.

1. **Kardinalsymptom** des renalen Diabetes ist das Vorhandensein von Glykosurie bei normalem Zuckergehalt des Blutes im nüchternen Zustande. Häufig ist die Glykosurie weitgehend unabhängig von der Kohlenhydratzufuhr in der Nahrung; sie braucht es aber nicht zu sein, ist dann vielmehr oft, je nach Kostordnung, intermittierend. Der Grad der Glykosurie ist gewöhnlich gering; sie überschreitet durchschnittlich 10—30 g pro die nicht; in den am stärksten belasteten einzelnen Harnportionen erscheint meist nicht mehr als 1,5—2 % Zucker. Wenn Kn. Faber und A. Norgaard, O. Wynhausen und M. Elzas, sowie auch H. Salomon angeben, in einzelnen ihrer Fälle sei bis zu 100 g Zucker ausgeschieden worden, so gibt das unseres Erachtens zu Zweifel Anlaß, ob diese Fälle tatsächlich dem gutartigen renalen Diabetes zuzurechnen sind; sie bedürfen jedenfalls einer sorgfältigen Überwachung. Gewöhnlich wird die Glykosurie durch Diät insofern nicht beeinflußt, als auch bei Kohlenhydratkarenz Spuren von Zucker austreten. Wir sahen Fälle, wo dies periodisch zutraf, zu anderen Zeiten aber nicht. Es hängt scheinbar von dem jeweiligen Grade der Durchlässigkeit der Nieren ab, ob die Glykosurie schon im nüchternen Zustande, bei Blutzuckerwerten von 0,07—0,1 % vorhanden ist (Dauerglykosurie) oder ob sie nur bei höheren Werten (0,12—0,15 %) in die Erscheinung tritt, also bei einem Blutzuckergehalte, den der gesunde Durchschnittsmensch nach kohlen-

hydratreichen Mahlzeiten ohne Zuckerausscheidung erreicht (intermittierende Glykosurie). Dann ist (ebenso wie beim Leichtdiabetiker) nüchtern oder bei gleichmäßig über den Tag verteilter Amylaceenkost der Harn zuckerfrei, nach einer vorwiegend aus Kohlenhydraten bestehenden Mahlzeit oder nach Genuß von Zucker aber zuckerhaltig.

2. Nach **Belastung** mit **Traubenzucker** zeigt Blutzucker gleichen Verlauf wie beim Gesunden, d. h. es werden je nach Menge des verabfolgten Zuckers vorübergehend Blutzuckeranstiege bis zu $0,18\,^0/_0$ beobachtet, aber die Kurve kehrt gewöhnlich nach $1\,^1/_2$ Stunden wieder auf ihren Ausgangspunkt zurück. Das Auftreten alimentärer Hyperglykämie schließt also an und für sich, wie E. Frank hervorhebt, die Diagnose „renaler Diabetes" nicht aus. Als charakteristisch für diesen wird bezeichnet, daß innerhalb einer hyperglykämischen Zone, die beim Gesunden keine Glykosurie zur Folge hat, Zucker auftritt. Wenn aber die Ausscheidung des Zuckers erst bei Werten erfolgt, die nahe der normalen postalimentär-hyperglykämischen Grenze liegen (0,17 bis $0,2\,^0/_0$), drängt sich von selbst die Frage auf, ob nicht ein Diabetes hyperglykämicus levissimus vorliegt.

Verabfolgt man, wie S. 157 beschrieben, eine kleine Zuckergabe (20 g) und nach einer Stunde die gleiche oder höhere Zuckergabe, so tritt in den uns hier beschäftigenden Fällen, wie bei Gesunden, nach der zweiten Belastung kein neuer Anstieg des Blutzuckers ein; trotzdem kann Zucker ausgeschieden werden (C. Traugott, M. Nothmann). (Siehe auch S. 33.)

3. Was das **klinische Bild** betrifft, so klagen manche Patienten über keinerlei Beschwerden. Der Zucker wurde dann meist zufällig gefunden (Lebensversicherungantrag usw.). Da es sich aber vielfach um Neuropathen handelt, so treten uns oft verschiedenartige Klagen entgegen (Müdigkeit, Schwäche, Potenzstörungen usw.), die die Autoren aber nicht mit „diabetischer Stoffwechsellage", sondern mit der begleitenden konstitutionellen Neurasthenie in Zusammenhang bringen. Manchmal müssen die Beschwerden als suggeriert betrachtet werden, wenn sich aus irgendeinem Grunde (u. a. auch wegen ungeschickten Vorgehens des Arztes) die Idee festsetzt, die bestehende leichte Glykosurie sei Anfang fortschreitenden Siechtums (Wynhausen und Elzas). Auch Furunculose, Dermatosen, Neuritiden können vorkommen, ebenso wie bei jedem anderen, nicht an echtem Diabetes leidenden Menschen; ob nur ebensohäufig wie bei Nichtdiabetikern, läßt sich heute noch nicht sagen. Es wäre heute eine der irrtumreichen, berüchtigten, voreiligen Statistiken der kleinen Reihen, wenn man Zahlen ins Feld führen wollte! Vorkommnisse, wie Furunculose und namentlich Neuriditen als rein zufällige Komplikationen zu betrachten und ihnen zu Trotz an der gefälligen Diagnose „harmlose renale Glykosurie; keine Spur von Diabetes" festzukleben, wird sich doch gar manches mal als autosuggeriertes, verhängnisvolles subjektives Werturteil des Arztes entpuppen.

4. Die **Ursache** der zweifellos erhöhten Durchlässigkeit der Nieren für kleine, beim Durchschnittsmenschen normale Zuckermengen des Blutes ist noch unklar. Wir bewegen uns da noch völlig auf dem Gebiete der Hypothesen, ja sogar der Vermutungen. Vielleicht spielen Veränderungen im gegenseitigen Verhältnis der Elektrolyte des Blutes, insbesondere des Quotienten Kalium zu Calcium, eine Rolle. Daß Elektrolytverschiebungen im Gesamtorganismus zu Glykosurie führen können, wurde auf Seite 35 bereits besprochen. Die Angabe von P. J. Cammidge, in Fällen von renalem Diabetes bestehe Hypocalcämie und nach Verabfolgen von Calcium und Parathyreoidin verschwände die Glykosurie für längere Zeit, bedarf noch weiterer Nachprüfung. Auch M. Labbé beschreibt Besserung der Glykosurie bei langwährender Calciumkur. Wir selbst sahen in einem hierher gehörigen Falle nach vorheriger intravenöser Injektion von Afenil die nach Traubenzuckerbelastung eintretende Glykosurie geringer ausfallen, als ohne Calcium, während L. Nürnberger durch Calcium artifizielle Glykosurie nicht unterdrücken konnte.

Der Zusammenhang von Glykosurie mit anderen Funktionsstörungen der Nieren ist ebenfalls noch ganz unsicher. Gelegentlich wurden Spuren von Albumin und periodenweises Auftreten roter Blutkörperchen gefunden (W. WEILAND u. a.); auch fand sich der renale Diabetes manchmal mit orthotischer Albuminurie vergesellschaftet (LABBÉ). Die nicht gerade sehr seltenen leichten Albuminurien bei „renalem Diabetes" bedürfen noch des Studiums. Eine ursächliche Rolle im Sinne einer Erzeugung vermehrten Permeabilität der Nieren für Zucker ist nicht wahrscheinlich. Bei echtem Diabetes vermindern Störungen der Nierenfunktion eher den Grad der Glykosurie. Auch für das Zusammentreffen von „renalem Diabetes" mit Infektionen, wie Scharlach, Angina, Diphterie, wie es LABBÉ beschrieb, wird von diesem selbst ein kausaler Zusammenhang abgelehnt, wahrscheinlich sehr mit Unrecht!

Wie weit ursprüngliche Verknüpfung in F. UMBER'S und M. ROSENBERG'S Fällen innocenter Glykosurie, die im Anschluß an Nephrosen und Feldnephritis entstanden sind, anzunehmen ist, steht auch noch dahin. Die Vorstellung, daß eine Läsion der Nieren einfach vermehrtes Durchfließen von Zucker zur Folge haben solle, befriedigt nicht und wird auch sicher den Tatsachen nicht gerecht. Läßt sich doch auch z. B. bei Patienten mit Nephrose nach Überschwemmung des Blutes mit Zucker (durch intravenöse Injektion) keine abnorme Zuckerdurchlässigkeit nachweisen (M. ROSENBERG).

Man kann in ätiologischer Beziehung bisher nur sagen, daß Patienten mit normo-glykämischem Diabetes sich häufig durch Labilität des ganzen vegetativen Nervensystems auszeichnen. In diesem Sinne ist die Erkrankung der orthostatischen Albuminurie verwandt. In unsichtiger Ferne erscheint als Möglichkeit ein gewisser Zusammenhang zwischen Labilität des vegetativen Systems und einer von ihr abhängigen zur Glykosurie führenden Elektrolytverschiebung auf normo-glykämischer Basis, wobei man heute ebensowohl an abgeänderte kolloidale Bindung des Zuckers im Blute wie in den Nierenepithelien — glauben kann. Bemerkenswert ist, daß nach Injektionen von Adrenalin eine ganz auffallende Steigerung der Glykosurie bei normo-glykämischem Diabetes eintritt (E. JOEL). Auch G. ROSENFELD hat schon an eine erhöhte Tätigkeit der Nebennieren gedacht. Dann müßte man eigentlich durch reichliche Alkaligaben die Zuckerausscheidung unterdrücken können, ebenso wie die experimentelle Adrenalinglykosurie (S. 57). Dies ist aber nicht der Fall. Als bemerkenswert mag hervorgehoben werden, daß wir unter unseren Fällen mit dem Typus der renalen Glykosurie dreimal Patienten mit Ulcus ventriculi hatten.

5. **Heredität.** Nach H. SALOMON ist der normo-glykämische Diabetes öfters hereditofamiliär; ob ebensohäufig wie der hyperglykämische, steht dahin (zu kleine Statistik!). Th. BRUGSCH und K. DRESEL berichteten über eine ganze Familie, in der von 55 Deszendenten 13 normo-glykämische Glykosurie zeigten. JARLÖV, CAMMIDGE, GRAHAM, LABBÉ, UMBER und ROSENBERG beobachteten die gleiche Form bei Vater und Kind.

6. Die **Prognose** ist, wie H. SALOMON durch die Bezeichnung hervorhob, gut. Übergang von normo-glykämischem zu hyperglykämischem Diabetes wird vielfach bestritten (siehe unten). Einzelne Autoren (LABBÉ, CAMMIDGE) verfügen über Beobachtungen von 16—20jähriger Dauer, ohne daß sich hinsichtlich der Glykosurie etwas geändert hätte. Für die große Mehrzahl der Fälle ist die Beobachtungsdauer aber viel zu kurz, um lebenslänglichen Stillstand der Krankheit als Regel bezeichnen zu dürfen.

Fassen wir zusammen, so möchten wir als Fälle von reinem normo-glykämischen Diabetes nur diejenigen auffassen, welche die oben beschriebenen Kriterien aufweisen. Fälle aber, welche als solche beschrieben wurden, jedoch auch im nüchternen Zustande erhöhte Blutzuckerwerte aufweisen oder eine pathologische Form der alimentären Hyperglykämiekurve zeigen, möchten wir nicht dazu rechnen. Wenn das z. B. H. SALOMON trotzdem tut und vor allem den Charakter der Gutartigkeit als maßgebend hält, so taucht eben die Schwierigkeit auf, woran man im gegebenen Falle, mangels weit zurückgreifender Beobachtungszeit, die unbedingte Gutartigkeit solcher Fälle erkennen soll. Aber auch die bisherige Gutartigkeit und weiteres Verharren dabei beweist nicht unbedingt die renale Natur eines Diabetes. Es gibt überaus zahlreiche Fälle von Diabetes, die bei ihrer Entdeckung leichter Art sind und diese Art sowohl hinsichtlich des Zuckerhaushaltes wie hinsichtlich anderer klinischen Erscheinungen bewahren — jahre-, jahrzehntelang —, um später doch noch in üble Formen auszuarten. Es gibt aber auch ausgesprochene typische Diabetesfälle ernsterer Art mit mittlerer Glykosurie und Hyperglykämie, die kein Arzt jenseits der Diagnose „gewöhnlicher Diabetes" stellen möchte, die aber trotz verhältnismäßig kohlenhydratreicher Kost sich jahrelang nicht verschlimmern, sondern zu einem Stillstand gelangt sind (S. 263). Sie sind gekennzeichnet durch eine auffallende Starre der täglichen Zuckerverluste trotz starken Wechsels der Kohlenhydratzufuhr. Jahre hindurch kann das Verhältnis fortbestehen. Hier handelt es sich durchweg um ältere Leute. Vom Standpunkt der Glykosurie aus zweifellos gutartige Fälle, jedoch als Ganzes betrachtet oft recht übel, mit starker Anwartschaft auf diabetische Komplikationen, Sehstörungen, Neuritiden, Gangrän an der Spitze. Vom Standpunkt der Glykosurie aus unterscheiden sie sich vom „Diabetes innocens, Typus SALOMON" nur durch eine höhere Einstellung der Glykämie. Sind es vielleicht solche Fälle, die ursprünglich geringe Glykosurie mit Normo- oder Hypoglykämie verbanden und lange Zeit auf gleicher Stufe verharrten? Wir wissen es nicht; denn die Kenntnis dieser Fälle ist noch zu jung, insbesondere sind genaue Blutzuckeranalysen erst seit wenigen Jahren gang und gäbe.

Wir möchten hier die Frage aufwerfen, ob es nicht Einzelpersonen und ganze Gruppen solcher (familiäre Anlage, siehe oben) gibt, bei welchen ungewöhnlicher Tiefstand des Blutzuckers einfach als konstitutionelle Variante aufzufassen ist, für sie die Norm bedeutend. Persönlichkeiten, bei denen die Schwelle für Durchlässigkeit der Nieren im Sinne des tiefen Blutzuckerstandes verschoben ist. Wenn sie an leichtem Diabetes erkranken, so bieten sie, im Vergleich zum Durchschnittsmenschen, das Bild des „renalen Diabetes" dar. Und es scheint fast, daß bei ihnen die Neigung zu Erkrankungen an leichtem echten, d. h. pankreatischem Diabetes groß ist.

Vgl. zu diesem Abschnitte S. 247 u. 259.

b) Die sogenannte renale Glykosurie der Schwangeren.

Die zweite, viel zahlreichere Gruppe der Fälle von normo-glykämischer Glykosurie tritt uns als „Schwangerschaftsglykosurie" entgegen. Das gelegentliche spontane Auftreten von Zucker im Harn der Schwangeren ist schon seit Mitte vorigen Jahrhunderts bekannt (Literatur bei A. GOTTSCHALK). Später fiel das außerordentlich häufige Vorkommen alimentärer Glykosurie und Lävulosurie auf und wurde als Störung der Leberfunktion gedeutet (R. v. JAKSCH, HOFBAUER).

Im Jahre 1911 stellte C. MAASE bei einer Schwangeren mit spontaner Glykosurie einen normalen Blutzuckergehalt fest und kurz darauf berichteten J. NOVAK, O. PORGES und H. STRISOWER aus v. NOORDEN's Wiener Klinik über 16 Fälle von spontaner Glykosurie bei Graviden, bei denen die Zuckerausscheidung nach verschiedenen Kostformen, die Toleranz gegenüber verschiedenen Zuckerarten und der Blutzuckergehalt bei verschiedenem Stande der Glykosurie untersucht war. Nur in zwei Fällen fand sich Hyperglykämie, während in den übrigen deutliche und anhaltende Zuckerausscheidung bei normalen oder subnormalen

Blutzuckerwerten erfolgte. Die Autoren nahmen an, die Schwangerschaftsglykosurie beruhe auf einer Überempfindlichkeit der Niere gegen den Blutzucker,
ohne daß sich in den meisten Fällen eine wahre Störung im sonstigen Kohlenhydratstoffwechsel nachweisen ließe.

O. PORGES in Verbindung mit J. NOVAK fanden aber eine noch viel über-
raschendere Tatsache. Bei Kohlenhydratabstinenz bekommen Schwangere eine
viel höhere Ketonurie als Nicht-Schwangere, und zwar nicht parallel etwaiger
Glykosurie. Z. B. schied eine im 9. Monat Schwangere am 3. Kohlenhydrat-
abstinenztage in 24 Stunden aus: 2,07 Aceton und 11 g β-Oxybuttersäure! Auch
bei ansehnlicher Kohlenhydratzufuhr findet man oft Werte, die bei gleicher
Kost weder von gesunden Nicht-Schwangeren noch von Kranken mit leichtem
Diabetes erreicht werden; und um eine einmal bestehende Acetonurie zu
unterdrücken, muß man Schwangeren viel mehr Kohlenhydrate geben als sonst.
Dies alles ist im Beginne der Gravidität nicht so deutlich wie in späteren Monaten.
Gleiches findet sich auch bei Extrauterinschwangerschaft, so daß schon damals
NOVAK und PORGES empfahlen, die besondere Neigung zur Ketonurie für die
Diagnose Extrauterinschwangerschaft zu benützen.

Gerade auf Grund der acidotischen Neigung konnte C. v. NOORDEN selbst
sich niemals der Deutung seiner Schüler voll anschließen (Krankheiten und Ehe.
1916; VII. Auflage dieses Buches 1917). Später wies er nachdrücklich darauf
hin, daß bei Schwangerschaft der Zuckerhaushalt sich ein wenig in Richtung der
echt diabetischen Stoffwechselstörung verschöbe (hausärztliche Behandlung, 1923).

In einer unter Leitung von E. FRANK angefertigten Arbeit hat H. MANN bei
Schwangeren, die keine Glykosurie hatten, Blut- und Harnzucker nach Belastung
mit 100 g Dextrose untersucht. Auf Grund der Resultate, die keine pathologische
Erhöhung des Blutzuckers ergaben, wurde geschlossen, daß bei allen schwangeren Frauen ein latenter „renaler" Diabetes bestehe. Gleiches fanden mit etwas abweichender Methodik P. GRÜNTHAL sowie D. ADLERSBERG und O. PORGES.

Neuerdings lehnen O. KLEIN und E. RISCHAWY die rein renale Genese der
Graviditätsglykosurie ab und führen letztere auf eine Störung im Zusammenwirken der verschiedenen innersekretorischen Drüsen zurück. Auch F. UMBER und
M. ROSENBERG ziehen hormonale Veränderungen während der Schwangerschaft
als genetischen Faktor in Betracht.

Die Tatsache, daß bei Graviden in der Mehrzahl der Fälle nach Belastung
mit Traubenzucker Glykose in den Harn übergeht, haben E. FRANK und M. NOTH-
MANN veranlaßt, die Probe auf alimentäre Glykosurie bei gleichzeitiger Berücksichtigung des Blutzuckers zur Frühdiagnose der Gravidität zu empfehlen. Ihre
Befunde fanden auch bei Abortus imminens und Extrauteriengravidität Bestätigung (L. NÜRNBERGER, A. SEITZ und F. JESS, W. E. WELZ und A. E. v. NEST,
A. W. BAUER, K. HELLMUTH, H. LEMBCKE und P. LINDIG).

Eine Modifikation dieser Probe besteht darin, daß nach oraler Verabfolgung von nur
10 g Zucker eine gleichzeitige Injektion von 0,5 ccm Adrenalinlösung (1 : 1000) gemacht wird
(ROUBITSCHEK, KÜSTNER). Da Frauen im ersten Drittel der Gravidität, im Gegensatz zu
nichtschwangeren Frauen, schon auf 2 mg Phloridzin mit Glykosurie reagieren, wurde auch
diese Probe zur Frühdiagnose empfohlen (KAMNITZER und JOSEPH, LEWIN, BÜRGER, KÖSTER,
SCHILLING, M. HARNIK).

Von diesen beiden scheint die FRANK-NOTHMANNsche Probe auf alimentäre Glykosurie
die sicherere Probe zu sein; die Phloridzinprobe soll viel schwankendere Resultate geben.
Negativer Ausfall dieser Proben schließt freilich Schwangerschaft nicht aus. In allen zweifelhaften Fällen raten wir unbedingt die Probe auf Ketonurie hinzuzunehmen (Verhalten der
Harnketone und der CO_2-Spannung der Alveolarluft bei Kohlenhydratkarenz, s. oben).

Noch ein anderes: Wenn wir bei einer Schwangeren mit leichter Glykosurie
— gleichgültig wie der Blutzucker sich verhält — starke Neigung zu Ketonurie
finden, liegt der Verdacht auf Schwangerschaftsglykosurie als alleiniger oder

doch beherrschender Faktor näher als der Verdacht auf echten bedrohlichen Diabetes. Wir betonen dies im Gegensatz zu verbreiteter irrtümlicher Meinung. Wir kennen Fälle, wo auf letztere hin ganz unnötigerweise Abort bzw. Frühgeburt eingeleitet wurde.

Vgl. zu diesem Abschnitt S. 314

Zweites Kapitel.
Ätiologie des Diabetes mellitus.
I. Landschaft; Ernährungsweise.

Diabetes mellitus kommt in allen Ländern vor, aber, wie es scheint, nicht mit gleicher Häufigkeit. Als Länderstriche, die besonders reich an Diabetikern sind, gelten Galizien, Ungarn, Süditalien, Ostindien, Malta; letzteres 38,4 Todesfälle auf 100000 Einwohnern. K. PRASAD meldet z. B., in Britisch-Ostindien hätten von den Eingeborenen (Hindus) aus den besseren Ständen im Alter zwischen 40 und 60 Jahren nicht weniger als $15^0/_0$ Glykosurie, und meist entwickele sich daraus ein richtiger Diabetes mellitus. Manche Autoren bringen die Vorliebe der Krankheit für diese Gegenden mit dem reichen Genuß von Vegetabilien und zumal süßer Früchte in Beziehung. Es ist aber sehr fraglich, ob diese Verknüpfung gerechtfertigt ist; denn die vorwiegend vegetarische Lebensweise ist ungeheuer weit über den Erdkreis verbreitet und gehört auch in vielen Gegenden zur Regel, aus denen eine besondere Häufigkeit des Diabetes nicht gemeldet wird. Anderseits rechnet man auch die baltische Küste, den mittleren Rheingau und Nordamerika zu den an Diabetes reichen Ländern, obwohl dort von übermäßigem Genuß der Kohlenhydrate nicht die Rede ist. Ferner läßt sich anführen, daß wenigstens in Deutschland und, wie es scheint, auch in anderen Ländern der Diabetes die wohlhabenden Volksschichten bei weitem mehr befällt als die ärmeren Klassen. Wenn man die Ernährungsweise der Bevölkerung in Betracht zieht, so spricht diese Tatsache doch energisch gegen die Berechtigung, bestimmte Beziehungen zwischen Diabetes und überwiegendem Genuß von Kohlenhydraten anzuerkennen. Man kann höchstens sagen, kohlenhydratreiche Kost begünstige den Ausbruch der Krankheit, wenn die Anlage vorhanden ist. In diesem und im oben bemerkten Sinne äußert sich auch E. E. WATERS in einem Werke, das auf die Ursachen des in Britisch-Indien so häufigen Diabetes ausführlich eingeht. Ferner berichten DE LANGEN und LICHTENSTEIN, daß in Holländisch-Indien bei den Einheimischen, die ebenso wie die Hindus sehr kohlenhydratreich leben, Diabetes geradezu selten sei.

Neuerdings wird von verschiedenen Seiten darauf hingewiesen, daß die Frequenz des Diabetes in fortwährendem Steigen begriffen sei (LÉPINE, CAROE, H. A. HARE, R. T. WILLIAMSON). Sehr überzeugend sind die Zahlen des statistischen Amtes in Berlin. Nach einer Mitteilung von FR. PRINZING starben in Berlin an Diabetes mellitus auf je 100000 Einwohner jährlich:

	männlich	weiblich
1871—1875	2,2	1,2
1875—1880	4,0	2,0
1881—1885	4,6	2,6
1886—1890	6,2	3,8
1891—1895	9,3	5,5
1896—1900	11,6	6,9
1901—1905	20,7	12,3

Für Preußen ergeben sich auf Grund der Medizinalstatistischen Nachrichten des Statistischen Landesamtes folgende Zahlen:

Zeitraum	Es starben an Diabetes durchschnittlich pro Jahr Personen	Auf 1 Million Lebende entfielen Todesfälle an Diabetes
1881—1885	428	15
1886—1890	616	21
1891—1895	874	28
1896—1900	1267	38
1901—1905	1950	54
1906—1910	2809	72
1911—1915	4022	87
1916—1920	2489	55

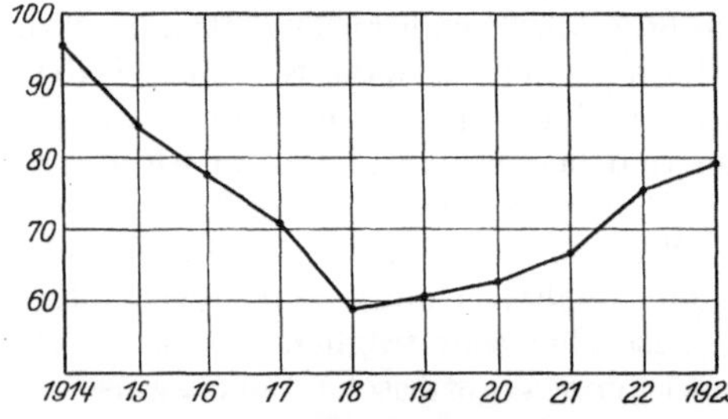

Abb. 1. Todesfälle an Diabetes in den Jahren 1914 bis 1923 auf 1 Million Lebende in Preußen.

Es zeigt sich also eine dauernde Zunahme der Diabetesmortalität bis zum Ausbruche des Weltkrieges. Während der Kriegsjahre sinkt dieselbe außerordentlich, um dann aber wieder langsam anzusteigen, wie die nachstehende Kurve zeigt. Diese umfaßt die Jahre 1914—1923. Im Jahre 1914 hatte die Sterblichkeit ihren höchsten Stand erreicht. Die Zunahme der Diabetessterblichkeit gilt auch für andere Länder. Die nebenstehende, einer statistischen Arbeit C. Pirquet's entnommene Kurve zeigt dies auch für England und die Schweiz.

In den Vereinigten Staaten von Nordamerika wurden nach einer Angabe

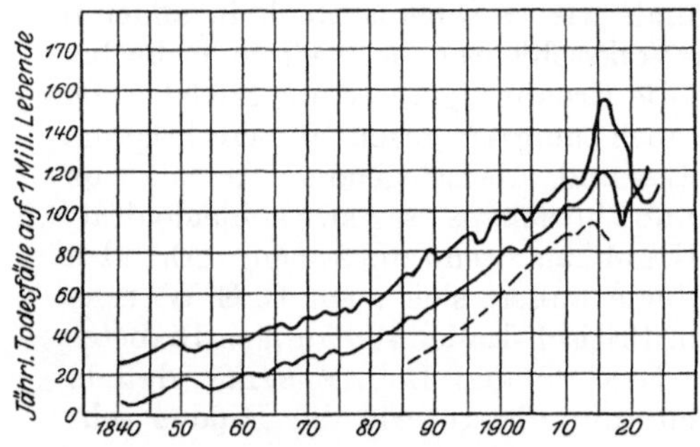

Abb. 2. Relative Zahlen der Todesfällen an Diabetes in England und in der Schweiz 1840—1922. Obere Linie Männer, untere Lini Frauen in England; gestrichelte Linie Schweiz.

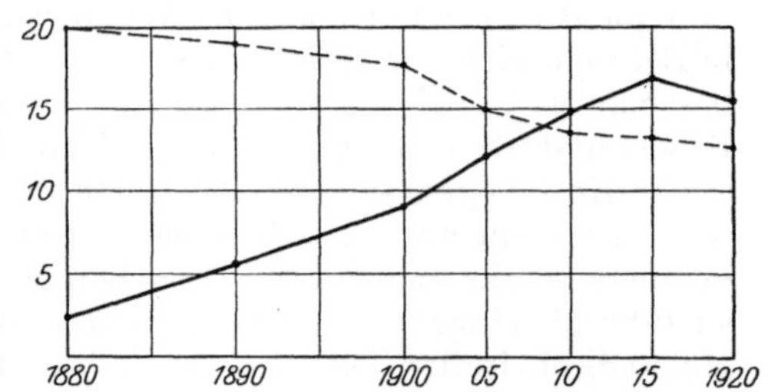

Abb. 3. — — — Zahl der Gesamttodesfälle pro 1000. ———— Zahl der Todesfälle an Diabetes pro 10 000.

E. P. Joslin's im Jahre 1880 2,8 und im Jahre 1920 16 Todesfälle auf je 100 000 Einwohner festgestellt. Die oben rechtsstehende dem Buche Joslin's entstammende Kurve (Abb. 3) zeigt ferner von 1880 bis 1920 die Zahl der Todesfälle an Diabetes progressiv zunehmend, die allgemeine Sterblichkeitsziffer aber in dauerndem Sinken begriffen.

Joslin sagt, wenn diese Steigerung anhielte, würde der Diabetes mit der Tuberkulose als Todesursache in Konkurrenz treten. Die auffallende Zunahme der Erkrankungen an Diabetes steht sicher in Zusammenhang mit der größeren Aufmerksamkeit, die dieser Krankheit geschenkt und mit der Tatsache, daß der Harn häufiger als früher untersucht wird. Die Diagnose erscheint daher häufiger auf den Meldebogen. Daß der Diabetes jetzt viel häufiger als früher richtig diagnostiziert wird, hat C. Pirquet unseres Erachtens nicht genügend berücksichtigt. Den ungeheueren Zahlenanstieg, den alle Statistiken melden, erklärt dies aber nicht. Amerikanische Autoren (E. P. Joslin, H. Emerson und L. D. Larimore, J. M. Anders und H. L. Jameson) führen ihn auf die zunehmende Überfütterung in den letzten Jahrzehnten zurück und verweisen auch auf das Sinken der Diabetesmortalität während des Weltkrieges.

Joslin berechnet, daß $2^0/_0$ der amerikanischen Bevölkerung an Diabetes leide; das ergäbe die große Zahl von 2 Millionen Diabetikern in den Vereinigten Staaten.

Eine wirklich brauchbare Statistik über die Häufigkeit des Diabetes besitzt aber kein Land und keine Stadt. Die Todesstatistiken geben kein richtiges Bild, da in einem großen Prozentsatz der Fälle andere Krankheiten den Tod verursachten; der Diabetes wird dann gar nicht oder nur nebenbei erwähnt und erscheint nicht in den statistischen Tabellen.

Einigen Aufschluß versprechen vielleicht die Berichte der Lebensversicherungsgesellschaften; aber auch ihr Material ist nicht absolut zu verwerten, denn einerseits melden sich nicht alle Diabetiker zur Aufnahme, weil sie fürchten abgewiesen zu werden, anderseits ist der Diabetes in den Lebensaltern, in dem Anträge auf Lebensversicherung gestellt werden, relativ selten.

Th. B. Barringer berichtet, daß bei den Aufnahmeuntersuchungen für eine New Yorker Lebensversicherungsgesellschaft (71 729 Personen in den Jahren 1902—1907) auf 100 000 Antragsteller 681 Personen mit mehr als $1^0/_0$, 1362 Personen mit weniger als $1^0/_0$ Zucker entfielen.

Eine gute Übersicht über die Versuche, die Häufigkeit der Diabetesfälle statistisch zu erfassen, veröffentlichte K. Heiberg. Ergänzende Angaben finden sich bei A. Magnus-Levy.

II. Rassen.

Sicheres läßt sich über die Vorliebe des Diabetes für einzelne Rassen aussagen. Die Semiten sind in hervorragender Weise für diese Krankheit disponiert. Ob alle semitischen Stämme, muß unentschieden bleiben; doch läßt sich die Tatsache mit Bestimmtheit behaupten für die über Europa verbreiteten Juden. Bemerkenswert ist z. B. die Mortalitätsstatistik aus Frankfurt a. M. (1878 bis 1890). Das Verhältnis der Todesfälle an Diabetes zu der Gesamtzahl der Todesfälle war bei den Juden etwa 6 mal größer als bei den Nichtjuden ($1,9^0/_0$ zu $0,29^0/_0$). Der Unterschied wäre sicher noch viel erheblicher, wenn die Statistik nicht nur das jüdische Glaubensbekenntnis, sondern auch die jüdische Abstammung berücksichtigte. In Budapest trafen im Jahre 1906 unter 1000 Todesfällen bei Juden 20,4 auf Diabetes, bei Nichtjuden nur 3,4. In Preußen entfielen, wie A. Magnus-Levy zitiert, im Jahre 1897 auf 1000 Todesfälle 1,8 Fälle bei der Gesamtbevölkerung, 11,2 Fälle bei Juden.

E. Külz hatte $17,8^0/_0$ Juden unter seinen Patienten. Nach C. v. Noorden's Aufzeichnungen entfielen $40^0/_0$ seiner Fälle auf Juden (der Abstammung nach, nicht nur nach Konfession!), $60^0/_0$ auf Nicht-Juden. Unter den Diabetikern seiner Privatklinik waren im Laufe von 3 Jahrzehnten $30—35^0/_0$ Juden. Nach weiteren persönlichen Erfahrungen C. v. Noorden's bezieht sich die relativ hohe Diabetesmorbidität der jüdischen Rasse ungleich mehr auf die wohlhabende Bevölkerung, während bei der armen Bevölkerung die Erkrankungsziffer der jüdischen Rasse nicht so stark hervorsticht.

Es kann wohl sein, daß die Häufigkeit von Verwandtenehen bei Juden an der Disposition für Diabetes mitbeteiligt ist. Aber auch abgesehen von eigentlichen Verwandtenehen ist zu bedenken, daß sehr viele Jahrhunderte hindurch die natürliche Zuchtwahl bei den Juden sehr eingeschränkt gewesen ist; dies kann zwar auf der einen Seite zur Entwicklung mancher guten körperlichen und geistigen Eigenschaften beigetragen, andererseits aber auch die Neigung zu degenerativen Anomalien verstärkt haben. Bei den Hindus (S. 73), die nur innerhalb ihrer Kaste heiraten dürfen, trifft vielleicht dasselbe zu. Wir rechnen einen großen Teil aller Diabetesfälle zu den endogenen Degenerationskrankheiten.

III. Geschlecht und Alter.

Ältere, allerdings auf ein relativ kleines Zahlenmaterial sich stützende Statistiken betonen die größere Häufigkeit des Diabetes bei Männern. So hatten:

	Zahl d. Fälle	Männer %
GRIESINGER	225	76
FRERICHS	400	70
SEEGEN	938	75
SCHMITZ	2109	57
GRUBE	177	77
C. v. NOORDEN	1960	73
DICKINSON	6496	65
WILLIAMSON	100	62
KÜLZ	692	76
JOSLIN	2800	57

Die Verteilung der Todesfälle auf Männer und Frauen ergibt nach der preußischen Statistik folgende Zahlen:

Todesfälle an Diabetes.

Jahre	Männer	Frauen	Männer %	Frauen %
1881—1885	1339	810	62	38
1886—1890	1927	1153	62	38
1891—1895	2678	1692	61	39
1896—1900	3880	2446	61	39
1901—1905	5767	3986	59	41
1906—1910	8111	5936	57	43
1911—1915	10255	7855	56	44
1916—1920	7731	5714	54	46

Danach war Diabetes bis etwa um die Jahrhundertwende ungleich häufiger bei Männern als bei Frauen. Seitdem hat sich das Verhältnis immer mehr zuungunsten der Frauen verschoben. Die gleiche Feststellung hat C. PIRQUET auf Grund der englischen Medizinalberichte gemacht. In England hat sich die Verteilung des Diabetes auf die beiden Geschlechter im Laufe der letzten 80 Jahre ganz geändert. Während er in der Mitte des vorigen Jahrhunderts eine ausgesprochene Männerkrankheit war, sterben jetzt sogar mehr Frauen als Männer an Zuckerkrankheit. (Siehe die nachstehende Tabelle.)

Todesfälle an Diabetes in England 1861—1920 in ihrer Verteilung auf die Geschlechter (nach C. PIRQUET).

Kalenderjahre	Zahl d. Fälle	Männer %	Frauen %
1861—1870	6494	65	35
1871—1880	9303	63	37
1881—1890	15635	59	41
1891—1900	23244	55	45
1901—1910	32831	51	49
1911—1920	40915	49	51

Auch die statistischen Angaben aus Philadelphia zeigen, daß in den beiden Jahrzehnten von 1880—1900 die Todesfälle an Diabetes bei Männern weit überwogen. Jetzt aber entfallen etwa 2 Frauen auf einen Mann (H. Emerson und L. D. Larimore). Die Ursachen für Umkehrung dieses Verhältnisses sind noch nicht geklärt.

Das Alter ist von einschneidender Bedeutung. Diabetes kommt zwar in jedem Alter vor; selbst Kinder, welche dem Säuglingsalter angehörten, sah man an Diabetes erkranken. Solche Fälle sind aber selten. Um die Zeit der Pubertät werden die Erkrankungen etwas häufiger, gehören aber dennoch zu ungewöhnlichen Ereignissen. Im Gegensatz zu Diabetes der älteren Leute stand bei Kindern das weibliche Geschlecht nie zurück; es entfiel die gleiche oder sogar eine höhere Erkrankungsziffer auf Mädchen als auf Knaben (E. Külz, C. Stern, Saundby, E. Wegeli, Beglarian, C. Pirquet).

Jenseits der Pubertätsjahre nimmt der Diabetes an Häufigkeit schnell zu, erreicht aber erst im 5. Lebensdezennium die höchsten Zahlen. Freilich sind die den Angaben zugrunde liegenden Erfahrungen nicht unbedingt zuverlässig. Die Notizen der Autoren beziehen sich auf das Lebensalter, in welchem die Patienten standen, als sie in Beobachtung kamen. Sie benachrichtigen aber nicht über den Beginn der Erkrankung. Der Anfang kann oft viele Jahre zurückliegen.

Gegen Ende des 6. Lebensdezenniums wird der Diabetes wieder seltener und zwar, wie es scheint, nicht nur der absoluten Zahl nach, sondern auch im Verhältnis zur Zahl der in diesem Alter stehenden Individuen. Wenn die Krankheit auf der Höhe des Mannesalters oder an der Schwelle des Seniums zum Ausbruch kommt, so handelt es sich oft um fette Personen, deren Fettsucht sich schon ein bis- zwei Dezennien früher entwickelte und nunmehr mit Diabetes kompliziert wird. Oder es sind ausgesprochene Erscheinungen der Arteriosklerose zugegen, die allerdings ebensowohl die Folge, wie durch Vermittelung des Pankreas die Ursache der Krankheit sein können. Welches von beiden das häufigere, bleibt unentschieden. Der Diabetes ist, wenn er in späterem Alter ausbricht, selten ein schwerer. Bei Frauen bringt die Zeit dicht vor dem Klimakterium eine Zunahme in der Häufigkeit des Diabetes (A. Bouchardat, Lecorché). Auch nach den Tabellen Pavy's ist die Erkrankung an Diabetes bei Frauen zur Zeit des Klimakterium um das Doppelte häufiger, als in irgendeiner anderen Altersperiode.

Wir haben den Eindruck, daß gerade der Diabetes der späteren Lebensjahre in den wohlhabenden Schichten der Bevölkerung bei weitem überwiegt, während am Diabetes der jüngeren Lebensalter Arm und Reich in demselben Verhältnis erkranken.

Über das Vorkommen der Krankheit in verschiedenen Lebensaltern belehrt folgende Tabelle:

Dezennium:	1.	2.	3.	4.	5.	6.	7.	8.
Frerichs . . .	1,0	7,0	10,0	18,0	25,0	26,0	11,0	1,00% der Fälle
Seegen	0,5	3,0	16,0	16,0	24,0	30,0	10,0	0,50 ,, ,, ,,
Grube	—	1,7	2,8	11,2	23,1	39,5	18,1	3,40 ,, ,, ,,
Schmitz . . .	0,83	4,13	9,33	17,3	22,3	32,6	10,0	3,30 ,, ,, ,,
Pavy	0,58	4,19	7,13	16,4	24,9	30,7	13,4	2,56 ,, ,, ,,
Külz	1,0	3,0	4,6	17,2	36,0	26,8	9,2	0,10 ,, ,, ,,
C. v. Noorden.	—	0,43	2,43	10,0	21,0	17,7	4,04	0,43 ,, leichte
	1,43	2,43	6,00	9,57	12,57	11,0	2,14	— ,, schwere und mittelschwere Fälle.]

Entsprechend findet sich auch ein starkes Ansteigen der Diabetesmortalität im 6. und 7. Lebensdezennium.

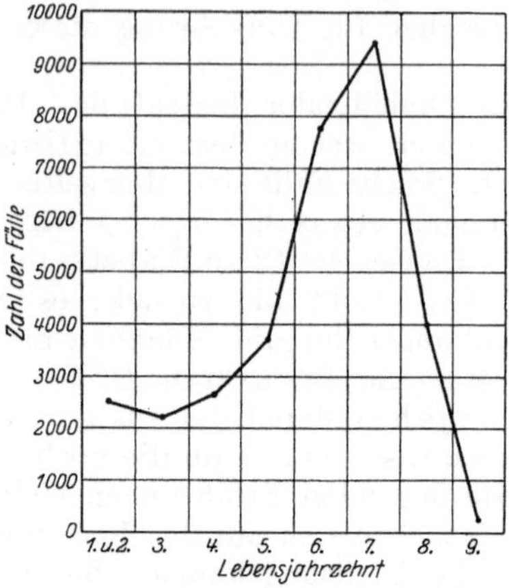

Abb. 4. Todesfälle an Diabetes in den einzelnen Lebensjahrzehnten während eines 10 jährigen Zeitraumes in Preußen.

In Preußen starben an Zuckerkrankheit in den einzelnen Altersklassen:

Jahr	0—20		20—30		30—40		40—50		50—60		60—70		70—80		Über 80 Jahr	
	m.	w.	m.	w.	m.	w.	m.	w.	m.	w.	m.	w.	m.	w.	m.	w.
1913	175	123	147	100	179	116	263	142	525	368	577	495	223	252	20	24
1914	145	121	130	85	176	106	333	157	570	404	668	557	243	285	23	21
1915	126	106	121	84	173	91	255	176	499	325	562	506	246	217	29	22
1916	151	87	103	79	165	86	215	142	435	335	546	475	210	211	11	22
1917	107	90	94	76	160	86	217	120	397	287	514	383	203	182	23	15
1918	120	92	103	78	157	92	194	123	372	226	368	271	167	131	16	9
1919	111	99	108	101	111	96	186	104	322	200	381	290	139	101	3	14
1920	119	99	129	80	123	112	165	115	303	220	340	273	125	103	17	9
1921	128	95	106	85	127	107	166	145	323	291	349	315	145	156	13	11
1922	139	99	139	80	133	102	192	141	399	289	382	385	175	191	12	14
1923	148	103	160	95	160	119	186	136	430	292	456	368	202	184	16	10

IV. Heredität.

Heredität ist von großer Bedeutung. Sie tritt besonders scharf hervor, wenn man nicht nur die Erkrankung der Aszendenten (Eltern, Großeltern) d. h. Heredität im eigentlichen Sinne, sondern auch die der entfernteren Verwandten (Onkel, Tanten, Vettern usw.), d. h. die Familiarität in Betracht zieht. Bei dieser Berechnungsart wurde Erblichkeit in folgender Häufigkeit festgestellt:

BOUCHARD. . . . 25,0% der Fälle
v. FRERICHS. . . 10,0 ,,   ,,   ,,
SEEGEN . . . . . 14,0 ,,   ,,   ,,
SCHMITZ. . . . . 20,0 ,,   ,,   ,,
KÜLZ . . . . . . 21,6 ,,   ,,   ,,
NAUNYN . . . . 20,0 ,,   ,,   ,,
C. v. NOORDEN . 25,4 ,,   ,,   ,,
HEIBERG . . . . 18,0 ,,   ,,   ,,
WILLIAMSON . . . 22,0 ,,   ,,   ,,
JOSLIN . . . . . 21,0 ,,   ,,   ,, (unter 2800 eignen Fällen)
SECKEL . . . . . 26,4 ,,   ,,   ,,

Aus dieser Zusammenstellung ergibt sich also, daß hereditofamiliärer Diabetes in mindestens $\frac{1}{4}$ sämtlicher Fälle vorliegt. Wahrscheinlich ist diese Zahl infolge der oft vorhandenen Schwierigkeit, Aufschluß über die Aszendenz zu bekommen, zu niedrig. Heredität überwiegt bei weitem über Familiarität. So meldete C. v. Noorden in 18,5% Heredität und in 6,9% Familiarität. Die entsprechenden Zahlen von E. P. Joslin sind 15,0 und 7,0%. Neueres, sehr eingehendes anamnestisches Nachforschen ergab uns zwar die gleiche Zahl für Heredität (ca. 20%), aber viel höhere für Familiarität als früher: 12% bei Männern, 15% bei Frauen.

Meist überwiegt der Vater als Träger der diabetischen Anlage; nicht selten waren, besonders in jüdischen Familien, beide Eltern bzw. beide Verwandtschaftsseiten von Diabetes befallen.

Die bei Kindern auftretenden Erkrankungen an Diabetes beruhen ebenfalls häufig auf hereditärer Grundlage, und öfters sieht man mehrere Kinder derselben Familie an Diabetes erkranken. Mehrfach stellte C. v. Noorden fest, daß unter solchen Verhältnissen Vater und Mutter Geschwisterkinder waren, oder daß Verwandtenehen bei den Großeltern stattgefunden hatten. Relativ selten ist die Erkrankung von Kindern, deren Eltern diabetisch waren oder sind. Bei 22 diabetischen Kindern im Alter von $1^{1}/_{2}$—15 Jahren, die wir in den letzten 4 Jahren sahen, war in 11 Fällen erbliche Belastung vorhanden. In keinem dieser Fälle waren die Eltern diabetisch. Fünfmal hatte einer der Großeltern an Diabetes gelitten, dreimal Geschwister der Großeltern, einmal ein Bruder des Vaters; zweimal waren Geschwister der Patienten in ganz jugendlichem Alter an Diabetes gestorben.

Einfluß der Heredität auf die Schwere des Diabetes. Manche Autoren (Naunyn, M. Loeb) halten die hereditären Fälle, sofern sie nicht im jugendlichen Alter auftreten, für prognostisch relativ günstig. Besonders E. P. Joslin hebt ihren milden Charakter hervor. Wir warnen, darauf prognostisch zu vertrauen, wie es oft geschieht. Es läßt sich manchmal gerade das Gegenteil feststellen. So behandelte z. B. C. v. Noorden mehrere Mitglieder einer Familie, wo in der ersten Generation ein leichter Diabetesfall vorkam, in der zweiten Generation erlagen 3 weibliche Mitglieder in mittlerem Lebensalter, in der dritten Generation 2 Kinder an schwerem, rasch tödlichem Diabetes.

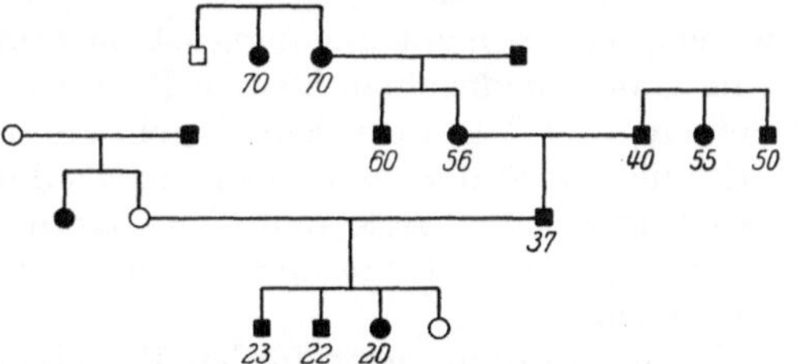

Abb. 5. Stammbaum einer Familie mit hereditärem Diabetes. In dem Schema bedeutet □ = Mann, ○ = Weib. Die an Diabetes Erkrankten sind durch die dunklen Vierecke und Kreise hervorgehoben. Die Zahlen geben das Erkrankungsjahr an.

Hier lag also der Beginn der Erkrankung bei jeder folgenden Generation in einem immer früheren Lebensalter. Auch der von C. v. Noorden schon früher, zuerst in der 2. Auflage dieses Buches veröffentlichte, hier wieder aufgeführte Stammbaum zeigt, daß bei hereditärem Diabetes mit jeder Generation die Erkrankung in ein früheres Lebensalter rücken kann. (Abb. 5.)

In zwei von R. Lépine angeführten Fällen wurde der Vater erst diabetisch, nachdem sein Kind im Koma gestorben war. Man bezeichnet diese auch von B. Naunyn, F. Umber, K. Heiberg, M. Pfaundler u. a. beschriebene Erscheinung, daß die Krankheit bei den Kindern bedeutend früher auftritt als bei den Eltern, als Anteposition. Man kann sie mit E. Hansen wohl so erklären, daß zu der manifesten krankhaften Anlage des einen diabetischen Elters eine weitere unbekannte krankhafte Anlage des anderen gesunden Elters hinzutritt, was frühzeitigere und schwerere Erkrankung der Kinder zur Folge hat.

Der Versuch, die MENDELschen Regeln auf die Vererbung des Diabetes anzuwenden, wurde schon mehrfach unternommen. Dazu ist aber, von wenigen sorgfältig ermittelten Stammbäumen abgesehen, das gesamte Material über Diabetesvererbung zu dürftig und namentlich vom Standpunkte der wissenschaftlichen Vererbungslehre aus unzulänglich. Wir verweisen als Beleg auf die Kritik von F. MARTIUS in seinem trefflichen, jedem Arzt zu empfehlenden Buche über „Konstitution und Vererbung".

Auf Grund der MENDELschen Regeln ist verständlich, daß der Diabetes vererbt werden kann, aber nicht regelmäßig vererbt werden muß. Nachdem schon früher von C. v. NOORDEN, J. GROBER, F. UMBER u. a. Stammbäume von Diabetesfamilien veröffentlicht worden waren, hat F. PICK als erster diese vom Standpunkt der modernen Vererbungslehre betrachtet. Er stellt mehrere Fälle von dominantem Erbgang zusammen. Wir führen hier einen kürzlich von S. HANSEN veröffentlichten Stammbaum an, nach dem die Krankheit in drei Generationen dominant vererbt wurde.

In manchen Fällen zeigt sich die MENDELsche Verhältniszahl 3 : 1 für die Dominanz. F. MARTIUS hat aber neben anderen schon ausdrücklich darauf hin-

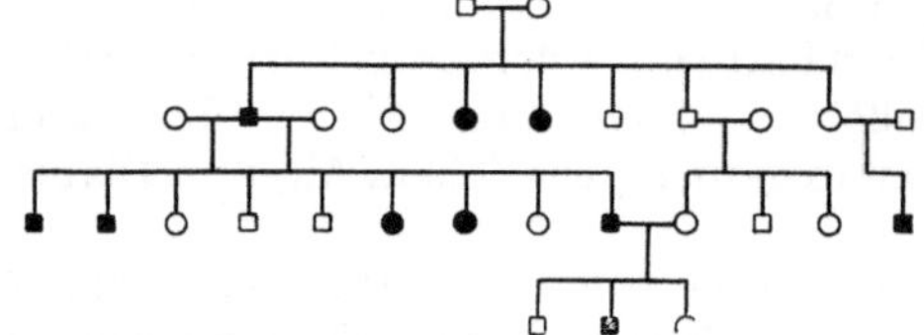

Abb. 6. Dominante Vererbung des Diabetes.
(Nach S. HANSEN.)

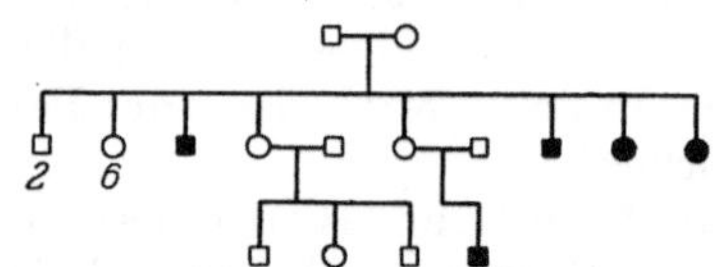

Abb. 7. Recessive Vererbung des Diabetes.
(Nach S. HANSEN.)

gewiesen, daß es nicht angängig ist, aus dem Eintreffen der MENDELschen Verhältniszahlen in einzelnen kleinen Familien Schlüsse im Sinne der Annahme oder Ablehnung der MENDELschen Regeln zu ziehen.

Häufiger wird der Diabetes nicht als dominante, sondern als rezessive Eigenschaft vererbt. Die Fälle sind nicht selten, wo er bei Kindern nicht selbst diabetischer Eltern auftritt, in deren Aszendenz oder Familie aber Diabetes vorkam. (Siehe oben.)

Manche Autoren gehen in den Berechnungen hereditärer Belastung über das Gebiet des Diabetes hinaus und ziehen auch die Häufigkeit anderer Konstitutionsanomalien in der Familie in den Kreis der Betrachtung. Besonders wird das Vorhandensein von Fettsucht und Gicht in der Familie betont. Es sind Fälle berichtet, wo der Großvater diabetisch, der Sohn gichtig, der Enkel wieder diabetisch war. Man hat das als erblich-alternierenden Diabetes bezeichnet. Von C. v. NOORDEN's Patienten gaben 4,2% Gicht, 9,8% Fettleibigkeit bei Vater oder Mutter an.

Wenn es für den Arzt auch unmöglich ist, alle Erhebungen anzustellen, die die Vererbungslehre für die Beweiskraft einer „Ahnentafel" verlangt, so könnte er doch manchen wertvollen Beitrag liefern. Das Material zu vermehren, ist um so wichtiger, als wir immer mehr dazu gelangen, eine angeborene, bzw. ererbte „Minderwertigkeit des pankreatischen Inselsystems" als Vorbedingung späterer Erkrankung an Diabetes anzunehmen. Nicht jeder, der mit solcher „pankreatischen Minusvariante" geboren ist, wird später an Diabetes erkranken. Nur bei starker Ausprägung derselben ist spätere Erkrankung sicher; je stärker sie ist, desto früher (Diabetes der Kinder und jungen Leute!). Bei anderen wird es darauf ankommen, in welchem Maße und in welcher Zeit das schwach veranlagte System von exogenen Schädlichkeiten getroffen und abgenützt wird. Im Gegensatz zu landläufiger Meinung kann daher auch ein in späteren Jahren ausbrechender Diabetes ererbt, d. h. auf dem Boden angeborener Krankheitsbereitschaft entstanden sein. Vgl. Abschnitt: Prophylaxis im Kapitel Therapie.

Da die Systeme der endokrinen Drüsen ein vielfach verschlungenes Ganze bilden, und da wir sehr oft Anomalien verschiedener Einzelsysteme auf das gleiche Individuum vereint finden (polyglanduläre Degeneration, multiple Dyshormonie), so wird es eine wesentliche Aufgabe für die Zukunft sein, nicht nur nach anderen Diabetesfällen in der Familiengeschichte zu forschen, sondern alle anatomisch begründeten Stoffwechselkrankheiten mit zu berücksichtigen. Denn es mag wohl sein — und vieles spricht schon jetzt dafür — daß konstitutionelle Minderwertigkeit des endokrinen Gesamtsystems nicht immer bei den Nachkommen sich an dem gleichen Einzelsystem wie beim Vorfahren kundgibt, sondern daß bei diesem Nachkommen das eine, bei jenem das andere Einzelsystem den kürzeren zieht. Es paßt durchaus in den Rahmen dieser Lehre, daß in bestimmten Familien, Stämmen und Völkern sich die Anomalie auf bestimmte endokrine Systeme verdichtet und bestimmte Krankheiten besonders häufig entstehen läßt (Diabetes, Kretinismus, endogene Fettsucht usw.).

Es wären also in der Familienanamnese mit zu berücksichtigen:

Glandula pinealis: Riesenwuchs, verfrühte Pubertät.
Glandula hypophysis cerebri: Akromegalie, Dystrophia adiposo-genitalis, Diabetes insipidus.
Glandula thyreoidea: Morbus Basedowii und Basedowoide (Hyperthyreosen), Kropf, Kretinismus, thyreogene Fettsucht, Myxödem.
Glandulae suprarenales: Addisonsche Krankheit; vielleicht auch gewisse Fälle essentieller Hypertonie (S. 298).
Thymus: Status thymo-lymphaticus.
Milz: Perniziöse Anämie, hämolytische Erkrankungen.
Genitalien: Eunuchoidismus und andere Anomalien in der Entwicklung sekundärer Geschlechtscharaktere, Hypoplasien, wahrscheinlich auch echte Chlorose.
Pankreas: Diabetes.

Wir stellen damit die ererbte Krankheitsbereitschaft für Diabetes auf eine viel breitere Grundlage als bisher, und meinen, daß die Diabetesbereitschaft nur ein Ausschnitt aus vererbter Minderwertigkeit des gesamten endokrinen Drüsensystems ist.

Aber sicher ist der Kreis derjenigen Zustände, die zu Diabetes in einem gegenseitigen Verwandtschaftsverhältnis stehen, mit den genannten auf Störungen endokriner Drüsen zu beziehenden Krankheiten nicht erschöpft. Abgesehen von Fettsucht und Gicht (s. S. 87) wird der Verwandtschaftskreis durch Gruppen verschiedenster Organerkrankungen erweitert, die an sich keineswegs nur auf Diabetes beschränkt sind, aber in seinem Bereiche besonders häufig vorkommen. Hierher gehören Arteriosklerose, Steinbildungen in den Gallen- und Harnwegen, Dermatosen, Neurosen, und der Kreis der arthritisch-rheumatischen Erkrankungen (W. His). Theorien über den Zusammenhang des Diabetes mit diesen Krankheiten sind zahlreich aufgestellt, ohne daß dieser bisher befriedigend erklärt werden konnte. (Vgl. auch die neuere Arbeit von H. Seckel.)

V. Ansteckung; Conjugaler Diabetes.

Es liegen einige merkwürdige Mitteilungen in der Literatur vor, die auf die Möglichkeit einer Übertragung des Diabetes von Person zu Person hinweisen.

Vor allem R. Schmitz machte darauf aufmerksam. Er konnte aus einer überaus reichen Erfahrung (2320 Fälle von Diabetes) 26 hierher gehörige Fälle beibringen. Vollständig als gesund bekannte Personen, mit wenigen Ausnahmen Eheleute, und zwar meist Frauen, wurden plötzlich diabetisch, nachdem sie längere Zeit einen Diabetiker gepflegt, mit ihm andauernd sehr intim verkehrt, ihn auch oftmals geküßt hatten. Nicht in einem einzigen Falle bestand erbliche Belastung und auch nicht in einem einzigen Falle war der zuletzt Erkrankte mit dem zuerst Erkrankten blutsverwandt. Auch ließ sich sonst nichts feststellen, was als Ursache für das Auftreten des Diabetes hätte gelten können. Die Personen hatten nie besonders viel Zucker gegessen, an Gicht gelitten usw. SCHMITZ wirft daher die Frage auf, ob es nicht eine Form des Diabetes gebe, die der Übertragung von Person zu Person zugänglich sei.

Die Arbeit von R. SCHMITZ gab die Anregung, dem Diabetes bei Ehegatten größere Aufmerksamkeit zuzuwenden. B. OPPLER und C. KÜLZ, die das Krankengeschichtenmaterial des verstorbenen E. KÜLZ zur Verfügung hatten, kamen zu dem Schlusse, daß es sich nur um zufälliges Zusammentreffen, höchstens um die Folgen gleicher, gemeinsam durchlebter äußerer Verhältnisse, keineswegs aber um sicher erwiesene Ansteckung handele. H. SENATOR, der sich früher im gleichen Sinne äußerte, ließ später Möglichkeit der Übertragung zu. F. MÜLLER wirft die Frage auf, ob nicht das verbindende Glied zwischen der diabetischen Erkrankung von Ehegatten eine luetische Infektion sei. Das gleiche vermuten neuerdings französ. Autoren (M. PINARD und VELLUOT, V. CORDIER und DECHAUME). In seiner eigenen kleinen Statistik (s. unten) konnte C. v. NOORDEN dafür keinen Beleg erkennen. Vergl. über Syphilis S. 84.

Was die Häufigkeit des Diabetes bei Ehepaaren betrifft, so verzeichnen OPPLER und C. KÜLZ aus den Krankengeschichten von E. KÜLZ 10 Ehepaare unter 900 Diabetikern und aus der gesamten Kasuistik 47 Ehepaare unter 4389 Diabetikern (1,09%), SENATOR 9 Ehepaare unter 770 Fällen (1,13%). C. v. NOORDEN zählte unter etwa 4000 Diabetikern 1,0% Fälle von „conjugalem" Diabetes, eine Zahl, die genau mit der großen Statistik BOISUMEAU'S übereinstimmt. E. P. JOSLIN hat 27 Fälle unter 3000 Diabetikern beobachtet. SENATOR legte seiner Statistik eine andere, richtigere Berechnung zugrunde: unter 516 Ehepaaren, bei denen der eine Gatte zuckerkrank war, erkrankte — nach verschieden langer Zeit — 19mal auch der andere Teil (3,7%).

Immerhin darf man nach dem heutigen Stande der statistischen und theoretischen Kenntnisse von einer Ansteckungsgefahr des Diabetes nicht reden. JOSLIN meint, sicher für manche Fälle zutreffend, daß eher Fettleibigkeit und üppige Lebensweise, also gewohnheitsmäßige Überlastung des insulären Dämpfungsapparates, das Bindeglied darstellen.

VI. Beschäftigung.

Schon der Umstand, daß die Krankheit sich mit verschiedener Häufigkeit auf die wohlhabenden und gebildeten Klassen einerseits, die ärmeren und körperlicher Arbeit obliegenden Klassen andererseits verteilt, zeigt den entschiedenen Einfluß der Beschäftigung an. Ganz allgemein wird die größere Häufigkeit des Diabetes bei der Stadtbevölkerung hervorgehoben, wie auch nebenstehende Statistik für Preußen zeigt:

Es starben an Diabetes, auf 10 000 Lebende berechnet:

	Stadt	Land
1913	1,30	0,50
1914	1,40	0,50
1915	1,20	0,50
1916	1,10	0,45
1917	0,97	0,44
1918	0,81	0,39
1919	0,81	0,40
1920	0,82	0,41
1921	0,91	0,37
1922	1,01	0,46
1923	1,06	0,48

Doch muß man bedenken, daß die bei Bewohnern von Städten ausbrechende Krankheit in der Regel viel früher und sicherer erkannt wird; auf dem Lande entgehen zahlreiche Fälle von Diabetes der Diagnose; nur gar zu oft wird eine später hinzutretende Lungenschwindsucht für die primäre Erkrankung gehalten.

Sicherer ist das Urteil über die Verteilung der Krankheitsfälle in der städtischen Bevölkerung selbst. In Berlin und Frankfurt a. M. dürfte die absolute Zahl der Diabetiker in der wohlhabenden Bevölkerungsschicht größer sein, als bei den übrigen Hunderttausenden. Das gleiche Verhältnis soll in London bestehen. Mit anderen Worten: Reichtum, üppige Lebensweise und Bildung erhöhen die Gelegenheit, an Diabetes zu erkranken, um das Zehnfache.

Unter den Beschäftigungen bringen alle jene besonders oft Diabetes, die mit aufreibender geistiger Arbeit und psychischer Erregung verbunden sind. Man findet unter den Diabetikern auffallend viel Gelehrte, Musiker, Dichter, Schulmänner, Staatsmänner, Großkaufleute und Börsenmänner. Unter C. v. Noordens Patienten fanden sich zahlreiche Ärzte, die eine sehr angestrengte Praxis hatten (nicht weniger als 8% aller männlichen Zuckerkranken). Die Erkrankung fiel zumeist in das Ende des IV. oder den Beginn des V. Dezenniums. Joslin zählt 10% Ärzte, die Häufigkeit daraus erklärend, daß Mediziner die Krankheit leichter erkennen als andere, was wir nicht für ganz richtig halten. Worms bahauptet sogar, daß 10% aller geistig stark beschäftigten und wenig zu körperlicher Bewegung gelangenden Männer in Paris mehr oder minder an Glykosurie litten (Sem. méd. 1895. p. 310). Den „struggle for life" stellte R. G. Eccles neuerdings in den Vordergrund der Betrachtungen über die Ätiologie des Diabetes. Andererseits sucht der Diabetes aber auch gern Leute aus, die ein anstrengungsfreies, üppiges, taten- und gedankenarmes Leben führen.

In praktischer Hinsicht sind diese Tatsachen natürlich von großem Belang. Sie erhöhen die Wahrscheinlichkeit diabetischer Erkrankung für manche Bevölkerungsschichten um ein Vielfaches. Der ätiologischen Forschung stehen aber für die Wertung der Tatsachen noch unüberwindliche Schwierigkeiten im Weg. Wahrscheinlich würde die Familiengeschichte früherer Geschlechter manches aufklären. Es sei darauf hingewiesen, daß auch andere degenerative Krankheiten sich in den gleichen Schichten wie der Diabetes häufen. Die Brautwahl war seit Jahrhunderten in den wohlhabenden und gelehrten Kreisen eine viel beschränktere als in den ärmeren. In den sog. alten Familien scheint uns der Diabetes verhältnismäßig häufig zu sein.

VII. Psychische Einflüsse.

Einiges hierüber, soweit nämlich die geistige Tätigkeit mit der allgemeinen Lebensstellung zusammenhängt, ward schon soeben besprochen. Doch läßt sich die Tragweite der geistigen Verfassung noch weiter verfolgen. Zunächst ist zu bemerken, daß Personen, die von Haus aus eine große geistige Regsamkeit und Spontaneität besitzen, ferner Menschen. die im gewöhnlichen Leben den Eindruck der „Nervosität" machen, der Erkrankung mehr zuneigen als phlegmatische Naturen. Individuen, deren Empfindungs- und Denksphäre bei jedem unbedeutenden Anlaß in Aufruhr gerät, werden verhältnismäßig oft unter den Diabetikern angetroffen. In manchen, ausgezeichnet beobachteten Fällen schien der Ausbruch der Krankheit an plötzlichen Schreck, plötzliche Freude oder andere Erschütterungen des seelischen Gleichgewichtes sich anzuschließen. Dies sind aber nur vereinzelte Beobachtungen, die meist nur ein „post hoc" bedeuten. Häufigst dürfte die Krankheit mit ihren Anfängen schon über die angeschuldigte ‚Ursache' zeitlich zurückreichen und durch diese nur eine plötziche Verschlimmerung erfahren haben. Oft dürften begleitende körperliche und eelische Beschwerden, die sich dem beschuldigten Ereignis anschlossen, zur

Harnanalyse aufgefordert haben, nachdem der Urin früher nie untersucht worden war. Leider fehlt uns ein gutes, kritisch gesichtetes Material, um diese theoretisch und praktisch wichtigen Fragen zur Entscheidung zu bringen. Angesichts der Abhängigkeit, in der das chromaffine System vom N. sympathicus steht, wird man in Zukunft festzustellen haben, ob sich unter den Diabetikern viele „Sympathico-Toniker", d. h. Individuen mit erhöhter Erregbarkeit des sympathischen Nervensystems finden. Dies scheint zuzutreffen.

Hier mögen diese allgemeinen tatsächlichen Feststellungen genügen. Im übrigen sei auf spätere Abschnitte verwiesen (Nervenkrankheiten, Trauma, Theorie; S. 95, 219).

VIII. Infektionskrankheiten.

Beziehungen des Diabetes zu anderen Krankheiten sind vielfach gesucht. Es gibt kaum eine Krankheit, die nicht schon als Ausgangspunkt für Diabetes in diesem oder jenem bestimmten Falle bezeichnet worden ist. Meistens handelt es sich um recht unsichere Verknüpfungen; oft wird das „post hoc" mit dem „propter hoc" verwechselt.

Ein charakteristisches Beispiel führte C. v. NOORDEN an. Er sah einen Diabetiker, der erzählte, sein Leiden sei im Anschluß an einen schweren Influenzaanfall entstanden. Während der Influenza sei der Harn auf Eiweiß und Zucker untersucht worden; ersteres war in kleinen Mengen zugegen, letzterer fehlte. Nach der Influenza sei die Harnmenge bedeutend gestiegen; man habe wieder auf Zucker untersucht und ihn nunmehr gefunden. Seitdem blieb der Harn zuckerhaltig. Aus den Akten einer Lebensversicherungsgesellschaft, welche sich auf diesen Patienten bezogen, ging hervor, daß er schon geraume Zeit vor der Influenza die Versicherung beantragt hatte; der Harn war natürlich untersucht worden und war schon damals als zuckerhaltig verzeichnet. Der Patient hatte seine Aussagen nach bestem Wissen gemacht, denn tatsächlich war ihm der Zuckerbefund im Harn vor der Influenza verschwiegen worden.

Insbesondere hat man schon frühzeitig als Ursache für Zuckerkrankheit Infektionskrankheiten verschiedenster Art beschuldigt (TH. FRERICHS). Fast alle akuten Infektionskrankheiten sollen das eine oder andere Mal die Krankheit ausgelöst haben. Besonders oft werden genannt: Malaria, Influenza, Erysipel, Scharlach, Streptokokkenangina, infektiöse Enteritiden verschiedener Herkunft, bei Kindern auch Masern und Pertussis. Sehr eindrucksvoll ist die Angabe von A. JAMES, daß sich in England jedesmal nach einer Influenzaepidemie die Diabetesfälle häufen. In letzter Zeit mehren sich die Mitteilungen über Diabetes im Anschluß an Infektionskrankheiten. Abgesehen von zusammenfassenden Diabeteswerken (v. FRERICHS, B. NAUNYN, C. v. NOORDEN in früheren Auflagen dieses Werkes, A. MAGNUS-LEVY, K. HEIBERG), seien einige Einzelarbeiten hervorgehoben: O. JACOBSOHN, F. HIRSCHFELD, R. EHRMANN, H. HOLSTI, W. v. STARCK, C. STÄUBLI, H. EICHHORST, A. WELZ, F. M. ALLEN. C. v. NOORDEN selbst wies, teilweise unter Anführen von Beispielen, verschiedentlich auf den Zusammenhang hin (vgl. Literaturangaben).

Sicher liegen häufig, vielleicht auch in manchen der von den Autoren berichteten Fälle, die· Dinge so, daß der Diabetes schon vor der beschuldigten Infektionskrankheit bestand, seiner geringfügigen Symptome wegen aber nicht beachtet wurde und weder dem Patienten noch dem Arzte zur Kenntnis kam. Wenn während der fieberhaften Krankheit der Harn auf Eiweiß und daneben auch auf Zucker untersucht wird, ergibt die Analyse trotz bestehenden leichten Diabetes oft ein negatives Resultat, weil wegen der dürftigen Ernährung des Fiebernden die Glykosurie zurücktritt. Der fieberhafte Prozeß kann offenbar auch größere Dichtigkeit des Nierenfilters, dem Zucker gegenüber, mit sich bringen (S. 40). Nach der akuten Infektionskrankheit bleibt aber eine gewisse Schwäche zurück; der Patient erholt sich schlecht, der Harn wird untersucht, und die Krankheit ist entdeckt. Die Versuchung, den neuentdeckten Diabetes der Infektionskrankheit in die Schuhe zu schieben, liegt nahe.

Ein skeptischer Kritiker hat es leicht, für jeden einzelnen Fall die Möglichkeit solchen Irrtums zu behaupten. Immerhin besitzen wir doch eine Reihe von Anhaltspunkten, die dem ätiologischen Zusammenhang zwischen Infektionskrankheit und Diabetes das Wort reden:

1. Infektiöses Fieber bringt auch beim Nicht-Diabetiker vorübergehende Störung des Zuckerhaushalts, die sich in alimentärer Glykosuria e saccharo, unter Umständen sogar ex amylo, zum mindesten aber in spontaner und alimentärer Hyperglykämie äußert (S. 40).

2. Infektionskrankheiten verschiedenster Art — nach C. v. Noorden's Erfahrung besonders Influenza und die Streptokokkeninfektionen — bringen ungemein häufig wesentliche Verschlimmerung der ganzen diabetischen Stoffwechsellage, meist nicht sofort und während der akuten Krankheit selbst, sondern gleichsam als Nachkrankheit. Es wurde dies ausführlich von C. v. Noorden's früherem Assistenten L. Mohr dargetan und vielfach bestätigt (F. Hirschfeld, B. Naunyn, W. Brasch, C. Stäubli, A. Magnus-Levy). In etwa der Hälfte der Fälle klingt die Verschlimmerung nach einigen Wochen unter sorgfältiger Schonungsdiät wieder ab, in den übrigen bleibt sie bestehen oder schreitet gar recht schnell voran. Besonders auffallend ist dies letztere beim Diabetes der Jugendlichen. C. v. Noorden sah etwa 30 Fälle, wo eine an sich unbedeutende, glatt ablaufende Streptokokkenangina bei Kindern und jungen Leuten diese schlimme Wendung brachte. Man hat ganz den Eindruck, als ob eine neue Schädlichkeit sich der früheren aufpfropfte. Da gerade bei diesen Formen (jugendlicher Diabetes) die Abhängigkeit von pankreoinsularer Minderwertigkeit außer Frage steht, wird man auch im Inselsystem den Angriffspunkt der neuen Schädlichkeit suchen.

Wir beobachten bei vielen Infektionskrankheiten sekundäre Mit- oder Nacherkrankung bestimmter Gewebselemente: Multiple Neuritis nach Diphtherie, Nephrose nach Scharlach usw., Orchitis nach Parotitis, Degeneration der Ovarien nach Masern, Myodegeneratio cordis nach vielen Krankheiten. Wir dürfen vom allgemein-pathologischen Standpunkt aus die infektiös-toxische Schädigung des Inselsystems mit jenen anderen infektiös-toxischen Parenchymschädigungen in Parallele setzen. In einzelnen Fällen mag sich die sekundär ausgelöste Inseldegeneration wieder zurückbilden; einzelne geheilte Fälle kindlicher Glykosurie gehören sehr wahrscheinlich hierhin. Wir kennen auch einige wenige Fälle der Art. Aber im allgemeinen scheint das Inselsystem doch ungleich empfindlicher als andere Parenchyme zu sein: einmal geschädigt, bleibt es minderwertig mit deutlicher Neigung zu weiterem Verfall. Vielleicht steht die relative Häufigkeit des Diabetes bei Europäern, die in den Tropen leben, in gewissem Zusammenhang mit den dort häufigen Infektionskrankheiten, namentlich der Verdauungsorgane.

Wir müssen recht kritisch sein und zunächst nur, auf Grund sonstiger allgemein-pathologischer Analogien, die Möglichkeit zulassen, daß ein vorher ganz gesundes, normal angelegtes Inselsystem durch infektiös-toxische Einflüsse erkrankt (S. 94). Es muß auch immer mit der Möglichkeit gerechnet werden, daß eine gewisse Minderwertigkeit schon vorher bestand, und daß die bakteriotoxische Schädlichkeit nur das Verhängnis auslöste, das ohne deren zufällige Einmischung später doch sich erfüllt hätte. C. v. Noorden wies darauf hin, daß in der Rekonvaleszenz nach akuten Infektionskrankheiten sehr häufig stark überfüttert wurde, teils nach eigenem Triebe der Patienten, teils infolge unverständigen Drängens der Angehörigen und der Ärzte. Solche Überfütterung bedeutet stets Belastung des Zuckerhaushalts und kann ein infektiös-toxisch geschwächtes Inselsystem auf die Dauer schädigen. C. v. NOORDEN meint, der Ursprung des Diabetes könne also nicht nur bei der Infektionskrankheit selbst, sondern auch bei dem Verhalten in der Rekonvaleszenz liegen.

Die Lösung der Fragen gehört der Zukunft. Einstweilen muß weiteres, sorgfältig zu sichtendes Material beigebracht werden.

Besondere Erwähnung verdient Syphilis. Sie kann in verschiedener Weise zu Diabetes führen. Zunächst durch direkte Erkrankung des Pankreas. Es sind einige wenige Fälle beschrieben, wo bei frischer Syphilis Diabetes auftrat, der dann unter spezifischer Behandlung wieder wich. (F. UMBER, R. EHRMANN, A. ALBU, J. ROSENBLOOM, J. E. PAULLIN und H. M. BOWCOCK.) Man wird hier an unmittelbare akute syphilitische Erkrankung des Pankreasparenchyms denken. Viel öfter dürfte abgelaufene luetische Pankreatitis (Bindegewebswucherung und Atrophie der Inseln) später Ursache des Diabetes werden. Aber auch indem Syphilis den Boden für Arteriosklerose mit Ernährungsstörungen des Pankreas ebnet, kann sie eine ätiologische Rolle spielen. Typische syphilitische Späterkrankungen des Pankreas (Gummata) sind im allgemeinen, bei Diabetikern im besonderen überaus selten. (G. HERXHEIMER, F. HIRSCHFELD.) Einen solch seltenen Fall von gummöser Pankreatitis mit Diabetes beschrieben vor kurzem P. CARNOT und P. HARVIER. Vgl. Kap. 8, II, 7.

Größere Beachtung hat man der hereditären Syphilis geschenkt. C. v. NOORDEN beobachtete, daß unter Kindern, die vor dem 5. Lebensjahre an Diabetes erkrankten, einige (5 unter 20) von Vätern stammten, die zur Zeit der Zeugung an einer noch relativ frischen und ungeheilten Syphilis litten. Bei drei dieser Fälle war die Wassermannsche Reaktion positiv; die anderen stammten aus früherer Zeit. Spätere, zahlreiche Fälle ergaben aber weitestgehende Unabhängigkeit des kindlichen Diabetes von Syphilis der Eltern.

Vielleicht, aber doch sehr unwahrscheinlich, erklärt der syphilitische Ursprung des Diabetes das Auftreten des conjugalen Diabetes. (S. 81.)

Im ganzen zeigen die Statistiken, daß nachweisbare Syphilis als ätiologischer Faktor bei Diabetes eine geringe Rolle spielt. Auch A. A. HIJMANS V. D. BERGH spricht sich in diesem Sinne aus, im Gegensatz zu französischen Autoren.

C. v. NOORDEN'S Zusammenstellung (bis zum Jahre 1912) ergab:

bei männlichen Diabetikern zwischen 10 und 20 Jahren: $1,2\%$ Syphilis
bei männlichen Diabetikern über 20 Jahre: $7,1\%$ „
bei weiblichen Diabetikern jeden Alters: $2,3\%$ „

Hier sind nur die Fälle berücksichtigt, wo Syphilis zugestanden wurde oder aus sicheren anderen Zeichen zu erkennen war.

Andere Zahlen ergab die Wassermannsche Reaktion unter 100 Fällen, wahllos untersucht:

bei Männern über 20 Jahre (65 Fälle): positiv in 19%
bei Frauen über 20 Jahre (35 Fälle): positiv in 6%.

Bei 3200 Diabetikern E. P. JOSLINS waren nur in $1,7\%$ Zeichen von Syphilis vorhanden. J. J. LEMANN wies nach, daß bei den Negern, unter denen Syphilis viel verbreiteter als bei Weißen ist, die Diabetesmorbidität nicht größer sei. Unter 1000 Syphilitikern stellten M. PINARD und VELLUOT nur 23 Diabetiker fest. Auch von seiten der pathologischen Anatomen wird die untergeordnete Rolle der Syphilis in der Ätiologie des Diabetes bestätigt. Unter 300 Diabetesfällen fand M. SIMMONDS bei der autoptischen Untersuchung nur in $6\frac{1}{2}\%$ Zeichen von Lues. Das relativ seltene Vorkommen von Tabes, Paralyse und Aortenaneurysma bei Diabetes spricht ebenfalls in diesem Sinne.

Von allen Seiten (E. P. JOSLIN, M. LABBÉ u. v. a.) wird betont, daß die antisyphilitische Behandlung auch solcher Diabetiker, die früher an Lues erkrankt waren, hinsichtlich der Besserung bzw. Heilung der Stoffwechselstörung keine besonderen Resultate zeitigt. Gleichsinnig hatte sich in früheren Auflagen C. v. Noorden geäußert, und wir können es jetzt aufs neue bestätigen. Einzelne in der neueren Literatur niedergelegte Beobachtungen (E. Gallus, M. Pinard und Velluot, V. Cordier und Dechaume), wo antiluetische Behandlung auch den Diabetes günstig beeinflußte, vermögen an dieser Tatsache kaum etwas zu ändern. Es ist anzunehmen, daß es sich hier um frische Erkrankung des Pankreas handelte (vgl. auch Kap. 8). Wir dürfen aber nicht unerwähnt lassen, daß in einzelnen unserer Fälle eine durch die Gesamtlage benötigte Salvarsankur die diabetische Stoffwechsellage vorübergehend wesentlich verschlechterte.

IX. Fettsucht.

Daß Diabetes und Fettsucht sich häufig gesellen, ist eine altbekannte Tatsache. Fast immer wird erst nach jahrelangem Bestande der Fettleibigkeit der Harn zuckerhaltig. Dementsprechend fällt das erste Auftreten des Zuckers meist jenseits des 40. Lebensjahres. Diese Formen zeichnen sich sehr häufig durch eine gewisse Gutartigkeit aus. Leichte Glykosurie besteht durch Jahre und Jahrzehnte, ohne den Patienten von Kräften zu bringen. Sie verschwindet zeitweise vollständig, z. B. nach einer gut geleiteten diätetischen Kur; kehrt aber später nach Wiederherstellung laxerer Lebensweise allmählich aufs neue zurück.

Sehr viel ungünstiger ist, wenn beides, Fettleibigkeit und Diabetes, sich schon in jugendlichen Lebensjahren entwickeln; herkulische Gestalten, fettreich und muskelstark zugleich, bewundert wegen ihres kräftigen Körperbaues, sieht man unter solchen Umständen in Monaten zu Gerippen abmagern und hinsiechen.

Frerichs hatte unter 400 Diabetikern 15⁰/₀ Fettleibige, Seegen 30⁰/₀, Bouchard 45⁰/₀, C. v. Noorden 22⁰/₀. Unter Zurechnung solcher Fälle, wo früher Fettleibigkeit bestand, was zweifellos richtiger ist, erhöht sich C. v. Noorden's Zahl auf ca. 35⁰/₀. Unter 1063 Fällen E. P. Joslin's war in 40⁰/₀ Fettsucht dem Auftreten der Zuckerkrankheit vorausgegangen. H. Seckel findet unter den Diabetikern der Umberschen Klinik 34⁰/₀ Fettsüchtige. Nach H. Kisch sollen von Menschen mit „konstitutioneller" (endogener) Lipomatosis mehr als die Hälfte und von denen mit Überfütterungsfettsucht („Mastfettsucht") etwa 15⁰/₀ später an Diabetes erkranken. Wie v. Noorden schon in seiner Monographie „Fettsucht" ausführte, stimmt dies mit seiner Erfahrung nicht überein. Im Gegenteil gehörten die weitaus meisten der Fettleibigen, die an Diabetes erkrankten, zur Gruppe „exogener Fettsucht", nur wenige zur Gruppe reiner „endogenen Fettsucht", (thyreogene, hypophysäre, eunuchoide Fettsucht). Auch H. Seckel findet unter 148 Fällen von Diabète gras nur 4⁰/₀ zur Gruppe der endogenen Fettsucht gehörige. Vorwiegend war diese von Seiten der Keimdrüsen bedingt.

Sehr viel öfter sahen wir Diabetes meist leichterer und gutartiger Form, in Fällen, wo zwar exogene Einflüsse als wesentliche Ursache der Fettleibigkeit anzuschuldigen waren, wo aber Gründe vorlagen, daneben die Mitwirkung endogener Einflüsse anzunehmen, also bei den sehr häufigen sog. Mischformen. Freilich kommt man nicht über den Einwand hinweg, daß der Beweis für das Hineinspielen endogener Einflüsse im Einzelfalle schwer zu führen ist. Alles in allem scheint bei einseitig gerichteter, zu ausgesprochener Fettsucht führender Stoffwechselstörung (= Minderwertigkeit der Schilddrüse) gleichzeitiger Diabetes selten zu sein, häufiger in Fällen, wo Minderwertigkeit sich gleichzeitig auf mehrere endokrine Drüsen verteilt, insbesondere auf Schilddrüse und pankreatisches Inselsystem, vielleicht auch noch auf die Hypophysis cerebri (eine Sonderform pluriglandulärer Dyshormonie) und Keimdrüsen; und dann ist der Boden für gleichzeitige Fettsucht und Zuckerkrankheit geebnet. Ob sie sich entwickeln und in welcher Folge, wird dann auch von äußeren Schädlichkeiten abhängen, denen im individuellen Leben die betreffenden endokrinen Drüsen unterstehen.

In berichtetem Sinne ist auch die Angabe mancher Autoren (BOUCHARD, KISCH u. a.) verständlich, daß häufig in Familien, in denen Fettsucht verbreitet ist, das eine oder andere Mitglied, selbst von Fettleibigkeit verschont, an Diabetes erkranke. Von BOUCHARD's Kranken hatten 36% Vorfahren, die fettleibig waren. Von unseren zuckerkranken Patienten konnte rund der vierte Teil über Fettsuchtfälle in näherer Verwandtschaft berichten (Eltern, Geschwister, Großeltern, Geschwister der Eltern). Dies weist darauf hin, daß erbliche Minderwertigkeit im endokrinen Drüsensystem sich bald an dieser, bald an jener Drüse offenbart (S. 81).

In den Monographien über Diabetes und in den Lehrbüchern ist gemeinhin die Auffassung vertreten, daß die Zuckerharnruhr eine Folge der Fettsucht sei, und es wird daher diese Form unter dem besonderen Namen des „lipogenen Diabetes" geführt. Namentlich KISCH vertrat diese Meinung. Andere sprechen sich über die Art des Zusammenhangs sehr zurückhaltend aus, wenn sie auch die Tatsache eines Zusammenhangs unbedingt anerkennen. Die Möglichkeit ursächlicher Verknüpfung ist z. B. gegeben, wenn die Fettsucht entweder direkt, z. B. durch übermächtiges Einwandern von Fettgewebe (Polysarcie des Pankreas, D. v. HANSEMANN) oder durch Vermittelung einer komplizierenden Gefäßerkrankung das Pankreas schädigt. Solche Fälle sind nach A. WEICHSELBAUM und K. HEIBERG, vom anatomischen Standpunkt aus betrachtet, nicht selten und müssen unbedingt als „lipogener Diabetes" bezeichnet werden.

In Anbetracht dessen, daß keinerlei andere Gesundheitsstörung in der Anamnese Zuckerkranker häufiger erscheint als vorausgegangene Fettleibigkeit, darf man dieses Zusammentreffen nicht als etwas Zufälliges betrachten. Ein wie es scheint nur geringer Teil der Fälle läßt sich aus gleichzeitiger Minderwertigkeit der Schilddrüse (Hypothyreose) in koordinierter Verbindung (s. oben) mit angeerbter oder erworbener Minderwertigkeit des pankreatischen Inselsystems erklären. Für die Mehrzahl der Fälle scheint die im individuellen Leben erworbene Fettleibigkeit tatsächlich Erwecker des Diabetes zu sein, wie es bei H. KISCH, F. M. ALLEN, C. v. NOORDEN, E. P. JOSLIN zum Ausdruck gebracht ist. Wir sagen „Erwecker", weil immerhin der starke Vorbehalt gemacht werden muß, daß die mit Entstehen und Bestehen der Fettsucht verknüpfte Schädlichkeit sich nur da als Lockreiz für Diabetes auswirkt, wo eine konstitutionelle Minderwertigkeit („Minusvariante") des Inselsystems vorliegt oder wo das Inselsystem im Laufe des Lebens irgendwie geschädigt und geschwächt wurde. Sonst müßte ja jeder Fettleibige zuckerkrank werden. Zergliedern wir die Zusammenhänge genauer, so kommen in Betracht die erhöhten Ansprüche, welche beim Entstehen der Fettleibigkeit, d. h. im Zeitraum der Überfütterung, an das Inselsystem zwecks Verhütung übermäßiger Zuckerproduktion in der Leber gestellt werden; ferner während des Bestehens der Fettleibigkeit (z. T. schon während ihres Entstehens wirksam): Ernährungsstörungen des Inselsystems durch Arteriosklerose und durch Fetteinwanderung in das Pankreas, auch durch unmittelbar toxische Wirkung reichlichen Alkohol- und Tabakgenusses. Diese Zergliederung der pathogenetischen Zusammenhänge macht uns die überaus bemerkenswerte Tatsache verständlich, warum es überwiegend leichtere Formen von Diabetes sind, welche sich mit Fettleibigkeit verbinden: Häufig besteht von vornherein eine gewisse primäre konstitutionelle Minderwertigkeit des Pankreas; es wäre aber wohl nicht zum Diabetes gekommen, hätte die alimentäre Überlastung nicht stattgefunden; die Minderwertigkeit des Inselsystems macht sich zwar geltend, ist aber leicht; sie neigt ohne Mitwirken provokatorischen

Reizes nicht zum Fortschreiten. Das Aufhören der Überlastung kann den alten guten Zustand (schlummernde Anlage zum Diabetes) wieder herstellen. Ebenso sind jene sekundären Ernährungsstörungen des Inselsystems, welche beim Entstehen und Bestehen der Fettleibigkeit eintreten können (s. oben), an sich nicht progressiv, im Gegensatz zu den schweren Formen konstitutioneller Minderwertigkeit des Inselsystemes (meist bei Jugendlichen vorkommend) und — wie uns wahrscheinlich ist — wohl auch im Gegensatz zu den erworbenen infektiöstoxischen Parenchymstörungen des Pankreas (S. 84). Die versuchte Begründung für das Vorherrschen milder Diabetesformen bei Fettleibigen ist einstweilen nur Umschreibung der klinischen Tatsachen, welche aber Verständnis für das Geschehen anbahnt. Zu weiterer Klärung der Fragen wird es ja mit der Zeit kommen. Mit Statistik allein ist wenig getan; sie gibt aber eine fruchtbare Quelle zur Anregung.

Wir müssen auch mit der Möglichkeit rechnen, daß die zur Mast-Fettsucht führende Überernährung mit Fett durch Vermittlung intrahepatischer Vorgänge zu Diabetes führt. Dies kann einerseits Fettinfiltration der Leberzellen bringen, andererseits belastet vorwiegende Deckung des Calorienbedarfs mit Fett (bei Mast-Fettsucht überwiegend häufig!) die Leber mit starker Arbeit: Umprägung von Fett in den als Gewebsspeise dienenden Zucker. Daß beim Fettabbau dann die richtigen Bahnen innegehalten werden, d. h. nur Zuckerbildung nach Bedarf, und nicht Überflutung des Blutes mit Acetonkörpern (S. 183), dürfte dem Inselsystem starke Arbeit auflegen. Natürlich wäre eine so entstehende Erschöpfung des Inselsystems als lipogen zu bezeichnen. Es wäre interessant, zu prüfen, ob bei reinen Fleisch-Fett-Essern (z. B. verkehrsfernen Eskimos) Prüfung auf alimentäre Hyperglykämie und Glykosurie eine Leistungsschwäche des Pankreas verrieten. Bemerkenswert ist sicher, daß nach klinischen Erfahrungen viel Fett + viel Eiweiß + viel Kohlenhydrat vom Diabetiker am schlechtesten vertragen wird, viel Fett + viel Kohlenhydrat (Typus Haferkuren) und viel Fett + viel Protein (alte „strenge Diät“), besser noch viel Fett + wenig Protein (PETRÉN-Kost), ebenso viel Protein + viel Kohlenhydrat (s. Kapitel Therapie) weit bekömmlicher sind. Die Vielheit der Aufgaben ist also eine starke Belastung für die Leberzellen und damit auch für das Pankreas.

Mit vorausgegangener Darstellung erkennen wir an

1. daß Fettsucht und Diabetes koordinierte Folgen endokriner Minderwertigkeit sein können;

2. daß auch beim Entstehen und Bestehen übermäßigen Fettreichtums durch Überfüttern (exogene Einwirkung) nachteilige Einflüsse auf das pankreatische Inselsystem sich auswirken können.

Solche Anerkenntnis darf aber nicht zu Übertreibungen führen. Als solche ist es doch wohl zu betrachten, wenn E. P. JOSLIN in seiner Monographie (Lit. 1) die Überfütterungs-Fettsucht geradezu in den Vordergrund der Ätiologie rückt, die Ursachen exogener Fettsucht und des Diabetes gewissermaßen identifizierend. Indem er sich nicht zur Fettleibigkeit anfüttere, habe es jeder in der Hand, frei von Diabetes zu bleiben. Der fettwerdende Mensch gehöre in gewissem Grade in die gleiche Kategorie wie der Säufer: „in the next generation one may be almost ashamed to have diabetes“ (= In der nächsten Generation wird man sich fast schämen müssen, Diabetiker zu sein).

Daß starke Belastung der der Assimilation dienenden Organe durch überfütternde zu Fettleibigkeit führende Kost das pankreatische Inselsystem abnützt und damit zum Diabetes überleitet, ist eine höchst beachtenswerte Theorie. Zu deren Gunsten spricht die Statistik wie namentlich E. P. JOSLIN dartut. Auch wir werden in diesem Buche von ihr Gebrauch machen. Aber es ist doch einstweilen nur Hypothese. Die pathologische Anatomie und Histologie berichtet uns bisher noch von keinem anderen Beispiel, wo an irgend einem anderen Organ das Entstehen derartiger degenerativen und entzündlichen Veränderungen, wie wir sie am Pankreas Zuckerkranker finden, auf einfache Überanstrengung zurückgeführt werden dürfen. Bei Völkerschaften, die vorwiegend von Kohlenhydratträgern leben und deren Pankreas besonders stark belastet ist, ist Diabetes selten (S. 73). Anders, wenn wir kongenitale, konstitutionelle Minderwertigkeit des Inselsystems als Vorbedingung von Überlastungsschäden ansehen (S. 80). An dieser Vorbedingung einstweilen noch festzuhalten, möchten wir dringend raten.

Daß es Fettleibige gibt, die zwar noch keinen Zucker ausscheiden, aber bereits mit Anlage zum Diabetes (= Offenkundigwerden der insulären Minderwertigkeit) behaftet sind, erhärtete C. v. Noorden bereits vor langer Zeit (Kongreß f. inn. Med. 1895): Einzelne Fettleibige vertragen zwar die größten Mengen von Amylum, ohne Glykosurie zu bekommen, scheiden aber schon nach verhältnismäßig kleinen Gaben von Traubenzucker (100 g) ansehnlich Glykose aus. Wenn man auf solche Weise die schlummernde diabetische Diathese frühzeitig entdeckt und demgemäß die Nahrung sofort regelt, wird dem Patienten viel genützt.

Gemäß den jetzigen Erfahrungen läßt sich die Probe dadurch verfeinern, daß man nicht nur den Urin auf Zucker, sondern das Blut auf alimentäre Hyperglykämie untersucht. Man findet bei fettleibigen Männern und Frauen mittleren Alters (exogene und gemischt exogen-endogene Fettleibigkeit) oft mäßig erhöhte Blutzucker-Nüchternwerte: 0,12—0,15%. Gar nicht selten zeigt sich neben alimentärer Glykosurie abnormer Verlauf der Zuckerkurve nach Belastung mit Traubenzucker (C. Beeler u. R. Fitz, J. E. Paullin u. H. C. Sauls). Fettsucht kann also tatsächlich, im Sinne der alten Angaben C. v. Noorden's, mit pathologischer Einstellung des Zuckerhaushalts einhergehen, ohne daß einstweilen die klinische Diagnose Diabetes gerechtfertigt wäre. Daß es sich da um erste Entwicklungsformen diabetischer Störung handelt, ist mindestens wahrscheinlich; in welchem Umfange es aber zutrifft, müssen weitere Untersuchungen lehren.

Kurz erwähnt sei hier noch — jetzt wohl nur noch von theoretisch-historischem Interesse — eine Darstellung, die C. v. Noorden über mögliches Vorkommen einer „diabetogenen Fettsucht" gab (zuerst erwähnt in „Pathologie des Stoffwechsels" 1893). Sie knüpft an bei Beziehungen zwischen Kohlenhydrat- und Fettumsatz. Wir entnehmen das folgende wörtlich aus früherer Auflage. „Zuckerproduktion der Leber (Versorgung des ausströmenden Blutes mit Zucker) und Fettbildung aus Kohlenhydrat sind zwei verschiedene Prozesse. Ob die Fettbildung auch an die Leber gebunden ist, wissen wir nicht. Jedenfalls sind sie unabhängig voneinander; sie stehen sogar in einem gewissen Gegensatz. Wir müssen zulassen, daß Glykogenfixierung und Zuckerproduktion gestört sein können, während die Fettbildung aus Kohlenhydrat nicht gelitten hat. Das Fettgewebe nimmt dann das überschüssig gebildete Kohlenhydrat (als Fett) auf; es besteht schon eine echt diabetische Stoffwechselstörung, aber ohne Glykosurie. Zur Fettsucht kommt es, weil der krankhaft gesteigerte Kohlenhydratumsatz in der Leber den Antrieb zu überreichlicher Nahrungsaufnahme reflektorisch auslöst (Überkompensation). Ich bezeichnete dies als „diabetogene Fettsucht". W. Leube, L. Krehl, E. Pflüger erkannten die Berechtigung dieses Begriffes an." Jüngst hat W. Arnoldi die Theorie der diabetogenen Fettsucht durch klinische und experimentelle Untersuchungen aufs neue zu stützen und für das Fettsuchtsproblem zu verallgemeinern gesucht. Nach Arnoldi steht bei Adipositas im Mittelpunkt des krankhaften Geschehens eine Störung der Kohlenhydratverbrennung, die zu Entleerung des Zuckers nach innen, d. h. in die Fettdepots führt. — Wir können ihm darin nicht folgen, obwohl sich wesentliche Stücke sinngemäß mit der alten Theorie v. Noorden's decken.

Über die äußerst wichtigen Beziehungen Diabetes und Fettleibigkeit vgl. auch: Kapitel Therapie.

X. Gicht.

Die häufige Verbindung von Gicht und Diabetes ist schon vielfach hervorgehoben. In dem an Gichtkranken armen Deutschland hat man nicht oft Gelegenheit, derartige Beobachtungen zu machen. Daher ist es nicht zu verwundern, daß wir die einschlägigen Beobachtungen namentlich bei englischen und französischen Autoren zu suchen haben. Ihre Schriften sind reich an denselben. Unter den Engländern haben besonders PROUT, BENCE JONES, LAUDER BRUNTON, SIR DYCE DUCKWORTH den Zusammenhang betont; von französischen Forschern sind CLAUDE BERNARD, BRONGNIART, CHARCOT, BOUCHARDAT, BOUCHARD zu nennen.

K. GRUBE zählte unter 177 Diabetikern 16 mit Gicht und weitere 23, die gichtkranke Eltern hatten. Die Zahlen überbieten bei weitem den Durchschnitt in Deutschland und sind nur dadurch verständlich, daß gichtkranke Diabetiker Neuenahr, wo GRUBE seine Beobachtungen sammelte, besonders häufig aufsuchen.

Gelegentlich eines Vortrages, den C. v. NOORDEN vor 10 Jahren über „Gicht und Diabetes" hielt, konnte er sich auf 6000 Fälle von Zuckerkrankheit beziehen, über die in seinen Journalen entsprechende Angaben positiver oder negativer Art verzeichnet waren. Von ihnen hatten 230 ($= 3,8^0/_0$) Gicht, 204 ($= 3,4^0/_0$) harnsaure Nierenkonkremente. Wenn, wie es wohl berechtigt ist, die Fälle hinzugezählt werden, wo zwar keine typischen Gichterscheinungen (Anfälle, Tophi) aufgetreten waren, wo aber der Harnsäurespiegel des Blutes sich wesentlich über die Norm erhob (verkappte Gicht), so steigt nach Maßgabe seiner bisherigen Erfahrungen bei erwachsenen Diabetikern der Prozentsatz für begleitende Gicht von 3,8 auf mindestens 8. C. v. NOORDEN hob damals hervor, daß wirklich schwere Gicht, d. h. Gicht mit Dauerveränderungen an den Gelenken und kurzfristigen Nachschüben, geradezu selten seien (etwa ein Dutzend Fälle unter jenen 6000 Diabetikern). Fast immer handelt es sich um leichte Gicht, verbunden mit leichtem Diabetes, was auch F. UMBER bestätigte. Der Diabetes artet freilich öfters allmählich zu schweren Formen aus, wenn er diätetisch vernachlässigt wird. Wir sahen neuerdings wieder einige solcher Fälle und heben dies ausdrücklich hervor, weil der die Gicht begleitende Diabetes mit Unrecht häufig als ein unbedingt gutartiger und demgemäß als etwas Unwesentliches hingestellt wird.

Die Gicht-Diabetesfälle zeichnen sich gewöhnlich durch ungemein hohe Blutzuckerwerte, vor allem aber durch große Hartnäckigkeit der Hyperglykämie gegenüber diätetischen Maßnahmen aus (C. v. NOORDEN).

Die Beziehungen gestalten sich verschieden. Meist geht die Gicht voraus; erst später kommt der Diabetes hinzu. Nicht selten hören damit die Gichtanfälle auf — ob in irgendeiner Abhängigkeit vom Diabetes, bleibe dahingestellt. Man kann nur schwer darüber urteilen, weil auch bei einfacher Gicht die Anfälle oft nach Jahren zum Schweigen kommen. Man sah auch Anfälle von Gicht mit Anfällen von Glykosurie abwechseln (sog. Diabetes alternans der französischen Autoren). Wir haben nach eigenen Beobachtungen den Eindruck, daß solcher Wechsel doch mehr auf die jeweiligen Kostverhältnisse als auf innere Ursachen zurückzuführen ist. Das gleichzeitige Fortbestehen beider Störungen ist jedenfalls häufiger als der periodische Wechsel. Nach A. BOUCHARDAT sollen Fälle, wo zuerst Diabetes bestand und diesem sich die Gicht erst später hinzugesellt, prognostisch ungünstig sein. Wir bestätigen dies für den Verlauf des Diabetes, aber nicht für den der Gicht.

Daß Diabeteskranke häufig gichtkranke Aszendenten haben, ward schon erwähnt (erblich-alternierender Diabetes, s. S. 80).

Die Einsicht in den inneren Zusammenhang zwischen Gicht und Diabetes ist uns nicht gewährt. Wir wissen über die Natur der Gicht zu wenig. Welche chemischen Vorgänge die Retention und Ablagerung der Harnsäure veranlassen, ist unbekannt. Daher ist auch jede weitere Erörterung über die intimeren Beziehungen zwischen Gicht und Diabetes und über die ätiologische Tragweite der Gicht für den Diabetes einstweilen zwecklos.

Daß Gicht nicht mit den ungemein häufigen rheumatoiden und neuritischen

Erkrankungen der Diabetiker verwechselt werden sollte, ist selbstverständlich. Es geschieht nur gar zu oft und führt zu therapeutischen Fehlgriffen.

Weiteres über die Kombination: Gicht + Diabetes und über Behandlung solcher Fälle s. Abschnitt Einfluß der Begleitkrankheiten auf die Therapie.

XI. Pankreaserkrankung.

Seit den wunderbaren Entdeckungen v. MERING's und MINKOWSKI's (vgl. S. 58) ist die Aufmerksamkeit der Diabetesforschung in erster Stelle auf das Pankreas gerichtet. Doch hieße es, die Verdienste früherer Forscher verkleinern, wenn nicht gleichzeitig hervorgehoben würde, daß schon vor 100 Jahren von CAWLEY und in späteren Schriften vieler Autoren immer wieder die Wichtigkeit der Pankreaserkrankungen für die Ätiologie des Diabetes in Betracht gezogen ist (z. B. BOUCHARDAT, FRIEDREICH, BAMBERGER, FRERICHS, SENATOR, SEEGEN). Immerhin hatten die Mitteilungen kaum mehr als kasuistisches Interesse und die Anschauungen über den kausalen Zusammenhang hatten noch keinerlei scharfe Formulierungen gefunden, bis LANCÉRAUX (1877) auf Grund mehrerer klinischer und anatomischer Beobachtungen eine besondere Form des Diabetes unter dem Namen Diabète pancréatique ou Diabète maigre beschrieb. Diese Form sollte sich durch plötzlichen Beginn, ungemeine Bösartigkeit des Verlaufs, durch rasch eintretende Abmagerung, schnellen Verfall der Kräfte und die große Neigung zur Komplikation mit tuberkulöser Lungenschwindsucht auszeichnen. Die Krankengeschichten LANCÉRAUX, welche in der Pariser Dissertation von LAPIERRE ausführlich mitgeteilt sind, hatten unter den Klinikern berechtigtes Aufsehen gemacht, aber sie waren schon wieder im Begriff, vergessen zu werden, als die Entdeckung des experimentellen Pankreasdiabetes die Erinnerung an sie wachrief und dem klinischen Scharfblick LANCÉRAUX ein glänzendes Zeugnis ausstellte.

Später bearbeiteten die pathologischen Anatomen die Frage des Zusammenhangs zwischen Diabetes und Pankreaserkrankung mit besonderem Nachdruck. Statt die früheren sehr zahlreichen Arbeiten zu zitieren, verweisen wir auf die ergebnisreichen Untersuchungen von G. HERXHEIMER, R. L. CECIL, A. WEICHSELBAUM, K. A. HEIBERG und B. FISCHER; in dem Buche HEIBERG's ist die Literatur bis zum Jahre 1914 in übersichtlicher und mustergültiger Weise zusammengestellt und besprochen.

Die neuere Literatur findet sich in der Monographie von C. SEYFARTH; auch in den Arbeiten von F. M. ALLEN sind zahlreiche Hinweise auf diesbezügliche Untersuchungen, besonders amerikanischer Autoren enthalten.

Unter Heranziehung neuer Untersuchungsmethoden hat sich die relative Zahl der Obduktionen mit positivem anatomischen Befund im Pankreas von Jahr zu Jahr vermehrt und erhebt sich unter den Händen der sachkundigsten Forscher schon über 90%.

Seit E. L. OPIE's Vorgang richtet sich die Aufmerksamkeit insbesondere auf die sog. LANGERHANSschen Inseln. Es ist heute sicher, daß die Inseln es sind, welche die intern-sekretorische Funktion des Pankreas bestreiten. Ihre Erkrankung und Zerstörung verursacht Diabetes. Eine wesentliche Stütze der Inseltheorie bildete schon immer das Ausbleiben des Diabetes nach experimenteller Unterbindung der Pankreasgänge, welche die Inseln unversehrt läßt. In Übereinstimmung damit stand, daß nach A. WEICHSELBAUM's vergleichenden Untersuchungen das übrige Pankreasgewebe in weitem Umfang zerstört oder degeneriert sein kann (bei manchen chronischen Infektionskrankheiten, bei Karzinom usw.), ohne daß es zu Diabetes kommt, wenn nur noch eine genügende Zahl LANGERHANSscher Inseln unversehrt ist.

Die Darstellung des Pankreashormons aus den verödeten Drüsen von Tieren, deren Pankreasgänge unterbunden waren (H. G. BANTING) und die Bereitung von Insulin aus dem vom übrigen Pankreas getrennten Inselapparat bestimmter

Fische (J. J. R. MACLEOD) haben inzwischen jeden Zweifel an der Richtigkeit der Inseltheorie beseitigt. Immerhin wird von einzelnen Autoren die entwicklungsgeschichtliche Selbständigkeit des Inselgewebes noch bestritten. C. SEYFARTH vertritt mit G. HERXHEIMER u. a. den Standpunkt, daß auch die Zellen der Tubuli neben der äußeren ein altruistisches Restvermögen innerer Sekretion haben. Namentlich F. M. ALLEN hat neuerdings diese letztere Anschauung wieder entschieden bekämpft. Wenn auch die Inseln ebenso wie eigentlichen Drüsenzellen des Pankreas aus dem Epithel des Pankreasganges hervorgehen, so stellen sie doch — praktisch genommen — völlig selbständige Gebilde dar, die die alleinigen Produzenten des Hormons sind.

Seit WEICHSELBAUM unterscheidet man folgende Veränderungen der Inseln bei Diabetes:

1. Sklerose und Atrophie der Inseln, abhängig von chronischer interstitieller Pankreatitis. Als Ursache der letzteren kommt verschiedenes in Betracht. Im höheren Alter ist sie oft Folge von Erkrankungen der Pankreasgefäße (G. HOPPE-SEYLER). Auch Steinbildung, Carcinom, Chronische Katarrhe der Pankreasgänge, chronischer Alkoholismus, Gallensteine, Lebercirrhose können zur chronischen Pankreatitis führen. Nach F. M. ALLEN soll immer eine durch infektiöse oder toxische Ursachen bedingte akute Pankreatitis Ausgangspunkt der chronischen Veränderungen sein, besonders in dem im jugendlichen Alter auftretenden Diabetesfalle. C. v. NOORDEN hatte schon früher sehr nachdrücklich auf die Bedeutung der Infektionskrankheiten für Inselleiden hingewiesen.

2. Hyaline Degeneration der Inseln, das höhere Lebensalter bevorzugend und oft mit Sklerose der Arterien des Pankreas vergesellschaftet. Trotz des häufigen Zusammentreffens ist es aber nicht sicher, daß Arteriosklerose Ursache der hyalinen Degeneration ist.

3. Hydropische Degeneration der Inseln. Sie kommt vorzugsweise bei jugendlichen Diabetikern vor, dem reinen Diabetes im Sinne NAUNYN'S, im weiteren Verlaufe zu Atrophie der Inseln führend; ohne Komplikation mit Arteriosklerose. WEICHSELBAUM nannte als wahrscheinliche

Ursachen: Hereditäre Anlage, angeborene Schwäche oder Bildungsfehler der Inseln, so daß diese schon bei Einwirkung geringer Schädlichkeiten der Degeneration verfallen. Aus klinischen Gründen wollte C. v. NOORDEN eine solche angeborene Schwäche auch auf hereditäre Syphilis (S. 86) und auf Verwandtenehen bei Aszendenten zurückführen (S. 79). Unter den hinzutretenden Schädlichkeiten, die die Erkrankung auslösen, wies er auf die Bedeutung akuter Infektionskrankheiten hin (S. 84).

Abweichend von dieser Auffassung betrachtet F. M. ALLEN, der in neuester Zeit die hydropische Degeneration eingehend studiert hat, diese nicht als Ursache, sondern als Folge des Diabetes: sie werde durch Überanstrengung der Zellfunktion hervorgerufen, wenn durch unzweckmäßige Ernährung, z. B. zu starke Kohlenhydratbelastung oder durch Überfütterung mit Fleisch und Fett zu starke Anforderungen an den noch erhaltenen Rest funktionierenden Inselgewebes gestellt werden. Sie trete nur in schweren Fällen und bei längerer Dauer der Erkrankung als Folge des funktionellen Zusammenbruchs der Zellen auf. Die hydropische Degeneration ist nach ALLEN Zeichen eines „aktiven" Diabetes (s. auch S. 59).

Die pathologischen Anatomen haben auch gelehrt, daß in Zahl und Größe der Inseln Schwankungen vorkommen, daß Neubildungen von Inseln und Hypertrophie der erhaltenen angetroffen werden, und sie stehen nicht an, die Gewebsveränderungen mit Intensitätsschwankungen des Diabetes, eventuell mit Heilung desselben in ursächlichen Zusammenhang zu bringen.

Am engsten ist schon frühzeitig und sich auf das fruchtbarste auswirkend, die ursächliche Verknüpfung des Diabetes mit dem Zustand des pankreatischen Inselsystems von K. HEIBERG verflochten worden. Zahlreiche Beispiele, die er beibringt und die auch in den großen Untersuchungsreihen amerikanischer Autoren (F. M. ALLEN, J. M. CONROY u. a.) bestätigt werden, lassen den Schluß zu, daß unter günstigen Untersuchungsverhältnissen der schwere tödliche Diabetes fast immer mikroskopisch diagnostizierbar ist. Daß es aber möglich sei, aus dem Grade des Inselschwundes bzw. der Inseldegeneration den Entwicklungsgrad des Diabetes zu bestimmen, ist doch wohl zu weit gegangen. Denn trotz der recht großen Zahl positiver anatomischer Befunde gibt es Fälle, wo die sorgfältigste Untersuchung keine makroskopischen oder mikroskopischen Veränderungen des Pankreas aufdeckt. Namentlich über die anatomischen Ausweise in den Anfängen des Diabetes ist man noch wenig unterrichtet. Anscheinende histologische Unversehrtheit beweist nicht, daß die Zellen im Leben voll leistungsfähig waren, wie B. Fischer, F. M. Allen u. a. zweifellos mit Recht gegenüber K. Heiberg betonen. Vielleicht wird die genaue chemische Analyse des Pankreas, wie sie von G. Hoppe-Seyler und seinen Mitarbeitern in Angriff genommen ist, hier weiter führen. Einstweilen kommen wir nicht an der Hypothese vorbei, daß die Inseln dem Mikroskopiker normal erscheinen können und doch an Funktionsschwäche litten, d. h. die spezifischen Lockreize mit quantitativ unzulänglicher Hormonbildung beantworten.

Zusammenfassend: Unter den histologischen Befunden am Pankreas des Diabetikers stehen einfache degenerative Atrophie („elektives Inselleiden", Heiberg) und chronische Pankreatitis bei weitem voran. Im allgemeinen herrschen spezifische, nur das Inselsystem betreffende Erkrankungen bei Jugendlichen, gröbere, das ganze Pankreas beteiligende und das Inselsystem mitbetreffende Erkrankungen bei älteren Leuten vor.

Von großer Bedeutung ist, wodurch das Inselleiden, mag es nun anatomischer oder nur funktioneller Natur sein, hervorgerufen wird. Wir stehen auf dem Standpunkt, daß exogene Faktoren in einer großen Zahl vom Fällen nur die Rolle eines auslösenden Faktors haben, eine endogene Disposition (Abiotrophie, W. Gowers) aber die Vorbedingung ist. Dementsprechend ist in wenigstens $\frac{1}{4}$ aller Diabetesfälle hereditäre Belastung nachweisbar (S. 78). Unter den exogenen Faktoren stehen Infektionskrankheiten an erster Stelle (S. 84). Daß sie immer, wie F. M. Allen meint, allein für sich, selbständig, ohne Vorausbestehen insulärer Minderwertigkeit, die Pankreaserkrankung hervorrufen, ist uns sehr zweifelhaft. Die Tatsache, daß die anatomischen Befunoe an oen Inseln in hereditären wie nichthereditären Fällen in gleicher Weise vorhanden sind, spricht nicht gegen dispositionelle Anlage. Damit lehnen wir aber keineswegs ab, daß überstandene toxische oder infektiöse Schädlichkeiten als solche eine pankreato-insuläre Minderwertigkeit zur Folge haben können und wirklich haben. Denn offenbar ist das Pankreas ein Organ, welches besonders oft miterkrankt. So konnte F. M. Allen unter bei 549 Leichen nicht an Diabetes Verstorbener in fast 50% Veränderungen am Pankreas, meist allerdings ohne Beteiligung der Inseln nachweisen. Doch kamen auch solche vor, und er betont, daß eine scharfe Grenze zwischen den histologischen Veränderungen, die mit Diabetes und denen, welche ohne Diabetes einhergingen, nicht gezogen werden könne.

Viel unsicherer ist der Einfluß anderer exogener Faktoren, wie Überanstrengung und daraus folgende Erschöpfung, woran in Fällen zu denken wäre, die man auf überreichlichen Genuß von Kohlenhydrat und auf kalorische Überlastung (S. 88) zurückführen will. Ihr legen die amerikanischen Forscher (Allen u. a.) besondere Bedeutung bei. Sie gehen so weit, den Diabetes als eine an sich nicht progrediente Erkrankung aufzufassen, und meinen, daß entsprechende Entlastung das Inselleiden zum Stillstand und damit den Diabetes zur Heilung oder mindestens zum Stillstand bringen könne und müsse. Dies deckt sich sinngemäß mit Zweck und Ziel der gesamten Diabetestherapie vergangener und neuer Zeit. In der Darstellung Allen's erweitert es sich aber zu der These, daß so gut wie jeder Diabetes grundsätzlich heilbar sei oder zum Stillstand gezwungen werden könne. In diesem Werke ist gewiß die Möglichkeit starker Erfolge durch planmäßige Therapie nachdrücklicher betont worden, als geläufiger Ansicht entspricht. Aber vom rein klinischen Standpunkte aus scheint uns ALLEN doch zu weit zu gehen. Ihm widerspricht vor allem die klinisch erhärtete, theoretisch noch nicht befriedigend erklärte Tendenz jugendlicher Fälle zu fortschreitender Verschlimmerung und die bisher geringe Aussicht, durch Insulin wahre Heilung des jugendlichen Diabetes zu erzielen. In gleichem Sinne wie Überanstrengung könnte Übererregung des chromaffinen Systems wirken. In beiden Fällen hat das Pankreas sich mit seinen Hormonen der Überproduktion von Zucker in der Leber entgegenzustemmen. Wenn durch solche Mehrbelastung das Pankreas dauernd geschwächt wird, und wenn auf dieser Grundlage ein chronischer Diabetes entsteht, dürfte aber doch wohl ebenfalls eine schon von langer Hand her vorbereitete, vielleicht schon in der Keimanlage begründete oder durch Infektionskrankheit erworbene oder durch lokale Ernährungsschwierigkeiten (chronische Pankreatitis, Arteriosklerose) erzeugte Minderwertigkeit den Boden geebnet haben. Immerhin eröffnet diese Betrachtung eine gewisse Möglichkeit, das Mitwirken nervöser Einflüsse in der Ätiologie des Diabetes zu verstehen (S. 96). Über Überfütterung als auslösende Ursache des Inselleidens S. 88. Betreffs der Überlastungstheorie vgl. auch S. 87.

Neben der Unfähigkeit des insularen Gewebes, die normalen Lockreize mit normaler Hormonerzeugung zu beantworten, können jenen Lockreizen auch anders gerichtete Reize entgegenarbeiten, z. B. von der Schilddrüse oder der Hypophyse aus, immerhin seltenere Fälle. Der Enderfolg müßte derselbe sein, wie wenn das Inselsystem von Haus aus minderwertig ist. (Pluriglandulärer Diabetes.)

Über wichtige Merkmale, die auf gröbere Erkrankung des Pankreas hinweisen, vgl. Kapitel 7; über Pankreastrauma S. 106.

XII. Nervenkrankheiten. Neurogener, traumatischer und Kriegsdiabetes.

a) Allgemeines. Wir betreten hier ein vielumstrittenes Gebiet, praktisch ein hochbedeutsames, da es eng zusammenhängt mit der Rechtsprechung in Unfallsangelegenheiten.

Ausbruch eines Diabetes bei Menschen, deren Nervensystem erkrankt ist, kommt oft vor. Über die Häufigkeit gehen die Angaben, über Art der Verknüpfung die Meinungen weit auseinander. Natürlich wird kein Arzt bei gleichzeitigem Bestehen von Nervenkrankheit und Diabetes allemal erstere als Ursache des letzteren bezeichnen.

Häufig ist die Entwicklung beider voneinander ganz unabhängig, wie bei den meisten und häufigsten anatomischen und funktionellen Krankheiten des Zentralnervensystems allgemein anerkannt wird.

Auch von dem Verhältnis der Neurosen, Neurasthenie an der Spitze, gilt dies, obwohl bei Laien und vielen Ärzten Neurasthenie noch immer als häufige und gleichsam selbstverständliche Ursache des Diabetes gebucht wird. Erkrankung des Nervensystems und Diabetes können auch gleichsam Geschwister sein; Arteriosklerose, Syphilis, Gifte, infektiös-toxische Produkte, konstitutionelle Anlage bedrohen oft gleichzeitig Nervensystem und Pankreasinseln.

Sehr häufig ist Diabetes das Primäre, Nervenkrankheit, wie Neuralgie, Neuritis, neurotrophische Gewebsstörung u. a. das Sekundäre. Auch sei daran ererinnert, daß Phobien und Verstimmungen nach Art der neurasthenischen häufig vom Diabetes als Ursache den Ausgang nehmen (S. 329).

Die ursächliche Verknüpfung von Diabetes mit Nervenkrankheiten fußt auf CL. BERNARD's Entdeckung der Piqûre (S. 47). Inzwischen

lernte man auch von manchen anderen Stellen des Gehirns, besonders des Mittel-
hirns (B. Aschner's Hypothalamus-Zuckerstich!), vorübergehend Glykosurie
auszulösen; vielleicht von noch höheren Zentren des vegetativen Nervensystems
(K. Dresel, S. 49) und ferner von den sympathischen Hals-, Brust- Bauch-
ganglien, durch Reizung des dem sympathischen System zugehörigen Neben-
nierenteils, überhaupt vom ganzen sympathisch-chromaffinen System aus. Diese
Glykosurien verhalten sich durchaus wie die durch Cl. Bernardsche Piqûre
bedingte (S. 47). Die Piqûreglykosurie stellt sich heute nur als ein Sonderfall
der großen Gruppe „chromaffinogene Glykosurie" dar, und einstweilen ist es
erlaubt, alle anderen Formen der experimentellen transitorischen neurogenen
Glykosurien in gleicher Weise zu deuten.

Es darf nicht befremden, daß dem eindrucksvollen Versuche Cl. Bernard's,
als dem seinerzeit einzigen bekannten, sicher Glykosurie auslösenden Eingriff
der Schluß folgte, die Zuckerkrankheit sei nervösen Ursprungs; was der einmalige
Reiz des Zuckerstichs vorübergehend bringe, gestalte sich unter Dauererregung
des Nervensystems zur chronischen Krankheit. Es war nur ein kleiner Schritt,
als man weiterhin Erschütterung des psychischen Gleichgewichts nicht minder
als grob anatomische und „molekulare" Störungen der Nervenzentren als Diabetes
bringend beschuldigte; der Schritt schien um so gerechtfertigter, als man ohne
Frage unter den Diabetikern auffallend viele Neurastheniker und Psychastheniker
findet (S. 329).

Es entwickelte sich dann weiter hieraus der Begriff des „traumatischen
Diabetes", der anfangs sich auf Diabetes nach Gehirnverletzungen und Erschütterungen beschränkte, bald aber auf Diabetes nach „psychischem Trauma"
ausgedehnt wurde, insbesondere nach Aufkommen der so oft mißbrauchten
Diagnose „traumatische Neurose". Wir schalten dieses Wort nicht aus,
da es, praktisch genommen, hohe Bedeutung erlangte.

Wir verstehen heute darunter Neurosen, wobei sich — der Hysterie vergleichbar —
eine Flucht in die Krankheit entwickelte, was sehr verschiedene Ursachen haben kann, z. B.
Beeinträchtigungs- und Verfolgsideen, sich fesselnd an den erlittenen Unfall, in Wahrheit
Ausdruck primärer, autochthoner Psychose; Unfähigkeit schwacher Charaktere, Weg und
Kraft zur Arbeit wiederzufinden, vergesellschaftet mit Furcht, durch Arbeitsbelastung neu
geschädigt zu werden. Rentensucht, oft mehr bedingt durch voreilige und unbesonnene
Atteste gefälliger Ärzte oder durch Drängen von Freunden, Verwandten und Winkeladvokaten
als durch eignen Antrieb; Simulation Arbeitsscheuer oder durch das Überwiegen des An-
gebots in Schwierigkeit geratener Leute usw.

Die ätiologische Verknüpfung von Schädigung des Nervensystems mit Diabetes
findet scheinbare Stütze in den Erfahrungen über transitorische Glykosurien (S. 50), auch über Auftreten experimentell-alimentärer Glykosurie und
und Hyperglykämie (S. 50) bei mancherlei Nervenkrankheiten akuter und chronischer Art. Wenn man das an früheren Stellen Berichtete überschaut, darf man
aber doch höchstens sagen, daß beides, spontane transitorische Glykosurie und
experimentell-alimentäre Hyperglykämie bzw. Glykosurie bei diesen oder jenen
genuinen Nervenkrankheiten, Neurosen, somatischen oder psychischen Traumata des Nervensystems vielleicht etwas häufiger vorkommt als bei Gesunden
und bei anderen Krankheiten (zweifelhaft; Knochenbrüche! S. 105). Ein einigermaßen regelmäßiger Befund ist beides bei keiner Nervenkrankheit. Weitaus die
meisten Erfahrungen beziehen sich auf spontane transitorische und auf experimentell-alimentäre Glykosurie. Untersuchungen über das Verhalten des Blutzuckers sind noch ziemlich spärlich.

1. Bei Gehirnverletzungen und -erschütterungen, namentlich den letzteren, bei
Blutungen in die Gehirnhäute sind spontane und alimentäre transitorische Glykosurien ver-
hältnismäßig häufig berichtet. Eine reiche Kasuistik darüber buchten B. Naunyn und
F. Rosenberger. Vielleicht würde man selbst im unmittelbaren Anschluß an gewöhnliche

Apoplexie mit typischer einseitiger Lähmung häufiger transitorische Glykosurie finden, wenn man nicht meist im Beginn der Krankheit auf jegliche Nahrungseinfuhr verzichtete (siehe unten). C. v. NOORDEN fand unter 35 nichtdiabetischen Apoplektikern, wo der Urin während der ersten 5 Tage regelmäßig auf Zucker untersucht wurde, nur 2 Fälle von transitorischer Glykosurie, dagegen 7 mit Hyperglykämie ohne Glykosurie. Auf letzteres ist kein großes Gewicht zu legen, da man bei chronischer Schrumpfniere und bei Hypertonie — in allen diesen Fällen lag das eine oder andere oder beides vor — Hyperglykämie auch ohne apoplektischen Insult häufig antrifft.

2. Bei Epileptischen bringt nach älteren Angaben der Anfall öfters transitorische Glykosurie. Dies wird neuerdings stark bestritten (M. DE CRINIS). Etwaige Acetonurie (nicht selten) hängt zusammen mit starker und schneller Entleerung der Glykogenvorräte einerseits und unter Umständen (bei längerer Dauer des Status epilepticus) mit Hungerzustand. Echter Diabetes bei Epileptikern ist geradezu selten (J. STRAUSS).

3. Traumatische Neurosen schienen nach älteren Angaben das Entstehen alimentärer Glykosurie zu begünstigen. Nach eignen Untersuchungen bezweifeln wir, daß sich dies aufrechterhalten läßt (S. 51). Bei Hysterie, der manche Formen der traumatischen Neurose nahestehen (siehe oben), ist alimentäre Glykosurie sicher nicht besonders häufig. Es sei darauf hingewiesen, daß sich unter beiden Gruppen viele Patienten mit abnormen und schwankenden Erregungsverhältnissen im vegetativen Nervensystem finden, so daß gelegentliches Vorkommen chromaffinogener Störungen im Zuckerhaushalte nicht überraschen könnten (S. 50).

4. Bei Neurasthenikern — selbst ausgesprochensten Typus — fanden wir nur ganz ausnahmsweise experimentell-alimentäre Glykosurie und Hyperglykämie. Neurastheniker, mit denen wir selbst es zu tun haben, sind vorzugsweise solche vom Typus der Magen- und Darmdyspeptiker. Bei ihnen überwiegen fast immer Zeichen der Vago-Hypertonie; verstärkte Erregbarkeit im sympathischen System tritt meist stark zurück.

5. Bei Geisteskranken sind transitorische Glykosurien ziemlich häufig (SIEGMUND, H. BOND). Obenan steht die Paralyse. Von Paralytikern, die ja zumeist in Irrenanstalten sterben, kommt die große Mehrzahl zur Obduktion. Es darf gefordert werden, daß keine Glykosurie eines Paralytikers als neurogen bezeichnet wird, bevor die Obduktion völlig normales Verhalten der Pankreasinseln und der Pankreasgefäße erwiesen hat. Nach R. LAUDENHEIMER, E. SCHULTZE, A. KNAUER verbinden sich Glykosurien gern mit den Höhezeiten depressiver Affekte verschiedensten Ursprungs. Auch wir sahen etliche bezeichnende Fälle dieser Art bei Cyclothymikern. Daß bei den gleichen Zuständen alimentäre Glykosurie leichter zu erzielen ist, ward schon erwähnt (S. 50). Im ganzen aber meldeten die Irrenanstalten durchaus keinen höheren Prozentsatz an Diabetikern, als der Morbidität der Gesamtbevölkerung entspricht. Leider besitzen wir noch gar keine umfassenden brauchbaren Ermittlungen, wie häufig und unter welchen besonderen Umständen solche transitorischen oder auch nur durch Zuckerbelastung hervorgerufenen alimentären Glykosurien der Geisteskranken in echten Diabetes übergehen. Aus Irrenanstalten, wo die Kranken Jahre und Jahrzehnte lang verweilen, könnte man manches Wichtige über diesen Entwicklungsgang erfahren.

Alles in allem besitzen wir aus dem Gesamtgebiete der Nervenkrankheiten eine Summe positiver Befunde über transitorische und experimentell-alimentäre Glykosurie, welche größer ist als die aus anderen Krankheitsgebieten. Man darf dies aber nicht überwerten. Denn jahrzehntelang, d. h. aus der weitaus längsten Zeit derartiger Versuchsreihen, suchte man die genannten Störungen des Zuckerhaushaltes ganz wesentlich bei Nervenkranken, unter Anlehnung an CL. BERNARD'S Entdeckung. Selbst weitestgehende Skepsis wird nicht ablehnen wollen und können, daß somatische und psychische Erschütterungen des Nervensystems sowohl spontane Glykosurie wie auch leichtere Auslösbarkeit experimentell-alimentärer Glykosurie bzw. Hyperglykämie bringen können. Die zahlreichen Erfahrungen über chromaffinogene (adrenalinogene) Glykosurien zeigen uns den Weg, wie sie entstehen (S. 55; vgl. auch Bemerkungen über Piqûre, S. 48). Sichere Basis liefern diese Befunde aber nur für transitorische Glykosurien.

Man könnte sich vielleicht auf den Standpunkt stellen, das Auftreten spontaner und experimentell-alimentärer Glykosurie im Anschluß an ein somatisches oder psychisches Trauma, z. B. an einen Chok, an Gehirnerschütterung, an starken Schreck usw., sei allemal ein Zeichen für bereits bestehende gewisse

Minderwertigkeit des Pankreas, d. h. Anlage zu wahrem Diabetes; nur die Minderwertigkeit des Pankreas bedinge, daß der verstärkte Adrenalinstoß (sympathischer Reizeffekt) von der dämpfenden Kraft des Pankreas nicht genügend abgefangen werde. Dies ist aber sicher falsch. Der CL. BERNARDsche Zuckerstich beweist dies: starkem Adrenalinstoß ist auch das gesunde Pankreas nicht sofort gewachsen. Wir sind nicht berechtigt, anzunehmen, daß dies beim Menschen — mutatis mutandis — anders liege als im Tierexperiment. Bei öfters wiederholter Adrenalininjektion schwächt sich bei Tier und Mensch deren Wirkung ab; immer größere Gaben werden erforderlich, um Glykosurie zu erwecken. Diese „Gewöhnung" bedeutet, daß das gesunde Pankreas, das den ersten starken Adrenalinstoß nicht abfangen konnte, an Abwehrbereitschaft gewinnt. Bisher liegt kein experimenteller Beweis dafür vor, daß häufige Wiederholung der Adrenalinstöße (klinisch: neurogene Erregung der Zuckerproduktion) das insuläre System abnütze und erlahmen mache. Vom experimentell-kritischen Standpunkte aus betrachtet wäre die Annahme solchen Geschehens einstweilen nur theoretische Konstruktion.

Nach Maßgabe der gesamten experimentellen Pathologie und Pharmakologie führt beim Tier keine Brücke von der sympathikogenen transitorischen Störung des Zuckerhaushaltes (= jähes Überwiegen der hepatischen Zuckerproduktion über die pankreatische Dämpfung derselben) zum chronischen Diabetes. Ob beim Menschen ein solcher Weg besteht und tatsächlich beschritten wird, ist einstweilen eine rein klinische Frage. Eine tragfähige Brücke besteht sicher bei Hyperthyreosen und bei Erkrankungen der Hypophysis cerebri. Hier hat man es teils mit funktionellen Wechselwirkungen zwischen Schilddrüse und Hypophysis einerseits, Pankreas anderseits zu tun, teils mit der Möglichkeit bzw. Wahrscheinlichkeit pluriglandulärer endokriner Systemerkrankung (S. 222, 81). Man darf ohne weiteres annehmen, daß gleichartige Vorgänge, welche anfangs nur zu transitorischer Glykosurie, bei weiterer Verschärfung später zu pankreatogener Dauerglykosurie führen. Das steht aber weit ab von dem, was man gemeinhin neurogene Glykosurie und neurogenen Diabetes nennt.

Wir bedürfen — wie oben bemerkt — nicht der Annahme, daß beim akuten neurogenen Adrenalinstoß mit Auswirkung in transitorische Glykosurie konstitutionelle Minderwertigkeit des pankreatischen Inselsystems oder gar schon keimender Diabetes im Hintergrunde drohe. Die jeweilige Erregbarkeit des sympathischen Systems und die Stärke des in die Sympathicus-Nebennierenbahn gelangenden Stoßes sind maßgebend für Stärke und für kürzere oder längere Dauer der Auswirkung. Die Ansprechbarkeit der sympathischen Zentren für einfallende Reize und überhaupt die Erregbarkeit des gesamten sympathischen Systems sind aber sehr verschieden groß, je nach Persönlichkeit und sicher auch bei der einzelnen Persönlichkeit je nach augenblicklicher Einstellung. Daher wohl die höchst verschiedene Auswirkung objektiv gleicher Ursachen (gleiches somatisches oder psychisches Trauma). Daß der kompensierende Abwehrreflex des Pankreas für den Ausschlag der sympathischen Erregung verhältnismäßig geringen Belanges ist, erkennt man am besten beim Zuckerkranken. Es ist bekannt und oft beschrieben, auch von uns mit einigen Beispielen belegt (S. 136), daß Aufregungen, schreckhafte Ereignisse usw. beim Diabetiker die Stoffwechsellage verschlechtern können. Wir gebrauchen absichtlich das Wort „können"; denn von Häufigkeit oder gar Regelmäßigkeit solchen Geschehens ist gar keine Rede, im Gegensatz zu verbreiteter Meinung bei Ärzten und Patienten. Wo das „post hoc" nicht zu bestreiten, liegen die Zusammenhänge oft ganz anders. Sehr oft bedingen aufregende Erlebnisse (ganz allgemein: somamatische und psychische Traumata) ein Durchbrechen bisheriger Lebens- und Ernährungsweise, sei es auch nur, daß auf letztere weniger acht genommen wird. Sorgsames Nachforschen deckt dies oft ganz klar auf (S. 105).

U. a. erlebten wir schon mehrfach, daß plötzliche Krankheits- oder Unglücksfälle in der Familie oder daß besorgniserregende Vorkommnisse im Beruf (Kaufleute, Fabrikanten, Bankdirektoren, Diplomaten u. a.) oder daß in deren Gefolge plötzlich notwendig gewordene Reisen usw. eine bis dahin vorschriftsmäßig und wirkungsvoll durchgeführte Insulinkur unterbrachen, daß dabei auch die Diätvorschriften ins Wanken gerieten und zum mindesten die Kost nicht so umgestellt wurde, wie es beim Aussetzen von Insulin nötig gewesen wäre. Schnelle und schwer ausgleichbare Verschlimmerung der Stoffwechsellage entwickelt sich dann; ohne jenes alarmierende Ereignis wäre aber die Folge des unbedacht plötzlichen Insulinausfalles die gleiche gewesen. — Ereignisse solcher Art können zu schwierigen Rechtsfragen führen (S. 108).

Sehr wichtig zur Beurteilung der Verhältnisse ist folgendes:

In der C. v. Noorden-E. Lampéschen Privatklinik wurden innerhalb dreißig Jahren etwa 20000 Diabetiker an insgesamt etwa 250000 Verpflegungstagen beobachtet und behandelt. Natürlich kam es sehr oft vor — durchschnittlich fast aller Wochen das eine oder andere Mal —, daß bei dem einen oder anderen Patienten schwere und schwerste Aufregungen in die Kurzeit hineinfielen. Recht oft sahen wir plötzliche starke Verschlimmerungen der Stoffwechsellage unmittelbar folgen, die — ceteris paribus — unbedingt auf das seelische Erlebnis, auf gestörte angstgequälte Nächte usw. bezogen werden mußten. Die die Glykosurie steigernde Wirkung erstreckte sich aber nur vereinzelte Male auf mehrere Tage, klang sehr oft innerhalb eines Tages, noch öfters innerhalb weniger Stunden wieder ab (in der Klinik wird der Urin in drei je 8stündigen Teilportionen, oft in 6- oder gar 4stündigen Portionen untersucht). Aber alles in allem traten die positiven Ausschläge doch weit zurück gegenüber völlig negativen; die Patienten kamen zur morgendlichen ärztlichen Besprechung mit der Angabe, heute müsse die Analyse wohl recht Schlechtes ergeben haben; sie hätten diese oder jene schwer erschütternde Aufregung gehabt. Aber es stimmte nicht; die Analysen entsprachen denen der Vortage. Es wurde dann noch 1—2 Tage lang jede Einzelportion des Urins untersucht, mit gleichem Ergebnis. Es kam sogar nicht selten vor, daß entgegen den Befürchtungen der Patienten die Harnproben, welche unter Einfluß des Erlebnisses standen, günstiger waren als vorher. Vielleicht daß in solchen Fällen die psychische Stimmung mehr das parasympathische als das sympathische System erregte. So war es bei leichten und schweren Fällen. Im allgemeinen zeigten Leichtdiabetiker deutlicher positive Ausschläge als Schwerdiabetiker. Bei letzteren überlagert der alimentäre Faktor allzu mächtig etwaigen hinzutretenden neurogenen Einschlag.

Die gemeldeten Tatsachen bestätigen, daß der akute neurogene sympathicotrope Chok im wesentlichen von den transitorischen Vorgängen im sympathischen System abhängt, und daß auf seinen Verlauf Zustand und Leistungsfähigkeit des pankreatischen Inselsystems nicht von durchschlagender Bedeutung sind. Anders ist es vielleicht, wenn sich die sympathicogenen Adrenalinstöße fortgesetzt wiederholen, wie es bei Neuropathen und je nach Art des Erlebens auch bei Nervengesunden vorkommen wird. Ob ein minderwertiges Inselsystem das auf die Dauer aushält, ohne Schaden zu nehmen, ist fraglich. Theorie und Experiment geben keine Antwort (S. 224); es ist eine rein klinische Frage. Es ist sehr schwer, über die wahre Tragweite solchen Geschehens einwandfreies Urteil zu erlangen. Die Krankheitsberichte der Patienten und die Nachweise in zahllosen Unfallsakten, die uns vorlagen, die Berichte der Hausärzte, auch die eignen Beobachtungen sind viel zu dürftig und lükkenhaft, um jenen Zusammenhang eindeutig zu bejahen (S. 83). Nicht nur genaue Kenntnis der Krankengeschichte im eigentlichen Sinne des Wortes, sondern auch die ganze Ernährungsgeschichte müßte lückenlos bekannt sein. Bei erfolgreichen und erprobten therapeutischen Handlungen (z. B. Erholungsreisen, Trink- und Badekuren, Sanatoriumbehandlung usw.) haben wir stets mit einer Vielheit von Einzelwirkungen zu tun. Die Wirkung ist unverkennbar: die Glykosurie sinkt oder verschwindet, oft trotz Ansteigens der Kohlenhydratzufuhr; der Erfolg ist verblüffend. Was ist geschehen? Eines ist sicher; mit Entfernung vom Alltage haben wir die schädliche psychogene Erregung sympathischer Zentren ausgeschaltet und den Anteil der Glykosurie beseitigt, welcher von dieser Erregung abhing. Haben wir aber auch irgendeinen therapeutisch maßgebenden Einfluß auf Minderwertigkeit und Leistungsschwäche des Pankreas gewonnen? Das ist erfahrungsgemäß unwahrscheinlich. Der Diabetiker bleibt Diabetiker, und sein Zuckerhaushalt erweist sich weiterhin in gleicher Weise abhängig von der Kost wie vorher, wenn auch vielleicht — infolge Ausfalles sympathicogener Mitwirkung — auf tieferem Niveau als früher, aber auch dies meist nur vorübergehend. Wir kennen unter unseren zahllosen Zuckerkranken nicht einen einzigen, von dem wir sagen könnten: die Ausschaltung exogener Erregungsquellen und psychischer, aufreibender Arbeit, seelischer Komplexe heilte ihn vom Diabetes. Er blieb Diabetiker, so erfreulich und nützlich auch die psychische Erholung auf Allgemeinbefinden und Stoffwechsellage eingewirkt haben mag. Es braucht nur kurz erwähnt zu werden, daß derartig erfreuliche Auswirkungen psychischer Erholung doch nur bei einem Teil der Zuckerkranken deutlichen, in die Augen springenden Ausmaßes sind. Bei der Mehrzahl, namentlich bei Schwerdiabetikern stehen sie weit zurück gegen die unmittelbaren Vorteile rein diätetischer Maßnahmen.

Wir anerkennen also die Möglichkeit, daß sowohl bei gesundem wie bei minderwertigem Pankreas akute sympathicogene transitorische Störungen des Zuckerhaushaltes vorkommen. Wie oft dies bei funktionell ganz gesundem Pankreas wie oft es bei bis zum auslösenden Ereignis anscheinend ganz gesunden Menschen überhaupt vorkommt, ist gänzlich unbekannt (siehe unten). Wie wenig akute, unzweifelhaft neurogene, transitorische Glykosurien hat man gleichsam in flagranti abgefaßt! Sie werden voraussichtlich bei minderwertigem Pankreas häufiger vorkommen als beim gesunden. Die obigen Mitteilungen aus C. v. NOORDENS Klinik, die allerdings nicht statistisch durchgearbeitet sind, sprechen dafür. Es kann natürlich geschehen, daß ein Mensch an Minderwertigkeit des Pankreas, an minimalem, erst keimendem Diabetes leidet, daß er dann, von somatischem oder psychischem Trauma betroffen, sympathicogene transitorische Glykosurie bekommt. Wenn sich dann später, Monate oder Jahre nach dem Trauma, die pankreatische Minderwertigkeit zum wahren Diabetes auswächst, ist man mit der Diagnose: echt neurogener Diabetes schnell bei der Hand, obwohl es sich bei dem akuten Adrenalinstoß und bei dem Inselleiden um zwei ganz verschiedene Vorgänge handelt. Wenn bei Jugendlichen unmittelbar nach Trauma ein schwerer und nach Art schwerer Fälle sich weiterentwickelnder Diabetes entdeckt wird, möchten wir es als im hohen Grade unwahrscheinlich bezeichnen, daß die Krankheit mit dem Trauma irgend etwas zu tun hat, es sei denn, daß traumatische Schädigung des Pankreas angenommen werden darf. Vor allem bei Kindern, aber auch noch während der Adolescenz wird oft schwerer Diabetes ohne vorausgegangene Krankheitssymptome oft so plötzlich offenkundig, daß es immer noch wahrscheinlicher ist, es mit einem vorher **nicht entdeckten Diabetes** zu tun zu haben, als mit traumatisch, durch Fernwirkung ausgelöstem schnellem Verfalle eines früher gesunden pankreatischen Inselsystems (vgl. den später berichteten Fall S. 106).

Im Sinne der berichteten Tatsachen und Erwägungen erörterte C. v. NOORDEN bereits vor 10 Jahren (Kölner Vortrag, 1916) eine theoretisch konstruierte Möglichkeit, wie zentral zentrifugal-nervöse Erregungen allmählich zu echt pankreatischem Diabetes führen können: „Man kann sich den Zusammenhang so vorstellen, daß neurogene Reize auf der Bahn: Zentralnervensystem—Sympathicus—chromaffines System—Blut—Leber die Zuckerwerkstatt in der Leber immer neu erregen; daß dann das Pankreas diesen Erregungen immer neue Dämpfung entgegensetzen muß, und daß diese so benötigte Hormonüberproduktion ein minderwertiges Pankreas allmählich erschöpft." Nach unserem Erachten ist dies die einzige heute mögliche Theorie über rein neurogene Entstehung eines chronischen Diabetes. Auf wie schwachen Füßen sie steht, liegt auf der Hand; es fehlen doch allzu viele Beweisstücke.

Es ist aber weiterhin noch an die Möglichkeit indirekter Einflüsse zu denken, nämlich an neurogene Gefäßschädigung (lokale Spasmen, allgemeine Hypertonie mit schließlicher Auswirkung in Sklerose der Pankreasarterien) und daraus folgender Dystrophie der Inseln (S. 302). Das sind natürlich Vorgänge, die sich nur sehr langsam und nur unter langer Fortdauer der gefäßschädigenden Ursache entwickeln können, mit einem Einzeltrauma aber nicht verknüpft werden dürfen.

Wir heben eine Berufsart hervor. Diabetes ist nach alter Statistik der Eisenbahngesellschaften verhältnismäßig häufig bei Lokomotivführern. Der Beruf verlangt angespannteste Aufmerksamkeit im Dienste und ist reich an aufregenden Momenten. Dazu kommt, daß während der Fahrt auf der Maschine der ganze Rumpf und damit auch die Gefäßgebiete des Pankreas in dauernder Vibration sind. Es mag sein, daß das Zusammenwirken beider Einflüsse die Häufigkeit der Zuckerkrankheit bei jener Berufsart erklärt. Anatomische Belege über das Verhalten der Pankreasgefäße bei Lokomotivführern konnten wir nicht auffinden. Es handelt sich also einstweilen nur um Hypothese. — Hier könnte ohne Schwierigkeit genauere statistische, aber auch unmittelbar ärztliche Forschung einsetzen. Lokomotivführer unterstehen aus Gründen der Betriebssicherheit sowie so öfterer bahnärztlicher Untersuchung. Sie sollte sich auch auf etwaige Glykosurie erstrecken.

b) Zur klinischen und gutachtlichen Wertung von Trauma als Ursache des chronischen Diabetes. Alle Möglichkeiten in Rechnung stellend, muß sich die praktische Medizin natürlich in erster Stelle an Erfahrungstatsachen halten. Das Wort haben sowohl klinische Erfahrung wie Statistik. Die Erfahrungstatsachen wurden zunächst, und dies ist verständlich, teils anscheinend natürlicherteils willkürlicherweise, gedeutet unter Anlehnung an das CL. BERNARDsche Experiment und seine Abarten (S. 47). Inzwischen wurden aber neue Tatsachen bekannt, die solcher Deutung widersprechen. Es war schon vor Entdeckung des Pankreasdiabetes den alten Klinikern klar, daß wahrhaft „neurogener" und „konstitutioneller" Diabetes (jetzt Pankreasdiabetes genannt) sich voneinander in wesentlichen Stücken unterscheiden müßten, und reich an Zahl waren die Versuche, die klinischen Bilder beider auseinander zu halten. Am bekanntesten und eindrucksvollsten war F. A. HOFFMANN's Referat auf dem 5. Kongreß für innere Medizin. Heute erscheint es uns nicht als Grundlage, sondern gleichsam als Totengeläute solcher Bestrebungen. Denn es ließ sich als bezeichnendes Merkmal des neurogenen Diabetes nichts vorbringen, was wir inzwischen nicht als guten Bekannten aus dem klinischen Bilde des gewöhnlichen Diabetes kennen lernten. Die Lehre vom neurogen-traumatischen Diabetes war aber so fest im Ideenkreis der Ärzte verankert, daß sie sich noch lange Zeit und bis zum heutigen Tage fortwirkend wie etwas Selbstverständliches und Unantastbares behauptete.

Es ist immerhin wichtig, die Grundsätze zu kennen, auf die sich früher die gutachtlichen Urteile aufbauten. Wir geben sie in der Form wieder, wie sie

C. v. NOORDEN in der 2. Auflage dieses Buches ausarbeitete (1898), da gerade
diese Darstellung maßgebend für zahlreiche Entscheidungen wurde:
„Traumatischer Ursprung des Diabetes ist mit Bestimmtheit zu diagnostizieren:
1. Wenn aus einer dem Unfall kurz vorausgehenden Zeit (etwa 1 Jahr) Harnanalysen
vorliegen, die die Abwesenheit von Zucker ergeben, nach dem Unfalle dagegen (sofort oder
mangels einer sofortigen Untersuchung innerhalb der nächsten 12 Monate) Zucker im Harn
gefunden wird.
2. Wenn bei einem bis zum Unfalle allem Anscheine nach gesunden Menschen, dessen
Urin nicht untersucht wurde, alsbald nach dem Unfalle (innerhalb der nächsten Wochen)
Abmagerung, Verfall der Kräfte oder andere Begleiterscheinungen des Diabetes sich entwickeln (Neuralgien, Sehstörungen, Abnahme der Potenz, Wadenkrämpfe, vermehrter Durst)
und der Urin Zucker enthält. Die Diagnose ist auch dann in positivem Sinne zu stellen,
wenn es in den ersten Monaten oder gar Jahren versäumt wurde, den Urin zu untersuchen.
Dieser Fall wird sich, da es leider noch nicht allgemein üblich ist, bei jedem Kranken den
Urin zu untersuchen, verhältnismäßig oft ereignen. Es wäre sehr verkehrt, den Patienten
für ein solches Versäumnis büßen zu lassen. Die an den Unfall sich anschließende Entwicklung der sekundären diabetischen Symptome ist dann als vollgültiger Beweis hinzuzunehmen.
Traumatischer Ursprung des Diabetes ist als möglich anzuerkennen, wenn bei einem
Menschen, der bis zum Unfalle keine auf Diabetes hinweisende Symptome darbot, sich
innerhalb der nächsten 1—2 Jahre eine diabetische Erkrankung herausstellt, ohne daß die
Entwicklung der Symptome sich zeitlich unmittelbar an den Unfall anlehnt. Die Möglichkeit des traumatischen Ursprungs ist auch dann anzuerkennen, wenn eine einmalige oder
selten wiederholte Harnuntersuchung bald nach dem Unfalle Abwesenheit von Zucker ergab;
denn es ist ja keineswegs notwendig, daß ein Diabetiker zu jeder Zeit Zucker entleert. Die
Wahrscheinlichkeit des traumatischen Ursprungs ist aber nur dann zuzulassen, wenn
es sich bei dem Unfalle um eine intrakranielle Verletzung oder um Gehirnerschütterung
handelte, oder wenn sich an eine beliebige Verletzung anderer Art eine schwere traumatische
Neurose anschloß. Verletzungen anderer Art sind zu selten von Diabetes gefolgt, um auf
sie in so zweifelhaften Fällen den Ursprung der Glykosurie zurückführen zu dürfen. Die
Intensität des Traumas (von einem gewissen Mindestgrad an, etwa Eintritt von Bewußtsein-
störung durch das Trauma) und die Intensität der Glykosurie dürfen für die Entscheidung
ebensowenig ins Gewicht fallen, wie etwa das Vorhandensein hereditärer Belastung. Wenn
der Arzt in Fällen dieser Art die traumatische Herkunft des Diabetes bejaht, so wird er
freilich sich manchmal irren; vom theoretischen Standpunkte aus sind diese Fälle daher
nicht zu verwenden, vom praktischen Standpunkte der Unfallentschädigung aus erfüllt aber
der Arzt, durch Anerkenntnis des Zusammenhangs, dem Patienten gegenüber eine Pflicht
der Humanität und Gerechtigkeit, der er sich ebensowenig wie die zur Entschädigung ver-
pflichtete Amtsstelle entziehen darf. Auf diesen praktischen Standpunkt stellt sich auch
B. NAUNYN (Diabetes-Monographie, 2. Aufl.), während allerdings mit W. KAUSCH anzuerkennen ist, daß für die wissenschaftliche Beantwortung der Frage die Forderungen
viel strengere sind: es müßte in jedem Falle nachgewiesen werden, daß vor dem Trauma
sicher kein Diabetes bestand.“

Im weiteren Verlaufe der Zeit stellte sich das Deutsche Reichsversicherungs-
amt und ihm folgend die niederen Instanzen in der Regel auf den Standpunkt,
ein Diabetes sei als neuro-traumatisch anzuerkennen, wenn
1. keine Tatsachen bekannt geworden sind, die auf Bestehen diabetischer
Erkrankung vor dem Unfall hinweisen, und wenn
2. der Diabetes nachweisbar kurze Zeit nach dem Unfall offenbar wurde.
Über solchen, den Rentenanspruch unbedingt sichernden Tatbestand hinaus
ist häufig auch bei ungewisserer Sachlage der Rentenanspruch bewilligt worden.
Meist wurde der Nachweis eines Kopftraumas mit Merkmalen der Commotio
cerebri als Voraussetzung verlangt; doch ist daran nicht immer festgehalten
worden. Im allgemeinen wurde die Anerkenntnis traumatischen Ursprungs für
posttraumatischen Diabetes sehr liberal gehandhabt, namentlich und verständ-
licherweise Kriegsteilnehmern gegenüber. Daß dies bei den niederen Instanzen
und insbesondere in den Gutachten der das erste Zeugnis ausstellenden Haus-
und Kassenärzte der Fall war, steht außer Frage.
Die Anerkenntnis seelischer Erregungen und Erschütterungen als
Ursache neurogener bzw. neuro-traumatischer Zuckerkrankheit ist seit längerer
Zeit mit stark zunehmender Häufigkeit versagt worden. Und das mit Recht.

Schreckhafte Erlebnisse, seelische Erschütterungen, Angst, Sorgen usw., auf die häufig Bezug genommen wird, finden sich in der Vorgeschichte fast jeden erwachsenen Menschen, bei Zuckerkranken nicht häufiger als bei anderen. Käme ihnen auch nur mit geringer Wahrscheinlichkeit ätiologische Bedeutung für das Entstehen von Zuckerkrankheit zu, so müßte gerade die vergangene Kriegszeit sowohl bei Kriegsteilnehmern wie bei der heimischen Bevölkerung starken Anstieg der Diabetesmorbidität gebracht haben. Davon ist keine Rede (siehe unten). Es ist erstaunlich, mit welcher Naivität in den Akten über Rentenansprüche läppische, fast alltäglich vorkommende Ereignisse von den Klägern angeführt und von Ärzten als Ursache eines Diabetes bezeugt werden.

C. v. NOORDEN äußerte bereits in 6. Auflage dieses Buches (1912) starke Bedenken, ob man den neuro-traumatischen Diabetes noch weiterhin anerkennen dürfe.

Er wies darauf hin, der Kliniker habe kein Recht, auf Grund des Verlaufs zwei verschiedene Formen von Diabetes anzuerkennen, von denen die eine als Folge ununterbrochener und allmählich sich steigernder Erregung, die andere als Folge eines lokalen Pankreasleidens aufzufassen wäre. Das sind so verschiedene pathologische Prozesse, daß sie wesentliche und charakteristische Unterschiede im ganzen klinischen Bilde und im Verlaufe nach sich ziehen müßten. Es gibt gewiß gewaltige Unterschiede im klinischen Krankheitsbilde des Diabetes: es gibt gutartige und bösartige, akute und chronische Fälle, es gibt fortschreitende, stillstehende, rückbildungsfähige Formen. Aber die Unterschiede sind, klinisch betrachtet, nur quantitativer und nicht qualitativer Natur. Der Verlauf wird durch die Besonderheiten der allgemeinen Konstitution, durch Art der anatomischen Prozesse im Pankreas, durch Komplikationen, durch Lebensgewohnheiten und Behandlung beherrscht. Auch nervöse Einflüsse sind für den Verlauf maßgebend, mehr für das jeweilige Symptomenbild, für das allgemeine körperliche und seelische Verhalten des Patienten und damit auch die allgemeine Prognose mitbestimmend, als für den Verlauf der Stoffwechselstörung selbst. Im Beginn und in leichteren Fällen sind diese nervösen Einflüsse in der Regel deutlicher erkennbar, als später und in schweren Fällen (S. 139). Mit zunehmender Schwere werden die Fälle einförmiger. Alles das genügt aber nicht, in den verschiedenen klinischen Bildern verschiedene Krankheiten zu erkennen oder auch nur vermuten zu lassen. Gerade die außerordentliche Ähnlichkeit und Einförmigkeit, zu der die wesentlichen Merkmale des Diabetes in allen vorgeschrittenen Fällen verschmelzen, warnt davor.

Unter Anerkenntnis, daß in der menschlichen Pathologie akute neuropathogene Glykosurien vorkommen, und daß auch die echte diabetische Glykosurie durch nervöse Einflüsse verstärkt und vermindert werden kann, bezeichnete C. v. NOORDEN es als mindestens zweifelhaft und wahrscheinlich unmöglich, daß ein echter chronischer Diabetes nur durch nervöse Einflüsse, ohne Erkrankung des Pankreas dauernd unterhalten wird. Dabei ist es ohne Belang, ob das Pankreasleiden histologisch nachweisbar ist (S. 94). Wesentlich ist nur, daß wir heute den chronischen Diabetes als Folge einer streng lokalisierten Organkrankheit deuten müssen. Wir gelangen wieder ins Uferlose zurück und treiben im Fahrwasser waghalsigster Hypothesen, wenn wir dies nicht tun.

Die Lehre vom neuro-traumatischen Diabetes war eigentlich schon zusammengebrochen, als der experimentelle Pankreasdiabetes entdeckt und das Versagen des Pankreas als maßgebender Störer des Zuckerhaushaltes im chronischen Diabetes erkannt wurde. Schon die Literatur der Vorkriegszeit empfahl vorsichtigste Beurteilung bei Anerkenntnis des neuro-traumatischen Diabetes. Vgl., außer früheren Auflagen dieses Buches, die Schriften von M. FÜRST und F. WINDSCHEID, F. HIRSCHFELD, R. STERN und J. SCHMID, C. THIEM.

Immerhin blieb es zunächst bei theoretischen Betrachtungen, die noch keinen Einfluß auf die praktische Rechtsprechung in Unfallsachen gewannen. Ein Umschwung setzte erst mit den Kriegserfahrungen ein. Noch sehr vorsichtig äußerte sich in seinem Kölner Vortrag (22. VIII. 1916) C. v. NOORDEN, dem ein großer Teil der als Diabetiker erkannten Kriegsteilnehmer zur Behandlung überwiesen waren:

„Einstweilen möchte ich annehmen, daß die Kriegserlebnisse, d. h. die unsagbaren körperlichen und seelischen Beanspruchungen einschließlich der Verwundungen mehr wie ein Lockreiz auf eine schon vorhandene diabetische Disposition einwirken, dagegen nicht in selbstherrlicher Weise den Diabetes erzeugen, wenn die Disposition dazu fehlt oder nicht neu erworben wird. Ich glaube, daß die weitaus größte Zahl der im Kriege erkrankenden Diabetiker schon als verkappte Zukunftsdiabetiker ins Feld zogen und ziehen, und daß der Ausbruch der Krankheit, der sonst vielleicht in weite Ferne gerückt gewesen wäre, durch die Kriegserlebnisse in der Regel nur beschleunigt wird."

Gleichsinnig lautete kurz darauf das Urteil A. Albu's und A. Gottstein-F. Umber's. Später (Vortrag am 17. VI. 1918) konnte sich C. v. Noorden schon viel bestimmter aussprechen:

Die Rechtsprechung in Unfallsachen hat bisher den neurogenen Diabetes anerkannt. Die Kriegserfahrungen werden ihn voraussichtlich als Wahngebilde ausweisen. Wenn Nervenerschütterungen Diabetes verursachen könnten, müßte derselbe jetzt geradezu epidemisch auftreten. Das entscheidende Wort erwartet die Wissenschaft aus den Lazaretten, wo anatomische Verletzungen des zentralen und peripherischen Nervensystems und schwere Neurosen beobachtet und behandelt werden. Nach dem, was persönliche Umfrage ermittelte, scheint traumatisch-neurogener Diabetes bei Verletzungen des Nervensystems so gut wie gar keine Rolle zu spielen.

Auch diese und andere Urteile aus der eigentlichen Kriegszeit waren noch nicht überzeugend, da noch keine Übersicht über die Gesamterfahrungen zu beschaffen waren. Inzwischen ist dies teilweise, leider noch nicht vollständig ausgeglichen.

In Deutschland trat Zuckerkrankheit alles in allem bei den Kampftruppen nicht häufiger auf als bei der Gesamtbevölkerung gleichen Lebensalters in Friedenszeiten. Die statistischen Mitteilungen von H. Strauss über die Ätiologie des Kriegsdiabetes überraschten geradezu durch dessen relative Seltenheit bei dem Millionenheer. Die Gesamtheit der Krankenjournale aus den Kriegsjahren und aus der Nachkriegszeit ist noch nicht statistisch verarbeitet. Auf Grund der Versorgungsakten der Kriegsteilnehmer läßt sich nach brieflicher Mitteilung des Reichsarbeitsministeriums (vom 19. VI. 1926) bisher nur als „Eindruck" entnehmen: „Unter den Kriegsleiden scheint tatsächlich der Diabetes eine ganz untergeordnete Rolle zu spielen." Eine umfassende wissenschaftliche Durcharbeitung des gewaltigen Materials liegt noch nicht vor. Bei den englichen Kriegsteilnehmern war Diabetes noch seltener als bei den deutschen (Hurst).

In Lazaretten, wo schwere Kopfverletzungen und sonstige schwere Erkrankungen und Verletzungen des Nervensystems behandelt wurden, trat keine Häufung von Diabetesfällen auf. (Mündliche Mitteilung von Prof. K. Goldstein in Frankfurt a. M., dem eine überragend große Zahl schädel- und hirnverletzter Kriegsteilnehmer zur Behandlung unterstanden, und der über das Schicksal der meisten Patienten dauernd unterrichtet blieb.)

Unter 40 000 amerikanischen Frontsoldaten, die von der Front zurückkehrten, waren nur 2 Diabetiker (E. P. Joslin). Dies ist weniger, als der Diabetesmorbidität in den Vereinigten Staaten entspricht.

Die Kriegserfahrungen haben mit der Gewalt eines schauerlichen Naturereignisses gesprochen. An ihnen kann die gutachtliche Beurteilung seelischer und körperlicher Traumata als angeblicher Ursache chronischer Zuckerkrankheit nicht mehr vorbeisehen. Es liegen noch nicht aus allen Staaten amtliche Nachrichten über die Diabetesmorbidität bei Kriegsteilnehmern vor. Was aussteht, wird das bisher Bekannte kaum abändern. Bisher verlauteten noch von keiner Seite widersprechende Angaben. Demgemäß wird auch in neueren Werken der neuro-traumatische Diabetes so gut wie vorbehaltslos abgelehnt (C. v. Noorden, E. P. Joslin, F. Umber).

Es bleiben aber doch noch einige praktisch wichtige, bei Begutachtung von Unfallsfolgen stets wiederkehrende Fragen zu besprechen.

1. Verschlimmerung einer pankreatischen Minderwertigkeit, d. h. eines schon vor dem Trauma bestehenden Diabetes. Eingeschlossen darin

ist das Erwecken vorhandener Anlage zum offenkundigen Diabetes. Solche Entwicklung der Dinge wird in Gutachten häufig anerkannt. Es ist klar, daß damit dem subjektiven Werturteil Tür und Tor geöffnet sind. In der Tat sehen wir freilich häufig unter Einfluß mißlicher äußerer Umstände, bedrückender, aufreibender, zermürbender Erlebnisse die Stoffwechsellage auch zweifellos nicht-traumatischen Diabetes sich verschlimmern (S. 137); sehr oft aber ist die Preisgabe der diätetischen Vorsicht daran schuld (S. 99). In entsprechenden Fällen konnten wir dies im Laufe der letzten Monate, wo wir besonders scharf darauf achteten, stets als Ursache der Verschlimmerung aufdecken. Es ist aber unbestreitbar, daß auch ohne diätetische Nachlässigkeit solche Verschlimmerung teils vorübergehend, teils auf die Dauer nach Unfällen und anderen schlimmen Erlebnissen Zuckerkranker vorkommt. Anderseits erlebt man bei unendlich vielen Zuckerkranken ohne jeden äußeren oder seelischen Anlaß ebensolche Vorstöße, oft ganz sprungartig; sie sind geradezu eine charakteristische Eigentümlichkeit der Krankheit, namentlich bei Leuten jugendlichen oder mittleren Alters. Daher ist es ungeheuer schwer, bei Verschlimmerung nach somatischem und psychischem Trauma neben dem „post hoc" das „propter hoc" als Gewißheit anzuerkennen. Im Zweifelsfalle neigen Arzt und Rechtsprechung natürlich dazu, den Grundsatz „in dubio pro reo" abzuwandeln in „im Zweifelsfalle für den Kranken". Die Erfahrungen bei Diabetes berechtigen dazu aber nur, wenn Ausbruch bzw. Verschlimmerung sich unbestreitbar Zug um Zug an das beschuldigte Ereignis anschließt, nicht nur mit schnell vorübergehender, sondern mit länger fortgesetzter Auswirkung; wenn ferner tatsächlich die Stoffwechsellage verschlimmert ist und nicht nur alimentär bedingter Anstieg der Glykosurie vorliegt. Dann wird die rückhaltlose Bejahung des „propter hoc" einstweilen noch (S. 102) dem Rechtsempfinden des Klägers, des Gutachters, des Richters entsprechen, vielleicht — nicht der Wahrheit. Wie selten aber liegen die Zusammenhänge so klar! Wie selten genügen die dürftigen Angaben der Akten, solchen Gang der Dinge auch nur mit einiger Wahrscheinlichkeit zu konstruieren! Und doch erfordern ärztliche Erfahrung und Gewissen, fordert Recht, fordert Gerechtigkeit gegenüber anderen Zuckerkranken, die nicht das Glück hatten, von irgendeinem Unfall betroffen zu werden, das bejahende Urteil in Fällen zu versagen, wo die genannten Bedingungen nicht gegeben und wo nur veraltetes Gewohnheitsrecht und Mitgefühl eine Möglichkeit zur entscheidenden Wahrscheinlichkeit stempeln könnten.

Leider haben weder die Militärbehörden im Krieg noch Krankenkassen und Unfallversicherungsgesellschaften und -behörden bisher bei den zuständigen Ärzten durchgesetzt, daß jeglicher Unfallbetroffene nach dem Unfalle auf etwaige Glykosurie bzw. Zuckerkrankheit untersucht wird. Wir meinen planmäßig. Die häufig, aber keineswegs stets in den Unfallakten sich vorfindenden Angaben über den Ausschlag vereinzelter Harnanalyse genügen nicht. Sicher sehr häufig wird ein bereits bestehender Diabetes dabei übersehen. Man bedenke, daß nach jedem schweren Unfalle, aber auch oft nach leichteren die Nahrungsaufnahme höchst gering ist. Man bedenke anderseits, daß selbst bei recht schwerem Diabetes 18—20stündiges Fasten fast immer genügt, den Harnzucker selbst von 5—6% auf 0 zu bringen! S. 124.

2. Transitorische traumatogene Glykosurie und Diabetes. Neben den alten und neueren Berichten über transitorische spontane und transitorische Glykosurie nach somatischem und psychischem Trauma verschiedenster Art, denen aber keine Berichte über den weiteren Gang folgten, und die daher auch ganz unfruchtbar blieben für Wertung der Traumata als Ursache chronischer Zuckerkrankheit, heben sich die planmäßigen Untersuchungen von G. E. Konjetzny und W. Weiland an der Kieler Chirurgischen Klinik hervor. Sie zeitigten ein überraschendes Ergebnis. Knochenbrüche, also das weitaus häu-

figste Trauma, brachte in 50 % der Fälle spontane oder alimentäre transitorische
Glykosurie, ohne daß sich danach chronischer Diabetes entwickelte. Gleiche
Angaben finden sich bei E. P. JOSLIN, H. STRAUSS und in bezug auf abgestürzte
Flieger bei SCHWERINER und SELBERG. Es ward angenommen, es könnten
Fettembolien im Zentralnervensystem die Ursache sein und nach Art der Piqûre
wirken. Wahrscheinlicher dünkt uns, daß parenterale Resorption bestimmter
Abbauprodukte aus zertrümmerter Marksubstanz toxische Eigenschaften haben.
Es könnte sich um toxischen Reiz auf das Nebennierensystem handeln, eher
vielleicht um transitorische toxische Schädigung des pankreatischen Inselsystems. Die Frage, theoretisch und wie wir sehen werden auch praktisch wichtig, ist experimenteller Forschung zugänglich. Beziehung zum Pankreas hat
die größere Wahrscheinlichkeit für sich, weil die Neigung zur transitorischen
Glykosurie doch nicht — nach Art des Adrenalinstoßes — eine ganz flüchtige
zu sein scheint. Wenn sich dies bewahrheitet, könnte doch gelegentlich die Giftwirkung so stark sein, daß die Inseln dauernd geschädigt bleiben. Das wäre
dann echt traumatischer Diabetes. Bei JOSLIN und bei H. STRAUSS finden sich
einige einzelne Fälle von Diabetes erwähnt, wo vielleicht ein solcher Zusammenhang bestand. Aber nur vielleicht; die Angaben sind zu dürftig und schließen
zufälliges Zusammentreffen nicht.

Was bisher bekannt ist, beweist jedenfalls, daß es eine ansehnliche Gruppe
traumatischer Glykosurien gibt, wobei in der ungeheuren Mehrzahl der Fälle eine
Brücke zu echtem chronischen Diabetes nicht führt. Vielleicht werden genauere
Nachforschungen ergeben, daß auch andere Traumata (somatisch und psychisch)
ähnlich wie Knochenbrüche mit gewisser Gesetzmäßigkeit transitorische Störungen des Zuckerhaushaltes bringen. Erst breite klinische Erfahrung kann dann
lehren, ob von der einen oder anderen Gruppe aus ein Übergang zum wahren
Diabetes sich in gehäuftem Maße vollzieht.

Einzelfälle beweisen nichts. Denn bei der ganz überwältigenden Zahl täglich
vorkommender Traumata ist nicht nur bei Knochenbrüchen, sondern auch sonst
baldiger oder gar unmittelbarer Ausbruch von Diabetes so verschwindend selten,
daß im Einzelfalle zufälliges Zusammentreffen von Trauma und von schon früher
bestehender, aber nicht erkannter und einstweilen noch ohne sonstige Folgen
gebliebener Zuckerkrankheit viel wahrscheinlicher ist als ätiologische Verknüpfung beider (vgl. aber unten Punkt 4).

3. Verletzung des Pankreas und Diabetes. Wir konnten in der
Literatur keinen Fall auffinden, wo ein den Rumpf treffendes Trauma durch
blutige Verletzung oder durch stumpfe Gewalt das Pankreas so geschädigt hätte,
daß dadurch Diabetes entstanden wäre, und wo — das ist das wichtigste —
die anatomische Verletzung des Pankreas auch anatomisch erhärtet wäre. Fälle
von Diabetes, wo ein Trauma vorausging, das das Pankreas geschädigt haben
kann, kamen uns öfters vor. Vor kurzem erst sah S. ISAAC einen 12 jährigen
Schüler, bei dem sich nach Fall auf den Bauch, mit starker Baucherschütterung,
ein schwerer Diabetes entwickelte. Wie C. v. NOORDEN an anderer Stelle ausführte, wird der Gutachter nicht umhin können, bei einem post-traumatischen
Diabetes den ursächlichen Zusammenhang als hinlänglich wahrscheinlich zu
erklären, wenn das Trauma derart war, daß es das Pankreas in
seinen unmittelbaren Bereich zog. Da wir das Pankreas als anatomischen
Sitz der Krankheit kennen, ist dieser Standpunkt, den C. v. NOORDEN auch in
Obergutachten vertrat, gerechtfertigt.

Er ist gerechtfertigt, obwohl man sich schwer täuschen kann. HEYN berichtet über
folgenden Fall:

Ein 12 jähriger, bis dahin anscheinend gesunder Knabe erhielt bei einer Balgerei Schläge
auf den Kopf und einen Fußtritt in die linke Seite. Alsbald entwickelte sich schwerer Diabetes,

dem der Knabe nach 1 Monat im Koma erlag. Bei der Obduktion fand man kleines Pankreas mit auffallender Armut an LANGERHANSschen Inseln, den typischen Befund bei schnell tödlichem schwerem Diabetes der Kinder. Es gibt kleine Erklärung dafür, wie das Trauma gerade diese anatomische Veränderung des Pankreas zuwege hätte bringen können; auch nicht wie bei vorausbestehender Minderwertigkeit des Pankreas das Trauma den Inselschwund zu rasch tödlicher Auswirkung hätte anwachsen lassen können. Das Gutachten in vivo hätte sicher und mit Recht gelautet: akuter traumatischer Diabetes, wahrscheinlich in Folge einer Blutung oder sonstigen Zertrümmerung des Pankreas. Das Gutachten post mortem muß lauten: typische genuine Pankreasatrophie, die unabhängig vom Trauma zum Tode führte und führen mußte.

KOOPMANN berichtet einen ähnlichen Fall. Ein Schüler (zwischen 13 und 15 Jahren alt) wird zwecks Aufnahme in einen Sportkurs ärztlich untersucht und gesund befunden; Harn ohne Zucker. Am nächsten Tage Schlag mit einem Stück Holz auf den Hinterkopf: Kopfschmerzen; keine Bewußtseinsstörung. Am Abend starker Durst; im sofort untersuchten Harn reichlich Zucker, 0 Aceton; am nächsten Tage 8,6% Harnzucker, 610 mg-% Blutzucker. Abends Tod im Koma. Leider fand keine Autopsie statt.

4. Trauma, Sepsis, Diabetes. Besondere Beachtung erheischen Fälle, wo das Trauma neben Gewebszertrümmerung auch septische Infektion brachte. Der infektiös-toxische Ursprung vieler Fälle pankreatischen Inselleidens wird immer wahrscheinlicher (S. 84). Septische Zustände (z. B. ausgedehnte Furunculosis, Karbunkel, Phlegmonen, Gangrän tieferer Teile usw.) verschlechtern sehr häufig die Stoffwechsellage des Diabetikers; das ist alltägliche Erfahrung. Wir finden bei akuten Infektionskrankheiten spontane Hyperglykämie und alimentäre Glykosurie, wie zuerst auf C. v. NOORDEN's Frankfurter Klinik festgestellt wurde (S. 40). So gut wie sicher ist toxische Schädigung des pankreatischen Inselparenchyms die Ursache. Wir kennen toxische Parenchymschäden aller excretorischen und der meisten incretorischen Drüsen als Begleit- und als Nachkrankheiten verschiedenster Infektionen, insbesondere auch septischer. An manchen Drüsen sind sie sofort und leicht erkennbar (z. B. Albuminurie der Nieren, Verlust der Salzsäuresekretion des Magens). Am pankreatischen Inselsystem, das mit ungeheurer Anpassungsbreite an kleinste und an größte Belastung ausgestattet ist, sind die Schäden nicht sogleich erkennbar; sie wollen bei einstweilen noch geringer Größe gesucht werden!

Das klinische Tatsachenmaterial über infektiös-toxischen Diabetes ist noch sehr dürftig. Auf Möglichkeit seines Mitwirkens bei etwaigem post-traumatischen Diabetes wies C. v. NOORDEN schon vor längerem kurz hin. Die Sachlage ist noch ungeklärt. Wir möchten aber dringend raten, ihr durch weitere Forschung größte Aufmerksamkeit zu widmen.

Endgültige Klärung über die vermittelnde Rolle septischer Infektion als Vermittlerin zwischen Trauma und Diabetes könnten planmäßige Untersuchungen über Blut- und Harnzuckerkurve nach erfahrungsgemäß zuverlässigen Belastungsproben bringen (S. 247). Sie müßten aber öfters angestellt werden; einmal genügt nicht. Namentlich nach einmalig positivem Ausschlag ist nach angemessenen Zwischenräumen mehrfache Wiederholung weit über Heilung des Traumas und begleitender Sepsis unerläßlich. Das liegt einstweilen weit außerhalb chirurgischer Interessen- und Machtsphäre, könnte aber von den Unfallversicherungsbehörden gefordert werden (siehe unten).

Bei dieser Gelegenheit ist noch eines weiteren Punktes zu gedenken. Wenn Infektionskrankheiten irgendwelcher Art einen Diabetiker befallen, und die Krankheit wendet sich dem tödlichen Ende zu, so wird letzteres bei Schwerdiabetikern ausnahmslos, aber auch bei Leichtdiabetikern mit überraschender Häufigkeit unter dem klinischen Bilde des Koma verlaufen. Aber keineswegs immer ist dabei ein starker Grad von Acidosis aus dem Gehalte des Urins an Oxybuttersäure und Acetessigsäure, aus hohem Ammoniakgehalte des Harns, aus Acetongeruch und -gehalt der Exspirationsluft festzustellen. Die eigentliche

Acidosis ist oft merkwürdig gering. Maßgebend für den Symptomenkomplex Koma ist eben nicht nur die Menge des Giftes, sondern auch die jeweilige Giftempfindlichkeit (S. 336). Nach Maßgabe der berichteten klinischen Tatsachen ist letztere bei den durch infektiöse Krankheiten bedrohten Zuckerkranken ungewöhnlich groß.

Bei unserer gutachtlichen Tätigkeit fanden wir öfters in Vorgutachten erwähnt: der Kranke starb zwar im Koma, es war aber sehr wenig Aceton im Harn; daher hat der Diabetes nichts mit dem Tode zu tun, die Infektionskrankheit allein war die Ursache. Der Schluß ist unlogisch. Das Endurteil kann aber richtig sein. D. h. die Infektion hätte den Kranken vielleicht auch getötet, wenn er nicht Diabetiker gewesen wäre. Wie die Dinge in Wahrheit liegen, ob für den tödlichen Ausgang die Zucker- oder die Infektionskrankheit die Dominante war, kann sich nur aus den Tatsachen des Einzelfalls ergeben. Alles in allem bringt aber jede Infektionskrankheit dem Zuckerkranken hohe Gefahr (S. 336).

5. **Besondere Vorkommnisse im Verlauf des Diabetes.** Gar nicht selten werden antidiabetische Kuren plötzlich abgebrochen. Wenn dies aus eigenem Willen geschieht, so trägt natürlich der Kranke selbst die Verantwortung für etwa üble Folgen. Aber auch äußere Umstände können der Anlaß sein oder dazu zwingen. Bei nur diätetischer Behandlung war das plötzliche Abweichen von gebotenen Vorsichtsmaßregeln so gut wie niemals unmittelbar bedrohlich. Aus längerem Fortführen ungeeigneter Zwangskost konnte C. v. NOORDEN immerhin mehrere Male die Anerkennung einer wesentlichen Verschlimmerung des Zustandes als Kriegsdienstbeschädigung erfolgreich begründen. Der Eintritt des Insulins in die Therapie hat die Lage geändert. Es gibt Schwerdiabetiker, deren guter Zustand nicht nur, sondern deren Leben geradezu auf regelmäßig fortgesetzter Insulinkur beruht. Ohne Insulin würden sie schon lange nicht mehr leben. Sie führen unter Schutz von Insulin gleichsam ein Überleben, ein Leben auf Insulinstelzen. Plötzliche Entziehung bedroht das Leben unmittelbar. Es können da äußere, an sich höchst unbedeutende Vorkommnisse bedrohliche und tödliche Folgen haben. Für solche Fälle hat die Rechtsprechung ganz neue Wege zu finden. Hier zwei Fälle:

1. Beispiel: Ein schwer diabetischer russischer Staatsbeamter, der monatelang bei uns in Behandlung stand und während dieser Zeit mehrfach komabedroht war, wurde so weit wiederhergestellt, daß er mit ca. 100—120 Insulineinheiten täglich annähernd zucker- und acetonfrei blieb, dabei sich ausreichend beköstigen konnte und beruflich wieder völlig tätig war. Daß er stets Insulin gebrauchen und sich damit zur Genüge versehen müsse, wußte er genau. Auf einer Reise von Moskau in eine Provinzstadt vergaß er das Insulin mitzunehmen. In der kleinen Stadt konnte er kein Insulin erhalten. Er telegraphierte darum; es kam zu spät an. Inzwischen war er in Koma verfallen und ihm erlegen. — Hier lag natürlich die ganze Schuld beim Patienten selbst.

2. Beispiel: Ein Schwerdiabetiker, der ca. 18 Monate lang täglich zwischen 80 und 110 Insulineinheiten einspritzte und sich dabei, im Gegensatze zu früherem höchst hinfälligem Zustande, durchaus wohl und arbeitsfähig befand, der aber auch genau wußte, daß er dies und das Weiterleben nur dem Insulin verdanke, rutscht auf dem Perron einer österreichisch-deutschen Grenzstation auf Glatteis aus, verletzt sich am Daumenballen und bekommt heftiges Nasenbluten. Er muß die Reise unterbrechen. Die Daumenwunde wird gereinigt und genäht; er erhält eine Tetanusserum-Injektion, berichtet dem Arzt er sei Diabetiker und bittet ihn, ihm auch Insulin zu injizieren, das sich in der Handtasche befinde. Es war darin, aber das Gefäß mit 100 Einheiten war beim Falle zerbrochen und ausgelaufen. Etwa nach 6 Stunden langt aus München telephonisch bestelltes Ersatz-Insulin an. Inzwischen hatte, wohl beschleunigt durch die schwere nervöse Erschütterung beim Unfall, ein Koma sich zu entwickeln begonnen. Aber das Insulin kam noch frühzeitig genug an, so daß die Gefahr überwunden werden konnte. — Der Mann war gegen Unfall hoch versichert. Wie wäre da wohl entschieden worden, wenn der Tod eingetreten wäre? Der Unfall selbst war ganz unbedeutend, hatte auch in der Tat keine weiteren üblen Folgen. Todesursache wäre da Zertrümmerung des Insulinfläschchens gewesen, wenn die Ankunft des Ersatzes sich verspätet hätte.

Fälle solcher Art, wie hier berichtet, zeigen, daß auch dem Arzte ein Kunstfehler vorgeworfen werden kann, wenn er den Patienten nicht über die Gefahren unterrichtet, die jäher Unterbrechung der Insulinkur entspringen können.

6. **Rückblick und Vorschläge.** Wie aus unserer Darstellung hervorgeht, stehen wir dem „traumatischen Diabetes" skeptisch gegenüber und unter. den verschiedenen Formen desselben vor allem dem „neuro-traumatischen", d. h. derjenigen, die in Renten- und Entschädigungsstreitfällen bei weitem überwiegt. Die Stellungnahme ist nicht neu. In letzter Auflage dieses Buches (1917) wurde sie gleichfalls vertreten. Vor 4 Jahren (1923) äußerte C. v. Noorden: „Einen neurogenen Diabetes gibt es überhaupt nicht; die Kriegserfahrungen haben ihn vollends zu Grabe getragen." E. P. Joslin schließt sich dem auf Grund sorgfältiger und weitläufiger statistischer Durcharbeitung seines großen Materials an.

Die ganze Lehre vom Zusammenhang zwischen Trauma und Diabetes war und ist reich an Lücken. Unsere Besprechung der einschlägigen Fragen zeigt dies deutlich. Fast in jedem einzelnen Falle macht sich dem fachkundigen Gutachter die Lückenhaftigkeit störend bemerkbar. Es liegt nicht nur der Wissenschaft am Herzen, es liegt auch im Interesse der Unfallbetroffenen wie der Schadenersatzpflichtigen und der Rechtsprechung, die Lücken möglichst auszufüllen. Der bisherige Weg der Forschung führte vom offenkundigen Diabetes zurück zum Unfall. Gerade dieser Weg ist unsicher und reich an Irrtümern, weil wir über die Frühformen des Diabetes ungenügend unterrichtet sind. Sie sind von jeher und auch heute noch vom praktischen Arzte vernachlässigt; teils aus Unkenntnis über den eigenartigen Gang der Krankheit, teils aus übel angebrachter Beruhigungspolitik. Der umgekehrte Weg ist der richtige: vom Unfall zur Krankheit. Das ist natürlich sehr schwer. Aber das Haftpflichtgesetz gibt die Macht an die Hand, den Weg eine Zeitlang, z. B. 1 Jahr lang zu verfolgen. Mit der Zeit könnte es dann zum Rechtsgrundsatze werden, etwaigen späteren Diabetes nicht als traumatogen anzuerkennen, wenn sich der Unfallbetroffene den Kontrollmaßnahmen entzieht.

Obwohl aus früherem sich schon ergebend (S. 40ff. und oben), seien die wichtigsten Formen transitorischer Glykosurie hier kurz in bezug auf ihren Zusammenhang mit echtem Diabetes gewertet.

1. **Gelegentliche, anscheinend unbegründete transitorische Glykosurie,** oft ganz zufällig entdeckt (z. B. bei Untersuchung für Lebensversicherung) ist in jedem Einzelfalle so gut wie sicher Wahrzeichen einer frühen Stufe echter Zuckerkrankheit. Über deren Prognose (zur Rückbildung oder zum Stillstand befähigt; zum Übergang in schwerere und schwerste Form neigend) ist damit nicht das geringste ausgesagt.

2. **Sog. alimentäre transitorische Glykosurie** kann durch gelegentlichen unmäßigen, den gewöhnlichen Durchschnitt weit überschreitenden Verzehr von Zucker und Zuckerwaren, auch durch starken, einseitigen Verzehr bestimmter Zuckerarten (Dextrose, Lävulose, Milchzucker, S. 37) verursacht werden, ohne den Verdacht auf pankreatische Minderwertigkeit zu rechtfertigen. Man verlasse sich nicht darauf; es kann auch ein insulärminderwertiger Zukunftsdiabetiker sein, der unmäßige Mengen von Süßigkeiten verzehrt hat. Man darf nicht annehmen, man muß es vielmehr erweisen, daß der Träger solcher alimentärer Zuckerüberfütterungs-Glykosurie über normalen Zuckerhaushalt verfügt. Sonst wird ein keimender Diabetes übersehen, ein nur allzu häufiges Vorkommnis.

Ein warnendes Beispiel: Ein 35jähriger Fabrikant, hereditär stark mit Diabetes belastet, in häuslicher Kost nur wenig Kohlenhydratträger verzehrend, $^{1}/_{4}$ Jahr zuvor anstandslos mit hoher Summe von einer Lebensversicherungsanstalt angenommen, machte in Wien (1913) eine üppige Hochzeitsfeier mit. Dem Grundsatz des auf vegetarische Kost eingestellten Hauses entsprechend, waren Fleisch- und Fischgerichte von der Tafel ausgeschlossen. Um so reichlicher war sie mit schmackhaften Wiener Mehlspeisen, Süßigkeiten u. dgl. besetzt. Eine kleine Magenstörung, offenbar durch überreiche und ungewohnte Kost veranlaßt, führte den Mann am nächsten Tage zum Arzt. Derselbe fand Glykosurie (ca. 1%), bezeichnete dieselbe aber als rein alimentär und gleichgültig. Der Mann kehrte zu gewohnter Kost nach Hause zurück. Vier Monate später begannen Abmagerung, Durst, Furunculose. Man fand 5% Zucker im Harn. Die Krankheit verlief ungemein schnell und bösartig. Schon im Frühjahre 1914 kam es zu tödlichem Koma.

Ohne gewaltige Überfütterung mit Zucker usw. (siehe oben) gibt es bei gesunden Menschen keine alimentäre Glykosurie. Was die ärztliche Praxis als sog. „alimentäre Glykosurie" bezeichnet, muß als warnendes Wahrzeichen pankreatischer Minderwertigkeit, d. h. diabetischer Stoffwechselstörung gelten.

3. **Transitorische spontane Glykosurie bei akuten fieberhaften Infektionskrankheiten** ist überaus selten; häufiger kommt vor alimentäre Glykosurie nach Belastungsproben mit Zucker, (aber auch mit Amylum), ferner Hyperglykämie (spontan und alimentär). Wahrscheinlich ist das Pankreas toxisch geschädigt. In welchem Umfang sich daraus weiterhin ein Dauerschaden (Diabetes) entwickelt, bleibt weiteren Untersuchungen vorbehalten (S. 41, 84). Vielleicht schlägt septische Infektion in manchen Fällen eine Brücke von Trauma zu chronischem Diabetes (S. 107).

4. **Spontane und alimentäre Glykosurie nach Knochenbrüchen** ist so häufig, daß sie auf das engste mit der Eigenart des Trauma zusammenhängt, was bisher von keinem anderen Trauma erwiesen ist. Vielleicht führt von ihr ein Weg zur Dauerschädigung des Pankreas (S. 105); die bisherigen Erfahrungen sprechen aber dafür, daß es bei transitorischer Störung bleibt.

5. **Transitorische Glykosurien nach Neuro-Trauma** (Gehirnverletzungen und -erschütterungen, auch anderes) sollen nach älteren Angaben häufig vorkommen (Erregung des sympathischen Systems). Die neueren Angaben, insbesondere die Kriegserfahrungen sprechen nicht in gleichem Sinne. Die Frage bedarf gründlichster neuer Prüfung. Etwaiger Übergang in chronischen **Diabetes** ist nach den Kriegserfahrungen sehr unwahrscheinlich geworden (S. 104).

6. **Transitorische Glykosurien nach seelischen Erschütterungen** kommen zweifellos vor (Erregung des sympathischen Systems). Ihr Übergang in chronischen **Diabetes** wird zwar nach alter Gewohnheit behauptet, ist aber völlig unbewiesen und — alles in allem genommen — höchst unwahrscheinlich (S. 96).

7. **Transitorische Glykosurien echt diabetischen Ursprunges** sind im Beginne der Krankheit überaus häufig. Dies macht die Deutung transitorischer Glykosurie als traumatisch bedingter in vielen Fällen unsicher.

Die Unfallversicherungsgesellschaften könnten sich selbst, den Unfallbetroffenen, der Rechtsprechung und der Wissenschaft einen großen Dienst erweisen, wenn sie verlangen, daß jeder Unfallverletzte nach dem Vorbild von KONJETZNY und WEILAND (S. 105) planmäßig auf spontane und alimentäre Glykosurie, womöglich auch auf Hyperglykämie untersucht werde, und daß diese Untersuchungen im Laufe eines Jahres nach dem Unfalle 3—4 mal wiederholt werden müssen, wenn der Anspruch auf Rente im Falle späterer Erkrankung an Diabetes nicht verloren gehen soll. Man könnte in längstens 5 Jahren ein gewaltiges, vollbeweisendes Material in Händen haben, welches zeigt:

1. Wie oft kommt spontane und alimentäre Glykosurie (bzw. Hyperglykämie) nach Unfällen überhaupt vor?

2. Wie oft nach Unfällen bestimmter Art (rein psychisches Trauma eingeschlossen)?

3. Besteht eine Beziehung zum Alter des Unfallbetroffenen?

4. Besteht eine Beziehung zu seiner Mentalität (im weitesten Sinne des Wortes) und zu Merkmalen sympathischer Übererregbarkeit?

5. Besteht Beziehung zu hereditär-diabetischer Belastung?

6. Besteht Beziehung zu fieberhaften Wundinfektionskrankheiten?

7. Wie lange nach dem Unfalle dauert etwaige, durch die Proben aufgedeckte Störung des Zuckerhaushaltes (spontane bzw. experimentell alimentäre Glykosurie und Hyperglykämie), und entwickelt sich dieselbe vom Unfalle an gerechnet etwa weiter?

8. Wie oft entsteht nach positivem Ausschlage der posttraumatischen Proben innerhalb eines Jahres echter Diabetes und in welchem Zeitabstande vom Unfalle?

9. Wie oft entsteht noch jenseits des ersten Jahres, nach positivem und negativem Ausschlage der Proben, echter Diabetes?

10. Ist Zuckerkrankheit nach Unfällen überhaupt, nach diesem oder jenem bestimmten körperlichen oder seelischen Trauma im besonderen, häufiger als bei Menschen gleichen Alters und ähnlicher Lebensführung, die solche Erlebnisse nicht durchmachten? Dies letztere ist eine überaus wichtige Frage. Die Antwort ist schwierig, da Diabetes nicht zu den anzeigepflichtigen Krankheiten gehört (eine sehr bedauerliche Lücke!).

11. Welchen Maßes und welchen Schrittes verschlimmert sich nach Unfällen sogleich und weiterhin etwa schon zuvor bestehende Zuckerkrankheit?

12. Weicht der Verlauf eines nach Trauma entstehenden oder eines nach Trauma sich verschlechternden Diabetes deutlich ab von dem Gang der Dinge bei sonstigen Fällen ähnlicher Stoffwechsellage?

Eine derartige Statistik würde die vorhandenen Lücken ausfüllen. Wir kämen zu klarer Einsicht in die noch offenen Fragen. Unserem vorläufigen Urteil nach (einem einstweilen subjektiven, auf eigner Erfahrung fußenden Werturteil!) wird solche Statistik wahrscheinlich ergeben, daß Unfälle jeder Art für das Entstehen von Diabetes, ja sogar für Verschlimmerung bestehender Zuckerkrankheit eine überaus geringe, vielleicht gar keine Bedeutung haben.

Rückblick.

Rückblickend kommen wir hinsichtlich der Ätiologie des Diabetes zu folgendem Schema:

Die Pathogenese der Krankheit ist stets eine einheitliche. Sie ist Folge einer Minderwertigkeit des pankreatischen Inselsystems, einer Schwächung oder eines Erlöschens von dessen spezifischen und unersetzlichen Aufgaben im Zuckerhaushalt.

Die Ätiologie, d. h. die Ursachen des Inselleidens aber sind verschieden:

1. Endogene Ursachen: Angeborene und ererbte Minderwertigkeit des Inselsystems („pankreatische Minusvariante" in den Worten der heutigen Vererbungslehre, F. MARTIUS). Angesichts der engen Beziehungen zwischen den verschiedenen endokrinen Drüsen genügt es aber nicht, beim Forschen nach Heredität die Ahnentafel nur auf Diabetes zu durchforschen. Man muß das Augenmerk auch auf das Vorkommen von Krankheiten anderer endokriner Drüsen richten (S. 81). Ererbte Minderwertigkeit, angeborene geringere Widerstandskraft des Inselsystems gegenüber der Belastung mit seinen normalen Aufgaben (frühzeitige Abnützung) und gegenüber exogenen Schädlichkeiten spielt in der Diabetesätiologie wahrscheinlich die überwiegende Rolle. Diese Minderwertigkeit ist ein Degenerationsmerkmal; vielleicht ist für dessen Entstehung auch Inzucht von Belang (S. 79).

2. Exogene Ursachen: Schädigung eines gesund angelegten Pankreas durch Krankheiten, die im individuellen Leben entstehen. Vielleicht fallen hier Infektionskrankheiten mit ihrem nachteiligen Einfluß auf kleine Blutgefäße und auf das empfindliche Inselparenchym stark ins Gewicht; ferner aufsteigende chronische Pankreatitis, Lipomatosis des Pankreas, Tumoren, Cysten, Verletzungen, Blutungen ins Pankreas u. dgl. Im allgemeinen wird man bei diesen exogenen Inselleiden viel sicherer auf grob anatomische und auf deutlich histologische Veränderungen im Pankreas rechnen dürfen, als bei den rein endogenen Formen, wo sich dieselben im wesentlichen auf Aplasie, Hypoplasie, Atrophie und vielleicht auch auf anatomisch gar nicht faßbare Funktionsstörungen beschränken (S. 94).

3. Mischformen: Endogene Minderwertigkeit, an sich nicht genügend, die Krankheit auszulösen, aber verstärkt durch exogene Einflüsse. Größere Empfindlichkeit gegen infektiös-toxische Einflüsse und gegen Überlastung des Zuckerhaushaltes (bzw. des Gesamtstoffwechsels, S. 125). Hierhin würde dann auch, wenn eine wirklich gute Statistik des zustimmende Wort spricht, ein gewisser Teil der sog. traumatischen Diabetesfälle zu rechnen sein (S. 104).

Drittes Kapitel.

Pathologische Chemie und der Stoffwechsel im Diabetes.

I. Glykosurie.

Im Mittelpunkt aller Symptome des Diabetes steht die Glykosurie. Diabetes mellitus und Glykosurie decken sich begrifflich nicht. Jenes Wort gebrauchen wir für die ganze Krankheit, diesen Ausdruck für eine Folgeerscheinung, die unter Umständen auch bei Nichtdiabetikern vorkommt (S. 35ff.).

Für den Arzt ist aber die Glykosurie in jedem Falle ein Gegenstand besonderen Studiums und therapeutischer Erwägungen. Bei vielen, ja den meisten Maßnahmen denkt der Arzt mehr an das Niederzwingen der Glykosurie, als an Heilung des Diabetes. Um dies erfolgreich, aber ohne Übertreibung tun zu können, bedarf es genauen Einblicks in die Erscheinungsformen der Glykosurie und sonstige Veränderungen des Stoffwechsels.

1. Die Tagesmenge des Harnzuckers und ihre Bestimmung.

Die Tagesmenge des Harnzuckers ist sowohl in den verschiedenen Fällen als auch im einzelnen Falle zu verschiedenen Zeiten sehr ungleich. Es gibt Diabetiker, die täglich nur wenige Gramm oder trotz bestehender Hyperglykämie (S. 153) gar keinen Zucker entleeren, und andere Diabetiker, bei denen die Tagesmenge fast ein Kilo erreicht. Solche hohe Werte sind äußerst selten; 300—500 g wurden früher oft gefunden; jetzt, wo eine gewisse, wenn auch noch so unvollständige Ordnung der Kost bei jedem Zuckerkranken durchgeführt wird, überschreiten die Tageswerte selten 200 g.

Den Prozentgehalt des Harnes zu kennen, genügt nicht. Der Prozentgehalt vereinzelter Teilbeträge des 24stündigen Harns führt irre, es kommen am gleichen Tage oft Schwankungen um mehrere Prozent vor.

Z. B.: Wir verabfolgten einem Patienten mit mittelschwerer Glykosurie morgens, mittags und abends genau gleiche Mahlzeiten: je 1 Tasse leeren Tee, 30 g Weißbrot, 20 g Butter, 80 g kaltes Roastbeef, 200 g Spinatgemüse mit 20 g Butter; ferner vormittags 1 Tasse leere Fleischbrühe, nachmittags 1 Tasse leeren Tee.

	Harn ccm	Zucker %/0	g
Frühstück bis Vormittagstee	400	2,8	11,2
Vormittagstee bis Mittagessen	280	2,3	6,4
Mittagessen bis Nachmittagstee	420	1,1	4,6
Nachmittagstee bis Abendessen	330	2,7	8,9
Abendessen bis 11 Uhr	210	3,4	7,1
11 Uhr bis 6 Uhr morgens	450	2,1	9,5
6 Uhr bis Frühstück (8 Uhr)	200	0,2	0,4

Um eine genaue Kenntnis von dem Maß der Glykosurie zu erhalten, läßt man daher den Patienten die gesamte Menge des in 24 Stunden entleerten Harns sammeln; die einzelnen Teilbeträge werden gut miteinander gemischt, die Menge des Harns wird genau gemessen und eine Probe des gemischten Harns wird quantitativ auf Zucker untersucht. Wegen des oft beträchtlichen Unterschiedes zwischen Tages- und Nachtharn wird der Harn zweckmäßiger in zwei getrennten Teilen aufgefangen:

1. Teilbetrag von morgens nach dem ersten Frühstück bis zum späten Abend (Tagharn).

2. Teilbetrag von der Nacht bis zum nächsten Morgen vor dem ersten Frühstück (Nachtharn).

Zum Haltbarmachen des Harns dienen am besten 10—12 Tropfen konzentrierter alkoholischer Thymollösung oder — wenn noch andere Analysen, bei denen das Thymol stören könnte, vorgenommen werden sollen — eine Federmesserspitze Sublimatpulver oder ein Teelöffel Borsäure.

Nachdem der prozentige Gehalt des Harns an Zucker bestimmt und die Tagesmenge des Zuckers berechnet ist, hat man für die Beurteilung des Falles noch nicht viel gewonnen. Man hört oft von Laien und sogar von Ärzten Aussprüche wie folgende: „Bei dem Kranken X ist die Sache nicht schlimm, er scheidet nur 2% Zucker im Harn aus; aber der Y hat einen sehr schweren Diabetes, er hat immer 5% Zucker und mehr im Harn"; oder es werden ähnliche Äußerungen mit Berücksichtigung der Tagesmenge getan, z. B. ein Fall mit 50 g Zucker im Tagesharn ohne weiteres für leichter erklärt, als ein Fall mit 200 g Zucker im Harn.

Derartige Äußerungen haben nur dann Berechtigung, wenn in den zum Vergleich aufgerufenen Krankheitsfällen die Ernährung vollständig gleich war; sie sind aber gänzlich wertlos und irreführend, wenn zwei Diabetiker, die sich ungleich beköstigen, miteinander in Parallele gerückt werden. Unter Berücksichtigung der Kost könnte es wohl sein, daß man bei jenem Diabetiker mit 50 g Zucker im Harn die Krankheit ernster beurteilen muß, als bei dem Diabetiker mit 200 g Zucker. Es wäre dieses z. B. der Fall, wenn der erste Diabetiker sich jeder kohlenhydratführenden Nahrung enthielte, der zweite dagegen sehr reichliche Mengen Kohlenhydrate genösse.

2. Über die verschiedenen Grade der Glykosurie und ihre Schwankungen.

Die Glykosurie zeigt an die Differenz zwischen

1. **Kohlenhydratgehalt der Kost plus neuentstandenem Zucker** aus Eiweiß, Fettsäuren und — zu geringen Mengen — aus anderen Stoffen (Glycerin u. a. S. 10) und

2. **Zuckerverbrauch in den Geweben.**

Was von Kohlenhydrat in Blut, Säften und Zellen bleibt, ist beim Diabetiker eine annähernd konstante Größe. Der Zuckerverbrauch ist bei annähernd gleichem äußeren Verhalten (Muskeltätigkeit) gleichfalls eine annähernd konstante Größe.

Für klinische Zwecke erhält man durch Vergleich der Kost (nähere Bedingungen vgl. unten) mit der Menge des 24 stündigen Harnzuckers brauchbare Anhaltspunkte über die Schwere der Stoffwechsellage, d. h. Menge des überschüssig gebildeten Zuckers.

Da hat sich zunächst ein Verfahren, welches I. Seegen und M. Traube unabhängig voneinander empfahlen, gut eingeführt und für die Zwecke der Praxis ausgezeichnet bewährt.

Es wird geprüft, wie sich der Harn bei vollständig kohlenhydratfreier Nahrung verhält. Je nachdem, ob er zuckerfrei wird oder nicht, unterscheidet man dann leichte und schwere „Fälle". Wir ziehen es vor, von leichter und schwerer Glykosurie zu sprechen.

Um festzustellen, um welche Form der Glykosurie es sich handelt, setzt man die Patienten auf eine Kost, die kein vorgebildetes Kohlenhydrat enthält. Es sei davor gewarnt, dies bei Kranken, die vorher sehr große Mengen Stärke- und Zuckerstoffe verzehrten, und ferner bei allen Kranken, die mit deutlicher Acetessigsäurereaktion in die Behandlung treten, sofort und unvermittelt zu tun (S. 195). Man gehe unter solchen Umständen erst allmählich zur kohlenhydratfreien Kost über. Dieselbe ist im Sinne der Seegen-Traubeschen Klassifizierung mit Absicht eiweißreich gewählt, weil das Ergebnis dadurch klarer und früher erkannt wird. Sie setzt sich aus Speisen und Getränken zusammen, die im Verzeichnis I und II aufgeführt sind (vgl. Kap. 8). In bezug auf Fettverzehr halte sich bei solchen Probeversuchen die Kost an die gewohnheitsmäßig verzehrten Mengen.

I. Frühstück: Schwarzer Kaffee oder Tee mit 2 Teelöffel dickem Rahm; dazu 80—100 g Schinken (roh oder gekocht) oder 2—3 Eier (gebraten mit Butter oder Speck oder hart gesotten mit Butter).

II. Frühstück: Nach Wunsch eine Tasse Fleischbrühe mit Einlage von Gemüse aus Tab. 1.

Mittags: $^2/_{10}$ l klare Fleischbrühe mit Ei.

150—200 g Fleisch (zubereitet gewogen), einer oder verschiedener Art: Fisch, Kochfleisch, Braten, Wild, Geflügel.

Tunken: Bratensaft, zerlassene oder gebräunte Butter, mehlfreie Mayonnaisen.

Beilagen: Salat von Kopfsalat, Endividien, Lattich, Gurken mit wenig Essig und viel Öl.

Gemüse: Grünes Blattgemüse, in Salzwasser oder Fleischbrühe gekocht, mit reichlich Butter geschwenkt.

Nachtisch: 20 g Schweizerkäse mit Butter; ein Täßchen schwarzen Kaffee.

$^1/_2$ Fl. guter Rotwein, kohlensaures Wasser nach Belieben.

Nachmittags: 1 Tasse Tee; 1 Ei.

Abends: 130—180 g kaltes oder warmes Fleisch mit grünem Salat. Außerdem (je nach Geschmack und Verhältnissen) Spiegelei, Rührei ohne Mehl, Kaviar, Sardinen, geräucherter Fisch, Käse mit Butter.

$^1/_2$ l Rotwein; Wasser nach Belieben.

a) Die leichte Glykosurie.

Merkmale: Bei Entziehung der Kohlenhydrate, wie sie in der beschriebenen Kost vorgezeichnet ist, werden die Patienten zuckerfrei.

Der Zeitpunkt ist verschieden, in frischen Fällen gewöhnlich schon nach 2—4 Tagen, selbst wenn sie vorher bei gemischter Kost 6—8 $^0/_0$ Zucker und mehr ausscheiden, in verschleppten Fällen dauert es länger, etwa 1—2 Wochen. Aus der langsamen Entzuckerung leichter Fälle kann man mit untrüglicher Sicherheit — auch wenn man nichts über die Anamnese weiß — den Schluß ziehen, daß die Erkrankung keine frische ist.

Unter den Fällen mit „leichter Glykosurie" trifft man alle nur denkbaren Abstufungen; es ist praktisch nicht viel damit geleistet, daß man eine Glykosurie als „leichte" im SEEGEN-TRAUBEschen Sinne erkannte. Man muß wissen, wie viel Kohlenhydrate der Kranke neben der kohlenhydratfreien Grundkost verträgt, ohne Zucker auszuscheiden (Toleranzprüfung, S. 116). Bei dem einen zählt das nach wenigen Dekagrammen, bei anderen sind es 100, 150, 200 g und mehr.

Es gibt Kranke, wo sich diese Größe durch Jahre und Jahrzehnte, vielleicht auf die Dauer gleich bleibt. Bei manchen steigt die Höhe der gut vertragenen Kohlenhydrate allmählich, selbst bis zu dem Grade, daß die Kranken wieder ohne Rückhalt an der gemischten Kost der Familie teilnehmen können. Bei anderen sinkt sie nach und nach oder sprungweise immer tiefer. Es kommen auch merkwürdige und unberechenbare Schwankungen vor, z. B. unter dem Einfluß anderer Krankheiten, akuter fieberhafter Infektionskrankheiten an der Spitze, aber auch aus anderen Ursachen.

Einschneidenden Einfluß hat die Art der Behandlung, gerade bei den leichten Glykosurien in viel höherem Grade, als bei den anderen Formen. Immerhin ist es bei den vielfachen Einflüssen, die mitwirken, für den Arzt, der sich die nüchterne Beurteilung des eigenen Könnens und seiner therapeutischen Erfolge bewahrt hat, oft recht schwer zu ermessen, ob er selbsttätiger oder einer durch ärztliche Kunst angebahnten Wandlung gegenübersteht.

b) Die mittelschwere Glykosurie.

Merkmale: Bei der oben erwähnten, kohlenhydratfreien, aber eiweißreichen Kost wird der Harn nicht zuckerfrei. Er wird es erst, entweder sofort oder allmählich, wenn auch der Eiweißgehalt der Kost absinkt.

c) Die schwere Form der Glykosurie.

Merkmale: Der Harn wird weder durch die einfache Entziehung der Kohlenhydrate, noch durch den Hinzutritt von Eiweißbeschränkung mittleren Grades zuckerfrei. Um Aglykosurie zu erwirken, muß auch das Nahrungseiweiß auf das äußerste herabgesetzt (sog. Gemüsetage, S. 426) oder gar die Nahrung völlig entzogen werden (Hungertage, S. 428). Und auch dann gelingt es nicht immer sogleich. Je nach dem Maße, in dem die Eiweiß- und Gesamtnahrungsentziehung nötig, richtet sich der Grad der schweren Glykosurie.

d) Abgrenzung der Formen.

Die Grenze der Formen nach oben und unten zu ziehen, ist nicht ganz leicht; es gehört ein gewisses Übereinkommen bezüglich der Tragweite der Begriffe dazu. C. v. NOORDEN machte folgende Vorschläge, die von vielen Autoren angenommen wurden.

Die Glykosurie ist als leichte zu bezeichnen, wenn sie der einfachen Entziehung der Kohlenhydrate weicht, ohne daß gleichzeitig die Eiweißzufuhr unter das bei Diabetikern nicht nur früher, sondern vielfach auch jetzt noch übliche und von sehr vielen Gesunden erreichte Maß beschränkt werden müßte. Wir verstehen darunter eine Eiweißzufuhr, bei der 15—20 g N oder etwas mehr am Tage ausgeschieden werden (bei Kindern etwa 13—15 g N).

Die Glykosurie ist als mittelschwere zu bezeichnen, wenn zu ihrem Verschwinden neben Kohlenhydratentziehung die Eiweißzufuhr so stark vermindert werden muß, daß weniger als 15 g N, aber noch mehr als 10 g N im Harn erscheinen (bei Kindern etwa 13 bzw. 7 g N). Vorübergehend kann es wohl notwendig sein, um den Harn zuckerfrei zu machen, den N-Umsatz noch tiefer als 10 g einzustellen; wenn das aber auf längere Zeit (mehrere Wochen) notwendig ist, kann man die Fälle nicht mehr der Mittelform zurechnen. Vgl. S. 129.

Die Glykosurie ist als schwere zu bezeichnen, wenn sie nicht nur der Entziehung der Kohlenhydrate, sondern auch weitgehender Beschränkung des Eiweißes standhält oder nur dann weicht, wenn der N-Umsatz dauernd weniger als 10 g pro Tag (bei Kindern weniger als 7 g) beträgt.

Die Mittelform der Glykosurie stellt sich in ihrem ganzen Verhalten als eine richtige Übergangsform dar, insofern häufig Umschläge in die schwere oder in die leichte Form beobachtet werden. Sie geht aus verschleppten und diätetisch schlecht behandelten Fällen leichter Glykosurie hervor. Auch ohne Insulin gelang es oft noch, durch sachgemäße Therapie und eiserne Beharrlichkeit die leichte Form wiederherzustellen und ihren Bestand zu behaupten. Andererseits gibt es auch Kranke, bei denen die Mittelform der Glykosurie, allen therapeutischen Bemühungen zum Trotz, allmählich oder jähen Sprunges in die schwere Form ausartet. Beim kindlichen Diabetes ist dies die Regel.

Es folgen drei Beispiele aus älterer Zeit über das Verhalten der Glykosurie bei Kohlenhydratentziehung. Wir fügen ausdrücklich „aus älterer Zeit" hinzu, weil wir jetzt in der Regel den Abfall der Glykosurie durch eingeschaltete Gemüse- oder Hungertage zu beschleunigen pflegen — wenigstens in Fällen schwerer und mittelschwerer Glykosurie. Verzeichnet sind N-Umsatz (Harnstickstoff) und Tages-Harnzucker in abgerundeten Zahlen. Die Tabellen beginnen mit dem ersten Tag der Kohlenhydratentziehung, die in allen drei Fällen plötzlich erfolgte:

Tag	Leicht		Mittel		Schwer	
	Harn-N	Harnzucker	Harn-N	Harnzucker	Harn-N	Harnzucker
	g	g	g	g	g	g
1.	22	41	19	52	22	67
2.	18	28	23	50	20	52
3.	18	9	17	56	24	60
4.	23	2	19	43	15	48
5.	21	0	22	40	12	48

Fortsetzung der Tabelle auf S. 115.

Tag	Leicht		Mittel		Schwer	
	Harn-N	Harnzucker	Harn-N	Harnzucker	Harn-N	Harnzucker
	g	g	g	g	g	g
6.	20	0	15	31	12	45
7.	18	0	13	26	9	29
8.			14	26	7	23
9.			11	17	9	22
10.			12	11	7	20
11.			11	10	7	20
12.			13	8	5	12
13.			12	3	6	14
14.			11	3	6	5
15.			14	0	7	4
16.			11	0	6	2
17.					6	0
18.					7	0

Die Scheidung in die Grundformen: leichte, mittelschwere und schwere Glykosurie bedeutete zwar seinerzeit einen wesentlichen Fortschritt, genügt aber den Bedürfnissen der Praxis durchaus nicht. Sie wird daher kaum noch um ihrer selbst willen vorgenommen. Es war aber schuldige Rücksicht auf die Geschichte der Diabetestherapie, daß wir etwas näher darauf eingingen. Die Scheidung war einst anerkannter Wegweiser für die Behandlung.

3. Toleranzbestimmungen.

Man verstand ursprünglich unter „Toleranz" die maximale Menge Kohlenhydrat, die ein Zuckerkranker im Laufe eines Tages zu sich nehmen konnte, ohne Zucker auszuscheiden. Daß diese Menge verschieden sei je nach Art des Kohlenhydrates und je nach Verteilung der Masse über den ganzen Tag, wurde früh erkannt und bei den Kostvorschriften berücksichtigt. Im allgemeinen hatte man, von „Toleranz" sprechend, die Toleranz für Amylum (Stärke) im Sinne. Erst später erkannte man, daß die Toleranz für Kohlenhydrat keine absolute Größe ist, sondern stark abhängt von der sonstigen Kost, namentlich von ihrem Proteingehalte (S. 129), z. T. auch von Größe der Gesamtnahrungszufuhr (S. 124) und Muskelarbeit (S. 133). Demgemäß wurde es schon seit längerer Zeit notwendig und üblich, zumindest anzugeben, auf welche Höhe des Eiweißumsatzes (gewöhnlich aus dem Harn-N berechnet) sich die ermittelte Toleranz beziehe. Man erhält also — bezogen auf Kohlenhydrat — verschiedene Toleranzpunkte, je nach Begleitkost und anderen äußeren Umständen.

Immer mehr geht die Diabetestherapie darauf aus, den Harn dauernd zuckerfrei zu halten. In Fällen leichterer Glykosurie, wo der Toleranzpunkt auch bei ansehnlichem Eiweißgehalte der Kost oberhalb 80 g, ja sogar nur oberhalb 60 g Kohlenhydrat lag, war dies bei kluger, den Eigenheiten der Persönlichkeit sich anschmiegenden Kostvorschriften und bei gutem Willen der Patienten selbst niemals schwer; es wurde um so leichter, je mehr die Toleranz die erwähnte Größe überschritt; es war um so schwerer, je mehr sie sich in absteigender Richtung dem Nullpunkte näherte. Da **Insulin** die Toleranz wesentlich hebt, gelingt es unter seinem Schutze, weit schwerere, sogar überaus schwere Fälle von Diabetes bei leidlich hoher Kohlenhydratzufuhr zuckerfrei zu halten. Aber die Insulinbehandlung hat in nichts die Forderung abgeschwächt, sogar sie verstärkt, wenn irgend möglich einen dauernd **aglykosurischen** Zustand herzustellen. Denn ob mit oder ohne Insulin, auf wahre Besserung der Toleranz, d. h. auf Wiedergewinnung dauernd besserer Stoffwechsellage darf die diätetische Therapie nur rechnen, wenn sie jeder bis zur Glykosurie führenden Überproduktion von Zucker vorbeugt. Die Insulintherapie, welche nur im Notfalle das Fortbestehen von Glykosurie duldet (siehe Abschnitt: Therapie), arbeitet noch in viel höherem Maße mit dem Toleranzbegriff, als die frühere rein diätetische Behandlung. Die Lage ist dadurch verwickelter geworden, weil sowohl der Toleranzpunkt ohne Insulin, wie der oft sehr weit davon entfernt liegende Toleranzpunkt mit Insulin zur erschöpfenden Beurteilung des Krankheitszustandes bekannt sein muß.

Der Toleranzpunkt ist aber keine konstante Größe, selbst dann nicht, wenn Ernährung und sonstige Umstände annähernd gleichbleiben. Seine Schwankungen unter annähernd gleichen Ernährungsbedingungen und sonstigen Umständen spiegelt das nur selten fehlende Auf und Ab der Stoffwechsellage wieder, gleichgültig, wodurch dies letztere veranlaßt ist.

Wie bemerkt, findet man in jedem Einzelfalle je nach Ausbau der Gesamtkost verschiedene Höhe des Toleranzpunktes für Kohlenhydrat. Welchen soll man für Ausgang der Dauerkost wählen? Unbedingt denjenigen, der einer Kost entspricht, welche neben **Aglykosurie** einerseits **Aufrechterhaltung und womöglich Besserung des ganzen Kräftezustandes** (nicht identisch mit Fettbestand! S. 358) **gewährleistet und anderseits Acetonurie vollkommen oder doch möglichst fernhält.**

Indem man therapeutisch auf Aglykosurie hinstrebt oder ihr doch möglichst nahezukommen sucht, ergibt sich bei sachgemäßem Vorgehen der Toleranzpunkt ganz von selbst. Sein Auffinden ist geradezu ein Teilstück der Therapie geworden, so daß im Interesse des Zeitgewinnes die immerhin etwas umständlichen Toleranzbestimmungen um ihrer selbst willen kaum noch üblich sind.

Das ältere, von C. v. NOORDEN ausgearbeitete Vorgehen ergibt sich aus folgenden 3 Beispielen, wovon das erstere einen Fall mit ziemlich leichter, das zweite einen solchen mit schon erheblich schwererer, das dritte einen Fall mit wahrhaft schwerer Glykosurie betrifft. Unter „Hauptkost" sind die kohlenhydratfreien, als „Nebenkost" die kohlenhydrathaltigen Nahrungsmittel verstanden.

1. Der N-Gehalt des Harns schwankte zwischen 18,2 und 23,8 g; Mittelwert = 20,3 g. Aceton stets nur in kleinsten Spuren (Normalwerte).

Tag	Brotmenge g	Harnzucker g	Blutzucker mg %
1.	100	0	128
2.	100	0	—
3.	100	0	118
4.	125	0	—
5.	125	0	117
6.	125	0	—
7.	150	0	125
8.	150	0	—
9.	150	0	138
10.	175	2,2	—
11.	175	0	136
12.	175	0	142
13.	200	2,8	—
14.	200	5,6	160

Hieraus ergibt sich:
Toleranz höchstens = Hauptkost (kohlenhydratfrei) + 175 bis 200 g Weißbrötchen.
Toleranzgrenze wahrscheinlich = Hauptkost + 150 bis 175 g Weißbrötchen (gemäß Harnzuckerverhaltens).
Daß wir damit die Toleranz aber doch überschätzen, ergibt die begleitende Untersuchung des Blutzuckers. Schon bei 150 g Weißbrötchen erfolgte deutlicher Anstieg des Nüchtern-

wertes auf 138 mg in 100 g Blut. Das baldige Einsetzen von Glykosurie wurde damit vorausgesagt. Man müßte in einem solchen Falle die **praktisch** wichtige Toleranzgrenze auf Hauptkost + 125 bis 150 g Weißbrötchen einschätzen.

2. Dies Beispiel ward schon im Jahre 1912 veröffentlicht. Verzeichnet sind Harn-N, Tages-Harnzucker in abgerundeten Zahlen; ferner die Acetonwerte. Blutanalysen waren nicht gemacht.

Tag	Brotmenge g	Harn-N g	Harnzucker g	Aceton mg
1.	100	20	54	150
2.	100	23	52	—
3.	100	19	49	—
4.	100	21	54	142
5.	75	18	41	—
6.	75	22	28	—
7.	75	19	31	—
8.	75	19	30	138
9.	50	21	21	—
10.	50	18	17	—
11.	50	22	17	140
12.	50	14	8	—
13.	50	12	6	—
14.	50	13	5	142
15.	50	10	5	—
16.	50	8	0	—
17.	50	11	0	82

Es war mit der Anordnung des 15.—17. Tages eine Kost gefunden worden, wobei der Patient viele Monate hindurch zuckerfrei blieb. Das Aceton verminderte sich langsam bis auf weniger als 10 mg. Nach $\frac{1}{2}$ Jahr konnten sowohl Brotwert der Kost wie N-Umsatz etwas gesteigert werden (auf 70 bzw. 13—14 g), ohne daß Glykosurie auftrat.

3. Ein Fall mit schwerer Glykosurie. Er diente u. a. zur Entscheidung, wie weit man bei Schwerzuckerkranken mit der Eiweißzufuhr herabgehen dürfe, ohne das N-Gleichgewicht zu stören. Daher wurde die auf N-Gehalt untersuchte Nahrung äußerst gleichmäßig zugeteilt und die N-Zufuhr wurde planmäßig herabgesetzt. Es sei beiläufig erwähnt, daß nur in der 8. dreitägigen Periode die N-Bilanz negativ wurde. Wir teilen, um abzukürzen, nur die Mittelwerte von Harn-N, Zucker und Aceton für die je 3 tägigen Einzelperioden mit.

Periode	Brotmenge g	Harn-N g	Harnzucker g	Aceton mg
1.	100	21	82	256
2.	75	22	75	254
3.	50	21	52	289
4.	25	21	49	306
5.	0	20	38	278
6.	0	15	29	268
7.	0	12	20	247
8.	0	7	11	228
9.	0	7	5	221
10.	0	8	0	217

4. Ein Fall, in dem sich unter rein diätetischer Behandlung, bei häufiger Kontrolle des Harns, die Toleranz für Kohlenhydrat fortdauernd besserte, sei angeschlossen.

Frau F., 48 Jahre, konsultierte v. N., nachdem bei ihr wenige Tage zuvor 5,6 % Zucker im Harn gefunden war. Es bestand ein gewöhnlicher Diabetes ohne jede Komplikation. Sie wurde nach 4 Tagen strenger Diät zuckerfrei und blieb es dauernd, wenn sie bei einer Kost verharrte, die neben „strenger Diät" 100 g Weißbrot, 125 g rohes Obst, $^3/_{10}$ l Rahm enthielt. Von Zeit zu Zeit verordnete v. N. ihr einen Probetag mit größeren Mengen Kohlenhydrat, um die Toleranz zu prüfen. Diese Prüfungen ergaben:

6. I. 97 strenge Diät + 2 × 75 g Brot 65 g Zucker
2. III. 97 „ „ + 2 × 75 g „ 23 g „
1. VIII. 97 „ „ + 2 × 75 g „ 25 g „
18. XI. 97 „ „ + 2 × 75 g „ 12 g „

```
15. II. 98  strenge Diät + 2 × 75 g  Brot 15 g  Zucker
 4. V. 98     „        „  + 2 × 75 g   „  10 g    „
 1. VIII. 98  „        „  + 2 × 75 g   „   3 g    „
13. XI. 98    „        „  + 2 × 75 g   „   0 g    „
 5. I. 99     „        „  + 2 × 100 g  „   5 g    „
27. V. 99     „        „  + 2 × 100 g  „   0 g    „
 3. VI. 99    „        „  + 2 × 100 g  „   0 g    „
 5. VIII. 99  „        „  + 2 × 125 g  „   6 g    „
11. XI. 99    „        „  + 2 × 125 g  „   0 g    „
 2. II. 00    „        „  + 2 × 125 g  „   0 g    „
 5. V. 00     „        „  + 2 × 150 g  „   0 g    „
 8. VIII. 00  „        „  + 2 × 200 g  „   0 g    „
 5. X I. 00   „        „  + 2 × 200 g  „   0 g    „
   XI. 05     „        „  + 2 × 250 g  „   0 g    „
```

Man durfte diese Patientin als geheilt betrachten, da sie eine viel größere Menge Kohlenhydrat vertrug, als sie vor der Erkrankung (Januar 1897) jemals zu nehmen gewohnt war. Über den weiteren Verlauf ist nichts bekannt.

Wir gehen jetzt seit vielen Jahren so vor, daß wir den in Behandlung eintretenden Diabetiker — falls nicht Gefahr im Verzuge, z. B. bei drohendem Koma — zunächst 1—3 volle Tage genau bei der bis dahin gewohnten Kost belassen, wobei uns Harnzucker (womöglich in jeder Einzelportion besonders bestimmt), Harn-N, Aceton, Blutzucker über die von dieser Kost bedingte Lage unterrichten. Je weniger Erfahrung der Arzt über Diabetes hat, desto dringender sei ihm zu diesem Vorgehen geraten; beim Abweichen davon erschwert er sich ungemein die richtige Einschätzung der Lage. Der Erfahrene kann sich schon eher einmal davon lösen. Es liegen nun verschiedene Möglichkeiten vor:

a) Die gewohnte Kost beläßt den Harn zuckerfrei. So ist es z. B. oft im Beginne der Krankheit, wo meist nur von Zeit zu Zeit der Harn zuckerhaltig wird, oder auch bei Patienten, die nach Entdeckung der Glykosurie die Kohlenhydrate stark — oft viel zu stark — einschränkten. Wir steigern bei solcher Lage die Kohlenhydrate langsam, bis Zucker auftritt bzw. der Nüchternwert des Blutzuckers sich wesentlich erhöht (vgl. Beispiel 1, S. 117). Damit ist ein Ausdruck für die Toleranz gefunden. Etwaiger unmäßiger Eiweißverzehr (N-Werte im 24stündigen Harn 20—30 g und mehr) wird dann auf normale Höhe zurückgeführt (100—120 g Protein am Tage), was oft noch weiteres Steigen der Kohlenhydrattoleranz bewirkt.

b) Die gewohnte Kost enthält wesentlich mehr als 100 g Weißbrot (oder entsprechende Mengen anderer Kohlenhydratträger) und liefert dabei Zucker in den Harn. War die Kost überreich an Protein (erkennbar aus Harn-N, vgl. oben), so senken wir zunächst dieses auf normale Höhe (100 bis 120 g) oder gar noch weiter auf 80—70 g, aber nicht weiter, da man in der Regel erst viel später entscheiden kann, ob im Einzelfalle schmälere Eiweißzufuhr ratsam ist. In manchen Fällen genügt das Senken der Eiweißgaben, den Urin zuckerfrei zu machen, und man wird dann durch langsame Vermehrung der Kohlenhydrate den nunmehrigen Toleranzpunkt festlegen. — Wenn man durch die Eiweißverminderung nicht zur Aglykosurie gelangt, oder wenn die Proteinzufuhr von vornherein sich auf mäßiger Höhe hielt (ca. 80—120 g; dies trifft jetzt, im Gegensatz zu früher, meist zu), so senken wir die Kohlenhydrate täglich etwa um einen Weißbrotwert (WBW; S. 393) von 20—30 g. Wenn 100 g WBW erreicht sind, ohne daß der Harnzucker verschwand, so machen wir bei solcher „Mittelkost" (S. 121) zunächst halt, um die Stoffwechsellage bei diesem therapeutisch wichtigen Punkte genau kennenzulernen. Ob man dann den Toleranzpunkt durch noch weiteres Senken der Kohlenhydratträger aufsuchen soll, hängt davon ab, ob man bei dem Patienten zu **Insulin** greifen will oder nicht. Ersteren Falles, den wir bei solcher Lage für richtig halten (s. Insulintherapie), würde damit nur Zeit verloren; letzteren Falles — also so, wie es vor der Insulinperiode stets zutraf — wird man nur ungern darauf verzichten, den Toleranzpunkt für Kohlenhydrat zu finden. Gerade zu dieser Zeit, also bei den einleitenden Feststellungen dies zu tun, ist ungemein wichtig. Denn wie auch immer man nach angeschlossener 3—4 wöchiger Diätkur dieser oder jener Art die Dauerkost einrichten wird, stets sollte man dahin zielen, mit ihr den einleitend gefundenen Toleranzpunkt nicht zu überschreiten. Denn es ist gar nicht daran zu denken, daß man durch noch so sorgfältige Diätbehandlung, durch Brunnenkuren usw. in so kurzer Zeit die Toleranz dauerhaft wesentlich steigern kann. Man wird immer nur die Erholungsmöglichkeit vorbereiten und herstellen. Wenn man die Toleranz erst **nach** einer Diätkur, z. B. nach 3 wöchiger kohlenhydratfreier, strenger Diät usw. bestimmt, erhält man unbedingt viel zu hohe Werte dafür, und wenn man nach ihnen die Dauerkost bemißt, wird es bis zur Rückkehr der Glykosurie — und zwar oft sehr starker Glykosurie — gar nicht lange währen. Wir erwähnen dies ausdrücklich, weil wir damit einen sehr häufigen, uns fast täglich entgegentretenden Fehler rügen, der eine ergiebige Quelle für irrtümliche diätetische Einstellung der Zuckerkranken und für schleichende Verschlimmerung der Stoffwechsellage war und ist.

Man hat diesem Verfahren (Aufsuchen des Toleranzpunktes bei mittleren Eiweißgaben und bei auskömmlicher Deckung des Calorienbedarfs durch Fett) den Vorwurf gemacht, man verschwände damit Zeit, und man solle lieber sogleich strengste Entlastungskost durchführen. Es gibt zahlreiche Fälle, wo der diabeteskundige Facharzt so handeln wird und darf. Eine Zeitersparnis für die Gesamtkur bringt es aber nicht, weil die gewonnenen Einblicke in den Gang der Dinge (Senkungskurve der Glykosurie und des Nüchternblutzuckers, Verhalten der Acetonkörper) das Auffinden geeigneter Dauerkost ungemein erleichtern, sichern und beschleunigen. Namentlich kann man sich vom Toleranzpunkte aus sehr leicht über die zweckmäßige Dosierung der Proteine, des Fettes und über die Bekömmlichkeit der Kohlenhydrate bei Variationen der beiden ersteren unterrichten.

c) Die gewohnte Kost enthält Kohlenhydrate von ungefähr 100 g WBW oder weniger bzw. viel weniger und liefert dabei Zucker in den Harn; oft wird der Harn auch Acetonkörper enthalten. Nur unter ganz besonderen Umständen verzichtet man in solchen Fällen heute auf **Insulin**. Den Toleranzpunkt für Kohlenhydrat planmäßig zu suchen, ist zwecklos; er wird jedenfalls recht tief liegen; sehr oft wird die Glykosurie auch nach Ausschalten aller Kohlenhydratträger fortbestehen (schwere oder mittelschwere Form der Glykosurie, S. 114). Wichtiger ist es, mit Rücksicht auf spätere Vorschriften für Dauerkost und zur Gewinnung einer festen Unterlage für spätere vergleichende Nachprüfungen, den Einfluß einer bestimmten **Probekost** auf die Stoffwechsellage auszuwerten. Wir verstehen darunter eine Kost mittleren Eiweiß- und Proteingehaltes, die bei unseren Diätkuren (mit und ohne Insulin) eine bedeutsame Rolle spielt, und die wir wegen ihrer breiten Anwendungsfähigkeit und wegen häufiger Erwähnung in diesem Buche kurz als „Mittelkost" bezeichnen wollen. Sie ist von therapeutischem Belange (S. 422), weil sie unter allen Umständen dem Zuckerkranken vollkommen ausreichende und breiter Abwechslung zugängliche Ernährung ermöglicht, sich ebenso von calorischer Überfütterung und von übertriebener Eiweißzufuhr, wie auch von Unterernährung, Eiweißarmut und Mangel an vitaminartigen Ergänzungsstoffen fernhaltend. Wir streben immer an, sie als ein **Hauptstück in die Dauerkost** des Zuckerkranken einzustellen.

Die „Mittelkost" enthält in Form der hauptsächlich in Betracht kommenden Eiweißträger (Fleisch, Eier, Käse, Brot) rund 80 g Protein; der Eiweißgehalt der Gemüse und kleiner Mengen von Rahm ist auf 10—15 g zu veranschlagen, so daß sich ein Gesamtgehalt von ca. 90—100 g Eiweiß ergibt. Ihr Gehalt an Kohlenhydratträgern entspricht 100 g WBW. In der Regel verwenden wir zu diesen Prüfungen nur Brot (100 g Weißbrot oder 120 g Grahambrot oder Roggenbrot) und reichen dies auf zwei Hälften verteilt zum Frühstück und zum Abendessen. Der geringe Kohlenhydratgehalt der ausschließlich aus Tabelle 1 (S. 389) gewählten Gemüse wird nicht in Rechnung gestellt (Begründung S. 397). Zum Auffüllen des Calorienbedarfes, zu dessen Abschätzung die Körpermaße — praktisch genommen — völlig ausreichen (S. 362), dient Fett in einer dem Geschmack und den Speisen angepaßten Form. Man darf aber die Fettträger dem Patienten nicht zu beliebiger Dosierung freigeben. Der Arzt hat zu entscheiden. Es können je nach Umständen größere, häufiger aber kleinere Fettmengen ratsam sein, als dem Begehren entspricht (s. Therapie).

Schematisches Beispiel der Mittelkost (Probekost):

1. Frühstück: Kaffee, Tee, eventuell mit Zusatz von 2—3 Eßlöffel Rahm, 2 Eier, 20 g Luftbrot mit Butter, **50 g Weißbrot.**

2. Frühstück: Fleischbrühe mit Einlage von Knochenmark oder Eidotter, 2 Sardinen (50 g).

Mittags: Suppe wie bei 2., 125 g Fleisch (zubereitet gewogen), reichlich Gemüse mit Butter, Speck oder Bratenfett zubereitet, 30 g Käse mit Butter.

Nachmittags: Kaffee oder Tee mit 30 g Rahm, 10—12 g Luftbrot mit Butter, 1 Ei.

Abends: Vorspeise aus 50 g geräucherte oder gesalzene Fische, 100 g Fleisch (zubereitet gewogen), Gemüse mit Butter oder Fett zubereitet, 30 g Käse mit Butter, **50 g Weißbrot.**

Wenn die gewohnte Kost, wie es häufig der Fall ist, der Probekost völlig oder annähernd entsprach, so haben bereits die ersten Beobachtungstage genügenden Aufschluß gegeben. Andernfalls wird den vorläufig orientierenden Tagen gewohnter Kost die Probekost unmittelbar angeschlossen. Nachdem Harnzucker, Harn-N, Acetonkörper, Nüchternwert des Blutzuckers sich der Mittelkost mit einigermaßen konstanten Werten angeschmiegt haben, gehen wir sofort zur eigentlichen Behandlung über.

Natürlich beanspruchen die hier gegebenen Ratschläge zur Beurteilung der Stoffwechsellage (oder mit anderen Worten der Toleranz) nicht unabänderliche Gültigkeit. Der weniger Erfahrene wird guttun, daran festzuhalten, der Erfahrene wird zwecks Zeitgewinnes manche Kürzung, bald an dieser, bald an jener Stelle, sich gestatten dürfen.

Immerhin ist es auch für alle Fachärzte erstrebenswert, ebenso wie bei Magen-, Darm-, Nierenkranken usw., sich ganz bestimmter Probekostformen zu bedienen, um dadurch die Verständigung über Lage der Einzelfälle zu erleichtern. Mangels solcher Einheitlichkeit ist es dem Leser oft kaum möglich, aus veröffentlichten Krankengeschichten sich selbst ein Urteil über die Stoffwechsellage des beschriebenen Falles zu bilden. Unsere Verfahren haben sich in langen Jahren praktisch bewährt. Wir halten an ihnen fest, weil die vergleichende Erfahrung uns meist schon in den allerersten Tagen ein vollkommen richtiges Bild von der Tragweite der Stoffwechselstörung und von ihrer Prognose liefert, was dem therapeutischen Plane sofort die bestimmende Richtung gibt.

Man kann mit den Toleranzbestimmungen noch manches andere verbinden, z. B. die Ermittlung, welche Proteinmengen und welche Nährwertsummen im vorliegenden Falle die richtigen sind, welche Arten von Kohlenhydraten bzw. Kohlenhydratträger am bekömmlichsten sind (z. B. Amylaceen, Früchte), wie die Mahlzeiten im allgemeinen, die Kohlenhydrate im besonderen am besten über den Tag verteilt werden. Dies alles und anderes ergibt sich aber im Laufe der Behandlung ganz von selbst, und es ist unnötig, vor Eintritt in den eigentlichen Heilplan damit Zeit zu verlieren.

4. Wird stets ein Teil der Kohlenhydratgabe im Körper verwertet ?

Früher lehrte man, es sei kein Fall von Diabetes so schwer, daß nicht ein gewisser Teil des mit der Nahrung zugeführten Kohlenhydrats verbrannt werde (E. Külz). Dies ist um so richtiger, als es überhaupt noch höchst zweifelhaft ist, ob auf Grund der diabetischen Stoffwechselstörung auch nur ein Gramm Zucker weniger oxydiert wird, als vom Gesunden! Aber der Sinn jenes Satzes war ein anderer. Er sollte ausdrücken: wenn man einer bestimmten Kost, die zu gleichmäßiger Zuckerausscheidung geführt hat, eine beliebige Kohlenhydratmenge zufügt, so sei der Zuwachs an Harnzucker stets geringer als der Zuckerwert der Zulage.

Für die Mehrzahl der Diabetesfälle trifft dies zu, aber nicht für die schwersten. Die folgenden Beispiele finden sich schon in früheren Auflagen dieses Buches.

1. Beispiel. Herr v. H. entleerte bei völlig gleichbleibender strenger Diät am Tage 57,5—68,0 g Zucker (im Mittel = 63,5 g). Bei einer Zulage von 60 g Weißbrötchen (mit 36 g Amylum) schied er im Mittel von 5 Tagen 103,3 g Zucker aus. Die Steigerung der Glykosurie kommt also der Kohlenhydratzulage mindestens gleich.

2. Beispiel. Frau Marie B. entleerte bei gleichbleibender Kost (strenge Diät und 40 g Brötchen) am Tage 75—85 g Zucker. Die Zulage von weiteren 60 g Weißbrötchen führte die Zuckerausscheidung zunächst auf 100—105 g hinauf; nach 4 Tagen stieg die Zuckermenge noch weiter bis 120 g und darüber, so daß also nicht nur das Kohlenhydrat der Zulage gänzlich ausgeschieden wurde, sondern erheblich mehr. Strenge Diät, die nun folgte, reduzierte den Zucker auf 20—25 g am Tage.

3. Beispiel. Bei dem 34jährigen Patienten Simon K. waren die ungewöhnlich starken Anstiege der Glykosurie nach jeglicher Kohlenhydratzulage aufgefallen. Er wurde daher auf eine genau zugewogene, gleichmäßige Kost, aus grünen Gemüsen, Eiern, Butter, Fleischbrühe und Wein bestehend, gesetzt. Nachdem sich die Glykosurie auf annähernd gleichbleibende Höhe eingestellt (Tage 2—5; Mittelwert = 45 g), wurden täglich 125 g feines Roggenbrot zugelegt, dessen Kohlenhydrat nach besonderer Analyse 68 g Glykose entsprach:

Tag	Kost	Harn-N g	Harnzucker (titriert) g	Aceton g
1.	Grundkost	14	57	—
2.	,,	—	48	2,78
3.	,,	13	45	—
4.	,,	—	40	—
5.	,,	12	46	1,65
6.	Grundkost + 125 g Brot	—	68	—
7.	,,	13	83	1,85
8.	,,	—	132	—
9.	,,	12	137	1,44
10.	,,	—	161	—
11.	,,	11	148	1,20
12.	Grundkost	—	102	—
13.	,,	13	91	1,45
14.	,,	—	88	—
15.	,,	13	52	—
16.	,,	—	49	1,59

Vom 2.—5. Tage waren 179 g Zucker ausgeschieden. Wäre die Kost im gleichen geblieben, so hätten Tage 6—11 voraussichtlich 270 g Zucker gebracht. Es waren aber 729 g. Die Brotzulage führte 408 g Kohlenhydrat ein. Ihr steht eine Mehrausscheidung von 729 — 270 = 459 g gegenüber. Es waren also 51 g durch die Kohlenhydratzulage nicht gedeckt. Auf das Eiweiß als Zuckerquelle darf man nicht zurückgreifen, da der Eiweißumsatz in den drei Perioden annähernd gleich blieb.

Zu jenen 51 g kommt noch die starke Zuckerausschüttung an den drei ersten Tagen der Nachperiode hinzu: Tage 12—14 mit 281 g, während der auf die Grundkost allein entfallende Wert etwa 135 g betragen hätte — vorausgesetzt, daß sich inzwischen nicht die Gesamtlage des Zuckerhaushaltes wesentlich verändert hätte. Dies war sicher nicht der Fall. Denn nach einigen Tagen Gemüse-Eier-Butterkost (hier = Grundkost) war die Zuckerausscheidung annähernd auf den alten Wert zurückgekehrt (Tage 15—16).

Alles in allem hat in den angeführten Beispielen die Zulage nicht nur zur Ausschüttung des gesamten neu hinzutretenden Kohlenhydrats geführt, sondern sie veranlaßte eine weit darüber hinausgreifende Zuckerabgabe. Deutung: Die Kohlenhydrate haben die Zuckerwerkstatt überaus stark erregt; die Zuckerproduktion nahm ungebührlich zu. Mit Änderung der Zuckerverbrennung hat die ganze Frage nichts zu tun (vgl. Kapitel Theorie).

5. Abhängigkeit der Glykosurie von Art der Kohlenhydrate.

Zahlreiche Untersuchungen lehren, daß der diabetische Körper nicht allen Arten von Kohlenhydraten gegenüber in gleicher Weise machtlos ist, wie zuerst E. Külz und A. Bouchardat gezeigt haben.

Reicht man abwechselnd, bei sonst konstanter Diät, gleiche Gewichtsmengen verschiedener Kohlenhydrate, so findet man in der Regel:

Traubenzucker (Dextrose, Glykose) treibt die Glykosurie am stärksten und schnellsten in die Höhe. Maltose kommt ihm gleich:

Amylum, welches im Magendarmkanal oder sofort nach der Resorption in Traubenzucker übergeht, steht dem Traubenzucker zwar in der Gesamtauswirkung nahe, aber das Maximum der Ausscheidung wird meist erst etwas später erreicht, da Stärke ja nicht unmittelbar resorbierbar ist (S. 4). Sicher nicht gleicher Wirkungskraft sind die verschiedenen Arten der Amylumträger. (Vgl. S. 39, 408, 432.)

Fruchtzucker (Lävulose) vermehrt bei einmaliger Darreichung und bei leichteren Fällen nur halb so stark wie Traubenzucker oder noch weniger die Glykosurie. Bei längerer Darreichung verhält sich Lävulose ähnlich wie Traubenzucker und Amylum. In Fällen schwerer Glykosurie sieht man oft auch bei einmaliger Lävulosefütterung keinen Unterschied gegenüber der Stärke. Die Ausscheidung des Zuckers verschleppt sich nur etwas. Für Inulin trifft dasselbe zu wie für Lävulose (E. Külz, A. D. Komanos). Schlechte Resorption ist offenbar die Ursache. Immerhin scheint Inulin nach neueren Erfahrungen von den Diabetikern meist viel besser vertragen zu werden als Lävulose (H. Strauss, G. Rosenfeld). (Vgl. auch S. 409.)

Milchzucker und Rohrzucker stehen in ihrer Wirkung auf Glykosurie zwischen Traubenzucker und Lävulose, und zwar in der Regel dem ersteren näher.

Diese Erfahrungen entsprechen dem Durchschnitt. Die einzelnen Fälle aber zeigen ihre Besonderheiten. Es ist daher, wenn man von einer bestimmten Art von Kohlenhydraten Gebrauch machen will, in jedem Falle nötig, in eine spezielle Prüfung der Sachlage einzutreten.

Zwei Beispiele seien eingefügt:

Wilhelm H., leichter Diabetes. 150 g Weißbrot (mit 90 g Stärkemehl, analysiert), auf drei Portionen verteilt, erzeugt keine Glykosurie; ebenso wird, bei stets gleicher Grundkost, nach dreimal 30 g Milchzucker kein Zucker ausgeschieden. Bei den folgenden Versuchen wird die gesamte Menge der Kohlenhydrate auf einmal genommen:

nach 150 g Weißbrot (nüchtern) . . . . 1,48 g Zucker
„ 90 g Milchzucker (nüchtern) . . . . . . 5,26 g „
„ 90 g „ (nüchtern) . . . . . . 5,32 g „
„ 90 g „ (nach Frühstück) . . . 1,92 g „
„ 90 g Lävulose (nüchtern) . . . . 0,00 g „
„ 90 g Glykogen (nüchtern) . . . . 7,42 g „

In folgendem Falle wurden neben völlig gleicher. strenger Diät an zwei aufeinander folgenden Tagen je 100 g Kohlenhydrat verabreicht (zwischen 8 und 10 Uhr morgens). Vor jeder neuen zweitägigen Versuchsperiode wurde je ein Tag strenger Diät eingeschaltet, an dem bis zum Abend der Harn wieder zuckerfrei wurde:

In dem Beispiel ist Amylum und Zucker gleichgesetzt, was nicht ganz richtig ist, da 100 g Stärke ungefähr 110 g Zucker liefern.

Die Tatsache, daß der diabetische Körper mit den einen Arten von Zuckermolekülen besser fertig wird als mit anderen Arten, ist theoretisch und praktisch wichtig.

Kohlenhydrate auf 2 Tage verteilt	Zucker im Harn an 3 Tagen (nach Allihn) g
200 g Glykose	38
200 g Lävulose	0
200 g Amylum	36
200 g Rohrzucker	34
100 g Lävulose und 100 g Glykose	17
200 g Lactose	26

Theoretisch ist besonders interessant das Verhalten der Lävulose, und es steht wohl außer Frage, daß die bessere Ausnutzung der Lävulose mit der Fähigkeit des Diabetikers im Zusammenhang steht, Lävulose zu verwenden und Glykogen zur Ablagerung zu bringen. In schweren Fällen ist die Fähigkeit der Lävuloseverwertung aber doch recht beschränkt und sie vermindert sich bei länger dauernder Lävulosezufuhr von Tag zu Tag. Was dann ausgeschieden wird, ist großenteils Glykose (vgl. S. 146).

Für die Ernährung des Diabetikers ist immerhin wichtig, daß man einige Kohlenhydrate kennt, die nicht so leicht unzersetzt wieder abfließen, sondern — im Körper verwertet — beitragen, die Ausgaben an Wärme und Arbeit zu decken.

Wir werden in dem Kapitel über die Behandlung der Krankheit zu besprechen haben, ob und in welchem Umfange man von diesen Erfahrungen Gebrauch machen kann (S. 408).

In bezug auf die Kohlenhydrate der gewöhnlichen Nahrungsmittel berücksichtige man aber, daß die erwähnten klinisch-experimentellen Erfahrungen sich im wesentlichen nur beziehen auf die chemischen Körper (Amylum, Dextrose, Lävulose, Lactose, Saccharose). Mit Ausnahme der Saccharose sind sie in der Nahrung Bestandteile von Kohlenhydratträgern, und ihre Auswirkung beim Diabetiker wird mitbeherrscht von deren Verdaulichkeit und von darin enthaltenen Nebenstoffen. Auch die zum Aufbau einer Mahlzeit dienende Begleitkost ist starken Einflusses; sowohl deren Art wie Menge. Im Einzelfalle ist es wichtiger, den Einfluß der Kohlenhydratträger und solcher Nebenumstände zu prüfen und zu erkennen, als sich auf die chemische Struktur des Kohlenhydrats selbst zu verlassen.

6. Abhängigkeit der Glykosurie von der Kalorienzufuhr.

Daß Unterernährung die Glykosurie senkt, ist lange bekannt. Durch einen einzigen Hungertag (36—40 Stunden, S. 429) kann man selbst in der überwiegenden Mehrzahl schwerer Fälle Zuckerfreiheit des Urins erzielen. Dies wird seit langem therapeutisch verwertet (A. Cantani, B. Naunyn, C. v. Noorden; S. 428). Gewöhnlich bringen schon die späteren Nachmittagsstunden des 1. Hungertages zuckerfreien Harn, und auch der Blutzucker ist bis dahin bereits stark gesunken (S. 152). Als F. M. Allen berichtete, daß 10 tägiges Fasten jeden, auch den Schwerstdiabetiker entzuckere, war dies grundsätzlich nichts Neues; als er mit seinen Mitarbeitern solche und noch weiterausgesponnene Hungerkuren als Hauptstück der Diabetesbehandlung empfahl, bahnte er kritiklosen Ärzten einen bequemen aber bedenklichen Irrweg (S. 430).

Nicht nur völliges Fasten, sondern auch schon starke Einschränkung der Gesamtnahrungszufuhr (ausgesprochene Unterernährung) bewirkt deutliches Sinken der Glykosurie. Oft genügt ein einziger Tag, dies darzutun.

Wenn man einen bis dahin kalorisch ausreichend, also nicht über- und nicht unterernährten Diabetiker leichten bis mittelschweren Krankheitsgrades derartig auf halbe Ration setzt, daß die Kohlenhydrate zwar im gleichen bleiben, die Proteine auf die Hälfte, das Fett um die Hälfte und darüber hinaus um den calorischen Wert der Kohlenhydrathälfte herabgesetzt werden, so sinkt in der Regel schon an diesem Tage der Harnzucker ab, gewöhnlich um so mehr, je leichter die Stoffwechselstörung ist.

Bei länger dauernder Unterernährung wirkt sich dies noch deutlicher aus. Das häufig beobachtete starke Sinken oder gar Schwinden der Glykosurie unter dem Einfluß der Kriegskost beruht darauf (S. 360). Unabhängig von dieser letzteren Erfahrung befürworteten F. M. Allen und E. P. Joslin chronische Unterernährung als beste Form der diätetischen Behandlung Zuckerkranker. Diese Forderung geht auf wahre Unterernährung aus, d. h. auf eine den individuellen Bedarf nicht deckende Calorienzufuhr, nicht etwa bloß auf Ausschaltung etwaigen Überschusses. Inwieweit dies therapeutisch ratsam ist, besprechen wir später (S. 359), und dort erörtern wir die ganze wichtige Frage genauer.

Die Zusammenhänge zwischen Unternährung und Sinken der Glykosurie waren Gegenstand sehr ausgedehnter und lehrreicher Untersuchungen F. M. Allens. Namentlich die Erfahrungen beim experimentellen sog. Sandmeyerschen Pankreasdiabetes des Hundes waren sehr ergebnisreich. Dabei wird das Inselsystem des Pankreas zunächst nur oberflächlich geschädigt, verfällt aber allmählich fortschreitender Degeneration und wird schließlich ganz funktionsunfähig. Im Anfange dieses Prozesses konnten die Tiere mit geringer Unterernährung zuckerfrei gehalten werden. Je mehr die Zerstörung fortschritt, desto tiefer mußte die Gesamtkost eingestellt werden. Anderseits hatte Überernährung einen deutlich fördernden, Unterernährung einen deutlich hemmenden Einfluß auf den Gang der Inseldegeneration; im ersteren Falle wurden die Inseln überlastet, im zweiten Falle entlastet. Höhe des Kostmaßes, bei welchem die Tiere aglykosurisch blieben, hing also von Größe und Wertigkeit des funktionstüchtig gebliebenen Inselrestes ab. Man muß nach den Versuchen F. M. Allens auch sagen, sie hing ab von der Größe des wirklichen **Energieumsatzes**; denn mit langdauernder Unterernährung verband sich dessen Niedergang (S. 165).

Die klinischen Erfahrungen stimmen insofern mit den experimentellen Befunden F. M. Allens überein, als auch hier die Schwere der diabetischen Erkrankung, mit anderen Worten die Größe der Pankreasinsuffizienz maßgebend ist für das Kostmaß, bei welchem die Kranken zuckerfrei gehalten werden können. Bei schwerster Störung konnten wir Erwachsene ohne Insulin meist nur zuckerfrei halten, wenn wir mindestens auf 25% des aus Körperlänge und Gewicht berechneten Calorienbedarfes zurückwichen. Bei leichteren Formen, wo völlig kohlenhydratfreie Kost den Harn gerade noch zuckerfrei beließ, brachte Beschränkung der Gesamtkost auf etwa $70—80\%$ des errechneten Bedarfs eine Toleranz für mäßige Mengen Kohlenhydrat zurück (S. Isaac). Alle Zwischenstufen kommen vor. Die Meinung B. Naunyns, daß unternormale Calorienzufuhr für den Schwerdiabetiker, im Gegensatz zum Gesunden, noch keine wahre Unterernährung bedeute, kann kaum aufrechterhalten werden. Unterernährung führt eben durch Abnahme der stoffverzehrenden Körpermasse oder durch krankhafte Abschwächung der Schilddrüsenfunktion allmählich zu vermindertem Umsatz und damit erst zu geringerem Bedarf (S. 165).

Ob es die Verminderung der Gesamtkost und in deren Gefolge Abnahme des Energieumsatzes, oder ob es einseitig die Beschränkung des Nahrungseiweißes bzw. des N-Umsatzes sei, was die Glykosurie herabdrückt, ist zum Gegenstande eines sehr lebhaften Meinungsaustausches geworden, bei welchem das Temperament manchmal die nüchterne Kritik überflügelte. Dem wesentlich von W. Falta verteidigten Standpunkte, wonach Verminderung des Eiweißumsatzes das Maßgebende sei, entsprechen alte Erfahrungen bei C. v. Noordens Gemüse-Fett-Tagen, bei seinen — später durch W. Falta modifizierten — Kohlenhydratkuren, bei K. Petréns Gemüse-Fett-Dauerkost. Anderseits ward die erste wissenschaftlich begründete Feststellung über das hier besprochene Verhalten der Glykosurie (B. Naunyn, W. Weintraud) bei einer Kost gemacht, die nach heutigem, auch von W. Falta geteilten Begriffe der „eiweißarmen Kost" doch noch sehr eiweißreich war, und auch in der Kost F. M. Allens und E. P. Joslins tritt die Calorienarmut weit stärker hervor als die Eiweißarmut. Das Ganze sollte nicht ein Tummelplatz für Schlagworte sein. Man sollte den einen Faktor richtig bewerten können, ohne den anderen dem Rang streitig zu machen. Über die Eiweißfrage in der Diabetikerkost S. 353. Vgl. auch unten das Nächstfolgende.

7. Abhängigkeit der Glykosurie von der Zufuhr von Fett.

Bis jetzt war immer nur vom Einfluß der Kohlenhydrate und auch von dem des Eiweißes auf die Glykosurie die Rede. Von äußerster Wichtigkeit ist die Kenntnis, wie sich das Fett verhält.

Fett ist ein unschätzbares Nahrungsmittel für den Diabetiker, es ist sein Rettungsanker. Diese Eigenschaft verdankt das Fett einerseits dem ihm beiwohnenden hohen Nährwert und ferner dem Umstande, daß Fett in der Regel nicht die Glykosurie vermehrt (S. 15). Schon früh stellte man dies bei zahlreichen Diabetikern fest (u. a. A. CANTANI, W. EBSTEIN, J. v. MERING, F. HIRSCHFELD, W. WEINTRAUD, H. LÜTHJE, L. SCHWARZ, K. HÜBNER, S. BONDI und C. RUDINGER, C. v. NOORDEN in allen früheren Auflagen dieses Buches) und fand das gleiche für den experimentellen Diabetes bei Pankreasexstirpation und bei Phloridzinvergiftung bestätigt.

Ein sehr anschauliches Beispiel findet sich z. B. bei W. WEINTRAUD.

Periode	Stickstoff-aufnahme	Fettzufuhr	Kohlenhydrat	Calorien	Harnzucker	N-Aus-scheidung
	pro Tag	pro Tag	pro Tag	pro Tag	pro Periode	pro Periode
1.—5.III	22,51	70,43	46	1733	106,26	121,29
5.— 9.	19,97	55,41	42	1431	10,75	86,32
9.—13.	20,32	236,11	42	2884	7,6	89,63
13.—17.	20,32	236,11	42	2984	0	75,32

Während durch Zufuhr von Kohlenhydrat und Eiweiß je nach der gereichten Menge die Glykosurie weitgehend beeinflußt wird, läßt Fett im allgemeinen eine derartige Wirkung nicht erkennen. Auch die diätetischen Erfahrungen von NEWBURGH und MARSH und K. PETRÉN, die auf Darreichung sehr großer Mengen von Fett bei größter Beschränkung der Proteine hinauslaufen, haben dies aufs neue gezeigt; das Fett an sich steigerte die Zuckerausscheidung nicht, im Gegenteil, die Kranken wurden und blieben während der Dauer solcher Kost aglykosurisch.

Steht man, wie auf S. 15ff. ausgeführt wurde, auf dem Standpunkt, daß aus Fett Zucker gebildet werden kann, so ist die Gleichgültigkeit der Fettzufuhr für die Glykosurie zunächst nicht ganz verständlich. Aber es ist altbekannt, daß der Umfang der Fettzersetzung, abweichend vom Verhalten der Kohlenhydrate und der Proteine, nicht oder höchstens ganz unbedeutend von Größe der Zufuhr abhängt. Bestimmend ist vielmehr der Energieumsatz des Körpers. Wenn für den benötigten Abbau das Nahrungsfett nicht hinreicht, so wird das Defizit durch Körperfett gedeckt. Der Gesamtumsatz des Fettes wird dadurch nicht — oder vielleicht unter ganz besonderen Umständen nur in sehr geringem Maße — berührt. Daher ist von vornherein nicht zu erwarten, daß Steigerung der Fettzufuhr die Glykosurie unmittelbar erhöht, auch wenn aus Fettsäuren Zucker gebildet werden kann — vorausgesetzt, daß der gesamte Calorienumsatz nicht wesentlich steigt und sonstige Nachteile, die reichlicher Fettgenuß bringen kann, fernbleiben (siehe unten).

Das Verhalten des Blutzuckers stimmt damit überein. Nur die höheren gesättigten Fettsäuren mit ungerader Zahl von C-Atomen erhöhen den Blutzucker (L. POLLAK); solche Fettsäuren kommen in unserer Kost nicht oder nur in verschwindender Menge vor. Höhere Fettsäuren mit gerader Zahl der C-Atome lassen den Blutzucker des Gesunden und die Blutzuckerkurve des Diabetikers unbeeinflußt (L. POLLAK, E. ADLER).

Wahrscheinlich sind für den geringen Einfluß des Fettes auf die Glykosurie mehrfache Gründe maßgebend, deren Zusammenhänge wir im einzelnen aber noch nicht übersehen. Solche könnten u. a. sein langsamere Zuckerbildung aus Fett in der Leber (verglichen mit der aus Kohlenhydrat und Eiweiß), ferner geringe Reizwirkung der Fette auf die Leber. E. ADLER bezeichnet, auf Grund der Blutzuckerkurven, Fett — im Gegensatz zu anderen Nährstoffen — geradezu als Dämpfer der Zuckerbildung, was die günstige Wirkung der C. v. NOORDENschen Gemüse-Fett-Tage und der K. PETRÉNschen Dauerkost erklären würde.

Für den dämpfenden Einfluß im Sinne ADLERS spricht vor allem, daß Glyzerin allein zwangsläufig ein starker Glykogen- und Zuckerbildner ist oder zum mindesten zur Zuckerproduktion reizt. 100 g Fett enthalten rund 10 g Glycerin. Man sieht aus dem Beispiele W. WEINTRAUDS (S. 126), daß von solcher Wirkung bei ca. 24 g Glycerin in 236 g Fett nichts zu sehen ist. Die dämpfende Kraft auf die Zuckerproduktion käme also der Fettsäure zu. Im einzelnen sind die Vorgänge noch unklar. Das Wort „dämpfen" ist daher bildlich zu verstehen.

Wenn nun auch bei den weitaus meisten Zuckerkranken die Nahrungsfette den Blut- und Harnzucker gar nicht oder nur sehr wenig beeinflussen, darf man doch nicht übersehen, daß Nebenwirkungen den unbeschränkten Gebrauch des Fettes verbieten können und daß unter Umständen auch Ansteigen der Glykosurie durch fettreiche Kost beobachtet wird. Zunächst ist an die Begünstigung der Acetonkörperbildung durch Fette zu erinnern; dies hängt in gewissem Grade zusammen mit dem Gehalte der Nahrungsfette an niederen Fettsäuren (Buttersäure, S. 381). Ferner traf man unter den Schwer- und Schwerstdiabetikern schon vor längerer Zeit einzelne, die nach großen Fettgaben stärkere Glykosurie bekamen (W. FALTA und A. GIGON, S. BERNSTEIN, C. BOLAFFIO und v. WESTENRIJK). Man sprach dann von „fettempfindlichen" Fällen. Dieser Ausdruck darf aber nicht die Vorstellung erwecken, daß man es dabei mit einer persönlichen Eigenart des biochemischen Geschehens zu tun habe, womit man diesen Fällen eine Sonderstellung gegenüber allen übrigen einräumen würde. Es gilt vielmehr, die besonderen Umstände zu erkennen, die den Diabetiker — soweit die Glykosurie in Betracht kommt — „fettempfindlich" machen. Die bisherigen Tatsachen gestatten aber noch keine einheitliche Erklärung.

Fettzufuhr, die den Calorienbedarf weit überdeckt („abundante Ernährung", M. RUBNER), steigert den Gesamtumsatz, bringt „Luxuskonsumption" im neueren Sinne des Wortes (E. GRAFE). Dies entwickelt sich beim Gesunden und — wie uns sicher zu stehen scheint — auch beim Diabetiker unter gewöhnlichen Umständen nur sehr allmählich. Da Steigerung des Gesamtumsatzes unter allen Umständen höhere Ansprüche an die Zuckerproduktion mit sich bringt und damit einen Reiz auf letztere ausüben muß, ist es verständlich, daß calorische Überfütterung, die bei Schwerdiabetikern nur auf Grund überschüssiger Fettzufuhr denkbar ist, die Glykosurie allmählich zunehmend begünstigt. Klinisch bewahrheitet sich dies in den Tatsachen, daß starkes und fortschreitendes Aufmästen die Bekämpfung der Glykosurie wesentlich erschwert, diätetische Entfettungsmaßnahmen das Zurückweichen der Glykosurie stark begünstigen. Man erinnere sich der Kriegserfahrungen! (Vgl. S. 360.)

Wir halten es aber doch für einseitig, wenn F. M. ALLEN und Mitarbeiter jeglichen Anstieg der Glykosurie durch Fettzufuhr auf Erhöhung des gesamten Calorienumsatzes zurückführen wollen. In der Tat stiegen freilich in ihren Beobachtungsreihen, im Gegensatz zu sonstigen Befunden, schon nach ziemlich geringen Fettgaben Glykosurie und Blutzucker fortschreitend an (F. S. LECLERCQ). Aber sie untersuchten bei Patienten, die unmittelbar zuvor lange Hunger- und Unterernährungskuren hinter sich hatten, und deren Stoffwechsel daher gegenüber relativ geringer Mehrbelastung besonders empfindlich war. Auch ist zu berücksichtigen, daß die lange Unterernährung wahrscheinlich die Hormonbildung (Insulin) schädigte (S. 165) und damit die Überempfindlichkeit der zuckerbildenden Zellen steigerte. Der Anstieg der Empfindlichkeit für alle Nahrungsreize durch langdauernde starke Unterernährung berechtigt zu Bedenken gegen letztere (S. 165).

Zur Deutung der „Fettempfindlichkeit" müssen wir auch noch einer anderen Möglichkeit gedenken. Wenn bei „abundanter" fettreicher Kost oder nach vorausgegangener sehr karger Kost auch bei mäßigen Fettgaben die Glykosurie ansteigt, so kann das Entstehen von Fettleber hieran beteiligt sein. Die Fettüberladung ist schon beim Gesunden ein Hemmnis für den normalen Ablauf des Kohlenhydrathaushaltes der Leberzellen. Man weiß dies seit langem; je mehr Glykogen daselbst lagert, desto weniger Fett und umgekehrt! Die Schädigung des Zuckerhaushaltes durch Fettmast der Leberzellen, beim Gesunden sich praktisch nicht auswirkend, kann beim Zuckerkranken unter Umständen dem ordnungsmäßigen Ablauf des Zuckerhaushaltes neue Hindernisse in den Weg legen. Fasten führt bei einigermaßen leidlichem Fettbestande des Körpers überraschend schnell zu Fetteinwanderung in die Leber. Daraus erklärt sich wohl, daß schon nach 1—2 tägigem Fasten eine starke Fettzulage Störung des Zuckerhaushaltes bringt (rasche Wiederkehr der Glykosurie), was dann besondere „Fettempfindlichkeit" vortäuscht.

Die Größe der Fettzufuhr beherrscht beim Zuckerkranken weit mehr als beim Gesunden die Höhe der Calorienzufuhr. Es ist die Frage, ob wirklich im Sinne ALLEN's die durch Fett bewirkte Calorienzufuhr an sich etwaige Schädigung der diabetischen Stoffwechsellage bedingt, oder ob nicht **Eigentümlichkeiten des Fett-Stoffwechsels** selbst stark mit hineinspielen. Was wir soeben vorbrachten und auch die Betrachtungen auf S. 185 über ungebührliche Belastung der Leberzellen zielt darauf hin. Was D. ADLERSBERG und O. PORGES über Regelung der Fettkost vorschlagen, gipfelt in dem Gedanken, man müsse die Leber vom Fett möglichst entlasten, um den Weg zum Glykogenansatz zu öffnen. Daß fettarme Kost viel höhere Protein- und Kohlenhydratbelastung zuläßt, können wir bestätigen (S. 440, 448).

Jedenfalls verdienen alle Fragen, die den Einfluß der Fette auf den Zuckerhaushalt des Diabetikers betreffen, weiterer eingehender theoretischer und praktischer Prüfung. Man steht noch vor vielen und bedeutsamen **Widersprüchen**, sowohl in Theorie wie in Praxis. Ein Teil der Widersprüche wird sich wohl daraus ableiten, daß **kurzdauernde** (experimentelle) Fettbelastung nicht gleichwertig wirkt wie **langdauernde**, und ferner daraus, daß es viel darauf ankommt, ob **untercalorische Ernährung** zur Bedarfshöhe auffüllt oder ob es der Erhaltungskost als **überernährendes Plus** hinzutritt, ferner auch daraus, welcher Art die Nebenkost ist.

Über die praktisch wichtige Frage der Fettzufuhr vgl. 358, 375.

8. Abhängigkeit der Glykosurie von der Zufuhr von Alkohol.

Wir finden in fast allen Schriften über Diabetes die Anwendung des Alkohols empfohlen. Daneben steht freilich die Warnung, man dürfe mittlere Mengen nicht überschreiten und man müsse den Einfluß auf die Glykosurie und auf das allgemeine Befinden an jedem Kranken ausprobieren. Steigerung der Glykosurie nach Alkohol ist nur von einigen Schriftstellern auf Grund ungenauer Untersuchungen angegeben. E. KÜLZ hat bei 12 Diabetikern von dem täglichen Genuß einer Flasche kräftigen, möglichst zuckerfreien Weines niemals Nachteil gesehen; in einem sehr genau beobachteten Falle sank die Glykosurie. Wir selbst haben mehrfach Verharren oder geringe Abnahme, niemals aber wesentliche Steigerung der Glykosurie gesehen, wenn der Alkoholgenuß in vernünftigen Grenzen blieb. Zu den gleichen Resultaten kamen in sorgfältigen Untersuchungen F. HIRSCHFELD, H. BENEDIKT und B. TORÖK, O. NEUBAUER. Letzterer hebt auch stark den günstigen Einfluß auf etwaige Acetonurie hervor.

Auf Grund neuer von ihnen angestellten Versuche schließen F. M. ALLEN und M. B. WISHART, daß Alkohol zwar weder in Zucker noch in Aceton umgewandelt werde, jedoch bei übermäßiger Zufuhr Verstärkung der Glykosurie und Acetonurie bewirke, besonders, wenn durch Zulage von Alkohol die für den betreffenden Fall optimale Caloriengrenze überschritten werde. Unter diesen Bedingungen beobachtete F. S. LECLERCQ auch eine Zunahme der Nüchternwerte des Blutzuckers. Wird aber Fett durch isocalorische Mengen von Alkohol ersetzt, so tritt in leichten und mittelschweren Fällen eine Verminderung der Hyperglykämie und Glykosurie ein (L. S. FULLER).

Bemerkenswert sind die Untersuchungen über Blutzucker (G. HETÉNYI). Bei Gesunden steigt er nach Alkoholgenuß mäßig an; bei Zuckerkranken bewirkte Alkohol ausnahmslos Blutzuckersenkung (bis um 25%), und auch die glykämische Kurve nach Dextrose verläuft flacher, wenn Alkohol gleichzeitig gegeben wird.

Mittels welchen Geschehens Alkohol den Blut- und Harnzucker und oft auch die Ketonurie herabsetzt und warum dies nicht ganz gesetzmäßig und keineswegs parallel der diabetischen Stoffwechselstörung abläuft, ist theoretisch noch nicht festgelegt. Wie C. v. NOORDEN schon in früheren Auflagen (7. Aufl., S. 143) ausführte, hemmt Alkohol wahrscheinlich in irgendeiner Weise die Zuckerabgabe aus der Leber. Daß die Adrenalinhyperglykämie durch Alkohol vermindert wird (G. HETÉNYI), spricht auch in diesem Sinne.

Aus alten und auf breiter Grundlage von O. TÖGEL, E. BREZINA und A. DURIG neubestätigten Versuchen wissen wir, daß Alkohol den respiratorischen Quotienten der mit Kohlenhydraten ernährten gesunden Menschen und Tiere erniedrigt; d. h. Alkohol drängt sich dem Kohlenhydrat bei den Oxydationsprozessen vor. Inwieweit die Oxydationsvorgänge die Sachlage beim Diabetiker beherrschen, läßt sich aus dem Verhalten des Respirationsquotienten nicht sicher erkennen. Denn bei einigermaßen schweren Fällen wird ja der Respirationsquotient durch Kohlenhydrat nur wenig beeinflußt, und die Respirationsquotienten für Eiweiß, Fett, Alkohol liegen zu nahe zusammen (0,81, 0,71, 0,67), um dem Alkohol einwandsfreie Ausschläge zu gestatten.

9. Abhängigkeit der Glykosurie von der Eiweißzufuhr.

In einem früheren Abschnitte (S. 12) wurde gezeigt, daß aus Protein Kohlenhydrat entstehen und daß Eiweißzufuhr die Glykosurie bzw. die Zuckerproduktion des Diabetikers steigern kann, daß aber neben dem verstärkten Zufluß an zuckerbildendem Material wahrscheinlich noch eine Reizwirkung der Eiweißkörper an dem Anstieg des Harnzuckers mitbeteiligt ist. Bei der heutigen Unsicherheit der theoretischen Lage halten wir uns hier an die praktischen Erfahrungen, welche — losgelöst von unsicheren Theorien — ganz allein unser therapeutisches Handeln beeinflussen müssen.

Beim Diabetiker kann man die äußerst wichtige Tatsache gesteigerter Glykosurie und Zuckerproduktion durch Eiweiß leicht verfolgen, wenn man sich an Fälle mittelschwerer und schwerer Glykosurie hält; aber auch in Fällen leichter Glykosurie erhält man manchmal sehr beweisende Ausschläge, wenn man von einer Kost ausgeht, die den Harn gerade noch zuckerfrei beläßt, und diese dann mit Eiweißträgern anreichert (Beispiele S. 132), ferner auch dann, wenn man von einer die Toleranz weit überschreitenden reichlichen Kost ausgeht und dann aus der Kost einen großen Teil der Eiweißträger streicht (Beispiele Anton M. und Marie S., S. unten). Diese allgemeinen Erfahrungen gaben Anlaß, die früher allgemein übliche sehr reichliche Eiweiß- bzw. Fleisch- und Eier-Dauerkost bei Zuckerkranken zugunsten einer beträchtlich eiweißärmeren Kost fallen zu lassen (B. NAUNYN, A. LENNÉ, R. KOLISCH, C. v. NOORDEN; später in noch weitergehendem Maße W. FALTA, K. PETRÉN u. a.).

F. G. BENEDICT und E. P. JOSLIN erwähnen wertvolle Beobachtungen über die Stundenwerte der Zuckerausscheidung von 5 Diabetikern einerseits im nüchternen Zustand, andererseits nach Genuß von 220—260 g Beefsteak. Die Mehrausscheidung spielte sich in 6 Stunden ab.

	Ohne Nahrung		Nach Beefsteak	
	N g	Zucker g	N g	Zucker g
Patient A. stündl. . .	0,38	2,5	0,82	4,4
„ C. „ . .	0,55	2,7	1,04	3,1
„ E. „ . .	0,67	3,2	0,89	4,1
„ F. „ . .	0,59	0,7	1,63	4,3
„ G. „ . .	0,57	3,1	1,25	8,6

Aus eignen Erfahrungen zwei Beispiele für viele:

a) Anton M., 40 Jahre. Seit 5 Jahren Diabetes.

I. 3 Tage strenger Diät (ohne jedes Kohlenhydrat, Eiweißumsatz: 18—24 g = 110 bis 150 g Eiweiß). Zuckerausscheidung = 48,2—56,7—57,1 g.

II. 3 „Gemüsetage" (vgl. S. 426), ohne jedes Kohlenhydrat, Eiweißumsatz: 10 bis 7 g N = 62,5—44 g Eiweiß. Zucker = 30,2—11,9—2,1 g.

III. Dasselbe + 300 g Fleisch (Rohgewicht) täglich. Zucker: 7,8—22,8—33,5—36,7—48,3 g.

IV. 2 Gemüsetage, wie in Periode II. Zucker: am ersten Tage 8,1 g; am zweiten Tage nur Spuren.

b) Frl. Marie S., 20 Jahre alt. Seit 6 Wochen Diabetes entdeckt.

I. Periode, 7 Tage, 200 g Fleisch (zubereitet gewogen), 5 Eier, 5 Eidotter, im übrigen Bouillon, Kaffee, Tee, Wein, Zitronensaft, Butter, Öl, Salate und Gemüse aus Tabelle 1. Im Urin: 17—20 g N. Zuckerausscheidung im Mittel: 62 g.

II. Periode, 7 Tage, dasselbe ohne Fleisch. Im Urin: 10,5—12,2 g N. Zuckerausscheidung im Mittel: 32 g.

III. Periode, 5 Tage, wie I. Periode. Im Urin: 16,8—18,2 g N. Zuckerausscheidung im Mittel: 48 g.

IV. Periode, 7 Tage, wie II. Periode. Im Urin: 8,2—11,3 g N. Zuckerausscheidung: 26,7—15,3—10,8—5,2—2,8—3,5—2,8 g, im Mittel 9,6 g.

Verschiedene Eiweißkörper. Vielfach ist darauf aufmerksam gemacht, daß die verschiedenen Eiweißkörper in quantitativ verschiedener Weise die Glykosurie der Diabetiker beeinflussen (N. Stradomsky, H. Lüthje, W. Falta, C. v. Noorden, L. Mohr, E. Therman).

Eine allgemein gültige Skala läßt sich aber noch nicht aufstellen. Nach eigener Erfahrung beeinflussen Casein und Fleischeiweiß (bedeutend weniger gleiche Mengen Fischeiweiß) in der Regel die Glykosurie am stärksten; in der Mitte halten sich die Eiweißkörper der Leguminosen. Am unteren Ende der Skala stehen Eiereiweiß und die Eiweißkörper der Zerealien (Weizen, Reis, Roggen, Hafer).

Hier folgt eine schon in C. v. Noordens New Yorker Vorträgen veröffentlichte Beobachtung. Es wurden vergleichsweise 100 g „Lecithineiweiß" (Weizenkleber) und 400 g Rindfleisch (Rohgewicht) an je 3 Tagen einer im übrigen gleichmäßigen Kost zugelegt. In der Kleberzulage steckte etwas mehr Eiweiß als im Fleisch. Trotzdem der bedeutende Unterschied! Es sei übrigens ausdrücklich bemerkt, daß C. v. Noorden nie in einem anderen Falle gleich große Unterschiede sah. Möglich und sogar wahrscheinlich, daß die vorausgegangene reiche Kleberzufuhr die hohen Werte der folgenden Tage mit beeinflußte.

Beispiel. Die während der 12 Tage innegehaltene Grundkost bestand aus 100 g Fleisch, 5 Eiern, 4 Eidottern, 300 g dickem Rahm, daneben grünes Gemüse, Butter, kleine, stets gleiche Mengen kohlenhydratarmen Kleber-Luftbrotes.

Ähnliche Befunde meldet auch F. Rolly. Zugunsten des Pflanzeneiweißes und zuungunsten des Fleisches sprechen auch die Mitteilungen von L. Blum, N. Roth, F. Rathéry und Lienard. Die Extraktivstoffe des Fleisches scheinen nicht die Ursache seiner glykosuriesteigernden Wirkung zu sein (Roth). Man hat an alkaloidartige, adrenalinähnlich wirkende Körper gedacht (Blum); doch ist Sicheres nicht festgestellt. Als wahrscheinlich maßgebend für den verschiedenen Ausschlag der einzelnen Proteïne erachten wir das Mischungsverhältnis ihrer Aminosäuren und die davon abhängige spezifische Reizwirkung auf die Leber. Jeder Eiweißkörper enthält eine andere Mischung.

Tag	Nahrung	Zulage	Zuckermenge
1.	Grundkost	0	0
2.	,,	0	0
3.	,,	0	0
4.	,,	100 g Kleber	0
5.	,,	100 g ,,	0
6.	,,	100 g ,,	0
7.	,,	400 g Rindfleisch	5,6 g
8.	,,	400 g ,,	20,8 g
9.	,,	400 g ,,	26,7 g
10.	,,	0	7,2 g
11.	,,	0	2,2 g
12.	,,	0	0

W. Falta, der die Frage bezüglich des tierischen Eiweißes am eingehendsten prüfte, kommt zu folgender Skala: Casein, Serumalbumin, koaguliertes Ovalbumin, Blutglobulin, Hämoglobin, genuines Ovalbumin. Die Schnelligkeit, mit der die untersuchten Eiweißkörper im Organismus abgebaut werden und ihren Stickstoff in den Harn liefern, nahm in gleicher Reihenfolge ab; d. h. die Schnelligkeit des Eiweißabbaues ging dem Grade der Wirkung einigermaßen parallel.

Wie aber bezüglich anderer, die Glykosurie steigernder Einflüsse gleichfalls,

hat man es nicht mit einem für alle Diabetesfälle durchstehenden Gesetze zu tun.
Z. B. berichten zwei treffliche Kenner des Diabetes, G. ROSENFELD und H. SA-
LOMON, neuerdings wieder über einige Beobachtungen, wo die Art des Eiweißes
ohne Belang für die Glykosurie war und wo insbesondere Fleisch ebensogut
vertragen wurde, wie pflanzliche Proteinträger. Wir verfügen über einzelne
ähnliche Beobachtungen. Obwohl wir nach anderer Richtung nicht die gleichen
Schlußfolgerungen wie N. W. JANNEY aus seinen Befunden ziehen (S. 13), ist
doch bemerkenswert, daß beim hungernden Phloridzinhunde tierische und pflanzliche Herkunft des Eiweißes keinen wesentlichen Unterschied für die Höhe des
„Extrazuckers" im Harn bedingte. Bemerkenswerte Unterschiede der Wirkung
treten bei Fällen leichter und mittelschwerer Glykosurie deutlicher hervor, als bei
ganz schweren. Bei diesen verwischen sich die Unterschiede und bleiben manchmal nur für die Extreme; Casein und Muskelfleisch einerseits, Ovalbumin und
Zerealienalbumine anderseits erkennbar. Auf gelegentlich von uns festgestellte
stärkere Wirkung des Caseins gegenüber dem Lactalbumin sei kurz hingewiesen.
Beim maximalen experimentellen Pankreasdiabetes war ebenso wie beim maximalen Phloridzindiabetes und in Übereinstimmung mit unseren Angaben über
schweren menschlichen Diabetes der Einfluß aller untersuchten Eiweißkörper annähernd der gleiche (A. BERGER, A. LEHMANN, E. BENDIX, HALSEY und GR. LUSK).

Alle vergleichende Versuche über die Auswirkung verschiedener Eiweißkörper haben zunächst theoretisches Interesse. Die gefundenen Grundtatsachen
sind aber auch praktisch bedeutsam. Immerhin beachte man auf das schärfste,
daß man es bei der Kost nur ausnahmsweise mit reinen Proteinen, fast
immer mit Eiweißträgern zu tun hat, deren Einfluß den der Proteine verstärken und schwächen kann. Auch die Begleitkost spielt eine Rolle. Nicht nur
für begleitende Nahrungsmittel, sondern auch für einzelne Nährstoffe gilt dies.
Z. B. ist bei reichlicher Zufuhr von Fett + Kohlenhydrat hohe Eiweißgabe auf
die Dauer unerträglich, was die C. v. NOORDENschen Gemüse-Fett-Tage und
die PETRÉN-Kost berücksichtigten. Reichlich Eiweißträger + viel Fett sind
zwar von Leichtdiabetikern gut vertragen (alte klassische Form der strengen Diät),
von Schwerdiabetikern aber nicht; da scheint reichlich Eiweiß besser bekömmlich zu sein, wenn es mit verhältnismäßig viel Kohlenhydrat verbunden wird,
Fett dagegen möglichst zurücktritt.

Da aber nicht alle Diabetiker in gleicher Weise auf diesen oder jenen Eiweißträger, auf diese oder jene Menge desselben, auf diese oder jene Zusammenstellung mit anderen Nahrungsmitteln reagieren, muß man sich die Anhaltspunkte
für Kostvorschriften nicht bei der Theorie und bei Durchschnittsbefunden,
sondern bei der Erfahrung am Einzelfalle holen.

Beziehungen zum Ernährungszustande. Wenn schon auf kleine Eiweißan-
reicherung der Kost (10—15 g) die Glykosurie stark in die Höhe getrieben wird,
handelt es sich unseren Beobachtungen nach fast immer um Kranke, die längere
Zeit hindurch eine weit unter ihrem Bedarf stehende, calorienarme Gesamtkost
oder eine zwar calorisch reichere aber höchst eiweißarme Kost genossen hatten.
Man findet dafür auch Belege in den Krankengeschichten F. M. ALLENs, E. P. JOS-
LINs, W. FALTAs, K. PETRÉNs. Es macht den Eindruck, als ob solche Kost mit
der Zeit die Bekömmlichkeit der Albuminate verschlechtere (mangelhafte Hormonbildung?). Bei sehr langsamer Wiedererhöhung der Proteinzufuhr läßt sich
die Toleranz für Eiweiß in nicht allzu schweren Fällen wieder steigern. Insulin
erleichtert dies wesentlich. Immerhin ist die gemeldete Tatsache doch ein War-
nungszeichen, das zur Frage berechtigt, ob der vorläufige, durch kargste Kost
bzw. niedrigste Eiweißgaben zweifellos erzielbare Erfolg doch nicht zu teuer
erkauft ist. (S. 354.)

Besondere Eiweißempfindlichkeit. In manchen Fällen ist man berechtigt, von besonderer „Eiweißempfindlichkeit" zu sprechen. Man sollte dieses Wort nur auf Fälle anwenden, die auf mäßige Steigerung der Eiweißzufuhr stärker mit Glykosurie reagieren als auf mäßige Steigerung der Kohlenhydrate. In reiner Form sind sie sicher nicht sehr häufig, und auch im Einzelfalle läßt sich nachweisen, daß diese Art der Eiweißempfindlichkeit zeitlich schwankt. Einige Fälle, wo wir in wiederholten Versuchen die Eiweißempfindlichkeit (in genanntem Sinne) nachweisen konnten, waren mit deutlich hyperthyreotischem Einschlage kompliziert (S. 165). Im einzelnen ist es unbekannt, wegen welcher feineren Vorgänge Eiweiß die Zuckerproduktion der Leber stärker erregt als Kohlenhydrat. Es sei aber daran erinnert, daß wir auch abseits vom Diabetes bei sonst gesunden Menschen nach reichlichem Genusse von Fleisch, Eiern, Käse usw. verschieden starke Reaktion sowohl in den vegetativen Organen wie auch im Ablaufe der Großhirnfunktionen antreffen.

Eiweißempfindlich im allgemeinen ist schließlich jeder Diabetiker. D. h. durchgehend wird man die Erfahrung machen, daß die **glykosuriesteigernde Wirkung der Kohlenhydrate zwar nicht parallel, aber doch deutlich erkennbar zunimmt, wenn man die Eiweißgaben erhöht, und umgekehrt.** Daß das Maß der Wirkung von Schwere der Stoffwechsellage und auch vom Charakter der ganzen Kost stark beeinflußt wird, ward schon erwähnt.

Nachwirkung hoher Eiweißzufuhr. Sehr bemerkenswert, praktisch und theoretisch wichtig ist, daß oft der durch Eiweißzulage veranlaßte Anstieg der Glykosurie nicht beim Aussetzen der Zulage sofort aufhört, sondern sich noch über mehrere Tage hin erstreckt.

Dies zeigt schon die vorstehende Tabelle (S. 130). Noch deutlicher war es im folgenden Falle, über den C. v. NOORDEN schon vor 13 Jahren berichtete. Beobachtungen dieser Art sind sehr zahlreich.

Beispiel. Der Patient war bei gewöhnlicher strenger Diät nicht zuckerfrei geworden; er wurde es erst während einer Periode gleichzeitiger Eiweißbeschränkung. Diese Grundkost, von der man ausging, bestand in wenig Fleisch, 2 Eiern, grünen Gemüsen, Butter und war so eingestellt, daß sie zwischen 65 und 70 g N-Substanz enthielt.

Tag	Nahrung	Zulage	Harnzucker
1.	Grundkost	0	0
2.	„	0	0
3.	„	0	0
4.	„	200 g Beefsteak	5,2 g
5.	„	200 g „	13,8 g
6.	„	0	6,7 g
7.	„	0	4,8 g
8.	„	0	3,2 g
9.	„	0	1,8 g
10.	„	0	0

Die lange Nachwirkung läßt nicht die Deutung zu, daß nur das im Fleisch enthaltene Material Zuckerbildner war. Nach unserer Auffassung handelte es sich um eine ungebührliche Erregung des zuckerbildenden Prozesses, und diese Erregung klang erst langsam ab. (Vgl. S. 14 und Kapitel „Theorie".)

Es braucht kaum besonders erwähnt zu werden, daß in Fällen, wo verstärkte Eiweißzufuhr die Glykosurie vermehrt, auch der Blutzucker ansteigt.

Aus 12 älteren, wahllos herausgegriffenen Krankengeschichten unserer Privatklinik, die sich alle auf periodisch abwechselnd mit eiweißreicher Kost und eiweißarmer Gemüsekost (beides unter Ausschluß von Kohlenhydratträgern) behandelte **schwere** Formen der Glykosurie beziehen, ergaben sich für die 3—4tägigen Perioden folgende Durchschnittswerte:

	Harnzucker	Blutzucker (in 100 g)
	g	mg
Gemüseperioden: Harn-N im Mittel 9,7 g	17,3	161
Normale strenge Kost: Harn-N im Mittel 18,6 g	26,9	198

Die Blutanalysen wurden nüchtern nach dem letzten Tage jeder Periode gemacht. Daß vereinzelte Gemüsetage den Blutzucker nicht immer zum Sinken bringen, ging schon aus der Arbeit von E. LAMPÉ und H. STRASSNER hervor. Die ansehnliche Steigerung des Blutzuckers nach den Fleischperioden war offenbar dadurch bedingt, daß der Fleischgenuß sich nicht auf eine einmalige Gabe beschränkte, sondern daß die proteinogene Erregung der Zuckerproduktion sich längere Zeit hindurch wiederholte und dann fortsetzte, wie in dem vorstehenden Beispiel.

Aber auch ohne Glykosurie zu bringen, kann der Blutzucker nach eiweißreicher Kost ansteigen:

Beispiel: Bei strenger Kost wurde kein Zucker ausgeschieden.

Nüchternwert . . . . 144 mg Blutzucker
3 Stunden nach 250 g Fleisch (Rohgewicht) . . . . 205 mg Blutzucker

Der Harn blieb zuckerfrei.

Ähnlichen wenn auch nicht gleich großen Ausschlag verzeichnen F. ROLLY und F. OPPERMANN:

Nüchternwert . . . . 161 mg
2 Stunden nach 500 g Fleisch. . . . . 173 mg $^0/_0$
4 Stunden nach 500 g Fleisch. . . . . 181 mg $^0/_0$.

Ferner (gleicher Patient):

Nüchternwert . . . . 208 mg
2 Stunden nach 200 g Aleuronat . . . . 243 mg $^0/_0$
4 Stunden nach 200 g Aleuronat . . . . 259 mg $^0/_0$.

Bei gleichzeitiger Verabfolgung von Fleisch und Mehl stieg die Hyperglykämie höher als nach Aleuronat und Mehl.

Bei leichten bis mittelschweren Formen der Glykosurie fehlt gewöhnlich der Anstieg des Blutzuckers nach Eiweißkost oder fällt nur gering aus (A. TH. B. JACOBSEN, M. ROSENBERG); d. h. man trifft gleiches Verhalten, wie es F. ROLLY und F. OPPERMANN, JACOBSEN, O. FOLIN und H. BERGLUND, M. ROSENBERG u. a. beim Gesunden feststellten. Je schlimmer die Stoffwechsellage, desto sicherer darf man auf den Anstieg der diabetischen Hyperglykämie durch starke Belastung mit Eiweißträgern rechnen. Das Maximum des Ausschlages liegt gewöhnlich nach 1, seltener nach 2 Stunden.

Wie bemerkt, führen wir die Steigerung der Zuckerproduktion durch eiweißreiche Mahlzeiten großenteils auf Reizwirkung in der Leber zurück (S. 14). Daß sie nicht durch den „spezifisch-dynamischen" Einfluß der Albuminate auf den Gesamtstoffwechsel (im Sinne M. RUBNERs) erklärt werden kann, zeigten F. BENEDICT und E. P. JOSLIN.

Rückblick. So hoch wir, in Übereinstimmung mit früheren Auflagen dieses Buches, die Abhängigkeit der Zuckerproduktion und der Glykosurie von Höhe der Eiweißzufuhr auch bewerten, und so wichtig es ist, bei der diätetischen Behandlung des Diabetes der berichteten Tatsachen stets eingedenk zu sein, so wenig können wir zugeben, daß diese Abhängigkeit sich bestimmten mathematischen Formeln fügt. Sie ist vielmehr von Fall zu Fall verschieden groß und ebenso im Einzelfalle von der jeweiligen Stoffwechsellage und ferner auch von Gestaltung der Nebenkost abhängig. Daher entspricht auch die jetzt so beliebte schematisch verordnete eiweißarme und eiweißärmste Kost nicht den Erfordernissen jeglichen Einzelfalles. Man kann damit auch schaden (S. 165, 355). Wenn man nun gar einfach diktiert: auf je 1 g Eiweißstickstoff entstehen im Körper 5 g Dextrose; daher kann man beliebig den ganzen Zuckerwert der Kost berechnen aus der Formel: Zuckerwert = 5mal N der Kost plus Kohlenhydrat der Kost (W. FALTA), so ist das eine Verhöhnung mathematischer Exaktheit. Vgl. zu diesem Abschnitte S. 353, 375.

10. Abhängigkeit der Glykosurie von Muskelarbeit.

In der Regel pflegt Muskelarbeit die Glykosurie zu vermindern — gleiche Ernährung vorausgesetzt (A. TROUSSEAU, K. ZIMMER, E. KÜLZ, J. v. MERING);

Märsche, Bergsteigen, Radfahren, Arbeit am Ergostat sind darauf geprüft worden. Sehr zahlreiche und wertvolle Belege finden sich in den durch TH. RUMPF herausgegebenen, nachgelassenen Krankengeschichten von E. KÜLZ. Erinnern wir uns, daß beim Gesunden die Muskeln mit Kohlenhydrat ihre Kraft- und Wärmeentwicklung bestreiten und daß Tätigkeit der Muskeln den Verbrauch an Brennmaterialien mächtig steigert, so wird die Tatsache verständlich. Ein Teil des Traubenzuckers, der sonst in den Harn abgeflossen wäre, wird von den Muskeln in Anspruch genommen. Massage der Muskeln wirkt zwar schwächer, aber im gleichen Sinne wie aktive Arbeit (J. v. MERING, D. FINKLER).

Die Verminderung der Glykosurie durch Muskelarbeit trifft aber nicht jedesmal zu. Schon KÜLZ beobachtete entgegengesetzte Ausschläge; auch C. v. NOORDEN teilte solche vor längerer Zeit mit:

Fall	Ruhetage Zucker g	Marschtag Zucker g	Weg
1	29,8	31,3	
2	40,2	45,6	
3	12,8	19,2	
4	28,9	39,5	$4^1/_2$ Stunden
5	43,7	51,6	Marsch
6	46,9	49,2	660 m
7 a	29,4	8,7	Steigung
7 b	32,4	23,8	
7 c	34,0	22,2	
8	28,6	17,7	
9	6,1	0	

Die Ruhewerte geben den Durchschnitt der am Tage vor und nach dem Marsche ausgeschiedenen Zuckermengen an. Alle Patienten befanden sich schon längere Zeit bei genau geregelter, quantitativ zugewogener Kost und bei sehr gleichmäßiger Zuckerausscheidung. Die Patienten 1—6 und 8—9 standen unter ganz strenger, kohlenhydratfreier Diät; Patient 7 erhielt daneben täglich: 200 g Rahm, 30 g Hafer, 75 g Kartoffel.

Im allgemeinen sind es die schweren Fälle, wo Muskelarbeit die Glykosurie steigert, während bei leichteren Fällen das Umgekehrte die Regel ist. Beim experimentellen Pankreasdiabetes ergab sich dies mit voller Deutlichkeit (Y. SEO). Gewöhnlich erkennt man beim zuckerkranken Menschen den ungünstigen Einfluß auch an Beeinträchtigung des allgemeinen Befindens, insbesondere an ungewöhnlicher Ermattung.

Diese Erfahrungen sind praktisch von größter Bedeutung; sie werden aber noch nicht genügend berücksichtigt, da der alte Lehrsatz: Muskelarbeit verzehrt Zucker und vermindert daher die Glykosurie, sich allzu fest als allgemeingültig eingebürgert hat. Theoretisch sind noch manche Fragen zu lösen.

Bei gesunden Menschen erhöht die Muskelarbeit die Assimilationsgrenze für Traubenzucker (J. GROBER); dies entspricht den Erfahrungen bei leichtem Diabetes. Andererseits erniedrigt angestrengte Muskelarbeit den normalen Gehalt des Blutes an Zucker (W. WEILAND, L. LICHTWITZ, M. BÜRGER u. a.; siehe auch S. 63).

M. BÜRGER fand in ausgedehnten Versuchen ein Absinken des Blutzuckers um 25—61 %, und zwar war der tiefste Stand des Blutzuckers gewöhnlich 2—3 Stunden nach Abschluß der Arbeit (Steigarbeit) erreicht. Dies Absinken des Blutzuckers ist wohl so zu deuten, daß die Arbeit der Muskulatur dem Blute den Zucker entreißt (zum möglichsten Ersatze seines als Energiequelle dienenden Glykogens), und daß die Mobilisierung des neuen Zuckers nach Erschöpfung des Leberglykogenvorrates nicht rasch genug erfolgt.

Anderseits steigt in vielen Fällen bei anstrengender Arbeit zunächst der Blutzucker vorübergehend an, was man als „primäre Arbeitshyperglykämie" bezeichnet (L. LICHTWITZ, W. v. MORACZEWSKI, namentlich M. BÜRGER). Wir deuten dies mit M. BÜRGER dahin, daß die ersten von stark einsetzender Muskelarbeit ausgehenden Antriebe im Sinne M. RUBNERS einerseits die reichlich aufgespeicherten Energiequellen (Leberglykogen) zum raschen Bedienen der Muskeln und zu etwas verschwenderischem Ausschütten von Zucker, anderseits auch sofort die Leber zu stärkerer Neuformung von Zucker veranlassen. Später, wenn die Vorräte nachlassen, wird sparsamer gewirtschaftet. Die vermehrte Zuckermobilisierung kann auf dem Wege eines trophischen Reflexes (Muskulatur, → zentripetale Bahnen → Gehirnzentrum → Sympathicus → Leber) zustande kommen (M. Bürger). Es ist auch möglich, daß bei der Muskelarbeit entstehende Stoffwechselprodukte, etwa Milchsäure (C. v. Noorden und G. Embden), direkt einen Reiz auf die Leber ausüben. Eigenartigerweise ist nach den Untersuchungen Bürgers die Arbeitshyperglykämie bei Gesunden besonders ausgesprochen, wenn dem Arbeitsversuche mehrere Tage kohlenhydratfreier Nahrung und ein Hungertag vorausgingen, so daß die Glykogendepots stark geleert waren. Zur Erklärung müssen wir bedenken, daß in der Regel der Gesunde sein Glykogen aus Kohlenhydrat und Eiweiß bildet, und daß die Glykogenbildung aus Fett für den gesunden, normal-beköstigten Menschen nur ein (fakultativer) Notbehelf ist. Auf die hierzu notwendigen Umsetzungen, die zweifellos an die Gegenwart bestimmter (autolytischer) Fermente in der Leber gebunden sind, ist der normale Stoffwechsel nicht geschult; er bleibt daher mit der Zuckerbildung etwas im Rückstand. Gesunde aber, die längere Zeit kohlenhydratfrei gelebt haben, sind zweifellos auf den Bezug von Kohlenhydrat aus Albuminaten und Fett besser vorbereitet und können den plötzlichen Mehrbedarf an Zucker aus Eiweiß und namentlich Fett sofort reichlich decken bzw. überdecken.

Die Muskelarbeit der Gesunden erfolgt so gut wie sicher ausschließlich auf Kosten von Kohlenhydrat, das die Leber den Muskeln auf dem Blutwege liefert. Man sollte vielleicht erwarten, daß demgemäß bei jeder Muskelarbeit sich der respiratorische Quotient der Größe 1 nähert, d. h. dem Wert, den er bei Verbrennung von Zucker zu Wasser und Kohlensäure annehmen muß. Dies ist aber nur der Fall, wenn man den Menschen mit Kohlenhydrat gefüttert bzw. angereichert hat. Ernährt man ihn mit Albuminaten oder Fetten oder läßt man ihn hungern, so bleibt der Quotient zwischen 0,7 und 0,8. F. Benedict und E. P. Joslin fanden Steigerungen des Quotienten von 0,70 auf 0,71 und von 0,69 auf 0,73 durch Muskelarbeit und schließen, daß diese kleine Erhöhung die zwangsweise Heranziehung der letzten Kohlenhydratreserve bedeute. Aus der dauernd tiefen Einstellung des Quotienten schloß N. Zuntz, daß der arbeitende Muskel nicht wählerisch sei, sondern bei Kohlenhydratmangel auch Eiweiß oder Fett angreife. Der Schluß ist nicht zwingend (C. v. Noorden). Die Erscheinung beweist nur, daß die Muskelarbeit nicht-kohlenhydrathaltiges Material mobilisiert; dieses Material wird an anderer Stelle (Leber) angegriffen und in eine dem Muskel zusagende Speise verwandelt. Da wir weder beim Gesunden noch beim Diabetiker (C. v. Noorden) Erhöhung der N-Ausscheidung in Gefolgschaft der Muskelarbeit auftreten sehen (von äußerster erschöpfender Arbeit vielleicht abgesehen), so werden wir auf das Fett als Quelle des Arbeitszuckers hingewiesen, wie C. v. Noorden im Widerspruch mit der damaligen Richtung der Physiologie schon in seinem Lehrbuch der Pathologie des Stoffwechsels (1893) vertrat.

Nach intravenöser Dextroseinjektion erscheint im Urin nur etwa halb soviel Zucker, wenn der Injektion anstrengende Muskelarbeit vorausgeht, wie nach vorausgehender körperlicher Ruhe (M. Bürger).

Die Blutzuckerkurve steigt zwar durch Addition der „primären Arbeitshyperglykämie" etwas höher, aber der injizierte Zucker verschwindet schneller aus dem Blute. Dies letztere ist teils bedingt durch schnellen Eintritt des bequem greifbaren Materials in die Oxydation, teils durch Auffüllung der erschöpften Glykogendepots, wie Respirationsversuche ergeben.

Beim Diabetiker liegen nach anstrengender körperlicher Arbeit die Blutzuckerverhältnisse etwas anders. Wie oben bemerkt, vermindert nur in leichten Fällen Muskelarbeit den Harnzucker, in schweren steigert sie ihn. Das Verhalten des Blutzuckers gibt die Erklärung dafür. Beim Schwerdiabetiker ist nämlich die auch beim Gesunden, hier aber in der Regel nur einleitend auftretende Arbeitshyperglykämie sehr stark ausgeprägt und macht sich auch schon bei geringeren Arbeitsquanten geltend (W. v. Moraczewski, L. Lichtwitz, M. Bürger). Bei einem Kranken mit schwerer Glykosurie fand L. Lichtwitz Anstieg des Blutzuckers durch Arbeit von 275 auf 377 mg-$^0/_0$. Auch bei leichtem Diabetes kommt es gelegentlich zu bemerkenswerten Anstiegen.

Die stärkere und langdauernde Arbeitshyperglykämie der Diabetiker erklärt sich aus den Eigenheiten des intermediären Kohlenhydratstoffwechsels im allgemeinen (C. v. NOORDEN und G. EMBDEN) und aus Eigentümlichkeiten des diabetischen Stoffwechsels im besonderen. Vom Muskel gelangen Signale unbekannter Art (S. 31) an die unmittelbaren Regulatoren der Zuckerproduktion, woraufhin die Leber in dem Maße Zucker mobilisiert, wie er von den Muskeln benötigt wird; wir sahen, daß diese Regulation beim Gesunden manchmal nicht völlig ausreicht (S. 63). Beim leichten Diabetes sind die Dinge nicht viel anders, wie beim Gesunden; die Arbeit mobilisiert zum mindesten nicht wesentlich mehr überschüssigen Zucker als bei diesem (primäre Arbeitshyperglykämie); sie verzehrt das, was sie mobilisiert und räumt vielleicht mit etwa vorhandenem überschüssigen Blutzucker auf (Sinken der Glykosurie). Beim schweren Diabetes aber besteht eine Überempfindlichkeit des zuckerbildenden Apparates der Leber und die Regulation schießt über das Ziel hinaus; es wird mehr Zucker gebildet, als von den Muskeln verlangt wird; Steigerung der Glykosurie ist die Folge.

Von starkem, unseres Erachtens noch nicht gebührend verwertetem theoretischem Interesse und namentlich großen praktisch-therapeutischen Belanges ist folgendes: Wenn man den Zustand des Kranken durch entsprechende Behandlung gebessert hat (Verminderung der Hyperglykämie, Aglykosurie usw.), so kann wie beim Gesunden die Arbeitshyperglykämie fehlen oder gering ausfallen (L. LICHTWITZ, M. BÜRGER). Auch nach Dextroseinjektionen tritt dann unter begleitendem Einfluß der Arbeit keine Glykosurie mehr auf, und das Absinken der durch die Injektion bedingten Hyperglykämie nähert sich der Kurve des Gesunden.

Im Sinne der Lehre C. v. NOORDENs deuten wir die berichteten Vorgänge dahin, daß beim Diabetiker proportional zur Schwere der ganzen Stoffwechsellage eine Übererregbarkeit der Zuckerbildung besteht, die sich bei erhöhtem Zuckerbedarf der Gewebe (Muskelarbeit) in übermäßiger Beschickung des Blutes mit Zucker äußert; wenn aber die Erregbarkeit des zuckerbildenden Apparates durch unser therapeutisches Handeln oder sonstwie gedämpft ist, wirkt sich auch der Lockreiz der Muskelarbeit schwächer, d. h. ebenso oder nur wenig stärker als beim Gesunden aus. Des weiteren deuten die Tatsachen darauf hin, daß der arbeitende Muskel des Diabetikers seinen Energiebedarf ebenso wie der des Gesunden aus Kohlenhydrat deckt.

Ob nun der Harnzucker des Diabetikers bei Arbeit ansteigt oder sinkt, wird ganz davon abhängen, in welchem Verhältnis der gewebliche Zuckerverbrauch zu dem unmäßig mobilisierten Zucker steht. Nach den eingangs dieses Abschnittes angeführten Erfahrungen, die wir durch neue erhärten können, ist die Gefahr, daß die Überproduktion den Arbeitsmehrverbrauch übertrifft, bei schwerer Störung des Zuckerhaushalts weit größer, als bei geringer. Dies muß der Arzt beim Zuteilen der körperlichen Arbeit berücksichtigen (s. Therapie).

Auf die Größe der Zuckerverbrennung können aus dem Verhalten von Blut- und Harnzucker keine direkten Schlüsse gezogen werden. Die wenigen vorliegenden Respirationsversuche bei Diabetikern unter dem Einfluß dosierter Arbeit hatten bisher kein eindeutiges Ergebnis (F. HEINSHEIMER, F. SALOMON, E. GRAFE und H. SALOMON).

11. Abhängigkeit der Glykosurie von dem Zustand des Nervensystems.

Die meisten Diabetiker vertragen geistige und gemütliche Erregungen sehr schlecht. Sie fühlen sich nach denselben matt und angegriffen. Freilich ist das Maß der individuellen Widerstandskraft ungemein verschieden und steht auch nicht in geradem Verhältnis zur Stärke der Glykosurie.

Doch oftmals tritt die Beziehung der Glykosurie zur Beanspruchung des Nervensystems außerordentlich scharf hervor. Jeder Arzt wird Fälle kennen, wo im Anschluß an seelische Aufregungen jeder Art, an geistige Anstrengungen, an Abhetzereien, an eine Reihe schlafloser Nächte oder an Erregungen des Nervensystems durch körperlichen Schmerz bald vorübergehend, bald nachhaltig die Toleranz für Kohlenhydrate sich verschlechterte. Diese Beobachtungen können bei jeder Form von Diabetes gemacht werden; er mag entstanden sein aus welcher Ursache er will; er mag von Haus aus leicht oder schwer sein. Auf den Einfluß schlechten Schlafs sei als praktisch ungemein wichtig besonders hingewiesen. Wir sahen öfters Diabetiker nach schlaflosen Nächten morgens trotz kohlenhydratfreien Frühstücks Zucker ausscheiden, während sie mittags und nachmittags ganz ansehnliche Mengen Brot, Kartoffel, Früchte vertrugen. Der Glykosurie weckende Einfluß schlafloser Nächte ist aber nichts Gesetzmäßiges; oft fehlt er gänzlich. Künstlich bewirkte Schlaflosigkeit steigert die Glykosurie sicher nicht, wie auch Versuche von K. SAKAGUCHI und O. ASAKAWA dartun. Aber das ist etwas ganz anderes als Schlafmangel durch seelische Unruhe oder körperliches Leiden.

Wir müssen ferner noch auf ein anderes ausdrücklich hinweisen. Wir lassen nur zu, daß seelische Aufregungen usw. (siehe oben) die Glykosurie steigern können, nicht daß sie es mit einiger Regelmäßigkeit wirklich tun. Wir haben uns sogar überraschend häufig vom Gegenteil überzeugen müssen (S. 99).

Einige genaue Beobachtungen (schon in früheren Auflagen berichtet) mögen den Einfluß seelischer Erregung beleuchten:

1. Herr S. war während eines Aufenthalts in der Privatklinik bei kohlenhydratfreier Kost seit 13 Tagen zuckerfrei. Am 14. Tage erhielt er eine Nachricht von zu Hause, die ihn in große Aufregung und Besorgnis versetzte. Der in den nächsten Stunden entleerte Harn enthielt, trotz der strengen Diät, Zucker; im ganzen wurden 12,4 g ausgeschieden. Schon der Nachtharn war wieder zuckerfrei. Einige Tage später vertrug Herr S. 100 g Brot, ohne Zucker auszuscheiden. Die psychische Erregung hatte hier also mächtiger gewirkt, als die verhältnismäßig große Zufuhr von 100 g Brot.

2. An einen zweiten Fall solcher Art knüpfte C. v. NOORDEN ausführlichere Erörterungen über neurogenen Diabetes (Über neurogenen Diabetes. Med. Klinik 1912, Nr. 1):

40jähriger Mann, neuropathisch stark belastet.

Tag	Diät	Zuckermenge i. Tagesharn
1.	Strenge Diät und dreimal 30 g Schrotbrot	0
2.	„ „ „ „ 30 g „	0
3.	„ „ „ „ 40 g „	0
4.	„ „ „ „ 40 g „	0
5.	„ „ „ „ 50 g „	0
6.	„ „ „ „ 50 g „	0
7.	„ „ „ „ 60 g „	0
8.	„ „ „ „ 60 g „	6,8 g
9.	„ „ „ „ 60 g „	10,2 g
10.	„ „ „ „ 30 g „	2,8 g
11.	„ „ „ „ 30 g „	0
12.	„ „ „ „ 30 g „	0
13.	„ „ ohne Brot	0
14.	„ „ „ „	0
15.	Strenge Diät, mittags und abends je 30 g Schrotbrot	0
16.	„ „ „ „ „ „ 30 g „	0
17.	„ „ „ „ „ „ 30 g „	3,6 g
18.	„ „ „ „ „ „ 30 g „	0
19.	„ „ „ „ „ „ 30 g „	5,2 g

Fortsetzung der Tabelle S. 137.

Tag	Diät	Zuckermenge i. Tagesharn
20.	Strenge Diät, mittags und abends je 30 g Schrotbrot	12,2 g
21.	„ „ „ „ „ „ 30 g „	Tags: 1,8 g Nachts: 0
22.	„ „ ohne Brot	0
23.	„ „ „ „	0
24.	„ „ „ „	15,1 g
25.	„ „ „ „	10,0 g
26.	„ „ „ „ (4 g Bromkali)	Tags: 2,6 g Nachts: 0
27.	„ „ „ „	0

Aceton war in kaum nachweisbaren Spuren vorhanden und erhob sich auch an den kohlenhydratfreien Tagen nicht über physiologische Werte hinaus (Maximum am 24. Tage = 0,28 g Aceton bei kohlenhydratfreier Kost!).

Aus der Tabelle ersieht man zunächst, daß er 150 g Brot, auf dreimal verteilt, gut vertrug (5. und 6. Tag). 180 g Brot brachten Glykosurie, die nach Rückkehr zu 90 g Brot alsbald verschwand. Nach Einschalten zweier Tage ohne Brot (13. und 14. Tag) erhielt er nur 60 g Brot täglich, auf mittags und abends verteilt. Nach dem Vorausgegangenen war Glykosurie nicht zu erwarten.

Am Abend des 16. Tages Migräneanfall und dann völlig schlaflose Nacht. Nachturin zuckerfrei, am Vormittag des 17. Tages aber, ohne vorherigen Kohlenhydratgenuß, 3,6 g Zucker, während die mittagliche und abendliche Brotaufnahme des gleichen Tages den Harn zuckerfrei beließen. Nach dem 18. und 19. Tage wieder ganz schlaflose Nächte; wiederum reine Vormittagsglykosurie nach kohlenhydratfreiem Frühstück.

Vom 22. Tage an ganz strenge Diät. Zunächst Zuckerfreiheit des Harns. Am Morgen des 24. Tages bestürzende, anfangs überwertete Nachrichten. Nach 1 Stunde war der Harn noch zuckerfrei; nach weiteren 3 Stunden enthielt er 1,2% Zucker. Die Glykosurie bestand dann 2 Tage hindurch fort, obwohl gar kein Kohlenhydrat genossen wurde, und verschwand erst wieder, als er unter 4 g Bromkali am 26. Tage und während der folgenden Nacht sehr viel schlief.

Daß hier die nervöse Erregung und nicht etwa unerwartete schnelle Verschlimmerung des Grundleidens die Glykosurie bei kohlenhydratfreier Kost gebracht hatte, wird dadurch bezeugt, daß der Patient sich weiterhin bei 100 g Brot (6mal in jeder Woche) vortrefflich hielt und bei dieser Kost noch nach Jahresfrist zuckerfrei befunden wurde.

Nach einem weiteren Jahr Verschlimmerung und Ausarten der Krankheit zu Diabetes gravis.

3. Herr v. P., 63 Jahre. Diabetes mellitus und Nephritis chronica. Bei strenger Kost gerade zuckerfrei. Kleine Kohlenhydratzulagen bringen sofort Glykosurie.

In eine Periode gleichmäßiger und kohlenhydratfreier Kost fiel am 2. der in der Tabelle verzeichneten Tage stärkere Erregung infolge eines Rechtsstreites und am 3. Tage eine vierstündige, aufregende und ermüdende Besprechung mit dem Rechtsanwalt.

Im übrigen waren Kost und äußere Umstände bei dem sich in der Privatklinik befindlichen Patienten völlig im gleichen.

Tag	Harnmenge g	Eiweiß %000	Harnzucker g	Blutzucker mg
1.	1200	0,5	0	254
2.	1600	0,7	5,0	—
3.	2100	1,0	17,0	—
4.	1500	0,4	12,3	—
5.	2400	0,5	0	—
6.	1600	0,5	0	—
7.	2000	—	0	—
8.	2000	—	0	—

Die Acetontagesmenge überstieg in dieser Zeit 29 mg nicht.

Wir erinnern ferner an die Beobachtung vorübergehender Glykosurie nach seelischer Erregung, die auf S. 50 geschildert wurde.

Man kann bei einiger Aufmerksamkeit feststellen, daß in vielen Fällen von
Diabetes neben dem alimentären Faktor ein nervöser Faktor Glykosurie
erzeugend bzw. Glykosurie vermehrend in Wirksamkeit tritt. Zum Studium
dieser Verhältnisse eignen sich aber nur die leichten Fälle, denn in den schweren
Fällen herrscht der alimentäre Faktor so vor, daß die vom zweiten Faktor be-
wirkten Ausschläge verdeckt werden.

Wir dürfen uns auf das wenige hier Vorgebrachte beschränken, da wir im
übrigen auf die Kapitel I und II verweisen können.

12. Abhängigkeit der Glykosurie vom Zustande der Verdauungsorgane.

Im Diabetes wird die paradoxe Beobachtung gemacht, daß die Glykosurie —
also das Zeichen, an dem wir die Schwere der Krankheit vorzugsweise messen —
manchmal abnimmt, sobald gastrointestinale Störungen auftreten. Dieses ist
aber nur scheinbar paradox; die Erklärung liegt auf der Hand. Zunächst gehen
gastrointestinale Störungen aller Art mit Appetitlosigkeit einher; durch Einschränken der Nahrung fängt die ergiebigste Quelle des Harnzuckers an spärlicher
zu fließen. In anderen Fällen kommt trotz gleichbleibender Zufuhr das gleiche
zustande, weil die Resorption darniederliegt. Gewöhnlich saugt der Darm des
Diabetikers die Nahrungsstoffe ausgezeichnet auf, so daß kaum mehr N-Substanzen, Fett- und Kohlenhydrate mit dem Kote verloren gehen, als beim gesunden Menschen. Sobald Durchfälle eintreten, ist die Sache natürlich anders:
die Resorption verschlechtert sich, und dies wirkt in gleichem Sinne wie Verminderung der Nahrung.

Es sei ferner berichtet, daß akute Magenverstimmungen, die mit verlängerter Verweildauer der Speisen im Magen einhergehen, auch zu verlangsamter Resorption und damit
zu geringerem Ausschlag der Glykosurie führen können. Dies kann bei Insulinkuren sehr
unangenehm werden; unter solchen Umständen sahen wir bei einem Kinde einen starken
hypoglykämischen Anfall auftreten, obwohl das Kind eine Menge Brot genossen hatte, die
es sonst (vorher und später) unbedingt vor Hypoglykämie schützte.

Anderseits beobachtet man recht häufig, daß Diabetiker, die leichte akute
Verdauungsstörungen sich zuziehen (akuter Magenkatarrh, Durchfälle, mehrtägige Obstipation) vorübergehend erheblich größere Quantitäten Zucker ausscheiden als sonst, obwohl die Nahrungsaufnahme unter dem gewöhnlichen
Maße blieb.

Eine derartige Beobachtung betrifft einen 50jährigen Mann, der bei strenger Diät erfahrungsgemäß immer zuckerfrei war. Mitten in einer 14tägigen Periode strenger Diät
bekam er nach 1 Dutzend Austern Übelkeit, Erbrechen, Durchfälle (wahrscheinlich eine
Nahrungsmittelvergiftung!). Am nächsten Tage wurden 18, am übernächsten Tage noch
6 g Zucker entleert. Wenige Tage später wurde die gleiche Menge Austern ohne jeden Nachteil
vertragen. Sicher wohl eine toxische Schädigung des Inselparenchyms!

Über Resorptionsstörungen bei Pankreaserkrankungen vgl. S. 286.

13. Abhängigkeit der Glykosurie von der Körperwärme und von Infektionskrankheiten.

Manche Diabetiker entleeren zuckerärmeren Harn oder verlieren sogar die
Glykosurie völlig, wenn sie von akuter fieberhafter Infektionskrankheit
befallen werden. Die Erfahrung ist schon sehr alt. Man kann heute mit Bestimmtheit sagen, daß weitgehende Nahrungsbeschränkung die Ursache ist.

Später häuften sich aber Mitteilungen entgegengesetzten Verhaltens, d. h. über
Steigerung der Glykosurie während des Fiebers (W. Bussenius, F. Hirschfeld,
B. Naunyn, C. v. Noorden, J. W. Pavy, W. Brasch, C. Stäubli). L. Mohr
brachte aus C. v. Noordens Klinik schöne Beispiele dafür. Vorausgesetzt, daß
die Nahrung gleiche Mengen Eiweiß und Kohlenhydrat zuführt, ist nach unserer

Erfahrung die Steigerung der Glykosurie durch den akut fieberhaften Prozeß
weit häufiger, als ihre Verminderung. Daß Leichtdiabetiker bei Fieber mehr zum
Sinken, Schwerdiabetiker mehr zum Steigen der Glykosurie neigen (W. BRASCH),
ist zumindest nicht durchstehende Regel. Dagegen haben chronisch fieberhafte Krankheiten, namentlich Lungentuberkulose, oft nur geringen oder gar
keinen Einfluß auf die Intensität der Glykosurie.

Unter den von L. MOHR veröffentlichten Fällen finden sich zwei sehr bemerkenswerte, in denen die akute Infektionskrankheit (Pleuropneumonie bzw.
phlegmonöse Angina) die Glykosurie nicht nur vorübergehend steigerte, sondern
eine wesentliche und dauernde Verschlimmerung der ganzen Krankheit nach
sich zog (vgl. S. 84). Wir sahen inzwischen noch manche Fälle der gleichen Art,
besonders auch nach schwerer Streptokokkenangina und bei septischen Prozessen.

In den letzten Jahren hatten wir auch häufig Gelegenheit, den Einfluß zufälliger Infekte bei insulinbehandelten Patienten zu beobachten. Werden Diabetiker, die bei einer bestimmten Diät und darauf genau eingestellter Insulindosis
zuckerfrei sind, aus irgendeinem Grunde fieberhaft oder stellt sich irgendeine
Infektionskrankheit (Angina, Bronchitis, Pneumonie, Eiterungen, selbst harmloser Schnupfen) ein, so kehrt gewöhnlich die Glykosurie zurück, und es müssen
dann weit größere Insulinmengen verabfolgt werden, um die Patienten aglykosurisch zu halten. In den Fällen mit schwerer allgemeiner Infektion oder bei sich
ausbreitender Lungentuberkulose war letzteres trotz großer Insulingaben häufig
überhaupt nicht zu erreichen. Wenn das Fieber schwindet oder etwa durch chirurgischen Eingriff ein bestehender Eiterherd entleert wurde, konnte meist zu der
ursprünglichen Insulindosis zurückgegriffen werden.

Diese Beobachtungen stehen in Einklang mit den oben erwähnten, daß durch
akute oder chronische Infektionskrankheiten die diabetische Stoffwechsellage
zeitweilig verschlechtert wird. Aus verstärkter Neigung zu Acetonurie gibt sich
dies auch oft zu erkennen. Wahrscheinlich hat die Art der Infektion und damit die Art der Toxine Einfluß auf den Grad der Störung. Die Höhe der Temperatur ist für das Geschehen nicht maßgebend.

Über die spontane Hyperglykämie bei fieberhaften Infektionskrankheiten
und über alimentäre Glykosurie bei denselben vgl. S. 40.

Größere Reihen von Blutzuckeranalysen bei Diabetikern während und außerhalb fieberhafter Krankheiten, unter gleichen Ernährungsverhältnissen stehen
noch aus; doch lehrten uns Stichproben, daß die Nüchternwerte des Blutzuckers
während des Bestehens einer Infektionskrankheit höher lagen als sonst unter
gleichen Verhältnissen.

Wenn nun der fiebernde Diabetiker — ceteris paribus — mehr Zucker ausscheidet, werden wir uns zur Erklärung des Gedankenganges erinnern, der die
Steigerung der Glykosurie durch Muskelarbeit verständlich machte. Bei akuten
Fiebern steigt der gesamte Energieumsatz, und gleichzeitig verarmen Muskeln
und Leber sehr schnell an Glykogen, auch wenn man die Versuchstiere mit
Kohlenhydraten füttert (E. HERGENHAHN). Infolge des intracellulären Glykogenschwundes werden die Gewebe stark zuckerbedürftig. Daß sie infolgedessen
verstärkte Signale für neue Zuckerbildung in die Leber senden, ist natürlich.
Freilich steht der gewebliche Zuckerbedarf weit hinter dem zurück, was angestrengte Muskelarbeit beansprucht. Aus erhöhtem Gesamtumsatz allein könnte
man die febrile Hyperglykämie und Neigung zur alimentären Glykosurie der
Nichtdiabetiker und auch die vermehrte Glykosurie der Diabetiker kaum erklären. Ein anderes muß hinzutreten.

Dies kann nur größere Erregbarkeit des hepatischen Regulations-
apparates im Fieber sein, wodurch der einfallende Reiz mit krankhaft verstärkter

Leistung beantwortet wird. Das Blut reichert sich um so leichter mit Zucker an, als aus noch unbekannten Gründen der fieberhafte Zustand intracelluläre Glykogenstapelung erschwert. Karge Fieberkost mindert die einfallenden Reize. Daher manchmal Sinken der Glykosurie (siehe oben).

Als Angriffspunkt der infektiös-toxischen Schädlinge könnte das Leberparenchym selbst in Frage kommen. Solche direkte Schädigungen der Leber geben sich im Verhalten der Gallenfarbstoffe kund. Ob sie aber den Zuckerhaushalt einbeziehen, müßte noch bewiesen werden. Nahe liegt es, den Angriffspunkt im pankreatischen Inselsystem zu suchen. Eine leichte Veränderung der hepatischen Vorgänge in Richtung der diabetischen wäre dann ohne weiteres verständlich; vielleicht hängt auch der febrile Glykogenschwund damit zusammen.

Da wir auch beim wahren Diabetes die wesentliche Ursache der Zuckerüberproduktion in erhöhter Reizbarkeit des zuckerbildenden Apparates zu suchen haben, besteht nach dieser Auffassung eine Wesensgleichheit zwischen einfach febriler und echt diabetischer Hyperglykämie; und daß hinzutretendes Fieber die diabetische Hyperglykämie und Glykosurie verstärkt, wird leicht verständlich. Es wäre wichtig festzustellen, ob auch die spezifisch-pankreodiabetische Anomalie, die Gleichgewichtsstörung zwischen Zucker und Milchsäurebildung, sich in der Leber von Fiebertieren nachweisen läßt (S. 62).

Nur scheinbar widersprechend mit dem hier Berichteten ist die Entdeckung H. Lüthjes, daß pankreasdiabetische Hunde bei hoher Außentemperatur (22—24 ⁰ R) bedeutend weniger Zucker ausscheiden, als bei geringer Umgebungstemperatur (8—10⁰). Ed. Allard bestätigte dies an Tieren mit partieller, aber nicht mit totaler Pankreasexstirpation. G. Embden und E. Liefmann untersuchten auf C. v. Noordens Veranlassung den Blutzucker gesunder Hunde bei niedrigen und hohen Außentemperaturen; die Untersuchungen wurden von ihnen später in Gemeinschaft mit Lüthje fortgesetzt und ergaben das Resultat, daß der Blutzucker umgekehrt proportional der Außentemperatur stieg und fiel. Z. B. bei 2⁰ Blutzucker = 0,094⁰/₀, bei 27⁰ = 0,064⁰/₀. Niedrige Außentemperatur bedingt gesteigerte Wärmebildung und demgemäß stärkeren Zuckertransport durch das Blut zu den wärmeerzeugenden Geweben. Zu denselben Ergebnissen kam auch F. Silberstein. Auch beim pankreasdiabetischen Hunde wird die Regulation in diesem Sinne beeinflußt, aber es wird wie bei der Muskelarbeit und wie im Fieber überkompensiert, und der Überschuß geht durch den Urin verloren.

13. Nierenkrankheiten und Glykosurie.

Merkwürdig und interessant ist, daß Diabetiker, bei denen sich — in Abhängigkeit vom Diabetes oder unabhängig von ihm — Granularatrophie der Niere entwickelt, manchmal die Glykosurie verlieren (Th. Frerichs, B. J. Stocvis, P. Fürbringer).

Eine Krankengeschichte sei kurz geschildert. Bei dem im Jahre 1895 53jährigen Herrn Ferd. H. wurde im Jahre 1895 zuerst Zucker entdeckt. Die Glykosurie, die sich in der Folge bei mäßiger Einschränkung der Kohlenhydrate zwischen 1 und 1,5⁰/₀ hielt, muß aber schon lange vorher bestanden haben, denn 1895 wurde schon von maßgebender Seite diabetische Katarakt und Neuroretinitis festgestellt. Bei häufiger Untersuchung kein Eiweiß im Harn. Dieses wurde zuerst in kleinen Mengen 1897 im Sommer gefunden. Seit 1898, nach einer Karlsbader Kur, verschwand der Zucker plötzlich; das Eiweiß stieg. Der Patient genoß seitdem täglich große Mengen Kohlenhydrat, auch Zucker, und schied weder bei seiner gewohnten Lebensweise noch bei besonderer Häufung der Kohlenhydrate Glykose aus. Dagegen stellten sich bei ihm die typischen Erscheinungen der Schrumpfniere ein. Ein Bruder des Patienten ist an Diabetes bzw. diabetischer Gangrän gestorben, ein Neffe an einer sehr leichten Form des Diabetes erkrankt. Der Patient erlag 1902 der Schrumpfniere, ohne daß je wieder Zucker aufgetreten war.

C. v. Noorden hat Fälle dieser Art ziemlich oft gesehen, etwa 30 im Laufe der letzten 20 Jahre. 9 derselben behandelte er selbst früher an Diabetes mellitus, von den übrigen lagen völlig einwandsfreie Belege über den früheren und inzwischen gegen Schrumpfniere ausgetauschten Diabetes vor. Es mag Zufall sein, ist aber erwähnenswert, daß unter den etwa 30 Patienten sich nur 2 Frauen befanden.

Gewöhnlich war nach eignem Befund und nach den beigebrachten Angaben der frühere Diabetes leichter Art; nur selten wurden höhere Harnzuckerwerte erreicht als $1—1\frac{1}{2}\%$, obwohl zumeist eine recht laxe Diät befolgt war. Dies ist erwähnenswert, da einige geneigt sind, die Nephritis auf allzu strenge Kost zurückzuführen. Nur bei 4 der Patienten war die Glykosurie der mittelschweren Form zuzurechnen gewesen.

Bei einem dieser Kranken fand sich im Jahre 1908 eine schwere doppelseitige Ophtalmoplegie und eine nur durch völlige Kohlenhydratentziehung und weitgehende Eiweißbeschränkung zu bekämpfende Glykosurie mit erheblicher Acetonurie. Die Augenmuskellähmung heilte unter genannter Kost überraschend schnell, und gleichzeitig besserte sich binnen weniger Wochen die Toleranz für Kohlenhydrate so erheblich, daß 100 g Brot keine Glykosurie mehr brachten, und der Patient mit sehr liberalen Kostvorschriften entlassen werden konnte. Es bestand damals leichte Albuminurie, Zylindrurie und mäßige Herzhypertrophie mit arterieller Hypertension. Später überschritt der Kranke die zugebilligte Kohlenhydratmenge (100 g Brot) sehr erheblich, aß insbesondere ganz nach Belieben Kartoffeln und Früchte.

Zwei Jahre später fand C. v. NOORDEN gar keine Glykosurie mehr und konnte dieselbe auch durch 300 g Brot nicht auslösen. Inzwischen hatte sich aber eine typische schwere chronische Nephritis entwickelt, der der Patient einige Jahre später erlag. Zucker soll inzwischen einige Male in sehr kleinen Mengen gefunden sein. Öftere eigne Untersuchungen trafen aber keinen Zucker an.

Bei allen diesen Kranken bestanden Glykosurie und Albuminurie eine Zeitlang nebeneinander. In der Mehrzahl der Fälle konnte man — im Gegensatz zu den beiden geschilderten Beispielen — doch nicht von völliger Heilung des Diabetes reden, sondern nur von starker Abschwächung desselben, so daß Kohlenhydratmengen, die früher starke Glykosurie brachten, weit überschritten werden mußten, ehe wieder Glykosurie auftrat. Alle Kranken hatten das 50. Lebensjahr überschritten, als die Glykosurie zurückwich. Wo Glykosurie in abgeschwächtem Maße zurückblieb, zeichnete sie sich durch beträchtliche Starrheit aus, d. h. die alimentäre Belastung hatte bei weitem geringeren Einfluß als sonst bei Zuckerkranken. Gleiches gilt vom Nüchternwert der Hyperglykämie, die allerdings ganz allmählich zu steigen pflegt. Hyperglykämie bleibt bestehen, auch wenn die Glykosurie verschwindet (siehe unten), und die Nüchternwerte sind sowohl durch Diät wie durch Insulinbehandlung nur sehr schwer beeinflußbar. Sie behalten den Charakter der Starrheit.

Es wäre ungemein wichtig, von solchen Fällen, wo die Glykosurie viele Jahre bestanden hat und dann nach Übergang in Nephritis geheilt ist, genaue Untersuchungen des Pankreas zu haben. In den erwähnten Fällen war leider keinmal die Obduktion zu erlangen.

Der Ansicht von STOCVIS, daß Übergang von Diabetes in chronische Nephritis als günstig bezeichnet werden müsse, kann nicht unbedingt beigepflichtet werden. Nur in einem Drittel unserer Fälle behauptete die Nephritis nach dem Zurückweichen des Diabetes mehrere Jahre hindurch einigermaßen gutartigen Charakter. Bei den meisten artete sie nach 2—3 Jahren in recht üble Formen aus. Arteriosklerose mit ihren Folgeerscheinungen (insbesondere schwerer Angina pectoris, Apoplexien, Myodegeneratio cordis, peripherischer Gangrän) beherrschten die Ausgänge. Den meist leichten Diabetes kann man einigermaßen im Zaum halten, die postdiabetische Nephritis aber nicht.

Aber nicht jede Albuminurie bei Diabetes bedeutet Schrumpfniere oder andere Form fortschreitender chronischer Nephritis! (S.179.)
Um der Lösung des Problems, das hier vorliegt, näherzukommen, hat man auch dem Zuckerstoffwechsel bei Nierenkrankheiten und Hypertensionen ohne

Diabetes seine Aufmerksamkeit zugewandt. Seit E. Neubauer im Jahre 1910 aus C. v. Noordens Klinik berichtete, daß bei chronischen Nephritiden mit Blutdrucksteigerung Hyperglykämie sehr häufig sei, haben sich zahlreiche Untersucher mit der Frage beschäftigt, ohne daß jedoch völlige Klarheit erzielt worden ist. Aus den z. T. sich widersprechenden Angaben kann man aber folgendes entnehmen:

Bei akuter Glomerulonephritis scheint Hyperglykämie nur vorzukommen, wenn gleichzeitig Hypertension besteht (G. Hetényi). Nach Belastung mit Traubenzucker läßt sich bei solchen Kranken weder verminderte noch vermehrte Durchlässigkeit der Nieren nachweisen. Letztere ist aber bei Nephrosen fast immer vorhanden; nach Belastung mit nur 50 g Traubenzucker tritt trotz geringen Anstiegs des vorher normalen Blutzuckers bereits Glykosurie auf (G. Hetényi, R. Offenbacher und A. Hahn). (Vgl. auch S. 70.)

Die chronischen Glomerulonephritiden zeigen kein einheitliches Verhalten. In einzelnen Fällen, vorwiegend, wenn gleichzeitig urämische Erscheinungen bestehen, findet sich Hyperglykämie (E. Neubauer, E. Stilling, C. v. Noorden, H. Kahler, G. Hetényi, A. Grigant, P. Brodin und Rouzaud.

In Übereinstimmung damit ist es in manchen Fällen schwer, alimentäre Glykosurie hervorzurufen, selbst bei Belastung mit großen Zuckermengen (200 g). In der Mehrzahl der Fälle besteht jedoch weder Hyperglykämie noch veränderte Durchlässigkeit der Nieren.

Bei der sog. benignen Nephrosklerose, die von manchem auch als essentielle Hypertonie bezeichnet wird, findet sich nur in einem Teile der Fälle Blutzuckererhöhung. Jedenfalls in einem viel geringeren Prozentsatz, als man ursprünglich nach den Untersuchungen E. Neubauers anzunehmen berechtigt war, ebenso auch bei den malignen Nephrosklerosen (Schrumpfniere). Eine ausgesprochene Zuckerdichtigkeit der Nieren im Belastungsversuch mit Traubenzucker läßt sich nur in einzelnen Fällen von Schrumpfniere nachweisen (G. Hetényi).

Es lag nahe, die Ursache der Hyperglykämie mancher Nephritiker mit Hypertension in Verbindung zu bringen und beide als Folgeerscheinung von Hyperadrenalinämie zu betrachten (auf Grund der Angabe von J. Wiesel und H. Schur, daß chronische Nephritis mit Hypertension von Hypertrophie des chromaffinen Systems und Hyperadrenalinämie begleitet sei). Wie Rolly und Oppermann aus eignen und früheren Untersuchungen entnehmen, ist aber von Parallelismus zwischen Hypertension und Hyperglykämie keine Rede, und auch die Hyperadrenalinämie der Nephritiker ist keineswegs sichergestellt (A. Bittorf).

Bezüglich der Beziehungen zwischen Hyperglykämie und Hypertension siehe auch S. 303.

Es sei hier kurz erwähnt, daß bei manchen Nierenkranken die glykosurische Wirkung des Phloridzins ausbleibt (G. Hetényi, M. Rosenberg). Infolge dieses Ausbleibens der renalen Phloridzinwirkung wird in solchen Fällen öfters ein Anstieg des Blutzuckers beobachtet, wahrscheinlich weil jetzt ein gewisser zuckermobilisierender Einfluß des Phloridzins auf die Leber rein hervortritt. Das Ausbleiben der Phloridzinglykosurie ebenso wie das Schwinden der Glykosurie pankreasdiabetischer Hunde nach experimentellen Nierenschädigungen ist schon lange bekannt (Hellin und K. Spiro, A. Ellinger und K. Seelig). Übrigens wird die verminderte Reaktion kranker Nieren auf Phloridzin auch in der Urologie beim Ureteren-Katheterismus als diagnostische Hilfsmittel bereits seit geraumer Zeit verwandt.

In den oben erwähnten und anderen Fällen von Diabetes, in welchen durch Hinzutreten von Nephrosklerose die Glykosurie sich vermindert oder gänzlich schwindet, ist die Heilung aber, wie wir heute wissen, wohl immer nur eine scheinbare, denn die fortbestehende, oft sehr beträchtliche Hyperglykämie zeigt an, daß nur eine Störung in der Ausscheidung des Zuckers vorliegt und nicht eine Beseitigung der Stoffwechselstörung. Die Nieren sind „zuckerdicht“

geworden. Die Zuckerdichtung der Niere kommt, wenigstens gegenüber kurzdauernder Hyperglykämie, auch außerhalb des Diabetes vor. Wir erinnern an die Nahrungs-, Fieber- und Kältehyperglykämie ohne Glykosurie (siehe S. 32ff.). Bei Nephrosklerosen und bei arterieller Hypertension ist sie aber am auffallendsten und tritt hier ganz besonders hervor, wenn gleichzeitig Diabetes bestand oder noch besteht.

So kann in Fällen von Diabetes, die zugleich durch Hypertension oder durch maligne Sklerose kompliziert sind, beobachtet werden, daß trotz sehr hoher Blutzuckerwerte keine oder im Verhältnis zum Grade der Hyperglykämie nur geringfügige Glykosurie besteht. Oft wird daher die diabetische Stoffwechselstörung wegen der geringen Glykosurie für harmlos gehalten. Ein gesetzmäßiges Verhalten der Glykosurie bei vorhandenem hohen Blutdruck oder bei Nierenkrankheiten liegt aber keineswegs vor; denn wir finden auch Fälle, in denen trotz schwerer Funktionsstörungen der Nieren und hoher Hypertension erhebliche Glykosurie vorhanden ist. Es ist noch gar nicht zu übersehen, warum in einzelnen Fällen „Nierendichtigkeit" auftritt, in anderen wieder nicht. Nur das eine scheint sicher, daß letztere vorwiegend bei solchen Nierenerkrankungen vorkommt, für welche starke Mitbeteiligung des Gefäßapparates charakteristisch ist. Da aber Nierendichtigkeit auch bei einfacher Hypertension angetroffen wird, bei der nicht immer morphologischen Veränderungen der Nierengefäße nachweisbar sind, liegt der Gedanke nahe, daß es funktionelle Störungen der Glomeruli sein können, welche die Ausscheidung des Zuckers trotz beträchtlicher Hyperglykämie verhindern. Es ist müßig, heute über die Art dieser Störungen Hypothesen aufzustellen; Veränderungen der Ionenverteilung, abnorme Stoffwechselprodukte, erhöhter Adrenalingehalt des Blutes u. a. könnten die zuckersekretorische Tätigkeit der Nieren beeinflussen (siehe S. 69, 303).

II. Andere Kohlenhydrate im Harn.

1. Lävulosurie.

a) Reine Lävulosurie.

Es gibt Fälle reiner Lävulosurie. Den ersten von J. Seegen und E. Külz beschriebenen Fällen folgten vereinzelte spätere Mitteilungen; vor allem die Beschreibung von zwei sehr charakteristischen Fällen von O. Neubauer; es gehören ferner einwandsfrei hierhin wohl nur die Fälle von H. Rosin und L. Laband, W. Schlesinger, R. Lépine und Boulud, W. v. Moraczewski, O. Adler, S. Strouse und J. C. Friedman. Von den offenbar äußerst seltenen Fällen hat später noch H. K. Barrenscheen aus C. v. Noorden's Privatklinik einen weiteren, gut beobachteten Fall mitgeteilt, und jüngst berichteten S. Steinberg und W. Elberg, sowie J. Snapper, A. Grünbaum und S. van Creveld über weitere einschlägige Beobachtungen.

Die Lävulosuriker sind sehr empfindlich gegenüber Lävulose (Fructose, Fruchtzucker, S. 1); schon kleine Mengen derselben lassen Fruchtzucker in den Harn übertreten. In dem einen Falle Neubauers erschienen immer 15—17 % der aufgenommenen Lävulose wieder, gleichgültig ob man wenig (3,8 g) oder viel (50 g) gab. Bei den anderen Patienten war das Verhältnis nicht so gleichmäßig. Neben Herabsetzung der Assimilation für Lävulose kann auch eine solche für andere Zuckerarten bestehen; die einzelnen Fälle verhielten sich verschieden. Im Falle Barrenscheens trat selbst nach Belastung mit großen Mengen anderer Kohlenhydrate (Dextrose, Galaktose, Brot) keine Zuckerausscheidung auf.

Bei Anwendung einfacher Reduktionsproben und ebenso bei der Beschränkung auf Gärungsproben kann die Lävulosurie mit diabetischer Glykosurie verwechselt werden. Bei der Polarisation dreht der Urin aber links statt rechts.

Einwandfreie Blutzuckeruntersuchungen bei Lävulosurie haben bisher nur BARRENSCHEEN sowie SNAPPER, GRÜNBAUM und VAN CREVELD ausgeführt. Der Nüchternwert lag in BARRENSCHEEN's Falle an der oberen Grenze der Norm (zwischen 0,107 und 0,118%). Nach 50 g Fructose stieg der Blutzucker bis auf 0,208% und erreichte erst nach 6 Stunden wieder den Ausgangswert. Nach Belastung mit Weißbrot zeigte sich im Verhalten des Blutzuckers keine Abweichung von der Norm. Auch im Falle SNAPPER's hielt sich die Blutzuckersteigerung nach Verabfolgung von Glykose in normalen Grenzen, nach Einnahme von Lävulose war die Hyperglykämie ebenfalls geringfügig, aber stärker als bei normalen Individuen. Daß trotzdem erhebliche Lävulosurie erfolgte, erklärt sich aus dem niedrigen Schwellenwert der Niere für Lävulose (siehe S. 38).

Man hat, wie es scheint, in der Lävulosurie eine eigenartige Stoffwechselanomalie zu erblicken, deren pathogenetische Abgrenzung gegenüber dem gewöhnlichen Diabetes noch aussteht. Eigentliche Krankheitssymptome fehlten oder glichen denen eines leichten Diabetes. Nach O. ADLER waren in den Familien der Lävulosuriker Fälle von echtem Diabetes mellitus häufig. Er warnt, den Lävulosediabetes als völlig harmlos zu betrachten. Auch in dem Falle BARRENSCHEENS waren in der Ascendenz Diabetes und andere Stoffwechselstörungen (Fettsucht, Gicht) vorhanden. Die Fructosurie fand sich aber auch bei einem Bruder der von ihm beschriebenen Patientin, so daß hier der erste Fall von familiärem Vorkommen dieser seltenen Stoffwechselanomalie vorliegt.

In therapeutischer Hinsicht gehen die Meinungen auseinander. Manche erachten die Stoffwechselanomalie für so gleichgültig und harmlos, daß irgendwelche diätetische Maßnahmen sich erübrigen. Andere raten — auch wir schließen uns an — zu Ausschluß oder mindestens Beschränkung von Fruchtzucker und Nahrungsmitteln, die Fruchtzucker enthalten: Obstfrüchte, Honig; ferner von Rohrzucker (= Glykose + Lävulose! S. 3). Zu verbieten wären dann auch die inulinhaltigen Knollen, wie Topinambur und Helianthus, da aus Inulin — soweit es im Darm hydrolysiert wird — Lävulose entsteht.

b) Lävulosurie neben Glykosurie.

Mit Recht scheidet A. MAGNUS-LEVY solche Fälle wiederum in zwei Gruppen.

Erste Gruppe. Fälle, wo dauernd neben echt diabetischer Glykosurie eine gewisse Menge von Lävulose im Harn erscheint (Beobachtungen von J. SEEGEN, CZAPEK und E. KÜLZ, ZIMMER, R. MAY, A. LION, L. SCHWARZ, ein Fall O. NEUBAUERS u. a.). Die Fälle sind recht selten. Fast immer war es leichte Glykosurie, verbunden mit leichter Lävulosurie. Nur für einen Fall (ZIMMER) berechnet A. MAGNUS-LEVY ansehnliche Werte: 176—192 g Lävulose im Harn neben etwa gleichen Mengen Dextrose.

Zweite Gruppe. Zeitweiliges Auftreten von Lävulose neben großen Mengen von Dextrose in schweren Fällen von Diabetes.

Nach H. ROSIN und L. LABANDs und namentlich F. UMBERs Untersuchungen schien es, als ob linksdrehendes Kohlenhydrat, das gleichzeitig die SELIWANOFF-sche Salzsäure-Resorcin-Reaktion gibt, im Harn von echten Diabetikern häufig gefunden werde. L. BORCHARDT bezweifelt, daß es sich wirklich um Lävulose handelt, und seine Untersuchungen lassen die Möglichkeit offen, daß die Harnlävulose des Diabetikers nicht als freies Molekül im Harn erscheint, sondern in irgendeiner noch nicht identifizierten Bindung, die ihre Reaktionen abändert. Nach O. ADLER und L. BORCHARDT wird die SELIWANOFF-Reaktion oft durch

Nitrite[1]) hervorgerufen. Sie soll auch bei höherer Dextrosekonzentration und bei längerem Kochen von Dextroselösung auftreten können.

Beim Diabetiker unterscheidet man, unter Anlehnung an die umfassende Arbeit von H. Königsfeld, drei Formen der Lävulosurie:

a) Urinogene Lävulosurie. Der Zucker wird von den Nieren als Traubenzucker ausgeschieden. Bei etwaiger alkalischer Reaktion des Urins (z. B. nach starkem Alkaligenuß) geht aber ein Teil der Glykose in Lävulose über. Daß alkalische Reaktion diese Umlagerung des Aldehydzuckers in Ketonzucker bewirken kann, steht sicher.

b) Alimentäre Lävulosurie. Lävulose wird vom Diabetiker im allgemeinen besser vertragen als Glykose. Dies hängt mit der leichteren Glykogenbildung zusammen, die nicht nur dem Diabetiker eignet, sondern auch bei anderen Schädigungen der Leber, z. B. bei der Phosphorvergiftung, deutlich ist (E. Neu-BAUER, S. Isaac). Der weitaus größte Teil des Zuckers, den der Diabetiker nach Lävulosezufuhr ausscheidet, ist freilich Traubenzucker.

Dies kommt daher, daß die in die Leber gelangte Lävulose hier schnell und ziemlich vollständig in Dextrose umgelagert wird. So fand S. Isaac in einem Falle von mittschwerem Diabetes 1 Stunde nach Verabfolgung von 50 g Lävulose einen Anstieg des Blutzuckers von $0,173\,^0/_0$ auf $0,298\,^0/_0$; davon waren, wie eine getrennte Bestimmung beider Zucker ergab, $0,273\,^0/_0$ Dextrose und $0,025\,^0/_0$ Lävulose. Neben Dextrose können je nach der Schnelligkeit der Umlagerung deshalb auch kleinere Mengen von Lävulose im Harn auftreten. S. 38.

c) Spontane Lävulosurie. Nach unseren Erfahrungen, die mit denen der meisten anderen Autoren übereinstimmen, kommt spontane Lävulosurie bei leichter Glykosurie nur selten vor.

Dagegen ist positiver starker Ausfall der Seliwanoff-Reaktion bei schwerer Glykos-urie etwas recht Häufiges. Sie verschwindet aber oder nimmt wesentlich ab, wenn es gelingt, durch strenge Diät den Harn zuckerfrei oder zuckerarm zu machen. Wir beziehen uns hierbei allerdings nur auf Seliwanoff-Reaktion. Immerhin wurde nach dem Erscheinen der ihre Beweiskraft bemängelnden Arbeiten stets die von Adler angeratene Vorsichtsmaßregel befolgt, und ferner wurde stets eine dem Zuckergehalt des Harns entsprechende Lösung reinen Traubenzuckers hergestellt, die dann zum Vergleich ebenso lange wie der Urin ge-kocht wurde. Wir bestätigen, daß bei längerem Kochen starker Dextroselösungen mit Resorcinsalzsäure auch Rotfärbung auftritt. Es wurden demgemäß nur solche Ausschläge als positiv verzeichnet, wo die Reaktion erheblich früher und stärker als in der Zuckerlösung auftrat. Solche Ausschläge sind bei schweren Diabetesfällen recht häufig. Ob es sich aber wirklich um Lävulose handelte, wagen wir nicht zu entscheiden. Falls wirklich Lävulose auf-tritt, hat man mit der Möglichkeit zu rechnen, daß nicht nur im Urin (vgl. oben), sondern schon im Körper Lävulose aus Glykose in reichlicher Menge gebildet wird, wenn der Diabetiker, wie gewöhnlich, viel Alkalien nimmt. Jedenfalls bedeutet nach allem, was wir sahen, das Auftreten der Seliwanoff-Reaktion im frischen Urin meist eine besondere Schwere der Erkrankung.

Theoretisches. Die Erkenntnis des Wesens der Lävulosurie wurde besonders durch die Arbeiten von S. Isaac gefördert. Er konnte zeigen, daß Lävulose in der überlebenden Leber in kurzer Zeit vollständig in Dextrose umgelagert wird. Diese Umwandlung ist an die intakte Leberzelle gebunden (S. Isaac und E. Ad-LER). Isaac nimmt an, daß die Umlagerung zu Dextrose über die reaktionsfähige Enolform erfolgt. Diese Zwischenform ermöglicht die Bildung von Glykogen, sowie die Verbrennung der Lävulose. Die alimentäre Lävulosurie der Leberkranken beruht offenbar darauf, daß jener Teil der Lävulose, welcher nicht glykogenisiert oder verbrannt wird, infolge Störung der Partialfunktion der Leber, Lävulose in Dextrose umzulagern, als Lävulose ins Blut übergeht und daher mit dem Harne ausgeschieden wird. Bei der Fructosurie als isolierter Stoff-wechselstörung handelt es sich wahrscheinlich darum, daß infolge konstitutio-

---

[1]) O. Adler empfiehlt, den Harn zuerst mit Salzsäure aufzukochen, um die salpetrige Säure auszutreiben und dann erst Resorcin zuzufügen.

neller Minderwertigkeit der Leber ihre Fähigkeit, Lävulose in Dextrose umzuwandeln, in einem gewissen Ausmaße gestört ist. Die reaktionsfähige Enolform wird schwerer erreicht. Infolgedessen ist auch die Glykogenbildung vermindert, wie sich aus den hohen Blutzuckerwerten nach Lävulosegaben ergibt. Nach einer früher von S. ISAAC ausgesprochenen Formulierung kann man auch sagen: Während normalerweise das Gleichgewicht Lävulose $\rightleftarrows$ Enol $\rightleftarrows$ Dextrose mehr nach der Richtung der Dextrose verschoben ist, so daß die Bildung von Dextrose zwangsläufig erfolgt, ist beim Lävulosuriker dieses Gleichgewicht in umgekehrter Weise verschoben; dadurch wird sein normales Verhalten gegenüber dem Traubenzucker erklärt. Demnach würde, wie auch BARRENSCHEEN hervorhebt, kein prinzipieller Unterschied zwischen Lävulosurie und echtem Diabetes bestehen.

2. Pentosurie.
a) Reine Pentosurie.

Als selbständige Stoffwechselstörung ward die Pentosurie zuerst von E. SALKOWSKI und M. JASTROWITZ beschrieben. Seitdem sind viele Dutzend solche Fälle gemeldet und z. T. sehr gründlich durchgearbeitet worden. Es sei insbesondere auf die Veröffentlichungen von F. BLUMENTHAL, M. BIAL, KJ. O. OF KLERCKER, C. NEUBERG verwiesen. In der letzten Zeit wurden neue Fälle von A. N. WRZESNEWSKI, sowie von P. J. CAMMIDGE und A. H. HOWARD mitgeteilt. Letztere berichten allein über 7 Fälle.

Der im Harn auftretende Zucker mit 5 C-Atomen war in der Regel eine racemische, optisch-inaktive Arabinose. Doch scheinen manchmal auch andere Pentosen vorzukommen; z. B. beschrieben E. ZERNER und R. WALTUCH einen Fall, wo ein Zucker der d-Xylosegruppe im Harn erschien. Über die Natur der angetroffenen Pentosen und ihre mutmaßliche, keineswegs sichergestellte Herkunft unterrichten die Arbeiten von C. NEUBERG und A. MAGNUS-LEVY. Vgl. auch S. 2.

Die Pentosurie trägt häufig ausgesprochen familiären Charakter, worauf H. BRAT und M. BIAL mit besonderem Nachdruck hinwiesen. In der Regel übersteigt der Gehalt des Harns an Pentosen etwa 1 % nicht. Im Gegensatz zur diabetischen Glykosurie ist die Pentosurie von der Nahrung in hohem Maße unabhängig. Verminderung der Eiweißzufuhr scheint die Ausscheidung der Pentosen herabzusetzen (CAMMIDGE), Pentosenfütterung (Xylose, Arabinose) steigert sie nur unbeträchtlich (F. BLUMENTHAL und M. BIAL). Wesentliche Mehrausscheidung wurde nur nach Milch gemeldet. Dies wurde, unter Anlehnung an frühere vereinzelte Mitteilungen von A. ALEXANDER, genauer geprüft und für gewisse Fälle bestätigt. Theoretisch ist dies insofern bemerkenswert, als nach C. NEUBERG chemisch ein Weg von der Galaktose (dem einen Bestandteil des Milchzuckers, S. 3) zur Arabinose gangbar erscheint.

Das Wesen der Pentosurie ist noch unklar. CAMMIDGE und HOWARD, die in ihren sämtlichen Fällen starke Urobilinurie und erhöhte Aminosäureausscheidung im Harn fanden, denken an eine hepatische Funktionsstörung, was mangelhafte Verarbeitung der aus Proteiden entstehenden bzw. mit der Nahrung zugeführten Pentosen zur Folge habe.

Nach allem, was bisher über das Schicksal der Pentosuriker bekannt geworden ist, darf man die Pentosurie nicht als Stoffwechselkrankheit, sondern nur als eine eigenartige Stoffwechselanomalie bezeichnen. Sie unterscheidet sich vom echten Diabetes durch ihre Harmlosigkeit und durch das Fehlen jeder Neigung, sich fortlaufend zu verschlimmern. Allerdings wurde vielfach darauf hingewiesen, daß Pentosuriker meist Neuropathen sind, und daß die meisten von ihnen stark zu Darmstörungen neigen, teils zu Diarrhöen, teils zu Obstipation (A. MAGNUS-LEVY, O. ADLER). A. ALEXANDER ist geneigt, die Darmstörungen mit der Pentosurie ätiologisch zu verknüpfen und die Ursache der Pentosurie auf Darmvorgänge zurückzuführen, die den Abbau der Galaktose beeinflussen. Er sah öfters Pentosurie im Verlauf von Darmstörungen auftreten, die dann mit Beseitigung dieser verschwand.

Obwohl die Frage durchaus nicht spruchreif ist, sei doch vermerkt, daß C. v. Noorden, durch die Mitteilung von Alexander angeregt, bei Darmstörungen und zwar besonders bei chronischer Stuhlträgheit der Kinder und Jugendlichen öfters Pentosen im Harn suchte und fand, die nach erfolgreicher Behandlung spurlos verschwanden. Ob diese Fälle enterogener Pentosurie in irgendeiner Verwandtschaft zu der von Salkowski und Jastrowitz beschriebenen Stoffwechselanomalie: reine Pentosurie stehen, ist freilich eine andere Frage, die wahrscheinlich zu verneinen ist.

Die Pentosurie wird gewöhnlich zufällig entdeckt. Es kam schon öfters vor, daß die Pentosuriker wegen der aufgefundenen Reduktionskraft des Harns als echte Diabetiker hingestellt und behandelt wurden. Es hat daher die Richtigstellung der Diagnose große prognostische und therapeutische Bedeutung. Die Prognose ist durchaus günstig; es bestehen nicht die geringsten Bedenken, die Pentosuriker ohne Aufschlag zu Lebensversicherungen zuzulassen. Übergang in echten Diabetes, den man früher vermutete, kam bisher nicht vor. Damit soll natürlich nicht in Abrede gestellt werden, daß ein Pentosuriker auch einmal — ebenso wie andere Menschen — später an echtem Diabetes erkranken könne; dann liegt aber eine neue Krankheit und nicht ein „Übergang" vor.

Therapeutisch brauchen und sollen die Pentosuriker nicht mit diätetischen Vorsichtsmaßregeln umgeben werden. Um so wichtiger ist die psychische Behandlung: die Betroffenen müssen ihren immer wieder auftauchenden Zweifeln zum Trotz darüber beruhigt werden, daß sie nicht zuckerkrank sind.

Diagnostisch ist wichtig:

1. Die Reduktion pflegt nach etwas längerem Kochen ziemlich plötzlich und dann gleich sehr stark einzutreten.

2. Obwohl es sich nur um geringe Mengen reduzierender Substanz handelt, verschwindet die Reduktionskraft nicht bei etwa eingeleiteter Beschränkung oder Entziehung der Kohlenhydrate.

3. Der Harn reduziert zwar Fehlingsche und Nylanderlösung, erweist sich aber als optisch inaktiv und nicht gärungsfähig.

4. Der Harn gibt die Orcinprobe: 3 ccm Harn werden mit einem Körnchen Orcin und 6 ccm rauchender Salzsäure gekocht. Anfangs rot-violett, dann deutliche Grünfärbung, Amylalkohol nimmt den grünen Farbstoff beim Schütteln des etwas gekühlten Urins auf und gibt dann einen Absorptionsstreifen im Rot zwischen Linie C und D. — Bequemer und wohl auch etwas schärfer als die Orcinsalzsäure ist das Bialsche Reagens: Acidum hydrochl. conc. 250,0, Orcin 0,5, Liq. Ferri sesquichl. gtt. X. Weiterbehandlung wie oben.

Vorsichtsmaßregeln: Man soll nur kurz kochen, weil Orcinsalzsäure bei längerem Kochen auch Glykuronsäure nachweist; man soll nur frischen, jedenfalls unzersetzten Urin benützen. Man soll nicht durch Papier, das Pentosane enthält, filtrieren, sondern durch Asbest (F. Umber). Voll beweisend für Pentosen ist die Darstellung von Bromphenylosazon, dessen Lösung charakteristische optische Eigenschaften hat (C. Neuberg).

b) Pentosurie neben Glykosurie.

Wie beim Gesunden, kann der Diabetiker nach Überfüttern mit Pentosen oder Pentosanen kleine Mengen von Pentosen im Harn ausscheiden (alimentäre Pentosurie). Vgl. S. 2. Dies selbstverständliche Vorkommnis braucht uns nicht zu beschäftigen.

Im Verfolg der von E. Külz und J. Vogel begonnenen Untersuchungen, kam K. v. Alfthan zu dem Resultate, daß Pentosen regelmäßige Begleiter der diabetischen Glykosurie seien. Dies scheint uns doch zu weit gegangen; uns versagte die äußerst empfindliche Bialsche Reaktion in leichten wie schweren

Fällen fast immer. F. Blumenthal fand niemals, auch nicht im schwersten Diabetes, Pentosenreaktion. Das schließt aber nicht aus, daß gelegentlich einmal echte Pentosurie in zufälliger Kombination mit Diabetes auftreten kann. So beobachteten wir kürzlich einen mittelschweren Diabetiker, dessen Harn konstant die Pentosenreaktion gab (vgl. oben); ein Bruder des Patienten, der selbst Arzt ist, hatte schon seit Jahren Pentosurie an sich beobachtet.

Vielleicht ist die Pentosurie der Diabetiker an reichlichen Zerfall von Körpernucleoproteid gebunden (vgl. S. 2), dessen gesteigerten Abbau wir auch aus anderen Gründen in gewissen Fällen erschließen dürfen (S. 168, 178). Nucleinfütterung hat allerdings keinen Einfluß auf die Pentosenausscheidung (H. Lüthje, F. Blumenthal). Auch Cerebrin wird neuerdings als Quelle der Pentosen in Betracht gezogen. Eine klinische Bedeutung kommt der sicher recht seltenen Pentosenausscheidung beim Diabetiker einstweilen nicht zu.

3. Dextrinartige Substanzen.

Der normale Tagesharn enthält etwa 0,15 g Dextrin. K. v. Alfthan fand bei Diabetikern erheblich höhere Werte (0,8—24,4 g reiner, aschefreier Substanz). Die Menge stand unverkennbar mit der Schwere des Falles in geradem Verhältnis. Dies bestätigte auch ein Fall auf C. v. Noordens Klinik: Bei zunehmender Verschlimmerung (bis zum Übergang in tödliches Koma) stieg binnen 12 Tagen die tägliche Estermenge allmählich von 3—4 g auf 17—27 g (Benzoylestermethode). Über die Bedeutung dieser Befunde ist jede Erörterung verfrüht.

4. Glykuronsäure.

Genügende Untersuchungen über das Vorkommen der Glykuronsäure im diabetischen Harn liegen noch nicht vor; insbesondere ist noch nicht erwiesen, ob sie unter anderen Bedingungen auftritt, wie beim Gesunden. Hier finden wir sie nur, wenn ein zur Glykuronsäurebildung geeigneter Paarling (aromatische Körper u. a.) in großen Mengen im Blute zirkuliert und die als intermediäres Stoffwechselprodukt entstehende Glykuronsäure mit hinausführt.

Infolge des Mangels an genügendem Tatsachenmaterial sind die weitgehenden Hypothesen, die P. Mayer an das gelegentliche Auftreten der Glykuronsäure im diabetischen Harn knüpfte, noch als verfrüht zu bezeichnen.

5. Maltose

tritt nach früheren Angaben nur höchst selten spontan im diabetischen Harn auf (vgl. S. 3). H. Ch. Geelmuyden bezeichnete die spontane Maltosurie des Diabetikers als häufig, doch zeigten ihm neue, sehr sorgfältige Untersuchungen, daß es sich nicht um Maltose, sondern um dextrinartige Körper handelte (Literatur bei C. v. Noorden, C. Neuberg, A. Magnus-Levy).

6. Rohrzucker und Milchzucker

treten spontan niemals beim Diabetiker auf; nur in der alimentären Form ist Saccharosurie bekannt (vgl. S. 37); über Lactosurie vgl. S. 39.

7. Galaktosurie.

Es sind einzelne Fälle von Galaktosurie beschrieben. Die ersten genauen Angaben finden sich bei L. Langstein und Fr. Steinitz. Es handelte sich um magendarmkranke kleine Kinder. Die Galaktose trat neben Lactose in den Urin über. Man nahm an, daß infolge irgendwie gehemmter Lactasewirkung ein Teil des Milchzuckers ungespalten ins Blut gelange; von ihm erscheine ein Teil unverändert im Harn, von dem anderen Teil werde nur der leicht assimilierbare Traubenzucker verwendet, während die schwerer assimilierbare Galaktose

(R. Luzzatto, F. Hofmeister) mit dem Milchzucker ausgeschieden werde. Da aber jenseits des Darms sich kein lactosespaltendes Ferment mehr findet (S. 3), ist es wahrscheinlicher, daß die in den Harn übertretende Galaktose aus dem Darm selbst stammt, also ein ganz normales Geschehen. Die Ursache für ihre Nichtassimilation ist anderswo zu suchen. Eine neue Arbeit von F. Göppert bringt die wichtige Angabe, daß bei bestimmten Leberkrankheiten der Kinder sowohl nach Galaktose (dies war bekannt, S. 42), wie nach Milchzuckergenuß Galaktosurie einträte. Es dürfte Göppert wohl unbedingt zuzustimmen sein, wenn er die Ursache dieser reinen Galaktosurie in spezifischen Leberstörungen sucht, und auch für die magendarmkranken Säuglinge (Langstein und Steinitz) ist gleiches anzunehmen.

Galaktose gehört nach F. Fischler zu den Kohlenhydraten, die nicht für jede Zelle greifbar sind, sondern die erst in der Leber — und zwar ausschließlich in der Leber — glykogenisiert werden müssen. Wenn diese spezifische Leberfunktion gestört ist, kommt es nach Milchzuckergenuß zur Galaktosurie.

Nach eigenen vorläufigen Versuchen kommt es nun in schweren Diabetesfällen gelegentlich vor, daß nach Darreichen von Milchzucker (50 g) Galaktose neben Dextrose im Harn auftritt. Die begonnenen Versuche wurden bisher nicht weiter fortgeführt.

III. Das Verhalten des Blutzuckers beim Diabetes.

Die Glykosurie des Diabetikers ist Folge der Hyperglykämie. Dauernde Erhöhung des Blutzuckers ist ein Zeichen des echten Diabetes; doch gibt es auch Fälle von Diabetes ohne Erhebung des Blutzuckers über durchschnittliche Normalwerte (S. 67, 245). Da der Blutzucker je nach Höhe, Art und Menge der genommenen Nahrung in seiner Höhe wechselt, geht man zur Beurteilung des Grades der Hyperglykämie am besten vom Nüchternwert des Blutzuckers aus. Es gibt auch Krankheitszustände mit hyperglykämischem Nüchternwert und mit alimentärer hyperglykämischer Reaktion ohne sonstige klinische Merkmale des Diabetes (siehe S. 40, 303 u. a. O.).

Als Nüchternwert des Blutzuckers bei Zuckerkranken findet man alle Übergänge von hochnormalen (115—120 mg-$^0/_0$) bis zu überaus hohen Werten (300 mg-$^0/_0$ und mehr). Bei Komatösen fanden wir durchschnittlich 400 bis 500 mg-$^0/_0$; einzelne Autoren berichten sogar über 1000—1400 mg-$^0/_0$ (W. H. Olmsted u. a.). Im allgemeinen entsprechen leichteren Formen niedrigere Nüchternwerte (130—150 mg-$^0/_0$), die bei höheren Graden der Stoffwechselstörung sich steigern, ohne daß aber immer ein direkter Parallelismus zwischen Höhe der Glykämie und Schwere der Erkrankung zu bestehen braucht. Wenn wir dem Worte „schwer" auch eine prognostische Bedeutung zuerkennen, so können wir K. Petrén nicht beipflichten, wenn er sagt, daß jeder Fall von Diabetes, wo auch nur einmal der Blutzucker nüchtern den Wert von 250 mg-$^0/_0$ erreiche, ein schwerer sei, in leichteren Fällen bleibe der Blutzuckerspiegel aber stets tiefer. Derartige Grenzbestimmung nach Höhe der Glykämie ist ebensowenig berechtigt, wie etwa eine solche nach der Höhe der zu irgendeinem Zeitpunkte gefundenen Glykosurie. Die Bedeutung des Grades der Glykämie für die Prognose des Einzelfalles läßt sich nur nach längerer Beobachtung beurteilen und zwar — ebenso wie bei der Glykosurie — nur unter Bezugnahme auf alle die Glykämie erfahrungsgemäß beeinflussende Faktoren. Immerhin ist im Sinne Petréns der Nüchternspiegel des Blutzuckers ein brauchbarer Maßstab sowohl für die jeweilige Schwere der Stoffwechselstörung wie auch bei wiederholten Analysen unter gleichen äußeren Umständen (!) für den Gang der Störung, für den Einfluß therapeutischer Maßgaben und damit auch für die klinische Prognose (S. 263).

Neben etwaigen, recht häufigen Schwankungen der Grundstörung (pankreatische Inselinsuffizienz) ist am bedeutungsvollsten der Einfluß der Ernährung auf die Höhe des Nüchternwertes des Blutzuckers beim Diabetiker. Daneben spielen andere Faktoren eine geringe Rolle.

Lebensalter. Die folgende Tabelle verzeichnet die Durchschnittswerte des Blutzuckers, wie sie Patienten der schwereren Form in den einzelnen Lebensjahrzehnten bei der Aufnahme in die Klinik in unbeeinflußtem Zustande darboten. Es ergibt sich aus unseren Fällen, daß in dem 1. Jahrzehnt die Werte am niedrigsten sind, im 3. Jahrzehnt am höchsten, um in den folgenden Jahrzehnten sich wieder auf einer Höhe von 215—235 mg-$\%$ zu halten.

Die relativ niedrigen Werte im Kindesalter, trotz bedrohlicher Art der Erkrankung, erklären sich vielleicht z. T. aus dem kurzen Bestehen der Krankheit; die besonders hohen Werte im 2. und 3. Jahrzehnt lassen sich aus der Tatsache heraus verstehen, daß der in diesem Lebensalter auftretende Diabetes ebenfalls meist von besonderer Schwere ist, aber vor der ersten Untersuchung bereits längere Zeit bestanden hat. Daß der Blutzucker im 4.—7. Jahrzehnt, trotz größerer Gutartigkeit der Fälle, ebenfalls hoch ist, wird möglicherweise z. T. durch andere, mit der Krankheit nicht in unmittelbarem Zusammenhang stehenden Faktoren, z. B. Störungen der Nierenfunktion bedingt. Im ganzen sind aber die Unterschiede nicht groß. Die Werte beziehen sich auf nüchternen Zustand.

Krankheitsdauer. Ebensowenig wie das Lebensalter einen größeren Einfluß auf die Höhe des Blutzuckers hat, ist das hinsichtlich der Krankheitsdauer der Fall. Aus den ersten diesbezüglichen Untersuchungen von E. LIEFMANN und R. STERN aus C. v. NOORDEN's Klinik schien zwar hervorzugehen, daß je länger die Krankheit bestehe, um so höher die Blutzuckerwerte seien. Dieses Ergebnis lag wohl z. T. an der geringen Zahl der damals untersuchten Fälle.

Das Verhalten des Blutzuckers in den verschiedenen Lebensaltern.

Alter	Blutzucker (mg-$\%$) (Durchschnittswert)	Zahl der Fälle
1—10 Jahre	210	7
11—20 ,,	240	6
21—30 ,,	268	7
31—40 ,,	228	14
41—50 ,,	216	41
51—60 ,,	235	33
61—70 ,,	235	18

Die folgende Tabelle bezieht sich nur auf Fälle, in denen, unter Berücksichtigung eingehender Anamnese, der Krankheitsbeginn sich einigermaßen sicher bestimmen ließ.

Es handelt sich um die Blutzuckerwerte der Patienten bei Aufnahme in die Klinik, und zwar solcher, die innerhalb der letzten Wochen oder Monate keine nachdrückliche Behandlung durchgemacht hatten.

Hungerzustand. Sehr bedeutungsvoll ist das Verhalten des Blutzuckers nach einem

Verhalten des Blutzuckers je nach der Länge der Krankheitsdauer.

Krankheitsdauer	Blutzucker (mg-$\%$) (Durchschnittswert)	Zahl der Fälle
Unter 1 Jahr	220	22
4— 5 Jahre	235	47
6—10 ,,	224	19
11—15 ,,	269	19
16—20 ,,	238	9
40 ,,	240	1

Hungertage, wie er in unserer Klinik seit etwa 15 Jahren als Einleitung der Behandlung gewöhnlich verordnet wird. Die folgenden Tabellen vergleichen die Durchschnittswerte des Blutzuckers nach dem üblichen, nächtlichen, 12 stündigen Fasten (gewöhnliche Nüchternwerte) und nach weiterem 24 stündigen Fasten. Die Werte der zweiten Kolumne entsprechen also einem 36 stündigen Hungern.

Einfluß von 12- und 36 stündigem Hungern auf den Blutzucker.

Nüchternwert des Blutzuckers am Frühmorgen des Hungertages	Durchschnittswert nach weiterem 24 stündigem Hungern
150—180	123 (= 18—32 % Abfall)
180—200	151 (= 16—24 % „)
200—250	160 (= 20—36 % „)
250—300	204 (= 19—32 % „)
Über 300	211 (= 40—46 % „)

Es ergibt sich also aus der Tabelle, daß nach 24 stündigem Hungern eine Verminderung des Blutzuckers eingetreten ist, deren Ausmaß im allgemeinen parallel geht der Höhe des ursprünglichen Wertes, d. h. je geringer dieser, desto mehr nähert sich der Blutzucker der Norm. Allerdings hat diese nur Durchschnittswerte gebende Tabelle keine durchstehende Gültigkeit; denn wir sahen auch Fälle, in denen bei sehr hohem Ausgangswert die dem Hungertag folgende Senkung des Blutzuckers größer ist, als es den in der Tabelle angegebenen Zahlen entspricht; besonders wird dies bei Kindern und Jugendlichen in frühen Abschnitten der Krankheit beobachtet. In solchen Fällen wurde der Blutzucker nach dem Hungertag normal, wie folgende Tabelle zeigt:

	Alter	Krankheitsdauer	Blutzucker (mg-%) vor	nach Hungertag
B. ♂	12 Jahre	14 Tage	258	135 (= 39 % Abfall)
S. ♀	8 „	6 Monate	172	91 (= 47 % „)
L. ♀	7 „	8 Monate	200	90 (= 55 % „)
M. ♂	33 „	1 Jahr	227	91 (= 60 % „)
S. ♀	19 „	2 Jahre	216	94 (= 56 % „)

In manchen Fällen beobachtet man auch kein nennenwertes Absinken oder sogar ein leichtes Ansteigen der Blutzuckerwerte unter dem Einfluß des 36 stündigen Hungerns, wie folgende Beispiele zeigen; es handelt sich hier um sehr schwere Fälle.

	Alter	Krankheitsdauer	Blutzucker (mg-%) vor Hungertag	nach
D. ♂	27 Jahre	2 Jahre	274	278
L. ♂	54 „	3 „	280	278
M. ♂	52 „	14 „	200	220
K. ♂	24 „	1/4 Jahr	300	312
S. ♂	51 „	5 Jahre	194	186
D. ♂	51 „	20 „	230	208
D. ♀	53 „	1 Jahr	252	246

Öfters dehnten wir das zu therapeutischen Zwecken eingeleitete Fasten um weitere 4—5 Stunden aus (bis mittags). Ein weiteres Absinken des Blutzuckers tritt in dieser Zeit aber nur ausnahmsweise ein. Wenn aber vom Mittag bis zum Abend nur eine äußerst knappe Kost gereicht wird (z. B. 2—3 Eier und 200—250 g Gemüse, 20 g Luftbrot mit ein wenig Butter, daneben dünner Tee), so pflegt bis zum nächsten Frühmorgen der Blutzucker in leichten Fällen noch um 10—20 mg-% zu sinken, in schwereren Fällen eher wieder etwas anzusteigen.

Der Verlauf der Blutzuckerkurve während eines Hungertages ist meist ziemlich charakteristisch. Wie ein Blick auf nebenstehende Kurve lehrt, sinkt er zunächst kontinuierlich und erreicht gewöhnlich einen vorläufigen Tiefstand 18—20 Stunden nach letzter Mahlzeit, also etwa zwischen 2 und 4 Uhr am Hungertage. Unter diesen vorläufigen Tiefpunkt sinkt er in leichteren Fällen während der folgenden Stunden noch langsam etwas weiter ab, oder es kommt zu leichten Schwankungen um den Tiefpunkt; in der Nacht aber steigt er gewöhnlich wieder an. In Fällen mit hohem Ausgangswert beginnt der Wiederanstieg schon früher und setzt sich während der Nacht fort, so daß am folgenden Morgen ein deutlich höherer Stand erreicht ist.

Entsprechend dem Absinken des Blutzuckers werden weitaus die meisten Diabetiker im Verlaufe des Hungertages zuckerfrei, und zwar gewöhnlich bevor der Zuckerspiegel des Blutes den tiefsten Stand erreicht hat. K. FABER und A. NOORGAARD bezeichnen den Stand des Blutzuckers, bei welchem der Harn zuckerfrei wird, als „Schwellenwert". Sie fanden ihn zwischen 90 und 190 mg-$^0/_0$. Für die augenblickliche Stoffwechsellage gibt seine Höhe immerhin einen gewissen Anhaltspunkt, aber kaum mehr, als andere klinische Feststellungen es auch zu tun vermögen. Würde darüber hinaus der Schwellenwert auch brauchbare Hinweise auf die allgemeine Prognose des Einzelfalles gestatten, so wäre er bei der Bequemlichkeit des Verfahrens von großer Tragweite. Leider müssen

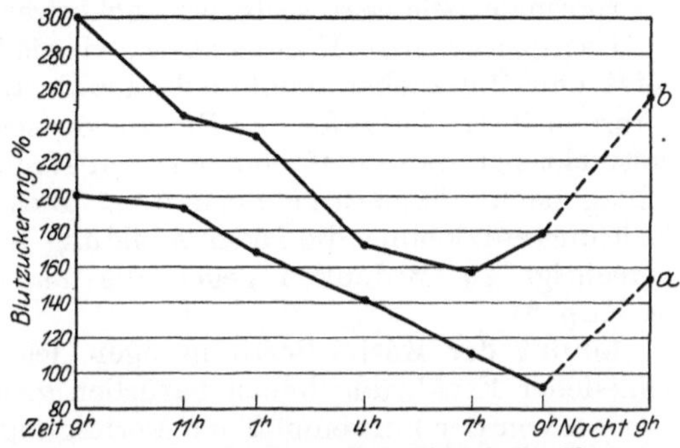

Abb. 8. Verhalten des Blutzuckers während eines Hungertages.
a Mittelschwerer Fall von Diabetes, b Schwerer jugendlicher Diabetes.

wir nach den eignen sehr umfangreichen Untersuchungen dies bezweifeln. Die Befunde über „Schwellenwert" stellen uns vor manche noch ungeklärte Fragen.

Wenn der Harn am ersten Morgen, nach 12stündigem nächtlichen Hungern, noch Zucker enthält, so verschwindet er gewöhnlich zwischen der 12. und 20. Hungerstunde. Bei späterem Verschwinden muß man darauf gefaßt sein, daß sowohl die Gewinnung dauernder Aglykosurie wie auch das Niederdrücken der Nüchtern-Hyperglykämie auf größere Schwierigkeiten stoßen wird. Die angegebenen Zeiträume gelten für Bettruhe!

Bei unseren Untersuchungen wurde am Hungertage jede Einzelportion des Urins sofort nach der Entleerung auf Zucker geprüft, und bei Eintritt von Aglykosurie folgte dann unmittelbar die Blutanalyse. Der Schwellenwert lag meistens zwischen 160 und 180 mg-$^0/_0$, bei sehr hohen Nüchternwerten manchmal auch bei 200 mg-$^0/_0$; andere Male auffallend tief: bei 100—130 mg-$^0/_0$. Dies letztere kam einerseits in solchen Fällen vor, wo bei hoher Glykämie die Glykosurie gering gewesen war und anderseits auch in frischen Fällen mit noch leicht beeinflußbarer Stoffwechsellage. E. FRANK erklärt solches Nachschleppen der Glykosurie über die Hyperglykämie hinaus durch die Annahme, es kämen die durch Zuckerüberlastung des Blutes zu stärkster Aktivität angespornten Nierenepithelien nicht sofort zur Ruhe und setzten deshalb auch nach Abflauen der Hyperglykämie die Absonderung von Zucker noch einige Zeit fort („posthyperglykämische renale Glykosurie"). Dies ist einstweilen freilich mehr Umschreibung der Tatsachen als Deutung. Wir lassen die Deutung offen.

Das theoretisch weitaus Bemerkenswerteste, freilich schon aus anderen Befunden Bekannte, an den Hungertagen aber mit überwältigender Deutlichkeit sich auf den Zeitraum weniger Stunden zusammendrängende ist die Tatsache, daß der Urin in weitaus den meisten Fällen von Diabetes vollkommen zuckerfrei wird, während noch eine Hyperglykämie besteht, die man im Vergleich zu den Blutzuckerwerten des Gesunden als gewaltige bezeichnen muß. C. v. NOORDEN prägte dafür das mehr umschreibende als erklärende Wort „erhöhte Nierendichtigkeit". Ihr Wesen haben wir aber vielleicht mehr in Zustandsänderungen des Blutes, welche den Blutzucker weniger harnfähig machen, zu suchen, als in den Nieren selbst (S. 35).

In den erwähnten Befunden über „Schwellenwert" bei der Entzuckerung an Hungertagen steckt noch eines der vielen Geheimnisse der Zuckerkrankheit.

Die Hungertage waren vor der Insulinperiode das therapeutisch wirksamste Verfahren, den Blutzucker zu senken und den Harn zuckerfrei zu machen. Bei Wirkung der einzelnen Insulingabe sinken Blutzucker und Harnzucker viel deutlicher parallel als beim Fasten; es muß sogar oft bis zur Normo- oder gar Hypoglykämie kommen, bevor der Harn zuckerfrei wird. Im Verlaufe erfolgreicher Insulinbehandlung tritt uns aber ähnliches entgegen wie am Hungertage: stark übernormale Nüchternwerte bei zuckerfreiem Harn (vgl. Insulinbehandlung).

Langdauernde Hungerkur, wie sie F. M. ALLEN früher anwandte (S. 430), setzt den Blutzucker nicht mehr herab als 36—40 stündiges Fasten; oft steigt während ihres Verlaufes der Blutzucker sogar wieder erheblich an. Der Anstieg erstreckt sich dann nicht nur auf den Nüchternwert, sondern auch auf den Ausschlag nach alimentärer Belastung. Dies beruht wohl darauf, daß durch die Nahrungsentziehung die Hormonbildung im Pankreas notleidet (S. 165), und es berechtigt zu Bedenken gegen die Zulässigkeit langgedehnter Hungerkuren (s. Kap 8).

Einfluß der Kost. Bestimmungen des Blutzuckers unter dem Einfluß verschiedener Ernährung haben natürlich größten praktischen Belang. Wir sehen hier ab von der kurvenmäßigen Verfolgung des Blutzuckers nach Belastung mit einzelnen Nahrungsstoffen (Kohlenhydrat, Eiweiß, Fett), was an anderer Stelle erörtert wird, und besprechen hier nur das Verhalten des Blutzuckers im Verlaufe der diätetischen Behandlung. In dieser Beziehung hat bereits C. v. NOORDEN in der vorigen Auflage dieses Buches (vor der Insulinperiode) hervorgehoben, daß auch nach längerem, durch Diät erzwungenen Verschwinden des Zuckers aus dem Harne meist ein mehr oder weniger beträchtlicher Grad von Hyperglykämie zurückbleibt. Es ist dabei gleichgültig, durch welche besondere Kostform der gute Erfolg (Aglykosurie) erzwungen wurde. Sofern im Verlaufe einer Diätbehandlung der Nüchternwert die Zahl von 200 mg-$^0/_0$ nicht wesentlich überschreitet, läßt sich der Patient bei auskömmlicher Ernährung gewöhnlich aglykosurisch halten. Die Höhe der Hyperglykämie im aglykosurischen Stadium ist abhängig von der Schwere der Stoffwechselstörung; wir dürfen wohl sagen von Schwere der pankreatischen Insuffizienz. Unter 150 bis 180 mg-$^0/_0$ sinkt in mittelschweren, unter 120—130 mg-$^0/_0$ in leichteren Fällen durch Diätbehandlung hoher Nüchternwert des Blutzuckers selten ab. Absinken auf tiefere Werte kommt freilich nach kohlenhydratfreien Tagen mit Eiweißbeschränkung (Gemüsetage, Eiertage) vorübergehend vor, läßt sich aber nur selten für längere Zeit bei rein diätetischer Behandlung durchhalten.

Vielmehr galt es von jeher unter rein diätetischer Behandlung als ansehnlicher und befriedigender Erfolg, wenn bei auskömmlicher, sowohl der diabetischen Stoffwechsellage, wie dem gesamten Kräftezustand Rechnung tragenden Dauerkost der durchschnittliche Nüchternwert des Blutzuckers um 30—40 mg-$^0/_0$ tiefer blieb als vor der Kur. Mit Ausnahme gewisser, meist ältere Leute betreffender Fälle, wo sich dauernd starke Hyperglykämie mit relativ geringer Glykosurie verbindet (S. 269), ist die Gefahr, daß geringe Diätfehler neue Glykosurie bringen oder eine übriggebliebene bescheidene Glykosurie beträchtlich steigern, um so größer, je höher der durchschnittliche Nüchternwert des Blutzuckers nach der Diätkur geblieben ist. Dementsprechend ist es auch im Verlauf jeder diätetischen Kur, auch bei Verbindung derselben mit Insulin, ungemein wertvoll die Änderungen des Nüchtern-Blutzuckers planmäßig zu verfolgen, namentlich wenn man sich in der Periode befindet, wo man Gesamtkost und Kohlenhydratzufuhr zur Dauerkost ausarbeiten will. Fortgesetztes, wenn auch langsames Steigen des Nüchternwertes bedeutet auch bei einstweiliger völliger Aglykosurie einen Gefahrpunkt und stellt, wenn derselbe nicht beachtet wird, baldige Rückkehr der Glykosurie in Aussicht (S. 117).

Der nachschleppenden Hyperglykämie hat man namentlich bei diabetischen Komplikationen (Gangrän, Neuritis, Retinitis u. a.) zu gedenken. Wie alle Erfahrungen aus der Vorinsulinzeit dartun, genügt es nicht, Aglykosurie zu erwirken. Das Ziel der rein diätetischen Behandlung war bei solchen Komplikationen immer, auch den Blutzucker stark zu senken. Erst das Gelingen dieser Aufgabe versprach Erfolge (C. v. NOORDEN, H. SALOMON u. a.) und zwang zu einschneidenden, oft sehr harten Diätmaßnahmen, die im Hinblick auf die drohenden Gefahren gewiß berechtigt waren. Am meisten leistete dann weitgehende Unterernährung (früheres Kostschema von F. M. ALLEN, E. P. JOSLIN) oder eiweißarme Gemüse-Fett-Kost, wie sie C. v. NOORDEN einst einführte und wie sie dann K. PETRÉN planmäßig ausbaute. Aber auch PETRÉN schloß nur bei einem Teil der Patienten die Kur mit Blutzuckerwerten unter 130 mg-$^0/_0$ ab; meist waren es 130—160 mg-$^0/_0$, in besonders schweren Fällen sogar noch mehr. Das sind Kostformen, die nur zeitweilig berechtigt sind. Für die nachfolgende Zeit (Dauerkost) gilt das oben berichtete zusammenfassende Urteil C. v. NOORDENs.

Über Diabetes mit orthoglykämischem oder annähernd orthoglykämischem Befund S. 68, 245.

Verteilung des Blutzuckers auf Körperchen und Plasma. Im nüchtern entnommenen Blute des hyperglykämischen Diabetikers findet sich eine andere Verteilung des Zuckers auf Plasma und Körperchen als beim Gesunden. Das Plasma enthält nämlich immer mehr Zucker als die Körperchen (M. HANSEN, E. WIECHMANN). Die Ursache dieser abnormen Verteilung des Zuckers im Blute ist noch unklar. Man könnte an eine Behinderung des Eintrittes von Zucker in die Blutkörperchen durch lipoide Substanzen denken (JARISCH). Wie O. LÖWI und E. GEIGER zeigten, hemmen Lipoide die Zuckeraufnahme durch die durchströmte Froschleber; auch nimmt letztere aus Diabetikerblut im Gegensatz zu normalem Blutserum keine oder nur wenig Glykose auf. Vielleicht spielt Acidosis dabei eine Rolle (M. HANSEN). Ob sich im Diabetikerblut eine andere für die Blutkörperchen weniger permeable Modifikation der Glykose findet, ist bei der Unsicherheit der Befunde von WINTER und SMITH (siehe S. 29) im Augenblick kaum für die Erörterung reif.

Interessant ist die Beobachtung E. WIECHMANNs, daß beim Diabetiker Insulin die Permeabilität der Blutkörperchen für Glykose wesentlich beeinflußt. Es tritt nach Insulinzufuhr eine annähernd gleichmäßige Verteilung des Zuckers auf Blutkörperchen und Plasma ein; dies ist nur teilweise durch Hydrämie bedingt, möglicherweise spielen Hormonwirkungen mit; rufen doch verschiedene Inkrete Permeabilitätsänderungen hervor; Adrenalin vermindert z. B. die Durchlässigkeit der Grenzschichten (EMBDEN und LANGE).

Reduktions- und Gärungsmethoden; Polarimetrie. Die beim Gesunden vorhandene Übereinstimmung zwischen Reduktions- und Gärungsmethoden einerseits und der Polarimetrie andererseits bei der Bestimmung des Blutzuckers besteht beim Diabetiker nicht durchgehends, wie neuerdings W. STEPP in eingehenden Versuchen zeigte und E. GRAFE und K. SORGENFREI bestätigten. Letztere haben auch eine Gärungsmethode ausgearbeitet, welche in kleinen Mengen Blut den Zuckergehalt der Erythrocyten zu bestimmen gestattet, und sie ergab, daß der mittels Gärung festgestellte Wert des wahren Blutzuckers gegenüber dem durch Reduktion gefunden oft bis zu $40^0/_0$ tiefer liegt. Besonders bei schwerem Diabetes ist das der Fall. Diese Differenzen kommen wahrscheinlich daher, daß reduzierende pathologische Intermediärprodukte des Kohlenhydratstoffwechsels ins Blut gelangen, deren Natur noch unbekannt ist (vielleicht z. T. Acetaldehyd, W. STEPP). Nach Insulininjektionen verschwinden die Differenzen in den analytischen Ausschlägen der verschiedenen Methoden.

Der Blutzucker des Diabetikers nach Belastung mit einzelnen Nahrungsstoffen.

Das Verhalten des Blutzuckers nach Belastung mit einzelnen Nahrungsstoffen hat eine weit über das theoretische Interesse hinausgreifende, auch auf diagnostisches und prognostisches Gebiet hinausgreifende Bedeutung errungen.

Bei solchen Proben geht man vom nüchternen Zustande aus und reicht, je nach Fragestellung, das auf seinen Einfluß zu prüfende Nahrungsmittel in einmaliger oder mehrmaliger Gabe.

Was den echt diabetischen Kurven ihr besonderes Gepräge verleiht, ist neben höherem Anstieg und Gipfel der Kurve die lange Dauer der alimentären Hyperglykämie. Das eine oder andere oder beides kehrt immer wieder, wenn auch in leichtesten Fällen nur eben angedeutet, und wenn auch im einzelnen hinsichtlich Höhe und Form der Kurve mancherlei individuelle Verschiedenheiten vorkommen, die keineswegs immer mit klinischer Schwere der Krankheit zusammenhängen. Auch zeigen sich oft bei ein und demselben Kranken bei nahzeitlich wiederholten Prüfungen zwar nicht grundsätzlich, wohl aber quantitativ beachtenswerte Unterschiede, die manchmal auf die Kost der Vortage zurückgeführt werden können, deren Ursache aber doch nicht immer durchsichtig ist. Die nach Abklingen der alimentären Hyperglykämie bei Gesunden manchmal eintretende kurze Periode der Hypoglykämie (S. 32) wird beim Diabetiker in der Regel vermißt; nur bei ganz leichten Fällen kommt sie gelegentlich vor (z. B. angedeutet auf Abb. 9).

Glykose. Die meisten Untersuchungen (vor allem A. Th. B. JACOBSEN, R. OFFENBACHER und A. HAHN, H. STAUB, M. ROSENBERG, E. WIECHMANN und viele andere) beschäftigen sich mit alimentärer Hyperglykämie nach Traubenzucker. Es sei daran erinnert, daß beim Gesunden der Blutzucker meist nach $1^1/_2$—2 Stunden auf sein ursprüngliches Niveau zurückgekehrt ist (S. 32).

Einige Kurven sollen das Verhalten des Blutzuckers beim Diabetiker nach Genuß von 50 g Glykose im nüchternen Zustande dartun. Soweit nicht anders angegeben, stammen alle Kurven dieses ganzen Abschnittes aus eignem Untersuchungsmaterial. Auf den Abszissen sind die Minuten nach Verabfolgung des Nahrungsmittels, auf der Ordinate die Milligrammprozente Zucker im Blute eingetragen.

Bei sehr leichter Krankheitsform, namentlich auch im Beginne des Diabetes, unterscheidet sich die glykämische Kurve häufig nicht wesentlich von der des Stoffwechselgesunden. Der Gipfel liegt etwas höher, der Abfall zum Ausgangswerte ist verzögert. Siehe Kurve I. Hier ist Neigung zur posthyperglykämischen Hypoglykämie angedeutet.

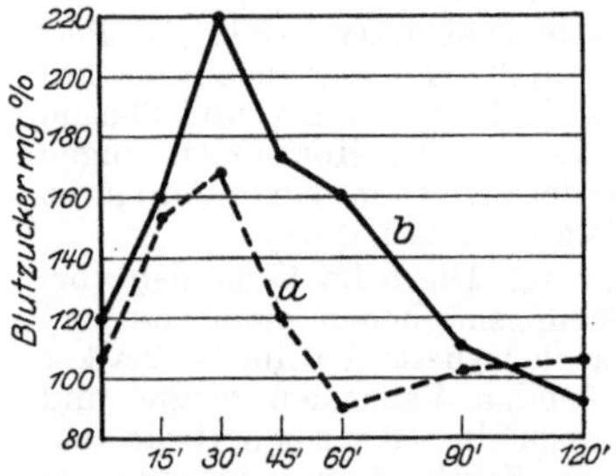

In anderen Fällen leichter diabetischer Stoffwechselstörung sieht man nur übermäßig starken Anstieg des Blutzuckers, während die Rückkehr zum Ausgangswerte kaum verzögert ist. Siehe Abb. 10. Die beiden dort abgebildeten Kurven stammen von zwei Brüdern, die C. v. NOORDEN bereits mehr als 25 Jahre als Diabetiker kennt und behandelte; die höhere der beiden Kurven ist insofern bemerkenswert, als der Patient seit Jahren bei täglicher Aufnahme von ca. 120 g Brot zwar nur wenige g Zucker ausscheidet, aber in hohem Maße zur Acetonurie neigt (0,3—0,7 g Aceton im Tagesharn).

Abb. 9. Blutzuckerkurven nach Einnahme von 50 g Glykose.
— — gesunder   — Diabetes levis.

Bei schweren Formen des Diabetes entstehen sehr typische Kurven mit hohem Gipfel und starker Verzögerung des Abfalls. Abb. 11, 12.

Bestimmt man den Zucker im Plasma statt im Gesamtblute, so liegen die Gipfel höher. Man erklärt dies damit, daß die Erythrocyten des Diabetikers den Zucker nur schwer aufnehmen, und daher der Ausgleich zwischen Zellen und Plasma sich verzögert. Abb. 11.

Die Erklärung für das Verhalten der alimentären Hyperglykämie beim Diabetiker ist nicht ganz einfach. Die Schwierigkeiten wurden häufig unterschätzt oder durch vorgefaßte

theoretische Meinungen scheinbar aus dem Wege geräumt. Zur Deutung des schnellen und hohen Anstieges darf man u. a. die Tatsache heranziehen, daß die diabetische Leber den ihr zufließenden Zucker nicht in genügendem Maße fixieren und als Glykogen stapeln kann; das muß Überschwemmung des ab-
fließenden Blutes zur Folge haben. Da-
neben spielt sicher auch die schon beim Gesunden zu beobachtende Reizwirkung des anlangenden Zuckers auf die zuckerproduzierende Tätigkeit der Leberzellen eine Rolle; sie fällt beim Diabe-
tiker wegen erhöhter Erregbarkeit der Zellen ungleich stärker aus als beim

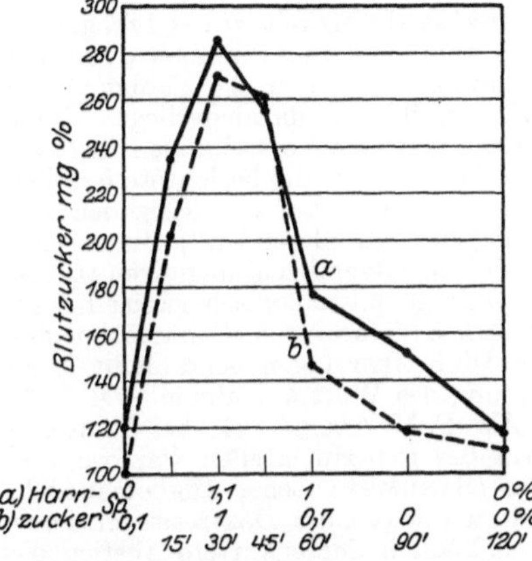

Abb. 10. Blutzuckerkurven nach Einnahme von 50 g Glykose. 2 Fälle von leichtem Diabetes.

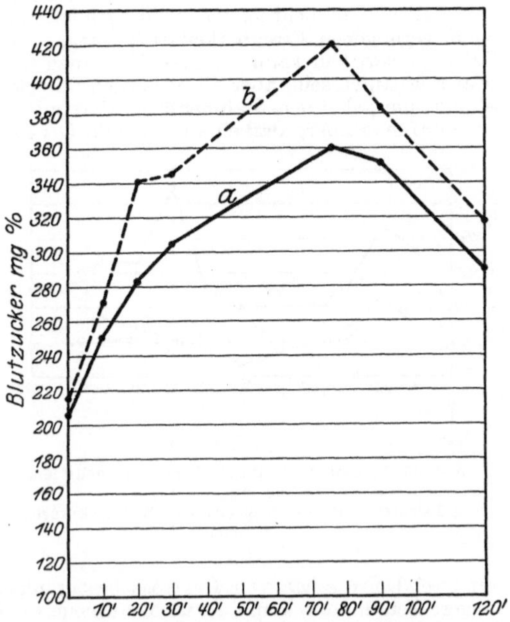

Abb. 11. Blutzuckerkurven nach Einnahme von 40 g Glykose. Schwerer Diabetes.
a Gesamtblutzucker   *b* Plasmazucker.
(Nach E. WIECHMANN.)

Gesunden. Die krankhaft erhöhte Reizwirkung ist u. a. daraus zu folgern, daß selbst in Fällen, wo durch diätetische Behandlung der Nüchternwert des Blutzuckers normal geworden ist, schon sehr kleine Mengen Dextrose (10—20 g) beträchtliche Hyperglykämie hervorrufen können. Des wei-
teren ist, namentlich zur Erklärung des langsamen Zucker-
abfalles, daran zu erinnern, daß nicht nur in der Leber, sondern auch in den Muskeln des Diabetikers das Stapeln von Reserveglykogen erschwert ist. Dies kann be-
dingt sein durch Permeabilitsstörungen der Muskelzellen-
wand, aber auch abnorme Bindung des Zuckers im Blute (S. 155); Sicheres aber ist hierüber nicht bekannt. Jedenfalls fällt mit der mangelhaften oder mindestens ver-
zögerten Glykogenstapelung in den Muskeln die Möglich-
keit weg, das von der Leber her mit Zucker angereicherte Blut schnell zu entlasten. Dafür, daß die Muskeln von dem durch die Probemahlzeit veranlaßten stärkeren Zuckerangebot zum unmittelbaren Gebrauche ein Plus entnehmen, liegt gar kein Grund vor, da das Blut ihnen schon vorher mindestens genug, bei Dauerhyper-
glykämie weit mehr als genug Zucker zuführte, und da nicht die Zufuhr sondern der Verbrauch die Entnahme regiert.

Hyperglykämie nach mehrfacher Gabe von Dextrose. Beim Gesunden steigt zwar der

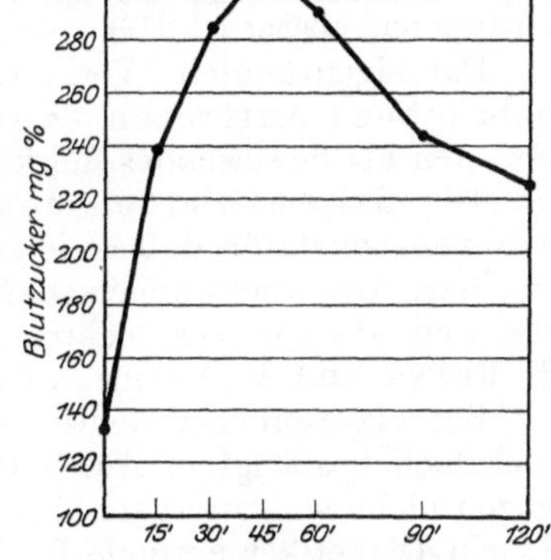

Abb. 12. Blutzuckerkurve nach Einnahme von 50 g Glykose. Schwerer Diabetes.

Blutzucker nach einer I. Gabe von Dextrose; wenn aber nach etwa 1—1$^1/_2$ Stun-
den eine II. Gabe folgt, bleibt nach dieser die alimentäre Hyperglykämie ganz oder fast ganz aus (S. 33). Beim Diabetiker aber steigt auch nach der II. Gabe der Blutzucker an und zwar ist die Stärke gerade dieses Anstieges sehr brauchbar

zur Beurteilung der Schwere der Stoffwechsellage; vollkommener Parallelismus
besteht freilich nicht.

Der positive Ausschlag nach der II. Gabe hängt wohl damit zusammen, daß beim Diabetiker die durch Reizwirkung der I. Gabe bedingte Steigerung der Erregbarkeit in den
Leberzellen noch nicht ganz abgeklungen ist. Dann trifft jede neue Gabe noch auf Reste der
vorausgegangenen Erregbarkeitssteigerung, was sich durch höheren Kurvengipfel als nach
Gabe I auswirken kann. Andere Male mag die vorausgegangene Welle der Übererregung
zwar abgelaufen sein, aber die spezifisch-diabetische Übererregbarkeit der Zuckerproduktion
genügt, um jeden neuen alimentären Reiz mit verstärkter Reaktion zu beantworten. Es sei
auch daran erinnert, daß eine I. Gabe die Glykogenbildung anregt und solcherart „bahnend"

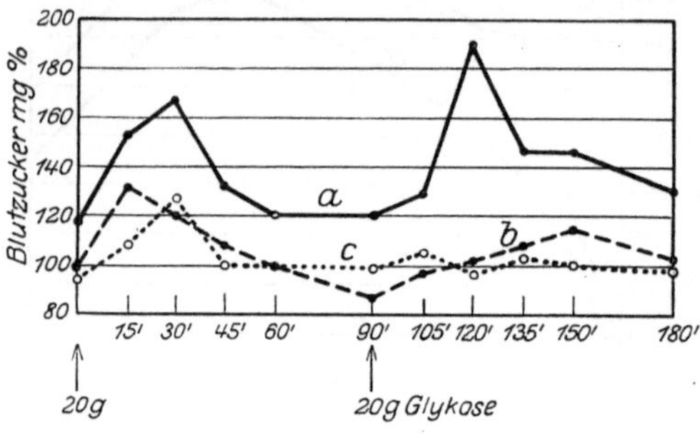

Abb. 13. Verhalten des Blutzuckers nach mehrfachen
Zuckergaben.
a Leichter Diabetes, b Schwangerschaftsglykosurie,
c Gesunder

die Glykogenbildung aus der II. Gabe
begünstigt und beschleunigt (S. 34).
Beim Zuckerkranken, mit seiner beschränkten Fähigkeit zur Glykogenbildung, kommt es um so weniger zu solcher
„Bahnung", je mehr die Fähigkeit der
Glykogenbildung darniederliegt. Nach
unseren heutigen Vorstellungen liegt die
letzte Ursache für die berichtete Erscheinung darin, daß auf den Reiz der vorbereitenden („bahnenden") Zuckergabe
und der ihr folgenden alimentären Hyperglykämie die physiologischerweise fällige,
verstärkte Lieferung von Pankreashormon
beim Diabetiker ungenügend bleibt. Über
Deutung des Wortes „bahnen" vgl. S. 33.

Als F. M. ALLEN sich bei leichterer
Form des experimentellen Pankreasdiabetes (SANDMEYERscher Diabetes) nicht
auf zwei Einzelgaben von Dextrose beschränkte, sondern intravenöse Dextroseinjektionen
längere Zeit hindurch immer wieder erneuerte, blieb schließlich der erwartete Anstieg des
Blutzuckers aus, und der Blutzucker sank sogar gelegentlich auf normale Werte. Es trat
also das ein, was beim Gesunden die Regel ist. F. M. ALLEN führt dies auf künstlich erweckte Überfunktion des erhalten gebliebenen, gesunden Pankreasrestes zurück. Die Dinge
liegen übrigens bei dieser Form des experimentellen Diabetes nicht genau so wie beim Diabetes des Menschen. Dort ist immer noch ein Teil der endokrinen Drüse gesund, hier aber
haben wir es überwiegend häufig nicht mit lokaler Erkrankung eines Teiles der Inseln,
sondern mit leichter oder schwerer Insuffizienz aller Abschnitte des Inselsystems zu tun.
Immerhin läßt sich in leichteren Fällen ähnliches beobachten, wie F. M. ALLEN vom SAND-
MEYERschen Diabetes beschreibt (S. 60). Es spiegelt sich auch wieder in der Tatsache, daß
viele Zuckerkranke morgens mit stärkerer Glykosurie auf gleiche Belastung reagieren als
mittags und abends (S. 419).

Das eigentümliche Verhalten des Blutzuckers nach mehrmaliger Zuckergabe (neues Auftreten von Hyperglykämie) wird von den meisten neueren
Autoren als beweisendes Merkmal für das Bestehen echter Zuckerkrankheit angesehen, das Ausbleiben neuer Hyperglykämie bei Glykosurischen als ein
Wahrzeichen dafür, daß es sich um sog. „renalen" Diabetes bzw. bei Schwangeren
um harmlose „Schwangerschaftsglykosurie" handelt, jedenfalls um eine Form,
die weit abstehe vom echten Diabetes und seiner Pathogenese (C. TRAUGOTT,
E. FRANK und M. NOTHMANN).

Bei ausgesprochen deutlichem und durch öftere Wiederholung des Versuches
mehrfach bestätigtem Ausschlage geben wir das erstere ohne weiteres zu; dagegen nicht voll und ganz das zweite. Wir sahen auch Ausnahmen, derart, daß
Leicht-Diabetiker normale Reaktion zeigten, und daß anderseits die Kurven bei
Schwangeren und bei Patienten mit dem Typ des sog. renalen, normoglykämischen
Diabetes (S. 67) ähnlich den Kurven echt Zuckerkranker waren (Kurve 14). Es
kommen, unseren Befunden nach, beim echten Diabetes alle Übergänge der
normalen Doppelkurve (leichteste beginnende Fälle!) bis zur typisch diabetischen
Doppelkurve vor. Daher sind die Ergebnisse dieser zweifellos sehr wichtigen
Untersuchungsmethode nur unter genauer Berücksichtigung der Gesamtlage des

Einzelfalles diagnostisch, prognostisch und als Grundlage für therapeutisches Handeln zu verwenden. Insbesondere scheint es — gerade unter Berücksichtigung der Befunde ALLEN's bei echten Pankreasdiabetes — bedenklich zu sein, auf diese eine Probe einen grundsätzlichen Unterschied zwischen „renalem" und „insulärem" Diabetes zu konstruieren. Vgl. hierzu S. 69, Diagnostik S. 247, Theorie S. 211, ferner S. 248, 253.

Die Kurve 14 stammt von einem Falle, der uns zwecks Differentialdiagnose zwischen Schwangerschaftsglykosurie (III. Monat) und Diabetes zugesandt wurde. Der I. Teil der Kurve verläuft annähernd normal und würde den Gedanken an Diabetes nicht rechtfertigen. Der II. Teil aber (nach II. Dextrosegabe) ist typisch diabetisch.

Die Kostform der vorausgegangenen Tage, besonders des Vortages, ist nicht ohne Einfluß auf den Ausfall der bisher geschilderten und auch der noch zu erwähnenden Proben. Aber dieser Einfluß läßt sich nicht im voraus berechnen, da offenbar nicht nur die Art der Kost, sondern auch die Schwere der Stoffwechselstörung und manche noch nicht übersehbare Umstände ihn bestimmen. Man soll daher sich einigen, daß die Proben (mit gewissen Ausnahmen, siehe unten) stets nach dem Vorausgehen einer bestimmten Kost ausgeführt werden.

Am besten ist es, am Vortage eine kalorisch zureichende Nahrung mit mittlerem Eiweißgehalte und mit ca. 60 g Kh (= 100 g Weißbrot) zu geben. Keinesfalls soll ein Hungertag (oder gar mehrere!) vorausgehen. Dies kann zu schweren Irrtümern führen. Denn beim Diabetiker stellt sich dann das Ergebnis fallweise zu günstig oder (wie beim Gesunden) zu ungünstig. Z. B. sah W. BECK am Morgen, der zwei Hungertagen folgte, nach 20 g Dextrose stärkere Hyperglykämie auftreten als nach sonst gewohnter Kost.

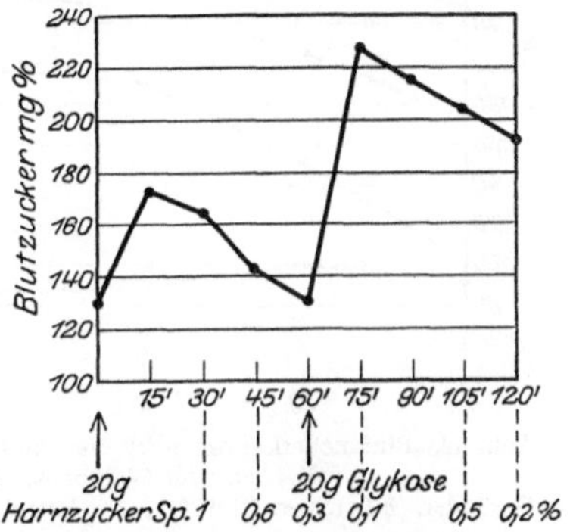

Abb. 14. Blutzuckerkurve bei einer Graviden (III. Monat). Diabetischer Charakter der Kurve.

Amylum. Nach Amylaceen verhält sich beim Diabetiker die alimentäre Hyperglykämie im allgemeinen quantitativ und qualitativ ebenso wie nach Glykose. Doch pflegt die Reaktion ihre Höhe langsamer zu erreichen, entsprechend der Zeit, die die Saccharifizierung der Stärke und die Resorption der Abbauprodukte beanspruchen. Das kann in hohem Maße beeinflußt werden durch den Zustand der Verdauungsorgane (Sekretions- und Motilitätsstörungen des Magens! Daher sind im allgemeinen die Prüfungen mit Dextrose vorzuziehen. Immerhin ergab uns die intermittierende Darreichung von Weißbrot außerordentlich nützliche Anhaltspunkte, die die Ergebnisse nach gedoppelter Darreichung von Dextrose bestätigten oder ergänzten und manchmal deren Beweiskraft bei weitem überflügelten.

Nach vielen Vorversuchen fanden wir, daß am sichersten einwandfreie Ausschläge erhalten werden, wenn man der Probe einen kohlenhydratfreien Gemüse-Fett-Tag vorausschickt. Es werden dann stets nach unmittelbar vorausgeschickter Zuckerbestimmung in Blut und Harn, mit einstündigen Abständen steigende Mengen von Weißbrot gegeben: 25, 50, 75, 100 g, selten noch eine vierte Portion = 125 g. Beim Stoffwechselgesunden fehlt dann, abgesehen von etwaigem kleinen Anstieg nach der I. Gabe, jede weitere Steigerung des Blutzuckers, wie man annimmt wegen vollkommener „Bahnung der Glykogensynthese in der Leber" (Abb. 15, a). Beim Diabetiker steigen die Werte von Portion zu Portion zu einem gewissen Maximum an (Abb. 15, c und d). Beim Leicht-Diabetiker trafen wir meist das von F. M. ALLEN beim SANDMEYER-Diabetes beschriebene Verhalten (S. 158); d. h. der Leicht-Diabetiker verfügt doch noch über einen ansehnlichen Rest hormonbildender Kraft, wie sie dem Gesunden eigentümlich ist. Dieses Symptom pflegt bei der intermittierenden Brotfütterung viel schärfer hervorzutreten als bei gedoppelter Dextrosegabe (Abb. 15, b) und erlaubt eine günstige Einschätzung der augenblicklichen Stoffwechsellage.

Ähnliches ist schon lange aus den Urinbefunden an Hafertagen bekannt: trotz 2 stündlicher Gabe von je 20—25 g Hafermehl (als einziger Kost) sinkt in günstigen Fällen der 2-Stunden-

Wert des Harnzuckers schon am ersten Tage langsam ab, deutlicher meist am zweiten und dritten Tage, oft bis zur vollen Aglykosurie. Selbst in recht schweren Fällen kann man dies erleben. S. Isaac wies nach, daß in günstig gelagerten Fällen schon nach der zweiten oder dritten Haferportion die erwartete alimentäre Hyperglykämie ausbleiben kann.

Lävulose bedingt meist viel geringeres Ansteigen des Blutzuckers als Dextrose (eigne Untersuchungen, MacLean, W. Eliassow u. a.). Dies hängt mit besserer Glykogenbildung zusammen (S. 6).

Die Unterschiede im Verhalten von Lävulose und Dextrose treten jedoch nicht in allen Fällen hervor; bei Verabfolgung größerer Mengen (100 g) von Lävulose stei-

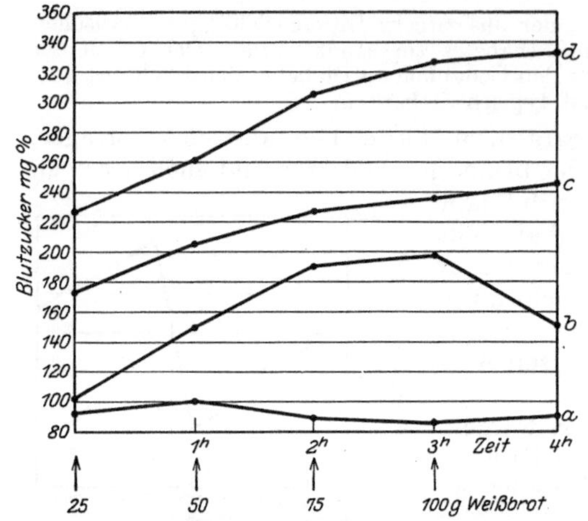

Abb. 15. Blutzuckerkurven nach Verabfolgung steigender Mengen von Weißbrot.
a Gesunder, *b* Leichter Diabetes, *c/d* Mittelschwerer Diabetes.

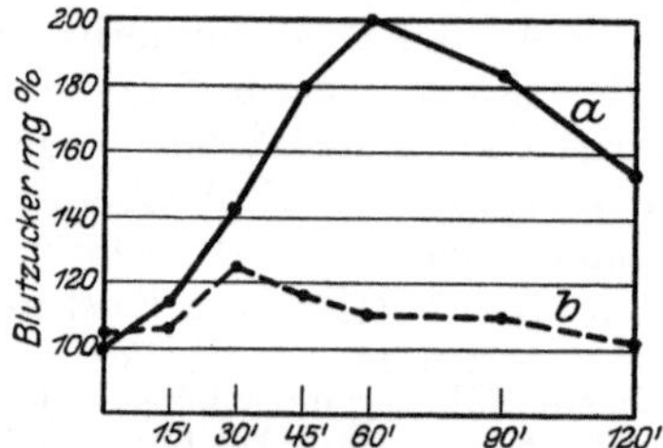

Abb. 16. Blutzuckerkurven nach Einnahme von 20 g Glykose (*a*) und 20 g Lävulose (*b*). Ausgangswerte auf 100 reduziert. Fall von schwerem Diabetes.

gen, besonders beim Schwerdiabetiker, die Blutzuckerwerte fast ebenso hoch an wie nach Einnahme von Dextrose.

Inulin, das Polysaccharid der Lävulose, erhöht den Blutzucker nur wenig (W. Eliassow); man hat hier freilich zu berücksichtigen, daß man der Spaltung und Resorption des Inulins im Darm nicht ganz sicher sein darf (S. 411).

Dioxyaceton (Oxantin [Höchst]), die Ketose der 3-C-Reihe) verhält sich ähnlich wie Lävulose (S. Isaac und E. Adler, J. M. Rabinowitsch). Auch hier ist rasche und starke Glykogenbildung die Ursache, ferner wohl auch der Umstand, daß Triose für die Muskelzellen sehr bequem greifbar ist. In leichteren Fällen ist die Blutzuckersteigerung nur sehr gering oder sie fehlt überhaupt; in schweren Fällen findet sich Hyperglykämie, aber sie ist viel geringer als nach der entsprechenden Menge von Dextrose. Hier beruht die Erhöhung des Blutzuckers zum Teil darauf, daß geringe Mengen von Dioxyaceton ins Blut übergehen und infolge ihres viel stärkeren Reduktionsvermögens die Blutzuckerwerte bei der Bestimmung mittels Mikromethode unkontrollierbar beeinflussen.

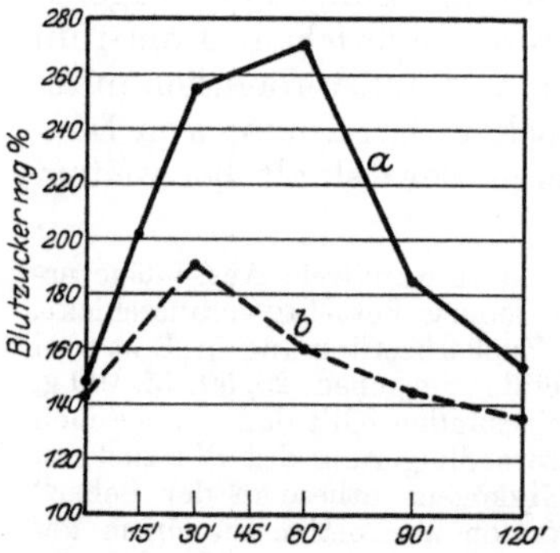

Abb. 17. Blutzuckerkurven nach Verabfolgung von 60 g Glykose (*a*) und 60 g Oxantin (*b*). Leichter Diabetes.

Jedenfalls erhält man auch in schweren Fällen bei polarimetrischer Bestimmung des Blutzuckers viel niedrigere Werte als der Reduktion entspricht, weil Dioxyaceton keine optisch-aktive Substanz ist (unveröffentlichte Untersuchung von S. Isaac und E. Adler).

Eiweiß und Fett. Ersteres verstärkt beim Schwer-Diabetiker die Hyperglykämie (S. 133); letzteres nach einmaliger größerer Gabe dagegen nicht (E. ADLER, M. LABBÉ); vgl. auch S. 39.

IV. Folgen der Glykosurie für den Ernährungszustand und den Stoffwechsel (Abmagerung, Polyphagie, Eiweißumsatz).

Die heutigen Kenntnisse über den Stoffverbrauch und seine Beziehungen zur Arbeitsleistung und Wärmebildung des Organismus gestatten völlig klares Verständnis der Folgen, welche die Glykosurie für die Stoffbilanz mit sich bringen muß.

1. Kalorienumsatz, Nahrungsbedarf, Diaeta parca.

Früher glaubte man, im diabetischen Körper seien die Oxydationsprozesse herabgesetzt, d. h. mit anderen Worten: das Kilo Protoplasma bedürfe zur gleichen Kraftleistung weniger Brennmaterial, verzehre weniger Sauerstoff und liefere weniger CO_2, als beim Gesunden. Die Arbeiten von C. v. VOIT, F. VOIT, H. LEO, W. WEINTRAUD und E. LAVES, M. KAUFMANN, R. STÜVE, O. SCHMOLL und E. NEHRING, A. MAGNUS-LEVY, G. LUSK u. a. bewiesen aber schon vor längerer Zeit, daß für gewöhnlich der Diabetiker ebensoviel Stoff zersetzt oder, wie man besser sagt, ebensoviel potentielle Energie in lebendige Kraft umsetzt, wie der Gesunde. Die abweichenden Deutungen, die P. LIVIERATO und W. EBSTEIN ihren Gaswechselbefunden gaben, halten der Kritik nicht stand.

Ehe wir die besonderen Verhältnisse des Diabetikers studieren, sind einige physiologische Vorbemerkungen nötig. Es ist nach dem Vorschlag von M. RUBNER allgemein üblich geworden, die Kraftäußerung, die bei den Oxydationsprozessen im Körper zur Entwicklung gelangt, mit dem physikalischen Einheitswert der „Calorie" zu bemessen. Unter Calorie versteht man diejenige Wärmemenge, welche nötig ist, um 1 kg Wasser um 1° C zu erwärmen. Sorgfältige Untersuchungen haben ergeben, daß jeder unserer Nahrungsstoffe bei der Verbrennung im Körper ein ganz bestimmtes Maß von Wärme oder das mechanische Äquivalent dieses Maßes in Form von Arbeit liefert.

1 g Eiweiß liefert beim Übergang in Harnstoff, Wasser und Kohlensäure. . . . . = 4,1 Cal. } in Wärme
1 g Kohlenhydrat liefert beim Übergang in Wasser und Kohlensäure = 4,1 Cal. } oder
1 g Fett liefert beim Übergang in Wasser und Kohlensäure . . . = 9,3 Cal. } Arbeit
1 g Alkohol liefert beim Übergang in Wasser und Kohlensäure . . = 7,0 Cal. }

Weitere Untersuchungen ergaben den Brennwert des im Körper täglich umgesetzten Stoffes. Der erwachsene Mensch zersetzt pro kg Körpergewicht innerhalb 24 Stunden Stoff im Werte von

30—35 Calorien, wenn er ruht,
35—40 Calorien, wenn er umhergeht und leichte Arbeit verrichtet,
40—50 Calorien, wenn er mittelschwere körperliche Arbeit leistet.

Soll der Körper seinen stofflichen Bestand behaupten, so ist die Ausgabe durch gleichwertige Nahrungszufuhr zu decken; sonst magert der Körper ab.

Ein Beispiel erläutert die Lage des Diabetikers:

Frau B., 32 Jahre alt, 55 kg schwer Leichte Beschäftigung. Der Bedarf war einzuschätzen auf 55 × 35 = 1925 Calorien. Sie genoß 5 Tage lang pro die:

Eiweiß . . . . = 148 g = 606,8 Calorien
Fett . . . . = 102 g = 948,6 „
Kohlenhydrate. . . . . = 180 g = 738,0 „
____
2293,4 Calorien

Sie schied durchschnittlich pro Tag 141 g Zucker aus und verlor auf diesem Wege täglich Nahrungsstoffe im Werte von 141 × 4,1 = 578 Calorien. Die Nahrung hatte für sie also nur den Wert von 2293 — 578 = 1517 Calorien. Da wir ein schematisches Beispiel geben wollen, sehen wir von gewissen Korrekturen ab, deren die Zahlen bei exaktem Versuche bedürfen.

Der Körper mußte also, um den Ansprüchen der Arbeitsleistung und dem Wärmebedürfnis gerecht zu werden, täglich eigene Substanz im Werte von 210 Calorien verbrennen. Wir können in diesem Falle berechnen, welche Substanzen das waren. Die Kranke genoß am Tage 148 g Eiweiß mit 23,68 g N-Gehalt. Im Harn fanden sich durchschnittlich 23,3 g N und im Kot durchschnittlich 1,9 g N, zusammen 25,2 g N.

Die Kranke gab also am Tage 25,2 — 23,68 = 1,52 g N ab; das entspricht 9,5 g Eiweiß, welche der Körper täglich verlor. Bei der Zersetzung von 9,5 g Eiweiß entstehen $9,5 \times 4,1$ = 38,9 Calorien. Es blieben also noch 210 — 38,9 = 171 Calorien zu liefern, welche durch Verbrennung einer N-freien Substanz gedeckt werden mußten. Die einzige Substanz, die in Betracht kommt, ist Fett. Um 171 Calorien zu liefern, mußten 18,4 g Körperfett verbrannt werden (18,4 M. 9,3 = 171). Damit konnte der berechnete Calorienbedarf (siehe oben) = 1925 erreicht werden.

Wir sehen hieraus, daß eine für den Gesunden reichlich bemessene Nahrung für den Diabetiker gleicher Größe (bzw. Gewichtes) und gleicher muskulärer Arbeitsleistung ungenügend sein kann. Der Diabetiker muß also, um nicht abzumagern,

entweder eine gemischte Nahrung höheren Calorienwertes genießen als der Gesunde,

oder die seinem Bedarf entsprechende Nahrung so zusammensetzen, daß Zuckerverluste erheblichen Grades vermieden werden. Er wird durch die Lage der Dinge auf Eiweißkörper und Fett angewiesen. Mit Kohlenhydraten kann man den Diabetiker in höheren Graden des Leidens nicht ernähren, weil sie wie aus einem Fasse ohne Boden wieder unbenutzt abflössen (vgl. Therapie).

Wir verstehen jetzt das auffallende Nahrungsbedürfnis, die Polyphagie der Diabetiker. Der Diabetiker, dessen Nahrungszufuhr nicht durch ärztlichen Rat geregelt ist, verschlingt große Massen, darunter auch viel Kohlenhydrat. Der „Magenhunger" wird zwar momentan gestillt, aber er meldet sich bald wieder, denn der „Gewebehunger" wird nicht befriedigt. Der Heißhunger des Diabetikers schwindet erst dann und zumeist sehr schnell, wenn die nutzlosen Kohlenhydrate eingeschränkt und durch größere Eiweiß- und Fettmengen ersetzt werden. Wenn dies geschehen, kommt mit Abklingen der Polyphagie auch die Abmagerung des Kranken zum Stillstand.

Wo und wie wird der Antrieb zur Polyphagie ausgelöst? Wir finden sie nur bei abmagernden Diabetikern und in beschränktem Maße auch bei Basedowkranken. In allen anderen Krankheiten läßt sich der Körper die Abmagerung gefallen, ohne mit Heißhunger und Polyphagie zu reagieren. Manches scheint dafür zu sprechen, daß die Polyphagie eine vom gesteigerten Glykogenumsatz abhängige Reaktion ist (in der Leber ausgelöst?). Auch der Hunger nach Muskelarbeit läßt sich so erklären.

Seit den älteren, eingangs erwähnten Arbeiten ist der Energieumsatz Zuckerkranker überaus häufig in umfassenden Versuchen bestimmt worden. Wenn sie auch im großen und ganzen das Schlußergebnis jener älteren nur bestätigten, so brachten sie doch manche abweichende Einzeltatsachen und mancherlei neue theoretisch und praktisch wichtige Gesichtspunkte. Wir heben hier nur einzelne, die Zusammenhänge beleuchtende Arbeiten hervor und verweisen im übrigen auf die erschöpfende Darstellung in E. GRAFES Ergebnisbericht.

Exstirpation des Pankreas bei Hunden bedingt starken Anstieg des Energieumsatzes (gemessen am O_2-Verbrauch), im Gegensatz zur überwiegenden Mehrzahl schwerer und schwerster Fälle des menschlichen Diabetes (W. FALTA, F. GROTE und R. STÄHELIN); dies ward mehrfach bestätigt. In einer Arbeit aus C. v. NOORDENS Wiener Klinik wies H. EPPINGER unter Mitarbeit von W. FALTA und K. RUDINGER nach, daß mit dem Ausfall des Pankreas Hemmungen ausgeschaltet werden, die vom Pankreas normalerweise auf die Schilddrüse einwirken, ein Befund, den A. LORAND schon längere Zeit vorher in Form einer geistreichen, aber damals noch nicht beweisbaren Hypothese vorausgesagt hatte. Nach Ausfall des Pankreas macht sich die oxydationssteigernde Kraft der Schilddrüse verstärkt geltend; es entsteht ein „pankreatopriver Hyperthyreoidismus". Dies ist für die Deutung mancher Befunde am diabetischen Menschen wichtig.

Über den Calorienumsatz diabetischer Menschen geben wir einige Vergleichswerte an.

E. F. Dubois und B. S. Veeder verglichen die Calorienentwicklung eines Gesunden mit dem von zwei Diabetikern gleichen Gewichts unter etwa gleichen äußeren Bedingungen:

	Calorien in 24 Stunden	Calorien in 24 Stunden pro kg
Normal . . . . 70,1 kg	2295	32,7
Schwer-Diabetiker . . . . 70,4 kg	2453	34,3
Leicht-Diabetiker . . . . 68,0 kg	2258	31,7

In W. Ebsteins Fall (mittelschwer), unter etwa den gleichen Versuchsbedingungen, waren die entsprechenden Werte: 62,5 kg, 2250 Calorien pro Tag, 36 Calorien pro kg und Tag (Berechnung des Versuchs durch A. Magnus-Levy).

Die umfassendsten Versuche verdanken wir F. G. Benedict und E. P. Joslin; sie sind in zwei großen Monographien niedergelegt. Bei Aufstellung der Vergleichszahlen sind alle bekannten Einflüsse, wie Geschlecht, Alter, Körperlänge im Verhältnis zum Gewicht u. a., sorgfältig mitberücksichtigt. Es ergab sich im Durchschnitt für Schwerdiabetiker eine entwickelte Wärmemenge (Energieumsatz) von 27,6 Calorien per kg Körpergewicht in 24 Stunden, während die entsprechende Wärmemenge bei Gesunden 24,2 Calorien betrug (gemessen im „Bettcalorimeter"); beim Schwerdiabetiker also um 13,9% mehr als beim Gesunden.

Trotz entgegenstehender, für Einzelfälle zwar berechtigter, im ganzen aber doch — wie uns scheint — etwas einseitiger Kritik (W. Falta, Gr. Lusk) ergibt sich aus der Gesamtheit der großzügigen Versuche die Tatsache, daß bei Schwerdiabetikern doch recht häufig der endogene, körpereigne, von äußeren steigernden Reizen und muskulärer Leistung unbeeinflußte Energieumsatz (sog. „Grundumsatz") etwas erhöht ist. Der um 13,9% erhöhte Durchschnittswert umfaßt natürlich Fälle mit sehr geringer oder gar fehlender und solche mit wesentlich höherer Steigerung des Umsatzes. Dies wurde von anderen Forschern in zwar kleineren, aber sehr sorgfältig durchgeführten und mancherlei Einwände ausschaltenden Reihen bestätigt (F. Rolly, K. Seib, E. Grafe und Ch. G. L. Wolf, E. Grafe und H. Salomon); man sah dabei oft mit Besserung der Krankheit durch zweckmäßige Diät die anfangs deutlich erhöhten Umsatzwerte sinken.

Anderseits geht aus dem Gesamtmaterial klar hervor, daß Steigerung des Calorienumsatzes nicht zwangsläufig an die Schwere der diabetischen Stoffwechselstörung, dieser parallel gehend, gebunden ist. Es kommen schon bei Gesunden Unterschiede in größerer Breite, d. h. stärkere Abweichungen von den rechnerisch ermittelten Werten des nicht existierenden „normalen Durchschnittsmenschen" vor, als gemeinhin angenommen wird (Gründe bei C. v. Noorden und H. Salomon, Allgemeine Diätetik, S. 111ff.); bei Schwerkranken jeglicher Art sind diese Unterschiede verstärkt.

Man hat, unter weitgehender Vernachlässigung mitwirkender endogener Einschläge (s. unten), etwaige Erhöhungen des Umsatzes durch exogene Einschläge, namentlich durch spezifisch-dynamischen Reiz vorausgegangener oder gleichzeitiger reicher Proteinzufuhr, zu erklären versucht.

Namentlich W. Falta steht mit extremer Betonung dieses Umstandes und alle anderen Einflüsse geringachtend auf diesem Standpunkt. Dies ist aber doch eine Überwertung der eignen Meinung und Unterwertung vieler gegenteiliger Befunde und Urteile. Wir schließen uns darüber den kritischen Bemerkungen E. Grafes vollkommen an (hier auch weitere Literatur über die gleiche Frage). Niemand wird freilich leugnen, daß hohe Eiweißkost unmittelbar und nachwirkend den Calorienumsatz des Diabetikers (ebenso wie des Gesunden, vielleicht sogar etwas mehr) steigern kann und muß, und man hat bei manchen Versuchen dies nicht genügend berücksichtigt. Für alle neueren Versuche gilt das aber sicher nicht. Den ersten Nachweis solchen Einflusses brachte eine auf C. v. Noordens Anregung entstandene Arbeit A. Leimdörfers aus der I. Medizinischen Klinik in Wien: bei strenger proteinreicher Kost war der Umsatz höher als in eiweißarmen Haferperioden. Bei folgendem Auszug wurde die Calorienberechnung aus einer späteren Arbeit von S. BERNSTEIN und W. FALTA übernommen.

Fall	Kost	O-Verbrauch pro kg und Min. ccm	Kleine Calorien pro kg und Min.
I.	Streng	4,41	20,28
	Hafer	4,10	18,92
II.	Streng	4,25	19,55
	Hafer	3,79	17,47
III.	Streng	5,23	24,06
	Hafer	4,79	22,55
IV.	Streng	5,09	23,49
	Hafer	4,18	19,55

Überfütterung mit Eiweiß nur als fallweise ausschlaggebende Ursache gesteigerten Calorienumsatz anerkennend — und zwar nicht in grundsätzlich höherem Maße als bei Gesunden unter gleichen Ernährungsverhältnissen — müssen wir nach sonstiger Deutung suchen. Daß Acidosis den Energieumsatz maßgebend beherrscht, läßt sich nicht mehr aufrecht erhalten, da Parallelismus zwischen O_2-Verbrauch und Acidosis vermißt wird. Schon in der 1912 erschienenen 6. Auflage dieses Buches nahm C. v. NOORDEN Bezug auf die obenerwähnte Arbeit von H. EPPINGER und Genossen, im Anschluß hieran darauf verweisend, daß doch auch beim menschlichen Diabetes abnorm hohe Werte für Calorienumsatz bekannt geowrden seien, und in 7. Auflage wurde der thyreotoxische, umsatzsteigernde Faktor ausführlicher besprochen. Es wurde daran erinnert, daß manche Diabetiker trotz einer an Calorien überreichen Kost ungemein schwer mästbar sind, was gleichwertig ist mit gesteigertem Calorienumsatz (thyreogene Luxuskonsumption); natürlich war bei der Berechnung etwaiger Calorienverlust durch den Harn (S. 161) mit berücksichtigt. Dabei mag es von gewissem, aber keineswegs durchstehendem und großem Belange sein, ob die Kost mittlere Mengen Protein (100—120 g) oder weniger enthält.

Wir machten in der Vorinsulinperiode ungemein häufig die Erfahrung, daß bei sehr herabgekommenen, des Auffütterns unbedingt bedürftigen Kranken wahrer, d. h. nicht etwa auf Wasserstauung beruhender und nach 1—2 kochsalz- und natronfreien Tagen sofort wieder schwindender Gewichtsanstieg bei Zufuhr von 100—120 g Protein leichter und gleichmäßiger zu erzielen war, als bei einer Kost mit nur 40—50 % dieser Menge. Ferner ist bemerkenswert, daß uns das Aufmästen oft erst dann bequem und sicher gelang, wenn wir durch dieses oder jenes altbewährte diätetische Verfahren, welches zunächst knappe Kost bedingte und weitere Gewichtsabnahme brachte, den Zuckerhaushalt einigermaßen in Ordnung gezwungen und die ganze Stoffwechsellage gebessert hatten. Dies ist der praktisch-therapeutische Ausdruck für den Befund F. ROLLYS u. a., daß Besserung der Stoffwechselstörung den Energieumsatz (O_2-Verbrauch) herabsetzt. Die Erfahrungen über Insulin stimmen damit überein; bei Zuckerkranken, deren Gewichtsabnahme selbst durch abundante Kost vorher schwer einzudämmen war, steigt nach wirksamer, kombinierter Insulindiätkur das Gewicht so willig an, daß man oft Mühe hat, ein unerwünschtes Übermaß zu verhüten.

Wir wurden von Jahr zu Jahr mehr zu der Überzeugung gedrängt, daß — im Sinne der von C. v. NOORDEN gegebenen Deutung und der Erfahrungen über Energiehaushalt nach experimenteller Pankreasexstirpation — gestörte Wechselwirkung zwischen Pankreas und Schilddrüse in vielen Fällen schwerer Zuckerkrankheit den Gesamtumsatz steigere, und daß Besserung der pankreatogenen Antriebe (bzw. auch Hormonwirkung des Insulins) den Umsatz dem normalen Durchschnitt nähere. Auch E. GRAFE läßt in seiner umfassenden Zusammenstellung diese Deutung als möglich zu. Bei der nicht seltenen Kombination pankreatischer Insuffizienz mit koordinierter superfunktioneller Schilddrüsenerkrankung (zwiefache konstitutionelle Anomalie endokriner Drüsen) ist Erhöhung des Gesamtumsatzes selbstverständlich und in schönen Versuchen von R. WILDER, W. BOOTHBY und C. BEELER nachgewiesen worden. Unseres Erachtens kommt man aber nicht an der Annahme vorbei, daß neben Komplikation mit echtem Morbus Basedow durch Minderwertigkeit des Pankreas auch subordinierte, rein funktionelle, rückbildungsfähige Hyperthyreosen ausgelöst werden können. Daß bei hyperthyreotischem Einschlage — gleich wie entstanden — der Energieumsatz höchst empfindlich auf „spezifisch-dynamische", umsatzsteigernde Wirkung der Proteine bzw. bestimmter Aminosäuren (namentlich aus der Tryptophangruppe; R. BÁLINT) reagiert, ist verständlich.

Verminderung des Energieumsatzes bei Zuckerkranken wurde durch die grundlegenden Arbeiten von B. NAUNYN und W. WEINTRAUD bekannt. Sie zeigten, daß Schwerdiabetiker manchmal bei verhältnismäßig geringen Eiweißgaben und vorwiegender Ernährung mit gehaltarmen Gemüsen und mit großen Mengen Fett nicht nur ihr Gewicht behaupteten, sondern sogar langsam zunahmen, obwohl die Gesamtcalorienzufuhr hinter dem für gesunde Personen veranschlagten Bedarf zurückstand. Bei solcher Kost gelang es, gar manchen Schwerdiabetiker zuckerfrei zu halten, wovon bei reichlicher Ernährung keine Rede sein konnte. Diese letztere Erkenntnis war ja nicht ohne Vorläufer (A. v. DÜRING, A. BOUCHARDAT), aber erst aus B. NAUNYNs Lehre entwickelte sich der Grundsatz chronischer Unterernährung bei Diabetes und in ihren Auswüchsen die F. M. ALLENsche Hungerkur (S. 430). Es tritt bei chronischer Unterernährung Zuckerkranker, namentlich bei Eiweißarmut derselben, gleichsam eine „Anpassung" des Stoffumsatzes an die „Diaeta parca" ein. Dies ist vielfach bestätigt und ward auch durch sorgfältige Stoffwechselversuche erhärtet und gemessen; der Energieumsatz senkte sich bis zu $36\,^0/_0$ unter den normalen Durchschnitt (F. C. GEPHART, I. C. AUB, E. F. DU BOIS und GR. LUSK). Man darf hierin aber keine Eigenart des diabetischen Stoffwechsels sehen, was man anfangs tat. Es ist eine zwar nicht unbedingte und nicht bei jedem Menschen eintretende Folge der Unterernährung (Literatur und Besprechung bei E. GRAFE, S. 130ff.). Ob man den Vorgang als „Anpassung" bezeichnen soll und darf, ist aber doch strittig; denn mit diesem Worte verbindet man den Gedanken an etwas Physiologisch-Zweckmäßiges. In beschränktem Sinne ist dies der Fall: Selbstschutz des Körpers vor schneller Auszehrung im allgemeinen, daneben beim Diabetiker Eindämmung der Stoffwechselstörung im besonderen. Aber dennoch ist es wohl etwas Krankhaftes, gar nicht anders deutbar wie durch Ernährungsschädigung der Schilddrüse und zwar als Teilstück allgemeiner Schädigung der Hormonbildung (L. LICHTWITZ). Wir meinen, man kann dies auch beim Zuckerstoffwechsel des Diabetikers beobachten. Ehe wir im Insulin eine Ausgleichsmöglichkeit gewannen, steigerten ganz geringe, **vor** der Unterernährungs- bzw. Hungerkur gar keinen Ausschlag bringende Erhöhungen der Kost (vor allem der Proteine und der Kohlenhydrate, weniger des Fettes) schon nach wenigen Tagen kärgster Kost die diabetische Stoffwechselstörung oft ganz erheblich und ganz plötzlich, und es war oft sehr schwer, die vorher bestandene Toleranz und Stoffwechsellage wiederzugewinnen. Aus dieser Erkenntnis entwickelte sich die jedes vernünftige Maß überschreitende Versklavung der Schwerdiabetiker durch Wage und Meßglas; auf einzelne Gramme genau sollten die Kranken sich die „Calorien" zumessen. Diese „therapeutisch" („iatrogen") erwirkte Überempfindlichkeit des Patienten deuten wir als künstlich hervorgerufene Minderwertigkeit auch der pankreatischen Hormonproduktion, eine Folge der Unterernährung!

Man schuf mathematisch eingestellte, harnzuckerfreie oder harnzuckerarme Schwächlinge. Noch in letzter Auflage dieses Buchs warnte C. v. NOORDEN vor solcher Übertreibung des „therapeutischen" Könnens und sprach sich dahin aus, daß — abgesehen von kurzen Unterernährungs- oder gar Hungerperioden, die vollkommen berechtigt sind — auf die Dauer der berechnete wahre Calorienbedarf annähernd gedeckt werden müsse, wenn man den Schwerdiabetiker bei gutem Kräftezustand halten wolle. Wir gehen auf die praktische Bedeutung dieser Frage später ein (S. 358).

2. Der Einfluß der Nahrungsstoffe auf den Gesamtumsatz.

Nach einigen vorausgegangenen, methodisch nicht einwandfreien Untersuchungen legten neuere Arbeiten manche Tatsachen fest; manches bedarf noch der Ergänzung, über vieles andere ist die Deutung noch strittig. Ausgiebige Literatur bei E. GRAFE.

a) Kohlenhydrate.

Beim Gesunden folgt dem Genusse von Kohlenhydraten nur ein sehr geringer und kurzdauernder Anstieg der Oxydationen (O_2-Verbrauch); dagegen steigt der respiratorische Quotient (R. Q.) von seinen Nüchternwerten (etwa 0,82—0,85) schnell in der Richtung zum R. Q. der Kohlenhydrate (1,0) an; d. h. das Kohlenhydrat drängt sich bei den Oxydationsvorgängen vor, erweist sich als das leichter Verbrennbare.

Der Einfluß der Kohlenhydratmahlzeit auf den O_2-Verbrauch des Leichtdiabetikers, der von dem genossenen Material nur wenig in den Harn abscheidet (hohe Toleranz), ist der gleiche wie beim Gesunden; beim Schwerdiabetiker, der darnach alles, fast alles oder — infolge von Reizwirkung — mehr als alles in Form von Zucker ausscheidet, fällt zumeist jeglicher Anstieg aus.

Ob man einzelne Ausnahmen (Anstieg!) mit E. GRAFE schlechthin als ungeklärte Versuchsfehler bezeichnen darf, steht dahin. Die jähe Überschwemmung mit Zucker, den die Leber nicht stapeln kann, und den die schon von Überangebot (Hyperglykämie) bedrängten Gewebe nicht verwerten können, übt doch vielleicht unter Umständen eine Reizwirkung aus, der Ansteigen des O_2-Verbrauches entspringt. Es wäre noch zu untersuchen, ob dies in Fällen mit hyperthyreotischem Einschlag (S. 44) in besonderem Maße der Fall ist; solcher Einschlag kann unökonomischeren Energiehaushalt nach Nahrungsaufnahme bedingen, wie E. GRAFE selbst ganz richtig aus E. F. DU BOIS' Versuchen berechnet.

Gemäß der Verschiedenheit der Toleranz finden sich im Verhalten des Umsatzes nach Kohlenhydraten alle Übergänge. Bei mittelschweren Fällen steigert manchmal die erste Kohlenhydratgabe den Umsatz nicht, die nach einiger Zeit folgende zweite Gabe aber tut es (I. E. JOHANSSON, W. LÖFFLER). Dies steht wohl im Zusammenhang mit gleichsinnigem Verhalten des Blutzuckers (S. 159); doch erheben sich die bisherigen Deutungen nicht über den Wert von Hypothesen.

Beim R. Q. sieht man gleichfalls Unterschiede zwischen leichten und schweren Formen der diabetischen Stoffwechselstörung. Bei ersteren ein geringes Zurückbleiben hinter normalem Anstieg oder sogar völlig normalen Anstieg; dann, je schwerer die Lage, je geringer die meßbare Toleranz, immer schwächere Ausschläge bis herab zu ihrem gänzlichen Ausbleiben in schwersten Fällen. Dies ist in gedankenloser Weise als Beweisstück dafür betrachtet worden, daß die Gewebe die Fähigkeit der Zuckeroxydation verloren hätten. C. v. NOORDEN wies schon in 5. Auflage des Buches (1910) auf die Haltlosigkeit des Schlusses hin. Die Tatsachen erklären sich daraus, daß beim Schwerdiabetiker die beherrschende Quelle für Energieentwicklung Nichtkohlenhydrat ist (Eiweiß, Fett); dies beherrscht den R. Q. Wenn nun Kohlenhydrat gefüttert wird, ändert sich daran nichts. Das Blut wird zwar reicher an Zucker; aber es enthielt schon vorher weit mehr als genug, um die Gewebe zu bedienen. Dieselben entnehmen dem

Blute nicht mehr als vorher; inzwischen fließt der verfütterte weitere Überschuß mit dem Urine ab. Wenn man durch 36—40 stündiges Hungern den Schwerdiabetiker aglykosurisch gemacht und den Blutzucker möglichst herabgedrückt hat, dürfte wohl ein mäßiger Anstieg des R. Q. nach Glykose nicht fehlen. Volle Insulinwirkung ändert die Lage. Indem es die Versorgung des Blutes mit Zucker aus Eiweiß und Fett zurückdrängt, die aus Nahrungskohlenhydrat wieder ermöglicht, kann der R. Q. nach Kohlenhydratmahlzeiten steigen. Es sind aber keine solchen Ausschläge wie beim Gesunden zu erwarten, weil der Diabetiker meist unendlich viel ärmer an restlichem Glykogen ist als der nüchterne Gesunde, weil daher der Diabetiker trotz der experimentellen Kohlenhydratbelastung noch in der Hauptsache auf Fett als Energiequelle angewiesen bleibt, und weil volle Insulinwirkung immerhin die Zugänglichkeit der Glykogenlager mehr oder weniger erschwert (S. 233; auch bei hypoglykämischem Anfall S. 238).

Nach Lävulose ist beim Diabetiker der Anstieg des R. Q. größer als nach Dextrose und kann auch da erfolgen, wo er nach Dextrose ausbleibt (I. E. JOHANSSON, E. P. JOSLIN). Nach Cerealien und Leguminosen steigt manchmal der O_2-Verbrauch stärker als beim Gesunden, was E. GRAFE als spezifisch-dynamische Reizwirkung der vegetabilen Proteine deutet.

b) Fette.

Selbst beim Schwerdiabetiker unterscheidet sich nach Fettzufuhr weder der O_2-Verbrauch noch der R. Q. von dem des Gesunden (F. M. ALLEN und E. P. DU BOIS). Für die Deutung des freilich selten deutlichen Steigens der Glykosurie nach reichlichen Fettgaben ist dies gewiß von großem, bisher noch nicht recht gewürdigtem Belang. Die Zusammenhänge sind noch nicht klar (S. 125).

c) Eiweiß.

Die spezifisch-dynamische Wirkung der Eiweißkörper verhält sich im allgemeinen wie beim Gesunden, auch in schweren Fällen. In einzelnen Fällen letzterer Art war sie etwas geringer, in anderen — besonders bei großer Magerkeit — etwas größer als normal (E. P. JOSLIN). Sie dauert manchmal etwas länger an als beim Gesunden (L. MOHR, W. LÖFFLER). Bemerkenswert ist, daß einige Male die Ausschläge größer waren nach vegetabilem Eiweiß (Aleuronat, Roborat) als nach Fleisch; diese Ergebnisse F. ROLLYs und K. SEIBs bedürfen der Nachprüfung, denn sie sind auch praktisch wichtig. Da in den meisten pflanzlichen Proteinen die Tryptophangruppe, welche besonders starke spezifisch-dynamische Wirkung haben soll, nur schwach oder gar nicht vertreten ist, wäre der gemeldete Befund immerhin auffallend.

Wo die spezifisch-dynamische Wirkung der Eiweißkörper auf dem R. Q. von dem des Gesunden abweicht, halten wir thyreotischen und hypophysären Einschlag für wahrscheinlich.

d) Gemischte Kost.

Die Steigerung des O_2-Verbrauches hängt hier im wesentlichen von Zusammensetzung der Mahlzeit, insbesondere ihrem Eiweißgehalt ab (E. P. JOSLIN). Manchmal wurde auffallendes Absinken des R. Q., besonders in schweren Fällen beobachtet (R. M. WILDER, W. M. BOOTHBY und BEELER). Die Ursache ist noch nicht erkennbar.

3. Der Eiweißumsatz.

Das im vorigen Abschnitt erzählte Beispiel (S. 161) gibt Gelegenheit, noch eine andere Frage über den Stoffwechsel des Diabetikers zu besprechen. Sie betrifft den Eiweißumsatz.

Die sehr umfangreiche Literatur über Eiweißumsatz der Diabetiker anzuführen, würde bedingen, in die Experimentalkritik der Arbeiten einzutreten. Dies lohnt sich hier nicht, da bis auf einzelne Punkte die Fragen geklärt sind. Die ältere Literatur ist erschöpfend besprochen bei C. v. NOORDEN, W. FALTA, A. GIGON, die neuere bei E. GRAFE.

a) Alimentäre Azoturie.

Seit langem weiß man, daß Diabetiker oftmals hochansehnliche Mengen N (bzw. Harnstoff) ausscheiden. Höhere Zahlen als im Diabetes werden in keiner anderen Krankheit erreicht. Man belegte das Symptom mit besonderem Namen: Azoturie. Die Azoturie ist zum größten Teil durch den starken Eiweißgenuß der Diabetiker bedingt. Der Diabetiker nimmt oft in Fleisch, Eiern und Schinken, Wurst usw. 180—200 g Eiweiß und mehr zu sich, und demgemäß wurde oft über N-Werte von 28—30 g und mehr im Tagesharn berichtet. Daß der hierin enthaltene N — nach kleinen Abzügen für den Kot — im Harn wiedererscheint, ist physiologisch. Der Gesunde, der gewöhnlich nur die Hälfte dieser Eiweißmengen genießt und daher gewöhnlich nur 14—16 g N ausscheidet, würde sich bei gleicher Kost ebenso verhalten. Jetzt pflegt man den Zuckerkranken bei weitem nicht mehr so viel Eiweiß zu geben wie früher; seitdem trifft man jene überhohen Zahlen nur selten an.

b) Endogene und toxische Steigerung des N-Umsatzes.

Wo ausnahmsweise beim Diabetiker der im klinischen Experiment ermittelte N-Umsatz sich höher einstellt, als beim Gesunden unter gleicher Zufuhr nutzbarer Nährstoffe zu erwarten gewesen wäre und wo demgemäß pathologischer N-Verlust gefunden wurde, dürfte wohl meist — wie bei gesteigertem Energieumsatz (S. 165) — hyperthyreotischer Einschlag oder es dürften wohl andere Komplikationen ursächlich beteiligt sein. Auf Mitwirkung der Schilddrüse wies C. v. NOORDEN schon in letzter Auflage dieses Buches (S. 185) hin, unter Bezugnahme auf die Forschungen über Pankreas-Schilddrüse-Wechselwirkung von H. EPPINGER und Mitarbeitern (S. 220).

Daß in komadrohenden Zuständen hochgradiger diabetischer Autointoxikation der N-Verlust zu Höhen ansteigen kann, welche sich nicht aus der Ernährungsform erklären lassen und den Eindruck toxogenen Körpereiweißzerfalles erwecken, zeigt in Übereinstimmung mit einigen älteren, freilich nicht vollbeweisenden Befunden eine sorgfältige Beobachtung von R. H. GEYELIN und E. F. DU BOIS. Die Frage hat mehr theoretischen als praktischen Belang.

Nucleinzerfall. Obwohl im klinischen Experiment mittels der üblichen Methoden (N-Bilanz) der Beweis diabetogenen Protoplasmazerfalles nicht oder nur ganz ausnahmsweise zu erbringen ist, spielt dieser doch zweifellos in Fällen von Schwerdiabetes eine gewisse und manchmal bedeutungsvolle Rolle. Wie in der Vorinsulinzeit häufig auch dem oberflächlichen Beobachter leicht erkennbar war, zeigten Schwerdiabetiker trotz reichlicher Ernährung (mittlere Eiweißgaben; reichliche und überreichliche Calorienzufuhr nach Abzug der Energie des durch Kohlenhydratbeschränkung stark verminderten Harnzuckers) oft fortschreitende Atrophie der Muskeln, während gleichzeitig Fettbestand und Gewicht erhalten bleiben oder gar steigen. Es ist etwas da und wirksam, was langsam aber unerbittlich an dem Muskelprotoplasma zehrt und dem Wiederaufbau der Muskeln energischen Widerstand leistet. Dies gab C. v. NOORDEN Anlaß, dem Verhalten der endogenen Harnsäurewerte im Urin nachzugehen, und er berichtete schon im Handbuch der Pathologie des Stoffwechsels (Bd. 2, S. 90. 1907) über außerordentliche Höhe derselben: 0,75—0,95 g bei purinfreier, aber calorienreicher Kost (Gemüse-Fettkost) nach Vorausgehen mehrerer purinfreier Tage. Solche Werte wurden später unter gleichen Umständen immer aufs neue gefunden. C. v. Noorden äußerte sich darüber mit folgenden Worten: „Im schweren Diabetes setzt manchmal schwerer Zerfall purinhaltigen Körpermaterials (Kernsubstanz) ein. Ich betrachte ihn als einen toxischen; er geht keineswegs Hand in Hand mit dem gewöhnlichen toxischen Eiweißzerfall; wenigstens konnte ich mich mehrfach davon überzeugen, daß während der erhöhten Abgabe der Nucleinderivate die allgemeine N-Bilanz zugunsten des Körpers ausfiel." Diese Erfahrungen sind überaus wichtig, wurden aber leider wenig beachtet. Auch Fr. v. Müller, der vor einigen Jahren erhöhte Ausscheidung endogener Harnsäure als feineres Reagens für Schädigung des Protoplasmas bezeichnete als negative N-Bilanz, scheint jene gleichsinnige Bemerkung C. v. Noordens übersehen zu haben. Man wird jetzt vielleicht wenig Gelegenheit haben, darüber neue Beobachtungen zu machen, weil die Zufuhr von Insulin wahrscheinlich dem Nucleinzerfall entgegentritt, und weil es nicht zu verantworten ist, Patienten solcher Art längere Zeit hindurch Insulin vorzuenthalten. An dem oben gebrauchten Worte „toxisch" braucht nicht festgehalten zu werden; als Ursache kommt vielleicht eher der Ausfall bestimmter Hormone (Insulin?) als positive Giftwirkung in Betracht.

c) Stickstoffumsatz bei eingeschränkter Kost.

Mit dem Aufkommen calorienarmer und insbesondere eiweißarmer Diabetikerkost drängte sich natürlich die Frage auf, welchen Einfluß dies auf den N-Bestand des Körpers haben würde.

Aus B. Naunyns Klinik, wo die Beschränkung beider noch in mäßigen Grenzen blieb, die Eiweißgaben von 70 g täglich selten unterschritten, und der berechnete Calorienbedarf immerhin durch reichliche Fettgaben bis zu 80 % gedeckt wurde, berichtete W. Weintraud über großangelegte Versuche, die als damals überraschendes Ergebnis Fortbestand des N-Gleichgewichtes, bei heruntergekommenen Schwerkranken sogar N-Ansatz nachwiesen. Einen beträchtlichen Schritt weiter führten die Erfahrungen C. v. Noordens mit weit spärlicherer Eiweißzufuhr und reichlichen, den Calorienbedarf völlig deckenden Fettgaben, unter Ausschluß von Kohlenhydraten. Er berichtete darüber zuerst in der 3. Auflage dieses Buches (S. 96, 1901): „In welch hohem Maße der Körper des Diabetikers geneigt ist, den Eiweißumsatz in die Bahnen des Gesunden zu lenken, d. h. seinen Eiweißbestand zu behaupten, habe ich in den letzten Jahren bei zahlreichen Kranken mit schwerem Diabetes gesehen, wo trotz spärlichster Eiweißzufuhr (50—60 g vegetabiles Eiweiß) unter starker Häufung der Fettnahrung (es handelte sich um die von C. v. Noorden damals empfohlene Gemüse-Fettkost; Hafertage gab es damals noch nicht), bei fortschreitender Gewichtszunahme und Hebung der Körperkräfte, durch Tage und Wochen nicht nur N-Gleichgewicht behauptet sondern sogar N-Ansatz erzielt wurde. Selbst ein Gesunder hätte unter solchen Ernährungsverhältnissen nur schwer seinen Eiweißvorrat behauptet." Dies war insofern eine neue Erfahrung, als es damals noch für überaus schwierig galt, den Eiweißbestand unter Ausschluß von Kohlenhydrat allein durch Fett zu schützen und zwar namentlich bei geringer Eiweißzufuhr. Man wird in der Darstellung C. v. Noordens Idee und Grundlage der später durch K. Petrén durch großzügige klinische und experimentelle Arbeit ausgebauten „Gemüse-Fettkost" wiedererkennen.

K. Petrén gelangte unter sonst gleichen Bedingungen sogar bis zur Hälfte der genannten Proteinmenge herab und konnte dadurch den täglichen N-Umsatz auf 3 g und weniger herabdrücken, ohne den N-Bestand des Körpers zu gefährden. Auch F. v. Müller ebenso wie L. Krehl und H. Mezger berichten über solch geringe N-Ausscheidung bei eiweißärmster Ernährung. Bestätigung solcher Werte findet sich ferner in den Berichten W. Faltas über Mehlfruchtkuren, wobei allerdings verhältnismäßig hohe Kohlenhydratmengen ihren altbekannten Schutz des Eiweißbestandes ausübten; dies letztere in Übereinstimmung mit den alten Erfahrungen über deren Vorbild, die kombinierte Hafer- und Gemüse-Fettkost.

Während in den bisher erwähnten Arbeiten neben geringer und höchst geringer Eiweißzufuhr der Calorienbedarf des Körpers durch Fett jedenfalls zureichend, teilweise überreichlich gedeckt war, war es von vornherein nicht sicher, ob man das gleiche günstige Resultat erwarten dürfe bei weitgehender Unterernährung, die seit F. M. Allens Hungerkur (S. 430) Mode wurde und die auch noch —

wenigstens für den Beginn der Kur, und hier mit Recht — bis in die jetzige Insulinbehandlung hineinreicht. Es ergab sich, namentlich aus den Untersuchungen von F. M. ALLEN und E. P. JOSLIN, daß bei der calorischen Unterernährung (herabgehend bis zur Hälfte des berechneten Durchschnittsbedarfes gleich schwerer Gesunder) der N-Umsatz sich der stark verminderten Eiweißzufuhr auffällig gut anschmiegt, so daß auch hier N-Gleichgewicht behauptet und sogar in vielen Fällen N-Ansatz festgestellt werden konnte.

Ist dies nun eine Eigenart des diabetischen Stoffwechsels? Unbedingt nein! Wenn man einen Gesunden hungern läßt oder längere Zeit unterernährt, oder wenn man irgendeinen in die Rekonvaleszenz eintretenden Kranken nach langer Zeit kümmerlicher Unterernährung etwas reichlicher zu füttern anfängt, so behält der Organismus gierig N zu neuem Eiweißansatze zurück, auch wenn der gesamte Calorienbedarf bei weitem nicht gedeckt wird. Das ist eine altbekannte Eigenart des N-Haushaltes. In solchem, in bezug auf Eiweißvorrat ausgemergelten, N-hungrigen Zustande befanden sich alle Zuckerkranken, bei denen das erwähnte und von manchen als höchst merkwürdig angestaunte Verhalten des N-Haushaltes nachgewiesen wurde.

Ob man auf Grund solcher Befunde die chronische Eiweiß- und Calorienunterernährung gutheißen darf, ist eine andere Frage. Über die Berechtigung hat nur die klinische Erfahrung zu entscheiden. Wir stehen nicht auf dem Standpunkt mancher Schlagworttrommler, für die es eine andere Kostform Zuckerkranker als weitestgehende chronische Unterernährung nicht gibt (S. 358).

V. Der Wasserstoffwechsel im Diabetes.

Störungen im Wasserstoffwechsel treten bei Diabetes in mannigfacher Weise hervor. Sie zeigen sich in Polyurie und Polydipsie, Wasserverarmung der Gewebe und Änderungen der Zusammensetzung des Blutes. Der Wasserstoffwechsel steht besonders beim schweren Diabetes in starker Abhängigkeit von der Störung des Kohlenhydratstoffwechsels.

1. Harnmenge; spezifisches Gewicht.

Die Polyurie ist eines der auffallendsten Symptome im Diabetes. Sie beunruhigt den Kranken oft, ehe er andere Merkmale der Krankheit verspürt. Der Harndrang weckt die Kranken und veranlaßt sie zum öfteren Verlassen des Bettes. Doch steht meistens — wenn auch nicht bei jedem Kranken — die Menge des Nachtharns gegen den Tagharn zurück. Das ist bemerkenswert, weil bei anderen Kranken mit pathologisch gesteigerter Diurese oft $^2/_3$ oder $^3/_4$ der Harnmenge auf die Nacht entfallen.

Die absolute Menge steigt in seltenen Fällen auf 10 l und mehr (15—20 l!). In mittelschweren Fällen, ohne Regelung der Kost, dürften 5—6 l am Tage die Regel bilden.

Mehr Zucker bringt mehr Harn mit sich. Gewöhnlich steigt aber die Harnmenge langsameren Schrittes als der Zucker. Daher sind größere Harnmengen gewöhnlich prozentisch reicher an Zucker und haben — was bei keiner Krankheit wiederkehrt — höheres spezifisches Gewicht als kleinere Harnmengen.

Unter dem Vorbehalt, daß Ausnahmen häufig sind, stellen wir folgende Durchschnittswerte auf, welche aus einer größeren Anzahl Harntabellen berechnet sind:

Harnmenge	Spez. Gewicht	Zucker
1500— 2500 ccm	1025—1030	2—3 %
2500— 4000 ccm	1030—1036	3—5 %
4000— 6000 ccm	1032—1040	4—7 %
6000—10000 ccm	1036—1046	6—9 %.

Die Beziehungen zwischen Zucker und Harnwasser sind besonders deutlich, wenn Diabetiker von gemischter Kost zur Fleisch-Fett-Diät übergehen. Die Harnmenge sinkt mit dem Zucker sofort, wenn auch nicht immer in gleichem Maße:

Beispiel (45jähriger Patient; Diabetes seit 4 Jahren).

	Harn	Spez. Gewicht	Zucker	Mittel aus
Gemischte Diät . . .	5000	1037	6,8 %	4 Tagen
Strenge Diät	2300	1026	1,2 %	5 „
Gemüse-Eier-Diät . .	1450	1018	0,3 %	4 „

Wird der Harn bei strenger Fleischdiät gänzlich oder nahezu zuckerfrei, so nähert sich die Harnmenge den normalen Durchschnittswerten. Das spezifische Gewicht bleibt aber oft höher, weil der Harn reich an Stoffwechselprodukten des Fleisches ist.

Gewöhnlich ist der Tagharn erheblich zuckerreicher als der Nachtharn; in frischen Fällen trifft dies ausnahmslos zu. Stehen sich Harnmenge und Zuckergehalt tags und nachts annähernd gleich oder überwiegt gar die nächtliche Zuckerausscheidung, so hat man es sicher mit veralteten Fällen zu tun, und es wird große Mühe und viel Zeit kosten, den Harn durch Kohlenhydratentziehung zuckerfrei zu bekommen — eine prognostisch und therapeutisch beachtenswerte Erfahrungstatsache.

Von den genannten Regeln gibt es manche Ausnahmen. Einige lassen sich formulieren, andere trotzen jeder schematischen Einteilung.

a) Der Glykosurie soll manchmal eine längere Periode mit stark vermehrter Diurese vorausgehen. Man kann dies nur aus den Berichten der Kranken entnehmen, da ja die Vorstufen des Diabetes sich fast ausnahmslos der ärztlichen Überwachung entziehen. Einige Kranke geben aber bestimmt an, sie seien eine Zeitlang von häufigem Harndrang gequält worden und auch die Harnmenge sei unnatürlich groß gewesen. Untersuchungen auf Zucker wären negativ ausgefallen; der Zucker sei erst viel später aufgetreten. Damit ist freilich nicht bewiesen, daß der Harn in jenen frühen Zeiten stets zuckerfrei war; anfangs tritt der Zucker im Harn ja oft nur stundenweise auf, und dann sind die kleinen Mengen im verdünnten 24-Stunden-Harn nicht nachweisbar. Immerhin sei daran erinnert, daß nach experimentellen Verletzungen des Pankreas von verschiedenen Autoren nur Polyurie ohne Glykosurie beobachtet ist. Kam es nicht zum Diabetes mellitus, so ging die Polyurie schnell vorüber.

b) Dem Diabetes mellitus folgt, wenn die Glykosurie unterdrückt ist, oft eine über Wochen und Monate sich hinziehende Periode der Polyurie ohne Glykosurie. In manchen dieser Fälle handelt es sich nur darum, daß die Patienten, die während der Glykosurie viel Wasser tranken, diese Gewohnheit beibehalten. Der ärztlich verordneten Einschränkung des Wassers folgen einige Tage mit starkem Durstgefühl. Bald läßt dies nach, und die Personen erlangen normale Diurese. In anderen Fällen läßt sich der Durst nicht bezähmen, die Patienten verlieren den Appetit, schlafen schlecht und fühlen sich matt, sobald man versucht, die Polyurie durch Trinkverbot zu bekämpfen. Immerhin liegt zumeist die Schwierigkeit, der lästigen und unnötigen Polydipsie Herr zu werden, mehr auf psychischem als auf osmotischem Gebiete. Es gelang uns oft, die restliche Polydipsie und Polyurie durch Sedativa erfolgreich zu bekämpfen.

W. FALTA zeigte klinisch-experimentell, daß bei manchen Diabetikern, auch im Stadium der Aglykosurie, Adrenalin die Diurese stark vermehrt; schon E. PICK und F. PINELES hatten Adrenalinpolyurie ohne Adrenalinglykosurie beschrieben. Diese übrigens keineswegs regelmäßige Dissoziation der diuretischen und der glykosurischen Adrenalinwirkung macht vielleicht das Überdauern der Polyurie nach Beseitigung der Glykosurie verständlich. Es sind meist sehr nervös veranlagte Individuen, um die es sich da handelt (Sympathikotoniker?). FALTA wirft die Frage auf, ob sich nicht bei manchen Diabetikern auch im aglykosuri-schen Zustand die Nieren in einem abnorm erregbaren Zustand befinden. Pankreas-exstirpation erhöht ganz allgemein die Adrenalinempfindlichkeit (A. FRÖHLICH und L. POLLAK); diabetisches Pankreasleiden mag das gleiche tun. Eine Adrenalin-überempfindlichkeit der Nieren könnte den Fortbestand der Polyurie erklären.

c) Es gibt nicht wenige Fälle von Diabetes mellitus, wo trotz starken Zucker-gehalts der Urin die normale Menge beibehält und das Bedürfnis nach Wasser die physiologischen Grenzen nicht übersteigt. Die Ursachen sind unbekannt. PETER FRANK hat vor 100 Jahren diese Fälle zuerst beschrieben und als „Diabetes decipiens“ bezeichnet; seitdem sind zahlreiche Einzelbeobachtungen veröffent-licht. Fälle, wo bei normaler Tagesmenge der Harn dauernd 2—3 $^0/_0$ Zucker, manch-mal sogar erheblich mehr enthält, sind unseren Erfahrungen nach viel häufiger, als man nach Angabe der Lehrbücher erwarten sollte. Unter unseren Fällen gehören mehr als 10 $^0/_0$ in diese Gruppe. Es handelt sich meist um ältere Indi-viduen, mit gleichzeitigen gichtischen Beschwerden oder mit höheren Graden von Arteriosklerose, insbesondere auch mit ausgesprochener arteriosklerotischer Schrumpfniere. Sie kommen auch bei jüngeren Leuten vor, wie Th. BRUGSCH richtig bemerkt, aber viel seltener. In zwei Fällen, wo mindestens 6 bzw. 8 Jahre lang „Diabetes decipiens“ (ohne Nephritis) bestand, war der Nüchternwert des Blutzuckers auffallend hoch:

1. 1600 ccm Harn, 4,2 $^0/_0$ Harnzucker; 3,4 $^0/_{00}$ Blutzucker.
2. 1400—1500 ccm Harn, 3,8 $^0/_0$ Harnzucker; 2,5 $^0/_{00}$ Blutzucker.

d) Ärztliche Verordnungen können die natürlichen Beziehungen zwischen Diurese und Glykosurie nach verschiedener Richtung durchbrechen. Am nach-drücklichsten wirken stets antidiabetische Maßregeln. Oft kehrt der Durst vor dem Harnzucker zurück, ein Warnungssignal, das man kennen und beachten muß. Verminderung der Harnmenge durch Beschränkung des Wassertrinkens wird selten in Frage kommen, weil erfahrungsgemäß Diabetiker diesen Eingriff schlecht ver-tragen und, wenn er doch verordnet wird, nicht beachten. Dagegen ist das Umgekehrte oft der Fall. Bei Kranken, welche Trinkkuren durchmachen, wird der Harn natürlich stark verdünnt; seine Menge steigt, während das spezifische Gewicht sinkt und der relative Zuckergehalt abnimmt. Dies wird oft zu einer Quelle des Irrtums und täuscht, wenn man nur den Prozentgehalt betrachtet und nicht auch die Tagesmenge des Zuckers berechnet, bessere Resultate der Trinkkuren vor, als tatsächlich vorhanden sind.

2. Folgen der Polyurie.
a) Polydipsie.

Bei Diabetes mellitus ist zumeist (siehe oben) im Gegensatz zu manchen Fäl-len von Diabetes insipidus, Polyurie das Primäre, die Steigerung des Durstes (Polydipsie) das Sekundäre. Der Durst fordert gebieterisch Befriedigung, doch kommt es nur in späten, dem Koma sich nähernden Stadien der Krankheit zu so starken Durstparoxysmen, wie bei Diabetes insipidus. Im Einzelfalle ist Nachlaß des quälenden Durstes stets als gutes Zeichen zu begrüßen, weil es erfahrungsgemäß mit Besserung des Allgemeinbefindens und Hebung der Kräfte Hand in Hand geht. Wenn die Patienten viel Natr. bicarb. erhalten (20 g täglich und mehr), klagen sie fast immer über starken Durst. Das Wasser dient dann zum Ausgleich des osmotischen Druckes.

b) Verhalten der Blutkonzentration.

Die durch den Zucker gereizten Nieren entziehen dem Blute mit solcher Kraft Wasser, daß es zur Eindickung des Blutes kommen kann. In diesen

Fällen zeigt die Untersuchung des Hämoglobins und der roten Blutkörperchen, des Trockenrückstandes und des Eiweißgehaltes des Serums höhere Blutkonzentration als normal an. Die Erscheinung ist aber nicht konstant, in anderen Fällen sah man normalen oder sogar erhöhten Wassergehalt des Blutes. Neben der Schwere der Stoffwechselstörung ist das Verhalten der Blutkonzentration weitgehend abhängig von der Ernährung des Diabetikers. Die einzelnen Faktoren, welche den Wassergehalt des Blutes und damit den gesamten Wasserstoffwechsel beeinflussen, wurden neuerdings von R. MEYER-BISCH sowie von O. KLEIN, dem wir hier folgen, eingehend untersucht. In schweren Fällen war die morgens nüchtern gemessene Konzentration des Blutes hoch in Perioden kohlenhydrathaltiger Kost, niedriger oder normal unter dem Einfluß von Gemüsefettkost. Die Wasserverarmung des Blutes in ersterem Falle rührt wohl daher, daß bei Verabfolgen von Kolhenhydrat die Glykosurie und damit die Zwangspolyurie größer ist. Im Verlaufe des Tages schwankt die Blutkonzentration mit größeren Ausschlägen als beim Gesunden. Steigen des Blutzuckers infolge alimentärer Einflüsse hat nämlich meist vorübergehende Erhöhung des Wassergehaltes des Blutes zur Folge. Letztere geht mit einem Anstieg des Blutkochsalzspiegels einher, weil mit dem aus dem Gewebe mobilisierten Wasser gleichzeitig auch Kochsalz aus dem Gewebe ins Blut eingeschwemmt wird. Die Blutverdünnung nach alimentärer Steigerung des Blutzuckers wurde als ein regulatorischer Vorgang gedeutet, der einen zu hohen Anstieg des Blutzuckerspiegels verhindern und gleichzeitig die Mobilisierung des für die Ausscheidung des Zuckers nötigen Lösungswassers bewirken soll. Die Blutverdünnung ist um so hochgradiger, je steiler der Blutzucker ansteigt.

Eine besonders starke Wasserverarmung des Blutes findet sich im Koma. Z. B. beobachtete E. GRAWITZ:

	Rote Blutscheiben Mill.	Trockengehalt des Blutes %	Trockengehalt des Serums %
Vor dem Koma	4,9	21,4	9,2
Im Koma	6,4	24,75	11,35

Bei 3 Diabetikern, die im Koma starben, wurden auf C.v NOORDENs Klinik im beginnenden Koma gefunden: 79,3 — 78,7 — 80,1 % Wassergehalt des Blutes; bei einem vierten vor Ausbruch des Komas: 78,2 %, im Koma (3 Stunden vor dem Tode): 75,3 %. Mit Recht heben fast alle Autoren, darunter A. CHAUFFARD, LE CONTE und M. DORIE hervor, daß die Wasserverarmung nicht Ursache des Komas sei. (Siehe auch Insulinbehandlung.)

c) Der Kochsalzgehalt von Harn und Blut.

Bei starker Glykosurie kann die Kochsalzausscheidung im Harn stark behindert sein (R. MEYER-BISCH). Dann kommt besonders bei reichlicher Zufuhr von ClNa, eine Stauung von Kochsalz im Körper zustande. Es wird aber nicht, wie z. B. bei manchen Nierenkrankheiten entsprechend der Kochsalzretention auch Wasser gestapelt. Die Zwangspolyurie verhindert das. Die Kochsalzretention des Diabetikers unter diesen Bedingungen ist also eine „trockene" (O. KLEIN). Der Kochsalzgehalt des Blutes ist in solchen Fällen bei gleichzeitiger Erhöhung der Blutkonzentration (durch Zucker) vermindert, es besteht Hypochlorämie (R. MEYER-BISCH und F. GÜNTHER), offenbar weil das Kochsalz an dem Übertritt aus den Geweben ins Blut durch die Glykose verhindert wird. In dieser trockenen Kochsalzretention liegt sicher eine der Bedingungen für das Zustandekommen der diabetischen Ödeme (siehe S. 175). Unter erfolgreicher Diätbehandlung pflegt der Kochsalzgehalt des Blutes schnell wieder normal zu werden. Durch Maßnahmen, welche wie Aderlaß und starke Belastung mit

Zucker eine Mobilisierung von Gewebswasser erzwingen, wird zugleich mit der auftretenden Blutverdünnung eine Ausschwemmung von Kochsalz aus den Geweben bewirkt.

d) Extrarenale Wasserabgabe.

Die meisten Diabetiker haben trockene Haut und sind schwer zum Schwitzen zu bringen. Bei den bekannten Beziehungen zwischen Haut und Nieren steht nichts im Wege, die erhöhte Tätigkeit der letzteren für die Untätigkeit der ersteren verantwortlich zu machen. (Vgl. auch die neueren Arbeiten von O. Klein.) Es gibt übrigens Ausnahmen, welche in der Mehrzahl leichtere Fälle betreffen, und zwar vorwiegend bei fettleibigen Diabetikern zur Beobachtung kommen. In C. v. Noordens Aufzeichnungen finden sich bei $14\,^0/_0$ aller Fälle reichliche oder überreichliche Schweißbildung als Begleiterscheinung des Diabetes vermerkt. Unter den Schwerdiabetikern waren es $10\,^0/_0$, sämtlich mager oder doch nicht fettleibig; also erheblich mehr, als man gewöhnlich annimmt. Komplikation mit Morbus Basedowii bringt manchmal, aber keineswegs immer vermehrte Schweißbildung (S. 318). — Von ganz anderem Gesichtspunkt aus ist es zu betrachten, wenn Diabetiker halbseitige oder örtlich begrenzte Schweiße aufweisen. Sie sind nur durch pathologische Erregung der spezifischen schweißtreibenden Nerven zu erklären. — Wie die Schweißbildung, zeigt auch die Perspiratio insensibilis eine Verminderung. Es entfällt, angesichts der enormen Harnmenge, ein geringerer Prozentsatz der Wasserabgabe auf die Abdunstung; aber auch die absoluten Mengen des abdunstenden Wassers sind häufig herabgesetzt.

Untersuchungen der Sekretion der Schweißdrüsen mit der E. Jürgensen'schen capillarmikroskopischen Methode ließen im Frühstadium des Diabetes eine Übererregbarkeit der Drüsen erkennen, die bei fortschreitender Erkrankung in Untererregbarkeit bzw. Hypofunktion übergeht (E. Jürgensen und K. H. v. Noorden jr.).

e) Verhalten des Körpergewichts.

Die oben besprochenen Verhältnisse des Wasser- und Mineralstoffwechsels bei Diabetikern erklären auch ihre starken Gewichtsschwankungen. Sie reichern sich sehr schnell mit Wasser an, geben es aber auch schnell wieder ab sobald die Ernährungsform sich ändert. Am auffallendsten sind die Gewichtsschwankungen bei Haferkur, aber auch 3—4 hintereinander geschaltete Gemüsetage bringen oft 1—2 kg Gewichtszunahme, von der nach Rückkehr zur gewöhnlichen strengen Diät das meiste in 2—3 Tagen wieder verloren geht. Erinnern wir uns des oben Gesagten, so ist es nach O. Klein am wahrscheinlichsten, daß die trockene Kochsalzretention für diese Gewichtsschwankungen bei Änderung der Diät verantwortlich zu machen. ist. Der Übergang von gemischter Diät zu Gemüsekost führt eben deshalb zur Wasserretention, weil mit Verminderung der Glykosurie die Zwangspolyurie aufhört. und das zur Verfügung stehende Wasser nunmehr zur Verdünnung des im Gewebe angehäuften Kochsalzes dient. Die Gemüsetage erhöhen aber nur dann das Körpergewicht durch Wasserretention, wenn die Gemüse mit reichlich Kochsalz zubereitet wurden. Kochsalzfreie Gemüsetage entwässern stark wie jede sonstige kochsalzfreie Kost es gleichfalls tut.

Es wäre verkehrt, nur dem Kochsalzgehalte der Gewebe wasserbindende Kraft zuzuerkennen. Wenn wir einem Diabetiker, gleichgültig durch welches therapeutischen Verfahren, die Fähigkeit verschaffen wieder Glykogen anzusammeln, so muß er gleichzeitig Quellungswasser in die Zellen aufnehmen, wie sich schon aus alten Versuchen von N. Zuntz ergibt. Das Quellungswasser wirkt gewichtsteigernd.

f) Ödeme.

Diabetiker neigen im ganzen wenig zu Ödemen. Sie bleiben auch oft bei Krankheiten ödemfrei, die sonst leicht zu Ödemen führen. Unter zwei Bedingungen werden nun aber nicht selten Ödeme bei Zuckerkranken beobachtet, nämlich bei Haferkur und bei reichlicher Zufuhr von Salzen, besonders Natron bicarbonicum. C. v. Noorden hat zuerst die im Verlaufe von Haferkuren auftretenden Ödeme beschrieben. Über die Ursache dieser Ödeme hat sich eine lange Diskussion entwickelt. v. Noorden meinte ursprünglich, diese „Haferödeme" hingen wohl von einer individuellen Disposition ab und müßten vielleicht zur Gruppe des von H. Quincke beschriebenen Hydrops toxicus zu rechnen sein. C. Funk sieht das Haferödem als Avitaminose an. Andere Autoren suchen die Ursache in einer durch die diabetische Stoffwechselstörung bedingten Gewebsschädigung. Insbesondere wurde die Ödemgenese mit der Acidosis in Zusammenhang gebracht (W. Ebstein, E. Földes, W. Öhme). Demgegenüber sind aber Fälle mitgeteilt worden, welche die Unabhängigkeit des Ödems von Acidosis sicher erweisen (W. Falta, W. Boenheim). Es ist seltsam, daß man die Acidosis beschuldigte, da C. v. Noorden von vornherein beschrieb, das Ödem trete auf zu Zeiten, wo unter Einfluß der Haferkur die Acidosis schwand.

Nach O. Klein spielt die trockene Kochsalzretention der Diabetiker eine wichtige Rolle bei der Entstehung der Ödeme, insofern beim Übergang zu Haferkost eine plötzliche Steigerung der Toleranz eintritt, welche zur Verringerung der Polyurie führt. Das Wasser wird nunmehr im Körper von dem dort angehäuften Kochsalz zurückgehalten. Dieser anscheinend einfachen Deutung können wir uns nicht anschließen. Wir meinen doch, daß eine bestimmte extrarenale Ursache beteiligt sein muß. Vorausgegangene ClNa-reiche Kost begünstigt stark das Auftreten der Haferödeme. Aber auch kochsalzfreie Haferkost (d. h. Hafer ohne ClNa-Zusatz) bringt gelegentlich Ödeme, während andere Formen von Kohlenhydrattagen (namentlich Milchtage, Reis-Obst-Tage) dies nicht tun. An Mithilfe positiver Wirkungen des Hafers kommt man kaum vorbei; natürlich müssen die Vorbedingungen, wie z. B. reiche Vorräte an ClNa in den Geweben oder reiche Gaben von Natronbicarbonat gegeben sein.

Abgesehen von den Haferödemen wurden Ödeme früher hauptsächlich bei solchen Diabetikern beobachtet, die nach dem Vorgange B. Naunyns wegen Acidosis große Dosen von Natr. bicarb. bekamen.

E. Reiss, auch A. Magnus-Levy und A. v. Wyss nehmen für die durch große Natriumbicarbonatgaben bedingten Ödeme der Diabetiker Nierenschädigung als Ursache an, auch für den Fall, daß keine Albuminurie besteht. Gewiß ist Albuminurie nicht ausschlaggebend, und für manche Fälle trifft die Annahme einer partiellen Nierenschädigung wohl auch sicher zu. Sie erklärt aber nicht alles. C. v. Noorden sah verschiedene Fälle, wo unter sonst gleichen Verhältnissen (gleiche Zufuhr von Natr. bicarb.) die Patienten unter antidiabetischer strenger Normalkost mit 15—20 g täglicher Kochsalzaufnahme ödemfrei blieben, aber sofort Ödeme bekamen, wenn sie einige Tage Gemüse oder Haferkost mit nur 8—10 g Kochsalz nahmen. Sie blieben aber auch unter diesen Verhältnissen ödemfrei, wenn man das Natriumbicarbonat größtenteils durch Kali bicarbonicum ersetzte (S. 385).

Eine wesentliche Rolle bei der Entstehung dieser Ödeme scheint daher das Kation Natrium zu spielen. Dies hat hydropigene Wirkung, gleichgültig ob es an das Anion Cl oder HCO_3 gebunden ist (W. Falta). Wenn es auch ziemlich sicher ist, daß das Natrium ödemauslösend wirkt, so bleibt trotzdem die Frage nach der letzten Ursache der Ödembereitschaft noch ungelöst. W. FALTA sieht letztere in einer Ernährungsstörung der Endothelien. Das ist natürlich nur eine Umschreibung. Wir erinnern aber daran, daß die Nahrung des Zuckerkranken unter Umständen zu kaliarm ist; gerade dies kann zur Ödembereitschaft der Gewebe wohl einiges beitragen.

Gleichgültig wie entstanden, alle Ödeme der Diabetiker schwinden nach 1 bis 2 Tagen durch kochsalzfreie bzw. höchst kochsalzarme Kost. Einschaltung solcher Tage verhütet das Entstehen von Ödemen, auch bei Insulinkuren. Über Insulinödeme s. Insulinbehandlung.

VI. Verhalten verschiedener Harnbestandteile.

1. Stickstoffhaltige Bestandteile.

a) Stickstoff, Harnstoff.

Über die Höhe der N-Ausscheidung brauchen wir nicht mehr zu sprechen. Sie ist abhängig vom Eiweißumsatz; vgl. das hierüber Gesagte (S. 168). Dasselbe gilt vom Harnstoff, da derselbe immer etwa 80—85 $^0/_0$ des Stickstoffes im Harn für sich in Anspruch nimmt und daher den gleichen Gesetzen folgt, wie die N-Ausscheidung im allgemeinen. Abweichungen von der normalen relativen Menge kommen nur vor, wenn die Ammoniak- oder Aminosäurewerte ungewöhnlich groß sind. Dies erheischt besondere Besprechung.

b) Ammoniak.

Der Gesunde scheidet 0,5—1,0 g NH_3 am Tage aus, bei vorwiegender Fleischkost steigen die Werte auf 1,2—1,5 g. In vielen Fällen von Diabetes liegen die Dinge ebenso. Andere Male sind die Mengen des Ammoniaks viel reichlicher. 3—6 g sind häufig verzeichnet; E. STADELMANN fand einmal sogar 12 g pro die. Die hohen Werte gehörten, wenn nicht außergewöhnliche Steigerung der Eiweißzufuhr sie veranlaßte, fast ausnahmslos schweren Fällen an, die höchsten Werte dem Coma diabeticum oder seinen Vorstufen. Mittlere Werte sind dagegen oft Wochen und Monate lang zu beobachten.

Im Harn erscheint um so mehr NH_3, je mehr Säuren in das Blut geraten, die sich mit dem Ammoniak verbinden und seine Vereinigung mit CO_2 zum Harnstoff verhindern (O. SCHMIEDEBERG, E. STADELMANN, O. MINKOWSKI u. a.). Diese Regel scheint im Diabetes mit besonderer Schärfe zuzutreffen:

a) Seine Nahrung ist eine ,,saure''. Aus den reichlichen Mengen Fleisch usw. geht viel Phosphorsäure und namentlich durch Oxydation des Schwefels, der in jedem Eiweißmolekül enthalten ist, Schwefelsäure hervor.

b) Außerdem produzieren Diabetiker unter gewissen Umständen reichliche Mengen organischer Säuren. Acetessigsäure und β-Oxybuttersäure stehen bei weitem in erster Linie. Über die Bedingungen ihrer Entstehung vgl. unten. Mit Ausnahme seltener, bis jetzt noch unverständlicher Fälle (H. WOLPE), ist an ihre Gegenwart im Harn stets reichliche Ammoniakausscheidung gebunden.

Dieser Umstand hat nicht nur theoretische, sondern auch hervorragende praktische Bedeutung. Die Säuremenge des Harns ist sehr schwer, der Ammoniak sehr leicht zu bestimmen. Es kann uns bei den nahen Beziehungen zwischen Säure- und Ammoniakausscheidung der NH_3-Gehalt des Harns als bequemer Maßstab für die Säureproduktion des Organismus dienen. Wo bei mittlerer oder hoher Gesamt-N-Ausscheidung der relative Wert für NH_3 (d. h. Ammoniakstickstoff : Gesamtstickstoff) 10, 15, 20 $^0/_0$ und mehr erreicht, ist die Säureproduktion stets abnorm gesteigert, und dies weist uns auf die drohende Gefahr der Säureintoxikation (,,Acidosis'', B. NAUNYN) und des Komas hin.

Wichtiger als das Verhältnis $NH_3 : N$ ist die absolute Menge des ausgeschiedenen Ammoniaks; denn die Säuremenge, nicht der Totalstickstoff beherrscht die Ammoniakausfuhr, wie H. Björn-Andersen und M. Lauritzen jüngst noch schärfer als früher Fr. Müller, A. Magnus-Levy und C. v. Noorden hervorhoben.

Falls nicht Natrium bicarb. oder andere Alkalien dargereicht werden, gilt (nach A. Magnus-Levy) ungefähr folgende Skala:

0,5—1,0 g NH_3 im Tagesharn normal

2 g   „   „   „   zeigen an: etwa 6 g Oxybuttersäure

5 g   „   „   „   „   „   „ 20 g   „

8 g   „   „   „   „   „   „ 36—40 g   „

Praktisch genommen, ist diese Methode freilich jetzt durch bequeme Bestimmung der gesamten Acetonkörper und durch Ermittlung der CO_2-Spannung in der Alveolarluft verdrängt. Vgl. Abschnitt Acetonkörper S. 193.

c) Kreatinin und Kreatin.

Der Kreatin- und Kreatininausscheidung des Diabetikers ist neuerdings — im Gegensatz zu früher — viel Beachtung geschenkt. Man nimmt jetzt mit O. Folin an, daß bei kreatinfreier (= fleischfreier) Kost kein Kreatin, sondern nur Kreatinin im Harn erscheint. Die Menge ist nicht gesetzmäßig, sondern individuell verschieden, meist = 1,5—2,0 g im Tagesharn (endogenes Kreatinin). Wird kreatinhaltige Nahrung genommen (Fleisch, Fleischsuppen, Fleischextrakt), so erscheint das darin enthaltene Kreatin teils als Kreatin, teils als exogenes Kreatinin, teils oxydiert als Harnstoff im Urin. Nach L. Mendel und W. Rose fällt der Kreatinanteil um so höher aus, je kohlenhydratärmer die Kost. Dies machte Eigenart der Kreatin- und Kreatininausscheidung im Diabetes wahrscheinlich.

Bei leichtem Diabetes wurden, wie zu erwarten, keine wesentlichen Abweichungen vom normalen Verhalten gefunden.

In schweren, namentlich in den mit Acidosis verbundenen Fällen verschob sich aber bei fleischhaltiger Kost das Verhältnis Kreatinin : Kreatin zugunsten des Kreatins, und weiterhin erschienen auch bei kreatinfreier Kost ansehnliche Mengen endogenen Kreatins (R. A. Krause, R. Taylor, A. Skutesky, M. Bürger und H. Machwitz, D. Lampert, E. Grafe und Ch. G. L. Wolf). Es scheint, daß sowohl Auftreten endogenen Kreatins wie unvollständiger Abbau des Nahrungskreatins mit der Schwere des Diabetes zunehmen. Grafe und Wolf fanden bei kreatinfreier Kost in einem Falle von schwerem Diabetes bis 1,8 g reinen Kreatins und ein Verhältnis von Kreatinin zu Kreatin = 1 : 2,3.

Die letzten Ursachen der übergroßen Kreatinbildung sind noch unklar; eine ungenügende Umbildung von Kreatin zu Kreatinin kommt nicht in Betracht (M. Lauritzen). Auch steht die Kreatinurie mit der Acidosis nicht in unmittelbarem Zusammenhang. Bei Phloridzinhungerhunden bewirkt Zulage von Eiweiß zwar eine Abnahme der Acetonurie, aber nicht der Kreatinausscheidung (Palladin).

d) Harnsäure.

Wo zuverlässige Methoden benutzt wurden, fand man die Mengen exogener Harnsäure normal oder leicht vermehrt (G. Startz, A. Bischofswerder, M. Jacoby, Baginsky), im allgemeinen wie beim Gesunden der Aufnahme purinhaltiger Kost entsprechend.

Auf die Ausscheidung der der Harnsäure nahestehenden Alloxurbasen, auf die Bischofswerder und Jacoby Rücksicht nahmen, gehen wir nicht ein, weil die zu den Analysen benutzte Krüger-Wullfsche Bestimmungsmethode gar zu unzuverlässig ist. Nach dem Bericht einiger französischer Autoren gibt es Diabetesfälle, die durch vermehrte Ausscheidung von Harnsäure eingeleitet werden, und andere, bei welchen Harnsäurevermehrung und Glykosurie abwechseln. Diese Fälle werden von den Autoren dem „Diabetes alternans" zugerechnet (vgl. S. 91). Doch sind alle diese Angaben höchst unsicher, da sie aus einer Zeit stammen, wo man noch nicht genügenden Einblick in die Abhängigkeit der Harnsäureausscheidung von Qualität der Nahrung hatte.

Wie schon erwähnt, trifft man in schweren Fällen ungewöhnlich große Mengen endogener Harnsäure an (0,75 g und mehr). Diese Tatsache weist auf starken Zerfall purinhaltigen Körpermaterials (Kernsubstanz hin). Vgl. S. 168.

e) Aminosäuren.

Es liegen schon einige ältere vereinzelte Beobachtungen über Vermehrung der Aminosäuren im diabetischen Harn vor (Literatur und Kritik bei C. v. NOORDEN, Handb. d. Pathol. d. Stoffwechsels. Bd. 2, S. 91. 1907). Spätere planmäßige Untersuchungen nahmen ihren Ausgang von einer Arbeit H. EPPINGERs, worin er das Erhaltenbleiben reichlicher Aminosäurekomplexe mit Störung der Pankreastätigkeit in Zusammenhang brachte. Seitdem wurde von verschiedenen Autoren mitgeteilt, daß schwere diabetische Störungen des Zuckerhaushaltes von reichlicher Ausscheidung von Aminosäuren begleitet seien (A. GALAMBOS und E. TAUSS, M. LABBÉ und H. BITH, W. LÖFFLER, P. J. CAMMIDGE). Die Normalwerte liegen zwischen 0,25 und 1,0 g täglich und decken zwischen 2 und 5 $^0/_0$ des Gesamtharnstickstoffs. In schweren Fällen sah CAMMIDGE die Aminosäuren des Harns auf 2 g und mehr ansteigen, GALAMBOS und TAUSS auf 2—4 g, und sie belegten bei dieser Höhe 10—18 $^0/_0$ des Gesamtharnstickstoffs. Die letztgenannten hohen Zahlen (2—4 g) bedürfen der Nachprüfung; jedenfalls können wir behaupten, daß sie schweren und schwersten Fällen nicht gesetzmäßig zukommen. Bei pankreasdiabetischen Hunden soll der Aminosäurengehalt des Harnes (M. LABBÉ und VIOLLE) und auch der des Blutes (OKADA) erhöht sein.

Normalerweise sollten die Aminosäuren bis auf kleine Reste zu Harnstoff abgebaut werden. Ihr Erhaltenbleiben bedeutet, daß Gruppen, denen noch nutzbare Energie innewohnt, vorzeitig verloren gehen. Immerhin ist der Energieverlust nicht groß.

Größer ist das theoretische Interesse; aber das bisher Bekannte genügt durchaus nicht, die Ursache der diabetischen Hyperaminosurie klarzulegen. Wahrscheinlich steht sie in engem Zusammenhang mit der Acidosis und der Mehrausscheidung von Ammoniak. Wie die Acidosis und Ammoniakausfuhr vermindert sich auch die Hyperaminosurie mit dem Besserwerden der Gesamtlage der diabetischen Stoffwechselstörung.

Nach Injektion von Insulin sinkt beim Diabetiker der Aminosäurenspiegel des Blutes und die Aminosäurenausscheidung des Harnes. Nach oraler Belastung mit Glykose nimmt beim Gesunden und Leichtdiabetiker der Gehalt des Blutes an Aminosäuren ebenfalls ab, beim schweren Diabetiker bleibt er unverändert (E. WIECHMANN).

Auf unvollständigen Eiweißabbau weist auch der Befund gewisser Mengen von kolloidalen N-Verbindungen im Harn von Schwerdiabetikern hin (H. PRIBRAM und J. LÖWY). Aus diesen und ähnlichen Befunden eine „Abartung" des Körpereiweißes im Sinne von F. KRAUS und F. UMBER oder eine Vergiftung mit hochmolekularen Eiweißabbauprodukten (PRIBRAM und LÖWY) zu folgern, ist unberechtigt oder doch mindestens verfrüht. Über die Theorie der „Eiweißabartung" vgl. die Kritik von A. MAGNUS-LEVY.

f) Albuminurie.

Die Angaben über Häufigkeit der Albuminurie bei Diabetes schwanken ungemein.

Die zahlreichen Statistiken berichten über 10—68,7 $\%$ der Fälle (CH. BOUCHARD, P. FÜR-BRINGER, P. UNSCHULD, R. SCHMITZ, SALLES, BUSSIÈRE, J. MAYER, GOUDARD).

Den weitaus größten Prozentsatz ergeben die Krankengeschichten von E. KÜLZ: 98,7 $\%$; dabei wechselten allerdings in zahlreichen Fällen positive und negative Befunde ab. In allen Untersuchungen wurde Eiweiß gefunden bei 540 = 79,4 $\%$, es wurde dasselbe ab und zu vermißt bei 140 = 20,6 $\%$ der Fälle. Sieht man von den Fällen ab, wo nur hin und wieder und wo nur Spuren von Eiweiß gefunden wurden, so bleiben noch 48 $\%$ aller Fälle mit dauernd deutlicher Eiweißreaktion übrig.

Eine Statistik, die C. v. NOORDEN im Jahre 1900 auf Grund von 650 Fällen aufstellte, ergab folgendes:

	Albuminurie
Gesamtzahl der auf Albuminurie untersuchten Fälle . = 650 bei	140 Kranken = 21,5 $\%$

Darunter schwere und mittelschwere Fälle . . . . = 286 bei	48 Kranken = 16,7 $\%$
leichte Fälle . . . . = 364 „	92 „ = 25,6 $\%$

Darunter im Alter unter 20 Jahren . . . . = 28 bei	3 Kranken = 10,7 $\%$
„ „ „ von 20—30 Jahren . . . . = 55 „	3 „ = 5,5 $\%$
„ „ „ „ 30—40 „ . . . . = 125 „	1 „ = 8,8 $\%$
„ „ „ „ 40—50 „ . . . . = 216 „	37 „ = 17,1 $\%$
„ „ „ über 50 Jahren . . . . = 226 „	86 „ = 38,0 $\%$

Darunter konnte aus dem Verhalten des Urins, des Zirkulationssystems und des Verlaufs die Diagnose auf Nephritis gestellt werden	bei 68 Kranken = 10,5 $\%$

Interessanter als die Fälle, wo offenbar Nephritis als Komplikation vorliegt, sind jene, wo die Albuminurie ohne sonstige Zeichen von Nephritis auftritt. Die Albuminurie ist dann selten dauernd vorhanden; sie kommt und geht, um entweder schließlich ganz zu verschwinden, oder nach Jahr und Tag festen Bestand zu gewinnen. Direkte Beziehung zur Höhe der Eiweißzufuhr und des Eiweißumsatzes konnten wir nicht mit Sicherheit feststellen. Durchaus nicht können wir uns der Ansicht J. MAYERs und R. SCHMITZ' anschließen, daß „strenges Regime" das Zustandekommen der Albuminurie in auffallender Weise begünstige. B. NAUNYN ist gleicher Meinung.

Im Gegenteil sahen wir öfters eine seit Wochen und Monaten bestehende, in der Intensität starkem Wechsel unterworfene und mit spärlicher Zylinderausscheidung verbundene Albuminurie völlig verschwinden, wenn es gelang, durch Regelung der Diät die Glykosurie zu beseitigen und das Allgemeinbefinden zu bessern. Dies beweist, daß die Ernährungsstörung der Nierenepithelien, die zur Albuminurie führt, oft die unmittelbare Folge des Diabetes ist und in gleicher Linie steht mit anderen degenerativen Organerkrankungen, die gleichfalls durch zweckmäßige Behandlung in weitem Umfange rückgängig werden können (z. B. die Augenstörungen).

Vielleicht wird die Niere durch die enormen Ansprüche, welche Wasser, N-Substanzen, Zucker beim Diabetiker erheben, in den kranken Zustand versetzt. Andere meinen, die Niere werde durch bestimmte Stoffwechselprodukte des diabetischen Körpers vergiftet. P. ALBERTONI, A. TRAMBUSTI und NESTI beschuldigen die Acetessigsäure. Sicheres ist nicht bekannt.

Die Praktiker legen der Albuminurie oft eine viel zu große Bedeutung bei und lassen sich bei Entdeckung der Albuminurie oft allzu rasch von bewährten diätetischen Grundsätzen abbringen. Gefährlich wird die Albuminurie erst dann, wenn Blutdrucksteigerung, Herzhypertrophie und Dilatation auf Schrumpfniere hinweisen. Gerade unter den Albuminurien der Diabetiker findet man viele „harmlose", die trotz positiven Zylinderfundes nie zu schlimmen Folgeerscheinungen führen (C. v. NOORDEN); vgl. S. 142 und Kap. 8.

2. Ausscheidung von dysoxydablem Kohlenstoff.

A. BICKEL hat neuerdings gezeigt, daß es beim Diabetes zu einer vermehrten
Ausscheidung von Kohlenstoff durch den Harn kommen kann. Auch nach Abzug
des im Zucker und in den Acetonkörpern enthaltenen Kohlenstoffs ist der Gehalt des Harns an Kohlenstoff erhöht und infolgedessen der Quotient $C : N$ im
Harn größer. Dies zeigt, daß Kohlenstoff im Vergleich zum Stickstoff in
verminderter Menge bis zur CO_2 verbrannt wird. Er erscheint daher als dysoxy-
dabler Kohlenstoff in kohlenstoffreichen Verbindungen im Harn (Dysoxydative
Carbonurie).

3. Aschenbestandteile des Harns.

Chlornatrium, Schwefelsäure und Phosphorsäure finden sich im
diabetischen Harn meist reichlicher als bei Gesunden. Dies erklärt sich aus der
größeren Nahrungsaufnahme beim Diabetes. Bei SO_3 und P_2O_5 kommen insbesondere der starke Fleischkonsum und, wenn vorhanden, auch der pathologische
Körpereiweißzerfall in Betracht. Daher sind Werte von 5 und 6 g am Tage für
jede der beiden Säuren nichts Ungewöhnliches. Im allgemeinen wird der Parallelismus zwischen ihnen und dem Harnstoff aufrechterhalten.

Eine neue sehr sorgfältige Arbeit von H. EULER und O. SVANBERG deckte
keine wesentlichen Verschiebungen des P_2O_5- Stoffwechsels auf.

Nach den Untersuchungen TORALBOS, F. VAN ACKERENS, E. TENBAUMS,
D. GERHARDTS und W. SCHLESINGERS scheiden Diabetiker manchmal so bedeutende Mengen von Phosphorsäure und Kalk aus — verglichen mit der Nahrung —, daß man an Zerstörung eines an diesen Substanzen sehr reichen Gewebes denken muß. Das kann nur Knochen sein. GERHARDT führt, sicher mit
Recht, den Knochenschwund auf die Acidosis zurück. Natronzufuhr vermochte
die Kalkabgabe des Körpers wesentlich zu vermindern. Noch besser vermag
dies kohlensaurer Kalk, wie ein von C. v. NOORDEN im Handb. d. Pathol. d. Stoffwechsels erwähnter Versuch dartut. Nach neueren Untersuchungen von R.
MEYER-BISCH in Gemeinschaft mit P. THYSSEN und F. GÜNTHER tritt nach Einführung größerer Mengen von Natriumbicarbonat eine Abnahme des Calcium-
gehaltes des Blutes ein. Zufuhr von Zucker erhöht den Blutkalkgehalt.

Daß die Kochsalzausfuhr, wie W. FALTA meldete, bei pankreasdiabetischen
Hunden unabhängig von der Nahrung erhöht sei, konnte J. E. LEBENSOHN nicht
bestätigen. Im schweren Diabetes des Menschen fanden wir zwar starke Unregelmäßigkeiten, aber — längere Perioden zusammengefaßt — doch normale Verhältnisse des Kochsalzhaushalts. Gelegentlichen Retentionen folgte entweder
von selbst oder nach kleinen Gaben Theozin ausgleichende Kochsalzflut. Weiteres
über Kochsalz beim Wasserstoffwechsel (S. 173).

Die bisherigen Untersuchungen über den Mineralstoffwechsel der Diabetiker
kranken daran, daß sie allzu einseitig nach den für Stickstoffumsatz eingefahrenen
und wohlbewährten Methoden angestellt sind. Man wird kaum zum Ziele gelangen, wenn man den Umsatz (Einfuhr, Abgabe durch Harn, Kot und Schweiß)
nur eines einzelnen Aschebestandteils verfolgt. Es ist sicher wertvoller, das gegenseitige Verhältnis der einzelnen Anionen und namentlich der einzelnen Kationen
zu kennen, als festzustellen, ob in einer gewissen Periode der Krankheit sich der
Körper mit einem bestimmten Aschenbestandteil anreichert oder daran verarmt. Besondere Aufmerksamkeit heischen die Alkalien, da nicht nur deren
Gesamtmenge, sondern auch deren Mischung für den Ablauf fermentativer
Vorgänge wichtig ist. Bedenken wir, daß dem Diabetiker nach den heute üblichen Regeln in späteren Zeiten der Krankheit ganz gewaltige Mengen von
Natronsalzen gegeben werden! Ist das berechtigt? Ein so starkes Überwiegen

eines einzigen Kations, in steter Wiederkehr, könnte vielleicht andere Kationen verdrängen, was Folgen nach sich zöge, die wir heute noch gar nicht überschauen.

Bisher hat man vor allem dem Verhältnis Natrium zu Kalium Aufmerksamkeit gewidmet. Es ward Seltsames gefunden, aber einwandfreie, auf die Praxis übertragbare Schlüsse kann man daraus noch nicht ableiten.

Zunächst der Befund von M. Dennstedt und Th. Rumpf, daß in Diabetikerleichen der Na-Gehalt des Blutes und der Organe meist beträchtlich vermindert sei, selbst wenn die Kranken vor dem Tode längere Zeit täglich 30 g Natr. bicarb. erhalten hatten. Demgegenüber war der Kaligehalt der Natronabnahme entsprechend erhöht, also eine Verschiebung der beiden Kationen zugunsten des Kaliums. J. Stocklasa weist auf die Förderung der Glykolyse und der Oxydationen durch Kali hin und fordert für Zuckerkranke eine kalireiche Kost. Auf den entgegengesetzten Standpunkt stellt sich S. Kohn. Er bezeichnet hohen Kaligehalt der Kost als glykosuriefördernd; die angeführten Versuche sind allerdings nicht beweisend. Er stellt die Sätze auf:

1. Beim Diabetiker ist der Salzstoffwechsel in dem Sinne gestört, daß das Na des Organismus vermindert, das K vermehrt ist (relative und absolute Anreicherung mit Kali).

2. Die Ursache dieser Störung scheint eine mangelhafte Funktion von Drüsen, besonders des Pankreas, zu sein, das als ein Kalispeicher anzusehen ist.

3. Die Therapie muß diese Störung des Na- und K-Stoffwechsels berücksichtigen; d. h. Kohn verlangt im Gegensatz zu Stocklasa kaliarme Kost; er führt u. a. die mit Hafermehl erzielten Erfolge auf Kaliarmut des Hafers zurück:

Hafermehlasche . . . . 4,3 % Na auf 23,73 % K
Weizenmehlasche . . . 0,76 % ,, ,, 34,43 % ,,
Roggenmehlasche . . . 1,75 % ,, ,, 38,44 % ,,

Es wird ferner auf den hohen Kaligehalt des Fleisches als Ursache für dessen ungünstigen Einfluß auf die Glykosurie verwiesen.

O. Loewi meldet, das Herz adrenalindiabetischer Tiere zerstöre ebenso viel Zucker wie das gesunder Tiere, wenn die durchströmende Locke-Lösung nur 0,02 % Kaliumchlorid enthalte, während bei dem Normalgehalt von 0,04 % Kaliumchlorid der Zuckerverbrauch wesentlich vermindert sei. In späteren Versuchen (O. Loewi und O. Weselko) wird dies aufs neue dargetan.

Aus den erwähnten Mitteilungen — abgesehen von der etwas abseits liegenden Arbeit Stocklasas — würde also hervorgehen, daß man Kalireichtum der Kost als schädlich zu betrachten habe. Ob hier nicht aus vereinzelten und mannigfacher Deutung zugänglichen Tatsachen allzu weitgehende Schlüsse gezogen sind? Die Erfahrung am Krankenbette spricht nicht für die Richtigkeit der Schlüsse. Es sei zunächst darauf verwiesen, daß die kalireiche Kartoffel sich mindestens ebenso gut in der Diabetestherapie bewährte, wie kaliärmere Kohlenhydratträger (Kapitel 8). Aus persönlicher Erfahrung hat C. v. Noorden beizubringen. daß sicher ohne jeden Nachteil, insbesondere ohne jeden steigernden Einfluß auf die Glykosurie, statt des einfachen Natr. bicarb. kalireiche Mischungen von Alkalisalzen verordnet werden können (siehe S. 383ff). Leitend war der Gedanke, zwar Alkalisierung des Körpers anzustreben, aber einseitige Natronisierung zu vermeiden.

4. Pneumaturie.

In seltenen Fällen ereignet es sich, daß Diabetiker mit dem Harn Luftblasen ausstoßen, die mit eigentümlich kollerndem Geräusch die Harnröhre verlassen. Die Pneumaturie ist bei Männern und Frauen beobachtet. Die Pneumaturie kann natürlich veranlaßt sein durch das Eindringen atmosphärischer Luft oder den Eintritt von Darmgasen in die Blase, wenn Verletzungen, Ulcerationen usw.

an den betreffenden Körperteilen stattgefunden und Fisteln sich gebildet haben. Solche Fälle unterscheiden sich nicht von den Vorkommnissen bei Nichtdiabetikern. Die besondere Form von Pneumaturie, die bei Diabetikern beobachtet ist, entsteht dagegen durch Gasentwicklung in der Blase selbst infolge von Zersetzungs- oder Gärungsvorgängen im Harn. Gegenstand der Zersetzung ist der Zucker, Erreger der Zersetzung sind Mikroorganismen, die auf irgendeine Weise (Katheterismus, Cystitis) in die Blase hineingelangt sind. Die Mikroorganismen waren in den beschriebenen Fällen nicht immer dieselben (Bacillus der Buttersäuregärung, Bacterium coli commune, Hefepilze, andere Bakterien). Die gasförmigen Produkte, die bei Zersetzung entstehen, sind CO_2, H_2, CH_4; von anderen Zersetzungsprodukten der Kohlenhydrate sind Buttersäure und Milchsäure in derartigen Harnen gefunden. C. v. NOORDEN hat diese Form der Pneumaturie im ganzen nur zweimal gesehen. Außer den Mikroorganismen, welche Kohlenhydrate angreifen, können auch gelegentlich Mikrobien in die Blase dringen, die Eiweißstoffe oder andere S-haltige Körper zersetzen und dann SH_2 neben anderen Gasen produzieren. Diese Art der Pneumaturie (Hydrothionurie) kann natürlich bei anderen Individuen ebenso gut vorkommen, wie bei Diabetikern.

Die Pneumaturie bei Diabetikern ist immer eine sehr lästige und schwer zu bekämpfende Komplikation. Fast regelmäßig entwickelt sich Cystitis, wenn dieselbe nicht schon vor der Pneumaturie bestand und zu ihrer Entstehung beitrug. Es bedarf oft lang fortgesetzter lokaler Behandlung mit Urotropin und mit antiseptischen Blasenspülungen, um die infizierte Blase wieder keimfrei zu machen.

Charakteristische Beispiele und Literatur über Pneumaturie bei H. SENATOR, O. HEYSE, FR. MÜLLER, W. TESCHEMACHER.

VII. Die Acetonkörper.

Seit der Entdeckung des Acetons, der Acetessigsäure und der β-Oxybuttersäure im diabetischen Harn hat die Literatur über Herkunft und Bedeutung dieser Substanzen einen enormen Umfang angenommen. In den beiden letzten Dezennien des vorigen Jahrhunderts drängte sie sogar das Interesse für die diabetische Glykosurie in zweite Linie. Durch zahlreiche Arbeiten aus neuerer Zeit ist einige Klarheit in die Acetonfrage gekommen, wenn wir auch noch nicht alle bekannten Tatsachen erklären können.

1. Quelle der Acetonkörper.

Die Acetonfrage hat merkwürdige Wandlungen durchgemacht. Zuerst sah man die Kohlenhydrate für die Quelle des Acetons an und meinte, daß sie durch abnorme Zersetzungen derselben im Darm entstehen. Diese Ansicht wurde bald wieder aufgegeben, als sich herausstellte, daß sowohl beim Diabetiker wie beim Nichtdiabetiker die Acetonurie durch Kohlenhydrate niemals vermehrt, sondern eher vermindert wird. Dann führte man das Aceton auf Eiweiß zurück. Diese Lehre erhielt sich lange Zeit unbestritten; es wurde nur erörtert, ob jedes Eiweiß Aceton liefern könne, oder ob das Aceton nur beim Zerfall von Körpereiweiß entstehe. Wenn auch zweifellos gewisse Mengen von Acetonkörpern innerhalb des Organismus aus Eiweiß (Aminosäuren, S. 188) hervorgehen, so ist dieser Prozeß doch nicht umfangreich genug, um aus ihm die ganze oder auch nur einen ansehnlichen Teil der pathologischen Acetonkörperbildung ableiten zu können. Denn die Menge der im Diabetes und auch bei anderen pathologischen Zuständen ausgeschiedenen Acetonkörper — wohin wir Aceton, Acetessigsäure, Oxybuttersäure rechnen — ist oft so groß, daß die Menge des zersetzten und durch den Harn-N gemessenen Eiweißes zu ihrer Bildung bei weitem nicht ausreicht. Es können rechnerisch nach A. MAGNUS-LEVY aus 100 g Eiweiß nur 30—40 g Acetonkörper (als Oxybuttersäure berechnet) entstehen. Seit etwa zwei Dezennien hat man die Fettsäuren als wichtigste Acetonquelle kennengelernt. Anfangs wurde diese Lehre nur mit großer Vorsicht und Zurückhaltung vorgetragen (H. C. GEELMUYDEN, A. MAGNUS-LEVY, L. SCHWARZ). Jetzt hat sie sich schon vollkommen eingebürgert, und eine Revision aller über Acetonurie bekannten Tatsachen lehrte, daß sie sich auf das beste mit der neuen Lehre in Einklang bringen lassen. Aus 100 g Neutralfett können rechnerisch etwa 36 g Oxybuttersäure entstehen.

2. Die Gruppierung der Acetonkörper.

Auch einer anderen Wandlung der Anschauungen ist zu gedenken. Anfangs schien es, als ob Aceton und Acetessigsäure einerseits und Oxybuttersäure andererseits ganz verschiedene Bedeutung und vielleicht auch verschiedene Quellen hätten. Jetzt stehen sämtliche Forscher auf dem Standpunkt, daß sich in ihnen eine einheitliche Reihe gleicher biochemischer Dignität darstellt. Die chemischen Formeln der drei Körper machen ihre Verwandtschaft klar:

$$\begin{aligned} \text{Oxybuttersäure:} &\quad CH_3—CHOH—CH_2—COOH \\ \text{Acetessigsäure:} &\quad CH_3—CO—CH_2—COOH \\ \text{Aceton:} &\quad CH_3—CO—CH_3. \end{aligned}$$

Aceton entsteht immer erst sekundär aus Acetessigsäure. Dagegen können sowohl β-Oxybuttersäure wie Acetessigsäure als primäres Produkt aus den Muttersubstanzen (S. 188) hervorgehen und dann — wie namentlich O. NEUBAUER und H. D. DAKIN zeigten — wechselseitig ineinander übergeführt werden. Jedenfalls haben wir keine Berechtigung mehr, nur den einen dieser Körper in Betracht zu ziehen; wir müssen sie gemeinsam betrachten; wir vereinigen sie unter dem Namen „Acetonkörper" und bezeichnen ihre Ausscheidung mit dem Namen „Ketonurie".

3. Bedingungen für das Auftreten der Acetonkörper.

Obwohl die Acetonkörper auch bei anderen Krankheiten und unter gewissen Umständen auch beim gesunden Menschen im Harn auftreten, wird ihre Menge doch unter keinen anderen Umständen so groß gefunden, wie im Diabetes mellitus, insbesondere bei schweren Formen dieser Krankheit.

Die Ursache wird klar, sobald man die näheren Bedingungen ihres Auftretens ins Auge faßt. Sie entstehen aus Fett- und Aminosäuren; aber nur, wenn noch ein zweiter Faktor hinzukommt, erscheinen sie in beachtenswerten Mengen an den Austrittspforten. Dieser zweite Faktor ist Wegfall der Kohlenhydrate in der Kost. Solange reichlich Kohlenhydrate verzehrt werden, führt beim Gesunden weder die reichlichste Aufnahme von Fett, noch die stärkste Steigerung der Fettzersetzung zur Ketonurie. Es scheint sich jetzt zu klären, worauf das beruht (siehe unten); jedenfalls steht sicher, daß der gleichzeitige Verzehr von Kohlenhydraten entweder die Entstehung der Acetonkörper aus Fettsäuren hindert oder ihre sofortige Zerstörung in solchem Umfange begünstigt, daß kaum mehr als Spuren übrig bleiben. Die tägliche Aufnahme von 80—100 g Kohlenhydrat genügt zumeist, um jegliche Ketonurie zu verhindern. Daher scheidet der Gesunde unter durchschnittlichen Ernährungsverhältnissen nicht mehr als Spuren von Aceton aus. Die Mengen schwanken zwischen 1 und 5 cg am Tage. Wenn der gesunde Mensch aber ausnahmsweise plötzlich dazu übergeht, die Kohlenhydrate aus seiner Nahrung wegzulassen und nur von Fett und Eiweiß-

körpern zu leben, so steigt die Ketonurie in den nächsten Tagen enorm, und neben
dem Aceton können auch Acetessigsäure und Oxybuttersäure auftreten. Z. B.
wurden von einem gesunden Manne mit ziemlich geringer Bewegung, bei hinreichender Nahrung (37,6 Cal. pro kg; 18 g N, 200 g Fett, 0 g Kohlenhydrat,
23,4 g Alkohol) am 5. Tage dieser Diät ausgeschieden: 2,26 g Aceton und 13,05 g
β-Oxybuttersäure (E. LANDERGREEN). Andere verzeichnen bei völligem Hungern
und auch bei einseitiger Kohlenhydratentziehung noch höhere Werte (G. FORSS-
NER, TH. BRUGSCH). Offenbar kommen beträchtliche individuelle Unterschiede
vor; manche Menschen neigen unter solchen Umständen offenbar viel stärker
zur Ketonurie als andere; Kinder und junge Leute tun es in der Regel viel mehr
als Menschen in vorgeschrittenen Lebensjahren. Auch die Gewöhnung macht
sich geltend. Wenn man mit einer kohlenhydratfreien Kost längere Zeit fortfährt,
so sinkt die Ausscheidung der Acetonkörper allmählich wieder und erreicht
schließlich die normalen kleinen Werte. Daher findet man bei Völkern, die nur
animalische Kost genießen, trotz des Mangels aller Kohlenhydrate keine Ketonurie. Das gleiche beobachten wir bei den fleischfressenden Tieren. Es ist sehr
schwer, bei gesunden Hunden Ketonurie hervorzurufen; manche Autoren bezeichnen es sogar als unmöglich. Wenn man aber einem Hunde längere Zeit
hindurch viel Brot gibt und man setzt ihn dann plötzlich auf reine Fleischkost,
so bekommt er sofort starke Ketonurie, worauf C. v. NOORDEN schon in 4. Auflage dieses Buches (1907) hinwies; ebenso durch Kombination von Hungern
und Phloridzinvergiftung (J. BÄR und L. BLUM, F. M. ALLEN). Ganz junge
Hunde bekommen durch Hungern sogar sehr schnell eine ausgesprochene Ketonurie (F. M. ALLEN).

Die ganz beträchtlichen Unterschiede im Auftreten von Acetonkörpern bei Nicht-Dia-
betikern unter Einfluß gleicher, zur Ketonurie lockenden Einflüsse ward wohl zuerst von
G. SATTA auf C. v. NOORDENs Frankfurter Klinik festgestellt. Sie spielen auch in die Klinik
des Diabetes hinein. Wenn ein Mensch, der aus konstitutioneller Anlage seines Leberstoff-
wechsels zu Acetonurie neigt, an Diabetes erkrankt, wird er sowohl auf Grund der diabetischen Stoffwechselstörung wie auf Grund antidiabetischer (kohlenhydratarmer) Kost viel
stärkere Ketonurie davontragen, als ein anderer ohne jene konstitutionelle Besonderheit.

Über die Ursache der antiketogenen Wirkung der Kohlenhydrate ist viel
geschrieben. Bekannt und immer aufs neue herangezogen wird das pralle Wort
G. ROSENFELDs: „Die Fette verbrennen im Feuer der Kohlenhydrate", d. h.
wenn keine Kohlenhydrate da sind (Nahrungskohlenhydrat, aufgespartes Glykogen) oder nicht verbrannt werden können, verbrennen auch die Fettsäuren
nicht ordnungsgemäß; Zwischenformen des Fettsäureabbaues (Ketonkörper)
bleiben erhalten. Wenn auch jenes Wort den Tatsachen äußerlich gerecht
wurde, und wenn es auch sich gut eignete, die Beziehungen zwischen Kohlenhydratumsatz und Ketonurie dem Gedächtnis einzuprägen, so darf es doch
nicht im Sinne seines Urhebers wörtlich, sondern nur bildlich gebraucht werden.
Den tatsächlichen Vorgängen wird es nicht völlig gerecht.

Um in den wichtigen Vorgang der Acetonkörperbildung Einblick zu bekommen,
müssen wir an einige Grundtatsachen aus der Pathologie des Fettstoffwechsels
erinnern. Bekanntlich nimmt in gewissen Zuständen (Hunger, schwerer Diabetes,
Phosphorvergiftung) das Fettspeicherungsvermögen der Leber pathologische Formen an; es kommt zum Auftreten von Fettleber. Die Entstehung
von Fettleber muß auf Fettwanderung zurückgeführt werden (G. ROSEN-
FELD, F. KRAUS). Fetteinwanderung kommt zustande, wenn in der Leber Mangel
an abbaufähigem Kohlenhydrat (Glykogen) herrscht, sei es daß dieses infolge einfachen Hungerns geschwunden ist, oder sei es daß schwerere Störungen im Abbau
der Kohlenhydrate (wie beim Diabetes: Verschleuderung des Glykogens, S. 216)
oder ihrer Synthese (wie bei der Phosphorvergiftung) vorliegen. Die Fettwande-

rung stellt einen kompensatorischen Vorgang dar, indem bei Mangel an abbaufähigem Kohlenhydrat Fett als Energieträger in erhöhtem Maße zur Deckung des Energiebedarfs der Leber herangezogen wird, die als Zentralorgan des intermediären Stoffwechsels großer Energiemengen nicht für ihren Eigenstoffwechsel, sondern auch für die zahlreichen in ihr stattfindenden chemischen Umsetzungen (Bildung neuer Produkte, u. a. Zucker) bedarf. Die Fettzersetzung steigt infolgedessen.

Die erhöhte Aktivität der verfetteten Leber hinsichtlich des Fettabbaues gibt sich auch darin zu erkennen, daß sie reich an ungesättigten Säuren ist (Untersuchungen von G. IOANNOVICS und E. P. PICK an der Fettleber des pankreasdiabetischen Hundes). Diese Säuren stellen die erste Stufe des Fettabbaues dar, in dessen weiterem Verlauf dann β-Oxybuttersäure bzw. Acetessigsäure auftreten.

Wie viele andere kompensatorische Regulationen (z. B. Blutdruckerhöhung bei Nephritis), schießt unter pathologischen Bedingungen auch die Fettwanderung zur Leber (aus den Fettpolstern des Bindegewebes!) häufig über die zweckmäßige Grenze hinaus; namentlich bei akutem Glykogenschwund (P-Vergiftung, experimentelle Pankreasexstirpation), und dann wird die Arbeit der Leberzellen durch den übergewaltigen Fettzufluß erschwert. Dies ist sowohl ernährungstechnisch wie auch theoretisch von Belang.

Auch die erhöhte Fettzersetzung bei Glykogenarmut der Leber ist ein kompensatorischer Vorgang. In diesem Sinne konnten G. EMBDEN und S. ISAAC an der überlebenden Leber zeigen, daß hier dauernd zwei Vorgänge miteinander wettstreiten, nämlich die Acetessigsäurebildung aus niederen Fettsäuren und die Bildung von Milchsäure aus Kohlenhydrat. Solange letztere in genügendem Umfange stattfindet, wird erstere in Schranken gehalten; ist das nicht mehr der Fall, so steigt die Bildung von Acetessigsäure. Selbst in der überlebenden Leber des pankreasdiabetischen Hundes gelingt es noch, durch Zufuhr leicht angreifbarer Kohlenhydrate (Lävulose) die Acetessigsäurebildung zu verhindern. Nach G. EMBDEN und S. ISAAC handelt es sich bei der antiketogenen Wirkung der Kohlenhydrate einfach um eine Verdrängung des Fettes aus dem Zersetzungsprozesse. Beim Nicht-Diabetiker ist dies unter gemischter Kost immer der Fall. Denn Kohlenhydrate, wenn greifbar, sind das bevorzugte Material im Energiehaushalte. 'Bei angestrengter Muskelarbeit kommt es unter Normalkost beim Gesunden niemals zu Ketonurie, wenn auch Fett als Energiespender zweifellos stark in Anspruch genommen wird (z. B. bei frühmorgendlichem Besteigen hoher Berge). 'Der arbeitende Muskel liefert der Leber schützende Milchsäure zurück (siehe oben und S. 23); das ist Ausdruck des „Kreislaufes der Kohlenhydrate" (C. v. NOORDEN und G. EMBDEN). Beim Zuckerkranken sehen wir gewöhnlich das gleiche. Anstieg der Ketonurie erfolgt höchstens, wenn beim Schwerdiabetiker die den Stoffumsatz und insbesondere die Zuckerproduktion stark belastende Muskelarbeit die Zuckerproduktion übermäßig und nachteilig erregt, die augenblickliche ganze Lage des Zuckerhaushaltes zeitweilig verschlimmernd (S. 135).

Wenn demnach Acetonkörperbildung ohne Zweifel Ausdruck vermehrten Abbaues von Fett ist, so bleibt doch die Frage offen, ob die unvollständige Oxydation der Fette zu den Endprodukten C_2O und H_2O nur daher rührt, daß der Organismus infolge Überangebotes einfach nicht imstande ist, die großen Mengen mobilisierter Fettsäuren vollständig zu oxydieren oder ob dabei das gleichzeitige Fehlen des Kohlenhydratabbaues eine Rolle spielt, mit anderen Worten: ob im Sinne von B. NAUNYN und G. ROSENFELD erst durch die gleichzeitige Oxydation des Zuckers die Energie der Verbrennungsprozesse so angefacht wird, daß dadurch die vollständige Oxydation der Fette möglich wird.

Rein chemisch würde das heißen, daß Kohlenhydrat- und Fettabbau irgendwie miteinander gekuppelt sind, etwa in der Art, daß es beim Abbau der Acetonkörper zu einer vorübergehenden, den Abbau ermöglichenden Verbindung zwischen Acetonkörpern und Glykogen kommt.

Solche, schon in früheren Auflagen des Buches erwähnte Vorgänge hält auch A. J. RINGER für möglich; nach einer von ihm geäußerten Hypothese gehe das Glykogenmolekül mit β-Oxybuttersäure eine glykosidartige Bindung ein, welche eine nicht-ketogene Substanz entstehen lasse. Der Ausfall dieser Synthese könnte den Störungen im Umsatz der Ketonkörper zugrundeliegen. Auch nach Ph. A. SHAFFER beruht die antiketogene Wirkung der Kohlenhydrate auf einer direkten chemischen Bindung, die sie mit den Intermediärprodukten des Fettstoffwechsels eingehen. Das Verhältnis, in welchem ketogene und antiketogene Moleküle im intermediären Stoffwechsel miteinander reagieren, sei für das Auftreten von Acidosis maßgebend.

Ph. A. SHAFFER zeigte, daß Acetessigsäure in alkalischer Lösung durch Zusatz von Wasserstoffsuperoxyd nur sehr langsam zerstört, bei Gegenwart von Glykose aber in wenigen Stunden oxydiert wird. Diese „ketolytische" Wirkung des Zuckers beruht wahrscheinlich darauf, daß zunächst eine Kondensation von 2 Molekülen Acetessigsäure und 1 Molekül Glykose stattfindet. Im weiteren Verlauf der Reaction entstehen neben anderen Produkten Essigsäure und Ameisensäure. In gleicher Weise erklärt sich SHAFFER auch die antiketogene Wirkung der Glykose im Stoffwechsel.

Aber auch noch einer anderen, in neuerer Zeit besonders von H. CHR. GEELMUYDEN vertretenen Vorstellung über die Ketogenese ist hier zu gedenken. In Anlehnung an eine alte Hypothese von O. MINKOWSKI geht er von der durch manche Tatsachen begründeten Auffassung aus, daß die Ketonkörper normale intermediäre Stoffwechselprodukte und höchstwahrscheinlich Durchgangsglieder bei der Zuckerbildung aus Fett seien. Ihr Erscheinen sei daher Ausdruck einer unvollkommenen bzw. mißlungenen Zuckersynthese aus Fett. GEELMUYDEN hat in einer ausgezeichneten, die ganze Literatur berücksichtigenden Monographie diese Anschauung zu stützen gesucht. Er weist vor allem darauf hin, daß in Versuchen sowohl an diabetischen Tieren wie an schwer zuckerkranken Menschen nach Einverleibung ketogener Substanzen (S. 188) ein und dieselbe Substanz je nach Umständen bald die Zuckerausscheidung, bald die Ketonurie, bald beide auf einmal in die Höhe treibe, was darauf hindeute, daß Ketonkörper und Zucker Produkte ein und derselben Funktion im intermediären Stoffwechsel darstellen, nämlich Fett und seine Abkömmlinge, die Ketonkörper sowie die ketogenen Aminosäuren des Eiweißes in Zucker zu überführen. Damit steht nicht in Widerspruch, daß Substanzen, welche sich beim Durchblutungsversuch als Ketonbildner erweisen, bei Verfütterung am lebenden Tiere aber als Zuckerbildner auftreten. Es läßt sich dieses Verhalten damit erklären, daß das isolierte Organ wohl noch die Fähigkeit hat, Ketonkörper zu bilden, nicht aber das Vermögen, Ketonkörper in Zucker umzubauen.

Der weiteren Forschung muß es vorbehalten bleiben, diese komplizierten Vorgänge im Einzelnen weiter aufzuhellen. Als gesicherte Tatsachen können aber angeführt werden:

1. Ketonurie entsteht nur dann, wenn bei erhöhter Fettzersetzung die Leber an Glykogen verarmt ist. Außer dem oben bereits erwähnten sprechen dafür auch noch folgende experimentellen Befunde:

Die glykogenfreie Leber (Pankreasexstirpation, Phloridzinvergiftung) bildet aus gleichem Durchblutungsmaterial sehr viel mehr Acetessigsäure als bei mittlerem Glykogengehalt (G. EMBDEN und L. LATTES); vorherige Glykogenmästung setzt hingegen die Bildung der Säure weiter herab (G. EMBDEN und J. WIRTH). Traubenzuckerzusatz zum Blut bleibt nach Pankreasexstirpation ohne Wirkung, eine biologisch wichtige Erfahrung, während die reaktionsfähigere Lävulose hemmend eingreift (G. EMBDEN und S. ISAAC).

2. Die Leber ist mit größter Wahrscheinlichkeit das einzige Organ, wo Keton-

körper gebildet werden. Darauf weisen Befunde von G. EMBDEN und F. KALBER-
LAH sowie von F. FISCHLER und H. KOSSOW hin. Sie ist, wie die Fettwanderung
zeigt, der Ort, wo sich der Abbau der Fette vollzieht. Nur hier ist, soviel wir bis
jetzt wissen, der Glykogenabbau im Eigenstoffwechsel der Leberzelle in irgendeiner Weise mit dem Fettabbau (Ketonkörperbildung) verknüpft. Es ist nicht nur
theoretisch, sondern auch praktisch von größter Bedeutung, hervorzuheben, daß
nicht die Zuckerverbrennung in der Peripherie, sondern der Glykogen-
haushalt in der Leber für die Bildung der Acetonkörper bestimmend ist.
Nur hier sind, wie auch S. J. THANNHAUSER jüngst betonte, Kohlenhydratabbau und Ketonkörperbildung voneinander abhängige Vorgänge, während der
Kohlenhydratabbau in der Muskulatur ein in sich abgeschlossener für die Muskel-
maschine lediglich energieliefernder Prozeß ist, der mit Eiweiß- und Fettabbau
höchstens indirekt verknüpft ist.

4. Acetonkörper bei Nichtdiabetikern.

Aus dem Kohlenhydratmangel in der Leber erklären sich ohne weiteres alle
Formen der nichtdiabetischen Ketonurie, insbesondere die schon lange bekannte
Ketonurie bei Inanition. Der hungernde Mensch lebt nur von der eigenen Körper-
substanz; die kleinen Vorräte an Glykogen sind bald erschöpft. Dann ist der
Hungernde nur auf das Eiweiß und auf das Fett seines Körpers als Energiequellen
angewiesen. Sofort meldet sich die Ketonurie. Das Aceton steigt bis 1 g und mehr,
der Harn zeigt starke Reaktion mit Eisenchlorid wegen seines Gehaltes an Acetessigsäure, die genauere Untersuchung weist auch Oxybuttersäure nach bis zur
Höhe von 5 oder 10 g am Tage, und darüber. Außerdem erscheint Aceton in der
Exspirationsluft in ansehnlichen Mengen, die manchmal die des Harns übersteigen. Die sorgfältige klinische Analyse aller Fälle, wo von Nichtdiabetikern
Acetonkörper ausgeschieden werden, hat gezeigt, daß überall ähnliche Verhältnisse vorliegen wie beim Hungern. Wir verweisen auf die Arbeit von L. MOHR
(aus C. v. NOORDENS Klinik), über die hinaus nichts wesentlich Neues beigebracht
wurde.

Es handelt sich immer um Kranke, die entweder äußerst wenig Nahrung zu sich nehmen
oder einseitig die Kohlenhydrate beschränken. Krankheiten mit hohem Fieber, akute Krankheiten des Magens und des Darms, Verengerung der Speiseröhre usw. sind in erster Stelle
zu nennen. Wenn wir einem Kranken mit akuter Pneumonie nur Fleischbrühe und Eier geben,
so scheidet er mehrere Gramm Acetonkörper am Tage aus; wenn wir ihm aber viel Schleim-
suppen, Zuckerwasser und Fruchtsäfte geben, so erhebt sich das Aceton kaum über die
normalen Spuren. Wir könnten Beispiele aus der ganzen Reihe der verschiedensten Krankheiten anführen, z. B. für akute Infektionskrankheiten (C. v. NOORDEN). Es ist nicht nötig,
weil immer das gleiche zu wiederholen wäre. Wir haben — beiläufig bemerkt — auch schwere
Bedenken gegen die moderne Lehre von der „essentiellen Acetonämie der Kinder"; bei
vorurteilsloser Würdigung aller klinischen Umstände wird sie sich wohl auch als Folge von
Glykogenverarmung der Leber entpuppen.

Auffallend, aber gleichfalls wohl nur eine scheinbare Ausnahme, ist nur
die stärkere Neigung gesunder Schwangerer zur Ketonurie. Sie scheiden
Aceton oft schon bei einer Kohlenhydratzufuhr aus, die sonst die Acetonurie
vollkommen hintanhält (O. PORGES und J. NOVAK). F. HIRSCHFELD hatte schon
auf die relativ hohe Acetonurie schwangerer diabetischer Frauen hingewiesen.
Nähere Angaben über diese Sonderfrage in v. NOORDEN-KAMINERS Handbuch:
Krankheiten und Ehe, S. 204. Wie wichtig die Graviditätsketonurie für die
Deutung der Glykosurie der Schwangeren ist, ward früher besprochen (S. 72).

O. PORGES und J. NOVAK haben 1911 eine Methode des Nachweises der leicht auslösbaren
Acetonurie der Schwangeren angegeben und zur Diagnose der Gravidität empfohlen. Nach
2 Vortagen mit konstanter Kohlenhydratnahrung wird am Versuchstage strenge Diabetiker-
diät verabfolgt und der Katheterurin portionsweise auf Aceton untersucht. Bei Schwangeren findet man dann trotz vorausgegangener starker Ladung mit Kohlenhydraten eine

Ausscheidung bis zu 0,2 g Aceton in 24 Stunden. Unter 42 Graviden fanden neuerdings PRITZI und LICHTMANN 39mal positiven Ausfall; die kürzeste Dauer der Gravidität betrug 6 Wochen. S. 72. Vgl. auch O. BOCKELMANN und J. ROTHER.

Bei Schwangeren mit Erbrechen erreicht die Acetonkörperausscheidung oft sehr hohe Grade (1—8 g!), weil die Verarmung des Körpers an Kohlenhydrat besonders stark wird (J. V. HARDING und C. F. POTHER).

5. Chemismus der Acetonkörperbildung.

Wir können heute als gesicherte Tatsache den Satz aufstellen: Die Acetonkörper entstehen aus Fettsäuren und gewissen Aminosäuren, aber sie erscheinen nur dann in den Ausscheidungen, wenn die Kohlenhydratlager des Körpers, insbesondere das der Leber, leer sind.

Sichergestellt sind als Material für die Acetonkörperbildung bisher nur niedere Fettsäuren. Jedoch beteiligen sich offenbar auch höhere Fettsäuren an diesem Prozesse, aber wahrscheinlich nur in dem Maße, als sie im Körper in Ketten niederer Fettsäuren gespalten werden. Das unmittelbare Ausgangsmaterial für die Bildung der Oxybuttersäure scheint die Buttersäure zu sein. Auf chemisches Detail soll hier nicht eingegangen werden; doch einiges bedarf der Erwähnung. Im übrigen sei auf v. NOORDENS Darstellung im Handbuch der Pathologie des Stoffwechsels, ferner auf die ausgezeichneten zusammenfassenden Referate von A. MAGNUS-LEVY, O. PORGES, A. GIGON und namentlich H. C. GEELMUYDEN verwiesen.

Durch die in v. NOORDENS Frankfurter Laboratorium angestellten Versuche seiner früheren Assistenten G. EMBDEN, H. SALOMON, FR. SCHMIDT, M. ALMAGIA, F. KALBERLAH, durch die spätere ausbauende Arbeit von EMBDEN, A. MARX, H. ENGEL, L. LATTES, ferner durch die Untersuchungen von J. BAER und L. BLUM wurde gezeigt, daß es nur die Fettsäureketten mit gerader Anzahl von Kohlenstoffatomen sind, die die Acetonkörper bilden. Dies beruht auf dem für den Abbau aromatischer Fettsäuren von F. KNOOP ermittelten Gesetz, daß die Oxydation stets am β-Kohlenstoffatom einsetzt. Die höheren Fettsäuren werden durch die Oxydation im β-C-Atom stufenweise um 2 Kohlenstoffatome gekürzt, bis die Buttersäure, die unmittelbare Vorstufe der β-Oxybuttersäure erreicht ist. Die im Leberdurchblutungsversuche gefundenen Tatsachen des Fettsäureabbaues (EMBDEN und Mitarbeiter) stimmen mit den im Fütterungsversuch beim Menschen (BAER und BLUM) ermittelten aufs beste überein. Aber auch die alte Meinung von der Entstehung des Acetons aus Eiweiß kam wieder zu Ehren; denn im Durchblutungsversuche und nach Verfütterung an diabetische Tiere und Menschen lieferten auch bestimmte Aminosäuren (Leucin, Histidin, Tyrosin, Phenylalanin) Aceton. Alle diese Vorgänge des Abbaues der Fettsäuren und der Aminosäuren zu Acetonkörpern sind überwiegend, vielleicht ausschließlich an die Leber gebunden (G. EMBDEN, F. FISCHLER und H. KOSSOW). Jedenfalls scheint uns die Muskulatur nicht wesentlich beim Fettabbau beteiligt zu sein. Dies stimmt zu unserer Annahme, daß der Muskel kein Fett verarbeitet, sondern die Abbauprodukte des Fettes (Kohlenhydrat!) aus der Leber bezieht.

Manches spricht dafür, daß Fettsäuren und die genannten Aminosäuren nicht die einzige Quelle der Acetonkörper sind, vielmehr scheint, daß letztere im Organismus auch aus kleineren Molekülen synthetisch gebildet werden können. So erwies sich Essigsäure, die bei der stufenweisen Oxydation der höheren Fettsäuren aus den abgespaltenen Essigsäureresten entstehen kann, im Durchblutungsexperiment als Ketonbildner (G. EMBDEN und A. LOEB, E. FRIEDMANN). Auch aus Acetaldehyd entsteht in der überlebenden glykogenfreien Leber β-Oxybuttersäure (E. FRIEDMANN). Dieses Verhalten des auch beim Zuckerauf- und

Abbau eine wichtige Rolle spielenden Körpers (siehe S. 21), weist ebenfalls auf die oben erörterte Möglichkeit von Synthesen der Acetonkörper zu Zucker hin.

Die Fähigkeit des Organismus zur synthetischen Bildung von Acetonkörpern erklärt auch, daß aus Fett tatsächlich mehr Acetonkörper entstehen als möglich wäre, wenn aus jedem Molekül Fettsäure nur ein Molekül β-Oxybuttersäure sich bildete. Die erwähnten Synthesen lassen, wie L. LICHTWITZ sagt, damit rechnen, daßd er gesamte Kohlenstoff der Fettsäuren in Acetonkörper übergehen kann.

6. Hemmung der Ketonkörperbildung.

Oben wurde ausführlich besprochen, daß der Glykogenvorrat der Leber in erster Linie es ist, der das Auftreten der Ketonkörper verhindert. Es ist daher verständlich, daß Glykogenbildner, in erster Linie die Kohlenhydrate und ihnen nahestehende Substanzen wie Glykuronsäure, Glykonsäure, Zuckersäure ferner Glycerin und Milchsäure sich als antiketogene Substanzen erweisen. Ihre antiketogene Wirkung ist aber zu gering, um praktisch in der Therapie des Diabetes in Betracht zu kommen. Immerhin sieht man von größeren Gaben Milchsäure doch hier und da so starken Einfluß, daß man im Notfall darauf zurückgreifen könnte. Im Wege steht freilich, daß sie die Glykosurie erheblich steigert, und ferner, daß größere Mengen schlecht vertragen werden, Übelkeit und manchmal starke Durchfälle bringend. Wir verfügen nur über einen Versuch, der genau und planmäßig durchgeführt werden konnte.

A. P., 34 Jahre alt. Schwerer Diabetes. Kost während des Versuchs völlig gleichmäßig. Von Kohlenhydratträgern enthielt die Kost täglich 20 g Hafer und 150 g Kartoffeln. Die 60 g Milchsäure waren mit Natr. bicarb. in der Hitze genau neutralisiert; das milchsaure. Natron in 1500 g Wasser gelöst und auf kleine Mengen verteilt binnen je 24 Stunden getrunken. Von vornherein erhielt der Kranke eine tägliche Gabe von Natr. bicarb., deren Natriumgehalt (15,3 g) der zum Absättigen von 60 g Milchsäure (Gärungsmilchsäure) nötigen Meng. entsprach. An den beiden Milchsäuretagen wurde das Natrium bicarbonicum weggelassen

Tag	Harnzucker (titriert) g	Acetonkörper (als Oxybuttersäure berechnet) g	Milchsäure g
1.	101	37,5	0
2.	115	34,8	0
3.	100	37,1	0
4.	119	40,2	0
5.	138	**31,2**	60
6.	149	**26,8**	60
7.	140	24,7	0
8.	119	32,2	0

Daß Lävulose auch im Diabetes antiketogen wirkt, ward erwähnt (vgl. oben); aber auch sie steigert im schweren Diabetes sofort oder schon nach kurzer Zeit die Glykosurie (S. 123). Gleiches fand G. HAAS für Hexosephosphorsäureester („Candiolin"), was die Brauchbarkeit beider Stoffe leider stark einschränkt.

Es gibt noch eine große Zahl anderer Substanzen, welche sich teils im Leberdurchblutungsversuch, teils beim phlorrhidzin-diabetischen Tiere als antiketogen erwiesen haben. Hier steht an erster Stelle eine Anzahl der im Eiweißmolekül vorhandenen Aminosäuren (Glykokoll, Alanin, Glutaminsäure, Asparaginsäure u. a.), ferner n-Valeriansäure, α-Amino-n-Capronsäure, Isobutylessigsäure, Glutarsäure. Wie man sich bei ihnen den Mechanismus der antiketogenen Wirkung vorzustellen hat, ist noch unklar (vgl. die Arbeiten von G. EMBDEN und seinen Mitarbeitern, L. BLUM und J. BAER, HONJIO u. a.). Diese Substanzen haben angesichts der großen Mengen ketonkörperbildender Fettsäuren, die in den Leberzellen pankreasdiabetischer Hunde ruhen, hier keinen hemmenden Einfluß (W. GRIESBACH). Diese Beobachtungen, welche theoretisch von großem Interesse sind, haben für die Diabetestherapie keine Bedeutung erlangt; ursprünglich hatte man große Hoffnung darauf gesetzt.

Praktisch wichtiger ist der antiketogene Einfluß des Alkohols (O. NEUBAUER, H. BENEDIKT, C. STÄUBLI, E. GRAFE und CH. G. WOLF; vgl. auch S. 128); er hat therapeutische Bedeutung, freilich tritt an und für sich Alkohol weit gegen die antiketogene Wirkung der Kohlenhydrate zurück. Wo aber die Glykogenfixation äußerst darnieder liegt (schwerste Fälle von Diabetes!), kann Alkohol sich stärker antiketogen auswirken als Kohlenhydrat.

7. Einfluß der Fettzufuhr auf die Acetonkörperbildung.

Praktisch wichtig sind die Einwirkungen der Fettzufuhr auf die Acetonkörperbildung. Wenn man Fett in großen und sehr großen Mengen einem Nichtacetonuriker, d. h. — biochemisch ausgedrückt — einem Menschen mit normalem Glykogenbestande darreicht, so wird seine physiologische Ketonkörperbildung nicht oder nur ganz vorübergehend um kleine Werte gesteigert. Anders bei Gesunden, die wegen Ausschaltung von Kohlenhydrat schon reichlich Acetonkörper produzieren. Deren Ketonurie konnte G. FORSSNER durch Ölzulagen ganz wesentlich steigern. Er erzeugte bei sich selbst eine starke Ketonurie durch 3 tägige Eiweiß-Fett-Kost und angestrengte Muskelarbeit (zur Entleerung der Glykogendepots). Die Ketonkörperausscheidung betrug 5,11 g; dann wurden je 40, 60, 80 g Öl zugelegt. Die Ketonkörper stiegen auf 9,16—9,96—11,80 g, d. h. um 0,84—1,0 g für je 10 g Öl. Bei diesen schönen, klaren und zweifellos richtigen Versuchen handelte es sich aber um einen Mann, der an Eiweißfettkost noch nicht gewöhnt war. Wenn man bei einem Menschen, der an Eiweißfettkost schon gewöhnt ist, d. h. aus dieser Kost schon seine Glykogenlager genügend anreichert, das gleiche Experiment ausführt, so bleibt die Fettzulage ohne jeden nennenswerten Einfluß. Wir haben dies in Fällen von leichtem Diabetes, wo wir wochenlang eine strenge, kohlenhydratfreie Kost durchgeführt hatten und dann noch größere Fettmengen als FORSSNER gaben, oft gesehen — nicht nur bei Diabetikern, die keine Ketonurie aufwiesen, sondern auch bei solchen, die bei dauernder Kohlenhydratentziehung beachtenswerte Mengen Acetonkörper entleerten. Diese schon in früheren Auflagen hervorgehobene Tatsache gab uns und später K. PETRÉN die Berechtigung zu planmäßiger Gemüse-Fettkost.

Die Furcht vor Fettzufuhr als acidosisvermehrend ist daher nicht unbedingt begründet (siehe aber unten). Nur soll man den Diabetiker, wenn man die Kohlenhydrate zu Heilzwecken entzieht, nicht sofort mit großen Fettmassen gleichsam überschütten.

Wichtig ist es aber, niedere Fettsäuren zu meiden, weil daraus (besonders aus Buttersäure) viel unmittelbarer Oxybuttersäure und Acetessigsäure hervorgehen.

An C. v. NOORDENS Frankfurter Klinik wurde schon vor langem nachgewiesen, daß fast 40% der verfütterten Buttersäure in Acetonkörper übergehen können (L. MOHR und L. LOEB). Es ist deshalb ratsam, bei schwerem Diabetes die niederen Fettsäuren möglichst aus der Nahrung auszuschalten. Die vegetabilischen Fette und die Fette des Fleisches enthalten sehr wenig niedere Fettsäuren; bedeutsame Menge enthält unter den üblichen Fett-Trägern nur die Butter. Da aber alle niederen Fettsäuren und ihre Salze im Wasser leicht löslich sind, genügt es, die Butter mit kaltem Wasser tüchtig durchzukneten, um die Schädlinge fast völlig zu entfernen.

Eine andere von G. Forssner aufgeworfene Frage ist, ob jedes Fett in gleichem Maße Ketonkörperbildner ist; er weist dem Nahrungsfett eine stärkere acetonbildende Kraft zu als dem Körperfett. Dieser noch wenig erörterten Ansicht stimmen wir, soweit rein praktisch-therapeutische Gesichtspunkte in Betracht kommen, unbedingt zu. Ob die theoretische Deutung, d. h. anderen Verhaltens von Nahrungs- und Körperfett, richtig ist, bleibt dahingestellt; es läßt sich vielleicht auch eine andere Erklärung finden. Den Beweis für das tatsächliche Geschehen liefert die Erfahrung an hungernden Zuckerkranken. Der Fettumsatz des auf antidiabetischer Kost stehenden Diabetikers und des hungernden Diabetikers ist annähernd gleich groß; eher ist er im zweiten Falle noch höher; jedenfalls ist der Unterschied nicht groß. Um so größer ist aber die Verschiedenheit des Ausgangsmaterials; im ersten Falle das Nahrungsfett, im zweiten Falle ausschließlich Körperfett. Nun ist es eine zwar nicht durchstehende, aber doch überwiegend häufige Erfahrung, daß an den Hungertagen des Diabetikers die Ketonurie mächtig absinkt. Wir sahen sie manchmal von 30—40 g (auf Oxybuttersäure berechnet) an einem Hungertage auf 2—3 g, am nächstfolgenden noch tiefer sinken, d. h. auf Werte, die unter dem liegen, was ein Gesunder, der aus voller Kost ins Hungern eintritt, zur Ausscheidung bringt (C. v. Noorden, 1912).

Diese Erfahrungen haben nicht nur theoretische, sondern auch hervorragende praktische Bedeutung. Wir müssen uns ihrer erinnern, wenn wir bedrohlichen acidogenen Vergiftungserscheinungen gegenüberstehen. Völlige Nahrungsentziehung unter gleichzeitiger Darreichung großer Mengen des antiketogen wirkenden Alkohols kann unmittelbare Gefahren abwenden. Aber immer nur für ganz kurze Zeit darf man das Nahrungsfett ausschalten und den Körper auf Oxydation des Eigenfettes anweisen. Denn gerader in solchen schweren Fällen mit hochgradiger Ketonurie bedürfen wir des Nahrungsfettes als Rettungsanker, um die Kräfte hochzuhalten (Kap. 8).

Neuerdings hat M. Kahn in New York ein Fett hergestellt, das aus Fettsäuren mit ungerader Zahl von C-Atomen besteht, von dem Gedanken ausgehend, daß ein derartiges Fett überhaupt keine Acidosis hervorrufen würde, weil nur die Fettsäuren mit gerader C-Atomzahl, wie oben erwähnt, Acetonbildner sind. Fettsäuren mit ungerader Zahl von C-Atomen werden offenbar nicht über die Acetonkörperstufe, sondern über Milchsäure und Brenztraubensäure abgebaut. In der Tat hatte bei gesunden Menschen, die durch Kohlenhydratkarenz acidotisch gemacht waren, der Ersatz des natürlichen Fettes durch das künstliche ein Verschwinden der Ketonurie zur Folge. Wurde von vornherein künstliches Fett gegeben, so trat beim Fortlassen der Kohlenhydrate aus der Nahrung überhaupt keine Ketonurie auf; dagegen wurde im Harn vermehrte Ausscheidung von Milchsäure, sowie Auftreten von Brenztraubensäure festgestellt. Dieses, Intarvin genannte Fett beansprucht jedenfalls ein hohes theoretisches Interesse. Seiner praktischen Anwendung stehen vorläufig der widerliche Geschmack des Präparates und die durch den Genuß größerer Mengen hervorgerufenen Verdauungsbeschwerden hindernd im Wege (H. Lundin, E. M. Benedict, W. S. Ladd, L. Strauss und R. West, F. Umber u. a.). Vgl. S. 381.

8. Acetonkörper bei Diabetes.

Nach dem bisher Gesagten ist es klar, warum die Acetonkörper bei keiner anderen Krankheit eine so bedeutende Stellung einnehmen wie beim Diabetes. Solange wir es noch mit leichter Form des Diabetes zu tun haben, solange der Diabetiker noch aus den Kohlenhydraten der Nahrung und von den Kohlenhydraten, die in seinem Körper aus Eiweiß entstehen, beachtenswerte Mengen Glykogen speichert und in der Leber Milchsäure bildet, bleibt die Ketonurie nur gering; sie erhebt sich kaum über die normalen Werte. Wenn aber die Fähigkeit der Glykogenanreicherung (fortlaufend starke Ausplünderung der Vorräte! S. 216) schweren Schaden genommen hat, wenn alles Kohlenhydrat der Nahrung im Harn wie-

der erscheint, wenn daneben auch der größte Teil des vom Eiweiß stammenden Zuckers ausgeschieden wird, dann stehen wir vor den typischen Erscheinungen der diabetischen Ketonurie. Die Ausscheidung der Acetonkörper kann
uns, ebenso wie die Glykosurie, als Maßstab für die Intensität der diabetischen
Erscheinungen dienen.

Wir können aus praktischen Gründen drei Stufen der Ketonurie unterscheiden, deren Grenzen sich allerdings nicht scharf aufrecht erhalten lassen.
Es sind gewissermaßen Typen, zwischen denen aber alle Zwischenstufen vorkommen.

1. Stufe. Die Acetessigsäurereaktion im Harn fällt negativ aus, qualitative
Proben auf Aceton positiv. Die Bestimmung ergibt 0,05—0,4 g Aceton im
Tagesharn. Der Ausfall jener Reaktionen entspricht nicht genau den tatsächlichen Verhältnissen; in Wirklichkeit enthält der frische Harn fast nur Acetessigsäure, das Aceton entsteht erst durch die Einwirkung der Reagentien auf
diese Säure oder bildet sich bei längerem Stehenlassen des Urins (G. EMBDEN
und L. SCHLIEP). Außerdem wird Aceton mit der Atmungsluft abgegeben, oft
ebensoviel wie durch den Harn oder sogar noch etwas mehr. Es hängt von der
Größe der Lungenventilation ab, wieviel von dem freien Aceton des Blutes aus-
geatmet wird (JOHANNES MÜLLER). Die Menge des freien Acetons im Harn
beträgt durchschnittlich 11 %, die des Blutes 55 %, berechnet auf die Summe:
Aceton + Acetessigsäure (N. O. ENGFELDT).

2. Stufe. Die Acetessigsäurereaktion fällt positiv aus. Der Harn gibt Rotfärbung beim Zusatz von Eisenchlorid. Diese Reaktion tritt gewöhnlich schon auf,
wenn die tägliche Menge des im Harn ausgeschiedenen Acetons 3—4 dg erreicht.
Wenn 5 dg überschritten werden, vermißten wir die Eisenchloridreaktion kaum
jemals. .

Nach L. LICHTWITZ bedarf es zum Auftreten positiver Reaktion einer Konzentration
von mindestens 0,235 %/oo; zwischen 0,235 und 0,5 %/oo ist sie bald positiv, bald negativ,
oberhalb des zweiten Wertes stets positiv. Die Acetessigsäure tritt in zwei tautomeren
Formen auf: als Enolform und als Ketoform; zunächst tritt nur letztere auf, sie gibt keine
Rotfärbung mit Eisenchlorid. Bei stärkerem Anwachsen der Konzentration erscheint auch
die Enolform, der jene Reaktion zukommt. Die Ketonurie ist also ernster, wenn Rotfärbung
auftritt, als wenn die Ketonkörper nur durch Nitroprussidnatrium (sog. Acetonreagens)
nachgewiesen werden können.

3. Stufe. Es findet sich außer Aceton- und Acetessigsäure auch β-Oxybutter-
säure im Harn. Ihr Nachweis gelingt fast ausnahmslos, wenn mehr als 0,4—0,5 g
Aceton sich im Tagesharn findet. Wenn die Ausscheidung der Acetonkörper
über diese niedrigen Werte hinaus sich weiter erhebt, so überwiegt immer mehr
und mehr die Oxybuttersäure. Acetessigsäure, als Aceton bestimmt, steigt gewöhnlich nicht über 5—6 g; 7 oder 8 g sind schon seltene Ausnahmen. Neben
den wenigen Gramm Aceton findet man dann enorme Mengen von Oxybuttersäure; 30—40 g sind nicht selten, auch das Doppelte davon, 60—70 g und mehr
werden erreicht, in einem Falle von L. CZAPSKI sogar 109 g als Mittel von 10 Tagen.
Die Acetonbestimmung im Harn gibt daher nur bei geringen Graden der Acetonurie einen getreuen Maßstab für die gesamte Menge der Acetonkörper; in
höheren Graden versagt der Maßstab, weil die Kurve der Oxybuttersäure sich viel
steiler erhebt als die Kurve des Acetons. Vom Aceton selbst gelangt, wie oben
bemerkt, bei geringer Acidosis fast nichts in den Harn; bei starker Überlastung
des Blutes tritt zwar ein Teil durch die Nieren aus, weil Aceton selbst nur in
bescheidenem Maße harnfähig ist; den größeren Teil der äußerst flüchtigen
Substanz fängt die Exspirationsluft ab, und dies verleiht der ganzen Atmosphäre
in der Umgebung des Kranken einen charakteristischen Geruch. Dieser Geruch
gestattet die Diagnose des Diabetes oft schon ohne Analyse des Harns.

Aceton tritt aus dem Blute durch Diffusion in Harn und Atemluft über, während die Salze der Acetessigsäure durch aktive Tätigkeit der Nieren in den Harn gelangen; deshalb ist die Konzentration der Acetessigsäure im Harn größer als im Blute, während der Gehalt des Acetons im Harn und Blute immer derselbe ist (E. M. P. WIDMARK).

Die **Methoden** zur quantitativen Acetonbestimmung im Harn ergeben gleichzeitig den Acetessigsäurewert, als Aceton berechnet. Aus Acetessigsäure bildet sich bei der Destillation des angesäuerten Harnes Aceton. Man hat die Menge der Harnketone (Acetonkörper, S. 183) früher durch Umrechnung des Acetonwertes auf β-Oxybuttersäure annähernd zu schätzen versucht. Zur Umrechnung auf Oxybuttersäure ist die gefundene Größe mit 1,8 zu mulitiplizieren. Man kann approximativ annehmen, daß daneben sich noch das Drei-fache von wirklicher Oxybuttersäure im Harn befindet, z. B.:

Gefunden . . . . = 2,26 g Aceton
Umgerechnet . . . . = 4,07 g Oxybuttersäure
Daneben wahrscheinlich vorhanden . . . . = 4,07 $\times$ 3 = 12,21 g Oxybuttersäure
Wirklich vorhanden (Analyse). . . . . = 13,05 g Oxybuttersäure
Gesamtacetonkörper aus Aceton geschätzt. . . . = 16,28 g Oxybuttersäure
Analytisch gefunden . . . . = 17,12 g Oxybuttersäure

Solch gute Übereinstimmung zwischen analytisch gefundenem und geschätztem Aceton-körperwert findet man jedoch keineswegs immer; denn das Verhältnis von Aceton zu β-Oxy-buttersäure unterliegt, wie neuere Untersuchungen von N.O. ENGFELDT, A. LUBLIN u. a. ergaben, großen unberechenbaren Schwankungen. Es kann die Relation Gesamtaceton : β-Oxy-buttersäuren zwischen den Werten 1 : 2 bis 1 : 8 schwanken, wie früher übrigens auch schon A. MAGNUS-LEVY angegeben hatte. Die Inkonstanz dieses Verhältnisses wird einmal durch die variable Menge des durch den Harn ausgeschiedenen freien Acetons bedingt; aber auch dadurch, daß Acetessigsäure z. T. als Enolform (siehe oben) im Harn erscheint, die bei der Analyse nach den Angaben von K. H. MEYER, KNORR und ENGFELDT nicht in Aceton und CO_2, sondern in Essigsäure und Oxalsäure gespalten wird. Schließlich ist auch bei der Reversibilität des Prozesses Acetessigsäure $\rightleftarrows$ β-Oxybuttersäure mit einer Reduktion der gebildeten β-Oxybuttersäure zu Acetessigsäure im Organismus zu rechnen (L. BLUM, E. FRIED-MANN und C. MAASE, H. DAKIN). Es ist also mit unübersehbaren Schwankungen der Aus-scheidungsgröße beider Körper zu rechnen.

Da wir jetzt über eine größere Zahl leicht ausführbarer Methoden verfügen, welche die Bestimmung der einzelnen Fraktionen der Acetonkörper im Harn beliebig oft auszuführen gestatten, ist man weder auf die oben angegebene Schätzung noch auf die indirekte Be-rechnung der Säuren aus den NH_3-Werten (S. 177) angewiesen.

Die Bestimmung des Acetons bzw. der Acetessigsäure geschieht jetzt allgemein nach dem Verfahren von G. EMBDEN und SCHMITZ durch Destillation des angesäuerten Harns und Auffangen des übergehenden Acetons in alkalischer Jodlösung. Durch Rücktitrierung mit Thiosulfatlösung wird die Menge des zur Jodoformbildung benötigten Jods bestimmt. Die β-Oxybuttersäure ward nach Extraktion des Harnes im Lindschen Apparat polarimetrisch nach der Methode von A. MAGNUS-LEVY bestimmt. Ein Nachteil der letzteren ist aber die lange Dauer der Extraktion (24 Stunden) und die Kostspieligkeit des Verfahrens.

Einen Fortschritt in der Methodik der β-Oxybutterbestimmung stellt die neue Methode von LUBLIN dar, welche sich auch in unserem Laboratorium bewährte. LUBLIN hat unter Benutzung des SHAFFER-ENGFELDTschen Makroverfahrens eine Mikromethode ausgearbeitet, welche in der gleichen Harnportion (gewöhnlich 0,25—0,5 ccm) durch fraktionierte Destil-lation des Acetons und nachfolgende Oxydation der β-Oxybuttersäure mit Chromsäure, wobei ebenfalls Aceton entsteht, präformiertes Aceton + Acetessigsäure einerseits, β-Oxy-buttersäure anderseits zu bestimmen gestattet. Die ursprünglich von ENGFELDT und auch von R. S. HUBBARD der Destillation vorauszuschickende Entzuckerung des Harns fällt bei der LUBLINschen Methode weg.

Eine gravimetrische Bestimmung der Gesamtacetonkörper durch Ausfallen mit Queck-silbersulfat hat D. D. VAN SLYKE angegeben. Die Werte für β-Oxybuttersäure sollen aber nach diesem Verfahren stets um ein Vielfaches zu niedrig sein (LUBLIN).

Auch zur Bestimmung des Gehaltes des Blutes an Acetonkörpern sind von verschiedensten Autoren Methoden bzw. Mikromethoden angegeben worden. Ihr Prinzip ist im wesentlichen das gleiche wie beim Harne angewandte (WIDMARK, HUBBARD, ENGFEDT, LUBLIN u. a.). In Fällen schwerer Acidosis können sich die Acetonkörper in Mengen bis zu mehreren Dezi-grammen in 100 ccm Blut finden.

Die genaue Verfolgung der Acetonkörperausscheidung des Diabetikers ist von größter praktischer Bedeutung. Solange nur kleine Mengen im Harn er-scheinen, ist der Diabetiker nicht in Gefahr, der spezifisch-diabetischen In-

toxikation zum Opfer zu fallen. Worin diese besteht, wird später zu besprechen
sein. Wir halten es für praktisch wichtig, bestimmte Gruppen von Fällen zu unterscheiden. Die Unterscheidung gründet sich auf das Verhalten der Acetonkörper
bei Entziehung der Kohlenhydrate.

1. Gruppe. Zahlreiche Diabetiker scheiden bei der Diät, die man in leichteren Fällen gewöhnlich verordnet, und welche etwa 60—80 g Kohlenhydrat dem
Körper täglich zuführt, nur einige Zentigramm Aceton (bzw. Acetessigsäure,
vgl. oben) aus, d. h. kaum mehr als ein Gesunder. Wenn darauf die Kohlenhydrate gänzlich entzogen werden, so erhebt sich zunächst die Acetonmenge auf
einige Dezigramm; einzelne Harnproben zeigen auch schwache Reaktion mit
Eisenchlorid und enthalten vielleicht auch etwas Oxybuttersäure. Der gleichen
Erscheinung würden wir beim Gesunden begegnen. Unter Fortsetzung der
gleichen strengen Diät sinkt aber die Menge der Acetonkörper allmählich wieder
ab und nach weiteren 1—2 Wochen sind die Werte wieder ganz niedrig. Es hat
sich inzwischen der Körper an den Mangel der Kohlenhydrate gewöhnt; wir
bemerkten schon, daß dies eine normale Erscheinung ist. Die dieser Gruppe
zugehörigen Diabetiker bilden bei weitem die Mehrzahl; es sind ausnahmslos
Fälle, die man vom klinischen Standpunkt aus noch als „leichten Diabetes" bezeichnen muß.

Als Beispiel diene folgender, schon vor 13 Jahren veröffentlichter Fall, einen 48 jährigen
Mann betreffend (C. v. NOORDEN):

Tag	Kost	Im 24 stündigen Harn		
		Zucker	Eisenchlorid-reaktion	Aceton
		g	g	g
1.	Gemischt, kohlenhydratreich	60,8	0	0
2.	do.	69,2	0	0
3.	Streng und 100 g Brot	52,4	0	0
4.	do.	48,3	0	0
5.	Streng und 50 g Brot	43,8	0	0,03
6.	do.	39,1	0	0,20
7.	Streng ohne Kohlenhydrat	19,4	0	0,43
8.	do.	4,3	+	0,70
9.	do.	0	+	1,30
10.	do.	0	++	1,80
11.	do.	0	++	1,10
12.	do.	0	+	0,80
13.	do.	0	+	0,52
14.	do.	0	Spur	0,43
15.	do.	0	0	0,32
16.	do.	0	0	0,33
17.	do.	0	0	0,19
18.	do.	0	0	0,07
19.	do.	0	0	0,07
20.	do.	0	0	0,05
21.	do.	0	0	0,03
22.	Streng und 20 g Brot	0	0	0,05
23.	do.	0	0	0,03
24.	Streng ohne Kohlenhydrat	0	0	0,02
25.	Streng und 30 g Brot	0	0	0,02
26.	Streng und 40 g Brot	0	0	0,02
27.	Streng ohne Kohlenhydrat	0	0	Spur
28.	Streng und 50 g Brot	0	0	do.
29.	do.	0	0	do.
30.	Streng ohne Kohlenhydrat	0	0	do.

In diesem Falle sind während der folgenden 15 Jahre niemals wieder meßbare Mengen von Aceton aufgetreten, obwohl die Kohlenhydrate nie 50—80 g Brot oder Brotwert überstiegen, und obwohl häufige Perioden kohlenhydratfreier Kost eingeschaltet wurden. — Bei einem Gesunden hätte sich bei gleicher Kost annähernd die gleiche Acetonkurve ergeben.

2. Gruppe. Bei der gewöhnlichen strengen Kost mit 60—80 g täglichem Kohlenhydrat finden wir auch nur wenig Aceton und keine Reaktion mit Eisenchlorid. Wenn wir den Patienten aber die Kohlenhydrate entziehen, so steigt die Ketonurie schnell zu $^1/_2$—1 g und mehr an, und auch Eisenchloridreaktion tritt auf und Oxybuttersäure läßt sich leicht nachweisen. Hierin liegt noch keine Gefahr, wie im Gegensatz zu weit verbreiteten Meinungen hervorgehoben sei. Wenn wir uns durch den Anstieg der Ketonurie nicht beirren lassen, sondern die strenge Diät ruhig fortsetzen, so beobachten wir oft nach einigen Wochen noch allmähliches Zurückgehen der Ketonurie bis zu den ursprünglichen Werten, d. h. diese Fälle verhalten sich im Prinzip wie die der ersten Gruppe, nur tritt die Gewöhnung an die Entziehung der Kohlenhydrate viel langsamer ein. Immerhin sind diese Fälle prognostisch ungünstiger als die Fälle der ersten Gruppe; es ist weit mehr als bei letzteren zu fürchten, daß die Neigung zur Ketonurie innerhalb der nächsten Monate oder Jahre ansteigen wird. Sie verlangen auch während der therapeutisch durchgeführten Kohlenhydratkarenz dauernd schärfste Überwachung, bis die Rückkehr zu kleinen Acetonwerten erfolgt ist.

Bei anderen Kranken dieser Gruppe tritt die Gewöhnung des Organismus an die Kohlenhydratentziehung überhaupt nicht ein. Die Ketonurie bleibt hoch, solange wir die Kohlenhydrate ausschalten. Erst nach Rückkehr zu Kohlenhydraten sinkt die Ketonurie wieder auf den ursprünglichen Wert ab. Man begegnet diesem Verhalten sowohl bei sog. leichter wie bei sog. schwerer Glykosurie. Es ist immer ein bedrohliches Zeichen, da es vorzugsweise den progressiven Fällen zukommt. Namentlich bei Kindern und bei jungen Leuten wird die Bestätigung dieser schlechten Prognose nicht lange auf sich warten lassen. Über gutartige Fälle gleicher Art s. Nr. 4.

3. Gruppe. Schon bei gewöhnlicher strenger Diät mit 60—80 g Kohlenhydrat werden $^1/_2$—2 g Aceton und mehr ausgeschieden. Die Reaktion mit Eisenchlorid ist positiv, Oxybuttersäure ist dauernd anwesend. Wenn dieser Zustand einmal eingetreten ist, erweist sich die Stärke der Ketonurie oft auffallend unabhängig von der Nahrung. Es gibt Fälle, wo es — wenigstens beim Vergleich kürzerer Perioden — fast gleichgültig erscheint, ob man viel oder wenig Kohlenhydrate der Kost zulegt, und wo spontane Schwankungen der ganzen Stoffwechsellage bedeutsamer als die Kostform sind. Wir müssen annehmen, daß die starke Unabhängigkeit der Ketonurie von der Kost bei solchen Kranken mit gänzlicher Unfähigkeit, Glykogen zu fixieren, zusammenhängt. Es ist keine Frage, daß alle diese Patienten sich in einer dauernden großen Gefahr befinden. Dennoch gibt es viele, die bei vorsichtiger Ernährung und bei Schonung ihrer Kräfte sich erstaunlich lange halten. Wir kennen manche Diabetiker, die anfangs täglich 30—40 g Acetonkörper ausschieden und eine ansehnliche Ausscheidungsgröße, zum mindesten dauernde starke Eisenchloridreaktion des Harns 10 Jahre hindurch und länger beibehielten und trotzdem sich eines relativ guten allgemeinen Befindens erfreuten. Jedem erfahrenen Diabeteskenner sind solche Fälle geläufig. O. Minkowski wies vor einiger Zeit wieder auf sie hin (Tagung f. inn. Med. 1921).

Wie bemerkt, gilt die Unabhängigkeit der Ketonurie vorwiegend für kürzere Vergleichsperioden. Aus langen Reihen (ohne Insulin! also ältere Erfahrungen) erkennt man aber doch, daß die Werte bei knapper Kohlenhydratzufuhr beträchtlich höher liegen als bei reichlicherer (z. B. verglichen 40—50 g und 120—130 g Kohlenhydrat in der Kost, unter gleicher

Gabe von Protein und Fett!). Und zwar trifft dies zu, obwohl die Glykosurie den Kohlenhydratgehalt der Kost bei weitem übertrifft, und man an intracellulären Glykogenbestand sicher nicht denken darf. Es ist aber keineswegs das „Feuer der Kohlenhydrate" (S. 184), welches die in den Stoffwechsel reichlichst einbezogenen Fette verbrennen hilft. Wir sind der Meinung, und hierzu leitet uns unsere Theorie des Diabetes (S. 216), daß in solchen Fällen dennoch reichlich Glykogen entsteht, aber ebenso reichlich schleunigst zerfällt, daß dieser ungeordnete, stürmische Abbau zwar nicht so gut und vollständig wie der regelrechte das Entstehen bzw. Bestehen der Ketonsäuren verhütet, aber doch einigen Schutz gewährt.

Fast zwangsläufig können wir binnen kurzer Zeit diesen Schutz verstärken, wenn wir nach Muster des v. NOORDEN schen Haferkurschemas oder mittels gleichsinnig wirkender Verfahren zunächst die Erregbarkeit des diastatischen Prozesses dämpfen und dann mit Kohlenhydraten belasten (S. 432). Es war vor dem Insulin die beste Methode, die Per-Ketonurie zu bekämpfen. Daraus entstanden dann die gleichsinnig wirkenden Dauerkuren mit spärlichster Protein- und reichlicher Kohlenhydratgabe, mit all ihren Vorzügen und Nachteilen (Kap. 8).

4. Schließlich sei auf eine letzte, freilich kleine Gruppe von klinisch durchaus gutartigen Fällen hingewiesen, wo wir bei ansehnlicher Kohlenhydratzufuhr (150—250 g Brotwert) zwar sehr geringe Glykosurie, meist auch sehr geringe Hyperglykämie oder gar Normoglykämie antreffen, wo aber dauernd beachtenswerte Mengen von Aceton im Harn zu finden sind (0,2—0,5 g). D. h. es besteht eine gewisse Dissoziation in Stärke der Störung des Zuckerhaushaltes einerseits, des Fettabbaues anderseits. Die Gründe sind undurchsichtig. Es sei aber daran erinnert, daß auch bei Gesunden die Neigung zu Acetonurie sehr verschieden groß ist (S. 190).

Wie aus folgendem hervorgeht, beeinflussen mancherlei Umstände (Kostformen usw.) die Stärke der Ketonurie. Das Vorstehende aber ist in langjähriger Beobachtung aus einheitlicher Versuchsanordnung abgeleitet (strenge Diät mit mittleren Proteingaben und mittleren Kohlenhydratmengen einerseits, Kohlenhydratkarenz anderseits).

9. Der Einfluß von Nahrungsentziehung und Nahrungszufuhr auf die Acetonkörperausscheidung beim Diabetes.

Fasttage hatten B. NAUNYN und A. CANTANI zuerst in die Diabetestherapie eingeführt, hauptsächlich zu dem Zwecke, eine auf andere Weise nicht bekämpfbare Glykosurie zum Verschwinden zu bringen oder wenigstens stark herabzumindern.

Auch die Ketonurie sinkt am Hungertage, wenn man aus voller mit starker Ketonurie verbundenen Kost dazu übergeht. Darüber lagen schon vereinzelte ältere Angaben vor, eingehendere Untersuchungen veröffentlichte E. ALLARD (daselbst ältere Literatur). Er betonte, wie wichtig dies in Fällen stärkerer Acidosis sein kann. Sehr bemerkenswert war der Befund, daß Fettkost am Ende des Hungertages dargereicht, die Ketonurie und Glykosurie schnell und stark erhöhte, Eiweißkost aber nicht. Wir beziehen ersteres auf allzu starke Fettbelastung der Leberzellen (Hungerwirkung + Fettkostwirkung).

Mit noch stärkerem Nachdruck und mit starker Auswirkung auf das therapeutische Verhalten bei beginnendem Koma trat dann C. v. NOORDEN für das Einschalten von Hungertagen als antiketogene Maßregel ein (1911).

Im Hinblick auf die altbekannte Tatsache, daß der gesunde Mensch im Hungerzustande stets Aceton ausscheidet (S. 187), scheint dies zunächst nicht recht verständlich. Die Deutung, welche wir geben, ist als Hypothese zu werten.

Der Stoffwechselgesunde scheidet beim Hungern Aceton aus, weil seine Kohlenhydratdepots dahinschwinden und die Neubildung von Kohlenhydrat in der Leber aus Fettsäuren nur gerade so weit reicht, den augenblicklichen Bedarf der Gewebe zu decken; es bleibt nicht genügend übrig, um die Ketonbildung in der Leber zu verhüten. Anders ist es beim Gesunden, wenn seine Glykogendepots durch angestrengte Muskelarbeit entleert werden. Er scheidet dann kein oder nur Spuren von Aceton usw. aus; die in den Muskeln entstehende und der Leber zufließende Milchsäure dient dann als antiketogene Schutzwehr. (S. 189.)

Beim Diabetiker ist die Leber auf Überproduktion von Zucker eingestellt. Unter dem Reiz der eintretenden Nahrungsstoffe wird diese Produktion zu regelloser Unmäßigkeit aufgepeitscht, während gleichzeitig die verstärkte Lebhaftigkeit der diastatischen Prozesse Glykogenbestand nicht zuläßt. Bei diesen stürmischen Vorgängen versagen die antiketogenen Schutzkräfte. Das Hungern bringt Entlastung; die Reizwirkung der Nährstoffe fällt aus. Die Zuckerbildung aus Fettsäuren nimmt gewaltig ab, aber in der von Extrareizen entlasteten Leber können sich die noch vorhandenen antiketogenen Schutzkräfte besser auswirken als vorher zur Zeit zügellosen Fettsäureabbaues. Daher sinkt jetzt die Ketonurie. Es ist höchst bemerkenswert,

1. daß die antiketogene Wirkung des Fastens bei leichten Störungen des Zuckerhaushaltes bei weitem nicht so stark zum Ausdruck kommt wie bei schweren.

2. daß sie am stärksten ist, wenn der Zuckerkranke aus einer Periode der Überfütterung in die Karenz eintritt.

3. daß sie wesentlich begünstigt und verstärkt wird, wenn man den fastenden Diabetiker, möglichst befreit von muskulärer und psychischer Erregung, im·Bette ruhen läßt. C. v. Noorden hat immer aufs neue dies gefordert, und wir reichen an Fasttagen ausnahmslos kleine Mengen von Sedativa. Muskelbetätigung kann beim Schwerdiabetiker leicht die zuckerbildende Leberfunktion überreizen, so daß die Schutzkraft der Milchsäure sich nicht voll durchsetzt (S. 135).

Unterernährung hat im Prinzip gleichen, d. h. Glykosurie und Aceton mindernden Einfluß wie Fasten; von unserem Standpunkte aus betrachtet deshalb, weil sie den unmittelbaren Reiz der Nährstoffe auf die Leber abschwächt. Die älteren Fürsprecher knapper Kost (A. Bouchardat, B. Naunyn, R. Kolisch u. a.) weit überflügelnd, forderte daher mit theoretischer Berechtigung F. M. Allen vor der Insulinära chronische Unterernährung als Dauerbehandlung des Diabetes. So hoch wir knappe, den Calorienbedarf nicht vollständig deckende Kost für einleitende Kuren auch werten (namentlich nach vorausgegangener Überernährung), so wenig können wir uns damit einverstanden erklären, sie auf die Dauer zu empfehlen. Die Nachteile würden auf die Dauer den Vorteil überbieten. Vgl. Kap. 8.

Von Nährstoffen können sicher Eiweiß und Fett der Ketonämie Vorschub leisten; je nach Beikost verschieden stark. Es sind das praktisch wichtige und theoretisch bedeutungsvolle Fragen. Vieles kommt auf das Mischungsverhältnis der Nährstoffe an. Die Theorien erwiesen sich keineswegs als zuverlässiger Führer. Jede bisherige mit theoretischen Gründen gestützte, „antiketogene" Kostordnung läßt sich sowohl mit anscheinend beweisenden wie mit anscheinend ablehnenden Beispielen und praktischen Erfahrungen belegen. Mit starkem und unberechenbarem Ausschlage macht sich da immer wieder die altbekannte Tatsache geltend (S. 184), daß wie bei Gesunden auch bei Zuckerkranken, bei diesen noch weit mehr, die Neigung zur Acetonbildung sehr verschieden ist, und daß die Wirkung bestimmter Kostformen auch nicht immer gleich ausfällt. Im großen und ganzen begünstigt die Kombination: viel Eiweiß und viel Fett die Ketonbildung am stärksten. Wenig Eiweiß und viel Fett ist günstiger, ebenso viel Protein und viel Kohlenhydrat (S. 378, 440).

L. Krehl und H. Mezger umschreiben diese Tatsache mit der Deutung, in den glykogenarmen Leberzellen werde die Bildung der Acetonkörper aus Fett durch die Reizwirkung der Eiweißspaltprodukte stark vermehrt. Im Beginne der eiweiß- und fettreichen Kost mit wenig oder gar keinen Kohlenhydraten (jahrzehntelang die bevorzugte Kostordnung Zuckerkranker!) wird man dies immer bestätigt finden. Anderseits pflegt bei längerer Durchführung solcher Kost die Ketonurie in sehr zahlreichen Fällen (nicht immer!) wieder abzuklingen. Es ist ja nicht die beste Kostform für Zuckerkranke; sie ist längst verlassen, namentlich seit Einführung der Kohlenhydratkuren durch C. v. Noorden (1903). Aber in alten

Krankenberichten findet man genügend Belege dafür (C. v. Noorden, E. Külz, G. Troje, H. Lüthje u. a.). Die jüngeren Autoren, die nur den Einfluß kurzer Perioden solcher Kost prüften und beurteilten, sollten bei ihren theoretischen Betrachtungen nicht übersehen, daß gerade dieser Kost überaus zahlreiche Zuckerkranke ihr Wohlbefinden verdankten.

Doch kann es keinem Zweifel unterliegen, daß bei reichlichem Fettgehalt der Kost Eiweißzufuhr die Ketonkörperbildung steigert. In sehr anschaulicher Weise hat K. Petrén gezeigt, wie schwere Diabetiker ansehnliche Mengen von Fett vertragen, wenn nur der Eiweißumsatz ganz niedrig gehalten wird. Man hat über diese die Ketonurie befördernde Wirkung der Eiweißkörper viel nachgedacht. Man machte die spezifisch-dynamische Wirkung der Proteine und die dadurch bedingte Erhöhung des Calorienumsatzes dafür verantwortlich (W. Falta). In neuen Versuchen konnten S. J. Thannhauser und W. Marcowicz dafür keinen Anhaltspunkt gewinnen. Wahrscheinlicher ist, daß durch zu starke Belastung der Leber mit Eiweißspaltungsprodukten die Glykogenstapelung in der Leber geschädigt, der diastatische Prozeß angeregt (Reizwirkung) und hierdurch der Ketonkörperbildung Vorschub geleistet wird. Neuere Versuche von P. Junkersdorf sowie von L. Asher und seinen Schülern weisen in dieser Richtung.

Da der praktisch-therapeutische Ausschlag der einzelnen Kostformen auf die Acetonurie nur im Zusammenhang mit dem ganzen Kostplane zu werten ist, verzichten wir hier auf näheres Eingehen und verweisen auf Kap. 8.

Nur auf die neuerdings geforderte quantitative Einstellung ketogener und antiketoner Nahrungsmittel sei kurz eingegangen. Die oben erwähnten Vorstellungen von Shaffer, daß die Fettsäuren auf irgendeiner Stufe ihres Abbaues eine Synthese mit dem Zuckermolekül bzw. seinen intermediären Abbauprodukten eingehen, haben besonders amerikanische Forscher zur Auffassung geführt, daß für das Nichtauftreten der Ketonurie ein bestimmtes Verhältnis zwischen ketogenen und antiketogenen Nährstoffen maßgebend sei. Sehr eingehende Untersuchungen wurden vor allem von P. A. Shaffer ausgeführt, die ihn zur Aufstellung folgender Formel veranlaßten, welche die Menge Kohlenhydrate in Gramm ergibt, die zur Unterdrückung von Acidosis nötig sind:

$$\frac{\text{Gesamtcalorien minus } (N \times 100)}{50}.$$

Auf Grund seiner Auffassung, daß Acidosis auftrete, wenn das Verhältnis der im Stoffwechsel umgesetzten Fettsäuren zur Menge der verwerteten Glykose die Zahl 1,5 übersteige, bestimmt R. T. Woodyatt die zulässige Fettmenge aus der Formel:

$$F = 2\,Kh + \frac{\text{Eiweiß}}{2}.$$

F. G. Banting, A. A. Fletscher und W. R. Campbell berechnen das Verhältnis von Kohlenhydrat und Fett in der Nahrung nach folgenden Formeln:

$$\text{Fett (g)} = \frac{M}{10} - \frac{P}{2}$$

$$\text{Kohlenhydrat (g)} = M - \frac{10\,P}{30},$$

wobei M die Größe des Grundumsatzes und P den Eiweißgehalt der Nahrung bedeutet. Diese Formeln, welche also auf der Annahme fußen, daß eine gesetzmäßige Proportion auch in der biologischen Reaktion zwischen ketogenen und antiketogenen Substanzen bestehe, befinden sich im Widerspruch mit den klinischen Beobachtungen und lassen die individuell verschiedene Reizwirkung der Nahrungsmittel ganz außer Betracht.

Die schwierigen Berechnungen, welche zur Aufstellung der genannten Formeln führten, müssen in den Originalarbeiten eingesehen werden.

10. Gefahren der Acetonurie (Koma diabeticum).

Worin bestehen die Gefahren der Ketonurie? Wer jemals Gelegenheit gehabt hat, einen Diabetiker im typischen diabetischen Koma sterben zu sehen, nimmt von dem Krankenbette den unauslöschlichen Eindruck mit, daß ein schwerer Vergiftungszustand vorlag. Über die klinischen Eigentümlichkeiten des Coma diabeticum sprechen wir später (S. 332); hier sind seine Beziehungen zu den Acetonkörpern zu erörtern. Seit den Tagen, als A. KUSSMAUL das charakteristische diabetische Koma beschrieb, ist diese Frage unausgesetzt erörtert worden. Es hat keinen Zweck, aller Theorien zu gedenken. Wir werden uns zunächst derjenigen Theorie zuwenden, die heute die verbreitetste ist. Darauf müssen wir besprechen, ob neben ihr auch andere Meinungen berechtigt sind.

a) Die Säurevergiftung (Acidosis). Wir erwähnten, daß als primäre Acetonkörper Oxybuttersäure und Acetessigsäure zu betrachten sind. Ihr Ausgangsmaterial, die Fettsäuren, werden vom normalen Organismus vollständig verbrannt. Wenn dieses beim Diabetiker nicht geschieht, so gelangen mit der Oxybuttersäure und Acetessigsäure saure Substanzen in das Blut. Eine solche Säureüberladung des Blutes bezeichnen wir, nach dem Vorgang von B. NAUNYN, mit dem Namen Acidosis.

Das Auftreten von abnormen, nicht flüchtigen Säuren führt zu einer Störung des Säurebasengleichgewichtes im Blute des Diabetikers.

Dieser Gleichgewichtszustand zwischen Säuren und Basen, d. h. zwischen Wasserstoff- und Hydroxylionen schwankt um eine sehr schmale Zone, die unter normalen Umständen nach beiden Seiten hin kaum überschritten wird; in Abhängigkeit von ihm steht die aktuelle Reaktion, d. h. die Wasserstoffionenkonzentration des Blutes. Diese ist in erster Linie abhängig von dem Verhältnis der freien CO_2 zu der an Alkali gebundenen, nach der Formel:

$$\text{(Konzentration der H-Ionen) } C_H = H_2CO_3 : NaHCO_3.$$

Diese Formel besagt, daß jede Zunahme der freien CO_2 ohne gleichsinnige Veränderung der gebundenen die Reaktion nach der sauren Seite verschiebt, während isolierte Vermehrung der zur CO_2-Bindung verfügbaren Alkalimenge die Reaktion alkalischer macht. Die zur Bindung der CO_2 verfügbare Alkalimenge bezeichnet man als Alkalireserve. Treten nun nichtflüchtige Säuren in vermehrter Menge auf, sei es, daß sie normalerweise im intermediären Stoffwechsel, wie z. B. bei Muskeltätigkeit, oder wie beim Diabetes durch pathologische Änderungen des Stoffwechsels entstehen, so belegen sie einen Teil des verfügbaren Alkali mit Beschlag, und es erwächst aus dieser Verminderung der Alkalireserve und der dadurch bedingten Vermehrung der freien CO_2 für den Organismus die Gefahr einer Störung des Säurebasengleichgewichts. Um dieser vorzubeugen, stehen ihm Regulationsmechanismen zur Verfügung, welche die Aufrechterhaltung der normalen Blutreaktion gewährleisten.

Einer dieser Regulatoren ist die Atmung. Nach den Untersuchungen von WINTERSTEIN, O. PORGES, A. LEIMDÖRFER und E. MARCOVICI, HENDERSON, HALDANE u. a. ist die H-Ionenkonzentration des Blutes der adäquate Reiz für das Atemzentrum. Auf Erhöhung der Wasserstoffzahl des Blutes reagiert dieses mit Überventilation, so daß infolge vermehrter Abdunstung von CO_2 eine Verminderung der CO_2-Spannung in Lungenalveolen und Blut eintritt. Durch diese kompensatorische Verminderung der freien CO_2 bleibt das Verhältnis $H_2CO_3 : NaHCO_3$ konstant, und damit wird die normale Blutreaktion wieder hergestellt.

Das Blutplasma enthält bei einer mittleren CO_2-Spannung von 42 mm Hg 3 Vol.-$^0/_0$ freie CO_2 und 60 Vol.-$^0/_0$ als Bicarbonat gebundene CO_2. Das normale Verhältnis von freier zu gebundener CO_2 ist daher:

$$\frac{H_2CO_3}{NaHCO_3} = \frac{3}{60} = \frac{1}{20}.$$

Vermindert sich also das Bicarbonat, so kann durch vermehrtes Abdunsten von CO_2 das Verhältnis und damit die Wasserstoffionenkonzentration leicht konstant erhalten werden.

Neben die Atmung, deren Aufgabe nur die Ausscheidung flüchtiger Säuren (CO_2) ist, treten als weitere wichtige Regulatoren der H-Ionen des Blutes die Nieren. Durch sie vermag sich der Körper überschüssiger nichtflüchtiger Säuren zu entledigen; dementsprechend wird in solchen Fällen die Harnacidität stark erhöht, falls keine Deckung der Säure erfolgt (vgl. NH_3-Bildung, S. 176 und unten).

Ferner stellt das Blut selbst einen wichtigen Faktor für die Erhaltung der Blutreaktion dar. Infolge seiner Eigenschaft als Puffersubstanz kann es schon von sich aus Reaktionsänderungen Widerstand entgegensetzen, indem es Alkali zur Säurebindung freigibt. Dies kann so erfolgen, daß Alkali aus den Verbindungen mit Hämoglobin und Eiweiß gelöst wird, wobei u. a. Cl-Ionen aus ihren Verbindungen mit Alkali frei werden und in die roten Blutkörperchen einwandern, wie folgende Formeln veranschaulichen:

$$\text{Plasma} \qquad\qquad\qquad\qquad\qquad \text{Blutkörperchen}$$
$$H_2CO_3 + NaCl \rightleftarrows NaHCO_3 + HCl \qquad\qquad HCl + Na_2HPO_4 \rightleftarrows NaH_2PO_4 + NaCl.$$

Eine große Bedeutung in der Regulation der Blutreaktion hat schließlich die von O. SCHMIEDEBERG und F. WALTER im Jahre 1875 in klassischen Versuchen als kompensatorischer Vorgang gegen Säuerung des Blutes erkannte vermehrte Ammoniakbildung. Der Körper ist befähigt, große Mengen von Säuren durch Ammoniak zu neutralisieren. Ein großer Teil des Ammoniaks, der durch Desamidierung der beim Eiweißabbau entstehenden Aminosäuren frei wird, lagert sich an die Säuren an und wird dadurch verhindert, in Harnstoff überzugehen. Wir finden deshalb jedesmal, wenn abnorm viel Säuren im Stoffwechsel entstehen, erhöhte Ammoniakwerte. Es gibt zwar noch andere Faktoren, von denen die NH_3-Ausscheidung abhängt; sie sind aber von viel geringerer Bedeutung als der Lockreiz der fixen Säuren. Daher dürfen wir die NH_3-Ausscheidung als Indikator und Maßstab für die Säureüberladung des Blutes betrachten — vorausgesetzt, daß wir nicht gleichzeitig Alkalien als Medikament einführen (A. MAGNUS-LEVY); vgl. Skala auf S. 177.

Durch diese verschiedenen Regulationsmechanismen wird ermöglicht, die Blutreaktion auch bei vermehrtem Eintritt saurer Produkte in das Blut innerhalb sehr enger Grenzen konstant zu erhalten. Das ist nun auch bei der sog. diabetischen Acidosis der Fall. Auch hier findet man im allgemeinen, den Zustand des Komas bzw. Präkomas ausgenommen, keine wesentliche Änderung der aktuellen Reaktion des Blutes. Der Säureüberschuß wird z. T. durch die Pufferwirkung des Blutes, durch Verminderung seiner CO_2-Spannung und durch Bereitstellung von Ammoniak kompensiert, z. T. durch die Nieren eliminiert. Daher bedeutet beim Diabetes der Begriff der Acidosis im modernen Sinne nicht eine erhöhte H-Ionenkonzentration, nicht wahre Säuerung im physikalisch-chemischen Sinne, sondern nur herabgesetzte Bindungsfähigkeit für Kohlensäure infolge Verminderung der Alkalireserve[1]). Letzteres wird als Hypokapnie im Gegensatze zu normaler oder erhöhter Alkalireserve (Eukapnie bzw. Hyperkapnie) bezeichnet (D. D. v. SLYKE und G. E. CULLEN).

Bei der gewöhnlichen Acidosis des Diabetikers handelt es sich also um normale H-Ionenkonzentration bei Hypokapnie und herabgesetzter Kohlensäurespannung: um eine kompensierte Hypokapnie oder kompensierte Acidosis. Dieser Zustand hält so lange an, als die Atmung, trotz verminderter Menge von Bicarbonat, das normale Verhältnis von freier CO_2 zu Bicarbonat aufrecht erhalten kann. Wird dies unmöglich, so tritt inkompensierte Hypokapnie ein, d. h. Verschiebung der Reaktion nach der sauren Seite. Diese findet sich nur im Coma ante mortem, wenn selbst durch äußerst erhöhte Lungenventilation (die große KUSSMAULsche Atmung) und durch die anderen Regulationsvorrichtungen die Zunahme der sauren Einheiten (Wasserstoffionenkonzentration) nicht mehr verhindert werden kann.

Denn auch die Entgiftung der Säuren durch Ammoniakanlagerung hat ihre Grenzen. Nur ein gewisser Teil des vom Eiweiß abfallenden Stickstoffs kann als Ammoniak zur Verfügung gestellt werden. Wenn die Säureproduktion unvermindert anhält, so nehmen die abnormen Säuren auch fixes Alkali der Gewebe in Anspruch. Am deutlichsten ist dies in bezug auf Kalk und Magnesia zu erkennen, wie zuerst F. v. ACKEREN nachwies und wie D. GERHARDT und W. SCHLESINGER bestätigten. Nachdem nun die abnorme Säurebildung, von starker Ketonurie gefolgt, durch Bindung von Ammoniak und Körperalkali gedeckt, durch Überventilation kompensiert, lange Zeit hindurch — Monate und auch Jahre —

---

[1]) B. NAUNYN, der Schöpfer des Begriffes der Acidosis, faßte diesen ganz allgemein in dem Sinne auf, daß dadurch ein abnormer Stoffwechselvorgang gekennzeichnet werden soll, der zum Auftreten von pathologischen Säuren führt.

bestanden hat, kommt in zahlreichen derartigen Fällen ein Zeitpunkt, wo jähen Schrittes, oft sprungweise, die Säurebildung in die Höhe schnellt. Der Oxybuttersäurewert der Ketonurie steigt binnen weniger Tage auf das 3- und 4fache (auf 100—150 g, A. Magnus-Levy, L. Mohr, A. Loeb, E. P. Joslin, L. Czapski). Dann reicht der verfügbare Ammoniak nicht mehr aus; die Alkaliverarmung des Organismus wird so stark, daß das CO_2-Bindungsvermögen des Blutes bis auf $25\,^0/_0$ seines Normalwertes sinkt. Selbst größte Gaben medikamentösen Alkalis befriedigen den Bedarf des Körpers nicht. Es erscheint nicht nur oxybuttersaures Salz, sondern auch freie Oxybuttersäure im Harn (L. Czapski). Die Lungen vermögen die Wirkung der Alkaliverarmung auf die Reaktion des Blutes nicht mehr aufzuheben; letztere verschiebt sich nach der sauren Seite (siehe unten). Der Kranke tritt in den präkomatösen und weiter in den komatösen Zustand (sog. „Säurekoma") ein. Dann genügt auch die Nierenarbeit nicht mehr, die Säuren auszuscheiden.

A. Magnus-Levy fand in den Leichen im Koma gestorbener Diabetiker noch 100—150 g β-Oxybuttersäure. Es hat viel Bestechendes, neben dem Versagen der Atmung in partieller Schädigung der Nieren eine der Ursachen für den jähen Eintritt des Säurekomas zu suchen. Wasser wird oft noch reichlichst ausgeschieden, aber auch ein vermindertes Ausscheidungsvermögen für Zucker kann sich einstellen. Es ist seit langem bekannt, daß im Koma oft die Zuckermengen beträchtlich absinken; daran trägt zweifellos das Darniederliegen der Nahrung Mitschuld. Aber dies ist nicht die einzige Ursache. Es muß auch beachtet werden, daß oftmals ein erstaunliches Mißverhältnis zwischen Blutzucker und Harnzucker sich entwickelt. Es hat dann offenbar die Partiarfunktion der Niere für Zuckersekretion bereits schwer gelitten. So fand C. v. Noorden in einem Falle von Koma:

Blutzucker $= 0{,}97\,^0/_0$!

Harnzucker $= 0{,}85\,^0/_0$ (Harn zur gleichen Zeit mittels Katheter entnommen; Bestimmung durch Titration).

Also eine durch ungenügende Nierenarbeit bedingte Zuckerstauung! Vielleicht, daß sich das gleiche den Blutsäuren gegenüber entwickelt und Anteil an der Säurevergiftung nimmt — natürlich nicht an der Säurebildung, aber an der Säurestauung.

Wenn auch erst die neueren, vorwiegend aus dem letzten $1\,^1/_2$ Jahrzehnt stammenden, gleich zu erwähnenden physikalisch-chemischen Untersuchungsmethoden das Wesen der Acidosis beim Diabetes völlig aufklärten, so hatten doch schon die grundlegenden Untersuchungen der Schmiedeberg-Naunynschen Schule das Problem seiner Lösung nahegebracht. Zwar ist der pathognomonische Blutbefund nicht, wie man damals auf Grund des längst verlassenen Titrationsverfahrens des Blutes annahm, Verminderung der wahren Alkaleszenz, sondern nur eine verminderte Titrationsalkaleszenz bei erhaltener aktueller Alkaleszenz. In diesem Sinne sind die niedrigen Alkaleszenzwerte, die seinerzeit O. Minkowski, F. Kraus u. a. fanden, aufzufassen. Minkowski hatte aber bereits im Jahre 1885 den CO_2-Gehalt des Arterienblutes bei acidotischen Diabetikern bestimmt und eine starke Herabsetzung desselben (bis zu $3{,}4\,^0/_0$ im Koma) gefunden. Er war sich schon damals bewußt, daß die gebundene CO_2 des Blutes der einzige brauchbare Indikator für die Beurteilung der Blutalkaleszenz ist.

In neuerer Zeit sind es hauptsächlich drei Methoden, welchen wir unsere erweiterten Kenntnisse der Acidosisfrage verdanken, nämlich die Untersuchung der Alveolarluft, des CO_2-Bindungsvermögens des Blutes und seiner aktuellen Reaktion.

Die Untersuchung der Alveolarluft bietet die Möglichkeit, die freie CO_2 des Blutes zu bestimmen, denn die alveolare CO_2-Spannung ist mit der CO_2-Spannung des die Lungen verlassenden arteriellen Blutes nahezu identisch. Wie schon erwähnt, begegnet der Organismus der Anhäufung von Säuren im Blute mit Überventilation der Lungen, die eine vermehrte Abdunstung von CO_2 aus dem Blute zur Folge hat. Je größer die Menge der im Blute vorhandenen Säuren, desto stärker sinkt die alveolare CO_2-Spannung und somit auch die CO_2-Spannung des Blutes selbst. Schon 1911 hatten O. Porges, A. Leimdörfer und E. Marcovici auf C. v. Noordens Wiener Klinik mittelst der Pleschschen Sackluftmethode die CO_2-Spannung der geschlossenen Alveolarluft, die mit der des venösen Blutes in den Lungenarterien identisch ist, die Veränderungen der CO_2-Spannung bei Diabetikern untersucht und in schweren Fällen eine Verminderung derselben gefunden. Sie haben als erste die CO_2-Spannung in der Alveolarluft als klinischen Gradmesser der Acidosis erkannt. Wie später von HASSELBALCH, FRIDERICIA, LAURITZEN u. a., wurden auch schon von ihnen gesetzmäßige Beziehungen zwischen NH_3-Ausscheidung und CO_2-Spannung festgestellt. Je niedriger letztere, desto höher erstere. Mittels der HALDANE-PRIESTLEYschen Methode zum Gewinnen der offenen Alveolarluft wiesen als erste BEDDARD, PEMBREY und SPRIGGS (1908) bei etlichen Diabetikern Herabsetzung der CO_2-Spannung nach. H. STRAUB bestätigte dies an einem größeren Materiale. Er fand unter Bedingungen, welche die Acidosis steigern (Entziehung der Kohlenhydrate usw.) eine Verminderung der alveolaren CO_2-Spannung, nach Zufuhr von Alkalien eine Erhöhung derselben. Die niedrigsten Werte, und zwar bis zu 11 mm Hg, fand er im Coma diabeticum. KENNEWAY, PEMBREY und POULTON berichten über Werte von 8,7 mm Hg bei komatösen Diabetikern. FRIDERICIA, LAURITZEN u. a. bestätigten die Befunde; ersterer zeigte auch, daß die NH_3-Ausscheidung parallel mit dem Sinken der CO_2-Spannung steigt.

Die verminderte CO_2-Spannung ist das Zeichen vermehrter Abdunstung von Kohlensäure. Diese Regulationsform wird im Koma als große Atmung sinnfällig. Aber auch außerhalb des Koma ist die Bestimmung der alveolaren Kohlensäurespannung für die Erkennung des Grades der Acidosis sehr wertvoll. Bekanntlich schwanken die CO_2-Spannungen der Alveolarluft im wachen Zustande zwischen 35 und 45 mm Hg (HALDANE und Mitarbeiter). Bei acidotischen Diabetikern, deren Atmungstyp noch normal ist, liegen die Werte meist an der unteren Grenze der Norm. Ein Wert von 25 mm Hg ist bereits von ernster Bedeutung, und das Sinken unter diese Zahl zeigt drohendes Koma an. Mit Eintritt des letzteren kann die alveolare CO_2-Spannung bis auf 10 mm und noch darunter sinken. Im voll ausgebildeten Koma sah H. ENDRES ante mortem die vorher sehr erniedrigte CO_2-Spannung wieder kräftig ansteigen; es ist dies der Ausdruck des mit dem völligen Schwinden des Bewußtseins einhergehenden völligen Versagens des die Atmung regulierenden Nervensystems.

Was das Verhältnis von alveolarer CO_2-Spannung und Ketonurie betrifft, so geht die Höhe der alveolaren CO_2-Spannung nicht immer parallel dem Grade der Ketonurie. Letztere kann stark sein, trotzdem erstere hoch ist. Das ist der Fall, wenn die gebildeten Ketonkörper in genügendem Maße durch die Nieren eliminiert werden.

Findet aber eine Retention der Ketonkörper statt, so kann trotz geringerer Ketonurie niedrige Alveolarspannung bestehen. Ein derartiges Versagen der Ausscheidungsfunktion der Nieren findet sich häufig bei drohendem Koma. Somit ist die Ketonurie ein Maß der Ketonkörperausscheidung, die alveolare CO_2-Spannung ein solches der Ketonkörperretention; nur Bestimmung beider Größen gestattet einen Schluß auf Höhe der Acetonkörperbildung (H. STRAUB).

Unterrichtet die Untersuchung der Alveolarluft über die Menge der freien CO_2 (CO_2-Spannung des Blutes), so ergibt das CO_2-Bindungsvermögen des Blutes ein Maß für die an Alkali gebundenen CO_2 und zeigt damit die Menge des zur CO_2-Bindung verfügbaren Alkalis an. Letzteres wird als Alkalireserve bezeichnet (A. JAQUET, van SLYKE und CULLEN). Die Alkalireserve ist definiert durch die als Bicarbonat im Blute vorhandene CO_2. Normalerweise enthält das Blutplasma 50—65 Vol.-$^0/_0$ als Bicarbonat gebundene CO_2.

VAN SLYKE hat eine einfache, in jeder Klinik leicht auszuführende Methode zur Bestimmung der Alkalireserve im Blutplasma angegeben. Im Prinzip handelt es sich darum, das zur Untersuchung entnommene Blutplasma unter einer Spannung, die derjenigen der Alveolarluft entspricht, mit CO_2 zu sättigen.

Vorwiegend rein wissenschaftlichen Zwecken dient die Feststellung der CO_2-Bindungskurve des arteriellen Blutes. Mehrere Blutproben werden unter verschiedenem Druck mit CO_2 gesättigt und der Gehalt an CO_2 festgestellt. Die erhaltenen Volumprozente CO_2 werden auf die Ordinate eines Koordinatensystems, die CO_2-Tensionen auf ihre Abszisse eingetragen. Die verschiedenen Punkte der CO_2-Werte werden durch eine Linie verbunden.

Diese stellt die CO_2-Bindungskurve dar, welche aussagt, wieviel CO_2 bei verschiedenen Drucken gebunden werden kann. (Siehe Abb. 18.)

Hat man auch den ursprünglichen CO_2-Gehalt des arteriellen Blutes bestimmt, so kann man diesen Wert ebenfalls in die Kurve einzeichnen. Den Punkt der Kurve, an welchem dieser Wert eingesetzt werden muß, bezeichnet man als den Arterienpunkt. Zieht man von diesem Punkte der Kurve eine Ordinate zur Abszisse, so zeigt der Schnittpunkt die CO_2-Spannung an, unter welcher sich die im Blute festgestellte CO_2-Menge befunden hat. Diese Spannung ist die gleiche wie die der Alveolarluft. Man kann aber auch die durch oben beschriebene Methoden ermittelte CO_2-Spannung der Alveolarluft auf der Abszisse eintragen. Zieht man von diesem Punkte aus eine Ordinate, so erhält man ebenfalls den Arterienpunkt.

Die CO_2-Bindungskurven verschiedener Normalpersonen sind nicht identisch, unterscheiden sich aber nur um weniges; durch zahlreiche Untersuchungen hat man den sog. Normalbezirk der CO_2-Bindungskurve ermittelt (J. P. Peters, D. P. Barr und F. D. Rule, H. Straub und Mitarbeiter).

Verläuft die CO_2-Bindungskurve im Normalbezirk, so spricht man von Eukapnie, liegt sie unterhalb bzw. oberhalb desselben, so bezeichnet man das als Hypokapnie bzw.

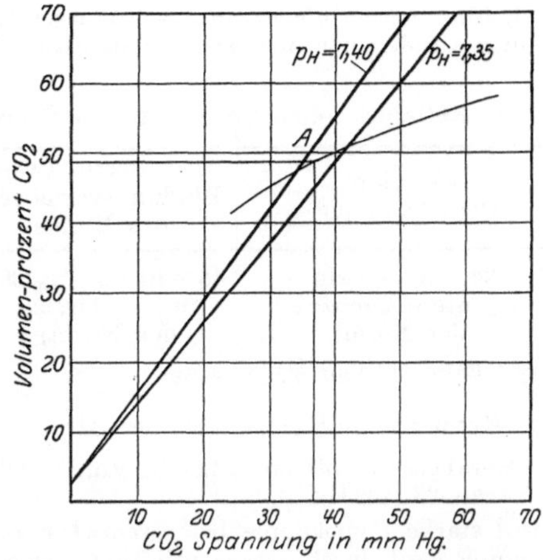

Abb. 18. Kohlensäurebindungskurve des Blutes.

Hyperkapnie. Die Lage der Bindungskurve ist der Ausdruck der Alkalireserve des Blutes.

Je nach Schwere der Acidosis wurden von den verschiedenen Forschern mehr oder weniger stark hypokapnische Kurven beobachtet (H. Straub, C. Sonne und E. Jarlöv, J. H. Means, A. V. Bock und N. W. Woodwell, H. Strauss, C. Popescu und Radoslaw). Zahlreiche Beobachtungen teilte jüngst H. Endres aus der Straubschen Klinik mit. Er führte als Vergleichsgröße das sog. reduzierte CO_2-Bindungsvermögen des Blutes ein; d. h. die CO_2-Bindungskraft bei einem CO_2-Druck von 40 mm Hg; sie beträgt normalerweise 42—55 Vol.-$^0/_0$ CO_2. Bei acidotischen Diabetikern mit normaler Atmung fand er Werte, die mit 48—40 Vol.-$^0/_0$ an der unteren Grenze der Norm lagen. Bei Diabetikern mit Atemveränderungen wurde Absinken der Werte bis zu 25 Vol.-$^0/_0$, im ausgebildeten Koma bis zu 10 Vol.-$^0/_0$ gefunden.

Auch das Verfolgen der feineren Schwankungen der Blutreaktion ist von Interesse, zumal sie jetzt auf Grund von Formeln ohne besondere Messungen leicht errechnet werden kann. Wie schon mehrfach erwähnt, hängt die Reaktion des Blutes von dem Verhältnis der freien CO_2 zu der als Bicarbonat gebundenen ab. Kennt man den gesamten CO_2-Gehalt des arteriellen Blutes und seine CO_2-Spannung, so kann man das Verhältnis berechnen, weil die Menge der freien CO_2 direkt proportional der Spannung ist.

Um die Ausführung der Berechnung für jeden einzelnen Fall zu ersparen, sind nach der Henderson-Hasselbalchschen Formel eine Reihe von Werten bestimmt und als Linien in das gleiche Koordinatensystem eingetragen worden, das auch für die CO_2-Bindungskurve des Blutes diente (H. W. Haggard und Y. Henderson, H. Straub u. a.). Diese Linien der Wasserstoffzahlen gestatten, für jeden Punkt der CO_2-Bindungskurve die aktuelle Reaktion abzulesen. Kennt man den Arterienpunkt (siehe oben), so zeigt die durch ihn gezogene Linie die Wasserstoffzahl des Blutes an. Der Arterienpunkt der Kurve läßt also den CO_2- und Alkaligehalt des arteriellen Blutes, sowie seine CO_2-Spannung und seine aktuelle Reaktion erkennen.

Die H-Ionenkonzentration des Blutes liegt normalerweise bei einer p_H = 7,4 bis 7,28. Sinken die Werte für p_H auf 7,27 bis 7,21, so ist dies Ausdruck der dekompensierten Hypokapnie. Bei Auftreten des Präkoma wurden Werte von 7,23—7,066, im ausgebildeten Koma solche bis zu 6,94 gefunden (G. E. Cullen und Jonas, H. Endres).

Die Verminderung der Alkaleszenz auf p_H = 7,00 bis 6,9 stellt wahrscheinlich die Grenze dar, die mit dem Leben noch vereinbar ist. Also auch in den bisher untersuchten, tödlich verlaufenen Fällen von Koma hat das Blut seine alkalische Reaktion nicht verloren, da die neutrale Reaktion für eine Temperatur von 37° bei $p_H = 6{,}76$ liegt.

In folgender Tabelle sind die Zahlen der alveolaren CO_2-Spannung, des reduzierten CO_2-Bindungsvermögens und der Wasserstoffionenkonzentration, wie sie sich bei den einzelnen Graden der Acidosis finden, übersichtlich dargestellt.

I. Ketonurie ohne Störungen des Säurebasengleichgewichts. (Leichte Acidosis.)

Alveolare CO_2-Spannung	Reduziertes CO_2-Bindungsvermögen des Blutes	p_H	Ammoniak-ausscheidung	Atmung
34—40 mm Hg (untere Grenze der Norm)	48—40 Vol.-% CO_2 (untere Grenze der Norm)	7,35—7,29	gering	normal

also: ganz geringe Hypokapnie.

II. Ketonurie mit Störungen des Säurebasengleichgewichts. (Mittelstarke Acidosis.)

Herabgesetzt bis zu zu 23 mm Hg	42—30 Vol.-% CO_2	bis 7,29	stark	normal

also: starke Hypokapnie bei normaler aktueller Reaktion. Die Wirkung der Alkaliverarmung wird durch Überventilation ausgeglichen.

III. Ketonurie mit dekompensierter Hypokapnie. (Starke Acidosis.)

Herabgesetzt bis auf 20 mm 3 Hg	30—20 Vol.-% CO_2	7,21—7,06	stark	Kurzatmigkeit Lufthunger Beklemmung

Insuffizienz des Atemmechanismus. Die Lungen vermögen bei der starken Erniedrigung des CO_2-Bindungsvermögens die Wirkung der Alkaliverarmung auf die Blutreaktion nicht aufzuheben.

IV. Hochgradige Acidosis. Koma.

Herabsetzung bis auf 10 mm Hg	20—10 Vol.-% CO_2	6,94	stark	Kussmaul'sche Atmung

Die unschwer auszuführende Bestimmung der alveolaren CO_2-Tension ist ein klinisch gut brauchbarer, wenn auch entbehrlicher Führer zur Beurteilung der acidotischen Gefahr. Die viel heiklere Bestimmung des CO_2-Bindungsvermögens ergibt dem Arzte hinsichtlich Prognose und Therapie keine besseren Winke, als er aus einfacher klinischer Beurteilung der Gesamtlage erhält. Die CO_2-Bindungskurve des arteriellen Blutes hat überhaupt nur theoretisches Interesse.

b) Theorie der Acidosis. Nach der Theorie B. NAUNYNs und seiner Schule sollte in der Säureanreicherung des Blutes und der Gewebe das Wesen der diabetischen Intoxikation begründet sein. Sie betrachteten also letztere als eine wahre Säurevergiftung, deren Höhepunkt dann schließlich das Koma ist (Säurekoma). Als Stütze dieser Lehre diente das Tierexperiment. Wenn man Kaninchen lange Zeit mit Säure füttert, so gehen sie schließlich unter Erscheinungen zugrunde, die mit dem Koma des Diabetikers große Ähnlichkeit haben. Der springende Punkt der NAUNYNschen Lehre ist, daß für die diabetische Intoxikation die Säureüberladung der wichtigste und entscheidende Faktor, die besondere Art der Säure aber gleichgültig sei. B. NAUNYN und seine Schüler, besonders A. MAGNUS-LEVY, haben die Theorie durch eine erstaunliche Fülle experimenteller und klinischer Arbeit und mit viel Geist aufgebaut und gestützt.

Abweichend von der Theorie Naunyns wurde der Versuch gemacht, nicht allein der aufgestapelten Säuremenge, sondern vor allem auch der Art der Säuren und ihrer Salze die Ursache der diabetischen Autointoxikation zuzuschieben. Hierhin gehört die aus v. Noordens Frankfurter Klinik hervorgegangene Arbeit von Chr. Herter und R. L. Wilbur, die zeigt, daß Oxybuttersäure giftiger ist, als ihrem Säurewert entspricht; auch die oxybuttersauren Neutralsalze erwiesen sich als giftig. Nach Untersuchungen von H. Salomon auf v. Noordens Wiener Klinik gilt für Acetessigsäure das gleiche. Später erkannten R. Ehrmann, A. Marx und A. Löwy in Bestätigung und Erweiterung älterer Versuche von C. Binz und H. Mayer die Giftigkeit buttersaurer Salze, die als Vorstufen der Ketonsäuren in Betracht kommen. Es wurde auch hinlängliche Ähnlichkeit der experimentellen Vergiftungserscheinungen mit dem echt diabetischen Koma festgestellt. Unter Leitung von A. Löwy hat neuerdings Lynn Tschunn-Nien die Frage, ob es sich beim Coma diabeticum um eine einfache Säurevergiftung oder eine gleichzeitige spezifische Wirkung der Oxybuttersäure handelt, wieder bearbeitet. Er gab Kaninchen Buttersäure, β-Oxybuttersäure, Iso-Buttersäure und Salzsäure in solchen Mengen, daß der Grad der Acidosis im Blute, beurteilt nach der CO_2-Spannung und dem CO_2-Gehalt in allen Fällen annähernd der gleiche war. Trotz gleichen Grades der Acidosis war die Wirkung der einzelnen Säuren eine sehr verschiedene; nur durch Buttersäure- und Oxybuttersäurevergiftung kam es zu deutlichem Koma, nicht aber durch Vergiftung mit Iso-Buttersäure und Salzsäure. Tschunn-Nien kommt daher zu der namentlich von C. v. Noorden stets aufrechterhaltenen Deutung, daß Coma diabeticum nicht nur von der Säureüberladung an sich, sondern auch von der Natur der hierbei in überwiegendem Maße wirksamen Säure, nämlich der β-Oxybuttersäure abhängig sei; ähnlich äußert sich auf Grund neuer Versuche auch F. M. Allen. K. Harpuder hat kürzlich in Reagenzglasversuchen gezeigt, daß β-Oxybuttersäure durch Giftwirkung, unabhängig von ihrer Säurenatur, eine Reihe von Fermenten in ihrer Wirksamkeit hemmt und auch die Zellatmung beeinträchtigt.

Ein weiterer Einwand gegen die B. Naunynsche Theorie erwuchs, als die neueren elektrometrischen Messungen der H-Ionenkonzentration des Blutes selbst im Koma keine Säuerung desselben im physikalisch-chemischen Sinne aufdecken konnten. Das Blut bleibt immer alkalisch (H. Benedikt, F. Rolly, Masel, D. v. Slyke, E. Stillmann und Gl. Cullen). Auch die neuen Untersuchungen von H. Straub, H. Endres u. a. tun dar, daß selbst stärkste Zunahme der H-Ionenkonzentration im Koma keinen Verlust der Alkaleszenz des Blutes im physikalisch-chemischen Sinne bedingt. Immerhin ist aber die Erhöhung der C_H des Blutes im Koma eine sehr beträchtliche. Sie nimmt hier sprunghaft zu, und man kann sich vorstellen, daß der in Zunahme der C_H zum Ausdruck kommende Alkaliverlust des Organismus zu irreparablen Störungen führt. Wie groß die Alkaliverarmung im Koma sein kann, lehrt z. B. eine Beobachtung von Endres, der nach Infusion von 800 ccm einer 3,6 %igen Na_2CO_3-Lösung keine Erhöhung des CO_2-Bindungsvermögens des Blutes feststellen konnte, weil die alkaliverarmten Gewebe offenbar das ganze zugeführte Alkali gierig in sich aufgenommen hatten.

Die B. Naunynsche Theorie ist nach den jetzt bekannten Tatsachen zumindest dahin abzuändern, daß die diabetisch-komatöse Intoxikation nicht einen Säuretod im engeren Sinne des Wortes herbeiführe, wohl aber eine mit dem Leben nicht mehr vereinbare Minderung der Alkaleszenz oder besser: der Alkalireserven. Daneben spielen offenbar — vielleicht in den einzelnen Fällen zu verschiedenem Grade — qualitative Wirkungen der gestauten Säuren eine Rolle. Wahrscheinlich rufen Abnahme des Alkalibestandes und Häufung toxischer Säuren Störungen im Chemismus des zentralen Nervensystems hervor, die sich am deutlichsten kundgeben in Bewußtlosigkeit und Änderung der physikalisch-chemischen Atmungsregulation.

VIII. Chemie anderer Sekrete.

1. Der Speichel.

Menge. Der Mund des Diabetikers neigt in höheren Graden der Krankheit trotz starken Wassertrinkens zur Trockenheit. Der Speichel ist in der Regel spärlich und soll arm an Fermenten sein. Ausnahmen kommen vor: bei manchen Diabetikern erfolgt normale Sekretion, bei anderen sogar ein höchst lästiger Ptyalismus. Nicht gerade selten vermißten wir die Rhodanreaktion im diabetischen Speichel.

Zucker. Die Angaben über das Vorkommen von Traubenzucker im diabetischen Speichel sind höchst unsicher. Tritt er auf, so ist es eine seltene Ausnahme. Wir prüften mehrfach den Speichel nach Pilocarpininjektion mit der höchst empfindlichen Phenylhydrazinprobe auf Zucker, ohne eine Spur zu finden. Ebenso lautete das Resultat der Untersuchungen, die FR. KRAUS (Karlsbad) auf v. NOORDENS Krankenabteilung ausführte. Dagegen berichtete R. FLECKSEDER über zwei Fälle positiver Zuckerreaktion, und auch F. SCHNEIDER betont, jedoch ohne exakte Belege, das Vorkommen von Zucker im Speichel der Diabetiker.

Reaktion. Die gemischte Mundflüssigkeit des Diabetikers reagiert häufiger als beim Gesunden sauer. Nach MOSLERS und v. FRERICHS alten Untersuchungen scheint es sicher, daß auch frisch dem Ductus Stenonianus entfließender Parotisspeichel bei Diabetikern schwach sauer reagieren kann. Wir konnten dies für einige sehr schwere Fälle bestätigen. Dies kommt übrigens bei Gesunden auch gelegentlich vor, freilich nur vorübergehend (G. STICKER).

Aceton. Von Ketonkörpern ist bei bestehender diabetischer Acidosis bisher nur Aceton im Speichel nachgewiesen worden. Auf v. NOORDENS Klinik wurden zwischen 1,5 und 3,9 mg Aceton in 100 g frischen Speichels gefunden; in einem besonders schweren Falle 8,9 mg. Acetessigsäure fehlt nach R. FLECKSEDER, Oxybuttersäure nach eignen Untersuchungen.

2. Der Magensaft.

Die Abscheidung der Salzsäure ist von G. HONIGMANN, R..ROSENSTEIN, E. GANS, KIRIKOW, CH. J. FAUCONNET untersucht. Ein gesetzmäßiges Verhalten ergab sich nicht. Die Autoren fanden die Sekretion meist innerhalb der normalen Breite, in einzelnen Fällen wechselnd. Etwaige Verminderung soll nach ROSENSTEIN auf nervösen Einflüssen beruhen. Wir fanden in den zahlreichen, z. T. weit vorgeschrittenen Fällen, wo wir Ursache hatten, den Magen auszuspülen, überwiegend häufig normale Säureverhältnisse.

In den Spätstadien der Krankheit (kurz vor Koma) fand v. NOORDEN gelegentlich Hyperchlorhydrie — bis 4 $^0/_{00}$ ClH, nachdem früher die Werte normal gewesen waren. Es bestanden gleichzeitig Erscheinungen von Sodbrennen und Hyperästhesie des Magens gegenüber Druck und Nahrungseinfuhr. Nach neueren Beobachtungen scheint uns die präkomatöse Hyperchlorhydrie recht häufig zu sein.

3. Darmsäfte.

Da sich die Darmsäfte nur teilweise direkt gewinnen lassen, ist man zur Beurteilung ihrer Absonderung auf Untersuchung des Kotes angewiesen. Es ist schon hervorgehoben, daß in der Regel der Kot des Diabetikers in bezug auf Menge und Zusammensetzung normal ist und daß die Resorption der Nahrungsmittel gut vonstatten geht (vgl. S. 139). Es kommen aber Ausnahmen vor, wenn der Abfluß des Pankreassaftes in den Darm gesperrt ist (vgl. Kap. 7). Trotz normaler Kotverhältnisse ergab uns die Duodenalsonde einige Male Saft mit auffallend geringem Lipasegehalt. Weiteres hierüber S. 287.

4. Sperma.

Diabetiker weisen manchmal im Beginn der Krankheit eine gesteigerte Libido sexualis auf. Wir fanden dies nur in ca. 1 $\%$ unserer Fälle angegeben. Das Stadium gesteigerter Erregbarkeit pflegt meist, nicht immer, nur kurz zu dauern und bald in das Gegenteil umzuschlagen. Denn Verlust der Potenz und Abnahme der Hoden-sekretion werden oft schon in frühen Zeiten der Krankheit geklagt und gehören in den späteren Stadien derselben — wenn man von den leichtesten Fällen ab-sieht — mit zu den regelmäßigeren Symptomen. Meist handelt es sich um ein-fache Herabsetzung der Libido sexualis und verminderte Erektionsfähigkeit, seltener um allzu schnelle Ejakulationen ohne Orgasmus. Unter unseren männ-lichen Kranken, die im zeugungsfähigen Alter standen, klagten 53 $\%$ über Stö-rungen der Potenz. Häufig ist Impotenz die erste Beschwerde, die den Kranken zum Arzte führt. Andererseits ist gerade die Impotenz ein Symptom, das durch rationelle diätetische Behandlung der Glykosurie in erstaunlicher Weise geändert werden kann. Sehr nützliches schienen uns dabei öftere intravenöse Injektionen kleiner Mengen von Thorium-X zu leisten (nicht mehr als 50 El. St.-Einheiten). Die Insulinbehandlung scheint die Rückbildung der Impotenz etwas mehr als rein diätetische Behandlung zu begünstigen. Auffallend groß ist der Unterschied jedenfalls nicht.

5. Schweiß.

Über die Absonderung des Schweißes vgl. S. 174. Frühere Angaben über das Vorkommen von Zucker im Schweiß der Diabetiker sind zum mindesten übertrieben (E. Külz). Sein Auftreten ist jedenfalls ungeheuer selten. C. v. Noor-den hat oftmals den Schweiß nach Pilocarpininjektionen untersucht und traf niemals eine Substanz, die mit Hefe vergärte oder mit Phenylhydrazin die cha-rakteristischen Krystalle bildete.

IX. Chemie des Blutes.

1. Lipämie und Lipoidämie.

Das Vorkommen größerer Fettmengen im Plasma des Blutes ist, wie es scheint, eine dem Diabetes ausschließlich zukommende Erscheinung. Sie war schon den alten Ärzten, die häufig zum Aderlaß griffen, wohlbekannt. Doch erst die neuere Zeit brachte genauere und systematische Untersuchungen, ohne freilich die Fragen schon völlig zu klären. Die klinischen Tatsachen sind ein-fach und klar. Gewöhnlich erhebt sich freilich auch im Diabetes der Äther-extrakt des Blutes nicht wesentlich über den normalen Grenzwert, den man etwa bei 1 $\%$ zu suchen hat. Nur in den schwersten Fällen von Diabetes, zur Zeit, wo die diabetische Intoxikation zu gefährlicher Höhe ansteigt, findet man manchmal — aber keineswegs immer — die merkwürdige Erscheinung der Lipämie.

Das Serum sieht dabei milchig getrübt oder sogar milchig weiß aus. Läßt man das Blut oder das Serum in enger Röhre einige Zeit stehen, so buttert das Fett auf und bildet eine dichte gelb-weiße Schicht, deren Stärke von dem Fettgehalte abhängt. Behandlung mit Äther oder mit den spezifischen Fettfarbstoffen erweist ihre Fettnatur. Die Emulsion des Fettes im Serum ist so fein, daß selbst die stärkste Vergrößerung die Partikelchen („Hämokonien", Blutstaub) im Serum nicht deutlich erkennen läßt; nur im Ultramikroskop sind sie leicht zu sehen.

Wer einen solchen Fall längere Zeit zu beobachten Gelegenheit hat, kann feststellen, daß der Grad der Lipämie starken Schwankungen unterliegt. Die Schwankungen gehen dem allgemeinen Befinden der Patienten auffallend parallel. In einigen von C. v. Noorden beobachteten Fällen trat Lipämie auf, als die

Kranken komatös wurden. Mit Überwindung des Koma verschwand die Lipämie. Dieses Spiel wiederholte sich im Verlaufe mehrerer Wochen noch einige Male, bis der Patient schließlich einem Komaanfalle erlag.

Man hat versucht, die Herkunft des Fettes zu erkennen. In einem Falle stellte man durch Ermittlung der Jodzahl, der Verseifungszahl, des Schmelzpunktes fest, daß das Fett die Eigenschaften des Chylusfettes darbot, also aus der Nahrung stammte. Doch darf man als sicher annehmen, daß auch das in den Geweben abgelagerte Fett als Quelle des Blutfettes dienen kann (BLOOR). Denn die Lipämie verschwindet in ausgesprochenen Fällen keineswegs, wenn man Fett aus der Nahrung ausschaltet: nur ihre Intensität nimmt ab. In einem Falle von C. G. IMRIE entsprach die Jodzahl ungefähr der des Bindegewebsfettes. W. EBSTEIN meinte, das Blutfett des lipämischen Diabetikers stamme von einer fettigen Degeneration der Gewebe und vielleicht des Blutes selbst; dies kann aber mit guten Gründen abgelehnt werden.

Fett ist normaler Bestandteil des Blutes. Bei übermäßiger Fettnahrung steigt der Gehalt etwas; es kann sogar vorübergehend zur Trübung des Blutplasmas kommen. Über $1\,^0/_0$ oder ein wenig höher wächst aber der nachweisbare Fettgehalt unter physiologischen Verhältnissen nicht hinaus. Im Blute des lipämischen Diabetikers sind weit höhere Zahlen durch die Analyse entdeckt: Die meisten Angaben bewegen sich zwischen 4 und $6\,^0/_0$; die höchsten sichergestellten Werte erreichen 15 und $18\,^0/_0$ (E. STADELMANN, B. FISCHER), in Fällen von C. FRUGONI-G. MARCHETTI und G. KLEMPERER sogar bis zu $27\,^0/_0$.

Beim Diabetiker können einige Gründe namhaft gemacht werden, die den Fettgehalt des Blutes in die Höhe treiben, zunächst etwaiger Fettreichtum seiner Nahrung. Aus den quantitativen Verhältnissen der Fettaufnahme allein kann man die diabetische Lipämie aber nicht erklären. Jedenfalls steht sie nicht in geradem Verhältnis zur Höhe der Fettzufuhr (PH. L. MARSH und H. G. WALLER, K. PETRÉN, G. BLIX). Gewisse Begünstigung durch reichen Fettgenuß ist aber nicht abzulehnen. F. M. ALLEN erzeugte beim pankreasdiabetischen Hunde beträchtliche Lipämie durch hohe Fettgaben. Uns selbst fiel auf, daß in den letzten 10 bis 12 Jahren, seitdem im großen und ganzen die überreiche Fettfütterung der Zuckerkranken verlassen worden ist, die Lipämie seltener ward. Es könnte immerhin langdauernde reiche Fettkost neben sonstiger reichbemessener Nahrung der Lipämie Vorschub leisten, während kurzdauernde Fettbelastung dies nicht in auffallender Weise tut.

Wichtig ist, sich des hohen Fettgehaltes im Blute bei länger dauerndem Hungern zu erinnern. Es sei aber vorweg bemerkt, daß in den mit Lipämie verbundenen Fällen von Präkoma 36—40 stündiges Hungern — auch ohne Insulin — die Lipämie verschwinden läßt, wenn diese Hungerkur den erstrebten therapeutischen Erfolg, d. h. starkes Absinken der Glykosurie, Hyperglykämie und Ketonurie nebst Überwindung des Koma zeitigt (S. 430). Dies weist auf enge Verbindung der Lipämie mit Störung des Zuckerhaushaltes in der Leber hin.

Hieraus ergibt sich vielleicht eine Deutung der Lipämie Beim protrahierten Hungern des Nichtdiabetikers wird sehr viel Fett zur Leber aus den Fettspeichern abgeführt, wohl sicher auf Grund chemischer Signale von der Leber her, die aus ihm eine den Geweben dienliche Speise (Zucker) bereiten muß. Der Notbedarf an Fett ist so groß, daß das Alarmsignal zu einer überstarken Reaktion, d. h. zur Mobilisierung von zu viel Fett führt. Es entsteht die Hungerlipämie. Beim Schwerstdiabetiker ist die Zuckerproduktion in der Leber in solchem Maße gesteigert, daß stets neuer Bedarf für Fett als Zuckerquelle besteht. Er ist wie der Hungernde dauernd, aber höheren Maßes als dieser zu Übermobilisierung von Fett geneigt.

Normalerweise verschwindet das aus der Chylusbahn in das Blut eintretende Fett mit großer Schnelligkeit — schneller als eine Ablagerung in den Geweben oder eine Verbrennung stattgefunden haben kann. Das Fett wird im Blute sofort — wahrscheinlich unter Mitwirkung der roten Blutkörperchen — in eine wasserlösliche Verbindung übergeführt, deren Natur noch nicht sichergestellt ist. Vielleicht handelt es sich nur um eine physikalische Zustandsänderung.

G. Mansfeld vermutet eine Verbindung des Fettes mit Eiweiß. Man führte das Verschwinden des Fettes auch auf lipolytische Prozesse zurück und nahm Fermentmangel im Blute als Ursache an, was aber wenig wahrscheinlich ist. Bloor meint neuerdings, daß beim Diabetiker ein Hormon fehle, welches die Entfernung des Fettes aus der Blutbahn erleichtere.

Die Untersuchungen von G. Klemperer und H. Umber, H. Leo u. a., später besonders von Bloor, lehrten dann, daß bei der diabetischen Lipämie zwar wirklich das Blutfett, d. h. der verseifbare Teil des Ätherextraktes vermehrt sei, daß aber daneben große Mengen von Lipoiden (Lecithin und namentlich Cholesterin) auftreten; also eine Kombination von Lipämie und Lipoidämie.

Das Verhältnis von Lipoiden zu verseifbaren Fetten war verschieden, mehrfach erreichte es 10—20 $^0/_0$ (G. Klemperer, C. Frugoni und G. Marchetti, C. G. Imrie, F. Marchand); meist hält es sich bei 5—8 $^0/_0$. In diesen und anderen neueren Arbeiten wird übereinstimmend betont, daß von Lipoiden vorzugsweise Cholesterin vertreten sei (A. Bacmeister und Havers, E. Henes). E. Neubauer fand die Schutzkraft des diabetisch-lipämischen Blutserums gegen Saponin zehnmal höher als normal; auch dies ist von dem hohen Cholesteringehalt abhängig.

Man muß aber durchaus daran festhalten, daß weder Lipämie noch Lipoidämie ein mit schwerem Diabetes und mit Coma diabeticum zwangsmäßig verbundener Zustand ist. Daß Lipämie oft fehlt, ist wohlbekannt und auch von uns selbst nachgewiesen. E. Medak und B. O. Pribram vermißten auch Hypercholesterinämie in einem Falle von Koma. Der hohe Gehalt an Lipoiden legt nahe, auch im Zellzerfall eine der Ursachen für die Lipämie zu sehen (G. Klemperer, Bloor). Bemerkenswert ist, daß der Cholesteringehalt des Serums noch lange Zeit nach Schwinden der Lipämie erhöht bleiben kann (Bloor).

Daß die Anreicherung mit Fett und Cholesterin zu intravitaler Fett- und Lipoidstase und zu Fettembolie führen kann, ist nicht unmöglich (Hedrén). Mit gewöhnlichem diabetischen Koma hat dies aber sicher nichts zu tun.

Die Beziehungen zwischen Blutfett und Blutzucker untersuchten W. Arnoldi und J. A. Collazo. Beim Diabetiker tritt im Gegensatz zum Gesunden nach Zuckerzufuhr starke Zunahme des Zuckers, aber gleichzeitig Abnahme des Fettes im Blute auf; das gleiche nach Eiweißdarreichung. Die Autoren wollen die Fettanreicherung erklären durch Unvermögen des diabetischen Organismus, aus Zucker Fett zu bilden. Insulin gebe dem Diabetiker diese Fähigkeit wieder. Nach wirksamer, d. h. den Blutzucker der Norm nähernden Insulininjektion sinkt in der Tat auch der Fettgehalt des Blutes, wie aus Wirkung des Hungerns ja schon bekannt war (G. Blix u. a.).

Die Verhältnisse liegen aber noch keineswegs klar. H. V. Hartmann fand im Gegensatz zu den genannten Autoren nach Glykosezufuhr überhaupt keine Veränderung des Lipoidgehaltes des Blutes. Nach Insulininjektion beobachtete er meist eine leichte Verminderung des Ätherextraktes, ohne daß aber eine elektive Wirkung auf einzelne Fraktionen ersichtlich war. Nach H. W. Davies, Ch. Lambie, M. Lyon und W. Robson verschwindet ausgesprochene Lipämie nach Insulinbehandlung meist sehr schnell. H. L. Bing und H. Heckscher sahen nur einen geringen Einfluß des Insulins auf die Lipämie. Wir selbst konnten durch fortlaufende Beobachtung des Augenhintergrundes die lipämischen Erscheinungen schon nach wenigen Insulininjektionen völlig schwinden sehen. Es ist dies aber wohl keine spezifische Wirkung des Insulins, denn auch früher sah man ja starke Lipämie mit der Besserung der Stoffwechsellage durch diätetische Behandlung alsbald sich vermindern (siehe oben, Hungerkur). Der Fettgehalt des Blutes erreicht gewöhnlich viel schneller als der Blutzucker seinen normalen Wert. (Ausführl. Literatur bei G. Blix.)

2. Die Bremer-Williamson'sche Methylenblaureaktion.

Noch einer zweiten auffallenden und keineswegs völlig geklärten Erscheinung im Diabetesblute ist hier zu gedenken. Wenn man normales Blut mit verdünnter, schwach alkalischer Methylenblaulösung mischt, nimmt die Flüssigkeit eine blaugrüne Farbe an. Williamson beschrieb, daß diabetisches Blut

die Farbe des Methylenblaus in gelbrot überführe. Dies ist ein Reduktions-
prozeß. Bekannter wurde eine Modifikation des Verfahrens, die L. BREMER
unabhängig von WILLIAMSON angab. Blut wird in gleichmäßig dünner Schicht
auf einen Objektträger ausgestrichen; nach Trocknen und 10 Minuten langem
Erhitzen auf 135° C wird kurz mit 1proz. Methylenblaulösung gefärbt. Das
Blut des Diabetikers bleibt blaßgrün; gesundes Kontrollblut wird intensiv blau.
Man hat inzwischen noch zahlreiche andere Farbstoffe kennengelernt, die ähnliche Unterschiede im tinktoriellen Verhalten des diabetischen und des normalen
Blutes vor Augen führen.

Sowohl WILLIAMSON wie BREMER führen die Reduktion des Methylenblaues usw. auf die
Wirkung des im Blute kreisenden Traubenzuckers zurück. In der Tat reduziert Glykose schon
in Verdünnung von 1,5—2⁰/₀₀ eine schwach alkalische Methylenblaulösung. Diese Zuckerwerte finden sich im diabetischen Blute häufig. Es ist daher sicher nichts dagegen einzuwenden, daß der Zuckergehalt des Blutes für den Ausfall der Reaktion in erster Linie maßgebend sei. Im großen und ganzen haben sich auch alle späteren Autoren dieser Meinung
angeschlossen. Immerhin hat das genauere Studium der Reaktion dargetan, daß auch
andere Faktoren sich mitbestimmend einmischen, u. a. der Säuregehalt des Blutes. Bemerkenswert ist auch ein Versuch A. LOEWYs. Er zentrifugierte das Blut eines Diabetikers,
welches sich mit Methylenblau nicht färbte. Der Blutkörperchenbrei wurde dann mit isotonischer Kochsalzlösung frei von Zucker gewaschen. Trotzdem färbten sich die Blutkörperchen im Methylenblau nicht. C. v. NOORDEN hat den Versuch mit gleichem Resultate wiederholt; der zur Kontrolle in gleicher Weise behandelte Blutkörperchenbrei eines gesunden
Menschen färbte sich vortrefflich. Entweder erhielten die Blutkörperchen des Diabetikers
trotz des Auswaschens noch reichlich Zucker; das ist aber unwahrscheinlich; oder die Erythrocyten bzw. das den Farbstoff bindende Hämoglobin hatte eine Veränderung erlitten,
über deren Art bisher noch niemand eine befriedigende Meinung äußern konnte. Wir stehen
da vor einer Frage, die eingehender weiterer Prüfung wert ist. Es verrät sich da anscheinend
eine abgeänderte Bindungskraft des Hämoglobins, die sich vielleicht nicht nur auf den Fremd-
körper „Methylenblau" sondern auch auf körpereigne Stoffe erstreckt und dann den physikalisch-chemischen Aufbau des Blutes beeinflussen muß.

Der Nachweis, daß außer dem Zuckergehalte noch andere Einflüsse sich bei den Farb-
stoffreaktionen des diabetischen Blutes geltend machen, erklärt die Unsicherheit des klinischen
Befundes. Denn die Entfärbung des Methylenblaus ist keineswegs eine so regelmäßige
Eigentümlichkeit des diabetischen Blutes, wie es anfangs schien. Quantitative Beziehungen
der Reaktion zur Intensität der Glykosurie werden häufig vermißt. Die Reaktion war oft
noch vorhanden, nachdem durch Entziehen der Kohlenhydrate der Zucker schon lange bis
auf die letzten Spuren aus dem Harn verschwunden war. Auch sind einige Fälle beschrieben
und von C. v. NOORDEN selbst beobachtet worden, wo die Färbung viel besser bei kohlenhydrathaltiger als bei köhlenhydratfreier Kost gelang. Es treten offenbar verschiedene
Faktoren in Kraft, die sich teils unterstützen, teils gegenseitig abschwächen können. Größere
Untersuchungsreihen über das Verhältnis Blutzucker : Färbekraft wurden noch nicht bekannt. Einige Vorversuche ergaben uns nicht die erwartete Übereinstimmung.

Bezüglich der übrigen Blutbestandteile (Zucker, Acetonkörper, Salze usw.)
siehe die entsprechenden Kapitel.

Viertes Kapitel.

Theorie des Diabetes.

1. Was führt zur Zuckerausscheidung?

Die Beantwortung dieser ersten Frage ist einfach. Es ist die Hyperglykämie.
Freilich bedarf dieser Satz gewisser Einschränkungen, denn vollkommen genaue
Beziehungen zwischen Hyperglykämie und Glykosurie bestehen nicht. Wir
lernten die febrile Hyperglykämie kennen, die gewöhnlich ohne Glykosurie verläuft, aber freilich die Bereitschaft zu alimentärer Glykosurie (e saccharo und manchmal sogar ex amylo) herstellt (S. 40). Hyperglykämie ohne Glykosurie finden
wir oft bei Nephritis mit Blutdrucksteigerung (S. 303), gleichfalls bei sog. essen-

tieller Hypertonie ohne Nephritis. Auch die Erfahrung, daß bei der Kombination von Schrumpfniere und Gicht mit Diabetes die Zuckerwerte des Blutes im Vergleich zu denen des Urins unverhältnismäßig hoch liegen, ist hier heranzuziehen. Die Sonderverhältnisse bei Hyperglykämie ohne Glykosurie, von Ortho- und Hypoglykämie mit Glykosurie sind noch nicht völlig geklärt (S. 69). Im allgemeinen, zumal für typischen Diabetes bleibt der Satz unbestritten, daß Hyperglykämie die nächste Ursache der diabetischen Glykosurie ist.

2. Wie kommt es zur Hyperglykämie?

Die Hyperglykämie ist Ausdruck dafür, daß mehr Zucker ins Blut gelangt als die Gewebe verbrauchen. Diese Bilanzstörung kann natürlich auf verschiedene Weise zustande kommen:

a) Durch Verminderung des Zuckerverbrauchs. (Störung der Zuckerverwertung.)

b) Durch Vermehrung des Zuckerzuflusses bzw. der Zuckerbildung. (Überproduktion von Zucker.)

c) Durch Vereinigung beider Störungen.

Man muß sich darüber klar sein, daß a und b zwei grundverschiedene Vorgänge sind. Letzterer verlegt das chemisch-pathologische Geschehen in die Leber und bedeutet, daß dort zuckerbildende Stoffe in größerem Umfange als normal Zucker in das Blut und an die Gewebe liefern. Ersterer sagt aus, daß die Gewebe — praktisch genommen im wesentlichen die Muskeln — ihre Leistungen, die sie normaler Weise, direkt oder indirekt, durch Zuckerabbau decken, ganz oder teilweise mit anderem Material bestreiten. In diesem Sinne wurde auch stets der Begriff „Minderverbrauch" gedeutet. Unwesentlich ist es für die Frage des Minderverbrauches, ob er dadurch bedingt ist, daß die Leber Zucker in einer Form liefert, den die Muskeln usw. nicht aufnehmen können.

Früher konnte man mit annähernd gleichem Rechte der einen oder der anderen Meinung sein, weil das damals bekannte sich sowohl durch die erste (a) wie die zweite (b) Theorie erklären ließ. Auch jetzt, nach Entdeckung des Insulins, ist die Annahme eines Nichtverbrauches von Zucker im Muskel des Diabetikers durchaus nicht berechtigt. Jedoch muß dem Pankreashormon eine bedeutsame Wirkung auf den Kohlenhydratstoffwechsel der peripheren Gewebe, insbesondere der Muskeln zuerkannt werden, aber in ganz anderem Sinne wie die Nichtverbrauchstheorie es meinte (S. 237).

3. Zur Theorie des Nichtverbrauches von Zucker.

Der Zuckerstich Cl. Bernard's war das erste und s. Zt. einzige Verfahren, künstlich Glykosurie zu erzeugen. Als sich ergab, daß der Erfolg des Zuckerstiches an Gegenwart von Glykogen in der Leber gebunden sei, wurde regelwidrige Tätigkeit dieses Organs als Ursache der diabetischen Hyperglykämie und Glykosurie betrachtet; d. h. man deutete die beiden letzteren als Folge von Überproduktion.

Wesentlich unter dem Einflusse der J. Seegenschen Arbeiten verlor diese ursprüngliche Lehre an Ansehen. Seegen nahm 2 ganz verschiedene Formen von Diabetes an: Die leichte Form sei in der Tat „hepatogen" („Unfähigkeit der Leberzellen, die eingeführten Kohlenhydrate in normaler Weise zu verwerten"); beim schweren Diabetes aber, den Seegen als ganz andere Krankheit auffaßt — eine längst unhaltbar gewordene These — sei „das Zellenleben des Gesamtorganismus zum Vollbringen einer seiner wichtigsten Funktionen (s. Zuckerabbau) nicht mehr vollbefähigt". Seegen sprach als erster diese Theorie des Nichtverbrauches von Zucker als Ursache der Glykosurie klipp und klar aus. Diese neue Theorie zu verbreiten, trugen die Arbeiten von E. Külz vieles bei, vor allem aber der Umstand, daß nach ihrer großen Entdeckung des experimentellen Pankreasdiabetes J. v. Mering und O. Minkowski — fast wie selbstverständlich — nur mit der Nichtverbrauchstheorie rechneten. Auch die R. Lépinesche Theorie (Mangel glykolytischen Fermentes im diabetischen Blute), obwohl gänzlich unhaltbar, leistete der Nichtverbrauchstheorie gewissen Vorspann.

So kam es, daß seit etwa 3—4 Dezennien, anfangs langsam, dann schnellen Schrittes die Minderverbrauchs-Theorie Herrscherin wurde. Von O. Minkowski, fast sämtlichen amerikanischen Diabetesforschern u. a. noch lebhaft verteidigt, hat sie doch jetzt an Boden stark verloren. Ihr wesentlicher Inhalt ist, daß der Blutzucker nicht von den Geweben aufgenommen und verbrannt werden könne, deshalb sich im Blute staue und in den Urin abfließe. Der „Zuckerhunger" der Gewebe bestehe fort trotz der Hyperglykämie. Bedarfssignale von den zuckerhungrigen Geweben veranlassen die Leber zu vermehrter Zuckerbildung und -ausschüttung. Daher verarme sie beim Schwerdiabetiker und beim pankreaslosen Tiere an Glykogen. Alles was zugunsten der Theorie sprach, stellte C. v. NOORDEN in der IV. Auflage dieses Buches zusammen (1907). Da es aber immer schwerer wurde, die inzwischen gefundenen Tatsachen damit zu erklären, kehrte er mit der V. Auflage (1910) zur ursprünglichen Theorie der Überproduktion zurück (S. 216).

Die Theorie des Minderverbrauches ist keineswegs identisch mit der Theorie B. NAUNYN's, wenn auch Brücken zwischen beiden bestehen. NAUNYN versteht unter Dyszoamylie, als Ursache der Hyperglykämie, die Unfähigkeit diabetischer Gewebe (zumal der Leber und der Muskeln) Dextrose zu Glykogen zu polymerisieren und abzulagern. Indem er annimmt, daß Glykogen die notwendige Vorstufe für den Verwendungszucker der Gewebe sei, erkläre Dyszoamylie die Unfähigkeit des Diabetikers, den Zucker zur Verwendung zu bringen. Diese Theorie, welche keineswegs die Unordnung des diabetischen Zuckerhaushaltes erklärt, schiebt freilich den Nichtverbrauch in den Vordergrund, zieht aber auch verknüpfende Fäden zur Überproduktionstheorie.

Als wichtigste Stützen der Nichtverbrauchs-Theorie galten:

1. **Das quantitative Wiedererscheinen von Zuckerzulagen im Harn.** O. MINKOWSKI führte immer wieder seinen bekannten Versuch am pankreasdiabetischen Hunde an, der verfütterte Dextrose vollständig wieder ausscheidet. Schon E. PFLÜGER hat demgegenüber geltend gemacht, daß dies nicht für Unfähigkeit Zucker zu verbrennen spräche, da einerseits die Resorption des Zuckers mit seiner Oxydation durchaus nicht Hand in Hand gehe, und man anderseits durchaus nicht wissen könne, wieviel Zucker anderer Quellen der Organismus doch noch verwertet habe. Dieser treffende Einwand PFLÜGERS, den auch C. v. NOORDEN gegen die übliche theoretische Wertung des Quotienten $D:N$ erhob (S. 66), wird bis in die Jetztzeit nicht genügend beachtet, z. B. auch nicht von A. A. HIJMANS V. D. BERGH (S. 89 in dessen Monographie).

2. **Die niedrige Einstellung des respiratorischen Quotienten und sein Beharren auf geringen Werten trotz Kohlenhydratzufuhr.** Dies beweist aber nicht, daß die im Muskel verbrennende Substanz kein Zucker ist, sondern nur, daß das Ausgangsmaterial dieser Substanz kein Zucker sein kann. Wenn es — wie höchst wahrscheinlich — Fettsäuren sind, die zunächst unter Sauerstoffaufnahme und Kohlensäureabgabe in die dem Muskel zusagende Speise: Traubenzucker, umgewandelt werden und dann erst vollständig zu Kohlensäure und Wasser verbrennen, muß der respiratorische Quotient sich dem der Fettsäuren nähern, d. h. niedrig sein und trotz der Arbeit niedrig bleiben (vgl. S. 230).

a) Das Verhalten entleberter Tiere.

O. PORGES und H. SALOMON (C. v. NOORDEN's Wiener medizinische Klinik) fanden, daß nach Ausschalten der Leber der respiratorische Quotient beim pankreasdiabetischen Hunde genau so wie bei nichtdiabetischen Tieren mit geringen Schwankungen den Wert 1, d. h. den R. Q. der Kohlenhydratverbrennung behauptet, gleichgültig mit welchem Material die Tiere vorher gefüttert waren. Bei derartigen Tieren beteiligen sich im wesentlichen nur die Muskeln am Gaswechsel. Durch Ausschalten der Leber versiegen, so folgerten die Autoren, Eiweiß und Fett als Zuckerquellen, und es bleibt nur die Oxydation greifbarer Kohlenhydrate bestehen. Das Ansteigen des R. Q. beweise, daß letztere tatsächlich verbrennen — Gegen diesen Schluß war an sich nichts einzuwenden. Aber die Nachuntersuchung von F. VERZÁR, F. ROLLY und H. DAVID, E. GRAFE und F. FISCHLER, E. GRAFE und G. DENEKE, J. R. MURLIN, L. EDELMANN und B. Kramer schwächten die Beweiskraft. Es ergab sich als berechtigter Einwand, daß der Hochstand des R. Q. wenigstens teilweise durch Ausscheidung präformierter Kohlensäure verursacht, und daß das Verhalten des Stoffwechsels durch den agonalen Zustand der Tiere nach der schweren Operation unberechenbar beeinflußt sein könne. Immerhin schlugen einige der Kontrollversuche im Sinne von Porges und Salomon aus. Es frug sich, ob man den wenigen gleichlautenden oder den zahlreichen widersprechenden größere Bedeutung beilegen müsse.

Inzwischen erfanden die amerikanischen Forscher F. C. Mann und Th. B. Magath ein technisch vollendetes Verfahren, die Leber in viel schonenderer Weise zu exstirpieren, so daß die Tiere einige Zeit ohne agonalen Zustand am Leben erhalten werden können. Neue Versuche mit gleichzeitiger Ausschaltung von Leber und Pankreas dürften jetzt wohl einwandsfreie Ergebnisse bringen. Einstweilen konnten die beiden Forscher zeigen, daß der R. Q. nach Leberexstirpation hoch steht, so lange die Tiere noch nicht moribund sind, also immerhin ein Befund der die Berechtigung der Porges-Salomonschen Schlußfolgerungen stützt.

b) Das Verhalten des Zuckerverbrauches in isolierten Organen.

Klarere Verhältnisse bietend und einstweilen von größerer Beweiskraft sind Versuche über den Stoffwechsel der Gewebe, insbesondere isolierter Organe. E. R. Knowlton und E. H. Starling, die die Frage zuerst experimentell aufnahmen, ferner H. Maclean und I. Smedley fanden zunächst, daß der Zuckerverbrauch des vom pankreasdiabetischen Tiere stammenden Herzens geringer sei als der des Herzens gesunder Tiere. Als Kriterium diente die Abnahme des Zuckers in der durchströmenden Flüssigkeit. Dies durfte aber nicht als Zeuge spezifisch-diabetischer Störung dienen, da G. G. Wilenko, O. Löwi und O. Weselko am Herzen adrenalinvergifteter Tiere und H. Maclean am Herzen thyreoektomierter Tiere gleiches fanden. Um weniges später berichtete dann E. H. Starling in Gemeinschaft mit S. W. Patterson, daß er sich wegen gewisser Fehler der Methodik getäuscht habe, und daß zwischen dem Zuckerverbrauch des Normalherzens und der des Pankreasdiabetes-Herzens kein Unterschied bestehe. Mit etwas anderer Versuchsanordnung bestätigten dies überzeugend E. W. Cruickshank und S. W. Patterson. Die früheren, hiervon abweichenden Ergebnisse waren Folgen einer Versuchsanordnung, welche die Permeabilität des Herzens für Zucker störte, nicht aber Folgen Minderverbrauches (G. Embden und J. Lange, Starling, Patterson, Cruickshank).

Ziemlich zahlreich sind die Versuche an Extremitätenmuskeln diabetischer Tiere, sowohl an den in situ belassenen wie an isolierten. Mit beweisender Versuchsanordnung fanden J. J. R. Macleod und R. G. Pearce, daß die Gesamtmuskulatur des normalen und die des pankreasdiabetischen Tieres nach Entfernung der Bauchorgane gleichgut Kohlenhydrate abbaut, ebenso in neuester Zeit J. H. Burn und H. H. Dale.

M. Landsberg kam zu dem Ergebnis: „Der Zuckerverbrauch arbeitender Muskeln pankreasdiabetischer Hund (totaler Diabetes im Sinne von O. Minkowski) entspricht in seiner Größenordnung durchaus dem Zuckerverbrauch normaler Muskeln." Ferner V. Iwanoff: sowohl bei maximaler Phloridzinglykosurie wie beim totalen Pankreasdiabetes stieg unter Strychninwirkung (Muskelkrämpfe) der respir. Quotient, ohne daß die Reaktion des Blutes (OH'-Konzentration) sich änderte; dies spricht für Fortbestand der Kohlenhydratverbrennung. F. Verzár und J. Krauss: Der isolierte Darm pankreasdiabetischer Tiere verbraucht ebenso viel Traubenzucker wie derjenige gesunder Tiere; auch bemerkenswerte Unterschiede bezüglich der Milchsäurebildung ergaben sich nicht. Ganz eindeutig zeigte aber E. J. Lesser, daß der herausgeschnittene, elektrisch gereizte Muskel pankreasdiabetischer Frösche stundenlang mit der gleichen Leistung arbeitet wie derjenige normaler Tiere, und daß bei beiden der Verbrauch von Zucker gleich groß ist. In Übereinstimmung damit fand J. K. Parnas am gleichen Objekt durch Aufstellung vollständiger Kohlenhydratbilanz, daß der Kohlenhydratabbau bei normalen und diabetischen Tieren völlig gleich verläuft. Bei Ruhe und Arbeit war die Abnahme des Kohlenhydratgehaltes in den Muskeln nicht verschieden; auch war die Milchsäurebildung bei anoxybiotischer Arbeit sowie die Milchsäureverbrennung bei Sauerstoffzufuhr die gleiche.

Hinsichtlich des Zuckerverbrauches der Blutzellen stimmte der Befund mit dem Verhalten der Muskulatur überein (M. Landsberg, E. Hagemann).

Abweichendes schienen Versuche von J. Forschbach und H. Schäffer zu ergeben. Sie prüften bei erhaltener normaler Blutzirkulation den Kohlenhydratverlust in tetanisierten Beinmuskeln normaler und pankreasloser Hunde. Deren Kohlenhydratgehalt blieb beim diabetischen Hunde unverändert, im Gegensatz zu starker Abnahme in den normalen Muskeln. Der Schluß, daß daher bei ersteren die Zuckerverbrennung gestört sei, ist aber anfechtbar, weil die Autoren übersehen hatten, daß bei normalen und bei diabetischen Tieren die maßgebenden Bedingungen ganz verschieden lagen. Die Normalmuskeln arbeiteten bei geringem Gehalte des Blutes an Zucker und bei hohem Vorrat von Glykogen im Gewebe; die Muskeln der diabetischen Tiere bei hohem Blutzuckerspiegel und Kohlenhydratarmut ihrer Zellen. Die naheliegende Deutung der Versuchsergebnisse ist, daß der gesunde Muskel vorzugsweise sich seines unmittelbar greifbaren Glykogens bediente, der Muskel des diabetischen Tieres den Zuckerbedarf vorzugsweise aus dem zuckerreichen Blute entnahm. Das Verhalten des Blutzuckers wurde in jenen Versuchen nicht geprüft, hätte bei der angewendeten Methodik wohl auch keine Klärung gebracht.

c) Abhängigkeit der Zuckerverwendung von der Reaktionsform.

Neuerdings ward vielfach erörtert, ob Traubenzucker in eine besondere Reaktionsform übergehen müsse, ehe er im Organismus verwendet werden könne, und man vermutete, solche Umwandlung erfolge unter Einfluß des Pankreashormons. Der schnellere Abbau von Glykogen und Lävulose, verglichen mit Dextrose — sowohl beim Gesunden wie beim Diabetiker — wurde Ausgangspunkt des chemischen Gedankenganges. S. Isaac nahm an und begründete (S. 22), daß die der Dextrose und der Lävulose gemeinsame, von letzterer aus leichter entstehende **Enolform** die günstigste Reaktionsform des Zuckers sei, und daß die Leber Zucker um so besser für Glykogenie und Abbau verwerte, je leichter er enolisiert werde. Diese Hypothese S. Isaac's übernahmen E. Frank und O. Minkowski auch für den Muskel und wollen die schlechtere Verwertung des Zuckers im Muskel des Diabetikers daraus erklären, daß die Enolbildung hier ausbliebe. Ob die Vorgänge in der Leber denen in den Muskeln analog sind, ist aber nicht erwiesen und keineswegs von vornherein anzunehmen. Vor allem steht der Deutung entgegen, daß die beiden letztgenannten Autoren die Minderverwertung des Zuckers in Muskel des Diabetikers nicht beweisen, sondern im Gegensatz zu den früher berichteten Ergebnissen experimenteller Forschung, als gesicherte Annahme voraussetzen.

Noch unsicher sind die Hypothesen, die sich an die Tragweite verschiedener Zustandsformen der Dextrose selbst knüpfen.

Fast gleichzeitig mit Entdeckung des Insulins bezeichneten Winter und Smith sterische Änderungen des Dextrosemoleküls als Vorbedingung für seine Verwertbarkeit und gründeten darauf eine neue Diabetestheorie. Grundlage ihrer Untersuchungen bildeten Versuche von J. A. Hewitt und J. Pryde, wonach Traubenzuckerlösungen nach längerer Berührung mit tierischen Geweben bei unveränderter Reduktionskraft beträchtliche Abnahme ihres Drehungsvermögens zeigten. Sie führten dies auf das Auftreten der sog. γ-Form der Glykose zurück. Mit dieser γ-Glykose soll nach L. B. Winter und W. Smith der im Blute des gesunden Menschen kreisende Zucker identisch sein, während das Diabetikerblut gewöhnliche α-β-Glykose enthalte. Abgesehen davon, daß die Existenz der γ-Glykose noch recht bestritten ist, und die über ihre

Struktur geäußerten Ansichten rein hypothetischer Natur sind (IRVINE, BLEYLER und SCHMIDT), konnten andere die Grundversuche HEWITT's und PRYDE's nicht recht bestätigen (STIVEN und REID, HUME und DENIS). Letzthin wiesen zwar wieder RICHAUD und COIRE, sowie C. LUNDSGAARD und S. A. HOLBOELL Änderungen des Drehungsvermögens von Zuckerlösungen bei Berührung mit tierischen Geweben nach, doch sind die Ausschläge zu gering, um daraus auf eine neue Form der Glykose schließen zu dürfen. Gleiches gilt für die weitreichenden Schlüsse, die WINTER und SMITH aus dem Unterschiede zwischen Reduktions und Polarisationswerten im Diabetikerblut ziehen, dahingehend daß Fehlen der γ-Glykose im Blute Ursache für Unverwertbarkeit des Zuckers beim Diabetiker sei. (S. J. THANNHAUSER und M. JENKE, MOZOTOWSKI u. a.) S. NAKAHAYASHI und J. ABELIN, die nach Adrenalininjektionen Änderungen der optischen Eigenschaften des Blutzuckers feststellten, ähnlich wie WINTER und SMITH im Diabetikerblut, enthalten sich vorläufig weitgehenderer Schlußfolgerung.

Die eben erwähnten Versuche gaben auch Anlaß, die beiden Komponenten des Traubenzuckers, die α- und β-Glykose (S. 2) auf ihre biologischen Eigenschaften zu untersuchen. F. LAQUER nimmt eine biologische Vorzugsstellung der α-Glykose an, welche dem Muskelbrei zugefügt, die Milchsäurebildung viel stärker steigere als β-Glykose. In Übereinstimmung damit stände, wenn α-Glykose nach intravenöser Injektion schneller aus dem Blute verschwände als β-Glykose (THANNHAUSER und JENKE). In ganz entgegengesetztem Sinne aber schlugen neue Versuche von F. LIPMANN und J. PANNELLES aus! Vorläufig bringen also die Arbeiten noch keine Stütze für die Theorie, daß mangelnde Umwandlung der Dextrose in eine bestimmte Reaktionsform Ursache für schlechtere Verwendung im Stoffwechsel des Diabetikers sei.

d) Über den Stoffwechsel des Muskels.

Sowohl in alter wie in neuer Form (Abartung der Dextrose!) ist die NichtVerbrauchstheorie nur haltbar, wenn sich ergäbe, daß die Muskeln ihren Kraftwechsel auch mit anderem Material als mit Kohlenhydrat zu bestreiten vermögen. Daß dies nicht der Fall sei, stand fest (O. NASSE), als im Jahre 1893 C. v. NOORDEN in seinem Lehrbuche über Pathologie des Stoffwechsels aus energitischen Gründen die damals heftig bekämpfte, heute nur noch fadenscheinig bestrittene Lehre ableitete, daß auch Fettsäuren eine Zuckerquelle seien (S. 15). Mit Anerkenntnis dieser Lehre fallen die stärksten Stützen für die NichtVerbrauchstheorie (vgl. die kritischen Bemerkungen E. PFLÜGER's gegen O. MINKOWSKI, S. 212). Wie steht die Frage über die Quelle der Muskelkraft jetzt, fast $\frac{1}{2}$ Jahrhundert nach O. NASSE's kritischer Erörterung der damals festliegenden Tatsachen? Auch jetzt muß nach den neuen Arbeiten von G. FLETSCHER und HOPKINS, G. EMBDEN, O. MEYERHOF u. a. Zucker bzw. Laktazidogen als ausschließliche Betriebssubstanz für den Kraftwechsel der Muskeln angesehen werden.

Eine Störung der Zuckerverbrennung im Muskel, wenn überhaupt vorliegend, könnte nur aus Störung der Laktazidogenbildung erklärt werden. Bis jetzt sind für solche keinerlei Anhaltspunkte gegeben. J. FORSCHBACH, ferner F. VERZÁR und A. v. FEJER wiesen in den Muskeln pankreadiabetischer Tiere noch Säurebildung (Milchsäure) nach. Mit besonderer Beweiskraft legt J. PARNAS dar, daß auf Höhe des experimentellen Pankreasdiabetes der Kohlenhydratabbau der Muskeln in Ruhe und im Betriebe, ungestört verläuft. Eine primäre Störung der Zuckeroxydation im Muskel schließen die Versuche von PARNAS aus. L. POLLAK knüpft freilich daran die Hypothese, zwar nicht der Zuckerabbau beim eigentlichen Kraftwechsel, aber bei der auf Regulation des Blutspiegels gerichteten Arbeit des Muskels könne gestört sein. Das käme auf Störung der auf die Zuckerproduktion der Leber einwirkenden Bedarfssignale hinaus. Über die feineren Vorgänge dieses Regulationsmechanismus ist nichts sicheres bekannt (S. 31). Aber neuere Untersuchungen von O. MEYERHOF tuen dar, daß auch für diese gewissermaßen innersekretorische Arbeit des Muskels nichts anderes als Kohlenhydrat benutzt wird.

So sprechen also alle gesicherten biochemischen Tatsachen (S. 212—214) übereinstimmend dafür, daß die Gewebe des Normaltieres und des pankreasdiatischen Tieres sich in der Höhe des Zuckerverbrauches nicht von einander unterscheiden.

Weiteres Material zu den einschlägigen Fragen brachten Arbeiten über die Wirkungsart des Insulins (S. 224).

e) Theorie der Überproduktion von Zucker.

Wegen Zusammensturzes aller Beweisstücke für die Nicht-Verbrauchstheorie und wegen der Unmöglichkeit alle inzwischen bekanntgewordenen chemischen, experimentellen und klinischen Tatsachen mit dieser Lehre in Einklang zu bringen, kehrte C. v. Noorden in der V. Auflage dieses Buches (1910) zu der ursprünglichen Theorie zurück, daß primäre Überproduktion von Zucker in der Leber Ursache der Hyperglykämie und des Zuckerabflusses durch die Nieren sei, während Versagen des Zuckerabbaues in den Muskeln und anderen Geweben nichts damit zu tun habe. C. v. Noorden mußte diese Theorie ohne nennenswerte Unterstützung von anderer Seite wiederholt verteidigen. Erst seit kurzem findet sie weitere Anhänger.

Wie früher bemerkt (S. 211), war diese alte Theorie so gut wie ganz verdrängt worden. Vor dem knüpfte sie an den Zuckerstich-Versuch an. Eigentliche Begründung fehlte; daher unterlag sie so leicht der Nicht-Verbrauchstheorie. Immerhin verschwand sie nicht. Sowohl R. Kolisch wie A. Lenné blieben ihr treu. Was sie dafür vorbrachten, war aber nicht beweiskräftig; die Unterlagen waren zu schwach, der Aufbau aus den spärlichen Unterlagen sehr lückenhaft und teilweise auch anfechtbar. Was sie und andere vorbrachten, konnte ebensogut von der Nicht-Verbrauchstheorie als Stütze benützt werden. Erst C. v. Noorden gelangte zu einheitlicher Gliederung der Zusammenhänge und deren Ausbau zum Ganzen, so daß die Lehre dann erst dem Begriff einer Theorie entsprach. Zwanglos fügten sich in sie neue Tatsachen, die inzwischen bekannt wurden.

Nach Ablehnung der Nicht-Verbrauchstheorie blieb nichts anderes übrig, als primäre Überproduktion von Zucker in den Mittelpunkt der diabetischen Stoffwechselstörung zu rücken.

C. v. Noorden erblickt nicht in Unfähigkeit des Zuckerabbaues, sondern in unmäßiger Zuckerproduktion die Ursache der Zuckerüberschwemmung des Blutes und des Harns. Hierbei kommen zunächst die normalen Zuckerquellen in Betracht. Die Regulation, welche diesen Vorgang dem wahren Bedarf der Gewebe anpaßt, ist durchbrochen. Ob neben den normalen Zuckerbildnern anderes, sonst nicht als solches dienendes Material im Diabetes herangezogen wird, ist ungewiß. Mangels genauen Einblickes in die feineren Zusammenhänge wurde das krankhafte Geschehen als Übererregung, der krankhafte Zustand als Übererregbarkeit des zuckerbildenden Apparates der Leber bezeichnet (V. bis VII. Auflage des Buches). Es lassen sich jetzt aber schon einige Hilfshypothesen zur Deutung der feineren Vorgänge heranzuziehen. Zur Hyperglykämie trägt dann weiterhin die Unfähigkeit des Muskels bei, Glykogen zu fixieren, so daß der etwa in die Zellen aufgenommene aber den Bedarf überschreitende Zucker in das Blut zurückkehrt. Das ist aber ein ganz anderes als Nichtverbrauch bei Energieentwicklung.

Als normaler unmittelbarer Zuckerbildner dient zunächst das Glykogen der Leber (auch der Muskeln, vgl. unten), das vorzugsweise aus dem Zustrom von Kohlenhydrat, aus den Kohlenhydraten des Eiweißes und aus den Aminosäuren der Proteine stammt, wobei man sich durchaus nicht vorzustellen hat, daß sofort beim erstmaligen Einströmen des Blutes die Gesamtheit des zuständigen Materials von der Leber abgefangen wird. Neben den genannten Stoffen spielen für Glykogenstapelung alle anderen — quantitativ betrachtet — keine Rolle. Nicht die Polymerisation der Dextrose zu Glykogen ist gestört, sondern seine Fixation in den Zellen. Die Wandlung: Zucker zu Glykogen und umgekehrt: Glykogen zu Dextrose ist einer der vielen reversiblen Vorgänge des biochemischen Geschehens. Krankhaft verändert und zwar gesteigert ist der rückwärtslaufende Vorgang, der Glykogenabbau (= diastatischer Prozeß), m. a. W. die Zuckerbildung, also derjenige Teil, welcher der Zuckerversorgung der Gewebe dient. Das normal-physiologisch eingeschaltete Wehr, das sofortigen Wiederzerfall von Glykogen zu Zucker und Abfluß des letzteren in die Blutbahn regelt, je nach Bedarf sich öffnend und schließend, ist undicht geworden und hindert die Füllung des Staubeckens (m. a. W. die „Fixation"). Der Wegfall der Hemmung ist Ursache des Glykogenschwundes.

Teilweise deckt sich dies mit dem Inhalt, den B. Naunyn dem Begriffe „Dyszoamylie" gab (S. 212). Aber nur teilweise. Denn Naunyn verlegt den Schwerpunkt auf die Glykogenbildung d. h. auf die Polymerisation von Dextrose zu Glykogen. Gerade das unseres Erachtens Wesentliche, den mehr oder weniger hemmungslosen Abbau, lehnt er ab, indem er darauf hinweist, daß selbst der Schwerdiabetiker aus Lävulose Glykogen bilde, und zwar das gewöhnliche Dextrose-Glykogen („der Diabetiker braucht also, um Glykogen zu bilden, Lävulose"). Wir deuten dies anders. Wir erkennen hierin nur quantitativen Unterschied. Die Fähigkeit der Lävulose, in Glykogen überzugehen, übertrifft diejenige der Dextrose so stark, daß die Anreicherung der Zellen eine Zeitlang den Abbau übertrifft, trotz Schwächung der Sperre. B. Naunyn erblickt auch in Nichtbildung von Glykogen die Ursache für verminderte bzw. aufgehobene Verbrennung von Zucker in den Geweben. Wäre die Annahme Naunyn's über qualitative Sonderstellung der Lävulose richtig, so hätte man in der Lävulose ein geradezu ideales Nährmittel für Zuckerkranke. Davon kann aber nicht die Rede sein (S. 123). Nur zeitweilig beläßt Lävulose den Zuckerhaushalt wieder in normaler Bahn: erst schnelle und kräftige Glykogenbildung, dann Abgabe von Glykogen; damit wird Lävulose indirekt auch befähigt, eine Zeitlang die Zuckerbildung aus Fett herabzudrücken, was sich im Anstieg des respiratorischen Quotienten kundgibt. Der jeweilige Reichtum der Leberzellen an Glykogen ist wohl sicher ein Dämpfer für Zuckerbildung aus Fett (s. S. 230). Genaueres ist aber darüber nicht bekannt.

Auch der diabetische Muskel verarmt an Glykogen, aber doch nur in allerschwersten Fällen im gleichen Maße wie die Leber. Auch hier spielt sich normalerweise ein reversibler Vorgang ab; aber auch hier erblicken wir die wesentliche Störung in gesteigertem Wiederzerfall des Glykogens.

Es ist sehr wahrscheinlich — manches läßt sich dafür geltend machen — daß der anströmende Zucker im Muskel erst zu Glykogen polymerisiert werden muß, ehe ihn der Muskel ordnungsgemäß verwenden kann, genau entsprechend B. Naunyn's Theorie. Wenn dies für den gesunden Muskel gilt, so gilt es nach unserer Theorie — im Gegensatz zu Naunyn — auch für den diabetischen Muskel. Daß der Kohlenhydrat-Haushalt des diabetischen Muskels von dem des Gesunden nicht abweicht, ward inzwischen festgestellt (J. Parnas, S. 214). Aber man findet im Muskel des Diabetikers kein Glykogen oder nur wenig, weil über den Glykogenverbrauch des Muskels hinausgreifend wegen Wegfalls der Hemmung Glykogen sofort wieder abgebaut wird und als Zucker zum Blute zurückkehrt. Daher kann man manchmal bei pankreasdiabetischen Tieren im venösen Blute mehr Zucker finden als im arteriellen (E. Frank und Mitarbeiter), d. h. unter Umständen wird von noch vorhandenem Glykogen Zucker in das Blut abgegeben.

Die zweite normale Zuckerquelle ist Fett, und zwar nicht nur das Glycerin, sondern auch die Fettsäuren des Triglycerides. Vieles, u. a. schon die Umgehung der Leber durch den fettführenden Chylusstrom, spricht dafür, daß nicht das Nahrungsfett unmittelbarer Zuckerbildner ist, sondern erst das in den Fettspeichern abgelagerte Körperfett. Je nach Bedarf kehrt es zur Leber zurück, der einzigen Stelle, wo in nennenswertem Umfange Fettsäuren in Kohlenhydrat umgelagert werden können.

Wahrscheinlich vollzieht sich auch die aus Masterfolgen wohlbekannte Fettbildung aus Kohlenhydrat in der Leber (reversible Reaktionen). Über die Zwischenstufen zwischen Fettsäuren und Kohlenhydrat ist nichts Sicheres bekannt; mancherlei Möglichkeiten bestehen (S. 18). Wir wissen, daß bei stärkerem Fettabbau in der Leber (z. B. beim Nichtdiabetiker im Hungerzustande) Acetonkörper in Blut und Harn erscheinen, sei es als Nebenprodukte, sei es als übrigbleibende Zwischenstufen auf dem Wege der Fettsäuren zum Zucker. Vgl. hierzu Arbeitshypothese S. 186.

Der Vorgang: Zucker aus Fett ist Teilstück der Zuckerversorgung des Körpers und untersteht damit ebenso wie der Vorgang: Zucker aus Glykogen der allgemeinen, vom Bedarf geleiteten Regulation der Zuckerproduktion. Daß die Lieferung von Zucker aus Fett beim Leichtdiabetiker in der Regel nicht oder nur wenig vom Verhalten beim Gesunden abweicht, wird wohl mit Recht allgemein angenommen. Erst beim Schwerdiabetiker ist sie gestört, und zwar im gleichen Sinne wie die Zuckerbildung aus Glykogen, d. h. sie ist mehr oder weniger hemmungslos geworden. Das unterschiedliche Verhalten spricht dafür, daß Wegfall normaler Hemmung auf dem Wege: Fettsäure zu Zucker eine Verschärfung der Lage bedeutet, verglichen mit den Vorgängen auf dem Wege: Glykogen zu Zucker. Gerade der hemmungslose Abbau der Fettsäuren — in Verbindung mit hemmungslosem Abbau des Glykogens, siehe unten — begünstigt das Entstehen von überschüssigen, toxisch wirkenden Ketonkörpern, was sicher irgendwie mit den abgeänderten Verhältnissen des Kohlenhydratstoffwechsels in der Leber verknüpft ist (S. 185).

C. v. NOORDEN bezeichnete (1893) die Zuckerbildung aus Fett als einen „fakultativen" Vorgang im gesunden Organismus; d. h. einen Vorgang, der nur dann einsetzt, wenn es an anderem zuckerspendenden Material, besonders an Kohlenhydrat (Glykogen) fehlt, also eine Notwehrreaktion. Darüber hinaus ist Zuckerbildung aus Fett beim Gesunden niemals angenommen worden. Wenn dies richtig ist, und dafür spricht vieles, erscheint es als möglich und wahrscheinlich, daß sowohl beim Gesunden wie beim Diabetiker Zuckerbildung aus Fett mit Glykogenmangel der Leberzellen kausal (koordiniert oder subordiniert) verknüpft ist.

Das Füttern mit Fett, obwohl es bei Übertreibung die Glykosurie des Schwerdiabetikers steigern kann (S. 127), führt niemals zu Stapelung von Glykogen. Dies ist ja auch der wichtigste Grund, warum man den Fettsäuren früher den Rang als Zuckerbildnern absprach. Ob aber Körperfett, das unter ganz anderen Umständen und vielleicht auch in anderer Form, vielleicht mit Katalysatoren beladen, wenn es in den Krafthaushalt hineingezogen wird, kein Glykogen liefert (direkt oder indirekt), wissen wir nicht. Wenn beim Nichtdiabetiker Glykogen daraus entsteht, braucht es nicht nachweisbar zu sein; denn der Körper befindet sich zu solcher Zeit in Zuckernot, was sofortigen Wiederabbau des Glykogens bedingt. Beim Zuckerkranken ist letzteres erst recht zu erwarten, weil der Glykogenzerfall verstärkt ist. Es ist müßig, darüber zu streiten, da wir bisher keine Versuchsanordnung kennen, die diese Fragen entscheiden könnte. Hier soll nur auf eine Lücke in der Logik bisheriger Schlußfolgerungen hingewiesen werden.

Zusammenfassend: Die krankhaft verstärkte Erregung bzw. Erregbarkeit des zuckerbildenden Apparates, die zu Überproduktion von Zucker führt, beruht auf Wegfall normaler Hemmungen, welche der Zuckerbildung aus Glykogen und aus Fettsäuren entgegentreten. Zu stärkerer Hemmungslosigkeit der Zuckerbildung aus Fett kommt es wahrscheinlich erst dann, wenn die Zellen der Leber gänzlich an Glykogen verarmen. Dem krankhaften Geschehen entspringt Störung der Regulation, welche die Zuckerlieferung dem jeweiligen Bedarf der Gewebe anpaßt. Die Natur der Signale, welche der Zentrale (suprarenal-pankreatisch-hepatisches System, vgl. unten) den Bedarf kundgeben, ist einstweilen nicht bekannt (S. 31). Daß der Glykogengehalt der Muskeln, vor allem aber der Leber hierbei eine Rolle spielt, halten wir für wahrscheinlich; dagegen für unwahrscheinlich, daß krankhafte Stärke oder krankhafte Art dieser Signale Ursache der krankhaft gesteigerten Zuckerproduktion des Diabetikers ist. Wir suchen — wie oben gesagt — die Ursache hierfür in krankhafter gesteigerter Reaktion auf normale Signale und auf sonstige normale Erreger der Zuckerbildung. Die krankhafte Stärke der Reaktion ist bedingt durch krankhafte veränderte Tätigkeit funktionell verbundener Organe, vor allem des dämpfenden pankreatischen Inselsystems.

Wir betonten absichtlich die Abhängigkeit der Zuckerproduktion vom Bedarf der Gewebe, nicht aber vom Zuckergehalt des Blutes. Das Verhältnis zwischen Gewebsbedarf und Zuckerproduktion ist beim Nichtdiabetiker eine biologische Konstante erster Ordnung. Dagegen ist Blutzuckerspiegel selbst — ganz abgesehen von transitorischen, physiologischen Schwankungen, z. B. nach Nahrungsaufnahme und bei erschöpfender Muskelarbeit — keine allgemeingültige, eher schon eine von mancherlei konstitutionellen und krankhaften (Fieber! u. a. S. 40), in ihrer Wirkungsart noch ganz undurchsichtigen, Umständen abhängige persönliche Konstante. Es sei an hyperglykämische Zustände langer Dauer ohne Glykosurie erinnert (S. 303), wozu auch aglykosurische Diabetiker mit fixierter Hyperglykämie gehören. Wir haben keinen Grund in solchen Fällen an wahre Überproduktion zu denken. Wo bliebe bei deren Bestehen der überproduzierte Zucker? Höchstens in thyreotoxischen Zuständen könnte eine dem verstärkten Zuckerverbrauch angepaßte stärkere Beschickung des Blutes mit leicht greifbarem Materiale (Zucker) in Frage kommen. Im allgemeinen haben wir bei aglykosurischen Hyperglykämikern jeder Art (auch Diabetikern!) normale Verhältnisse zwischen Zuckerbedarf und -verbrauch der Gewebe einerseits, Zuckerproduktion anderseits anzunehmen. Dies muß auch bei Ermittlung des respiratorischen Quotienten bei solchen Leuten sich ergeben, vorausgesetzt, daß die Patienten hinlängliche Mengen Kohlenhydrat erhalten und nicht wesentlich auf Fett und Eiweiß angewiesen sind. Derartige Versuche fehlen.

Die Hyperglykämie bei glykosurischen Diabetikern ist verständlich, war es von jeher, gleichgültig ob man von der Überproduktions- oder von der Nicht-Verbrauchstheorie ausging. Die Fixation erhöhten Blutzuckers bei Aglykosurie der Nichtdiabetiker und auch der Diabetiker ist aber aus dem Verhältnis zwischen Verbrauch und Produktion nicht erklärbar. Wir haben keinen Grund, dieses Verhältnis unter solchen Umständen als krankhaft verändert zu betrachten. Wohl aber liegt Grund vor, eine von diesem Verhältnis ganz unabhängige, bisher noch ganz unerklärliche, nur mit Hypothesen deutbare zuckerfixierende Kraft des Blutes anzunehmen, also eine gewissermaßen selbständig gewordene, natürlich von der Gesamtheit des biochemischen Geschehens im Körper abhängige, pathologische neue Einstellung der Konstante: Blutzucker. Der Verkehr zwischen Zuckerbildungs- und -verbrauchsstelle erfolgt gleichsam auf einem gegen früher verbreitertem Kanale, aber Zufluß und Abfluß dieses Verbindungsweges bleiben durch entsprechende Einstellung der Einfluß- und Ausflußtore gegen früher unverändert.

f) Störungen der Regulation.

Bisher war von Zuckerüberproduktion, ihrer Bindung an bestimmte Vorgänge in der Leber, von ihren Beziehungen zu Geweben und Blutzucker die Rede. Der Organismus verfügt über Regulatoren, welche die Zuckerproduktion der Leber, insbesondere den diastatischen Abbau von Glykogen und die Zuckerbildung aus Fett, auch unabhängig vom Zuckerverbrauch verstärken, unter Umständen auch schwächen können. Deren fehlerhaftes Eingreifen im Sinne der Verstärkung führt dann zur Glykosurie bzw. zum Diabetes.

1. Als Dämpfer der Zuckerbildung dient das Pankreas. Indem wir des weiteren auf die Theorie der Insulinwirkung verweisen (S. 224), lassen wir hier nur die einleitenden Sätze des entsprechenden Abschnittes aus der letzten Auflage dieses Buches folgen, welche auch jetzt noch — nach Entdeckung des Insulins — Gültigkeit haben: „In dem Maße wie die interne Funktion des Pankreas ausfällt, schnellt die Zuckerbildung ungezügelt in die Höhe. Sie macht nicht halt, wenn das vorhandene Glykogen aufgezehrt ist; sondern auch anderes Material wird zur schnellen, verstärkten Glykogenbildung und seiner sofortigen Wiederzerstörung herangezogen. Immerhin steigt die Zuckerbildung nur bis zu einer gewissen Höhe, da ja die Intensität des apankreatischen (sog. totalen) Diabetes ein gesetzmäßiges Verhältnis zwischen Kohlenhydratzufuhr und Glykosurie, zwischen Eiweißumsatz und Glykosurie mit sich bringt. Die Zuckervergeudung, d. h. die Beschickung des Blutes mit Zucker über den Bedarf hinaus, im totalen Pankreasdiabetes ist noch steigerungsfähig (z. B. durch Adrenalin oder Phloridzin)“. Es wurde weiter erwähnt, daß nicht verringerte Glykogenbildung, sondern abnorm gesteigerte Zuckerbildung aus Glykogen Ursache des Glykogenschwundes beim Pankreasdiabetes sei (S. 217), und daß Wegfall der pankreatischen Dämpfung auch die Zuckerbildung aus Fett begünstige.

2. Als Förderer, zumindest des diastatischen Prozesses, wahrscheinlich auch der Zuckerbildung aus Fettsäuren, dient das chromaffine System. Sein Produkt, das Adrenalin ist ein mächtiger Erreger dieser Vorgänge. Aber wie beim Pankreasdiabetes macht die Zuckerbildung

nicht Halt, wenn das vorhandene Glykogen aufgebraucht ist. Sicher wird zunächst nur das Reserveglykogen geopfert, und bei schwacher Adrenalinwirkung ist Anwesenheit von Reserveglykogen sogar Voraussetzung der Überproduktion, der Hyperglykämie und Glykosurie. Bei stärkerer Adrenalinwirkung geht die überschüssige Produktion aber weiter, ähnlich wie beim Pankreasdiabetes, und auch das Hungertier wird durch Adrenalin glykosurisch, der apankreatische Hund, der Schwer-Diabetiker reagieren mit weiterem Anstieg der Glykosurie.

3. Entferntere Regulatoren. Aber auch Pankreas und chromaffines System sind nicht selbstherrschende Regulatoren der hepatogenen Zuckerbildung. Am klarsten liegen die Dinge beim chromaffinen System. Dies steht zweifellos unter Herrschaft des Nervensystems (vgl. S. 47ff.), unter antreibender Vermittlung des N. sympathicus (N. splanchnicus). Erregungen der Nebennieren auf diesem Wege sind uns bekannt. Inwieweit auf anderen Bahnen auch Dämpfungen vom Nervensystem aus in das chromaffine System eindringen, steht dahin. Geringere Adrenalinproduktion wirkt wie verstärkte Hormonlieferung des Pankreas; der Blutzucker sinkt, die Adynamie der Addisonkranken kann hierauf beruhen. Auch bei anderen erschöpfenden Krankheiten (Tuberkulose?), ferner in der Agone ist verringerte Lieferung von Adrenalin wahrscheinlich. Gewisse nervöse Beeinflußbarkeit des pankreatischen Inselsystems ist auch wahrscheinlich, aber nicht sichergestellt (S. 223). Dagegen sind Wechselwirkungen zwischen Schilddrüse und Pankreas von H. EPPINGER (unter Mitarbeit von W. FALTA und K. RUDINGER) aufgedeckt und auch solche zwischen Hypophyse und Pankreas bekannt geworden (S. 318). Sie sind chemischer Natur, und zwar hemmenden Charakters, so daß verstärkte thyreogene Beeinflussung des Pankreas dessen spezifische Tätigkeit abschwächen d. h. in weiterer Folge die Zuckermobilisierung in der Leber begünstigen müßte.

Beides, die neurogene Beeinflussung der Nebennieren und die thyreogene Beeinflussung des Pankreas bleibt bei normaler Funktionskraft dieser Organe folgenlos, da deren autonome Funktionsbreite offenbar eine recht große ist. Sonst müßte der Gesunde bei zentralen Erregungen des Nervensystems oder bei Schilddrüsenfütterung sofort mit Glykosurie reagieren. Ersteres gehört zu großen Seltenheiten, letzteres ist zwar häufiger, aber nicht einmal bei Hyperthyreoidismus (Morbus Basedowii) regelmäßig der Fall. Wenn aber eine größere Erregbarkeit des zuckerbildenden Prozesses aus diesem oder jenem Grunde besteht, wirken jene Reize stark und deutlich: neurogene Steigerung der diabetischen Glykosurie durch Schreck usw. (vgl. S. 137) oder — was viel sicherer wirkt — durch Schilddrüsenfütterung (S. 44).

In Bestätigung der schon von C. v. NOORDEN (1910, V. Auflage) betonten diabetischen Übererregbarkeit der Leber äußerten sich später A. FRÖHLICH und L. POLLAK gleichsinnig dahin, daß gemäß ihrer Versuche nicht nur auf Adrenalin, sondern auch auf andere Reize die Leber nach Pankreasexstirpation empfindlicher, d. h. mit stärkerem Ausschlage und mit geringerer Reizschwelle reagiere. Sie schließen: „dies würde bedeuten, daß infolge der Verschiebung der Empfindlichkeitsschwelle der Leberzellen gegenüber adaequaten Reizen nach unten die physiologischen Reize zu Glykogenabbau pathologische Dignität gewinnen können."

Wie bei allen anderen, durch Hormone oder durch vegetative Nerven gesteuerten Systemen des Körpers sind auch hier die Wirkungen der antagonistischen hemmenden und fördernden Regulatoren beim Gesunden derart gegeneinander ausbilanziert, daß der biologische Zweck des Systems, hier also Anpassung der Zuckerproduktion an den geweblichen Bedarf erreicht wird. Diese sinngemäße Regulation kann durchbrochen werden, sowohl durch einseitig verstärkte chromaffinogene Erregung wie durch einseitig geringere pankreatogene Hemmung. Jedes von beiden muß —

theoretisch betrachtet — das normale Gleichgewicht zwischen förderndem und hemmendem Apparate stören und sich kundgeben in einer den geweblichen Bedarf überschreitenden Zuckerabgabe in das Blut (Hyperglykämie bzw. Glykosurie). Praktisch genommen wirken sich chromaffinogene Übererregungen bei gesundem pankreatischem Inselsystem nur ausnahmsweise bis zur Glykosurie aus; d. h. die Adrenalinstöße — wenn nicht durch Adrenalininjektion oder andere sympathicotrope Gifte künstlich extrem gesteigert — werden durch die pankreatischen Kräfte gleichsam abgefangen, pariert (automatischer Reflex?). Insbesondere ist es von Jahr zu Jahr unwahrscheinlicher geworden, daß chromaffinogene Dauerstöße mit Auswirkung in chronische Glykosurie (= neurogener Diabetes) in der menschlichen Pathologie eine Rolle spielen, wohl aber als Begleiter und Verstärker pankreatogener diabetischer Erkrankung (s. oben). Praktisch genommen ist es so gut wie ausschließlich Wegfall pankreatischer Hemmung, was im chronischen Diabetes die Übererregung und Übererregbarkeit der Zuckerproduktion bedingt. Die Reizkraft des chromaffinen Systems („Glykogen-Mobilisierung", H. EPPINGER und Mitarbeiter) erlangt freie Bahn.

Ob gleichsinnige Störung im chromaffinen Organ, d. h. Minderproduktion von Adrenalin Ausgleich bringen kann, ist unsicher. Beim Menschen scheint solches vorzukommen; z. B. sub finem vitae und nicht ganz selten bei schweren infektiös-toxischen Krankheiten, namentlich bei weit vorgeschrittener Tuberkulose. Vielleicht wirkt unter Umständen auch Opium in diesem Sinne. Teilstücke seiner mannigfachen Wirkung bestehen in Abschwächung sympathischer Erregung (vgl. Arzneibehandlung, Kap. 8). Bei nebennierenlosen Hunden tritt nach Pankreasexstirpation der Diabetes gleich stark auf, wie bei vorher normalen Tieren (G. N. STEWART und J. M. ROGOFF). Exstirpation der Nebennieren entfernt aber nicht das ganze chromaffine System; es könnte vielleicht bei diesen Tieren der Ausfall der Nebennieren kompensiert werden. Jedenfalls zeigt das Experiment, wie gering bei echt pankreatischem Diabetes, verglichen mit dem Ausfall der Insulinwirkung, der positive Anteil des sympathischen Systems an der diabetischen Stoffwechselstörung ist. Dies ist wichtig für kritsche Stellungnahme zum „neurogenen" Diabetes (S. 95).

Praktisch genommen, wird bei Minderung pankreatischer Hemmung (= Insulinmangel) der biologische Zweck des regulativen Systems nicht mehr erreicht. Qualitativ und quantitativ vielleicht ganz normale Reize (S. 31), die als Antriebe zur Zuckerabgabe in das Blut dienen, schießen in ihrer Auswirkung über das Ziel hinaus; bei dem einen mehr, beim anderen weniger, je nach der Intensität der Störung. Jeder Appell der Gewebe an eine den Durchschnitt übersteigende Zuckerbildung bringt beim leichten Diabetes die Möglichkeit, beim schweren Diabetes die Wahrscheinlichkeit zielloser Überschreitung der Bedarfsquote. Dies Mißverhältnis zwischen Reizgröße (Lockreiz zur Produktion) und Reizeffekt (Zuckerlieferung) ist das charakteristische Merkmal der diabetischen Stoffwechselstörung. Da kommen die größten Abstufungen vor; beim einen ist die krankhafte Überempfindlichkeit der Zuckerwerkstatt nur gering und vielleicht nur bei starker Belastung deutlich erkennbar, beim anderen ist sie sehr groß. Je nach der Spannung zwischen Reizgröße und Reizeffekt ordnet sich die Schwere der diabetischen Erkrankung.

Als solche Reize haben wir u. a. aufzufassen die Zellenarbeit selbst oder m. a. W. die Ansprüche, die an die Zellen bei Verarbeitung des zuströmenden Darmzuckers und der zuckerliefernden Aminosäuren der Proteine herantreten. Ferner, und zwar bei kohlenhydratfreier, eiweißarmer Kost überwiegend in Betracht kommend, alle Ansprüche, die aus Steigerung der Gesamtoxydationen des Körpers hervorgehen. Erhöhung des Gesamtumsatzes, gleichgültig wie bedingt, bedeutet immer in allererster Linie Belastung des Zuckerhaushaltes; denn der weitaus größte Teil der Oxydationen ist nichts anderes, als Zuckerverbrennung, gleichgültig, welches sein Ausgangsmaterial war (vgl. S. 125).

Wir erklärten auf diese Weise schon die Steigerung der Glykosurie durch Muskelarbeit bei schwerem Diabetes, z. T. auch die im Fieber, und umgekehrt kann man verstehen, wenn das Niederhalten der ganzen Stoffbelastung die Glykosurie vermindert (Diaeta parca, S. 165), während bei Überfütterung die größere Empfindlichkeit gegenüber den „spezifisch-dynamischen", erregenden Einflüssen der Nahrung in verstärkter Zuckerbildung zum Ausdruck kommt. Über Hineinspielen etwaiger thyreogener Einflüsse vgl. S. 165.

Wie erfahren aus der Klinik des Diabetes, daß der Anreiz zu pathologisch verstärkter Zuckerbildung — im Gegensatz zur sinngemäßen Regulation beim Gesunden — sich nicht immer sofort erschöpft wenn die Reizquelle versiegt ist, z. B. nach anstrengender Muskelarbeit, nach unzweckmäßig gesteigerter Kohlenhydrat- oder Eiweißzufuhr. Es sei an das lange Nachwirken von Diätfehlern erinnert (Beispiele S. 122, 130). Ob die lange Nachwirkung beruht auf Zustandsänderungen in den Leberzellen, in den Pankreasinseln, im chromaffinen System ist unbekannt. Da nur Einzelstücke aus dem Gesamtvorgang pathologisch gesteigerten Reizeffektes genau bekannt sind, wird man gut tun, für den krankhaften Zustand auch weiterhin — wie in früheren Auflagen des Buches — das mehr umschreibende als erklärende Wort zu gebrauchen: pathologisch gesteigerte Erregung bzw. Erregbarkeit des zuckerbildenden Apparates der Leber.

Eine sehr lehrreiche Erörterung über die regulierenden Kräfte des Zuckerhaushaltes und deren Störung findet sich bei L. POLLAK. Wie schon erwähnt (S. 220), deckt sich sein Grundgedanke „Verschiebung der Empfindlichkeitsschwelle der Leberzellen" sinngemäß mit der von C. v. NOORDEN vorgetragenen Theorie.

4. Ist der Diabetes eine einheitliche Erkrankung?

Unter dem imponierenden Eindruck der Entdeckung des Pankreasdiabetes neigten die meisten Kliniker und Pathologen der Meinung zu, daß der Diabetes stets auf Abschwächung bzw. Ausfall der spezifisch internen Pankreasfunktion zurückzuführen sei. Wahrscheinlich trifft dies auch für die überwiegende Mehrzahl der Fälle zu. Aber wir müssen jetzt auch mindestens die Möglichkeit zulassen, daß die primäre Störung an anderer Stelle einsetzt, und wir haben die Sicherheit, daß selbst bei offenkundigem Pankreasdiabetes die Funktionsstörung der Bauchspeicheldrüse allein nicht die Intensität und den Gang der Glykosurie beherrscht.

Nur in diesem Sinne, d. h. als einer komplizierenden und vermöge der mannigfachen Korrelationen zwischen den endokrinen Drüsen auch das Inselsystem beeinflussenden, hemmenden oder fördernden Mitwirkung bei der Einstellung des Zuckerhaushaltes möchten wir den Begriff „pluriglandulärer" Diabetes zulassen. Es wäre aber mindestens verfrüht, wahrscheinlich auch unrichtig, die spezifisch-diabetischen Stoffwechselstörungen von der primär oder sekundär bedingten Leistungsschwäche des Pankreas ablösen und den Anomalien anderer Drüsen als deren unmittelbarer Auswirkung zuschieben zu wollen. Maßgebend für die diabetische Stoffwechsellage ist wohl immer nur das arithmetische Mittel, welches sich aus autochthoner Leistungsschwäche des Inselsystems und aus den gewissermaßen exogenen Einflüssen anderer endokriner Drüsen und des Nervensystems ergibt (s. auch S. 95ff.).

Ein Blick auf nebenstehendes Schema illustriert das Gesagte.

Die gestrichelte Linie bedeutet Nervenbahn, die ausgezogenen Linien bedeuten Blutbahnen. Die Pfeile zeigen die Richtung der Erregung an; das dahinter stehende + - oder — - Zeichen soll dartun, ob der in der betreffenden Bahn fortgeleitete Reiz die spezifische Tätigkeit des beeinflußten Organs erregt oder abschwächt.

Bahn *I*. Der normale Kohlenhydratumsatz bedarf nur der Bahnen *I*, *II a*, *II b*. *I* zeigt an, daß der Leber vom Darm aus Antriebe zur stärkeren Betätigung des zuckerbildenden Apparates zuströmen. Diese Bahn entspricht im Diabetes dem „alimentären Faktor der Glykosurie". Wir können sie willkürlich beherrschen; die Therapie macht ausgiebigen Gebrauch davon.

Bahn *II*. Auf der Bahn *II* spielen sich die Einwirkungen des Gesamtstoffwechsels ab. Von den Geweben, insbesondere der Muskulatur gehen die Ansprüche aus (*II a*), und ihnen entspricht die Zuckermobilisierung und der Zuckerexport durch die Bahn *II b* (Lebervene—Herz—Arterien). Auch die Summe der auf Bahn *II a* in die Leber einströmenden Erregungen läßt sich bis zu einem gewissen Grade willkürlich beeinflussen. Wir können sie mindern, indem wir alles, was erhebliche Steigerung des Gesamtumsatzes bringt, ausschalten (starke Muskelarbeit, Wärmeverluste, abundande Kost, hohe Eiweißzufuhr — die beiden letztgenannten mit Rücksicht auf RUBNERS „spezifisch-dynamische" Wirkungen der Nahrungsstoffe); immerhin mögen die letzteren auch durch die Bahn *I* ausgelöst werden.

Bahn *A* und *B*. Auf diesen Bahnen strahlen die Einwirkungen der beiden wichtigsten und mächtigsten Regulatoren ein, die die Reizempfindlichkeit des zuckerbildenden Apparates beherrschen; es sind die Bahnen des chromaffinogenen Sensibilisators (*A*) und die der pankreatogenen Dämpfung (*B*).

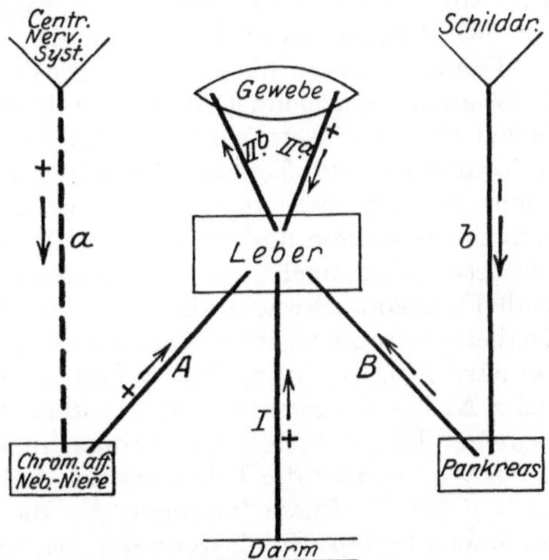

Abb. 19 (Erklärung siehe im Text).

Bahn *a* und *b*. Diese Bahnen kennzeichnen die Einwirkungen, durch welche die Leistungen der soeben genannten beiden Organe verstärkt werden können. Vielleicht stehen diese Organe auch noch unter anderen Einflüssen, als den im Schema vorgezeichneten; z. B. ist eine gewisse Abhängigkeit der Pankreasfunktion vom Nervus vagus möglich. Analogieschlüsse führen zu dieser Annahme; denn überall sonst, wo eine Funktion unter dem Einfluß des sympathischen Systems steht, begegnen wir gleichzeitig entgegengesetzter Beeinflussung durch das autonome System.

Die automone Innervation der intern sezernierenden Pankreasteile wurde früher bestritten, weil die vaguserregenden Gifte Cholin und Pilokarpin dem Adrenalin in bezug auf den Zuckerstoffwechsel nicht antagonistisch wirken (E. FRANK und S. ISAAC). Neuere Untersuchungen sprechen aber zugunsten eines Einflusses des Vagus auf die innere Sekretion des Pankreas. So konnte F. DE CASTRO das Vorhandensein zahlreicher Nervenfasern im Bereich der LANGERHANS'schen Inseln nachweisen. Ferner wird durch Reizung des rechten Vagus Sinken des Blutzuckerspiegels verursacht (BRITTON).

Auch eine auf dem Schema nicht eingezeichnete Beeinflussung deschromaffinen Systems von der Schilddrüse aus kann erfolgen. Sie ist erregenden Charakters. Ob es sich um direkte chemische Einwirkungen der Schilddrüse auf die Nebennieren handelt oder ob die Erregung den Umweg über das Zentralnervensystem und den Nerv. sympathicus nimmt, bleibt zweifelhaft und braucht hier nicht erörtert zu werden.

Die Bahnen *a* und *b* sind als sekundäre zu bezeichnen; bei normaler Funktion der beiden zwischengelagerten Organe (chromaffines System und Pankreas) ist die Tragweite der sie beschreitenden Erregungen nicht groß und nachhaltig. Wenn aber schon eine krankhafte Disposition, Funktionsschwäche, bzw. Übererregbarkeit vorliegt, können offenbar auch kurze Erregungen nachhaltige Steigerungen der Regulationsstörung auslösen. Dies erklärt uns, warum die diabetische Glykosurie durch psychisches Trauma manchmal nicht nur vorübergehend, sondern auf lange Zeit hinaus verstärkt wird. Als Nebenbahnen, die man mit b^1 und b^2 bezeichnen kann, wären noch in das Schema einzutragen: eine Blutbahn von der Hypophysis cerebri zum Pankreas (dämpfend) und eine Blutbahn von den Glandulae parathyreoideae ausgehend (entweder erregend für das Pankreas oder dämpfend für das chromaffine System).

Das Schema der bis jetzt sichergestellten regulatorischen Bahnen des Zuckerhaushaltes kennzeichnet, daß die primäre diabetische Störung an sehr verschiedenen Stellen einsetzen kann. Primäre Anomalie der Leberzellen selbst, an die man in der ersten Zeit der Diabetesforschung am meisten dachte, kommt vielleicht am seltensten in Betracht; es wäre sonst kaum zu verstehen, warum die schwersten akuten und chronischen Parenchymerkrankungen der Leber so selten Diabetes oder auch nur transitorische oder alimentäre Glykosurie bringen. Daß Funktionsschwäche des vorgelagerten Dämpfers, des Pankreas, häufig den Diabetes veranlaßt, ist sicher; daß hier sogar in den weitaus meisten Fällen die primäre Störung ihren Sitz aufgeschlagen hat, ist zum mindesten wahrscheinlich. Nichts Genaues wissen wir über die Häufigkeit der Diabetesfälle, die von primärer Überfunktion des chromaffinen Systems den Ausgang nehmen; um so sicherer aber steht die Tatsache fest, daß von hier aus und weiterhin vom Nervensystem her Einflüsse kommen, die die Intensität der Glykosurie beherrschen. Sie haben freieres Spiel, wenn der Dämpfer (das Pankreas) funktionsschwach ist. Man kann sie nicht in jedem Falle deutlich erkennen; je mehr sie sich aber im klinischen Bilde vordrängen, desto eher ist man geneigt von „neurogenem Diabetes" zu sprechen. Es muß dahingestellt bleiben, ob es einen solchen primären, neurogenen oder chromaffinogenen chronischen Diabetes wirklich gibt. Wahrscheinlich sind auch alle diese Fälle in letzter Linie pankreatogenen Ursprungs, und nur der Wegfall der Dämpfung erleichtert den Zutritt der neurogenen Erregungen zum zuckerbildenden Apparat.

5. Einfluß der Insulinentdeckung auf die Theorien.

Die Entdeckung des Pankreashormons „Insulin" ließ hoffen, die im vorstehenden besprochene wichtigste theoretische, aber auch praktisch bedeutungsvolle Frage „vermehrte Zuckerbildung oder gestörte Verbrennung" klar zu entscheiden. Dies ist noch nicht in dem Maße gelungen, wie man hoffte. Eine Vermittlung zwischen beiden Theorien ist wohl dadurch möglich, daß Insulin zweifellos auch in die Gestaltung des muskulären Kohlenhydratstoffwechsels eingreift (S. 237).

Vom Standpunkt der naturwissenschaftlichen Logik aus ist die Frage nicht grundsätzlich gegen früher verschoben. Denn seit Entdeckung des experimentellen Pankreasdiabetes rechneten alle theoretischen Überlegungen felsenfesten Vertrauens mit dem Hormon des Pankreas als Größe „X". Die Großtat F. G. BANTINGS und C. H. BESTS lieferte uns statt der Größe X das Hormon, mit dem man experimentieren konnte.

Bevor wir die Insulin-Erfahrungen für die Theorie verwenden, sind einige experimentelle Befunde zu erörtern, die nach dieser oder jener Richtung für die Diabetes- und Insulintheorie verwertet wurden. Beides deckt sich zwar nicht völlig, aber es besteht kein Zweifel, daß völlige Klarheit über Angriffspunkt und Angriffsweise des Insulins den ganzen Biochemismus des pathologischen Geschehens aufdecken wird.

a) Wirkung des Insulins auf das Blut.

Blutzucker. Injektion von Insulin senkt den Blutzucker; dies ist die wichtigste, unmittelbar greifbare Wirkung des Insulins. Der Abfall der Blutzuckerkurve erfolgt nicht nur beim diabetischen, sondern auch beim gesunden Tiere und Menschen.

Schon beim nicht-diabetischen Organismus erwies sich die Größe des Ausschlages als abhängig von Höhe der Insulingabe, geht ihr aber doch nicht arithmetisch proportional; sie wird wesentlich mitbestimmt von der jeweiligen Ernährung, insbesondere von dem Glykogenvorrat, derart, daß alle Umstände, welche Glykogenarmut bedingen (z. B. Hungern, Unterernährung, Muskelarbeit u. a.) den Niedergang des Blutzuckers beschleunigen, verstärken und die Dauer des Tiefstandes verlängern, Glykogenreichtum (z. B. vorausgehende Ernährung mit reichlich Kohlenhydrat) im entgegengesetzten Sinne sich auswirkt. Die Ausschläge sind, bezogen auf Körpergewicht und Insulinmenge, nicht bei allen Tierarten gleichgroß; doch scheint das Insulin jeglicher Tierart auch bei jeglicher anderen Tierart völlig gleichartig zu wirken, ein Beweis, daß man es mit einem durchstehenden biologischen Gesetze zu tun hat. Aber weit darüber hinaus kommen insulinartig wirkende Körper weit verbreitet auch im Pflanzenreich vor, wahrscheinlich überall da, wo diastatischer Abbau von polymerisiertem Kohlenhydrat zu Zucker vorgesehen ist (Th. BRUGSCH).

Beim gesunden Menschen, der unter Einfluß durchschnittlicher Normalkost steht, beginnt das Sinken des Blutzuckers schon wenige Minuten nach subcutaner Injektion mittlerer Insulinmengen, erreicht nach $^{1}/_{2}$—3 Stunden sein Maximum und schlägt dann in allmählichen Wiederanstieg um, so daß die Ausgangswerte ca. 5 Stunden nach der Injektion zurückgewonnen sind. Das Minimum liegt dabei 10—40 $^{0}/_{0}$ unter dem ursprünglichen Werte.

Gleichmäßiger als nach subcutaner Injektion, wobei die Schnelligkeit der Resorption mitbestimmend ist, verläuft die Blutzuckerkurve nach intravasculärer Infusion: rascher Abfall bis zum tiefsten Punkte innerhalb der ersten $^{1}/_{2}$ Stunde, schneller Wiederanstieg zum Ausgangswerte innerhalb 1—3 Stunden; tiefster Stand und Gesamtdauer der Hypoglykämie stark abhängig von Größe der Gabe (A. BODANSKY und S. SIMPSON, W. RAAB). Der naheliegende Gedanke, wegen leichterer Vorausberechnung des Erfolges die intravenöse Injektion beim Zuckerkranken zu bevorzugen, hat sich praktisch nicht bewährt (s. Insulintherapie); der Vorteil wird aufgehoben durch kürzere Dauer der Wirkung.

Beim Diabetiker findet man nach gleichen Gaben wie beim Gesunden durchschnittlich stärkeren Absturz des Blutzuckers als beim Gesunden (d. h. auf 40—60 $^{0}/_{0}$ des ursprünglichen Wertes und noch tiefer). Je nach besonderer Lage des Einzelfalles sind die Ausschläge aber sehr verschieden, so daß sich Richtwerte kaum aufstellen lassen. Der Einfluß vorausgegangener und begleitender Kost tritt beim Leichtdiabetiker durchschnittlich stärker als beim Gesunden zutage. Man könnte sagen, der Leichtdiabetiker sei insulinempfindlicher als der Gesunde. Maßgebend für den durchschnittlich stärkeren Ausschlag ist wahrscheinlich geringerer Glykogenvorrat. Beim Schwerdiabetiker liegen die Dinge aber anders; zu mäßiger Senkung des Blutzuckers bedarf es da oft Mengen, die beim Gesunden bedrohlichste Grade der Hypoglykämie erzeugen würden. Über die zweckmäßigen Gaben vgl. Insulintherapie (Kap. 8).

Natürlich konnte man das Sinken des Blutzuckers nach Insulin erklären sowohl durch Blockierung der Überproduktion in der Leber wie durch sofortiges Wiedereinsetzen des vordem irgendwie gestörten Zuckerverbrauches in den Geweben. Beides geschah. Letzteres zuerst und zumeist; dabei wurde aber nicht bedacht, daß plötzliche Belebung des Zuckerverbrauches (starke Muskelarbeit) im allgemeinen nicht zu Hypoglykämie führt, wenn der Nachschub normaler Regulation untersteht. Entgegen fast allen anderen Stimmen äußerte sich C. v. NOORDEN schon bald nach Bekanntwerden der ersten Torontoer Versuche und Erfahrungen: „Wahrscheinlich beruht die Wirkung des Insulins auf einem dämpfenden Einfluß auf die Zuckerbildung in der Leber" (Auskunft in Klin. Wochenschrift Bd. 2, S. 331, 1923).

Hypoglykämischer Insult (Insulin-Intoxikation). Der Blutzucker kann unter Insulinwirkung so weit absinken, daß er nicht mehr hinreicht, die zuckerbedürftigen Organe genügend mit Zucker zu versorgen. Dann kommt es zu Muskelschwäche, zu tetanischen Krämpfen, zu Versagen zentraler und peripherischer Funktionen des Nervensystems, bei höchsten Graden zu Tod durch kardiovasculären Kollaps. Darüber genaueres S. 238. Das Auftreten bedrohlicher, eventuell tödlicher Hypoglykämie ist mit Blockierung der Zuckerproduktion leicht erklärbar. Ein logisch befriedigender Weg, solche Folgen der Insulinwirkung allein mit Wiederherstellung normaler Zuckerverbrennung in den Geweben zu erklären, ward noch nicht gefunden.

Vergleiche über Zuckergehalt des arteriellen und venösen Blutes. Verschiedene Autoren (E. Frank, M. Nothmann und A. Wagner, A. Bornstein und K. Holm, Cori und Goltz) fanden sowohl bei gesunden wie pankreasdiabetischen Tieren eine größere Abnahme des Blutzuckers auf dem Wege zwischen Arterie und Vene, wenn sie dem durchströmenden Blute Insulin zufügten als ohne dasselbe. Neue Versuche von C. H. Best bestätigen dies: In der künstlich mit Glykoselösung durchströmten hinteren Körperhälfte eviscerierter Katzen verschwindet unter Insulinzusatz weit mehr Zucker aus dem Blute als ohne solchen Zusatz. Bei diabetischen Menschen, deren Blutzuckerspiegel — im Gegensatz zum Gesunden — im arteriellen und venösen Blute gleich hoch waren, wurde durch Insulin das normale Verhalten wiederhergestellt, d. h. der Zuckerspiegel wurde in den Venen wieder niedriger als in den Arterien (R. Wertheimer, E. Wiechmann). Die Verwertung solcher Befunde darf nur mit Vorsicht geschehen. Wie viele, großenteils vernachlässigte Kautelen wahrzunehmen sind, zeigt die Arbeit von A. Bornstein und K. Holm, die zumindest einwandfrei darlegt, daß etwaiges Mehrverschwinden von Zucker unter Insulin nicht ausschließlich auf vermehrter Zuckerverbrennung beruht, sondern daß ein durch nicht-oxydative Prozesse bedingtes Zuckerdefizit entsteht. Sehr bemerkenswert ist, daß J. Hepburn, J. K. Latchford, N. A. Mc Cormick und J. J. R. Macleod auf Grund verbesserter Versuchsanordnung ihren früheren Befund: Zunahme des Zuckerdefizits zwischen Arterie und Vene unter Insulineinfluß, neuerdings widerriefen; die Differenzen seien nicht größer als sie ohne Insulin auch vorkämen. A. Grevenstuk und A. Laqueur, obwohl sie der Annahme zuneigen, Insulin begünstige den Verbrauch des Zuckers in den Geweben, machen sich selbst den Einwand, daß Verlangsamung der capillaren Stromgeschwindigkeit unter Insulinwirkung die größere Abnahme des Blutzuckers verursachen könne, was allerdings von E. Frank und Mitarbeitern bestritten wird. Den Mechanismus stärkerer Zuckeraufnahme erklärt E. Wiechmann dadurch, daß die für Zucker wenig permeablen Zellwände diabetischer Organe durch Insulin wieder aufnahmefähiger gemacht würden. Ähnlich äußerte sich O. Löwi. Im Sinne unserer eignen Theorie geben wir zu bedenken, daß Insulin die Zellen zum Stapeln von Glykogen zwingt (S. 233), was sich natürlich auch in Sinken des venösen Blutzuckerspiegels äußern kann oder muß.

Die wechselvollen Ergebnisse der überaus heiklen Versuche sind nicht geeignet, für oder wider diese oder jene Theorie entscheidend zu zeugen.

Struktur des Blutzuckers und Insulin. Nach Vorgang von L. B. Winter und W. Smith wurde mehrfach geprüft, ob Insulin die Bildung einer besonders reaktionsfähigen, leichter angreifbaren γ-Glykose im Blute aus der gewöhnlichen α-β-Glykose begünstige. Die Befunde der verschiedenen Forscher widersprechen sich, ebenso wie die Meinungen, ob das Vorkommen einer γ-Glykose im Normalblute und Abweichungen ihres Verhaltens im Diabetikerblute von dem im Normalblute überhaupt anzuerkennen seien (S. 29, 155). Für die in diesem Abschnitte behandelte theoretische Frage sind die bisherigen Versuchsergebnisse daher nicht verwertbar.

Nach H. Bierry, F. Rathery und R. Kourisky soll der an Eiweiß gebundene Zucker (sog. „Eiweißzucker, Sucre virtuel s. sucre protéidique), dem eine besonders starke Reaktionskraft zugeschrieben wird, durch Insulin auf Kosten des freien Zuckers vermehrt werden. Auch hier sind die Ergebnisse späterer Kontrollversuche teils gänzlich ablehnend (z. B. H. Staub, A. Gigon), teils widerspruchsvoll, und es wäre bei endgültigem Ausschlage nach dieser oder jener Richtung ihre Tragweite noch so unklar, daß wir dieser Frage noch keinen theoretisch brauchbaren Rang zuerkennen dürfen.

Auch aus dem Verhalten des sog. Rest-C des Blutes (nach Abzug des Zucker-C) im Verhältnis zum Gesamt-C suchte man über Verwendung des Blutzuckers ein Urteil zu gewinnen. Der Rest-C selbst sinkt unter Insulin nur entsprechend dem Blutzucker (V. Laufberger). Die Versuche und weittragenden Schlüsse, die A. Gigon neuerdings aus den erhöhten Werten für Gesamt-C im Nüchternblute des Diabetikers und aus deren Beeinflussung durch Insulin ableitet, haben einstweilen nur den Rang einer beachtenswerten Hypothese, deren Unterlage noch recht schmal ist.

Verhalten der Milchsäure. Bedeutsamen Aufschluß versprach man sich von dem Verhalten der Blut-Milchsäure, als Abbauproduktes des Zuckers. Aber doch wohl mit Unrecht! Denn man ist nicht einmal darüber genügend unterrichtet, welche kausal-quantitativen Beziehungen zwischen Zuckerabbau in Normal-Geweben und Ablauf der Milchsäurekurve im Blute bestehen.

Der Nüchternwert der Milchsäure im Blute ist bei Diabetikern der gleiche wie beim Gesunden (S. Isaac und E. Adler, J. A. Collazo u. a.), durchschnittlich = 15 mg %; Abhängigkeit vom Grade der Hyperglykämie besteht nicht. Nach Einnahme von Dextrose und von Saccharose entsteht wie beim Gesunden Hyperlactacidämie (J. A. Collazo und L. Lewicki, J. Katayama und J. A. Killian). Nach anderslautenden Ergebnissen von B. Mendel, W. Engel und J. Goldscheider verändert sich der Milchsäuregehalt auf der Höhe der hyperglykämischen Reaktion nicht.

A. P. Briggs und Mitarbeiter untersuchten als erste das Verhalten der Blutmilchsäure unter Insulin und fanden sie bei Abnahme des Blutzuckers leicht erhöht. Die starke Unstimmigkeit nachfolgender Untersuchungen erklärt sich wohl daraus, daß sie sowohl mit sehr verschiedenen Insulinmengen wie auch in verschiedenen Phasen der Insulinwirkung ausgeführt wurden. Methodisch einwandfrei sind nur die Versuche von H. Baur und R. Kuhn, die bei normalen Tieren in fortlaufenden Reihen gleichzeitig Blutzucker und Milchsäure bestimmten.

Mit dem charakteristischen Abfall des Blutzuckers setzt eine starke bis zu 300 % des Ausgangswertes betragende Steigerung der Milchsäure ein. Gleichzeitig steigt die Wasserstoffzahl des Blutes an. In einer zweiten, 5—7 Stunden nach der Insulininjektion eintretenden Phase findet sich bei tiefbleibendem Blutzucker ein Abfall der Milchsäure. Diese Verminderung des Milchsäuregehaltes führen die Autoren auf die Verarmung des Körpers an Kohlenhydrat zurück. Sie bleibt beim gut gefütterten Tier zugunsten eines steten leichten Anstiegs der Milchsäure aus.

Aus den eingangs erwähnten Gründen lassen sich die bisher bekanntgewordenen Tatsachen über Blutmilchsäure nicht zur Beantwortung der aufgeworfenen theoretischen Frage verwerten; dies um so weniger, als nicht nur nach Insulin, sondern auch nach Suprarenin (H. Elias und U. Samartino) und nach Pituitrin (J. A. Collazo und J. Supniewski) die Milchsäure im Blute ansteigt und nach den Untersuchungen von C. Neuberg die Milchsäure vielleicht mehr Neben- als Hauptprodukt des Kohlenhydratabbaues ist (S. 21).

Verhalten der anorganischen Phosphorsäure und des Lactacidogens. Unter Wirkung des Insulins wurde Absinken der anorganischen Phosphorsäure des Blutes festgestellt (Benedict und Harrop, W. Staub, Günther und Fröhlich, N. R. Blatherwick, M. Bellu und E. Hill, V. B. Wigglesworth, C. E. Woodrow, W. Smith und L. B. Winther). Auch C. H. Best fand in neuen Versuchen am eviscerierten Tier nach Verabfolgung von Insulin parallel mit dem

15*

Absinken des Blutzuckers Abnahme des Gehaltes des Blutes an anorganischer Phosphorsäure. Es lag nahe, das Verschwinden der letzteren auf erhöhte Bildung von Lactacidogen zu beziehen. Von einzelnen Forschern wurde im Blute (H. Lawaczek) ebenso wie in den Muskeln Zunahme des Gehaltes an Lactacidogen gefunden (G. A. Harrop und E. M. Benedict, A. Audowa und A. Wagner, H. P. Kay und R. Robison). Im Gegensatz dazu stellten aber G. S. Eadie, J. J. R. Macleod und E. C. Noble keine Lactacidogenverbindung fest, ebenso in neuen Versuchen C. H. Best, J. P. Hoet und H. P. Marks. **Der aus dem Blute unter Einwirkung von Insulin verschwundene Zucker wird also offenbar nicht in Form von Lactacidogen gestapelt.**

Auch Veränderungen des Blutes hinsichtlich seiner Ionenzusammensetzung wurden beschrieben: nämlich Verminderung seines Gehaltes an Kalium (Briggs, Staub u. a.), auch die Calciumwerte sinken etwas ab.

b) Insulin und Gewebsatmung.

Dem Nachweis, daß Abbauvorgänge an Kohlenhydrat, welche mit lebenswichtiger Tätigkeit des Organes verknüpft sind, innerhalb der Gewebe (Muskeln usw.) nur dann ordnungsmäßig ablaufen können, wenn an Ort und Stelle Insulin als Aktivator zu Hand ist, kommt natürlich überragende Wichtigkeit zu. Als unbedingt sicher darf nur die Tatsache gelten, daß die Glykogenfixation in den Muskelzellen beim Diabetiker stark leidet, was wir nicht durch mangelhafte Bildung, sondern beschleunigten Zerfall des Glykogens erklären. Ob dadurch der eigentliche Kohlenhydratabbau, d. h. die Spaltung in Milchsäure, die Oxydation, die Bereitstellung erforderlicher Lactacidogenmenge in einem die intramuskuläre Ausnützung hemmenden Grade gestört wird, ergibt sich nicht aus der Tatsache verminderten Glykogenbestandes; solche Lage bedingen auch, außerhalb des Diabetes, langes Hungern und angestrengte Arbeit, und doch zweifelt niemand daran, daß dabei die Verwendung der Kohlenhydrate im Muskel normal erfolgt.

Besonderes Aufsehen machten Versuche über Förderung der oxydativen Vorgänge unter Insulin. Welche Tragweite für die Diabetestheorie man ihnen beimaß, zeigt neuerdings wieder die starke Bewertung der G. Ahlgrenschen Versuche durch A. Gigon. Bei Zusatz von Glykose + Insulin zu Muskelsubstanz usw. (Stückchen und Brei), sowohl von normalen wie von pankreas-diabetischen Tieren stammend, fand Ahlgren viel stärkere und schnellere Entfärbung von Methylenblau (Thunbergsche Oxydationsreaktion), als bei Zusatz von Glykose allein. Adrenalin und Atropin hoben die Beschleunigung auf. G. Büchner und E. Grafe fanden mittels der Barcroft-Warburgschen Methode an dünnen Gewebsschnitten starken Anstieg des O -Verzehrs (bis zu $420^0/_0$ des normalen) und auch Anstieg des R. Q. bis maximal $+ 0{,}67$. C. Heymans und M. Matton konnten dies nicht bestätigen, und auch E. Grafe widerrief später die Beweiskraft seiner Versuche. S. Isaac vermißte in zahlreichen, nicht veröffentlichten Versuchen mittels der W. Lipschitzschen Nitrobenzolmethode (zuverlässiger, vor allem eindeutiger als die Methylenblaumethode) jegliche Änderung der Atmungsgröße unter Insulin, sowohl beim Muskel des normalen wie des pankreasdiabetischen Frosches. Auch Zusatz von Zucker änderte daran nichts. Th. Brugsch meldet, auf Grund anderer Versuchsanordnung gleichfalls, nichts deute auf Steigerung der Oxydationen im Muskel durch Insulin hin. Vergrößerung des Unterschiedes zwischen Zuckergehalt des arteriellen gegenüber dem des venösen Blutes unter Insulin hatten E. Frank und M. Nothmann auf beschleunigte Oxydation bezogen; A. Bornstein und K. Holm berechnen aber aus Kontrollversuchen, wobei auch die O_2-Zehrung und die im venösen Blute erscheinende Milchsäure bestimmt wurden, daß das größere Zuckerdefizit unter Insulinwirkung nicht auf vermehrte Oxydation zurückgeführt werden könne.

Wenn sich auch als Tatsache ergeben sollte, daß Insulin die Bildung des Lactacidogens begünstige (siehe oben), wäre nicht erhärtet und nach dem Ausschlage aller sonstigen Versuche über den Stoffwechsel des Muskels sogar sehr unwahrscheinlich, daß sich die diabetische Störung am Muskel in massiver Minderung des Gesamtverbrauches der Kohlenhydrate auswirkte, und daß diese durch Insulin in Normal- oder Überverbrauch umgewandelt werde.

c) Insulin und Respiratorischer Quotient.

Auf keine andere Auswirkung des Insulins setzte man zur Entscheidung der wichtigen Frage „Mehrproduktion oder Oxydationshemmung, als Ursache der „diabetischen Hyperglykämie" größere Hoffnung als auf den Ausschlag des R. Q. Bekanntlich ist derselbe beim Schwerdiabetiker niedrig eingestellt, und er steigt auch nicht nach Zufuhr von Kohlenhydrat (S. 212). Diese Erscheinung wurde von den meisten Forschern als Ausdruck fehlender Zuckerverbrennung gedeutet. Nun bleibt auch bei gesunden Menschen und Tieren nach längerem Hungern nach Kohlenhydrat die Erhöhung des R. Q. (in Richtung zu seiner Größe bei Zuckeroxydation) anfangs aus, obwohl hier doch sicher nicht von Störung der Zuckerverbrennung die Rede sein darf (J. E. JOHANSSON u. a.).

Die Deutung dieses Verhaltens des R. Q. auch beim Gesunden ist eng verknüpft mit der Frage, was aus dem Nahrungszucker wird, der vom Darm in die Leber einströmt. Wie A. GIGON mit Recht betont, decken die im Blute auffindbare reduzierende Substanz und das in Leber und Muskeln auffindbare Glykogen unmittelbar nach reichlichem Zuckergenuß nur zum geringen Teile die Menge des resorbierten Zuckers. Sofortige Mehroxydation des nicht auffindbaren Zuckers kommt nicht in Frage, da gerade nach Kohlenhydratgenuß der O_2-Verzehr des Organismus nur sehr wenig ansteigt. In Übereinstimmung damit stehen neue Versuchsergebnisse von E. BISSINGER und E. I. LESSER. Sie injizierten hungernden Mäusen bestimmte Glykosemengen und forschten dann nach dem Verbleib des Zuckers innerhalb der nächsten halben Stunde durch Verarbeitung des Gesamtkörpers auf Glykogen und sonstiges Kohlenhydrat, soweit es durch Invertierung faßbar war. Sie fanden dann $70^0/_0$ des injizierten Zuckers wieder. Oxydiert war der fehlende Zucker nicht (Respirationsversuche), auch nicht in Glykogen oder in hydrolysierbare Zwischenstufen zwischen Glykose und Glykogen verwandelt. Der Verbleib des Zuckers bleibt ungeklärt. Es scheint uns aber nicht unmöglich, daß er zum Teil in Milchsäure gespalten wurde. A. GIGON vertritt die Aufnahme des Zuckers in die Gesamtorgane in irgendwelcher Bindung als „Organzucker", wo er dann zu weiterer Verwendung bereit stehe. Eine sehr brauchbare Arbeitshypothese, wenn wir auch die weiteren Folgerungen, die A. GIGON daraus ableitet, weder als zwingend noch als wahrscheinlich betrachten.

In welcher Weise beeinflußt nun Insulin, wenn es gleichzeitig mit Kohlenhydraten verabfolgt wird, den R. Q.? Bei gesunden Tieren und gleichfalls bei diabetischen Tieren und Menschen kommt es nach wirksamer aber nicht übertriebener Insulingabe zunächst zum Ansteigen des R. Q. (F. G.BANTING, C. H. BEST, J. B. COLLIP, J. J. R. MACLEOD und E. C. NOBLE sowie viele andere Autoren, ausführl. Lit. bei GREVENSTUK und LAQUEUR). Der Anstieg des R. Q. erfolgt in der Regel ohne gleichzeitiges Ansteigen des O_2-Verbrauches und der Kalorienproduktion (H. W. DUDLEY, LAIDLAW, TREVAN und BOOK u. a.). Es war nun von größtem Interesse, im Zusammenhang mit diesem Verhalten des R. Q. dem Verbleib des injizierten Zuckers nachzuforschen. Schon J. H. BURN und H. H. DALE hatten am decerebrierten und eviscerierten Tiere gezeigt, daß nach Injektion von Insulin der Zuckerschwund auf das 2—4fache gegenüber Versuchen ohne Insulin steigt und daß nur ein Teil dieses verschwundenen Zuckers sofort verbrannt, der größere Rest wahrscheinlich in Glykogen umgewandelt war. In Ergänzung dieser Befunde stellten E. BISSINGER und E. J. LESSER im Rahmen ihrer oben erwähnten Versuche fest, daß nach gleichzeitiger Injektion von Insulin und Glykose die Menge des verschwundenen Zuckers bei der Verarbeitung des ganzen Tierkörpers eine weit größere war als bei den Tieren, die kein Insulin erhalten hatten. Im Gegensatz zu dem Befunde bei letzteren ließ sich aber der gesamte Zuckerschwund auf Verbrennung (Resp. Versuche) und Glykogenablagerung zurückführen. Entsprechend haben auch Bilanzversuche am Herz-Lungen-Muskeltier, über die jüngst H. H. Dale und H. P. Marks, H. C. Best, J. P. Hoet berichteten, ergeben, daß der unter Insulinwirkung verschwindende Zucker teils verbrannt, teils zu Glykogen polymerisiert wurde (S. 237).

Die Deutung, welche E. J. Lesser diesen Ergebnissen gibt, ist, daß die Insulinwirkung im wesentlichen in einer Beschleunigung des gekoppelten Prozesses von Glykogenbildung und Zuckerverbrennung bestehe. Werden beide Prozesse durch Insulin beschleunigt, so wird erklärlich, daß sich nach Injektion von Zucker und Insulin kein Defizit mehr ergibt, das nicht auffindbar ist. Klar wird auch, warum der Gesunde, wie oben ausgeführt, nach vorausgegangenem Hungern sich hinsichtlich des respiratorischen Stoffwechsels ähnlich wie der Diabetiker verhält. Wahrscheinlich ist unter diesen Umständen, wie zuerst H. Staub aussprach, zeitweiliger Mangel an Insulin Ursache dieser Erscheinung. Erklärt wird dann auch, daß beim Gesunden, nachdem durch eine erste Kohlenhydratgabe die Hormonproduktion geweckt ist, weitere Zufuhr von Kohlenhydrat nunmehr den R. Q. ansteigen läßt.

Aus diesen Versuchen kann weiterhin geschlossen werden, daß, soweit die Vorgänge in den Muskeln in Betracht kommen, qualitative Unterschiede im Stoffwechsel gesunder und diabetischer Individuen nicht bestehen. Ein quantitativer Unterschied besteht allerdings insofern, als bei letzteren infolge Insulinmangels Glykogensynthese und Zuckeroxydation offenbar verlangsamt ist. C. v. Noorden hat schon immer den Standpunkt vertreten, daß beim Diabetiker der Zuckerabbau als solcher ungestört sei, bezieht doch auch der diabetische Muskel die Energie für seine Arbeit aus dem Abbau des Zuckers. Infolge von Insulinmangel ist aber der Diabetiker ebenso wie der hungernde Gesunde nicht imstande, nach Zuckeraufnahme die Gewebe schnell vom Zuckerüberschuß zu befreien, die „regulatorische Mehrverbrennung" von Zucker (L. Pollak) einzuleiten.

Fraglich ist allerdings, in welchem Umfange wenigstens nach oraler Zuckereinnahme, diese regulatorische Mehrverbrennung auch in der Leber stattfindet. J. Parnas glaubt, daß hier die Zuckermenge verbrenne, die nötig wäre, um die Energie für die innere Arbeit der Zellen bei Bildung und Fixierung des Glykogens zu liefern. Ein wichtiger Beweis, daß diese Verbrennung vielleicht vorwiegend in der Leber lokalisiert ist, sehen wir in der Tatsache, daß Lävulose und Dioxyaceton unmittlebar nach ihrer Zufuhr ein viel stärkeres Ansteigen des R. Q. als Dextrose bewirken, trotzdem, nach dem Verhalten des Blutzuckers zu schließen, nur sehr wenig oder gar nichts die Lebersperre passiert. (Ausführliche Versuche über Lävulose finden sich vor allem bei E. P. Joslin, über Triose bei J. M. Rabinowitsch.)

Demgegenüber behaupten wir: der Anstieg des R. Q. kann auch als Belegstück für eine durch Insulin sofort bedingte Sperrung bzw. Abschwächung der Zuckerbildung aus Fett aufgefaßt werden.

Gerade auf Sperrung der Zuckerbildung aus Fett ist entscheidendes Gewicht zu legen (S. 235); daß wir auch mit Hemmung der Zuckerbildung aus Glykogen rechnen müssen, geht aus späterem hervor (S. 236). Es wiederholt sich das, was für den Anstieg des R. Q. nach Lävulose beim Gesunden gesagt wurde: günstige Bedingungen für Glykogenansatz; ordnungsmäßiger Wiederabbau desselben unter dem dämpfenden Einflusse des Insulins statt des vorher hemmungslosen Wiederzerfalles beim insulinlosen oder -armen Diabetiker. Gleichzeitig sinkt der Blutzucker, sei es durch direkte Stapelung von Glykogen in den Muskeln, sei es durch immer neues Abfangen des Zuckers aus dem Blute bei dessen wiederholtem Durchfließen der Leber. Es erklärt sich nun sofort, daß der primäre Anstieg des R. Q. bald stark, bald kaum nennenswert ausfällt. Es kommt beim nüchternen Diabetiker darauf an, wie stark das Insulin die Zuckerbildung aus Fett einerseits und die aus Glykogen anderseits abriegelt, und ob der Zuckervorrat im Blute hinreicht, eine Zeitlang auf dem Umwege über Glykogen die Gewebe zu bedienen. Bei gleichzeitiger Aufnahme von Kohlenhydrat (per os) muß sowohl die Art desselben (Extreme: Amylum, Dextrose einerseits, Lävulose, Triose anderseits; Rohrzucker in der Mitte) wie auch die Schnelligkeit der Resorption mitsprechen.

Nach Ablauf des „primären Anstieges" — falls es überhaupt zu solchem kommt — und bei ungünstigem Zusammenwirken der eben erwähnten, mehr oder weniger miteinander verkoppelten Vorgänge von vorne herein, muß auch bei gutem Fortwirken des Insulins, d. h. bei Fortbestand von Orthoglykämie der R. Q. wieder absinken. Denn je mehr das verfügbare (ursprünglich vorhandene oder genossene) Kohlenhydrat und damit der Glykogenvorrat schwindet, desto mehr tritt als Lieferer der Muskelspeise (Zucker) Fett in den

Vordergrund. Da der Eiweißabbau ein ziemlich gleichmäßig sich verteilender Vorgang ist und bei knapper Eiweißkost für den R. Q. überhaupt kaum mitbestimmend ist, bezeichnet der R. Q. beim Zuckerkranken noch deutlicher als beim Gesunden den Stand des Kampfes zwischen Zuckerbelieferung der Muskeln aus Nahrungs-Kohlenhydrat und aus Fett. Diese letzten Quellen der Muskelspeise geben die Richtlinien für das Verhältnis zwischen O_2-Verbrauch und CO_2-Produktion, d. h. für den R. Q. Schon beim Gesunden kann morgens nüchtern (d. h. nach ca. 12—15 stündigem Hungern) der R. Q. sehr tief und nahe dem des Fettes stehen; denn auch beim Gesunden können — je nach Quantität und Qualität der letzten Mahlzeiten — die Kohlenhydratvorräte nahezu erschöpft sein. Man darf gar nicht erwarten, daß ein Diabetiker, der im Durchschnitt z. B. täglich 80 g Kohlenhydrat in dieser oder jener Form verzehrt, dabei vor Insulin ca. 80 g Zucker ausscheidend und nun unter günstiger Insulinwirkung aglykosurisch geworden und geblieben, d. h. jetzt das Kohlenhydrat auch tatsächlich verwendet, mit seinem durchschnittlichen R. Q. wesentlich über den von Eiweiß und von Fettabbau vorgeschriebenen Wert hinauskommt. Daran ist erst zu denken, wenn wir den Diabetiker durch Insulin-Diät-Kur befähigt haben, mindestens das Doppelte obiger Kohlenhydratmenge zu verzehren und ohne Rückfall in glykosurischen Zustand zu vertragen. Dies ist dann identisch mit dem intermediären Geschehnis: Gewinn reicherer Glykogenvorräte als laufende Quelle für Muskelspeise (Zucker).

Der R. Q. für Eiweiß (als Ganzes) ist 0,8, für Fett als Ganzes 0,7. Wenn nun in unserem Beispiel der tatsächliche Umsatz, den wir zu 2000 Calorien annehmen wollen, bestritten wird von 70 g Eiweiß und 80 g Kohlenhydrat und 148 g Fett (aus Nahrungs- oder Körperfett), so entfallen auf die 80 g Kohlenhydrate mit ihrem hohen R. Q. (= 1,0) nur 328 Calorien, d. h. = 16,4 % des gesamten calorischen Inhaltes der Zuckerquellen, auf Fett dagegen 1385 Calorien, d. h. 69,3 % — Dies ist nur eine ungefähre Berechnung, die an manchen wichtigen Einzelheiten absichtlich vorbeigeht. Sie zeigt aber, daß gute Insulinwirkung an sich noch keinen Daueranstieg des R. Q. gewährleisten kann.

Eine ganz interessante Feststellung machte A. KROGH: Beim curarisierten Kaninchen geht nach Insulininjektion Senkung des Blutzuckers dem Anstieg des R. Q. voraus. Wir erklären dies so: Leber und Muskeln können unter Schutz des Insulins das Blut sofort durch Glykogenfixierung vom Zuckerüberschuß befreien. Nach kurzem ist genügend Glykogen da, um den durch Curare stark verminderten Zuckerbedarf durch Glykogenabbau zu befriedigen, ohne daß andere Zuckerquellen stärker in Anspruch genommen werden müßten.

Wir führten dies alles etwas näher aus, um zu zeigen, daß man mit Unrecht Einzelstücke aus dem Verhalten des R. Q. vor und nach Insulin als unbedingte Stützen der Theorie „Verlust der Oxydationskraft für Zucker, als Ursache der Hyperglykämie und Glykosurie" ausgab und noch ausgibt. Die Geschehnisse sind aus der Theorie der „Mehrproduktion von Zucker durch Wegfall der physiologischen Hemmungen" mindestens ebenso gut erklärbar.

Manches, was im vorstehenden Abschnitte (S. 225—231) besprochen wurde, wird im nächstfolgenden Abschnitte in anderem Zusammenhange uns noch weiter beschäftigen. Insbesondere sei verwiesen auf die Deutung des hypoglykämischen Anfalles (S. 238).

Fettbildung aus Kohlenhydrat? Neuerdings ward auch die Frage aufgeworfen und insbesondere mit der Insulinwirkung in Zusammenhang gebracht (C. F. CORI), ob das nicht auffindbare Kohlenhydrat vielleicht sofort in Fett umgeprägt und als solches abgelagert werde. Wahrscheinlich bedarf es dazu weitgehenden Aufspaltens des Zuckermoleküls bis zum Acetaldehyd (S. 18); wir können hier von diesen intermediären Vorgängen absehen, da sie beim Diabetiker kaum anders verlaufen wie beim Nichtdiabetiker. Von A. MAGNUS-LEVY wurde dagegen eingewendet, daß Fettbildung aus Kohlenhydrat doch nur bei großem Überschuß an letzterem erfolge. Dies trifft zweifellos für Fettmästung aus Kohlenhydrat zu, eine altbekannte Tatsache aus der Ernährungsphysiologie. Wenn wir nun stete Bereitschaft zur Zuckerbildung aus Fett als eine der wichtigsten Sicherungen für Versorgung der Gewebe mit Zucker erachten (fakultative Zuckerbildung aus Fett, S. 18) und solches Geschehen als einen Vorgang betrachten, der je nach Ernährungsform und Nahrungsverteilung auch beim Gesunden täglich einsetzen kann und muß (z. B. im nüchternen Zustande, S. 26), so dürfen wir auch die Möglichkeit zulassen, daß die umgekehrte Richtung dieses zweifellos reversiblen Prozesses jedesmal eingeschlagen werden kann, wenn vorläufige Sicherung der in Form von Kohlenhydrat zuströmenden neuen, einstweilen überschüssigen Nährwerte notwendig wird. Nach Injektion von Insulin und Zufuhr von Zucker erreicht beim gesunden Menschen der R. Q. Werte über 1, woraus auch eine Fettbildung aus Kohlenhydrat unter Einwirkung des Insulins abgeleitet werden kann (A. Lublin). Dies würde auch zum Teil die erfolgreiche Durchführung von Mastkuren mit Hilfe des Insulins erklären (W. Falta). Mit anderen Worten Zucker aus Fett sofort, wenn der Zuckerbedarf es heischt; Fett aus Zucker sofort, wenn Zuckerüberschuß es fordert. Damit wird der reversible Vorgang: Fett $\rightleftarrows$ Zucker als wichtiges physiologisches Teilstück in die Regulation des Zuckerhaushaltes und auch des Blutzuckers mit einbezogen.

d) Angriffspunkt des Insulins.

Da wir das charakteristische Merkmal der diabetischen Stoffwechselstörung im Mißverhältnis zwischen Reizgröße (Lockreiz zur Zuckerproduktion) und Reizeffekt (Zuckerlieferung) erblicken (S. 221) und als Ursache dieses Mißverhältnisses den Wegfall derjenigen Hemmungen erkennen, womit der dämpfende Regulator (Pankreatisches Inselsystem, S. 219) zügellose Zuckerbildung aus Glykogen und aus Fett hindert, nehmen wir als wesentlichen Angriffspunkt des Insulins die Hauptstätte der Zuckerbildung, d. h., die Leber an. C. v. Noorden äußerte sich sofort nach Bekanntwerden der Insulinwirkung auf das Blut in diesem Sinne. Nur das mehr oder weniger vollständige Abriegeln des krankhaft gesteigerten diastatischen Glykogenzerfalles und der Zuckerbildung aus Fett kam in Betracht. Die Blockierung der letzteren scharf betont zu haben, erachten wir als ein besonderes Verdienst H. Chr. Geelmuyen's, der schon seit langem als eifrigster Verfechter sich der Forderung C. v. Noorden's, Fettsäuren als Zuckerquelle endlich anzuerkennen, angeschlossen hat. Auch V. Laufberger gelangte frühzeitig zu gleichem Schlusse.

Indem wir das Insulin als Antagonisten derjenigen Geschehnisse betrachten, welche den diastatischen Zerfall des Glykogens verstärken, müssen wir den Blick aber doch über die Leber hinaus richten, zumindest auf die Muskulatur, vielleicht auch darüber hinaus. Denn es liegt kein Grund vor, anzunehmen, es spricht sogar vieles dafür, daß Insulin auch den Glykogenzerfall im Muskel hemmt, wenn auch vielleicht weniger nachdrücklich als in der Leber (S. 217, 237, Stoffwechsel des Muskels). In welch hohem Maße unter besonders geschickter Versuchsanordnung Insulin den Muskel mit Glykogen sich anreichern läßt, zeigen die neuen schönen Untersuchungen von C. H. Best. Er bezieht dies nur auf Förderung der Glykogenbildung. Es läßt sich aber auch durch Sperrung des Wiederzerfalles erklären (s. unten).

Es könnte nieraus der Schluß abgeleitet werden, daß wir uns damit der „Nicht-Verbrauchstheorie" nähern, und daß wir damit eine Art Konzession an die Theorien B. Naunyns und O. Minkowskis machen. Das ist durchaus nicht der Fall. Der Muskel verbraucht nicht mehr Zucker, wenn er Glykogen enthält, nicht weniger, wenn er keinen Glykogenvorrat mehr hat (S. 214). Letzteres trifft zu, wenn beim Nichtdiabetiker angestrengteste Arbeit nach vorausgegangenem Fasten oder auch nach kohlenhydratfreier Kost die Glykogenreste aufzehrt. Es trifft beim Schwerdiabetiker auch ohne Fasten und ohne glykogenfressende Arbeit zu wegen schnellen Zerfalles etwa gebildeten Glykogens (S. 237); die gleichzeitig bestehende Hyperglykämie ist aber kein Zeichen minderen Kohlenhydratverbrauches, sondern ein Teilstück von Mehrproduktion von Blutzucker aus einer Quelle, die unter Normalverhältnissen nicht gleichen Maßes ausgenützt würde.

Wir müssen, wie gesagt, auch über die Muskulatur hinausschauen, weil wir wahrscheinlich allen Zellen einen Stoffwechsel nach Art von Glykogenan- und -abbau zuerkennen müssen, wenn es auch nur in wenigen Zellgruppen (z. B. Leukocyten des Blutes, Nierenepithelien) zu sichtbarem Glykogenansatz kommt. Die Neigung zu extrarenaler Wasserretention (gewebliches Ödem), der man bei Insulinbehandlung häufig begegnet und die anfangs mit jähem Zuwachs von Körpersubstanz verwechselt wurde, kann teilweise mit Umstellung auf vermehrte Retention von Glykogen oder anderen Polymerisationsprodukten des Zuckers in nichtmuskulären Zellengruppen zusammenhängen; denn solcher Speicherungsvorgang bedingt Quellung (s. Insulinödeme).

Die Ordnung des krankhaft veränderten Zuckerhaushaltes, welche wir dem Insulin verdanken, bezeugen hauptsächlich:

a) Sinken des Blutzuckerspiegels und Sinken bzw. Verschwinden der Glykosurie. Beides ist zwar miteinander verknüpft, aber doch nicht in dem Sinne, daß vollkommener Parallelismus bestände (s. Insulintherapie). Bei allzu starker Insulingabe sinkt der Blutzucker unter das zuträgliche Maß. Es entsteht bedrohliche Hypoglykämie (Insulinintoxikation).

b) Speicherung von Glykogen in den Leberzellen und in den Muskelzellen.

c) Sinken bzw. Verschwinden der Acetonkörper aus Blut und Harn. Dies ist unzweifelhaft eng verbunden mit Wiederherstellung normalen Fettsäureabbaues in der Leber und wahrscheinlich mit Art und Gang des Glykogenabbaues.

d) Anstieg der Toleranz für Kohlenhydrate, so daß der Zuckerkranke unter Insulin bei erheblich größerem Kohlenhydratverzehr zuckerfreien Harn entleert, als vorher ohne Insulin.

Wie fügen sich nun diese Tatsachen in unsere Theorie?

Daß Insulin seinen Hauptangriffspunkt in der Leber findet, war von vornherein wahrscheinlich, weil in der gesamten Tierreihe die Quelle des Insulins, das pankreatische Inselsystem, der Leber vorgeschaltet ist. Den Angriff am zuckerbildenden Apparate der Leber, und zwar verminderte Abgabe von Zucker unter Insulin beweisen vergleichende Analysen des Lebervenenblutes und des Blutes anderer Gefäßbezirke (C. F. Cori, G. F. Cori und H. Goltz). Normalerweise enthält die Lebervene (wenn nicht kurz zuvor Kohlenhydrate verfüttert wurden) mehr Zucker als die Vena portae, da ja die Leber stets etwas Zucker in das Blut nachschiebt. Nach Insulininjektion vermindert sich der Unterschied oder verschwindet völlig. Zur Zeit starker Hypoglykämie tritt der Absturz des Blutzuckers im Lebervenenblute besonders deutlich hervor. Diese schönen Versuche Coris sind ganz eindeutig.

Man muß zunächst natürlich an verminderte Abgabe von Glykogen aus der Leber denken. Dies trifft in der Tat zu, aber in seiner Auswirkung stark abhängig von Intensität der Insulinwirkung, und in gewissem Grade auch abhängig vom Glykogenbestande.

Beim pankreasdiabetischen Hunde erwirkt Insulin Glykogenablagerung unter Umständen (Ernährungsform), die ohne Insulin kein Glykogen sich ansammeln lassen. Wir beziehen dies nicht im Sinne B. Naunyns auf bessere Glykogenbildung, sondern auf Wiederherstellung des normalen, gegen vorschnellen diastatischen Glykogenabbau errichteten Dammes (S. 217). Also alles in allem: Rückkehr bzw. Wiederannäherung dieses Teiles der Blutzuckerregulation zur Norm.

Beim Normaltiere wird nach vorausgegangenem 24 stündigen Hungern auf der Höhe toxischer Insulinwirkung sehr wenig oder gar kein Glykogen in der Leber mehr gefunden; auch nicht, wenn gleichzeitig Glykose gegeben wird

(Mc Cormick und Macleod, Macleod und Campbell). Man bedenke, daß solche Tiere ihr Leberglykogen größtenteils bereits aufgebraucht haben. Wenn man weniger Glykogen findet als bei Tieren, die kein Insulin erhielten, aber vorher ebenso ernährt worden waren und dann ebenso lange gehungert hatten, so dürfte dies seine Erklärung darin finden, daß das Insulin zunächst und vor allem die Zuckerbildung aus Fett blockiert während die Zuckerbildung aus Glykogen dem Insulin größeren Widerstand leistet. Wenn nun alsbald nach Eingreifen des Insulins die Fettsäurequelle des Zuckers verlegt wird, steigt der Anspruch an Zuckerlieferung aus Glykogen, soweit solches durch Hungern noch nicht verzehrt ist, und man findet weniger Restglykogen als beim nicht-insulierten Normaltier. Mäßige Insulingabe reichert bei gleichzeitiger reichlicher Einverleibung von Dextrose den Tierkörper stark mit Glykogen an (Bissinger, Lesser, S. 230).

Bei Normaltieren, die vorher reichlich mit Glykogenbildnern gefüttert waren, enthalten die Leberzellen auf Höhe der Insulin-Intoxikation (hypoglykämischer Insult), zumindest bis kurz vor Eintritt hypoglykämischer Krämpfe noch reichlich Glykogen (H. Staub und Fröhlich; A. Bickel und J. A. Collazo). Hierin verrät sich am offenkundigsten das Abriegeln der Zuckerbildung aus Glykogen. Starker Bedarf, ja geradezu Notlage der Gewebe infolge von Hypoglykämie, und doch kein Nachschub von Zucker aus dem Glykogenspeicher! Im Muskel ist inzwischen das Glykogen fast gänzlich verbraucht (z. B. in der Leber noch $4,3\%$, im Muskel nur $0,02\%$; H. Staub). Wenn im präagonalen Krampfzustande der insulinvergifteten Tiere das Leberglykogen schließlich doch noch weiter absinkt (wie es anscheinend der Fall ist, H. W. Dudley und G. F. Marian, R. Kuhn und H. Baur), so ist dies vielleicht dadurch zu erklären, daß in solcher Zeit höchster Not die von den Geweben einlaufenden Alarmsignale (S. 31) sich doch noch in gewissem Grade durchsetzen, vielleicht mittels stärkerer Mobilisierung von Adrenalin, dem physiologischen Antagonisten und Gegengifte (S. 219). Daß auch der Mensch unter starker, bis zu beträchtlicher Hypoglykämie führenden Insulinwirkung noch Glykogen in der Leber beherbergt, zeigte W. Raab: Adrenalin, beim Abklingen der Insulinvergiftung injiziert, erhöht den Blutzuckerspiegel schnell und stark (immerhin könnte dies auch durch Entriegeln der gehemmten Zuckerbildung aus Fett bedingt sein; dies einstweilen ganz hypothetisch!).

Die Hemmung der Zuckerabgabe durch Insulin ist — praktisch genommen — nichts anderes, als was man früher schon als verstärkte Glykogenfixation bezeichnete, und was C. v. Noordens Theorie nicht als verstärkte Bildung, sondern als „Dämpfung des krankhaft übererregten diastatischen Prozesses" deutete. Als fundamentale Tatsache, unmittelbar auf Geschehnisse in der Leber hinweisend, tritt uns der jetzt erwiesene Antagonismus zwischen Adrenalin und Insulin entgegen. Im allgemeinen überwiegt die Leistungskraft des dämpfenden Pankreas (S. 221) über die fortwährend einströmenden und nur gar zu oft schon im täglichen Leben aufreizend ausartenden Antriebe des neurochromaffinen Systems. Insulin schwächt die Adrenalinwirkung bedeutend ab (zahlreiche Versuche verschiedener Forscher an künstlich durchbluteter Hundeleber mit Insulin + Adrenalin und mit Insulin allein); selbst auf Höhe der Insulinwirkung ist dies nachweisbar (W. Raab), deutlicher freilich beim Abklingen der sperrenden Insulinwirkung (vgl. oben). Auch andere, auf dem Umwege über das chromaffine System, zur Mobilisierung von Glykogen führende Eingriffe, wie z. B. die Piqûre, werden durch Insulin mehr oder weniger unwirksam gemacht. Von Phloridzin, dessen Angriffsweise noch unbekannt, ist dies zweifelhaft (V. Laufberger).

Anscheinend widersprechende Befunde beim Kaltblüter entkleidete B. v. Issekutz ihrer Beweiskraft. Sie hatten irregeführt, weil das Insulin beim Kaltblüter viel langsamer seine Wirkung entfaltet. Wartet man die benötigte Zeit ab, so erweisen sich Zuckerabgabe aus der Leber und Reaktion auf Adrenalin ebenso durch Insulin geschwächt wie beim Warmblüter.

Es ist vielleicht nur ein scheinbarer, jedenfalls noch zu klärender Widerspruch, daß Exstirpation der Nebennieren beim pankreasdiabetischen Hunde die Glykosurie nicht mindert (S. 221).

Wie schon angedeutet (S. 232), scheint der Antagonismus zwischen Adrenalin und Insulin noch über die Zuckerbildung aus Glykogen hinauszugreifen und sich auch zu erstrecken auf die Neo-Glykogenese aus Fettsäuren und aus Aminosäuren der Proteine (welch letztere vielleicht nicht nur als Material für Glykogenbildung, sondern auch als Reizkörper für dessen Abbau in Frage kommen, S. 14). Wo greift Insulin hemmend in die Zuckerbildung aus Fettsäuren, Aminosäuren und anderen Zuckervorstufen ein? Das ist jetzt zu einer physiologischen Frage erster Ordnung geworden. Was wir bisher wissen, führt nicht weit.

C. Neuberg, A. Gottschalk und H. Strauss fanden bei Zusatz von Insulin zu digeriertem Leberbrei mehr Acetaldehyd (ein Intermediärprodukt sowohl des Zucker- wie des Fettabbaues) als ohne Insulinzusatz. Dioxyaceton, das intermediär leicht in Glykose übergeht, wird unter Insulin in weit geringerem Maße dazu synthetisiert; es wird vielmehr ausgiebig, unter Milchsäurebildung, in die Abbauvorgänge der Leber einbezogen (S. Isaac und E. Adler). Auch nach den Versuchen V. Laufbergers scheinen manche Substanzen, welche intermediär beim Aufbau von Zucker in Frage kommen, unter Insulin nicht in Zucker überzugehen. Was geschieht mit ihnen, wo bleiben sie? Des weiteren wird die Möglichkeit erörtert, daß die Ketonkörper, insbesondere Oxybuttersäure normale zwangsläufige Zwischenprodukte bei Entstehung von Zucker aus Fett seien, oder auch nur normale Nebenprodukte bei diesem Vorgang (S. 186), die dann aber beim Gesunden sofort oxydiert und unschädlich gemacht würden, beim Diabetiker aber nicht (vgl. unten). Das sind alles noch ungeklärte Fragen.

Wenn Fettsäuren — gleichgültig auf welchen Umwegen — in Zucker übergehen, so ist dies ein normaler Vorgang. Pathologisch ist die ungesteuerte, zur Unmäßigkeit ausartende Neo-Glykogenese aus Fettsäuren, und pathologisch ist ferner, daß diese Störung der Regulation mit Auftreten von Acetonkörpern in Blut und Harn sich verknüpfen kann und tatsächlich nur zu oft verknüpft. Die einfache Erhöhung des Fettabbaues kann nicht Ursache der wuchtigen Ketonämie und Ketonurie des Schwerdiabetikers sein (S. 185). Beim schwerarbeitenden Gesunden, sowohl im Hungerzustande wie bei Überwiegen von Eiweiß und Fett im Verhältnis zu Kohlenhydraten der Kost, steigt der Fettabbau, als fast alleinige Quelle für Muskelspeise und Energieentwicklung, um ein vielfaches über den Fettabbau des bettruhenden Schwerdiabetikers; und doch scheidet letzterer gewaltige Mengen Oxybuttersäure und daneben kleinere Mengen Acetessigsäure und Aceton aus, der schwerarbeitende Gesunde aber nicht, oder nur in geringem Maße. Das pathologische Geschehen kann aber also nicht ausschließlich liegen bei Höhe des Fettabbaues, sondern wir müssen annehmen, daß die Abbauvorgänge qualitativ ins Pathologische verschoben sind.

Wir gebrauchten mit Bedacht soeben das Wort „nicht ausschließlich". Denn daß die Höhe des Fettabbaues auch mitspricht, ergeben die Erfahrungen über Ketonurie beim Gesunden im Hungerzustande und bei ausschließlicher Eiweiß-Fett-Kost mit starkem Überwiegen des Fettes (G. Forssner u. a.; S. 190). Wie C. v. Noorden schon in früheren Auflagen betonte, hängt die Höhe der unter solchen Umständen auftretenden Ketonurie aber nicht nur von Höhe des Fettumsatzes ab, sondern auch stark von der vorausgegangenen gewohnten Kostform. Bei Mensch und Tier, die vorher kohlenhydratreiche Kost nahmen und sich dann unter Zwang der neuen Kostlage schnell fast ganz auf Abbau von Fett, als einziger N-freier Kraftquelle umstellen müssen, steigt die Ketonurie zu besonders großer Höhe. Der jähe Wechsel schafft auch beim Gesunden Bedingungen, welche ein Analogon zur Lage des Fettumsatzes beim Schwerdiabetiker bilden; Gewöhnung an Eiweiß-Fett-Kost verscheucht beim Gesunden alsbald die Ketonurie, und beim Diabetiker sieht man gleiches (S. 197), wenn es sich nicht um allzuschwere Fälle handelt; K. Petréns therapeutische Erfahrungen sprechen im gleichen Sinne.

Man hat vielleicht das Recht, bei der Ketonurie Gesunder unter Eiweiß-Fett-Kost von einem Grenzfalle zwischen physiologischem und pathologischem Geschehen zu sprechen. Aufschluß ist zu erwarten aus Wiederholung der Hunger- und Eiweiß-Fett-Kostversuche von G. SATTA, L. MOHR, E. LANDERGREEN, G. FORSSNER, TH. BRUGSCH u. a.) unter gleichzeitiger Darreichung von Insulin. Uns scheint wahrscheinlich, daß das Auftreten von Ketonämie und Ketonurie nicht mit Versagen des Zuckerabbaues („Feuer der Kohlenhydrate"; S. 187), sondern mit quantitativ, qualitativ oder zeitlich verschobenen Verhältnissen des Glykogenabbaues zu Zucker zusammenhängt, d. h. an einen Vorgang gebunden ist, der mit „Feuer" (Oxydation) gar nichts zu tun hat. Versuche von S. J. THANNHAUSER und H. MEZGER haben in der Tat jüngst ergeben, daß Insulin auch beim kohlenhydratfrei ernährten gesunden Menschen die Keton-körperausscheidung herabsetzt. Die Autoren deuten aber das Resultat im Sinne einer vermehrten Kohlenhydratverbrennung.

K. PETRÉN zeigte kürzlich, daß bei kräftiger Insulinwirkung die β-Oxybuttersäure fast schlagartig aus dem Blute verschwindet. Dies stimmt mit dem bereits klinisch festgestellten schnellen Absturz der Säure im Harn bei erfolgreicher Insulinbehandlung komabedrohten Zustandes. PETRÉN glaubt damit erwiesen zu haben, daß Insulin die Säure zu schneller Oxydation bringe. Dies entspricht der Auffassung, daß Unfähigkeit zur Oxydation der β-Oxybuttersäure Ursache der diabetischen Ketonämie sei. Nun ist aber jener Schluß keineswegs zwingend. Für Oxybuttersäure ist das Blut, ebenso wie für Harnstoff, Kochsalz usw., nur eine Durchgangsstation; es finden sich dort — selbst bei mächtiger Ketonurie — nur sehr kleine Mengen, gewissermaßen ein Potential. Wenn Insulin — wie wir annehmen — sofort den Vorgang: „Zuckerbildung aus Fett" an irgendeiner frühen Stelle seines Verlaufes abbremst, so muß gleichfalls die stark harnfähige β-Oxybuttersäure sofort aus dem Blute verschwinden.

Unseres Erachtens steht das Verschwinden der β-Oxybuttersäure aus dem Blute auf gleicher Stufe, wie Anstieg der CO_2-Spannung im Blute und wie das Aufhören der Acetonbildung beim Durchspülungsversuche in Hundelebern unter Insulineinfluß (V. LAUFBERGER). Dies alles steht in innigem Zusammenhang mit Blockierung der Zuckerbildung aus Fettsäuren.

Sehr bemerkenswert ist das Verhalten des Leberglykogens bei schwachen Insulingaben (ca. $^1/_{10}$ der Krampfdosis). Da findet man selbst bei Tieren, die einige Tage gehungert haben, deutliche Glykogenanreicherung (V. MEYENBURG, E. FRANK). Man schloß daraus, daß Insulin die endogene Glykogenbildung begünstige (aus Aminosäuren — vielleicht auch aus Glycerin oder gar aus Fettsäuren? — S. 7). Hemmung des Glykogenabbaues bei normaler Produktion hätte natürlich den gleichen Erfolg. Wenn insulinierte Tiere ganz allgemein mehr Glykogen zur Ablagerung bringen als Normaltiere (E. BISSINGER, E. J. LESSER und K. ZIPF), kommen gleiche Gesichtspunkte in Betracht (S. 230). ebenso, wenn M. BINDI bei getrennter Durchströmung beider Leberlappen mit Glykose in demjenigen Leberlappen, wo er der durchströmenden Flüssigkeit Insulin zugesetzt hatte, mehr Glykogen fand als im anderen. Mit dem Glykogenansatz verbindet sich vermehrte Wasserbindung in der Leber und übrigens auch in anderen Geweben (O. KLEIN).

Ob über die Hemmung des Glykogenzerfalles zu Zucker hinaus Insulin auch den Aufbau von Glykogen aus Zucker begünstigt, ist eine weitere Frage, die sich unseres Erachtens aus dem bisher vorliegenden Materiale noch nicht klar entscheiden läßt. Grundsätzlich steht dieser Annahme nichts entgegen, da wir zumindest von manchen Fermenten (einstweilen aber nicht sicher von Hormonen!) wissen, daß sie bei beiden Richtungen reversibler Prozesse, wozu der Prozeß Zucker $\rightleftarrows$ Glykogen gehört, in Anspruch genommen werden.

Nachdem jetzt Minderung der Zuckerabgabe aus Glykogen durch Insulin einmal festgelegt ist (CORISCHE Versuche, S. 233 u. a.), scheint es sich uns jetzt nur noch um die Frage zu handeln, ob Insulin nicht nur als primärer Hemmschuh für die Richtung Glykogen → Zucker, sondern daneben auch als primärer Förderer für die Richtung Zucker → Glykogen, sowohl in der Leber wie in den Geweben wirkt. Auch die endgültige Deutung der neuen BESTschen Befunde (s. unten) hängt davon ab.

Wenn Insulin beim Glykogenaufbau beteiligt ist, wäre wohl daran zu denken, daß es der Zelle die Umwandlung von Glykose in die für Glykogenbildung besonders geeignete Reaktionsform erleichtere. Es hängt dies eng zusammen mit dem Nachweis (S. ISAAC), daß Lävulose derjenigen Reaktionsform des Zuckers, welche als labiles Zwischenglied die Umlagerung von Zucker zu Glykogen und umgekehrt vermittelt, erheblich näher steht als Glykose. Das labile Zwischenglied (Enolform) ist leicht oxydierbar und könnte teilweise in den Eigenstoffwechsel der Leberzellen einbezogen werden, dabei die Energie liefernd, welche zur Polymerisation der Glykogenbildner notwendig ist. (S. ISAAC u. E. ADLER.)

Auch andere Autoren (H. PRINGSHEIM, A. GOTTSCHALK) nehmen an, daß die Überführung der stabilen d-Glykose, wie sie vom Darme zur Resorption gelangt, in die labile Modifikation zwecks Glykogenbildung oder für den Abbau sich unter Mitwirkung des Insulins vollziehe. C. LUNDSGAARD und S. A. HOLBOELL glaubten gezeigt zu haben, daß Glykose unter Einwirkung von Muskelbrei bei gleichzeitigem Zusatz von Insulin in eine labile Modifikation (Neo-Glykose) umgewandelt werde. Vielleicht findet sich im Muskel eine Substanz, welche als Komplement des Insulins aufzufassen ist (C. LUNDSGAARD, S. A. HOLBOELL und A. GOTTSCHALK). Auch TH. BRUGSCH und H. HORSTERS haben sich in einer Reihe von Arbeiten um die Aufklärung der feineren Vorgänge bei der Insulinwirkung bemüht. Nach ihrer Ansicht sei Insulin der Aktivator der Phosphatese, des die Veresterung der Glykose mit Phosphat bewirkenden Fermentes. Geklärt sind alle diese Vorgänge noch keineswegs.

Peripherische Angriffspunkte des Insulins. Wie oben (S. 232 und schon früher S. 211 u. a.) bemerkt, geht es nicht mehr an, den Angriffspunkt des Insulins ausschließlich in der Leber zu suchen. Seine extrahepatische Wirkung ging schon daraus hervor, daß beim diabetischen Menschen und Tier unter Einfluß des Insulins der Zuckergehalt des venösen Blutes im gleichen Maße abnimmt wie beim Gesunden; es wird also dem einströmenden Blute mehr Zucker entzogen. Wenn man dies beim Schwer-Diabetes (ohne Insulin) nicht findet, so folgt daraus nicht, daß die durchströmten Muskel keinen Zucker verbrauchen. Vielmehr ist in Betracht zu ziehen, daß der zum Glykogenersatz in die Zellen strömende Zucker durch beschleunigten Glykogenzerfall sogleich wieder an das Blut zurückgeliefert wird (S. 217). Während bei diesen Versuchen immerhin methodische Einwände möglich sind (S. 226), lehren neue Versuche von F. C. MANN und TH. B. MAGATH, daß Injektion von Insulin bei entleberten Tieren den Abfall des Blutzuckerspiegels erheblich beschleunigt und verstärkt. Dies ist ohne Beteiligung peripherischer Gewebe nicht dankbar. Weiterhin zeigten J. H. BURN und H. H. DALE sowie C. H. BEST, daß die Muskeln des eviscerierten Tieres intravenös injizierter Dextroselösung mit Insulinzusatz viel schneller und größeren Ausmaßes Zucker entziehen, als es ohne Insulinbeigabe der Fall ist. Dabei kommt es zu starker Glykogenansammlung in den Muskelzellen (C. H. BEST); also sicher eine rein peripherische Auswirkung des Insulins. Es darf jetzt auch als sicher gelten, daß der unter Einfluß des Insulins verschwindende Zucker ausschließlich für Oxydation (darunter auch Arbeit für Glykogenaufbau) und als Material für Reserveglykogen benützt wird. Eine Stapelung von intermediären Polarisationsprodukten (zwischen Dextrose und Glykogen), die MACLEOD zu erkennen glaubte, findet nicht statt, wie schon die Versuche von BURN und DALE vermuten ließen, und wie die späteren Versuche von C. H. BEST, H. H. DALE, J. P. HOET und H. P. MARKS sowie von E. BISSINGER und E. J. LESSER sicher dartun.

Das Wichtigste bei diesen Vorgängen ist die Glykogenanreicherung der Muskeln, die dem Muskelgewebe des Schwer-Diabetikers versagt ist. Wie mehrfach betont, suchen wir die Ursache vorzugsweise, vielleicht ausschließlich

(S. 232) in Dämpfung des Wiederzerfalles, weniger und vielleicht gar nicht in Mithilfe des Insulins beim Aufbau des in die Zellen eingetretenen Zuckers zum Glykogen (S. 236). Irgendwie verknüpft scheint mit der wiedererworbenen Bereitschaft zur Glykogenstapelung zu sein eine bessere Permeabilität der Zellwand für Zucker (E. WIECHMANN, O. LÖWI). Diese Zustandsänderung der Zellwand läßt sich auch an den Erythrocyten des Blutes nachweisen. Es kann dies aber doch nur eine mechanische Vorbedingung für reichen Glykogenansatz sein und berührt nicht den fermentativen Polymerisationsprozeß (Glykogen aus Zucker) selbst.

Welche bedrohliche Auswirkung die Hemmung des Glykogenabbaues erlangen kann, ergibt sich aus Besprechung des hypoglykämischen Symptomenkomplexes (s. unten).

e) Die Insulinvergiftung (hypoglykämischer Anfall).

Den segensreichen Wirkungen des Insulins steht als mindestens höchst unbequem, unter Umständen aber bedrohlich die Gefahr des hypoglykämischen Symptomenkomplexes gegenüber. Die klinischen Erscheinungen des hypoglykämischen Zustandes werden a. O. besprochen (S. 7). Sie erklären sich einheitlich aus zu geringer Versorgung der Gewebe (Muskeln, Nervensystem usw.) mit ihrem wichtigsten Betriebsstoffe, dem Blutzucker. Für die Theorie des Minderverbrauches von Zucker durch Unmöglichkeit der Glykogenbildung (S. 212) oder der Oxydation ist das Eintreten des hypoglykämischen Zustandes schwer deutbar; alle auf diese Theorie bezogenen Deutungen klingen gezwungen. Es sind ihrer so viele und so widerspruchsvolle, daß wir darauf nicht eingehen. Der Form, in welche wir die Theorie der Überproduktion kleideten, fügt sich die Hypoglykämie zwanglos ein, die Theorie ergänzend und stützend.

Wir lehrten, die diabetische Stoffwechsellage werde dadurch geschaffen, daß die physiologische Bildung von Blutzucker in der Leber aus den normalen Zuckerquellen (Glykogen, Fett, vielleicht auch andere Stoffe) infolge gänzlichen oder teilweisen Wegfalls des pankreatischen Inselhormons mehr oder weniger hemmungslos geworden sei und nur den erregenden Antrieben folge. In Abhängigkeit davon komme es dann unter Umständen teils durch Überwuchern der Zuckerbildung aus Fett, teils durch gewisse Abartung des Fettabbaues zur Ketonämie und Ketonurie. Im Harn erscheine derjenige Zucker, der über den normal gebliebenen Bedarf und Verbrauch hinaus den Zuckerquellen entstamme (Überproduktion; vgl. S. 216). In früheren Auflagen stellte das Hormon eine Größe x dar. Jetzt ist das x durch das Insulin ausgefüllt.

Zur Hypoglykämie kommt es, wenn eine im Verhältnis zur jeweiligen Erregbarkeit des diastatischen, glykogenabbauenden Prozesses und der Kohlenhydratbildung aus Fett allzu große Insulinmenge diese beiden Vorgänge erstickt. Dann nützen auch etwaige Glykogenvorräte in der Leber nichts mehr (S. 234), weil sie durch das Abriegeln ihres Abbaues ungreifbar geworden sind. Die Gewebe (Muskeln und in diesem Sonderfalle vor allem die Nervensubstanz) bleiben angewiesen auf die im Blut und in den Organen gestapelten Zucker-, Glykogen- und Glykosanvorräte; das reicht nicht lange vor. Das Blut wird derartig seines Zuckers beraubt, daß die Zellen nicht mehr weiterarbeiten und leben können. Wir dürfen zur Deutung der hypoglykämischen Adynamie aber nicht stehen bleiben bei den Vorgängen in der zuckerliefernden Leber und bei der daraus entspringenden Senkung des Blutzuckerspiegels. Gerade die Erkenntnis, daß Insulin auch peripherische Angriffspunkte im Muskel hat, ist von äußerster Wichtigkeit. Wir erfuhren durch C. H. BEST, daß selbst bei reichlicher Insulingabe die Muskelzellen sich stark mit Glykogen beladen, wenn man nur für reichliches Anströmen von Dextrose sorgt. Bei Insulinvergiftung der Leber ist letzteres nicht mehr der Fall; die Muskeln müssen ihr Glykogen weitgehend erschöpfen (S. 234). Das ist zunächst Leberwirkung. Wir betrachten es als höchst wahrscheinlich, (wie es schon B. NAUNYN tat), daß Glykogen die obligate Zwischenstufe ist zwischen dem Zucker, den die Muskeln dem Blute entnehmen und dem Zucker, den sie dann als Nährzucker verbrauchen. Wir nahmen aber weiter an (S. 232), daß Insulin auch in den Abbau des Muskelglykogens zu Nährzucker hemmend und regelnd eingreift, wenn auch das Abriegeln des Glykogenabbaues im Muskel nicht so energisch zu erfolgen scheint, wie am zentralen Angriffspunkte des Insulins, d. h. in der Leber; bleibt doch beim hypoglykämischen Anfalle mehr Glykogen in der Leber fixiert als im Muskel (S. 234). Aber immerhin, es kann das Abriegeln im Muskel des Glykogenabbaues unter toxischer Insulingabe so stark werden, daß der Glykogenrest im Muskel für die Arbeit des Muskels nicht mehr greifbar wird. Trotz vorrätiger Muskelspeise in der Zelle (Restglykogen) verhungern dann die zuckerbedürftigen Zellen. Gleiches dürfte sich wohl auch in Nerven- und Ganglienzellen abspielen. Der Zuckerhunger der Zellen gibt sich klinisch kund als hypoglykämischer Anfall (besonders gefährlich am Herzen! S. 307). Diese Ausführungen finden sich schon in einem Fortbildungsvortrag, den C. v. NOORDEN am 20. April 1926 in Wiesbaden hielt.

Frühzeitig gegeben, kann Adrenalin der Insulinintoxikation entgegenwirken, wie es bei dem Antagonismus beider selbstverständlich ist. Heilmittel ist rechtzeitige Zufuhr unmittelbar greifbaren Zuckers, am besten Glykose oder Invertzucker (in Früchten enthalten). Damit strömt den Geweben gerade das Material zu, an dessen Mangel sie zu sterben drohen. Lävulose wirkt zu langsam, wahrscheinlich, weil zuviel davon sofort in der Leber als Glykogen abgelagert und dann ungreifbar wird. Nachdem der Zucker als unmittelbarer Nährstoff seine Schuldigkeit getan hat, ist inzwischen die abriegelnde Wirkung des Insulins abgeschwächt worden.

Es scheint, daß in ihrer Hungersnot die Zellen Dextrose auch direkt, ohne vorherige Polymerisation zu Glykogen, angreifen können. Sonst wäre es nicht verständlich, warum Dextrose im Anfalle besser und schneller Hilfe bringt als der weit stärkere Glykogenbildner Lävulose.

f) Zusammenfassung.

Das Fehlen des Pankreashormons wirkt sich vor allem an der Stätte der Zuckerbildung und Zuckerabgabe, der Leber aus. Hier kommt es zu vermehrtem Zerfall von Glykogen, der in schweren Fällen jegliche Stapelung von Glykogen unmöglich macht. Weiter wird die Zuckerbildung aus Eiweiß und Fett eine ungezügelte. Aber auch in der Peripherie, in den Muskeln wird die Stapelung von Glykogen infolge gesteigerten Zerfalls desselben erschwert. Dies kann die durch vermehrte Zuckerbildung in der Leber bedingte Hyperglykämie zeitweilig noch verstärken. Durch Insulin werden diese pathologischen Vorgänge zur Norm zurückgeführt. Nach Ansicht anderer Forscher ist beim Diabetiker Zuckeraufnahme und Zuckerverbrennung in den Geweben verlangsamt. Durch Insulin werde dies beschleunigt. Würde dies aber eine große Rolle spielen, so müßten O_2-Verbrauch und Kalorienproduktion gewaltig ansteigen, was aber nicht der Fall ist. Jedenfalls handelt es sich nicht um primäre Unfähigkeit der Gewebe, Zucker abzubauen, wie früher die Anhänger der Theorie des Minderverbrauchs von Zucker annahmen. Aber die neuen Ergebnisse, die wir in theoretischer Hinsicht der Entdeckung des Insulins verdanken, geben die Möglichkeit, zwischen den beiden früher sich unvermittelt gegenüberstehenden Theorien in gewissem Sinne eine Brücke zu schlagen.

Fünftes Kapitel.
Die Diagnose der Zuckerkrankheit.

An die Spitze dieses Abschnittes gehört der Satz: Das Bestehen einer
Zuckerkrankheit schon in ihren Anfängen zu erkennen und auf
Grund dieser Erkenntnis geeignete Abwehrmaßregeln zu ergreifen,
ist für die Prognose jedes Einzelfalles von äußerster Wichtigkeit.
Die Diagnose der voll entwickelten Krankheit ist leicht und einfach; sie braucht
nicht erörtert zu werden. Nur das Erkennen und die richtige Einschätzung
der Anfänge und der sich oft über Jahre und Jahrzehnte hinziehenden leichtesten
Fälle können Schwierigkeit darbieten. Vgl. Prognose S. 259.

1. Die Frühdiagnose aus Begleit- und Folgezuständen.

Da schon in frühen Zeitabschnitten des Diabetes recht häufig bemerkenswerte krankhafte Folgezustände sich entwickeln, kann der Arzt schon aus deren
Charakter und Gruppierung die Wahrscheinlichkeitsdiagnose „Diabetes" stellen,
bevor er den Harn auf Zucker untersucht hat. Einige davon sind als Begleit-
und Folgezustände des Diabetes so bekannt, daß schon dem Kranken und dessen
Angehörigen, also Laien, der Verdacht auf Zuckerkrankheit sich aufdrängt.
Dazu gehören auffallender Durst, unerklärliche Abmagerung trotz guten Appetits
und reichlicher Kost, Furunculosis, Carbunkel, Pruritus und Ekzema vulvae,
andere hartnäckige Ekzeme, Erkrankungen des Zahnfleisches (S. 274 ff.), Abnahme
des Potenz. Andere häufige und manchmal recht früh auftretende Folgezustände
werden zwar nicht dem Laien verdächtig, müssen aber den Arzt veranlassen,
Zuckerkrankheit als Ursache in Betracht zu ziehen, z. B. häufige schmerzhafte
Wadenkrämpfe, herumziehende Schmerzen, auch Neuralgien aller Art, auffallende Schwächung des Sehvermögens, auffallende Änderungen des Refraktions-
vermögens an den Augen. Ziemlich oft fehlen solche und andere Folgezustände
in frühen Zeitabschnitten der Krankheit, oder sie werden — was noch häufiger
vorkommt — von den Patienten als unwesentlich nicht beachtet, und wenn
dann schließlich doch das eine oder andere Symptom oder bedenkliches Sinken
des Allgemeinbefindens den Kranken zum Arzte führt, steht dieser bereits vor
alteingesessener Krankheit, deren längeres Bestehen sich weniger in Höhe der
Glykosurie als in Hartnäckigkeit derselben verrät, die wahren Anfangsformen
kaum jemals eignet.

Glücklicherweise hat sich die alte Forderung aller klinischen Lehrer, nicht
nur bei aufdringlichen Verdachtsgründen, sondern als selbstverständliches Teilstück jeglicher ärztlichen Untersuchung die Harnproben auf Eiweiß und Zucker
heranzuziehen, in weit höherem Maße als früher durchgesetzt. Daher wird jetzt
der Diabetes viel häufiger als früher schon in seinen Frühformen erkannt, was
ungeheuer wichtig ist. Aber wir müssen doch jetzt noch klagen, daß sowohl
von Haus- und Kassenärzten, wie von Fachärzten recht oft dieses oder jenes
Leiden rein symptomatisch beurteilt und behandelt, die diabetische Ätiologie
oder das Mitwirken diabetischer Stoffwechselstörung vollkommen übersehen und
nicht einmal vermutungsweise gestreift wird. Solche Unterlassungssünden begehen namentlich Ärzte, bei denen der Schwerpunkt praktischer Tätigkeit in
ambulatorischer Beratung verankert ist (Sprechstunde). Überwiegend häufig
sind es Fachärzte; nach unserer Erfahrung vor allem Haut-, Nerven- und Frauen-
ärzte. Es gingen uns jährlich Dutzende von Diabetikern zu, die berichteten,
daß sie wochen- und monatelang wegen hartnäckigen Juckreizes und Vulva-
ekzem, wegen hartnäckigen sonstigen Ekzems, sogar wegen Furunculosis, wegen
Ischias oder anderer Schmerzen usw. in spezialärztlicher Behandlung standen,

ohne daß sie jemals auf die Notwendigkeit einer Harnanalyse hingewiesen worden wären. Man muß dies als Kunstfehler bezeichnen und werten.

Eines besonders interessanten Falles aus C. v. NOORDEN's Wiener Praxis sei hier gedacht. Es handelte sich um einen 30jährigen Kontoristen, der etwa 1 Jahr lang aller paar Wochen sich wegen steten Wechsels der Refraktion eine andere Brille vom Augenarzte verschreiben lassen mußte. Er befrug mehrere Augenärzte, bis endlich ihm einer sagte, er möge den Urin untersuchen lassen. Es fand sich reichlich Zucker. Nach einer entzuckernden und die Stoffwechsellage wesentlich bessernden Diätkur stellte sich der seit Jugend bestehende leichte Myopiegrad wieder her und blieb dauernd im gleichen. Wenn solche starke und schnelle Schwankungen der Refraktion auch seltene Ereignisse bei Diabetes sind, hätte doch gerade wegen des ganz ungewöhnlichen Verlaufes schon weit früher sich die Aufmerksamkeit dem Urin zuwenden müssen. Was im Sonderfach der Stoffwechselpathologie über das Verhalten der Augen bei Diabetes wohlbekannt ist, müßte der Facharzt für Augenkrankheiten doch auch wissen!

Einen anderen Fall möchten wir auch erwähnen, da er sich trotz der jetzt auf Diabetes gerichteten allgemeinen Aufmerksamkeit erst in jüngster Zeit ereignete. Eine bekannte 57jährige Münchener Künstlerin erkrankte anfangs Januar 1926 an starkem und hartnäckigem Pruritus und Eczema genitalis. Januar bis März völlig erfolglose Behandlung mit verschiedenen Salben durch einen angesehenen Frauenarzt. April und Mai mit etwas besserem Erfolg Behandlung mit kalten Umschlägen verschiedener Art durch einen gleichfalls sehr angesehenen Frauenarzt. Inzwischen schwere nervöse Erschöpfung. Verlust der sonst sehr starken Arbeitskraft. Im Juni Aufenthalt in einer kleinen Sommerfrische Oberösterreichs. Bald starke Verschlimmerung des Leidens. Der einzige in der Nähe befindliche alte Dorfarzt wird befragt. Nach Bericht über das Leiden, noch vor der Untersuchung, sagt er: ,,Sie sind sicher zuckerkrank!" Die sofortige Untersuchung des Harns ergibt einen Zuckergehalt von 8 %. Antidiabetische Kost heilt das lokale Leiden in kurzer Zeit. Während der 5monatigen Behandlung in München war nicht einmal der Verdacht auf Diabetes geäußert worden!

Trotz Untersuchung auf Zucker werden aber sowohl von Hausärzten wie von Fachärzten gar viele Fälle von Diabetes nicht erkannt, weil die einmalige Probe negativ ausfiel, und man dabei sich auf die Dauer oder wenigstens für lange Zeit beruhigt (s. unten).

Oft wird der Zuckergehalt des Harns bei gelegentlichen Harnanalysen entdeckt, die wegen Krankheiten vorgenommen werden, die an und für sich gar nichts mit Diabetes zu tun haben, z. B. bei oder nach akuten Infektionskrankheiten und bei Patienten, die wegen verschiedenster innerer oder äußerer Leiden in Krankenhäuser aufgenommen werden, wo — wie jetzt allgemein üblich — regelmäßige Harnproben angestellt werden. Wird Zucker entdeckt, so kann es sich um alte, aber auch um ganz frische Störungen des Zuckerhaushaltes handeln. Man beachte das über ätiologische Tragweite der Infektionskrankheiten und traumatischer Geschehnisse Berichtete (S. 84, 95).

Selbst in bestgeleiteten Kliniken wird Diabetes gelegentlich übersehen, wenn man sich mit einmaliger Zuckerprobe bei Aufnahme des Kranken begnügt, und wenn diese gar angestellt wird, nachdem der Kranke 1—2 Tage lang knappste Nahrung genommen hatte. So war es z. B. bei einem Typhuskranken einer angesehenen Universitätsklinik. Etwa 1 Woche nach Aufnahme wurde er einem Kandidaten als Examensfall zugeteilt. Dieser führte pflichtgemäß alle Harnproben aus, entdeckte reichlich Zucker im Harn und stellte den Patienten dem erstaunten Examinator als typhuserkrankten Diabetiker vor. Die genauere Anamnese deckte auf, daß zweifellos schon seit längerer Zeit Diabetes bestanden haben mußte. Der Kandidat erhielt die Note I, der Abteilungsarzt einen saftigen Rüffel.

Auch die ärztliche Untersuchung bei Anträgen auf Lebens- und Unfallversicherungen spürt öfters vorher nicht entdeckten Diabetes auf; freilich seltener als der Morbidität der betreffenden Altersklassen an Diabetes entspricht, weil Diabetiker, die ihren Zustand kennen, sich meist nicht melden; denn sie glauben abgewiesen zu werden, was übrigens den Tatsachen nicht ganz entspricht (S. 255).

Weitaus die meisten Erkrankungen an Diabetes werden aber entdeckt, weil Krankheitszeichen, welche entsprechenden Verdacht erregen (s. oben), die Harnanalyse veranlassen.

2. Zur diagnostischen Bedeutung der Harnanalysen.

Auf Gegenwart bzw. Abwesenheit von Traubenzucker im Harn gründet sich in der Regel das ärztliche Urteil über Bestehen bzw. Nichtbestehen der Zuckerkrankheit, und dies im großen und ganzen mit Recht. Doch kommen allerhand Fehldiagnosen vor, die in anderem Zusammenhange schon erwähnt wurden.

a) **Irrtümer durch Auftreten anderer Zuckerarten,** die ebenso wie Dextrose bei den üblichen Reduktionsmethoden positiven Ausschlag geben, sind nicht ganz selten. Über entscheidende Proben vgl. unten. So haben Lävulosurie (S. 144), Pentosurie (S. 147), bei schwangeren und stillenden Frauen auch Lactosurie (S. 39) schon öfters fälschlich alarmierenden Verdacht auf Diabetes erweckt. Sie haben aber mit echtem Diabetes nichts zu tun. Auch Homogentisinsäure bei Alkaptonurikern und reichliche Mengen gebundener Glykuronsäure nach starker Indolresorption aus dem Darm können positive Nylanderprobe ergeben. Letztgenannte Säure gibt gewöhnlich positiven Reduktionsausschlag, wenn die Indigometrie im Harn mehr als 50—60 mg $^0/_{00}$ ergibt.

Vor einigen Jahren hatten wir eine Patientin mit chronischer Stuhlträgheit (Ascendenstypus) in Behandlung, wo die starke Indikanurie und positive Glykuronsäurereaktion wochenlang bestand und vor Eintritt in die Privatklinik tatsächlich zur irrigen Annahme eines Diabetes mellitus geführt hatte.

Ein bis vor 3 Monaten sehr rüstiger 75jähriger Mann kam mit Klagen über schnell zunehmende Mattigkeit und quälendes Hautjucken in die Sprechstunde. Der sehr oft in regelmäßigen Abständen, zuletzt vor 3 Monaten untersuchte Harn sei stets frei von Zucker und Eiweiß gewesen; Verdauung tadellos, nur in letzter Zeit ungewohnter Appetitmangel. Sorgsame Untersuchung des Körpers ergibt nichts Krankhaftes, außer kräftige Reduktion des Harns (Nylanderprobe). Dies schien die Sachlage zu klären im Sinne eines Altersdiabetes. Der Vorsicht wegen wurde der Harn weiter geprüft: Polarisation = 0,15 Llnksdrehung (Wert bezogen auf Dextrose); Phenylhydrazin = 0; Pentosen = 0; Indikan = 115$^0/_{00}$. Die Reduktion rührte von Glykuronsäure her. Blutzucker nüchtern = 105 mg-$^0/_0$. Also nichts von Diabetes! Erneute Untersuchung, auch mittels Röntgenstrahlen, ergab ein an Flexura dextra coli sitzendes, seiner Lage wegen nicht tastbares Carcinom.

Die folgende Tabelle führt das Verhalten differenzialdiagnostisch in Betracht kommender Substanzen vor Augen.

	Reduktion	Gärung	Polarisation	Besondere Reaktionen
Traubenzucker. . . .	+	+	Rechts	
Lävulose (S. 144) . .	+	+	Links	Seliwanoffsche Reaktion
Lactose	+	0	Rechts	Milchsäuregärung
Pentose	+	0	Rechts	Phloroglucin- und Orcinprobe
Glykuronsäure (gepaart)	+	0	Links	Naphthoresorcinprobe
Homogentisinsäure . .	+	0	0	Mit Lauge Braunfärbung. Reduktion ammoniak. Silberlösung in der Kälte

b) **Geeignete und ungeeignete Harnproben; absichtliche Täuschungen.** Die diagnostische Tragweite der Harnanalysen wird häufig verkümmert durch Art ihrer Handhabung in der Praxis. Der Morgenurin (nüchtern) ist der denkbar ungeeignetste. Denn in weitaus meisten Fällen von Früh- und von Leichtdiabetes ist nicht nur der Früh-, sondern der gesamte Nachturin zuckerfrei, während dieser oder jener Teil des Tagharns schon stark positiven Ausschlag gibt. Sehr häufig liefern die Patienten nur den Frühmorgenharn ein, weil ihnen dies am bequemsten ist. Der Sammelharn von 24 Stunden setzt sich bei Früh- und Leichtformen meist aus zuckerhaltigen und zuckerfreien Teilmengen zusammen. Letztere können den zuckerhaltigen Teilharn so stark verdünnen, daß die Reduktionsprobe versagt. Negativer Ausschlag bei den erwähnten Methoden schaltet daher nicht den Verdacht auf Diabetes aus; dies um so weniger, wenn aus irgendeinem Grunde kohlenhydratarme Kost verzehrt wurde.

Es kommt vor, daß der Prüfling ein Interesse daran hat, nicht als Diabetiker erkannt zu werden, z. B. bei Untersuchung für Lebensversicherung. Es ist, namentlich seit den breiten Erörterungen in der Tagespresse über zuckermindernden Einfluß der Kriegskost, bekannt genug, daß schmale Kost, daß Beschränkung auf Gemüse, daß eintägiges Fasten selbst bei vorgeschrittenem Diabetes den Harn zuckerfrei machen kann. Daß von dieser Erfahrung betrügerischer Gebrauch gemacht wurde, um Lebensversicherungen zu erlangen, ist zweifellos. Einzelfälle wurden uns bekannt.

Anderseits kann der Prüfling auch Interesse daran haben, fälschlich als Zuckerkranker zu gelten. Dazu wird Phloridzin benützt (S. 65). Ein bemerkenswerter Fall ist folgender. Ein Chemiker suchte nach triftigem Grunde, ein bestehendes Verlöbnis zu lösen. Er injizierte sich Phloridzin, kam dann zu C. v. NOORDEN in die Sprechstunde, schied in dem dort gelassenen Harn große Mengen von Zucker aus und ließ sich dies bescheinigen. Das Verlöbnis wurde gelöst. 15 Jahre später konsultierte der gleiche Mann denselben Arzt wegen eines Gichtanfalles: er war betroffen, als er sofort wiedererkannt und auf die frühere Glykosurie angesprochen wurde. Er gestand die absichtliche Irreführung. — Eine andere Erfahrung: Bald nach Ausbruch des Krieges kamen hintereinander mehrere Mitglieder gleicher Familie aus einem kleinen Dorfe zu C. v. NOORDEN, meldeten sich als zuckerkrank und ersuchten um Bescheinigung des in der Sprechstunde an frisch gelassenem Urin bestätigten Zuckerbefundes, was natürlich nicht verweigert werden konnte. Als bald darauf auch Mitglieder einer zweiten Familie aus gleicher Ortschaft zu gleichem Zwecke erschienen, wurde C. v. NOORDEN stutzig und hegte Verdacht auf künstliche Erzeugung der Glykosurie; um so mehr, als es sich nur um Männer in mittleren, aber noch kriegsdienstpflichtigen Jahren handelte. Über einen der Leute kam bald darauf eine dienstliche Anfrage, den Zuckerbefund betreffend. C. v. NOORDEN teilte pflichtgemäß seinen Verdacht mit und beantragte Lazaretbeobachtung. Tatsächlich lag kein Diabetes vor. Keiner der übrigen wagte, sich dann bei Einberufung auf Zuckerkrankheit zu beziehen. Der Täuschungsversuch mit Phloridzin wurde natürlich bestritten, konnte nachträglich nicht erhärtet werden, war aber doch wahrscheinlich.

Am sichersten geht man, wenn die Prüflinge angewiesen werden, abends und morgens eine stark kohlenhydratreiche und auch mit mittleren Mengen Zucker gesüßte Kost zu nehmen und dann den Vormittagsharn (zwischen Frühstück und Mittagsmahl gesammelt) zur Analyse einzuliefern. Immerhin darf sich der Arzt nicht auf eine einmalige solche Probe beschränken, wenn er es mit Wahrscheinlichkeit, ja auch nur mit Möglichkeit bestehender oder sich entwickelnder Zuckerkrankheit als Grundlage der krankhaften Zustände zu tun hat. Der Einzelbefund hängt zu sehr nicht nur von unmittelbar, sondern auch von mehrtägig vorausgegangener Kost und von unberechenbaren, unbekannten anderen Größen ab! Im Zweifelsfalle weise der Arzt den Prüfling an, 5—6 Tage eine sehr kohlenhydrat- und fleisch- und fettreiche Kost zu nehmen, und dann wiederhole er die Probe bzw. die Proben. Besonders an die Fachärzte für Haut-, Nerven- und Frauenleiden sei diese Mahnung gerichtet.

c) Die Probe auf alimentäre Glykosurie nach Belastung mit Dextrose wird häufig zur Verfeinerung der Frühdiagnose herangezogen. Ihr Wert ist aber beschränkt. Auch bei zweifellos Gesunden und bei Patienten mit weitabliegenden Krankheiten können 100 g Dextrose gelegentlich Glykosurie bringen (vgl. S. 35ff.); anderseits vermißten wir bei zweifellos bestehendem leichtem Diabetes nach 15—18stündiger Kohlenhydratkarenz unter Gaben von 50, ja sogar von 100 g Dextrose gelegentlich Glykosurie. Derartige Karenzperioden haben, was ja auch therapeutisch ausgenützt wird (s. Therapi), bei Leichtdiabetikern so bedeutsamen ordnenden Einfluß auf den Zuckerhaushalt, daß einmalige Belastung harmlos abklingen kann. Nur sehr starke Ausschläge (z. B. 10—20 g Harnzucker nach 100 g Dextrose) und längeres Andauern der Glykosurie (4—6 Std.

nach Einnahme), ferner Verstärkung der künstlich erweckten Glykosurie durch ein kohlenhydratreiches Mittagsmahl sind bündige Beweisstücke für Diabetes.

d) Die Probe auf Glycosuria ex amylo ist insofern viel zuverlässiger, als sie bei regelrechtem Zuckerhaushalte selbst nach gewaltigen Mengen stärkehaltiger Nahrungsmittel nicht positiv ausfällt, so daß positiver Ausschlag stets bestehenden Diabetes oder zumindest eine in der Richtung zur diabetischen Stoffwechselstörung verschobene Lage des Kohlenhydrathaushaltes anzeigt. Inwieweit man dies für die Diagnose „wahrer Krankheit: Diabetes" auswerten darf, ist eine Frage für sich. Wenn J. STRAUSS schon vor langer Zeit auf C. v. NOORDEN's Klinik nachwies, daß bei fieberhaften Zuständen fließende Übergänge zwischen experimentell-alimentärer Glycosuria e saccharo und Gl. ex amylo bestehen, so bezeugt dies eben den unmittelbar schädigenden Einfluß jener Zustände auf die Regulation der Zuckerproduktion; wie wir jetzt annehmen dürfen, auf das Inselsystem des Pankreas (S. 41).

Ungleich feinere Ausschläge als durch einmalige starke oder durch eine gleichmäßig über die gewöhnlichen Mahlzeiten verteilte Belastung gibt diejenige Form der Probe, welche wir auch zur Prüfung auf alimentäre Hyperglycämia ex amylo benützen, und welche darin besteht, daß man — vom nüchternen Zustande ausgehend — in **stündlichen Abständen steigende Mengen Brot** verzehren läßt (Näheres darüber S. 159). Auch ohne die freilich manchmal noch schärfere Ausschläge gebende Kontrolle des Blutzuckers (s. unten) reicht ihre Tragweite um so vieles über die der bisher besprochenen Proben hinaus, und sie ist so bequem und fehlerfrei ausführbar, **daß sie dem praktischen Arzte nicht dringend genug in allen zweifelhaften Fällen empfohlen werden kann.** Nach dem Mittagessen des Vortages soll kein Kohlenhydrat mehr genossen werden. Der Harn soll vor Verzehr jeder neuen Brotmenge entleert, zur Gänze abgeliefert und auf Dextrose untersucht werden bis 6 Std. nach Verzehr der ersten Brotgabe. Selbst kleinste Mengen Harnzuckers entgehen dann nicht der Reduktionsprobe mit Nylanderlösung, bzw. zur weiteren Verschärfung der Phenylhydrazinprobe. Das ist wichtig. Denn positiver Ausschlag dieser Probe, selbst bei kleinsten Mengen Harnzuckers macht den Prüfling in höchstem Maße diabetischer Stoffwechselstörung verdächtig und fordert zumindest weiteres genauestes Eingehen auf die ganze Stoffwechsellage und deren künftige Entwicklung. Ebenso wie — vielleicht etwas häufiger — das Umgekehrte vorkommt (s. oben), gibt manchmal der **Harn deutlichere Ausschläge als der Blutzucker.** Das sind Fälle, die als „Diabetes renalis" gedeutet werden, von denen wir — theoretische Streitfragen (S. 68) hier ganz beiseite lassend — jedenfalls sagen müssen, daß sie prognostisch günstig liegen. Über ihre Wertung S. 248 und 263.

Eine unter dem Bilde des „renalen" Diabetes verlaufende Frühform des Diabetes mit anscheinend günstiger Prognose bietet der folgende Fall dar.

Hier war der Nüchternwert des Blutzuckers stets normal. Belastung mit 50 g Dextrose ergab normale Blutzuckerkurve; im Harn erscheint trotz niedriger Blutzuckerwerte etwas Zucker. Bei Brotbelastung verlief die Kurve des Blutzuckers höher und protrahierter als der Norm entspricht, sich der Form einer diabetischen Kurve nähernd. Trotzdem die Blutzuckerwerte im einzelnen nicht besonders hoch liegen, tritt im Harn Zucker auf.

Frau E. E., 34 Jahre alt. Starke hereditäre Belastung mit Diabetes. Vater Diabetiker, 2 Brüder desselben an Diabetes gestorben. Vor 5 Jahren Gastroenterostomie wegen Ulcus duodeni. Januar 1926 Appendix exstirpiert. Kurz vorher und häufig zuvor wegen der hereditären Belastung untersucht, war der Harn stets zuckerfrei. Nach Operation Glykosurie entdeckt, die sich launenhaft verhielt bei einer Kost, die wegen starker Appetitlosigkeit meist sehr karg war. Maximalwerte = $1,0^0/_0$; 0 Acetonurie.

18. X.

	Blutzucker	Harn	Harnzucker
	mg-%	ccm	%
8 Uhr nüchtern	92	300	0
25 g Brot 9 Uhr	105	80	0,2
50 g Brot 10 Uhr	135	120	0,5
75 g Brot 11 Uhr	160	70	0,6
100 g Brot 12 Uhr	145	440	0,4
1 Uhr	120	120	0,3

19. X.

	Blutzucker	Harn	Harnzucker
nüchtern.	92	350	0
50 g Glykose eingenommen 15 Min. später	165	—	—
30 „ „	185	50	1,0
45 „ „	125	—	—
60 „ „	105	100	1,2
90 „ „	87	100	Spur
120 „ „	90	400	0

3. Verhalten des Blutzuckers im nüchternen Zustand.

a) Hochstand des Blutzuckers im nüchternen Zustande (nach 12stündiger Nahrungskarenz) ist zweifellos eines der wichtigsten Merkmale des Diabetes, aber doch weder bei positivem noch bei negativem Ausschlage ein unbedingt zuverlässiges. Zunächst ist die Spannweite zwischen unterer und oberer Normalgrenze des Nüchtern-Blutzuckerspiegels doch eine ziemlich weite (S. 28). Die Höhe ist nicht eine Konstante des Spezies Mensch, sondern behauptet innerhalb jener Grenzen den Wert einer persönlichen Gleichung. Der persönlichnormale Wert des Blutzuckers ist in der Regel nicht bekannt, wenn wir einen Prüfling vor uns haben.

Erhöhten Nüchternwert finden wir nicht ganz selten bei Hypertonikern und bei chronischen Nierenkrankheiten, ohne daß klinisch von Diabetes geredet werden dürfte (S. 303, 143). Die Zusammenhänge sind nicht klar. Man hat vielleicht darin den Ausdruck eines uns noch nicht erkennbaren Regulationsmechanismus zu erblicken. Auch in fieberhaften Infektionskrankheiten und bei Morbus Basedowii sind Nüchtern-Hyperglykämien gefunden; selbst wenn kein Diabetes vorliegt, wird doch gerade da an eine diabetoide bzw. diabetotrope Schädigung der Regulatoren des Zuckerhaushaltes zu denken sein (S. 40, 44). In anderen Fällen hat man es mit hyperglykämischem, einstweilen noch aglykosurischem Vorstadium echter Zuckerkrankheit zu tun („latenter Diabetes"). Solches kommt viel häufiger beim Diabetes älterer Leute vor (besonders bei Überfüttert-Fettleibigen und bei Gichtikern), als bei Kindern und Jugendlichen. Auf welcher Grundlage auch immer aglykosurische Hyperglykämie besteht, sie wird sicher nicht zum Übersehen etwaiger Zuckerkrankheit führen, da sie ohne weiteres zu genauerer Prüfung der ganzen Sachlage auffordert. Dem nicht nachzukommen, wäre Leichtsinn.

b) Hypoglykämie. Irreführender ist normaler oder gar subnormaler Nüchternwert des Blutzuckers. Zunächst könnte es sich da um eine Persönlichkeit handeln, deren Normalwert ungewöhnlich tief liegt, für die der gefundene Wert aber schon Hyperglykämie bedeutet (s. oben). Solche Variante vom Durchschnitt der Menschheit scheint uns gar nicht selten zu sein. Des weiteren, und dies ist sehr wichtig, findet man bei beginnender Krankheit, und zwar gerade bei Jugendlichen, den Nüchternwert des Blutzuckers öfters innerhalb normaler Spannbreite, und doch liegt ein Diabetes vor, dessen bösartiger Charakter nicht lange verborgen bleiben wird.

Einen sehr bemerkenswerten Fall sah C. v. Noorden vor längeren Jahren. Der ältere Bruder des Patienten war mit 18 Jahren an Diabetes erkrankt und demselben innerhalb zweier Jahre erlegen. Bei dem Patienten (Offizier, damals 20 Jahre alt) war mit Rücksicht auf das Schicksal des Bruders der Urin sehr oft auf Zucker untersucht worden. Er war stets zuckerfrei. Letztes negatives Resultat etwa $1/_2$ Jahr vor Eintritt in die Behandlung, anläßlich einer leichten Erkrankung. Etwa 2 Wochen vor Behandlung: vermehrter Durst, Abmagerung, Mattigkeit. Der Befund starker Glykosurie veranlaßte Überweisung in unsere Privatklinik. Bei strenger Kost und 100 g Brot: 3—4 % Zucker im 24stündigen Harn und 180 mg-% Nüchtern-Blutzucker. Ausschluß der Kohlenhydrate machte den Harn in 2 Tagen zuckerfrei. Da nach 8 Tagen der Blutzucker normal geworden war (110 mg-%), wurde die Kost an 1 Tag mit 300 g Brot belastet. Keine der einzeln untersuchten Harnportionen enthielt eine Spur von Zucker. Leider konnte unter den damals vorliegenden äußeren Umständen der Blutzucker dieses Tages nicht fortlaufend verfolgt werden. Bei mäßiger Kohlenhydratzufuhr und häufiger Einschaltung von Gemüsetagen hielt sich der Urin noch einige Zeit zuckerfrei. Dann verschlechterte sich die Lage stürmisch, und nach etwa 1 Jahre endete die Krankheit mit Koma.

Entsprechende Beispiele, wo bei noch ansehnlicher Toleranz für Kohlenhydrate (150—200 g Brotwert) jugendliche Diabetiker gelegentlich Nüchternwerte von 100—120 mg-% darbieten, sind gar nicht selten. Der Blutzucker ist unter solchen Umständen noch äußerst labil. 12—18stündige Kohlenhydratkarenz genügen oft, normale Nüchternwerte wieder herzustellen. Dem entspricht auch, daß gerade Jugendliche mit höchst malignem Diabetes schon nach kurzer Vorbereitungskur starke Belastung mit Zuckerbildnern erstaunlich gut vertragen, wie C. v. Noorden schon in seinen ersten Mitteilungen über Haferkuren hervorhob (250—300 g Hafer + 100 g Pflanzeneiweiß! S. auch obiges Beispiel). Über vorübergehende Rückkehr des Blutzuckerwertes im normalen Durchschnittsrahmen in frischeren und unvollkommen entwickelten Fällen von Diabetes finden sich schon in der ersten größeren Arbeit über Blutzucker bei Diabetikern aus C. v. Noorden's Klinik (E. Liefmann und R. Stern) Belege. Um wieviel Milligramm-Prozent dann der Blutzucker noch über dem persönlichen Normalwert liegt (s. oben), bleibt freilich ungewiß. Der Übergang von Aglykosurie zur Glykosurie scheint manchmal, namentlich im Beginne der Krankheit und auch bei dauernd unentwickelt bleibenden Fällen, an sehr geringen Anstieg des Blutzuckers gebunden zu sein. Auch beim Gesunden kommt solches manchmal vor.

Z. B. fanden Liefmann und Stern bei einem Gesunden (S. 304 der zitierten Arbeit), der auch später nicht an Diabetes erkrankte, den Nüchternwert = 80 mg-%. Nach 100 g Glykose trat keine Glykosurie auf; nach 2 Std. war Blutzucker = 69 mg-%. Am nächsten Tage wurden 200 g Glykose nüchtern gegeben, der Urin portionenweise gesammelt. Es trat Glykosurie ein = 0,52 % (wie lange nach Glykoseeinnahme läßt sich heute nicht mehr feststellen; sicher war es innerhalb der nächsten 2 Std.). Zu dieser Zeit enthielt das sofort entnommene Blut 98 mg-% Zucker, also nur 17 mg-% mehr als im aglykosurischen Nüchternzustande. Der Wert lag noch innerhalb normaler Nüchternbreite, d. h. es bestand alimentäre Glykosurie ohne alimentäre Hyperglykämie. Vgl. auch Beispiel auf S. 263.

Der folgende Fall zeigt, daß bei einem schweren kindlichen Diabetes die Blutzuckernüchternwerte niedrig sein können.

Cl. M., 4 J. alt. Kein Diabetes in Familie. Früher ganz gesund. Mitte Juni 1926 starker Durst, am 23. Juni Zucker entdeckt, dann starke Abmagerung. Bei Fleisch = 75 g, Butter = 60 g, Brot 40—60 g, grünes Gemüse wurde Harn zuckerfrei. Dann akute Erkältung (Tonsillitis) ohne Fieber. Verschlimmerung: kleine Zuckermengen.

Aufnahme 18. X. 1926. Vom Abend bis zum Mittag 19. X. enthielt jede einzelne Harnportion gleichmäßig zwischen 1 und $1^1/_2$% Zucker, 0,1% Aceton und gab starke Reaktion mit Eisenchlorid. Blutzucker nüchtern am 19. X. = 98 mg-$^0/_0$! Also ein angebliches Wahrzeichen des Diabetes renalis. Daß es sich um wahren, sehr ernsten Diabetes handelte zeigten schon die nächsten Tage. Insulinbehandlung setzte daraufhin ein.

Auch R. Priesel und R. Wagner weisen in ihrer neuesten Bearbeitung des kindlichen Diabetes darauf hin, daß niedrige Nüchternwerte des Blutzuckers bei Kindern nicht gegen die Diagnose „echter Diabetes" sprächen.

Einzelbefunde rechtspuriger Nüchternwerte des Blutzuckers sagen also diagnostisch und prognostisch wenig aus. Es gibt nicht wenige Kranke, mit sicherem pankreatischen Diabetes, die zeitweilig tiefen Nüchternwert für Blutzucker darbieten, und bei denen zu dieser Zeit die Belastungsprobe mit 50 g Dextrose in bezug auf Glykosurie und Glykämie einen Ausschlag gibt, der den Fall in die Gruppe des sog. „renalen Diabetes" verweist; zu anderen Zeiten aber findet man diabetisch-hohe Nüchternwerte (vgl. Beispiel S. 249, Nr. 2). Auch L. Lichtwitz betont dies scharf, C. v. Noorden's frühere Angaben bestätigend. Selbst bei recht schwerem Diabetes kann zweckmäßige Kost zeitweise normalen Nüchternwert des Blutzuckers herbeiführen. (Beispiel S. 251). Schon nach $^1/_2$ Jahr kann die ganze Lage ausgesprochenen Diabetescharakter angenommen haben.

Einen sicher für den augenblicklichen Stand der Stoffwechsellage wichtigen Aufschluß und mit großer Wahrscheinlichkeit auch prognostisch günstigen Hinweis ergibt trotz Auftretens von Glykosurie der Normalstand des Nüchternwertes aber dann, wenn eine längere Periode, zumindest 3—4 Tage mit starker Kohlenhydratbelastung vorausgegangen sind, und wenn bei mehrmaliger Wiederholung dieser Versuchsanordnung sich innerhalb der nächsten Wochen und Monate immer wieder gleiches ergibt. Aber nur wenn es Monate und Jahre so bleibt, darf man mit einiger Sicherheit darauf rechnen, daß die Stoffwechselstörung keine Neigung zum Schlimmerwerden in sich trägt. Schnelleren Aufschluß geben in der Regel die folgenden Belastungsproben.

4. Die alimentär-hyperglykämische Blutkurve. — Diabetes renalis; Diabetes incipiens; Diabetes levissimus.

a) Der Verlauf der hyperglykämischen Kurve nach Belastung mit Kohlenhydrat, vom nüchternen Zustand ausgehend bis zum Ablauf der Reaktion, ward zu einem besonders wichtigen Kriterium. Zur Verfügung stehen 3 verschiedene Verfahren:

a) Einmalige Belastung mit 50 g Traubenzucker.

b) Zweimalige Belastung mit je 20 g Traubenzucker in kurzem Abstand.

c) Fraktionierte Belastung mit steigenden Mengen Brot.

Die Methoden wurden früher beschrieben, und ihr Sinn erörtert (S. 155). Jede derselben ist brauchbar, wenn sie starke, vom Normalen abweichende Ausschläge gibt. Da aber die Belastung mit Dextrose doch manchmal auch bei Nicht-Zuckerkranken (z. B. gelegentlich bei Fettleibigen, bei Leberkranken, bei endokrin verschiedenartig Gestörten, bei erhöhter Erregbarkeit des vegetativen Nervensystems, bei Infektionskrankheiten u. a.) Kurven ergibt, die in Richtung diabetischer Kurven vom Normalen abweichen, da ferner ihre Gestaltung bei Leichtzuckerkranken nicht immer unabhängig von vorausgegangener Kost ist, ziehen wir die Belastung mit steigenden Brotmengen vor. Sie gibt klarere Ausschläge, und sie hat uns noch niemals irregeführt. Obwohl die Probe etwas mehr Zeit in Anspruch nimmt, sollte man sich ihrer im Zweifelsfalle immer bedienen.

Die alimentär-hyperglykämische Kurve wird zur Entscheidung herangezogen, wo die Glykosurie den Charakter der transitorischen trägt; d. h. gelegentlich auftretend, ohne erkennbare Gründe und unter Umständen, wo sie ein anderes Mal ausbleibt. Die Toleranz ist dann gewöhnlich hoch, 200—250 g Brot am Tage, nach etwa vorausgegangener Kohlenhydratkarenz noch weit mehr. Toleranzproben geben wechselnden Ausschlag; es kommen Perioden recht guter und solche deutlich verminderter Toleranz vor, ohne daß man äußere Umstände und Kost dafür verantwortlich machen könnte (Beispiel S. 250). Solches Verhalten kommt den Anfängen der Krankheit oftmals zu, und man findet es auch in Fällen, wo die Krankheit auf dieser niedrigen Stufe schon seit langem besteht und weiter verharrt. Der Nüchternwert des Blutzuckers kann innerhalb normaler Breite liegen. Er zeigt aber bei mehrfacher Untersuchung oft auffallende Schwankungen. Es sei gleich erwähnt, daß selbst nach Dextrosebelastung die glykämische Kurve noch keine typisch-diabetischen Merkmale aufweist. Die Frage lautet dann: besteht überhaupt Zuckerkrankheit? Die glykämische Belastungsprobe wird ferner herangezogen zur Entscheidung, ob die entdeckte Zuckerkrankheit eine wahre, d. h. pankreatogene ist oder eine sog. „renale", von der angenommen bzw. behauptet wird, sie habe nichts mit Minderwertigkeit des pankreatischen Inselsystems zu tun, sondern beruhe auf konstitutioneller, erhöhter Durchlässigkeit der Nieren für Dextrose; es käme daher schon zur Glykosurie bei einem Blutzuckerwerte, der innerhalb normaler Breite, ja sogar manchmal unter dem normalen Durchschnitte liegt. Es kann sich natürlich auch um eine chemisch-physikalische Anordnung der Glykose im Blutplasma handeln, die den Zucker für die Nierenepithelien greifbarer macht. Auch in diesem Falle könnte man — praktisch genommen — von renalem Diabetes sprechen; in beiden Fällen, d. h. bei erhöhter Durchlässigkeit der Nierenepithelien und bei Abartung des Blutplasmas in erwähntem Sinne, aber nur dann, wenn diese Besonderheiten unabhängig von irgendeiner Insuffizienz des Inselsystems sind. Daß dies der Fall ist einstweilen nur Hypothese. Die Hypothese selbst, vor allem ihr klinischer Wert, verliert beträchtlich an Halt, wenn sich herausstellt, daß gleiches Verhalten (d. h. Glykosurie bei Ortho- oder gar Hypoglykämie) auch in Fällen wahrer Zuckerkrankheit gelegentlich vorkommt, oder daß sich aus orthoglykämischer später die unzweifelhaft pankreatogene hyperglykämische Glykosurie entwickeln kann. Dies ist in der Tat der Fall (s. unten).

Es läßt sich vielleicht doch eine Brücke schlagen zwischen insulärem Diabetes und renal-diabetischem Symptomenkomplex, obwohl dies von den meisten Autoren bestritten und grundsätzliche Wesensverschiedenheit immer aufs neue betont wird. Wie a. O. besprochen (S. 232 ff.), leiten wir aus den Insulinerfahrungen ab, daß eine der wichtigsten Aufgaben des Pankreashormons es sei, den Abbau von Glykogen zu Zucker zu dämpfen, zunächst in der Leber, aber auch in allen Zellen wo Glykogen abgelagert wird. Gerade die Nierenepithelien sind als bevorzugte Ablagerungsstätte seit langem bekannt, ohne daß man über den Zweck, warum sie bevorzugt sind, etwas wüßte. Es ist möglich, daß beginnende und leichteste Formen der insulären Insuffizienz (des Insulinmangels) sich zunächst gerade an dieser Stelle auswirken, während für die viel lebenswichtigeren und darum vielleicht auch resistenteren Vorgänge in der Leber die dämpfende Kraft des Insulins noch ausreicht. Solche regionäre Unterschiede der Glykogenresistenz sehen wir auch sonst. Der für Erhaltung der Kraft und des Lebens (Herz, Gefäße!) unerläßliche Zuckerstoffwechsel des Muskels ist dadurch erhöht gesichert, daß das Glykogen dort bei Insulinmangel weit weniger verschleudert wird als in der Leber. Wenn das Glykogen der Nierenepithelien teilweise zerfällt und in den Urin übergeht, und wenn die Nierenepithelien den ihnen aus irgendeinem Grunde offenbar notwendigen Glykogenbestand immer aufs neue aus dem Blute decken, läßt sich einerseits Glykosurie ohne primäre Überproduktion von Zucker, anderseits auch ein gewisser Grad von Hypoglykämie erklären, den der Symptomenkomplex des „renalen Diabetes" manchmal mit sich bringt. Diese Hypothese würde den Mechanismus des letzteren dem der Phloridzin-Glykosurie nähern (S. 65), ohne daß man aber — im Gegensatz zum Phloridzin-Diabetes — den pankreatischen Ursprung des Leidens abweisen dürfte. Die vielfachen Ähnlichkeiten und Übergänge zwischen „Diabetes renalis" und gewöhnlichem Diabetes würden verständlich.

Wir möchten bei diesem Hinweis auf die Phloridzin-Glykosurie nicht allzu großen Wert darauf legen, daß nach lang fortgesetzter Phloridzinvergiftung histologische Veränderungen im Pankreas aufzutreten scheinen (P. Lazarus); dies könnte Folge sein der überaus starken Belastung des Pankreas, das der stürmischen Zuckerproduktion entgegenarbeitet.

Klinisch betrachtet ist es immerhin wichtig (S. 68), ob die Proben im Sinne des sog. renalen Diabetes ausfallen, vor allem zum Erkennen der nicht-diabetischen Schwangerschaftsglykosurie (S. 71). Obwohl wir gegen die jetzt übliche Annahme, daß pankreatischer und sog. renaler Diabetes etwas grundsätzlich Verschiedenes seien, schwere Bedenken haben, gebrauchen wir doch im folgenden aus Bequemlichkeit den Ausdruck „renaler Diabetes", aber nur als Merkmal eines klinisch wichtigen Symptomenkomplexes, der sich kundgibt in Glykosurie bei niedrigem Stand der Glykämie und in einer alimentär-glykämischen Kurve, wie man sie ähnlich beim Nicht-Diabetiker zu finden pflegt. Vgl. zu dem Vorstehenden S. 67 ff.

Es folgen zunächst einige Beispiele, welche zeigen, wie sich die Blutzuckerkurve nach alimentärer Belastung diagnostisch auswerten läßt.

1. Ein 39jähriger Mann. Ein Muttersbruder mit 67 Jahren an Diabetes gestorben. Im allgemeinen früher gesund, aber an Phobien, Verlust geistiger Spannkraft und an Potenzschwäche leidend. Zweifellos Neurastheniker. 5 Monate vor klinischer Beobachtung 0,1% Zucker im Harn, bei Untersuchung zwecks Lebensversicherung zufällig gefunden. Einige Tage später brachte Belastung mit 100 g Dextrose leichte Glykosurie. 3 Wochen vor Aufnahme nach kohlenhydratreichem Abendessen 1,4% Zucker, am nächsten Morgen noch 0,2%. — Bei Aufnahme Nüchternwert des Blutzuckers = 120 mg-%. Bei strenger Diät (s. Kap. 8) + 250 g Brot über den Tag verteilt alle Harnproben zuckerfrei.

Die glykämische Reaktion nach Einnahme von 50 g Glykose zeigte folgenden Verlauf:

<table>
<tr><td rowspan="2">Betrachtet man die glykämische Kurve, so zeigt diese im allgemeinen normalen Verlauf, wenn auch der Gipfel relativ hoch liegt und ihr Abfall etwas verzögert ist. Trotz Hyperglykämie in Höhe von 187 mg-% trat kein Zucker in den Harn über. Das läßt „renalen" Diabetes ausschließen. Unter Berücksichtigung aller Momente handelt es sich um Diabetes levissimus.</td></tr>
</table>

Zeit	Blutzucker mg-%	Harn
Nüchtern	98	
	50 g Glykose	
15 Min.	152	
30 „	187	zuckerfrei
45 „	183	
60 „	159	
90 „	141	
120 „	102	

Ob bei diesem Kranken die jetzt noch leichte Form der Krankheit erhalten bleibt, steht dahin.

Besonders schwierig und verantwortungsvoll ist namentlich bei Kindern die Frage, ob Frühform echter fortschreitender Zuckerkrankheit oder ob harmlos bleibender „renaler" Diabetestypus vorliegt. Ein Beispiel folge:

2. Bei einem 13jährigen Knaben wurde $^1/_2$ Jahr vor Eintritt in die Klinik Harnzucker gefunden. Dem Hausarzte fiel gewisse Launenhaftigkeit der Glykosurie auf (vgl. oben). Auch wir bestätigten dies; die an sich geringe Glykosurie erwies sich bei sonst gleicher Kost von Höhe der Kohlenhydratzufuhr ziemlich unabhängig. (Siehe Tabelle S. 250.) Eine Untersuchung des Blutzuckers ergab den Nüchternwert 107 mg-%. Die glykämische Kurve wurde nach 50 g Dextrose (nüchtern) geprüft. Der Nüchternwert war an diesem Tage erhöht. Der Anstieg bis auf 228 mg-% ist höher als er sein sollte, auch ist der Wert nach 90 Min. noch etwas zu hoch. Glykosurie trat erst bei höherer Hyperglykämie auf! Dies läßt „renalen" Diabetes ausschließen. Wir bezeichneten den Fall als „Diabetes levissimus", und der Umstand, daß

diese Sachlage bei einem Kinde seit $1/_2$ Jahr bestand, ließ hoffen, das Inselleiden neige überhaupt nicht zum Fortschreiten. Darüber aber kann natürlich nur die Zukunft entscheiden.

Datum	Zuckerausscheidung in 24 Std.	Diät
6. V.	1,7 g	Strenge + 100 g Brot
8. V.	0 g	„ + 150 g „
9. V.	1,9 g	„ + 200 g „
10. V.	0 g	„ + 200 g „
11. V.	2,0 g	„ + 220 g „
12. V.	1,5 g	„ + 240 g „
13. V.	⊦ 0 g	„ + 240 g „
14. V.	2,1 g	„ + 240 g „
15. V.	0 g	„ + 240 g „
16. V.	0 g	„ + 240 g „
17. V.	3,5 g	„ + 240 g „
18. V.	0 g	„ + 240 g „
19.—24. V.	0 g	„ + 240 g „
25. V.	4,1 g	„ + 240 g „

Verhalten der glykämischen Reaktion.

Zeit	Blutzucker mg-$^0/_0$	Harnzucker
Nüchtern	148	0
50 g Glykose		
15 Min.	167	0
30 „	176	Spur
60 „	228	0,3 %
90 „	148	0,2 %
120 „	132	0,3 %

Wie beim Blutzucker-Nüchternwert darf auch dem einmaligen günstigen Ausschlage der glykämischen Kurve bei Belastungsprobe keine unbedingte Zuverlässigkeit zuerkannt werden. Wir weichen darin ab von F. UMBER, der sagt, normaler Ablauf der dextrosebelasteten Blutzuckerkurve spreche unbedingt für, leicht pathologischer Abfall nicht unbedingt gegen harmlosen Charakter einer Glykosurie. Beherrschen doch den Verlauf der Kurven manche unübersehbare Umstände. Neben vorausgegangener Kost mit ihrem Einfluß auf allgemeinen Ernährungszustand und auf den Glykogengehalt der Leber ist auch die Höhe der Zuckergabe von Belang. So kann bei einer kleineren Gabe die Kurve völlig normal sein, bei einer größeren typisch diabetisch. Dies zeigt folgendes Beispiel:

3. Bei einem 10jährigen Knaben von 30 kg Gewicht bestand seit wenigen Wochen geringe Glykosurie, kommend und gehend. In der Klinik schied er bei einer Kost mit 100—160 g Brot hin und wieder etwas Zucker aus, nie mehr als $1/_2$ %. Nüchternwert des Blutzuckers, öfters bestimmt, nie über 100 mg-%. Wir prüften die glykämische Kurve zunächst nach Belastung mit 30 g Dextrose, was angesichts des geringen Körpergewichtes etwa der beim Erwachsenen üblichen Gabe von 50 g entsprach. Die Kurve verlief normal. Die bestehende, bei diabetischen Kindern so häufige Rubeosis (S. 279) und der kapillarmikroskopische Befund (S. 279) sprachen aber doch stark für Diabetes. Wir wiederholten die Probe daher mit 50 g Dextrose und erhielten jetzt eine typisch diabetische Kurve, und gleichzeitig trat beträchtliche Glykosurie auf. An der echt diabetischen Natur der Erkrankung konnte nicht mehr gezweifelt werden.

Blutzuckerwerte (mg-$^0/_0$)		Glykosurie	
nach 30 g Dextrose	nach 50 g Dextrose	nach 30 g Dextrose	nach 50 g Dextrose
vorher 96	88	vorher 0	0
15 Min. —	136	15 Min.	0
30 „ 152	184	30 „ Spur	0,3 % = 0,07 g
45 „ —	264	45 „	1,6 % = 0,7 g
60 „ 128	268	60 „ 0	1,4 % = 0,7 g
90 „ —	232	90 „	1,1 % = 0,3 g
120 „ 88	212	120 „ 0	0

Wie schon bemerkt, hängt der Verlauf der alimentär-hyperglykämischen Reaktion auch stark von der vorausgegangenen Ernährung bzw. Behandlung ab. Wenn die Stoffwechsellage eines Diabetikers durch planmäßige Schonkur gründlich gebessert worden ist, kann man auf normale oder fast normale Blutzuckerkurven stoßen (eigne Beobachtungen, R. Niemeyer), und wer sich darauf verläßt, ohne die klinische Gesamtlage zu berücksichtigen, kann gründlich irregehen, wie auch L. Lichtwitz vor kurzem nachdrücklich betont. Folgende Beobachtung betraf einen jungen Mann, der nach Vorgeschichte und weiterem Verlauf, trotz noch guter diätetischer Beeinflußbarkeit des Zuckerhaushaltes, an einem bedrohlichen wahren Diabetes litt.

4. 23jähriger Mann. Beide Eltern Diabetiker, Vater im Koma gestorben. Im August 1924 schwerer Furunkel am Hals. Damals Glykosurie entdeckt, zugleich leichte Ketonurie mit positiver Eisenchloridreaktion. Sorgfältige diätetische Behandlung, unter der die Toleranz allmählich stieg, zuletzt bis auf 250 g Brot neben sonst strenger Kost. Bei Aufnahme in die Klinik (April 1925) Nüchternwert des Blutzuckers = 160 mg-%, nach weiterer Diätbehandlung bis auf normale Höhe sinkend. Nach 1 eingeschalteten kohlenhydratfreien Tage sofort Eisenchloridreaktion und 0,34 g Gesamtaceton in 24 Std. Die glykämische Kurve nach 50 g Dextrose zeigt einen fast normalen Verlauf; nur der Gipfel ist etwas verbreitert. Bemerkenswert ist die starke Glykosurie bei nur mäßiger alimentärer Hyperglykämie, die noch an oberer Grenze physiologischer Breite liegt. Ohne Berücksichtigung des klinischen Gesamtbildes könnte man fast von renalem Typus der Glykosurie sprechen.

Auch bei Verabfolgen von Glykose in refracta dosi wurden die glykämischen Kurven zur Differenzialdiagnose zwischen pankreatischem und renalem Diabetes herangezogen (S. 69, 158). Das Ergebnis ist nicht immer zuverlässig und sicher auch nicht ohne Berücksichtigung des klinischen Gesamtbildes und des Verlaufes beweiskräftig. Im folgenden Falle ergab die Probe einen positiven Ausschlag, den wir nach Maßgabe der Harn- und Zuckeranalysen nicht erwartet hatten, der uns aber nach Maßgabe des klinischen Gesamtbildes nicht überraschte. Wir hatten den Fall als Diabetes pancreaticus levissimus bei einem Jugendlichen aufgefaßt und hegten die Hoffnung, daß es ein nicht fortschreitender Diabetes innocens bleiben würde.

Blutzucker (mg-%)		Harnzucker
Nüchtern	100	0
50 g Glykose		
15 Min.	104	0
30 „	176	0
45 „	172	1 %
60 „	170	1,4 %
90 „	124	0,4 %
120 „	98	0

5. Bei dem damals 16jährigen Patienten wurde im Sommer 1922 Glykosurie entdeckt. Seitdem strenge Diät mit maximal 50 g Brot am Tage. Erste Aufnahme in die Klinik Juni 1923. Graziler, lymphatischer Habitus. Innere Organe ohne Besonderheit. Blutdruck = 105 mm Hg. Bei einer Kost, die unter calorischer Deckung des Bedarfs 100 g Brot enthielt, waren

Blutzucker mg-%		Harnzucker
Nüchtern	96	0
9 Uhr 25 g Brot	—	
10 „	124	Spur
10 „ 5 Min. 50 g Brot	—	
11 „	132	Spur
11 „ 5 „ 75 g Brot		
12 „	108	0
12 „ 5 „ 100 g Brot	—	
1 „	120	0
2 „	116	Spur

Blutzucker mg-%	
Nüchtern	116
20 g Glykose	
15 Min.	158
30 „	168
45 „	132
60 „	128
90 „	120
20 g Glykose	
15 Min.	118
30 „	190
45 „	148
60 „	140
90 „	128

die Nüchternwerte des Blutzuckers stets normal ($= 94$—103 mg-$^0/_0$), aber sämtliche Harnproben enthielten Spuren von Dextrose, auch Spuren von Albumin. Belastung mit steigenden
Mengen von Brot (S. 251) ergab normale glykämische Kurve, aber trotz des geringen Blutzuckers dreimal minimale Glykosurie.

Im Juli 1924 zweite klinische Beobachtung. Jetzt bei täglicher Zufuhr von 250 g Brot
während 6 Wochen Harn fast immer zuckerfrei; einzelne Male Spuren von Zucker. Nüchternwert des Blutzuckers (häufig bestimmt) $= 100$—110 mg-$^0/_0$. Die fraktionierte Belastung
mit je 20 g Dextrose ergab ein Verhalten, wie man es bei leichtem Diabetes zu erwarten
hatte. Beim Gesunden hätte der zweite Kurvengipfel niedriger als der erste bleiben müssen.
Trotz höherer, durch gewissenhafte diätetische Fürsorge erwirkter Toleranz hatten sich
die Zukunftsaussichten binnen eines Jahres verschlechtert.

In folgendem Falle konnte mittels der fraktionierten Brotprobe völlige
Heilung eines Diabetes festgelegt werden.

Herr J. H., 52 J. alt. Starke diabetische Belastung. Mutter und 1 Muttersbruder an
Diabetes gestorben, ein anderer Onkel schwer zuckerleidend. Beim Patienten wurde mit
19 Jahren Zucker entdeckt ($2^0/_0$); bei Ausschluß von Zucker und Beschränkung von Mehlspeisen verschwand derselbe allmählich; $^1/_2$ Jahr nach erstem Auftreten war Harn ganz
zuckerfrei und blieb es bis jetzt bei Ausschluß von Zucker aber freiem, niemals übertrie-
benem Verzehr von Brot, Kartoffeln und Obst. Es besteht Fettleibigkeit (93 kg bei 177 cm
Länge). Die Belastungsprobe erfolgte am 11. Okt. 1926; alle Harnproben waren zuckerfrei.

Nüchtern	85 mg-$^0/_0$	Blutzucker
60 Min. nach 25 g Weißbrot	122 ,,	,,
60 ,, ,, 50 g ,, ...	135 ,,	,,
60 ,, ,, 75 g ,, ...	160 ,,	,,
60 ,, ,, 100 g ,, ...	135 ,,	,,
60 ,, später	90 ,,	,,

Hier handelte es sich also um einen Mann, der als einziger der Familie von einem gutartig
aufgetretenen und dann ausgeheilten Inselleiden befallen war, während die übrigen diabetisch erkrankten Familienmitglieder an schweren Formen der Krankheit litten. Die Kranken
der älteren Generation hatten, der damaligen Zeit entsprechend, gegen die Anfangszustände
der Krankheit keinerlei diätetische Abwehrmaßnahmen getroffen; er selbst aber wohl.
Über andere Fälle S. 260.

b) Verhalten gegen Insulin. Nach F. Umber und M. Rosenberg läßt sich
„renaler Diabetes" sicher diagnostizieren aus refraktärem Verhalten gegen
Insulin; dasselbe sei hier, im Gegensatz zum pankreatischen Diabetes, unwirksam. Bei Schwangerschaftsglykosurie soll Insulin den alimentär erhöhten
Blutzuckerspiegel weniger als beim gesunden Menschen erniedrigen (H. Elias,
H. Roubitschek und J. Güdemann). Wir möchten gegenüber dem Umberschen Kriterium darauf hinweisen, daß auch bei wahrhaft pankreatischem
Diabetes Insulin nach scharfer Senkung der großen Harnzuckermengen oft
kleine und kleinste Glykosurie zurückläßt, die man ohne bedenkliche Annäherung
an den hypoglykämischen Gefahrpunkt nicht beseitigen kann, die aber mit der
Zeit dann doch verschwindet.

c) Ketonurie nach Entziehung von Kohlenhydraten ist ein recht unzuverläßliches
Kennzeichen für pankreatischen Diabetes, da es auch beim Gesunden vorkommen
kann (S. 187) und bei gesunden Schwangeren mit solcher Regelmäßigkeit angetroffen wird, daß man es geradezu zur Diagnose der Schwangerschaft benützt
(S. 187). Wenn freilich neben anderen klinischen Merkmalen Entziehung oder
auch nur starke Einschränkung der Kohlenhydrate ungewöhnlich starke und
bedrohliche Acidosis bringt, wird man darin das Wahrzeichen des Diabetes
nicht verkennen dürfen.

Es ist nicht recht verständlich, wenn in letzter Zeit von einzelnen Autoren,
z. B. von E. Kulcke, ernstlich die Differentialdiagnose zwischen harmloser
Glykosurie und pankreatischem Diabetes erwogen wird, wenn Entziehung der
Kohlenhydrate bei normalem Nüchternwert des Blutzuckers bei einem 11 jährigen
Kinde mehrfach Koma auslöste. Es wurde übersehen, daß gerade bei Kindern
trotz bedrohlicher diabetischer Stoffwechselstörung der Blut-Nüchternwert des
Blutzuckers nicht selten lange Zeit normal oder annähernd normal bleiben kann.

d) Zusammenfassend erkennen wir den für „renalen Diabetes" gültigen Symptomenkomplex (S. 68) als ein zweifellos günstiges Merkmal für den augenblicklichen Stand der Stoffwechsellage an. Zu dieser Zeit besteht ein Diabetes levissimus, bei dem die für voll ausgeprägte Fälle gültigen Kriterien ganz oder teilweise versagen. Nur unter folgenden Bedingungen darf man davon reden:

1. Die Glykosurie muß gering sein, darf 1 $^0/_0$ und 10—15 g am Tage nicht übersteigen.
2. Die Glykosurie muß weitgehend unabhängig von Höhe der Kohlenhydratzufuhr sein.
3. Kohlenhydratentziehung darf die Ketonurie nicht über den Grad hinaus steigern, den sie auch unter gleichen Umständen beim Gesunden erreichen kann.
4. Der Nüchternwert des Blutzuckers muß bei vielfachen Untersuchungen innerhalb normaler Breite liegen.
5. Belastungskurven des Blutzuckers dürfen keine von der Norm wesentlich abweichende Form aufweisen. Einmalige Proben sind unzuverlässig. Nach unseren Erfahrungen geht günstiger Stand der Dinge sicherer aus der fraktionierten Belastungsprobe als aus einmaliger Gabe von 50 g Dextrose hervor; am sichersten aber aus fraktionierter Gabe steigender Brotmengen. Überhoher Gipfel und schleppender Verlauf der ganzen Kurve, erst recht aber Glykosurie nach Amylaceen ist (außer beim Fiebernden) unter allen Umständen echter Zuckerkrankheit verdächtig, günstiger Ausschlag kennzeichnet wenigstens für den Augenblick gute und unbedenkliche Stoffwechsellage.
6. Die alimentäre Hyperglykämie muß im Verhältnis zu etwaiger Glykosurie stets gering sein.
7. Die bekannten Folgezustände des Diabetes, aus denen man unter Umständen den Diabetes schon vor dem Auffinden von Glykosurie diagnostizieren kann (S. 273), müssen fehlen.

Den Beweis, daß es sich beim Symptomenkomplex des „Diabetes renalis" um eine vom pankreatischen Inselsystem unabhängige Abweichung des Zuckerhaushaltes handelt, halten wir nicht für erbracht. Die oben zusammengestellten Forderungen sind unter besonderen Umständen auch beim echten Diabetes erfüllt. Wenn der Symptomenkomplex bestehen bleibt, halten wir es für wahrscheinlich, daß ein in seinen Anfängen steckengebliebenes Inselleiden vorliegt, das sich nur in Nebenwirkungen insulärer Insuffizienz (auf Nierenzellen oder Blut) äußert, aber noch nicht an der Zentralstelle des Zuckerhaushaltes (Leberzellen). Vgl. S. 248.

Je länger der Symptomenkomplex des Diabetes renalis besteht, desto sicherer darf man hoffen, daß es auch ferner so bleiben wird, d. h. daß der augenblickliche Diabetes levissimus nicht nur für den Augenblick, sondern für alle Zukunft ein Diabetes innocens sein wird. Darüber entscheidet aber nicht die augenblickliche Stoffwechsellage (eingeschlossen die oben zusammengestellten Kriterien), sondern nur das klinische Gesamtbild und die Zukunft. Besondere Vorsicht heischt die Beurteilung anscheinend harmloser Formen bei Kindern und Jugendlichen.

Sechstes Kapitel.

Allgemeines Krankheitsbild, Verlauf und Prognose.

Wenn man die ungeheure Vielheit der Symptome des Diabetes, die sich um die charakteristischen Störungen des Stoffwechsels gruppieren können, bedenkt, wird es klar, daß ein allgemein zutreffendes Krankheitsbild selbst von der gewandtesten Feder nicht gezeichnet werden kann. Man kommt vielleicht dazu, die eigentliche Störung, die zur Zuckerausscheidung führt, als eine allen Fällen von Diabetes gemeinsame zu erkennen. Das klinische Bild der Krankheit aber, ihr Verlauf und ihre Prognose sind so mannigfaltig, daß man beim Vergleich der Diabetiker untereinander glauben muß, es mit verschiedenartigen Krankheitszuständen zu tun zu haben.

1. Der Beginn der Krankheit ist meist in Dunkel gehüllt. Plötzliches Auftreten mit schweren Allgemeinsymptomen und schnellem Fortschreiten ist selten und wird am ehesten noch bei Kindern und Jugendlichen beobachtet, manchmal im Anschluß an eine Infektionskrankheit.

Für die überwiegende Mehrzahl der Fälle muß angenommen werden, daß vor Entdeckung des Zuckers schon lange Zeit die Krankheit bestand; die Anamnese weist oft mit Sicherheit darauf hin, indem Komplikationen und Beschwerden vorausgingen, die den Frühstadien des Diabetes eigen sind, z. B. Abmagerung, Hautjucken, Hautentzündungen, Sehstörungen, Neuralgien, Wadenkrämpfe, Abschwächung der s.xuellen Potenz, vermehrter Durst, reichliche Diurese u. dgl. Der Beginn dieser Störungen, die zur Berechnung der Krankheitsdauer wichtige Anhaltspunkte geben, läßt sich oft auf eine ganz bestimmte Zeit zurückführen, und oft hört man, daß sie sich an gewisse Ereignisse unmittelbar anschlossen, insbesondere an starke gemütliche Erregungen, an körperliche und geistige Strapazen, an körperliche Verletzungen (vgl. S. 95) oder an überstandene Krankheiten (Influenza usw.; vgl. S. 84). Wie lange aber vor dem Ausbruch jener Symptome, die uns zunächst nur anzeigen, wann der Diabetes schädliche Folgeerscheinungen auf den Körper auszuüben begann, die eigentliche diabetische Störung ьchon begann, läßt sich nur in den seltenen Fällen bestimmen, wo regelmäßige Untersuchungen des Harns auf Zucker vorausgingen. C. v. NOORDEN sah 9 Patienten mit schwerem Diabetes (darunter 4 Ärzte und 2 Chemiker), die schon vor Entdeckung der Glykosurie gewohnt waren, ihren Harn in kurzen Zwischenräumen zu untersuchen und die mit Bestimmtheit angeben konnten, wann sie zum ersten Male Zucker ausschieden. Bei ihnen allen hatte es Monate, meist Jahre gedauert, bis sie sich als wahrhaft zuckerkrank erkannten (vgl. auch unten).

Ebenso verhält es sich bei vielen der zahlreichen Diabetiker, die erst durch eine zufällige Untersuchung, am häufigsten bei Gelegenheit eines Lebensversicherungsantrages, auf ihre Glykosurie aufmerksam gemacht werden. Dies alles weist darauf hin, daß die diabetische Störung lange Zeit vorhanden ist, ehe subjektive und objektive Krankheitssymptome sie vermuten lassen. Wo man den ersten Anfängen der Krankheit auf die Spur kam, verhielt sich die Glykosurie meist wie eine sog. transitorische Glykosurie; d. h. sie wurde gelegentlich gefunden, dann wieder vermißt, trat vielleicht ein zweites oder drittes Mal auf, um wieder auf längere Zeit zu verschwinden. Charakteristisch war aber, daß sie unter Umständen sich meldete, die bei der ung· heuren Mehrzahl der Menschen keine Glykosurie im Gefolge haben. Der transitorische Charakter der echten diabetischen Glykosurie ist prognostisch natürlich sehr wichtig. Wie gerne würde man der transitorischen Glykosurie, wenn man ihr zufällig begegnet, jede prognostische Tragweite aberkennen! Doch der Arzt hat unseres Erachtens die Pflicht, jede transitorische Glykosurie, die nicht gerade durch exzessive Steigerung der Zuckeraufnahme (Glycosuria alimentaria e saccharo, vgl. S. 35) hervorgerufen ist, sehr ernst zu nehmen und ihr zum mindesten eine sorgfältige dauernde Überwachung der Harnverhältnisse folgen zu lassen; wir möchten sogar so weit gehen, in jedem Falle eine mäßige Einschränkung der Kohlenhydrate zu verlangen. Wahrscheinlich ist auch die transitorische Glykosurie bei septischem Fieber (S. 4, c), bei schweren Verletzungen (S. 105) und bei Gravidität (S. 71) von der ungünstigen Prognose auszuschließen, falls sie mit normalem Nüchtern-Zuckerspiegel einhergehen. Was die prognostische Bedeutung der durch reichlichen Zuckergenuß[1]) hervor-

---

[1]) Eine interessante Mitteilung verdankte C. v. NOORDEN Herrn L. BRODSKY in Kiew. Er erlaubte in seiner Zuckerfabrik allen Angestellten beliebigen Zuckergenuß. Die neu eintretenden Arbeiter machten davon reichlichst Gebrauch. In den ersten 2—3 Wochen schieden

gerufenen sog. alimentären Glykosurie (bei Gesunden, bei Neurasthenikern, bei Fettleibigen, bei Gichtikern, Fiebernden usw.) betrifft, so sind darüber die Akten noch nicht geschlossen: einige sind geneigt, auch schon aus ihr eine gewisse Bereitschaft zu späterer diabetischer Erkrankung abzuleiten (H. STRAUSS). Die auf C. v. NOORDEN's Krankenabteilung ausgeführten Untersuchungen von J. STRAUSS (S. 28) rechtfertigen in gewisser Beziehung diesen Standpunkt, denn sie zeigen, wie fluktuierend die Grenzen zwischen Glycosuria alimentaria e saccharo, Glycosuria alimentaria ex amylo und diabetischer Glykosurie sind, und weiterhin lassen sie vermuten, daß es gewisse echte pankreatogene, spontane und alimentäre Glykosurien gibt, die auf verwandten, aber schnell ausgleichsfähigen Störungen beruhen, wie der echte chronische Diabetes (vgl. S. 40).

Den Standpunkt, daß jede spontane, nicht durch übermäßige Zuckeraufnahme provozierte Glykosurie als wichtiges Alarmsignal zu betrachten sei und ihren Träger in Verdacht eines späteren echten Diabetes bringt, hatten sich früher auch die Lebensversicherungsgesellschaften zu eigen gemacht, indem sie jede Glykosurie, mag sie noch so vorübergehend und noch so gering sein, als Ausschließungsgrund betrachteten (SALOMONSEN).

In jüngster Zeit scheint aber in dieser Beziehung eine mildere Auffassung an Boden zu gewinnen. Im Gegensatz zu früherem Vorgehen kommen manche Personen mit leichter Glykosurie nach sorgfältiger Untersuchung und unter bestimmten Bedingungen für eine Versicherung in Betracht (W. NOLEN, A. A. HIJMANS v. D. BERGH und J. SIEGENBEEK V. HEUKELOM). Nach eigner Umfrage trifft dies für mehrere deutsche Versicherungsanstalten gleichfalls zu. Bei Unfallversicherungen wird die sog. „Zuckerklausel" in den Vertrag eingeschlossen. D. h. wenn die Folgen eines Unfalls sich nur deshalb bösartig auswirken, weil der Versicherte zuckerkrank ist, sind dessen Ansprüche hinfällig. Dies wird aber sehr liberal gehandhabt. Die günstigere Stellung der Versicherungsgesellschaften zur Zuckerkrankheit entspringt der immer breiter gewordenen Erfahrung, daß es doch zahlreiche Fälle von leichtem Diabetes gibt, die überhaupt nicht oder doch erst nach langer Zeit zum Fortschreiten oder zur Entwicklung lebensgefährlicher Folgen neigen. Natürlich gehören in erster Stelle dazu jene, die den Symptomenkomplex des „Diabetes renalis" nachweislich längere Zeit hindurch bewahrt haben (S. 68, 248). Vor Abschluß der Versicherung pflegen sich vorsichtige Anstalten genau über die Lebensführung des Glykosurikers zu erkundigen, namentlich darüber, ob seine Persönlichkeit Gewähr bietet, daß er sachgemäß lebt; es sind uns mehrere Fälle bekannt, wo der Antrag abgelehnt wurde, weil diese Voraussetzung nicht zutraf. Die Versicherungsgesellschaften anerkennen damit die ungeheure Tragweite und auch die tatsächlichen Fortschritte sachgemäßer Therapie. Meist werden nur abgekürzte Versicherungen abgeschlossen, auf 15, längstens auf 20 Jahre. Es wäre eine dankenswerte Aufgabe, nachzuforschen, was aus den Fällen, wo mitten in voller Gesundheit bei einer Untersuchung zu Versicherungszwecken Zucker gefunden wurde, später geworden ist. Unser Urteil über den diagnostischen und prognostischen Wert kleiner Zuckermengen im Harn und unsere Kenntnisse über die Anfangsstadien des Diabetes würden durch eine solche Statistik wesentlich bereichert. Bisher liegt in dieser Hinsicht wenig Brauchbares vor. Schon vor längerer Zeit berichtete BARRINGER, es seien von 20 Personen, die bei Untersuchung für eine Versicherungsanstalt minimale „transitorische" Glykosurie darboten, 9 im Laufe von 5 Jahren echte

---

mehr als 60 % der Leute Zucker aus — z. T. bis zu 1 und 2 %. Dann ward der Urin wieder zuckerfrei, auch wenn die Leute fortfuhren, viel Zucker — wenn auch nicht so viel wie am Anfang — zu verzehren. Erkrankungen an echtem Diabetes kamen bei den Leuten kaum vor (langjährige Beobachtung bei etwa 500—600 Arbeitern).

Diabetiker geworden. Neuerdings meldet J. E. HOLST, daß von 200 Personen, bei denen bei Untersuchung für eine Lebensversicherung oder während eines Krankenhausaufenthaltes zufällig Glykosurie festgestellt wurde, 30 % im Laufe von 16 Jahren Diabetiker wurden.

Obwohl es ganz sicher zahlreiche transitorische Glykosurien gibt, die harmlos sind, und aus denen sich kein wahrer Diabetes — im klinischen Sinne des Wortes — entwickelt muß schon auf diese Zahlenangaben hin der Praktiker in Beurteilung der Zukunft höchst vorsichtig sein. Auch eine auf die Anamnese wahrer Zuckerkranker gestützte Forschung ergibt dies. Schon vor längerer Zeit berichtete C. v. NOORDEN über 24 zuckerkranke Patienten, von denen er erfuhr, daß 5—15 Jahre vor dem Ausbruch der Krankheit bei gelegentlicher Untersuchung kleine Mengen von Zucker gefunden worden seien, dann aber trotz immer wiederholten Fahndens nicht mehr, so daß sie gar nicht mehr an jenen Befund gedacht und auch nicht im geringsten mit der Kost darauf Rücksicht genommen hätten, bis viele Jahre später der Diabetes zum deutlichen Ausbruch gekommen sei. Die Zahl solcher Nachweise hat sich inzwischen stark vermehrt. Das waren doch offenbar alles verkappte Zukunftsdiabetiker, bei denen irgendein Umstand den Bogen der Leistungsfähigkeit des Zuckerhaushaltes vorübergehend überspannt hatte, und bei denen es vielleicht nie zum Ausbruch der wirklichen Krankheit gekommen wäre, wenn sie das Alarmsignal beachtet hätten.

2. Die Gruppierung der Krankheitsformen. Konstitutionelle Einflüsse. Die Gruppierung der Diabetesfälle erfolgte früher vorwiegend vom Gesichtspunkt der Stoffwechselstörung; d. h. man bezeichnete als leichte Fälle diejenigen, welche eine mehr oder weniger hohe Kohlenhydrattoleranz haben, als mittelschwere solche, die nur durch völlige Kohlenhydratentziehung zuckerfrei zu halten sind, und als schwere, bei denen auch Kohlenhydratkarenz keine Zuckerfreiheit zu bringen vermag. So zutreffend diese Gliederung auch in mancher Hinsicht ist, so wird sie doch den tatsächlichen Verhältnissen nicht ganz gerecht, denn noch manches andere als der Grad der Glykosurie ist für die prognostische Beurteilung wichtig. So werden selbst Fälle mit ganz geringer Glykosurie und guter Toleranz häufig durch die Begleitkrankheiten des Diabetes in unheilvoller Weise beeinflußt, und nicht die Stärke der Glykosurie, sondern die Folgen und Begleitkrankheiten sind dann maßgebend für die Prognose.

Von größter Bedeutung ist das Lebensalter. Glykosurie selbst geringsten Grades ist anders zu bewerten, je nachdem sie erst in höheren Jahren oder bei Jugendlichen sich offenbart. Hier ist eine endgültig günstige Prognose unbedingt erst nach mehrjähriger Beobachtung möglich, wenn sich im Verlaufe längerer Zeiträume keine Tendenz zum Fortschreiten bemerkbar gemacht hat.

Auch der allgemeine Habitus kann manchmal gewisse Anhaltspunkte für Bewertung der Schwere eines Falles geben. Früher, als die Kenntnis der Stoffwechselvorgänge weniger ausgebildet war und dementsprechend die biochemische Betrachtungsweise auch beim Diabetes noch nicht im Vordergrund stand, wurde die Schwere der Erkrankung sogar vorwiegend nach dem Habitus beurteilt; man sprach von fetten Diabetikern mit der leichten Art der Krankheit und mageren Diabetikern mit schlimmer Prognose. Das ist nur bedingt richtig. Wissen wir doch jetzt, daß Fettwerden und Fettsein die diabetische Stoffwechsellage ungünstig beeinflussen kann (S. 89, 359). Wenn dennoch bei Fettleibigen die diabetische Stoffwechselstörung oft von Haus aus milden Charakter trägt und diesen durch viele Jahre, ja das ganze Leben hindurch bewahren kann, so bilden sich doch anderseits recht oft, besonders bei adipösen Frauen allmählich schwere und schwerste Formen heraus.

Weil Diabetes in jedem Lebensalter und bei Menschen jeglicher Konstitutionsform auftritt, ist es so schwer, das äußere Bild des Diabetikers allgemeingültig zu zeichnen. Die in dieser Richtung, so u. a. von S. BONDI unternommenen Versuche vermögen daher wenig zu befriedigen. Zweifellos treten uns manche typische Erscheinungsformen entgegen, wie das Bild des älteren, breitschulterigen Diabetikers mit seiner Neigung zum Fettansatz oder das des jugendlichen mit Gesichtsröte, Xanthosis und trockener Haut. Aber zwischen diesen beiden Extremen gibt es alle Übergangsformen.

Interessant, aber auch noch in vieler Beziehung problematisch ist der Versuch von RUD. SCHMIDT zwei konstitutionelle Typen aufzustellen, in die sich die Diabetiker auch hinsichtlich der Schwere der Stoffwechselstörung einordnen lassen sollen.

Er unterscheidet 1. den asthenischen jugendlichen Unterdruckdiabetiker (arterielle Hypotonie), den er folgendermaßen charakterisiert: Schwächlicher graziler Körperbau mit schmaler Langhand und Überstreckbarkeit im Metacarpophalangealgelenk, Rötung des Gesichts. Oft Bradycardie und Hypothermie, Blutdruck abnorm niedrig, herabgesetztes pyrogenetisches Reaktionsvermögen. Haut trocken. Degenerationszeichen und Bildungsanomalien oft gehäuft. 2. Den sthenischen Hochdruckdiabetes des Erwachsenen, der ein entgegengesetztes klinisches Gesamtbild zeigt: Somatische und psychische Kraftnaturen, arterieller Über- oder Hochdruck. Neigung zu Nieren- und Gallensteinen, Gicht und Fettsucht. Im Gegensatz zum Unterdruckdiabetes im allgemeinen günstiger Verlauf ohne Neigung zu Ketonurie. Wir haben uns hierzu schon geäußert (S. 301).

In gewisser Hinsicht auch eine Frage der Konstitution ist etwaiges unterschiedliche Verhalten des Diabetes bei Männern und Frauen. Sie wurde bisher nicht erschöpfend statistisch bearbeitet. H. ELIAS und G. SINGER, E. P. JOSLIN, neuerdings wieder H. ELIAS und R. JEITELES erachten den weiblichen Diabetes als höheren Grades verschlechterungsfähig und ungünstigerer Prognose als den männlichen. Bei Auswertung weiterer statistischer Tatsachen, die darüber entscheiden sollen, sind mehrere Punkte in Betracht zu ziehen:

1. Etwaige ungünstige Beeinflussung durch Schwangerschaft und alles was drum und dran hängt.

2. Die wenigstens bei uns, in Deutschland, unzweifelhafte Tatsache, daß diabetische Ehefrauen und Mütter zwar überaus gewissenhaft ihre sorgende Pflicht bei diabetischer Erkrankung der Familienangehörigen erfüllen, selbst erkrankt aber geneigt sind, ihren Gedankenkreis, den ganzen Haushalt, den Geldbeutel möglichst wenig mit den eignen Bedürfnissen zu belasten. Also ein Teilstück des größeren Opfersinnes der Frau! Wir begegnen der gleichen Tatsache bei allen dauernder Fürsorge bedürftigen chronischen Krankheiten.

3. Unter den Männern gibt es ungemein zahlreiche, die eine ursprünglich leichte und ihrem inneren Wesen nach nicht zum Fortschreiten neigende diabetische Stoffwechselstörung durch Überfüttern und sonstige Unmäßigkeit über den Grad hinaus verschlimmern, welcher der Natur und der Schwere ihres Inselleidens eigentlich zukommt. Sie werden dadurch bedroht; sowohl der Zuckerhaushalt sich ungünstiger, wie auch mit Folge- und Begleitkrankheiten muß man häufiger und ernster rechnen. Aber Rückkehr zur Mäßigkeit und planvolle Behandlung kommen oft noch rechtzeitig genug, um die leichtsinnig verschuldete Verschlimmerung der Stoffwechsellage rückläufig zu machen. Bei Frauen gewisse Vernachlässigung häufig (s. Nr. 2), aber die so überaus nachteilige Unmäßigkeit doch recht selten. Die auf deren Beseitigung gerichteten, bei Männern so erfolgreichen therapeutischen Bestrebungen finden daher bei ihnen nur selten einen Angriffspunkt. Es sei u. a. auch darauf hingewiesen, daß wir bei fettleibigen Frauen prozentisch sehr viel weniger Unmäßigkeitsfettsucht, sehr viel mehr thyreogene Fettsucht antreffen als bei Männern.

4. Bei Männern kommen wegen Eigenart ihres Berufslebens, wegen Tabakmißbrauchs, wegen starken Alkoholgenusses, wegen häufigerer Syphilis u. a. viel mehr Komplikationen des Diabetes vor als bei Frauen, und dies, nicht die Stoffwechselstörung verschlechtert die Gesamtprognose.

Wenn wir die erwähnten exogenen Einflüsse in Rechnung stellen, wird für den von ihnen losgelösten selbsttätigen Ablauf der Grundkrankheit, des eigentlichen Inselleidens, wohl kaum eine ungünstigere Prognose bei Frauen als bei Männern übrigbleiben.

3. Die leichten Fälle des Diabetes entwickeln sich wohl ausnahmslos sehr langsam und bringen anfangs keinerlei Beschwerden. Für weiteren Verlauf ist es nun gerade bei leichten Fällen von ausschlaggebender Bedeutung, wann sie entdeckt und wie sie behandelt werden. Der Arzt soll in leichten Fällen die Behandlung besonders ernst, nachdrücklich und planmäßig führen und leiten. Hier ist noch alles zu gewinnen, aber auch alles zu verlieren. C. v. NOORDEN betonte diesen Grundsatz seit langem, viel schärfer als irgendein anderer Kliniker. Wird frühzeitig eingeschritten, so darf man überwiegend häufig auf gute, sogar glänzende therapeutische Erfolge rechnen. Würde diese Erkenntnis besser beachtet, setzte die richtige und planmäßige Behandlung in früherem Zeitpunkte ein als es im Durchschnitt der Fall ist, so könnte man mit Sicherheit darauf rechnen, daß die allgemeine Prognose der leichteren Diabetesformen sich viel günstiger gestaltet als bisher. Man würde erfahren, daß es kaum eine andere chronische Krankheit des Menschen gibt, die sich leichter beherrschen und deren zukunftbedrohlichen Spitzen leichter zu brechen sind. Noch hat sich, wenigstens bei uns, diese Erkenntnis nicht durchgerungen, obwohl sie seit Jahrzehnten jene Grundsätze von diabeteskundigen Stoffwechselpathologen gelehrt und gepredigt worden sind. Unzureichende Maßnahmen blieben vorherrschend. Hierzu trugen vor allem bei:

1. Unterwertung geringfügiger und transitorischer Glykosurien. Richtig ist, daß sie keine unmittelbare Gefahr bedeuten; falsch aber ist, ihre Bedeutung als warnendes Vorzeichen zu verkennen. In weitaus den meisten Fällen sind sie wirklich Vorzeichen künftiger Weiterentwicklung der sie bedingenden Stoffwechselstörung. Nur eine kleine Minderheit bekundet Störungen, die nicht befähigt sind, sich zu verschlimmern, sondern dauernd im gleichen verharren oder gar völlig sich zurückbilden werden. Darüber ward an verschiedenen Stellen dieses Buches gesprochen (u. a. S. 68, 248). Im Einzelfalle ist dies aber ungewiß; es ist zunächst nur eine Hoffnung. Selbst die verfeinerten Proben der Jetztzeit, unter Händen des kundigsten Arztes, können die Antwort schuldig bleiben (S. 247ff.). Daher wird der pflichtgetreue Arzt sich hüten, seiner Hoffnung diagnostischen und prognostischen Wert beizumessen und sein Handeln der Hoffnung statt der Befürchtung anzupassen. Richtig handelt er nur, wenn er zunächst die leichteren Formen der Glykosurie als Merkzeichen eines wahren, zu allmählichem Auswachsen neigenden Diabetes hinnimmt. Wenn die Befürchtung trügt und die Hoffnung den Sieg behält, um so besser! Dann ist es leicht und gefahrlos, die straff gezogenen Zügel wieder zu lockern.

2. Die Ärzte scheuen sich, bei einem z. Z. unbedenklichen und nicht mit voller Sicherheit, jedenfalls aber erst in weiter Ferne gefahrdrohenden Zustand dem Patienten derartige Unbequemlichkeit und Beharrlichkeit zuzumuten, wie es die Lage in Wahrheit verlangt. Hierzu trug der allmähliche Niedergang der hausärztlichen Tätigkeit, im alten Sinne des Wortes, vieles bei. C. v. NOORDEN legte dies an anderer Stelle ausführlicher dar.

Recht oft berichten Zuckerkranke jetzt folgendes: Ein Arzt, der aus diesem oder jenem Grunde befragt wurde, findet Zucker im Harn und erteilt beschränkende Kostvorschriften. Nach einiger Zeit wird ein anderer Arzt befragt. Infolge der inzwischen innegehaltenen Kostvorschriften findet er keinen Zucker und bezweifelt die Diagnose Diabetes. Er stellt eine Belastungsprobe mit reichlicherer Kohlenhydratgabe an. Er findet wieder keinen Zucker, und jetzt wird aus dem Zweifel das Urteil: es liegt sicher kein Diabetes vor. Daß der Patient dem zweiten Arzte mit seiner erfreulichen Botschaft lieber und mehr vertraut und nun nach dem neuen Spruche lebt, ist menschlich. Der zweite Arzt hat aber nicht berücksichtigt und vielleicht auch nicht gewußt, daß nach vorausgegangener Entlastung des Zuckerhaushaltes oft eintägige Gabe gewaltiger Mengen Kohlenhydrat keine Glykosurie nach sich zieht (S. 366ff.).

3. Die Ehrfurcht vor der heilenden Allgewalt von Trink- und Badekuren beherrschte und beherrscht noch immer verblendend weiteste ärztliche Kreise. Über Wirkungsart und über Grenzen ihrer Wirksamkeit vgl. Kap. 8. Jedenfalls

war es falsch und verderblich für überaus zahlreiche Zuckerkranke, sich auf die geträumte Heilkraft der Quellwässer zu verlassen und zu Hause so gut wie nichts zu tun. Die Macht der Gewohnheit war bestimmend.

4. Ein gewisser fatalistischer Pessimismus ließ und läßt die Zuckerkrankheit den Ärzten als unheilbar, sogar als wenig besserungs- und beeinflussungsfähig erscheinen. Daß das Nieder- und Unterdrücken der Glykosurie zunächst nur ein Versteckenspiel bedeutet, war bekannt und entmutigend; es wirkt sich um so hemmender aus, als ungeschicktes Vorgehen dabei nur allzu leicht das Schreckgespenst der Acetonurie heraufbeschwört (S. 378). Daher blieben die Diätvorschriften für häusliche Lebensweise fast immer auf halbem Wege stecken. Es waren ziemlich liberale, nicht durchgreifende, das Ziel dauernder Aglykosurie und Anacetonurie nicht erreichende Maßnahmen. Das Selbstvertrauen zur eignen ärztlichen Kunst fehlte, eine bedauerliche Folge der jämmerlichen klinischen Ausbildung älterer Ärztegenerationen in Stoffwechsel- und Ernährungslehre, ein Übelstand, der auch jetzt noch keineswegs völlig überwunden ist. Der Grundsatz „nil nocere" überwucherte in der Stellungnahme der meisten Ärzte die schöneren Grundsätze „bringe Hilfe" und „beuge vor".

Daß in Anbetracht der geschilderten Umstände den leichteren Diabetesformen, soweit sie nicht wegen völlig gutartiger und nicht zum Fortschreiten geeigneter Natur des Inselleidens ganz von selbst stillstanden oder rückläufig wurden, nicht das verdiente Maß tatkräftiger Hilfe zuteil wurde, daß es zumeist bei gedankenloser Scheinbehandlung blieb, und daß überaus zahlreiche Leicht- und Leichtest-Diabetiker, deren Stoffwechsel durch hinreichende Entlastung wieder in Ordnung gekommen oder vor weiterem Niederbruch geschützt worden wäre, durch therapeutisches Versäumnis auf den Leidensweg des sich langsam und stetig verschlimmernden Diabetes gedrängt worden sind, ist verständlich. Aber die Aussichten haben sich gebessert, bei uns freilich noch nicht durchgreifend. Wie verweisen auf das nachahmungswerte Beispiel Nordamerikas. Eine großzügige, aufklärende ärztliche Propaganda, unterstützt von der machtvollen Tagespresse hat dort bis zum kleinsten Landarzt und bis in die kleinste Bauernhütte Belehrung über die Tragweite und über Behandlungsbedürftigkeit der beginnenden Zuckerkrankheit getragen und dort als wirksamer Weckruf gedient. Wir dürfen mit Bestimmtheit hoffen, daß auch bei uns dem Leicht-Diabetiker der Gegenwart und der Zukunft die planmäßige vorbeugende Sorgfalt zuteil wird, die ihm gebührt. Es ist nicht mehr der „Meinung" des Einzelarztes unterstellt, ob er bei einem Leicht-Diabetiker tatkräftige Abwehrmaßregeln ergreifen oder nach Vorbild altüberkommenen Schlendrians weiterwursteln will, sondern der Verzicht auf die von der wissenschaftlichen Heilkunde gebotenen Hilfs- und Schutzmaßnahmen ist jetzt als Kunstfehler zu buchen.

4. **Leichter Diabetes in jungen Jahren.** Als besonders ungünstig gilt mit Recht der in jungen Jahren einsetzende Diabetes, auch wenn er anfangs in noch so leichten, etwa transitorischen Formen auftritt. Aber glücklicherweise ist es doch nicht immer so. Manchmal macht die Erkrankung doch halt und bleibt Jahre und Jahrzehnte, vielleicht das ganze Leben hindurch auf niedriger Stufe stehen, so daß man von „Diabetes innocens" zu sprechen berechtigt ist. Wir verfügen über eine größere Reihe solcher Fälle und wählen eine Anzahl aus, wo über Lebens- und Ernährungsweise und über Harnanalysen weit zurückreichend zuverlässige Nachrichten zu erhalten waren, z. T. aus eignen Feststellungen. Daß diese Berichte über das völlige Harmlosbleiben der früh entdeckten Glykosurie nicht etwa ermuntern sollen, bei Entdeckung solcher leichten Störungen die Hände in den Schoß zu legen und die Dinge sich selbst zu überlassen, geht aus dem Vorausgesagten genügend hervor. Es sind alles Fälle, wo

erst der überzeugende Nachweis, daß fortschreitende Verschlimmerung der Stoffwechsellage nicht zu befürchten sei, das Lockern der diätetischen Zügel rechtfertigte (vgl. S. 68 unter Nr. 1). Über einige Fälle vgl. auch S. 249 und auf S. 252 Fall J. H.

I. Herr R. S. Über klinischen Verlauf des seit 31 Jahren in allen Abschnitten beobachteten Falles S. 372. Im Jahre 1924 führten 150 g Brot, über den Tag verteilt, keinen Zucker oder nur Spuren in den Urin. Blutdruck = 115 mm Hg. Blutzucker nüchtern (mehrfache Proben) = 110—120 mg-%.

Belastung mit 100 g Dextrose nüchtern:

Nüchtern	120 mg-% Blutzucker	0	Zucker im Harn
15 Min. nach 100 g Dextrose	192 „ „	0,10 g	„ „ „
30 „ „ „	164 „ „	0,38 g	„ „ „
45 „ „ „	118 „ „	0,29 g	„ „ „
60 „ „ „	110 „ „	0,10 g	„ „ „
90 „ „ „	106 „ „	0,06 g	„ „ „
120 „ „ . „	94 „ „	0	„ „ „

Fraktionierte Verabfolgung steigender Brotmengen:

Nüchtern	120 mg-% Blutzucker	
1 Std. nach Einnahme von 25 g Brot	136 „ „	0,12 g Zucker im Harn
1 „ „ „ „ 50 g „	174 „ „	0,3 g „ „ „
1 „ „ „ „ 75 g „	164 „ „	0,4 g „ „ „
1 „ „ „ „ 100 g „	155 „ „	0,85 g „ „ „
2 „ später „	110 „ „	0,6 g „ „ „

In diesem Falle verlief die glykämische Kurve nach der großen Gabe von 100 g Dextrose völlig normal. Die Kurve bei Brotprobe war nicht ganz normal. Ihr Hochplateau ist zu breit, der Endwert wieder normal. Bemerkenswert ist die höhere Zuckerausscheidung nach Amylum als nach Dextrose. Dies zeigt an, daß trotz des wunderbar guten Gesamtverlaufes die wahrhaft diabetische Störung doch nicht ganz überwunden ist.

II. Dr. R. Arzt. Aufgenommen 8. August 1922. 61 Jahre alt. In der Familie mehrfach Diabetes. 1905, als er 45 Jahre alt war, wurde zufällig Zucker gefunden, 1,5%. Keine diabetischen Folgezustände. Hat seitdem sorgfältig Diät gehalten. Dabei meist keine Glykosurie. Im Jahre 1912 5 Anfälle von Nierenkolik. Entleerung kleiner Phosphatsteine. Seitdem wieder Zucker, maximal 0,3%. Die körperliche Untersuchung im August 1922 ergibt außer geringer Hypertonie (160 mm Hg) keinen Befund, auch nicht im Augenhintergrund. Im Harn bei Zulage von 100 g Brot zu strenger Diät bis 2,5 g Zucker in 24 Std. Blutzuckerwerte nüchtern zwischen 95 und 110 mg-% an verschiedenen Tagen. Fraktionierte Belastung mit Brot zeigte folgendes:

	Blutzucker	Harn
8 Uhr nüchtern	98 mg-%	0
8 „ 5 Min. 25 g Weißbrot		
9 „	113 „	0,1%
9 „ 5 „ 50 g „		
10 „	109 „	0,6%
10 „ 5 „ 75 g „		
11 „	113 „	0,5%
11 „ 5 „ 100 g „		
12 „	126 „	0,8%
1 „	112 „	0

In diesem Falle verläuft die glykämische Kurve mit tiefem, flachem Gipfel. Um so bemerkenswerter ist, daß sie nicht rechtzeitig den normalen Ausgangspunkt wieder erreicht. Die Glykosurie nach Amylum kennzeichnet die echt diabetische Grundlage der Störung.

III. Dr. S. Arzt. 54 Jahre alt. Familienanamnese o. B.

1907 im Alter von 39 Jahren starker Durst und nächtliches Urinlassen. Damals Zucker gefunden.

1908. Klin. Beobachtung. Bei 120 g Brot nicht mehr als 0,3%. Diätvorschriften.

1909—1913 kein Zucker oder nur Spuren.

1918. Bei 250 g täglicher Brotzufuhr kein Zucker. Die jetzt zum ersten Male ausgeführten Blutzuckerbestimmungen ergaben bei dieser Belastung Werte zwischen 85 und 120 mg-%.

1922. Bei 150 g Brot Spuren Sacch. Blutzuckernüchternwerte 85—95 mg-%.

1924. Bei 250 g Brot kein Zucker. Blutzucker nüchtern 99—140 mg-%.

Das starke Schwanken der Nüchtern-Blutzuckerwerte ist trotz fehlender Glykosurie kennzeichnend für diabetische Störung.

IV. M. S. Kaufmann. 49 Jahre alt. Im Jahre 1902 im Alter von 29 Jahren Zucker in geringen Mengen gefunden. Dann viele Jahre bei normaler Kost ohne Zucker aglykosurisch.

1917. Wieder 0,5% Zucker, der aber bald wieder verschwand.

1921 im Anschluß an schwere Verletzung des Kniegelenks wieder Zucker. Auch nach Gemüsetagen kein Verschwinden des Zuckers; an diesen Tagen bis zu 0,8 %.

1922. Klin. Beobachtung: Allgemeine Adipositas. Innere Organe o. B. Blutdruck 140 mm Hg.

Bei normaler Kost dauernd geringe Glykosurie, die 1 g am Tage selten überschreitet. Blutzuckerwerte zwischen 88 und 114 mg-% schwankend.

Brotbelastung zeigt folgendes:

Die Kurve ist abgesehen von dem etwas zu hohen Endwert normal.

V. B. Arzt. 32 Jahre alt. Muttersvater im Koma gestorben. Vater: leichter Diabetes. Mutter leidet an· Gicht.

1910 im Alter von 20 Jahren Zucker gefunden. 1—1,5 %. Nach kurzer diätetischer Behandlung zuckerfrei, lebte dann bei freier Kost, blieb zuckerfrei.

1919 nach Appendectomie wieder Zucker, der aber bald wieder verschwand.

1922. Nach psychischen Erregungen wieder Zucker, bis zu 1 %, der auch bald verschwand.

Patient M. S.		Blutzucker	Harn
8 Uhr nüchtern		92 mg-%	0
	25 g Brot		
9 „		130 „	Spur
	50 g „		
10 „		124 „	„
	75 g „		
11 „		112 „	„
	100 g „		
12 „		140 „	„

Klin. Beobachtung: Beschwerden: Mattigkeit, leichte Gewichtsabnahme. Innere Organe o. B.

Bei Normalkost: Spuren Dextrose in einzelnen Portionen. Blutzucker 70—90 mg-% nüchtern.

Brotbelastung ergibt folgendes:

Hier handelte es sich um transitorische Glykosurien. Drei Jahre nach letzter Attacke ergab' die scharfe Brotprobe keinen Rest diabetischer Veranlagung mehr.

VI. Dr. med. Pf. 43 Jahre alt. Im Jahre 1910, als er 28 Jahre alt, anläßlich Untersuchung für Lebensversicherung Zucker gefunden. Menge 1 %. Bei häuslicher Kost in der Folge meist zuckerfrei. Während des Krieges als Truppenarzt alle Anstrengungen gut ertragen. Im Anfang des Jahres 1925 bei gewöhnlicher Hauskost stets 1—2 % Zucker im Harn.

Patient V. B.		Blutzucker	Harn
8 Uhr nüchtern		90 mg-%	0
	25 g Brot		
9 „		96 „	0
	50 g „		
10 „		101 „	0
	75 g „		
11 „		93 „	0
	100 g „		
12 „		91 „	0
1 „		77 „	0

Klin. Beobachtung Mai 1925. Sehr nervös. Innere Organe: nichts Besonderes, vielleicht altes Ulcus duodeni (Röntgenuntersuchung). Bei strenger Diät und 170 g Brotwert zeitweilig Spuren von Zucker. An einem Hafertage (250 g Hafer) wird kein Zucker ausgeschieden. Blutzuckernüchternwerte immer normal. Die Tageskurve des Blutzuckers an einem Tage mit strenger Diät und 160 g Brotwerten über den Tag verteilt, war folgende:

Nüchtern	106 mg-% Blutzucker	0 Harnzucker
11 Uhr	113 „ „	0 „
4 „	113 „ „	0 „
7 „	93 „ „	0 „

Die glykämische Kurve nach Einnahme von 50 g Glykose verlief wie folgt:

In diesem Falle bestand eine beträchtliche Toleranz, freilich erheblich geringer als 10—15 Jahre zuvor. Inzwischen unzweckmäßiges Verhalten. Die häusliche Lebensweise bis zur Aufnahme in die Privatklinik nützte die Toleranz voll aus. Bei etwas tieferer Einstellung normale Werte für Blutzucker; Harn blieb in allen 4 Einzelproben

Patient Pf.	Blutzucker	Harnzucker
Nüchtern	93 mg-%	0
Dann Einnahme von 50 g Glykose		
15 Min. später	232 mg-%	50 ccm mit 0,5 %
30 „ „	232 „	20 „ „ 2,5 %
45 „ „	232 „	70 „ „ 0,8 %
60 „ „	124 „	160 „ „ 0,3 %
120 „ „	110 „	500 „ „ 0
180 „ „	92 „	100 „ „ 0

zuckerfrei. Die Dextroseprobe brachte abnorm hohe Blutzuckerwerte und Glykosurie; günstig und damit der Gesamtlage des Falles entsprechend war der normale Abfall der Hyperglykämie. Die Brotprobe brachte den überraschend hohen Wert von

Die fraktionierte Brotprobe ergab:

Patient Pf.	Blutzucker	Harn
8 Uhr nüchtern 25 g Brot	93 mg-%	0
9 „ 50 g „	124 „	Spur
10 „ 7 g „	120 „	350 ccm mit 0,5%
11 „ 5 „ 100	140 „	170 „ „ 0,7%
12 „ g	213 „	450 „ „ 0,4%
1 „	110 „	130 „ „ 0,5%

213 mg-%, dann normalen Abfall. Der Harn entführte nach Amylaceenkost (!) insgesamt rund 5,5 g Zucker. Also deutlich diabetische Ausschläge.

VII. Dr. H. 32 Jahre. Im Jahre 1912, im 22. Lebensjahre, bei zufälliger ärztlicher Untersuchung Zucker festgestellt. Die Mutter leidet an mittelschwerem Diabetes. Später nicht mehr auf Zucker untersucht. 1917 auf Heimtransport aus französischer Kriegsgefangenschaft an Icterus erkrankt. 1920 im Anschluß an Fleischvergiftung wieder leichter Icterus. Im Harn jetzt Dextrose festgestellt. In der Folgezeit bei freier Kost teils Glykosurie vorhanden, teils fehlend, 1921 Kur in Karlsbad. Verhalten der Glykosurie sehr wechselnd, niemals nüchtern Zucker, immer nur nach den Mahlzeiten. Anfangs Januar heftiger Gallensteinkolikanfall. 1922 klin. Beobachtung. Befund: Vergrößerte Leber, altes Ulcus duodeni oder pericholecystitische Verwachsungen (Röntgenuntersuchung). Bei freier Kost nur gelegentlich geringe Zuckerausscheidung, bis 0,7 g pro die. Nüchternwert des Blutzuckers zwischen 100—110 mg-% schwankend, nur einmal 147 mg-%. Die Brotbelastung ergibt keinen pathologischen Ablauf der Kurve, was zwar sehr günstige Lage des Zuckerhaushaltes beweist, aber der einmal zufällig gefundene sehr hohe Nüchternwert zeigt doch an, daß neue Vorstöße der diabetischen Störung nicht ausgeschlossen sind.

VIII. S. Bankbeamter. 35 Jahre. Vor 10 Jahren im Alter von 25 Jahren etwas Zucker gefunden. Später bei freier Kost wechselnd Glykosurie, nie mehr als 0,5%. Bei der klin. Aufnahme im Juli 1923 wird bei dem sehr mageren Manne Superacidität und Ulcus duodeni festgestellt. Bei einer Kost, die 200 g Brotwert enthält, kein Zucker. Blutzucker immer normal. Die fraktionierte Brotbelastung ergibt:

Patient S.	Blutzucker	Harnzucker
Nüchtern 25 g Weißbrot	90 mg-%	0
9 Uhr 50 g „	116 „	0
10 „ 75 g „	150 „	Spur
11 „ 100 g „	154 „	0,3%
12 „	122 „	0,5%
1 „	90 „	0

Die glykämische Kurve ist leicht erhöht, das Auftreten von Zucker nach Brotkost unter mäßiger alimentärer Hyperglykämie beweist leichte diabetische Stoffwechselstörung.

IX. Sch. 43 Jahre. Vater und Onkel des Patienten Leicht-Diabetiker. Vor 10 Jahren im Alter von 33 Jahren Zucker gefunden, maximal 1%. Später bei freier Kost nur Spuren. Keine besonderen Beschwerden außer Müdigkeit und Kreuzschmerzen. Während klin. Beobachtung im April 1922 bei 250 g Brot kein Zucker. Blutzuckerwerte nüchtern zwischen 70 und 110 mg-% schwankend. Zwei Brotbelastungen in größeren Abständen ergaben:

Patient Sch.	26. X. 22		11. IV. 23	
	Blutzucker	Harnzucker	Blutzucker	Harnzucker
Nüchtern	108 mg-%	0	72 mg-%	0
1 Std. nach 25 g Brot	120 „	0	90 „	0
1 „ „ 50 g „	126 „	0	94 „	0
1 „ „ 75 g „	130 „	Spur	96 „	Spur
1 „ „ 100 g „	130 „	0,2%	94 „	0,3%

Zwischen der ersten etwas ungünstigen und der zweiten auffallend günstigen Probe lag 1/2 Jahr mit mäßiger Kohlenhydratbeschränkung. Die zweite Kurve scheint darzutun, daß der individuelle Normalwert für Blutzucker ungewöhnlich tief lag, so daß die Endwerte der Kurve (96 und 94 mg-%) doch wohl — ad personam — eine gewisse Überhöhe bedeuten.

X. F. Sch. Ingenieur. 45 Jahre alt. 1915 im Alter von 38 Jahren Zucker gefunden. In der späteren Zeit keine Diät gehalten. Zuckerausscheidung schwankte zwischen 0,1 und

0,3 %. Klin. Beobachtung im Oktober 1922: Innere Organe o. B. Bei Zufuhr bis zu 300 g Brot, teils Spuren, teils Glykosurie bis zu 7 g pro die. Blutzuckernüchternwerte 84—91 mg-%.

Die Belastung mit steigenden Brotmengen ergab:

Die Kurve ist normal, der sehr günstigen Gesamtlage entsprechend. Das Auftreten von Zucker nach Brot zeigt Restbestände der diabetischen Störung an.

Pat. F. Sch.	Blutzucker	Harnzucker %	absolut
Nüchtern	90 mg-%	0	0
9 Uhr 25 g Weißbrot	96 „	0	0
10 „ 50 g „	100 „	0,2 %	0,1 g
11 „ 75 g „	135 „	Spur	
12 „ 100 g „	112 „	1,2 %	0,6 g
1 „	81 „	0,9 %	1,0 g

XI. S. M. 16 jähriges Mädchen. Im 5. Lebensjahre Auftreten geringer Zuckerausscheidung. In der Folgezeit immer geringe Zuckermengen im Harn, zeitweise auch zuckerfrei. Eine am 21. Sept. 1922, also nach fast 11 jährigem Bestehen der Glykosurie Untersuchung in unserer Klinik. Es handelt sich um ein gut entwickeltes Mädchen von 49 kg Gewicht. Organe o. B. Menstruation noch spärlich. Die Untersuchung des Blutzuckers nach Brotbelastung zeigte folgendes Resultat:

Der Verlauf der glykämischen Kurve läßt eine diabetische Störung erkennen; das Hochplateau der Kurve ist zu breit. Der sich über bereits 10 Jahre erstreckende Verlauf der Erkrankung zeigt keine Neigung zum Fortschreiten.

Pat. S. M.	Blutzucker	Harnzucker
Nüchtern	96 mg-%	
9 Uhr 25 g Brot		
10 „	128 „	
10 „ 5 Min. 50 g Brot		
11 „	157 „	0
11 „ 5 „ 75 g „		
12 „	142 „	
12 „ 5 „ 100 g „		
1 „	142 „	

Das bezeichnende und praktisch wichtigste Merkmal aller dieser Fälle ist das Verharren bei leichter und leichtester, oft nur gelegentlich (transitorisch) oder innerhalb kurzer Perioden erscheinenden Glykosurie, das Beibehalten dieser milden Form durch lange Jahre trotz ihres Ursprunges in der Jugendzeit, das Fernbleiben sekundär-diabetischer Störungen, während ein gewisser bedrückender Einfluß der bestehenden Minderwertigkeit auf das Seelenleben bei etlichen unter den Patienten nicht zu verkennen war. Wir konnten hierauf in den knappen Berichten nicht eingehen. Beim vollentwickelten Diabetes ist dies meist anders; der Kranke hat sich seelisch mit der Krankheit abgefunden, wenn auch beträchtliche Vorstöße derselben zeitweilig Beunruhigung bringen. Jedes Neuauftreten transitorischer Glykosurie, meist ganz unerwartet kommend, wirkt aber bei manchen, nicht bei allen, am stärksten bei Ärzten wie ein häßliches Gespenst, das den nunmehrigen Ausbruch wahrer, fortschreitender Zuckerkrankheit ankündet. Aber rein objektiv dürfen wir diese Fälle mit größerem Recht als viele unter solcher Marke veröffentlichte als Diabetes innocens buchen. Ein wichtiges Merkmal ist der niedrige Nüchternwert des Blutzuckers, wovon allerdings einzelne Male in bemerkenswerter Weise gelegentliche Ausnahmen vorkamen. Aus den Belastungsproben wird wohl mancher ableiten wollen, das seien ja typische Fälle von „Diabetes renalis", und sie hätten aber gar nichts mit dem Pankreas zu tun. Daß dies nur eine Annahme, aber kein logischer Schluß aus Tatsachen sei, ward mehrfach besprochen. Über möglichen Zusammenhang des Symptomenkomplexes: D. renalis mit insulärem Diabetes vgl. S. 248. Wir betrachten die hier berichteten Krankheitsbilder als Merkmale eines in den Kinderschuhen steckengebliebenen pankreatischen Inselleidens. Anatomische Befunde über solche Fälle fehlen leider durchaus; es ist auch fraglich, ob die bisherigen histologischen Methoden zur Klärung ausreichen würden (S. 94). Die

glykämischen Kurven decken auf, daß doch kleine Abweichungen vom Normal-
befund in Richtung zur diabetischen Kurve vorliegen. Die Kurven bilden gewissermaßen Übergänge von den Kurven bei regelrechtem Diabetes und denen
beim typischen Symtomenkomplex des sog. D. renalis und warnen damit, den
Kurven des letzteren unbedingte Beweiskraft für Bestehen einer diabetesfremden
Krankheit zuzuerkennen. Die praktisch wichtige Tatsache der Harmlosigkeit wird dadurch nicht berührt.

Praktisch von hervorragender Bedeutung und hoffnungerweckend ist, daß
solch harmlos bleibende Krankheitsformen, die man beim Diabetes älterer Leute
schon lange als häufig vorkommend (s. unten) kannte, auch in jugendlichen
und mittleren Jahren (II. bis Anfang des V. Decennium) ungleich häufiger
sind als man früher annahm. Z. B. berichtet R. HATLEHOL über 17 derartige
Fälle, J. E. HOLST über 77 Fälle leichter Glykosurie mit normalem Nüchternwerte des Blutzuckers, von denen sich nur 2 im Laufe von 1—25 Jahren zu
wahrem Diabetes auswuchsen. Wir stimmen HOLST völlig bei, wenn er auf
dauerhaft normalen Nüchternwert des Blutzuckers prognostisch allergrößten Wert legt. So lange dieser Befund besteht, ist die augenblickliche Lage
günstig; und je öfter und namentlich je längere Zeit hindurch dieser Normal-
befund wiederkehrt, desto günstiger wird auch die Prognose für fernere Zukunft,
d. h. desto zuversichtlicher darf man die Sorge vor späterem Ausarten der Stoffwechselstörung und vor ihrer Auswirkung in Sekundärschäden beiseite schieben.
Die prognostische Zuversicht wird um so besser begründet sein, je mehr die
Blutzuckerkurven bei Belastungsproben sich von dem diabetischen
Typus entfernen und dem Normaltypus sich nähern. Daß zum Aufdecken von
Restbeständen diabetischer Neigung die fraktionierte Brotbelastung viel schärfer
als die Dextrosebelastung ist, geht aus unseren Beispielen deutlich hervor.

Aber aufs neue sei dringend gewarnt vor Auswertung günstiger Einzelbefunde in prognostisch günstigem Sinne. Unter Umständen stößt man auch
bei gefahrdrohendem Diabetes auf günstigen Einzelbefund (S. 251). Daß nur lang-
dauerndes Günstigbleiben der Blutbefunde gute Gewähr für die Zukunft gibt, geht
auch aus den Berichten von F. UMBER und M. ROSENBERG, ferner von
H. MALMROS hervor, die gleichfalls den fließenden Übergang ursprünglich harmlos
erscheinender Fälle in fortschreitendem Diabetes dartun.

Es sei nun noch betont, daß der Diabetes innocens, wenn früh entstanden — im Gegensatz zu alter Lehre — seiner Gesamtprognose nach
günstiger ist als der leichte Altersdiabetes, weniger in bezug auf die
diabetische Stoffwechselstörung selbst, als in bezug auf Folgezustände und Begleitkrankheiten. Diese spielen beim Altersdiabetes überaus häufig, wir möchten
sogar sagen überwiegend häufig, eine prognostisch sehr üble Rolle. Gewöhnlich
ist auch der Nüchternwert des Blutzuckers dauernd erhöht und die Belastungs-
kurve des Blutzuckers steht weiter ab von der normalen, als bei den jugendlichen
harmlosen Formen. Der leichte Altersdiabetes bedarf daher auch ernsterer
prophylaktisch-diätetischer Fürsorge, als der jugendliche Diabetes innocens.
Bei letzterem scheint die Gutartigkeit der histologischen bzw. histochemischen
Zustandsänderungen die Lage derart zu beherrschen, daß es zweifelhaft ist,
ob daneben das Mitwirken einschränkender Diätmaßnahmen Wesentliches zu
weiterer Besserung der Prognose beitragen können. Aber erst dann sind die Zügel
zu lockern, wenn die Harmlosigkeit durch stete Wiederkehr günstiger
Befunde bewahrheitet ist (S. 258).

Daß Insulin an dem prognostischen Verhalten des Diabetes innocens Weiteres bessern wird, ist unwahrscheinlich. Selbst wenn es theoretisch möglich
und praktisch erreichbar wäre (vgl. Insulintherapie), so würden doch wohl

immer die Nachteile der Insulinbehandlung den zu erwartenden Gewinn über-
ragen.

Folgendes Beispiel diene als Warnung. Den jetzt 35jährigen Gelehrten behandelte
C. v. Noorden vor etwa 15 Jahren in Wien erfolgreich wegen chronischer Stuhlträgheit
und Colica mucosa. Schwere Neurasthenie, starke Phobien, sich namentlich auf befürchtete
Unbekömmlichkeit der Kost erstreckend. Damals bereits mehrfach transitorische Glykosurie,
Blutzucker 90—110 mg-% nüchtern. Später öfters mehrwöchige Perioden mit zeitweiliger geringer Glykosurie; dann wieder lange Zeiten zuckerfrei bei Vermeidung von
Zucker, aber bei sonst beliebiger Kost. In letzten Jahren wieder Rückfälle der Darmstörungen, auch der Phobien, die ihn auf höchst karge Kost zurückführten. Starke Abmagerung, Schwächezustände, gelegentlich auch — wie bisher — geringe Glykosurie
(0,2—0,3%). Im Frühsommer 1926 begann sein Hausarzt zwecks „Aufmästung" eine
Insulinkur. Schon die erste Injektion von 10 Einheiten brachte einen überaus schweren
hypoglykämischen Anfall nach 2 Stunden, der leicht hätte deletär werden können, da man
damit nicht gerechnet hatte und da erst nach 20 Minuten ein Arzt zur Stelle war, der sofort
Zucker nehmen ließ. Die Insulinkur wurde natürlich sofort abgebrochen. Unter Normal-
behandlung solcher intestinal-nervöser Zustände in einem diätetischen Sanatorium erfolgte
alsbald erfreuliche Gewichtszunahme und Kräftigung.

5. Über schwerere Formen der Glykosurie. Wir fassen unter diesem Begriffe alle Formen des Diabetes zusammen, die nicht auf irgendeiner frühen
Entwicklungsstufe stehengeblieben sind, die diätetisch leicht beeinflußbare
Stufen bereits hinter sich haben und — was weitaus das Wichtigste ist — die bei
Vernachlässigung, oft aber auch trotz bester Fürsorge, die Neigung zu allmählicher, bald schneller, bald langsamer Verschlimmerung in sich tragen. Wenn
es auch erfreuliche Ausnahmen gibt, gehören dazu alter Erfahrung gemäß die
weitaus meisten Fälle, die über die ersten Tiefstufen der Entwicklung hinaus-
gelangt sind. Überragend an Zahl haben sie dem Diabetes schon in alter
Zeit seine üble Prognose bei Ärzten und Laien verschafft, und solcher Pessimismus wirkte auch ungünstig auf die Energie therapeutischen Handelns ein
(S. 259).

Über den wahren Beginn der Krankheit läßt sich meist ebenso wenig, wie bei
leichteren Formen etwas Sicheres feststellen. Doch erfährt man von einzelnen
Patienten, daß vor langer Zeit bei gelegentlicher Untersuchung des Harns
Zucker gefunden wurde, der aber später wieder verschwand. Dies ist häufig
genug, um den sog. transitorischen Glykosurien, insbesondere der jungen Leute,
eine ernstere prognostische Bedeutung beizulegen, als in der Regel geschieht
(S. 258).

Fast immer geht den schwereren Diabetesformen, wie sie uns in der Praxis
gegenübertreten, ein Zeitabschnitt voraus, in dem sich die Glykosurie noch sehr
leicht durch Beschränken oder Entziehen der Kohlenhydrate oder durch sonstige
einschränkende Maßnahmen (Eiweißarmut der Kost, knappere Gesamtkost) zurückdrängen ließ.

a) **Bei jungen Leuten** pflegt diese Periode nur kurz zu sein, sie dauert
1—2 Jahre oder wenig länger. Dann verschlimmert sich die Krankheit, obwohl
bei den als gefährlich bekannten jugendlichen Formen in der Regel sofort nach
Bekanntwerden des diabetischen Zustandes ernste Behandlung einsetzt. Die
Krankheit geht gewöhnlich ziemlich schnell, innerhalb $^1/_2$—1 Jahre, durch
mittelschwere Glykosurie in die schwere Form über. Daß man alle diese Phasen
der Entwicklung zu beobachten Gelegenheit hat, ist nicht gerade häufig; meist
steht man der voll ausgebildeten schweren Form der Glykosurie gegenüber,
wenn die Krankheit entdeckt wird. Anlaß zur Untersuchung des Harns geben
schnelle Abmagerung und Verfall der Kräfte. Häufig wird von den Kranken
ein ganz bestimmter Zeitpunkt angegeben, von dem an sie sich krank fühlten:
die Harnmenge wurde groß, heftiges Durstgefühl weckte sie in der Nacht und
begleitete sie am Tage, auffallendes Nahrungsbedürfnis stellte sich ein; trotz

reichlichen Essens schritten aber Abmagerung und Erschlaffung schnell voran. Sehr oft schließt sich der Ausbruch dieser bedrohlichen Symptome an gewisse Ereignisse an: plötzlicher Schreck, Trauma, anstrengende Reisen, starke gemütliche Erregungen usw. Ob der Beginn der Krankheit mit dem plötzlichen Auftreten jener Erscheinungen zusammenfällt, bleibt meist unentschieden; oft lassen sich durch sorgfältige anamnestische Erhebungen doch allerlei Anzeichen dafür gewinnen, daß die Krankheit schon früher bestand und nur eine plötzliche Verschlimmerung erfahren hat. C. v. Noorden wies darauf hin, daß bei Kriegsteilnehmern der Übergang von leichtesten Anfängen bis zur voll entwickelten Krankheit sich häufig auffallend schnell vollzog. Anscheinend trugen die unerhörten Ansprüche der Kriegserlebnisse an Kraftaufwand, Stoffwechsel und Nervensystem viel dazu bei. Immerhin erlebt man gleich schnelle Entwicklung auch öfters abseits erkennbarer äußerer Einflüsse.

Sobald bei jugendlichen Kranken der erste Zusammenbruch einmal stattgefunden hat, geht es in der Regel schnell bergab. Freilich gelingt es oft noch, bei richtiger Auswahl der Nahrung und bei sorgfältiger Pflege, unter Aufbieten aller Mittel gleichsam einen Waffenstillstand zu erzwingen; es gelingt sogar, die Körperkräfte wieder erheblich zu steigern und das Körpergewicht um viele Kilo zu heben. Doch nach einiger Zeit — bald sind es Monate, bald sind es Jahre — bekommt die Krankheit wieder das Übergewicht, und vor der Insulinzeit hat sich dann jede Therapie als machtlos erwiesen. Fälle, in denen eine wirklich schwere Glykosurie im jugendlichen Alter 5—10 Jahre hindurch ertragen wurde, waren äußerst selten. Die immer neuen Verschlimmerungen lehnten sich gewöhnlich an Störungen des Magens und des Darms an; gleichmäßigen Schrittes oder sprungweise sank das Körpergewicht, die Schwäche wurde immer größer; Aceton, Acetessigsäure, Oxybuttersäure waren dauernd in großen Mengen vorhanden; schließlich kam das seit langem gefürchtete Koma zum Ausbruch. Selten führten andere, intercurrente Krankheiten — verhältnismäßig oft noch Tuberkulose der Lungen — das Ende herbei. Schwere Organerkrankungen, die vom Diabetes abhängig waren, spielen im Verlaufe des jugendlichen Diabetes keine große Rolle. nur Sehstörungen, insbesondere Neuroretinitis und Amblyopien ohne Befund werden öfters beobachtet.

Wie trügerisch anscheinende Heilungen sein können, lehrt folgender Bericht:

C. v. Noorden schrieb in VI. Auflage dieses Buches (1912): „Ich behandelte vor 5 Jahren einen damals 7jährigen Knaben, der bei strenger Diät stets noch 20—30 g Zucker und ansehnliche Mengen von Acetonkörpern ausschied. Nur eingeschaltete Perioden von Gemüse- und Hafertagen (Kap. VII) machten ihn zuckerfrei. Ich verordnete eine Diät, die ca. 40 g Amylum enthielt mit Einschiebung von Gemüse- und Hafertagen. Er blieb jahrelang bei dieser Diät. Vor wenigen Wochen (1912) sah ich den jetzt 12jährigen Knaben in blühender Gesundheit wieder. Er konnte jetzt die gewöhnliche Kost des elterlichen Hauses genießen, ohne eine Spur Zucker auszuscheiden. Leider waren während des Abklingens der diabetischen Erkrankung keine systematischen Untersuchungen ausgeführt worden.“

In VII. Auflage (1917) mußte C. v. Noorden diesem Berichte hinzufügen: „Vor kurzem (1917) erfuhr ich, daß im Jahre 1915 der Diabetes neu ausgebrochen und binnen weniger Monate tödlich verlaufen sei. Also eine Latenz von 8 Jahren schob sich zwischen beide Attacken ein.“

Einen ähnlichen Fall beschrieb Hürter aus der Klinik von M. Matthes.

Insulin hat den Verlauf der jugendlichen Diabetes wesentlich gebessert, vor allem verzögert. Inwieweit Insulin ermöglichen wird, die bisher für unheilbar gehaltene, unerbittlich fortschreitende Krankheit völlig zu überwinden, läßt sich erst nach vielen Jahren sicher beurteilen. Man beachte den Gang der Dinge in dem soeben berichteten Falle C. v. Noordens.

b) Den Diabetes, der in mittlerem Lebensalter (V. und VI. Decennium) sich offenbart, eröffnen fast immer längere Perioden, in denen die

Glykosurie mild und leicht beeinflußbar ist. Recht oft fällt dies in eine Zeit des Wohllebens und beginnender Korpulenz; recht oft trifft dies aber nicht zu. Wir wollen jenes häufige Zusammentreffen, bei dem auch vieles andere mitspielen kann, hier nur registrieren. Bei aller Anerkenntnis von Zusammenhängen haben wir vor deren Überschätzung ausdrücklich gewarnt. Überwiegend häufig wird — falls nicht energisch eingegriffen wird — die anfangs durch milde Beschränkung leicht unterdrückbare Glykosurie stärker, vor allem auch hartnäckiger. In der Vergangenheit, aber noch in die Gegenwart übergreifend, war von energischer Behandlung gewöhnlich (in mindestens 80 % der Fälle) keine (S. 259). Fast immer ergibt die Anamnese, daß die Glykosurie nicht mit der nötigen Strenge und Konsequenz behandelt worden war. Die Patienten hatten zwar die üblichen Trinkkuren gebraucht, in der Zwischenzeit sich aber vielen diätetischen Schädlichkeiten ausgesetzt. Da die Körperkräfte erhalten blieben, verlor die Glykosurie für Arzt und Patient ihre Schrecken; man freute sich der Gegenwart und vergaß, zukünftigen Verschlimmerungen vorzubeugen. Es kann heute nicht mehr bestritten werden, daß wahrhaft sachgemäße Lebensweise in weitaus den meisten Fällen überwiegend häufig den im V. und VI. Decennium ausbrechenden Diabetes derart zu zähmen vermag, daß er sowohl für den Augenblick wie für die Zukunft keine Gefahren mehr bringt. Aber frühzeitiges planmäßiges Handeln ist Vorbedingung dafür.

Volle Sicherheit verbürgt aber auch die gewissenhafteste Lebensführung nicht. Letzten Endes bleibt immer die Art des pankreatischen Inselleidens ausschlaggebend. Von Haus aus minderwertig veranlagt und durch frühere Krankheit geschwächt, kann es dem Ansturm neuer Schädlichkeiten nachgeben. Ob man dann von Fortsetzung der alten Krankheit oder von wirklicher Neuerkrankung sprechen soll, läßt sich schwer entscheiden. Dafür reicht das anatomische Material nicht aus. C. v. NOORDEN sah einige Fälle, wo man vom klinischen Standpunkte aus kaum umhin konnte, das letztere anzunehmen. Hier zwei Beispiele plötzlicher Verschlimmerung in Fällen, wo jede nur denkbare Gewähr vorhanden war, daß die sachgemäße Behandlung auf das gewissenhafteste durchgeführt wurde.

Eine mit 42 Jahren im Jahre 1901 in C. v. NOORDENS Behandlung eintretende Dame blieb dauernd bei täglicher Aufnahme von 80—100 g Brot oder Äquivalenten zuckerfrei oder entleerte nur vorübergehend 0,2—0,4proz. Zuckerharn. Im Jahre 1914, also im Alter von 55 Jahren, ohne erkennbare Veranlassung sprunghafte Verschlimmerung. Nach wenigen Wochen war eine ausgesprochen schwere Form des Diabetes mit ansehnlicher Ketonurie entstanden, der man nicht mehr Herr werden konnte; also ein Verlauf, wie am ihn bei Jugendlichen — enger zusammengedrückt — häufig sieht.

Ein damals 48jähriger Beamter konsultierte C. v. NOORDEN zuerst im Jahre 1895, da 0,6 % Zucker im Harn gefunden seien. In der Familie viel Diabetes. Bis zum Jahre 1906 sah C. v. NOORDEN den Patienten jährlich 5—6mal. Der Patient vermied von der ersten Entdeckung der Glykosurie an jeglichen Zucker und schränkte die Kohlenhydrate auf 100—125 g Brot (bzw. Äquivalente) ein; dauernd geringer Fleischgenuß. In jeder Woche 1—2 Gemüsetage ohne Kohlenhydrat. Der Harn wurde von dem sehr ängstlichen Patienten fast täglich selbst untersucht. Bis 1912, also 17 Jahre lang, traten nur ganz vereinzelt Spuren positiver Nylanderreaktion auf, nie genug, um quantitative Zuckerbestimmung zu gestatten. Trotz völlig gleicher Lebensweise und ohne erkennbare Veranlassung ergab eine im Mai 1912 angestellte Probe 1,8 % Zucker. Der Patient wurde auf einige Wochen in Wien in klinische Behandlung genommen; schon damals wurde unerbittlich fortschreitendes, schnelle Sinken der Toleranz festgestellt. Die Krankheit endete $1^1/_2$ Jahre später mit Koma.

Ähnliche, nicht ganz so schleppend verlaufende und dann schnell ausartende Fälle sind natürlich viel häufiger. In der Regel ist der Gang der Dinge ein anderer.

Während sich die Glykosurie langsam, von Jahr zu Jahr verschlimmert — weniger in bezug auf Höhe der Zuckerausscheidung, als in bezug auf ihre Hartnäckigkeit —, bilden sich sekundäre Störungen aus: Komplikationen von seiten des Nervensystems, Augenleiden, vor allem auch Arteriosklerose mit ihren Folgen, Nephritis u. a. Die Patienten haben daher schon an verschiedenen Organen Schaden genommen, wenn der Übergang der früher leichten Glykosurie in schwerere Form sich vollzieht; manchmal wird erst in diesem Stadium derDiabetes entdeckt und dann scheint es, als ob er sofort in seiner schweren Form aufgetreten sei. Meist ergibt übrigens die genauere Prüfung der Toleranz, daß es sich mehr um eine mittelschwere Glykosurie handelt (vgl. Begriffsbestimmung, S. 115), deren Grenze gegen die schwere Form allerdings häufig verwischt ist. In diesem Abschnitt der Erkrankung gelingt es manchmal noch, die Glykosurie wieder bedeutend zu mindern und die Krankheit wieder in eine leichtere Form zurückzuleiten. Es gehört freilich große Beharrlichkeit dazu; wäre diese in früheren Phasen der Krankheit angewendet worden, so hätte man dem Kranken manches Leid erspart. Ein Teil dieser Fälle entwickelt sich später zu Schwerstdiabetes mit komatösem Ausgang. Bei einem anderen großen Teile beschließen Begleit- und Folgekrankheiten das Leben.

Dem gegenüber ist aber auch über die **Möglichkeit günstigeren Verlaufes** zu berichten. Wenn nicht zur schwersten Form ausgeartet (s. darüber aber unten), kann auch der schon vorgeschrittene, entwickelte Diabetes auf **jeglicher Stufe seiner Entwicklung haltmachen.** Wir haben hier nicht die keineswegs günstigen Fälle im Auge, wo die Glykosurie allmählich zurücktritt, während gefährliche chronische Nephritis entsteht (S. 141, 310). Vielmehr sind es Fälle, wo unter mäßigen Schwankungen, bei vollem Wohlbefinden, die Glykosurie in weitgehender Unabhängigkeit von der Kost und auch bei anscheinend unzweckmäßiger Lebensweise sich nicht merkbar verschlimmernd, eher Merkmale langsamen Abflauens darbietend, fortbesteht. Die Unabhängigkeit von alimentärer Belastung teilen diese Fälle mit dem Diabetes innocens, der auf tiefer Entwicklungsstufe verharrt (S. 259). Aber die ganzen Vorgänge spielen sich auf höherem Stande des Blutzuckers (oft auf sehr hohem Niveau!) ab. Im Gegensatz zum schwach entwickelten D. innocens sind die Patienten vor Folgeschäden diabetischen Charakters (S. 273) nicht geschützt. Daher kann man sie nicht D. innocens nennen. Sie bedürfen der Behandlung, zumindest scharfer Aufsicht, obwohl sie — pochend auf ihr gegenwärtiges Wohlbefinden — schwer dafür zu haben sind.

Wir haben bisher den Eindruck, daß Fälle der letztgenannten Art auf Insulin nicht besonders gut reagieren; d. h. man bedarf verhältnismäßig großer Mengen zum Erreichen befriedigenden Erfolges. Auch ist es oft ungemein schwer, die letzten Spuren von Harnzucker zu vertreiben, und ebenso ist auch die Nüchtern-Hyperglykämie ungemein hartnäckig. Im übrigen aber verdient Insulin bei Diabetes mittlerer Jahre, von ganz leichten und leichtest (innocent) bleibenden Fällen abgesehen, breiteste Anwendung. Wir dürfen wohl sagen, daß wir bei keiner anderen Gruppe von Diabetesfällen den sich im Insulin darbietenden Gewinn höher einschätzen.

c) Zum eigentlichen **Altersdiabetes**, dessen Ursache in typischen Fällen vasculär-bedingte Ernährungsstörungen des Inselsystems sind, rechnen wir Fälle, die etwa vom Beginn des VII. Decenniums an oder noch später sich entwickeln, und zwar überwiegend häufig langsamen Schrittes. Manchmal liegt ihr Beginn schon erheblich früher, wie bei anderen von Gefäßkrankheit abhängigen Organschäden auch. Ob eine gewisse, vor Beginn schlechterer Blutversorgung schlummernde und unwirksam gebliebene Minderwertigkeit des Pankreas Voraussetzung für den Ausbruch des Diabetes ist, steht dahin. Dafür spricht, daß der Altersdiabetes in diabetes-belasteten Familien verhältnismäßig oft vorkommt. Der Altersdiabetes überrascht oft durch besondere Höhe des Nüchtern-Blutzuckers im Vergleich zu geringer Glykosurie. Ein Zusammenhang dieses Befundes mit verringerter Wegsamkeit der Nieren ist möglich, aber nicht erwiesen. Die gewöhnlichen Beschwerden und Krankheiten der hohen Jahre werden durch den bestehenden Diabetes ungünstig beeinflußt; das ist bekannt und verständlich. Von Komplikationen übler Art treten am häufigsten hervor: quälendes Hautjucken, Katarakt, hartnäckige Neuralgien, Gangrän, seltener als eigentlich zu erwarten wäre stenokardische Herzbeschwerden und Herzschwächezustände.

Während es in der Regel bei milder, höchst langsam fortschreitender aber doch recht hartnäckiger, diätetisch nicht leicht zu beeinflussender diabetischer Stoffwechselstörung bleibt und die ganzen Gefahren von Begleit- und Folgekrankheiten drohen, gibt es aber doch auch Fälle, die ganz aus der Art schlagen und mit ähnlicher Unerbittlichkeit zum wahren Schwerdiabetes hinstreben wie der Diabetes der Jugendlichen.

Insulin ist nach unseren Erfahrungen durch hohes Alter und durch den Charakter „Altersdiabetes" keineswegs kontraindiziert, erweist sich vielmehr als sehr brauchbar und hilfreich. Es ermöglicht vor allem eine reichere Zufuhr von Kohlenhydratträgern, was gerade bei Alternden wünschenswert ist. Man wird Kohlenhydrate immer gern auf Kosten des Fettes in den Vordergrund schieben. Dazu aber gehört Insulin. Äußerst vorsichtig aber sei man mit Insulin bei alt bejahrten Diabetikern mit Erkrankung der Kranzarterien und des Herzmuskels. Man braucht es nicht unbedingt zu meiden, aber — wie gesagt — Vorsicht (S. 307)!

d) Der acetonbedrohte wahre Schwerdiabetes, d. h. Fälle, wo die Stoffwechsellage (nicht etwa Begleitkrankheit usw.) die Schwere bedingt, galt bis zur Entdeckung des Insulins als hoffnungslos. Da weitgehende Kostbeschränkungen, vom einen in dieser, vom anderen in jener Form bevorzugt, doch manchmal das Leben unerwartet lange fristeten, war es Pflicht, solche Vorschriften so lange in Kraft zu halten, wie berechtigte Hoffnung bestand, damit zu nützen. Wenn die Hoffnung versank, griff man einmütig — Einmütigkeit in der Diabetestherapie war in der Vor-Insulinzeit eine Rarität! — zu ziemlich liberalen Kostvorschriften.

Es muß aber doch erwähnt werden, daß manche Schwer- und Schwerstdiabetiker mittlerer und höherer Lebensjahre trotz dauernder und sehr starker Acidosis, selbst ohne harte, einschnürende Kostordnung sich in zwar bedrohtem, bemitleidungswertem, den Lebensgenuß stark verkümmerndem Zustande, aber ohne weiter fortschreitende Verschlimmerung der Stoffwechsellage unerwartet lange behaupteten (ohne Insulin!). Selbst schwerstes Inselleiden mit kümmerlichem Reste der Leistungsfähigkeit scheint also unter Umständen, die wir nicht ergründen und nicht voraussehen können, zum Stillstand kommen zu können. Leider dann zu spät! Denn die Kraft des Organismus ist endgültig gebrochen. Eine Kleinigkeit kann sie gänzlich vernichten.

Was Insulin für den Schwerdiabetiker bedeutet — eine Rettung aus unaufhaltsamem Verfall! — wird später besprochen (s. Insulinbehandlung).

Bei der vorausgegangenen Schilderung des Krankheitsverlaufes und der Prognose griffen wir einzelne Typen heraus. Zahlreiche Fälle entsprechen dem einen oder dem anderen Typus. Aber die Übergänge sind fließend, und gar viele Fälle bieten solch weitgehenden Maßes Besonderheiten, daß sie keinem Typus

270   Allgemeines Krankheitsbild, Verlauf und Prognose.

sich unterordnen. Bei einer so vielgestaltigen Krankheit ist dies selbstverständlich.

6. Dauer der Krankheit. Die folgenden statistischen Angaben beziehen sich sämtlich auf die Vor-Insulinzeit. Für Schwerdiabetes treffen sie daher nicht zu. Daß die Lebensdauer der Schwerdiabetiker durch sachgemäße Insulinkur wesentlich verlängert werden kann, steht jetzt schon fest. Aber genauere Zahlenangaben lassen sich noch nicht beibringen, ebensowenig über den Einfluß des Insulins auf die Prognose leichterer Krankheitsformen. Alles in allem darf man sagen, daß Prognose und Lebensdauer Zuckerkranker seit etwa 30—40 Jahren fortdauernd günstiger geworden ist, teils wegen besseren Ausbaues der therapeutischen Methoden, teils wegen früheren Erkennens der Krankheit und wegen frühzeitigeren Einsetzens ernster, planmäßiger Behandlung. Wie gewaltig der Unterschied gegen früher ist, können nur diejenigen ermessen, die dauernd zahlreiche Zuckerkranke unter Beobachtung und Behandlung hatten. Die neuesten günstigeren Statistiken spiegeln die Tatsache nicht mit gleicher Sicherheit wieder, weil die neueren Statistiken, welche wesentlich klinisch behandelte Diabetiker in Betracht ziehen, eine Unzahl Leicht- und Leichtest-Diabetiker einschließen, die noch vor etwa 10 Jahren überaus seltene Gäste geschlossener klinischer Anstalten waren.

C. v. Noorden faßte in letzter Auflage dieses Buches (1917) sein Gesamturteil in folgenden Sätzen zusammen:

Diabetes bei Kindern unter 10 Jahren dauert selten länger als $1\frac{1}{2}$—2 Jahre;

Fälle von Diabetes, geordnet nach dem Beginn und Dauer der Erkrankung

Lebensdecennium, in welchem der Diabetes auftrat		Weniger als 1 J.	1 J.	2 J.	3 J.	4 J.	5 J.	6 J.	7 J.	8 J.	9 J.	10 J.	11 J.	12 J.	13 J	14 J.
														a) Tödlich		
1.	Zahl der Fälle	22	14	4	1	1	—	2	—	1	—	—	—	—	—	—
2.		13	21	16	9	3	4	1	1	—	1	—	—	1	—	—
3.		13	12	17	6	7	3	1	1	2	—	1	—	—	—	—
4.		10	10	14	7	8	3	3	2	5	2	1	2	1	—	—
5.		7	15	12	10	8	6	7	7	3	5	4	6	3	1	1
6.		9	12	14	13	5	9	11	3	12	10	6	8	4	5	3
7.		8	10	8	5	3	12	6	7	3	3	2	2	6	—	2
8.		3	2	5	1	1	2	1	2	1	1	—	—	—	—	—
Total		85	96	90	52	36	39	31	23	27	22	14	18	15	6	6
														b) Lebende		
1.	Zahl der Fälle	2	9	5	2	—	1	1	1	—	—	—	1	—	—	—
2.		3	9	7	8	3	1	2	1	1	—	—	—	—	—	1
3.		11	10	12	10	4	5	6	—	2	5	2	2	4	1	—
4.		12	15	4	15	7	5	13	5	7	3	3	3	2	2	1
5.		15	16	19	22	13	17	16	15	15	13	19	10	9	4	6
6.		5	23	17	23	18	15	13	13	7	11	9	7	11	3	6
7.		5	—	6	7	8	11	3	2	5	4	3	2	—	4	—
8.		2	4	1	1	3	1	—	2	2	1	—	—	1	—	—
9.		—	—	1	—	—	—	—	—	—	—	—	—	—	—	—
Total		55	86	72	88	56	56	54	39	39	37	36	25	27	14	14

bei Kindern und heranwachsenden Personen im II. Decennium selten länger als 2—4 Jahre; bei jungen Leuten, die im III. Decennium erkranken, 4—6, manchmal auch 10 Jahre, selten länger.

Bei Leuten, die nach dem 30. Lebensjahr erkranken, pflegt sich die Dauer der Krankheit schon bedeutend zu verlängern, und sie dürfen bei günstigen Verhältnissen darauf rechnen, die Krankheit 10—15 Jahre, manchmal auch länger zu ertragen. Etwa die erste Hälfte des V. Decenniums droht für sie kritisch zu werden; überstehen sie diese Periode gut, so eröffnen sich günstige Ausblicke für den weiteren Verlauf.

Bei Leuten, die erst jenseits des 45. Lebensjahres den Diabetes erwerben, kommen zwar auch noch schnellverlaufende bösartige Formen der Krankheit vor; meist aber verraten sie die Tendenz, gutartig zu bleiben — vorausgesetzt, daß sich Arzt und Patient keine Vernachlässigung zuschulden kommen lassen (vgl. oben, S. 267). Der Diabetes, durch zweckentsprechende Lebensweise in Schranken gehalten, kann diese Patienten durch 15, 20 und 30 Jahre und länger bis in ein hohes Greisenalter begleiten, ohne diabetische Intoxikation und die Gefahren schlimmer Komplikationen mit sich zu bringen. Immerhin gehört eine 20 Jahre übersteigende Dauer der Krankheit zu den Ausnahmen, weil Komplikationen verschiedener Art das Leben verkürzen.

Eine ausgedehnte Statistik findet sich bei E. P. JOSLIN. Er berichtet über die Dauer der Erkrankung bei 592 tödlich verlaufenen Fällen und bei 751 lebenden Kranken.

Weitere Statistiken finden sich bei K. HEIBERG sowie bei H. MALMROS aus der Klinik von K. PETRÉN. Sie alle berücksichtigen nur die Zeit vor Einführung des Insulins.

7. Todesstatistik. Wir fügen umstehend eine Tabelle über die Todesursachen in der Dauer der Erkrankung. (Nach E. P. JOSLIN.)

in Jahren

15 J.	16 J.	17 J.	18 J.	19 J.	20 J.	21 J.	22 J.	23 J.	24 J.	25 J.	26 J.	27 J.	28 J.	29 J.	30 J.	35 J.	Ges.-zahl d. Fälle
verlaufene Fälle																	
—	—	—	—	—	—	—	—	—	—	—	—	—	—	1	—	—	46
—	—	—	—	—	—	1	—	—	—	—	—	—	—	—	—	—	70
—	—	—	—	—	—	—	—	—	—	—	—	—	—	—	—	1	64
1	—	1	—	—	—	—	1	—	—	—	—	—	—	—	—	—	71
2	2	2	1	2	1	1	—	—	—	1	—	—	—	—	—	—	107
5	1	—	1	3	1	1	—	—	—	—	—	—	—	—	—	—	136
—	1·	1	—	—	—	—	—	—	—	—	—	—	—	—	—	—	79
—	—	—	—	—	—	—	—	—	—	—	—	—	—	—	—	—	19
8	4	4	2	5	2	3	1	—	—	1	—	—	—	1	—	1	592
Kranke																	
—	—	—	—	—	—	—	—	—	—	—	—	—	—	—	—	—	22
—	—	1	—	1	—	—	—	—	—	—	—	—	—	—	—	—	38
—	—	1	2	—	2	—	1	—	—	—	—	—	—	—	—	—	80
1	2	3	3	3	2	—	—	1	—	—	—	—	—	—	—	—	114
3	4	1	—	2	1	3	1	—	—	—	1	—	1	—	—	1	227
—	1	1	—	2	1	—	1	—	—	—	—	1	—	—	—	—	188
1	—	—	—	—	1	1	—	—	—	—	—	—	—	—	—	—	63
—	—	—	—	—	—	—	—	—	—	—	—	—	—	—	—	—	18
—	—	—	—	—	—	—	—	—	—	—	—	—	—	—	—	—	1
5	7	7	5	8	7	4	3	1	—	—	1	1	1	—	—	1	751

291 von C. v. NOORDEN beobachteten tödlich verlaufenen Fällen von Diabetes an. Dabei ist das Lebensdecennium, in dem die Kranken zur Zeit des Todes standen, berücksichtigt. Die Statistik stammt aus früherer Zeit. Die an Zahl überragende Statistik späterer Zeit ist noch nicht bearbeitet.

Tabelle A.

Lebens-decennium	Zahl der Fälle	Koma	Erkrank. der Kreislaufsorg. u. der Nieren	Apoplexie	Pneumonie u. Lungengangr.	Tuberkulose	Karbunkel	Gangrän	Krebs versch. Organe	Perniciöse Anämie	Magen-geschwür	Lebercirrhose	Andere Krankheiten
0—10	10	9	—	—	1	—	—	—	—	—	—	—	—
11—20	14	14	—	—	—	—	—	—	—	—	—	—	—
21—30	26	24	—	—	—	2	—	—	—	—	—	—	—
31—40	64	52	1	—	—	3	—	—	—	—	—	—	8
41—50	65	37	8	1	4	4	—	—	—	1	1	—	9
51—60	61	19	7	8	1	5	3	1	7	—	—	3	7
61—70	49	14	5	8	4	1	—	6	5	—	—	—	6
71—80	2	—	—	2	—	—	—	—	—	—	—	—	—
Gesamtzahl	291 =	169 58%	21	19	10	15	3	7	12	1	1	3	30

Eine neuere, 887 Fälle umfassende Todesstatistik bringt E. P. Joslin.

Tabelle B.

Zahl der Todesfälle 1894—1922	Koma	Kardio-renale Er-krankung.	Infek-tions-krankh.	Gan-grän	Tuber-kulose	Krebs versch. Organe	Inani-tion	Andere Krank-heiten
887	454	155	105	36	51	35	21	30
	51%	17%	12%	4%	6%	4%	2%	3%

8. Allgemeine prognostische Anhaltspunkte.

Günstig sind:

1. Frühe Diagnose und frühzeitige wahrhaft ernste und planmäßige Behandlung der Krankheit (S. 267).

2. Langes Vorausbestehen sehr milder Form der Stoffwechselstörung ohne erkennbare Neigung zur Verschlimmerung (S. 264). Darunter auch Diabetes innocens (s. unten Nr. 1).

3. Fehlen diabetischer Folgekrankheiten (S. 273ff.).

4. Allmähliches Steigen der Toleranz unter Behandlung oder spontan.

5. Beginn der Krankheit nach dem V. Decennium.

6. Vorausgegangene oder das Entstehen des Diabetes begleitende Fettleibigkeit (S. 87).

7. Vorausgegangene Gicht (Arthritis urica).

8. Völliges Fehlen oder nur höchst geringe Mengen von Aceton im Harn bei mittleren Gaben von Kohlenhydrat (ca. 100 g Brotwert).

9. Dauernd niedriger Nüchternwert des Blutzuckers ohne Tendenz zum Steigen.

10. Normaler oder annähernd normaler Ablauf der glykämischen Kurve bei Belastungsproben. Stete Wiederkehr solchen Befundes (S. 264).

11. Einstellung des respiratorischen Quotienten im nüchternen Zustande oberhalb 0,73 und kräftiges Ansteigen desselben nach Amylum oder Dextrose (S. 166).

12. Vorkommen ausschließlich milder Formen von Diabetes in der Familie.

13. Gute äußere Verhältnisse, die das Durchführen diätetischer und allgemein hygienischer Maßnahmen, gegebenenfalls auch ausreichende Insulinbeschaffung gestatten.

Ungünstig sind:

1. Jugendliches, insbesondere kindliches Alter (mit Ausnahme der Form: Diabetes innocens der Jugendlichen, S. 259).

2. Starker Verfall der Kräfte schon nach kurzem Bestande der Krankheit.

3. Fortschreitendes Sinken der Toleranz.

4. Hohe, bzw. vor allem allmählich steigende Nüchternwerte des Blutzuckers.

5. Charakteristisch diabetischer Verlauf der glykämischen Kurve nach Belastungsproben.

6. Starke, bzw. zunehmende Neigung zu Ketonurie unter Ernährungsbedingungen, die der Ketonurie entgegenarbeiten sollten.

7. Versäumnis früher ernster Behandlung (s. oben Nr. 1).

8. Frühzeitiges Auftreten von Folgekrankheiten. — Komplizierende Begleitkrankheiten verschiedener Art (S. 273 ff.).

9. Schwangerschaften.

10. Respiratorischer Quotient nüchtern unter 0,73. — Ausbleiben seines Anstieges nach Amylum und Dextrose.

11. Ungünstige äußere Lebensbedingungen, die nach dieser oder jener Richtung sorgfältige Behandlung unmöglich machen.

12. Häufiges Vorkommen schwerer Diabetesformen in der Familie.

Dies alles sind natürlich nur sehr allgemeine Anhaltspunkte; auch keineswegs erschöpfend, sondern nur häufig vorkommende Fragen berücksichtigend. Ungunst einzelner Punkte wird häufig ausgeglichen durch günstigen Ausschlag anderer Punkte.

Siebentes Kapitel.

Begleiterscheinungen des Diabetes.

I. Häufigkeit der Begleitkrankheiten: Ursachen derselben.

Der Diabetes erweist sich als ungemein komplikationslustige Krankheit. Fast jedes Organ kann beim Diabetiker Sitz pathologischer Prozesse werden. Die Störungen, denen wir begegnen, unterscheiden sich zumeist wenig oder gar nicht von solchen, die auch bei anderen, vorher gesunden oder mit sonstigen Krankheiten behafteten Menschen beobachtet werden. Einzelne der pathologischen Prozesse gewinnen aber doch unter dem Einfluß des Diabetes ein besonderes Gepräge, so daß teils aus bestimmten charakteristischen Merkmalen, teils aus dem Verlauf, teils aus der Gruppierung der Organerkrankungen die Diagnose auf Diabetes mellitus, als Grundleiden, gestellt werden kann, bevor die Untersuchung auf Zucker im Harn den letzten Beweis geliefert hat.

Über die Ursachen der mannigfachen im Verlauf des Diabetes bald früh, bald spät einsetzenden Organerkrankungen ist sehr viel geschrieben worden. Die in Frage stehenden Begleitkrankheiten tragen teils den Charakter der Entzündung, teils den Charakter einfacher Ernährungsstörung, der Nekrose, der Degeneration. Von vielen derselben sind alle Ärzte von jeher überzeugt gewesen, daß spezifisch-diabetische Änderungen der Blutbeschaffenheit ihre Ursache sind. Ob die Hyperglykämie oder andere Zusatzstoffe positive Giftwirkung ausüben, oder ob es an Stoffen mangelt, die für die Gewebsernährung wichtig sind, wissen wir aber nicht. Es wird jetzt auf Insulinmangel als Ursache, auf Insulinzufuhr als Heilkraft der Gewebsstörungen verwiesen. Soweit Insulin den Zuckerhaushalt in Ordnung bringen hilft, ist dies sicher, soweit man aber an direkte Einwirkung auf die Gewebe denkt, ungewiß. Erfolgreiche rein-diätetische Therapie wirkte sich ebenso aus, was nur diejenigen bestreiten können, die sie nicht auszunützen verstanden. Aber Insulin verstärkt mächtig die Heilkraft der Diätetik für die Stoffwechsellage.

Die einen beschuldigen vorzugsweise den allgemeinen schlechten Ernährungszustand, der die Widerstandskraft jedes einzelnen Körperteiles mindere und den Angriff neuer, mit Diabetes nicht unmittelbar zusammenhängender Schädlichkeiten erleichtere. Als solche Schädlichkeiten kommen Traumata und Überanstrengung, sowie Infektionen in Betracht.

Andere meinen, daß der hohe Zuckergehalt der zirkulierenden Säfte die Organe direkt benachteilige, sei es durch Wasseransaugung aus den Geweben, sei es durch Imprägnierung der Gewebe mit zuckerreicheren Säften. Zucker sei gleichsam ein Gift für die Gewebe. Wir zitieren als Vertreter dieser Lehre NAUNYN, der als Folgen des hohen Zuckergehaltes der Säfte nennt: „Neuralgien, neuralgiforme Schmerzen, Angina cordis, Asthma, Hautjucken, Ekzeme, Impotenz, gangräneszierende Entzündungen, Skorbut, Furunkel, Karbunkel, Katarakta, Retinitis, krankhaftes Hunger- und Durstgefühl." Einen überzeugten Anhänger fand die Theorie von der „Giftwirkung" des Zuckers später in M. JACOBY.

Nach anderen fördert der hohe Zuckergehalt der Säfte das Wachstum von Mikroben; die Neigung der Diabetiker zu gewissen Infektionskrankheiten, insbesondere zu Tuberkulose, sollte auf der Gegenwart eines äußerst günstigen, zuckerhaltigen Nährbodens im diabetischen Körper beruhen. H. LEO trat dieser Frage experimentell näher, indem er einen Gedanken von P. EHRLICH aufnahm und die Empfänglichkeit normaler und künstlich diabetisch gemachter Tiere gegen verschiedene Bakterien prüfte. Er kam aber nicht zu sicheren Resultaten. Er hatte sich zur Erzeugung von Diabetes des Phloridzins bedient, ohne zu beachten, daß im Phloridzindiabetes von Zuckerüberladung der Säfte gar keine Rede ist (vgl. S. 65). Wie S. HORIUCHI zeigte, setzt bei Tieren langdauernde Hyperglykämie die Widerstandskraft gegenüber bakteriellen Infektionen herab. Diese Verminderung der Resistenz beruht aber, wie schon früher E. HANDMANN annahm, weniger auf günstigeren Wachstumsbedingungen der Mikroben im Blut als auf Gewebsschädigungen.

Als ein die Gewebe schädigender Faktor kommt bei schweren Diabetikern sicher auch die Acidose in Betracht. Hat doch neuerdings K. HARPUDER gezeigt, wie eine Reihe vitaler Prozesse durch Acetonkörper, insbesondere durch β-Oxybuttersäure schwer beeinträchtigt wird. In diesem Zusammenhange mag auch erwähnt werden, daß der opsonische Index in Diabetesfällen mit schwerer Acidosis niedrigere Werte als bei Gesunden zeigte (DA COSTA und BEARDSLEY). Nach Injektion von Insulin steigt bei pankreasdiabetischen Hunden der opsonische Index an (G. BAYER und O. FORM).

Ob neben den Acetonkörpern noch andere toxische Substanzen, die aus dem krankhaften Stoffwechsel im Diabetes als intermediäre Produkte hervorgehen, eine Rolle spielen, ist noch ganz unklar.

Wir sind noch nicht so weit, um für die Komplikationen stets die Ursache angeben zu können. Wahrscheinlich sind die Ursachen mannigfaltig. Arteriosklerose, Infekte u. a. sind sicher dabei mitbeteiligt. In praktischer Beziehung kommt der Arzt am weitesten, wenn er im Auge behält, daß jeder Diabetiker andrängenden Schädlichkeiten gegenüber weniger widerstandsfähig ist als der Gesunde. Wir legten aber niemals ausschließlich das Gewicht auf den Zuckergehalt des Blutes als schädlichen Faktor; stets behielten wir den gesamten Kräftezustand und die Schonungsbedürftigkeit einzelner Organe im Auge.

Zweifellos ist Vorbeugung und Bekämpfung vieler Komplikationen durch das Insulin wesentlich erleichtert worden.

Indem wir nunmehr dazu übergehen, die Begleitkrankheiten des Diabetes zu beschreiben, werden wir auf große Ausführlichkeit verzichten können. An vielen Stellen wird es genügen, auf früher Gesagtes zu verweisen.

II. Veränderungen der Haut.

1. Hautjucken.

Pruritus ist bei Diabetikern sehr häufig. Von unseren Patienten klagten $21,5\,^0/_0$, in dem einen oder anderen Abschnitt des Leidens, darüber. Pruritus tritt bei Zuckerkranken in verschiedener Form auf:

a) **Als allgemeines Hautjucken.** Man findet dasselbe bei den verschiedensten Formen der Krankheit, vor allem aber bei Diabetikern mit hochgradiger Polyurie und Glykosurie, rascher Abmagerung und starker Trockenheit der Haut. Manche Diabetiker bezeichnen den allgemeinen Pruritus als eines der am frühesten bemerkten krankhaften Symptome. Bei den einen ist das Hautjucken nur an diese Stufen der Krankheit gebunden, bei den anderen bleibt es während der ganzen Krankheit bestehen, wird bald stärker, bald schwächer: seine Intensität schwankt dann oft in auffallender Weise mit der Höhe der Zuckerausscheidung, so daß das Hautjucken mehr als irgendeine andere Komplikation von der Zuckerüberladung des Blutes abzuhängen scheint (toxischer Pruritus!). Dementsprechend ist das Hautjucken dankbarer Gegenstand jeglicher auf Verminderung der Glykosurie hinzielenden Behandlung. Wir sahen mehrfach Hautjucken, das monatelang bestand und zu einer schlimmen Plage für die Patienten geworden war, in wenigen Tagen völlig verschwinden, wenn die Kranken zu strenger kohlenhydratfreier Kost übergingen. Bei Zuhilfenahme von Insulin erreicht man gleiches ohne so weitgehende Diätvorschriften. Einzelne Male aber vermehrte Insulin das Hautjucken; kohlenhydratfreie Kost ohne Insulin wirkte besser. Andererseits konnte aber auch bei einigen älteren Personen, die keine Glykosurie, aber erhöhten Blutzucker hatten, durch einige Insulininjektionen das Hautjucken zum Verschwinden gebracht worden.

Bei Fortbestehen des Pruritus trotz diätetischer Maßnahmen empfahl C. v. NOORDEN schon früher auch den innerlichen Gebrauch des salycilsauren Natrons, das sich in manchen Fällen fast als Specificum erweist. Einzelne juckfreie Nächte verschafft oft Pyramidon oder Phenacetin, aber kaum auf die Dauer. Radiumbäder (Kreuznach) taten uns mehrfach gute Dienste, auch Radiumemanationstrinkkuren (200—500 Tausend Mache-Einheiten täglich). Recht nützlich ist oft das Einreiben 5prozentiger Calciumchloridsalben in breite, hauptsächlich vom Juckreiz geplagte Hautflächen (Fütterung der Haut mit Calcium!); innerliche Gaben von Kalksalzen helfen wenig, eher schon Afenilinjektionen in die Blutbahn. Vor Röntgenbestrahlung sei gewarnt.

Zur Erklärung des Hautjuckens nimmt man an, daß der Zuckergehalt der Säfte die Hautnerven reize; andere beschuldigen mehr die Trockenheit der Epidermis. Jedenfalls gehört eine gewisse Bereitschaft des Nervensystems zum Erwecken des Symptoms, denn viele Diabetiker klagen niemals, trotz ansehnlicher Glykosurie und starker Trockenheit der Haut, über den Juckreiz. Im allgemeinen kommt Pruritus häufiger bei älteren als bei jugendlichen Diabetikern vor.

b) Als lokales Hautjucken an den Genitalien; diese Form ist bei Frauen viel häufiger als bei Männern; sie bildet nicht selten den frühesten Gegenstand der Klagen bei diabetischen Weibern. Das Jucken ist zuerst auf die innere und äußere Fläche der Labia minora lokalisiert und greift von hier aus auf die Labia majora und die angrenzenden Teile über (Schenkelfalte, Innenfläche der Oberschenkel). Es können eben alle Teile befallen werden, die der Benetzung mit zuckerhaltigem Harn ausgesetzt sind.

Diese Form des Pruritus ist oftmals durch Wucherungen von Fadenpilzen bedingt, welche teils auf der Oberfläche als kleine weiße Häufchen wachsen, teils ebenso wie die Soorfäden der Mundhöhle zwischen die Epithelien eindringen. Offenbar ist die mit Zuckerlösung befeuchtete Haut ein vortrefflicher Nährboden für jene Pilze (Leptothrix und ähnliche Arten). Auch S. BETTMANN erkennt diesen Zusammenhang bei Fadenpilzbefall ausdrücklich an.

Vielleicht schon infolge der Pilzwucherung, andere Male aber nur durch die Vermittlung des kratzenden Fingers kommt es zu Entzündungen, die das eine Mal als oberflächliche Dermatitis ablaufen, das andere Mal — wenn Eitererreger durch Schrunden und Risse in die Tiefe drangen — zu Furunkeln und Phlegmonen Anlaß geben können.

Der durch Pilzwucherungen veranlaßte und auf die Genitalien beschränkte Pruritus kommt natürlich bei reinlichen Frauen viel seltener vor als bei unreinlichen. Doch ist zu berücksichtigen, daß bei sehr reizbaren, nervösen Frauen auch ohne jede Pilzwucherung und trotz größter Reinlichkeit ein sehr quälender Pruritus vulvae, auf diabetischer Grundlage sich entwickeln kann, der auf die gleichen Ursachen zurückzuführen ist wie das oben beschriebene allgemeine Hautjucken.

Über die relative Häufigkeit des durch Mycosis vulvae bedingten und des toxischen Pruritus vulvae ist keine brauchbare Statistik vorhanden. Wir selbst haben die früher begonnenen bakteriologischen Untersuchungen, die ein bedeutendes Überwiegen des mykotischen Pruritus ergaben, aus äußeren Gründen nicht weiter fortgesetzt.

In therapeutischer Hinsicht ist zu bemerken, daß der Pruritus vulvae in der Regel schwindet, sobald der Urin zuckerfrei wird. Es ist nicht von wesentlichem Belang, ob dies durch Diät allein oder durch Insulintherapie erreicht wird. Auch hier bewährt sich der innerliche Gebrauch von Salicylsäure; daneben ist die lokale Anwendung anästhesierender Salben oder Puder zu empfehlen; 10 proz. Anästhesin-(RITSERT-)Salben mit Zusatz von etwas Cocain ergeben einleitend gute Resultate; man ersetze sie aber bald durch 5 prozentige Chlorcalcium-Salbe. Zweimal am Tage werden je 2 Std. lang Umschläge mit kalten Borsäurekompressen (3 proz. Lösung) oder mit 1—2 proz. Chlorcalciumlösung gemacht. Zu Scheidenspülungen empfehlen wir Molyform (0,3 proz.).

Bei Männern kommen ähnliche Zustände vor wie bei Frauen, aber viel seltener: Jucken an der Glans penis und Praeputium, Plaquesbildung von Fadenpilzen, Balanitis, Phimosis. Das Jucken wird besonders an der Harnröhrenmündung empfunden und wird zur Ursache für Tenesmus. Andere Male ist das Scrotum der bevorzugte Sitz des Pruritus, dies besonders in Fällen, wo Pilzwucherungen keine Rolle spielen.

2. Hautentzündungen, Furunkel, Karbunkel.

Zur Furunkelbildung ist das Eindringen, Nisten und Keimen von Mikroben notwendige Voraussetzung. Wir trafen in sechs Fällen von Furunculosis (zusammen in 15 Furunkeln) den Staphylococcus aureus in Reinkultur an. Furunculosis kommt bei Diabetes schweren und leichten Grades, in frühen und in späten Stadien vor, im ganzen etwa bei $^1/_{10}$—$^1/_4$ der Fälle.

Nach unserer Erfahrung ist diese Hautkrankheit bei Männern häufiger als bei Frauen, und geben die ersten Monate und Jahre der diabetischen Erkrankung viel häufiger Anlaß zur Furunculosis als die späteren Zeiten. Bei Frauen aber werden nach langem Bestande des Diabetes Furunkel häufiger.

Seltener als Furunculosis sind subcutane Phlegmonen und Karbunkel, ihr Lieblingssitz ist der Nacken. Sie nehmen von Hautschrunden oder von Furunkeln ihren Ausgang. Die Neigung zur gangränösen Form der Entzündung, die den Diabetikern eigen ist, tritt bei diesen Erkrankungen deutlich hervor. Sie ist manchmal so stark, daß es trotz sorgfältigster Behandlung zu ausgedehnten Gewebszerstörungen mit Lebensgefahr kommt. Besonders empfänglich sind fettleibige Diabetiker und solche, die gleichzeitig an Schrumpfniere leiden. S. Therapie, Abschnitt „Begleitkrankheiten".

Während für Karbunkel und Phlegmone die Eintrittspforte der Infektionskeime meist leicht gefunden wird, ist das bei den Furunkeln nicht der Fall. Sie entstehen vielfach bei anscheinend unverletzter Haut. Es galt daher früher als ausgemacht, daß die Furunkel von inneren Ursachen, und zwar von hohem Zuckergehalt des Blutes abhängig seien oder trophoneurotischen Ursprungs wären.

Das einzige, was wir in dieser Beziehung heute zulassen können und müssen, ist, daß die Haut der Diabetiker den eindringenden Mikroben geringeren Widerstand entgegensetzt, und daß aus diesem Grunde ein Furunkel entsteht, wo beim Gesunden ein kleines Akneknötchen oder gar nur eine Hyperämie an der Mündung eines Hautfollikels sich gezeigt hätte. Zweifellos ist der Zusammenhang häufig so, daß zunächst Pruritus auftritt; dann wird gekratzt, kleine Sprengungen des Epithels entstehen, und in diese Spalten dringen teils vom kratzenden Finger, teils aus schmutziger Wäsche, Mikroben in die Haut. Demgemäß läßt sich Furunculosis in gewissem Ausmaße durch sorgsame Hautpflege verhüten. Aber anderseits ist Furunculosis doch auch trotz peinlichster und vernünftigster Hautpflege bei Diabetikern keineswegs selten anzutreffen. Wie es da zu weitverbreiteter Infektion der Hautdrüsen kommt, ist noch nicht klar. Mit verminderter Widerstandskraft, erhöhter Krankheitsbereitschaft der Gewebe hat man es bei diabetischer Furunculosis sicher zu tun.

Furunculosis bedarf energischen Angehens der diabetischen Stoffwechselstörung. Besserung derselben, selbst Herstellen völliger Aglykosurie hat aber bei weitem nicht so schnellen Erfolg wie bei gewissen Pruritusformen (vgl. oben). Es bedarf oft großer Geduld. Insulin beschleunigt zwar das Abheilen bestehender Furunkel, hilft auch deutlich dem Neuentstehen anderer vorzubeugen, aber doch nicht so schlagartig, wie man anfangs hoffte. Injektionen von Autovaccine oder polyvalenten Vaccinen zu Hilfe zu nehmen, ist ratsam; aber auch unspezifische Proteinkörpertherapie (Caseosan, Aolan, Novoprotin) ist mit fast gleicher Wirksamkeit ausgestattet. Nie versäume man bei Furunculosis, für größte Regelmäßigkeit des Kotlaufes zu sorgen. Im übrigen weicht die Behandlung nicht ab von derjenigen bei Nichtdiabetikern. Kasein-Yatren und Staphylo-Yatren (intravenös, bei Diabetikern nicht intramuskulär!) bewährten sich uns öfters sehr gut. Man wechselt am besten mit ihnen ab.

Äußerst vorsichtig sei man bei Diabetikern mit allen die Haut verwundenden Eingriffen, insbesondere mit Vesicantien. Umfangreiche Hautzerstörungen können die Folge sein. Subcutane Injektionen erfordern peinlichste Asepsis. Ein dem Diabetiker sehr gefährlicher Stoff ist Fibrolysin. C. v. Noorden sah dreimal schwere Phlegmonen bei Diabetikern, die wegen Otosklerose damit behandelt worden waren. Sehr üble Folgen können auch intravenöse Strophantin- und Salvarsaninfusionen haben, wenn Teile der Flüssigkeit nicht in die Vene, sondern in das subcutane Gewebe gelangen. In einigen dieser Fälle kam es zu ausgedehnter Gangrän.

Nach G. Rosenfeld hängt die Neigung zu Acne, Furunkel und Karbunkel mit Verminderung der Hauttalgabsonderung zusammen. Diese ist bei Kohlenhydratkost meist reichlicher als bei Fettkost. Es scheint da noch manches unklar. Nach unserer Erfahrung sind Furunkel sicher, weniger freilich Karbunkel bei leichtem Diabetes und namentlich in den unbehandelten Anfangszeiten, wo noch viel Kohlenhydrate gegessen werden, am häufigsten. Karbunkel sollen womöglich zur Gänze durch Umschneiden im gesunden Gewebe exstirpiert werden. Unter Schutz von Insulin mit gleichzeitiger Regelung der Diät ist dies Verfahren nicht bedenklicher als beim Nichtdiabetiker.

Nächst der Gruppe: Acne, Furunkel, Karbunkel ist das Ekzem die wichtigste Hautkrankheit der Diabetiker; immerhin bezweifeln wir, ob es wirklich ungleich häufiger bei Diabetikern als bei Nichtdiabetikern vorkommt. Insbesondere spielt es bei den schweren Formen des jugendlichen Diabetes eine der Zahl nach ganz unbedeutende Rolle; bei Diabetikern unter 30 Jahren traf C. v. Noorden Ekzem nur in weniger als 1 $^0/_0$ der Fälle. Wir sehen dabei ab von ganz vorübergehenden, umschriebenen Ekzemanflügen. Mit fortschreitendem Alter mehrt sich die Häufigkeit. Wie bei anderen Krankheiten mit Ernährungsstörungen der Gewebe trifft man Ekzem etwa vom 50. Lebensjahre an ziemlich oft (etwa 5—8 $^0/_0$ der Diabetesfälle). Daß bestimmte Formen des Ekzems eine für Diabetes charakteristische Häufigkeit hätten, kann man kaum sagen. Dagegen steht große Hartnäckigkeit außer Frage. Sachgemäße antidiabetische Behandlung beschleunigt das Abheilen außerordentlich und ist jeder Lokalbehandlung überlegen. Ekzembehandlung ohne begleitende wirksame Beeinflussung der diabetischen Stoffwechsellage bedeutet Verschleppung. Neben Diätkur, je nach Sachlage verstärkt durch Insulin, verwenden wir meist nur linde Calciumchloridsalben (3—5 proz.).

3. Andere Hautkrankheiten.

a) Xanthom. Von Hautkrankheiten, die dem Diabetes mellitus eigentümlich sind und sonst selten vorkommen, ist nur das Xanthoma diabeticum zu erwähnen. Über den Körper zerstreut treten kleine und größere Knoten von gelblicher Farbe mit einem roten Hof auf. Sie stehen oft symmetrisch. Gesicht und Nacken bleiben gewöhnlich frei. Die Handflächen dagegen sind oft befallen. Die das Xanthomknötchen des Diabetikers charakterisierende Substanz besteht aus Cholesterinestern (J. PRINGSHEIM); ihr Ursprung aus dem Cholesterin des Blutes, den schon F. PINCUS und L. PICK vermuteten, ist nach PRINGSHEIM wahrscheinlich. In neuerer Zeit wurden mehrfach Bestimmungen des Cholesteringehaltes des Blutes vorgenommen. Derselbe war immer erhöht und erreichte Werte bis über 1 $^0/_0$ (TH. FAHR, GRIFFITH, NICHOLSON, D. M. LYON, C. DE GAMRAT, W. H. MOOK u. a.). Die Xanthombildung ist also Ausdruck einer Störung des Stoffwechsels. Die näheren Bedingungen ihres Auftretens sind noch unbekannt. Unter diätetischer Behandlung pflegen sich die Xanthomknötchen in auffallender Weise zurückzubilden. Das gleiche ist nach Insulinbehandlung der Fall (A. CHAUFFARD, W. G. LOUGH, W. J. VAN BOMMEL VAN VLOTEN, R. MAJOR u. a.).

Das Xanthom gehört zu den seltensten Komplikationen des Diabetes. J. P. JOSLIN hat unter mehreren Tausend Diabetikern nur 6 Fälle gesehen.

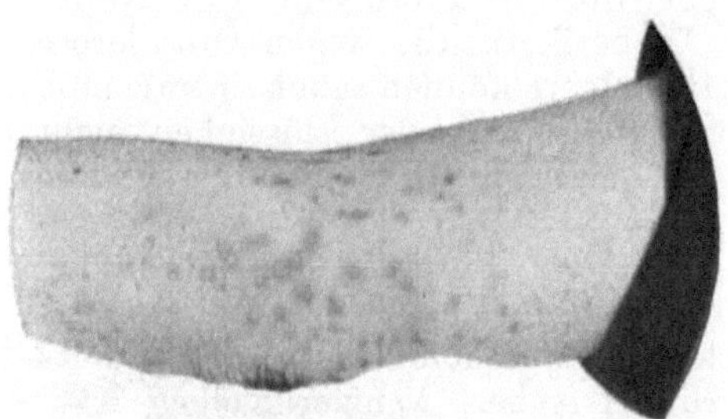

Abb. 20. Xanthoma diabeticum.

MAJOR hat im Jahre 1924 in der Literatur etwa 80 Fälle von echtem Xanthoma diabeticum auffinden können. C. v. NOORDEN hatte nur 4 Fälle beobachtet. Jüngst hatten wir Gelegenheit, einen weiteren Fall zu sehen, von dem die nebenstehende Abbildung stammt.

Es handelt sich um eine 47 jährige Frau, welche im März 1924 in unsere Privatklinik aufgenommen wurde. Der Diabetes ward 6 Jahre zuvor entdeckt. Sie schied bei 100 g Brot zu strenger Diät 70—80 g Zucker aus und 1,2 g Aceton. An beiden Armen, der linken Schulter und beiden Knien befinden sich zahlreiche rotgelbe, linsenförmige, etwas juckende Efflorescenzen. Auch am Rumpfe, sowie am rechten Augenlide sind Xanthomknötchen vorhanden. Unter Insulin und Diätbehandlung verschwanden die Bildungen innerhalb von 3 Wochen.

Die ursprünglich von J. JADASSOHN ausgesprochene Ansicht, daß Xanthom ausschließlich bei Diabetes vorkomme, besteht nicht mehr zu Recht. Es sind in neuerer Zeit Fälle von Hypercholesterinämie mit Xanthombildung beschrieben worden, ohne daß Diabetes oder Erkrankung der Leber bestanden hätte (essentielle Hypercholesterinämie mit Xanthom, E. ARNING und LIPPMANN, F. ROSENTHAL und R. BRAUNISCH, S. YAMAKAWA und M. KASHIWABARA u. a.). Auch bei Pankreatitis ohne gleichzeitigen Diabetes wurde Xanthombildung beobachtet (O. J. WIJNHAUSEN, E. JOEL u. a.).

b) Xanthosis diabetica. Sehr viel häufiger begegnet man bei Diabetikern, namentlich bei jugendlichen, einer eigentümlichen kanariengelben Tönung der Epidermis, die besonders an den Nasolabialfalten, an der Palma manus und an der Planta pedis hervortritt. C. v. NOORDEN beschrieb sie auf dem internationalen Dermatologenkongreß in Berlin (1904) unter dem Namen Xanthosis diabetica. Später wurde sie auch von F. UMBER, O. MINKOWSKI u. a. beobachtet. Das Serum zeigt in solchen Fällen eine intensiv gelbe Farbe. Der Farbstoff hat aber mit Bilirubin nichts zu tun, er gehört vielmehr in die Gruppe der sog. Lipochrome oder Luteine (A. HIJMANS V. D. BERGH und J. SNAPPER). Er findet sich in Spuren in jedem normalen Serum und ist bei der Xanthosis in stark vermehrter Menge anwesend. Die Lipochrome entstammen der Nahrung (M. BÜRGER und A. REINHART; H. SALOMON u. A.). Durch übermäßige Zufuhr grüner Gemüse läßt sich nicht nur bei Diabetikern, sondern auch bei gesunden Kindern dieser Pseudoikterus erzeugen. Bei Gesunden verschwindet er aber sehr bald nach Aussetzen lipochromreicher Kost; bei Zuckerkranken ist die Xanthosis, einmal entstanden, ziemlich hartnäckig. Eine besondere klinische Bedeutung hat die Xanthose nicht, sie scheint aber besonders leicht bei Störungen des intermediären Fettstoffwechsels vorzukommen (M. BÜRGER und REINHART, P. RYHINER u. a.). Bemerkenswert ist immerhin, daß auffallend starke Xanthosis nur bei schwereren diabetischen Krankheitszuständen vorkommt. Ihr Verschwinden erkannten wir als prognostisch günstig.

c) **Rubeose.** Bei jugendlichen Diabetikern, seltener bei alten Leuten findet man eine eigentümliche rote Färbung der Gesichtshaut, besonders im oberen Teil derselben: Rubeose, wie C. v. NOORDEN diese Erscheinung genannt hat. Die Stirnhöcker sind am stärksten betroffen. Gleichzeitig verkümmern manchmal die Augenbrauen und können gänzlich ausfallen. Die Rubeose kommt auch an Händen und Füßen vor. E. WEISS hat mit dem Capillarmikroskop das Verhalten der Hautcapillaren beim Diabetiker untersucht. Bei jüngeren Individuen fand er am Nagelfalz eine Erweiterung des Übergangs vom arteriellen zum venösen Schenkel, des Schaltstückes, wie E. JÜRGENSEN diesen Teil der Capillaren genannt hat. Gleichen Befund erhoben auch E. JÜRGENSEN, A. J. WEIL u. a. Bei älteren Diabetikern mit Arteriosklerose waren die Capillaren verschmälert, verlängert und geschlängelt, oft mit Erweiterung an den Endteilen der Capillarschlingen wie auch sonst bei Arteriosklerose. A. J. WEIL hat auch die gerötete Wangenschleimhaut selbst capillarmikroskopisch untersucht. Die diabetische Antlitzröte ist — wie auch die Hautröte im allgemeinen — keine Funktion der Capillarfüllung, sondern wird bedingt durch das Durchschimmern der das capillarlose Corium versorgenden Venenplexus. Die Capillaren dieses Venenplexus sind nun bei der Rubeosis vermehrt und verbreitert, zeigen aber sonst keine Veränderungen. Die beschriebene Erweiterung der Schaltstücke und der Venenplexus besagt, daß der Tonus der Capillaren beim Diabetiker herabgesetzt ist. Dafür spricht auch die Verminderung des Capillardruckes (R. LANDERER, H. KRAUS). Mit Besserung der Stoffwechsellage steigt der Tonus wieder an. Bemerkenswert ist auch, daß die Reaktion der Capillaren auf Röntgenbestrahlung beim Diabetiker schwächer als beim Gesunden ist (O. DAVID und G. GABRIEL). Hiermit hängt wohl auch die Vulnerabilität der Zuckerkranken durch Röntgenstrahlen zusammen.

d) **Exanthem.** H. KOCH beschrieb ein eigenartiges, an Taches bleues erinnerndes makulöses Exanthem bei diabetischen Kindern in vorgerückter Periode der Krankheit. Er führt es auf toxische Ursachen zurück.

Auch in einem Falle von kindlichem Diabetes, den G. BIHLMEYER mitteilte, fand sich ein Exanthem in Form blaßbläulicher bzw. blaugrauer Flecken von Erbsen- bis Bohnengröße.

e) **Psoriasis.** Von anderen Dermatosen, die zwar mit dem Diabetes nicht ätiologisch verbunden sind, aber doch häufig mit ihm zusammen bei den gleichen Individuen angetroffen wurden, ist nur die Psoriasis zu nennen. P. A. MORROW führte zuerst die Psoriasis unter den zufälligen, aber nicht seltenen Hautaffektionen der Diabetiker auf. C. v. NOORDEN sah Psoriasis in 1,5% der Fälle;

zweimal besserte sich die Schuppenflechte unter strenger Diät ohne weitere
Behandlung in auffallendster Weise. Sehr zweckmäßig ist gleichzeitige lokale
Behandlung mit Chlorkalksalbe (Calcaria chlorata = 0,5, Vaselinum album 10,0)
und mit Arsen.

Irgendwelche kausale Beziehungen zwischen Diabetes und Psoriasis anzunehmen, wie dies von einigen Autoren geschieht, scheint unberechtigt zu sein.
Auch der Umstand, daß F. NAGELSCHMIDT bei Psoriasiskranken verhältnismäßig
oft alimentäre Glykosurie e saccharo erzeugen konnte, darf nicht allzu hoch
bewertet werden, da die betreffenden Patienten zum großen Teil gleichzeitig
an anderen Krankheiten litten, die zur alimentären Glykosurie disponieren.

Obwohl noch mehrfach von einzelnen Autoren auffallend zahlreiche Fälle
von Diabetes + Psoriasis gemeldet wurden (z. B. S. GROSS, H. STRAUSS,
K. GRUBE), lehnen die Dermatologen auf Grund großer Zahlenreihen, durchaus
in dem schon in älteren Auflagen dieses Buches geäußerten Sinne, jede ätiologische Verknüpfung ab (S. BETTMANN, J. JADASSOHN; in dem ausführlichen
Referat des letzteren überzeugende Literaturangaben).

f) Blutaustritte. Bemerkenswert scheint noch das häufige Vorkommen
frischer Hautblutungen oder ockergelber, von kleinen Blutextra-
vasaten herrührender Flecke an den unteren Extremitäten zu sein. Man
findet sie sonst nur bei Patienten mit chronischen allgemeinen Zirkulationsstörungen oder mit Varizen der Femoralvenenäste; bei Diabetikern begegnete
C. v. NOORDEN ihnen sehr oft, ohne daß sonstige Kreislaufstörungen irgendwelcher Art sich nachweisen ließen.

g) Trophische Störungen. Haarkräuselung. Eine merkwürdige Beobachtung
C. v. NOORDEN's ist hier noch zu erwähnen. Sie betrifft einen 22 jährigen jungen
Mann (Daniel W.), der seit einem Jahr an schwerem Diabetes erkrankt war.
14 Tage vor dem im Koma erfolgten Tode trat eine ungeheure Vermehrung des
Durstes ein, so daß über 11 l Wasser an einem Tage getrunken wurden. Gleich-
zeitig kam es binnen 24 Std. zu einer vollständigen Kräuselung des früher
straffen Haupthaares; die lockige Beschaffenheit des Haares blieb bis zum
Tode erhalten.

h) Mal de DUPUYTREN sahen wir häufiger bei älteren Zuckerkranken als bei
Nichtdiabetikern. TESCHEMACHER sah bei 1900 Diabetikern diese Erkrankung
33mal. Spröde Nägel unter trockener, meist etwas geröteter Haut finden sich
ebenfalls nicht selten vor. Mit Operation (Wiederherstellung des Streckver-
mögens durch Excision der zuständigen Aponeurosenabschnitte) sei man zurückhaltend. Jede Schädigung der Blutzirkulation durch Operation und durch
Lokalanästhesie könnte beim Diabetiker für den Finger gefährlich werden
(Gangrän).

i) Bronzediabetes. Mit dem Namen Bronzediabetes bezeichnet man jene
Fälle von Diabetes, wo eine braungelbe oder schmutziggraue Färbung der Haut
vorhanden ist, die an Argyrosis oder Morbus Addisonii erinnert, aber damit
nichts zu tun hat. Oft besteht auch Haarausfall. Bei den Autopsien findet man
außer der Haut fast alle Organe mehr oder weniger stark mit Eisenpigment
durchsetzt (Hämochromatose) und das Vorhandensein von Lebercirrhose
(Cirrhose pigmentaire dans le diabète sucré TROISSIER). Das Pankreas zeigt
ebenfalls Vermehrung des Bindegewebes und hochgradigen Pigmentreichtum.
Das Parenchym ist infolgedessen stark verödet, weniger die LANGERHANSschen
Inseln, die aber meist an Zahl vermindert sind. Der Diabetes ist in der Mehrzahl
der Fälle leicht. Acidosis besteht nicht oder ist nur geringgradig. In manchen
Fällen wurde Hämatoporphyrin im Harne nachgewiesen. Es gibt auch Fälle,
wo zwar Lebercirrhose und Pigmentierung der Haut angetroffen wird, aber ein

manifester Diabetes fehlt. Doch ließ sich hier starke alimentäre Glykosurie nachweisen (H. EPPINGER). D. v. d. BERGH beschrieb jüngst unter dem Namen Diabète bronzé fruste einige Fälle, wo Hautpigmentierung, Urobilinurie und Hyperglykämie bestand, Vergrößerung der Leber und Milz aber nicht nachweisbar war. Es scheinen auch Fälle von Diabetes mit Hämochromatose der inneren Organe ohne Beteiligung der Haut vorzukommen. Wir beobachteten vor einiger Zeit einen 50jährigen Mann mit Diabetes, der eine außerordentlich große und harte Leber sowie einen Milztumor hatte. Die Haut wies keinerlei Besonderheit auf, insbesondere keine abnorme Verfärbung. Tod an Pleuropneumonie. Die Sektion ergab Hämochromatose und Pigmentcirrhose der Leber, sowie Hämochromatose des Pankreas, der Schilddrüse und der Lymphdrüsen.

Die Erkrankung ist selten; sie scheint in Frankreich häufiger als bei uns vorzukommen. B. NAUNYN hat keinen Fall gesehen. C. v. NOORDEN hat 5 Fälle beobachtet, die vor Beginn des Diabetes schon die Zeichen der Lebercirrhose hatten. Ein Teil der Patienten waren Trinker, andere hatten Lues durchgemacht. H. UNGEHEUER konnte bis 1914 48 Fälle aus der Literatur zusammenstellen. Weitere Angaben bei W. ANSCHÜTZ, O. HESS, E. ZURHELLE, M. LABBÉ, W. O. RIDDER, H. UNGEHEUER, F. ROSENBERGER, K. A. HEIBERG, H. EPPINGER, KÜHL). Die Pathogenese der Erkrankung ist noch unklar. Vielleicht handelt es sich bei der Hämochromatose um eine Insuffizienz der Zellen, welche den Eisentransport zu leisten haben (H. EPPINGER). Durch die abnormen Ablagerungen des Eisenpigments werden die schweren Schädigungen der inneren Organe, besonders von Leber und Pankreas verursacht. Infolge der Pankreasveränderungen können auch Störungen der Fettresorption auftreten (W. ANSCHÜTZ).

4. Traumata.

Wunden der Haut und ebenso tiefere Wunden heilen bei Diabetikern langsamer; eindringende Infektionskeime haften leichter, Granulationen neigen zum nekrotischen Zerfall. Doch beziehen sich die Angaben über den ungünstigen Verlauf von Wunden bei Diabetikern in erster Linie auf infizierte Wunden. Die Klagen entstammen den früheren Perioden unvollkommener chirurgischer Technik. Man scheute damals mit Recht jede vermeidbare chirurgische Operation. Einige Operationen standen in besonders schlechtem Rufe, namentlich die Operation der Phimosis und die Amputationen. In der ungünstigen Gestaltung der Wundheilung bei Diabetikern haben aber Antisepsis und namentlich Asepsis gründlich Wandel geschafft. Die Erfolge sind jetzt, besonders seit Einführung des Insulins, derart, daß man die Indikationen für chirurgische Eingriffe bei Diabetikern nicht wesentlich mehr einzuschränken braucht, als bei Nichtdiabetikern. Vgl. Kap. „Behandlung".

III. Veränderungen der Mund- und Rachenhöhle.
1. Soor.

Soor war in früherer Zeit offenbar ein recht häufiges Vorkommnis bei schwerem Diabetes; seit mehr als 20 Jahren sahen wir keinen derartigen Fall mehr.

Soorkolonien finden in den mit Zuckerlösung durchtränkten lockeren Epithelschichten guten Nährboden. Die schwach saure Reaktion der Mundflüssigkeit, welche Diabetiker im vorgerückten Stadium der Krankheit recht häufig darbieten, kann ihr Wachstum gleichfalls fördern. Gelegentlich hat man beobachtet, daß Soorpilze in die Gefäße der Mucosa eindrangen, und daß von hier aus Pilzemboli in die Lunge und namentlich in das Gehirn getragen wurden.

Soor der Mundhöhle gehört ebenso wie die Pilzwucherung an den Genitalien zu den Komplikationen, die sich durch Reinlichkeit völlig vermeiden lassen.

2. Die Zunge.

An der Zunge der Diabetiker sieht man oft Veränderungen (J. SEEGEN), ohne daß man dieselben als charakteristisch bezeichnen könnte. Am häufigsten sind folgende Erscheinungen:

1. Die Zunge ist trocken, hochrot, fast bläulich-rotgefärbt; die Papillen treten stark hervor, jeder Belag fehlt. Diese Beschaffenheit der Zunge findet man besonders bei schwerem Diabetes älterer Leute.

2. Schwellung der Zunge mit Zahneindrücken an ihren Rändern (sehr häufig).

3. Schmerzhafte Rhagaden, besonders auf der Höhe des Zungenrückens und an den seitlichen Rändern, schwer heilend.

4. Aphthöse Geschwürchen, besonders an den Zungenrändern.

5. Ungleichmäßiger, teils dichter, teils dünner Belag (Landkartenzunge),

6. Glatte Zunge mit atrophischem Papillarkörper.

3. Zahnfleisch und Zähne.

Gingivitis ist häufig, ebenso Pyorrhoea alveolaris und Periostitis der Zähne. Oft kommt es bei Diabetes, teils im Anschluß an entzündliche Prozesse (Pyorrhoe), teils ohne ihren Vorantritt, zu fortschreitender Atrophie des Zahnfleisches, wodurch der Wurzelhals der Zähne entblößt wird; die Zähne werden locker und fallen aus. Diese Prozesse sind denen ähnlich, die im höheren Lebensalter als physiologisch zu betrachten sind, bei Diabetikern aber manchmal schon im frühen Alter und in frühem Abschnitt der Krankheit sich melden. Das einfache Lockerwerden und Ausfallen der Zähne scheint trophoneurotischen Ursprungs zu sein. Beides hört oft mit einem Schlage auf, sobald der Kranke strenger diätetischer Behandlung Folge leistet. Wir haben öfters gesehen, daß gelockerte Zähne dadurch sich wieder festigten, nachdem sie schon vom Zahnarzt als unrettbar verloren bezeichnet waren. Die Alveolarpyorrhoe äußert sich durch bläuliche Verfärbung des Zahnfleisches, Ausfließen von Eiter aus der Alveole und Lockerheit der Zähne. Meist wird zunächst ein Zahn ergriffen, dem nach längerer oder kürzerer Zeit andere folgen. Die diabetische Alveolarpyorrhoe behauptet offenbar gegenüber den sonstigen Paradentosen eine gewisse Selbständigkeit (P. RITTER). Wahrscheinlich wird eine durch die diabetische Stoffwechselstörung bedingte Ernährungsstörung des Zahnfleisches und Osteoporose der Alveolen Ursache, daß Infektionserregern der Zugang zur Alveole eröffnet wird. Lokale Reize, wie Zahnstein, Überlastung und Stellungsanomalien scheinen hierbei eine untergeordnete Rolle zu spielen. Die von W. KOLLE sowie von BEYER vertretene Theorie der Alveolarpyorrhoe als lokaler Spirochätose und ihrer erfolgreichen Behandlung durch Salvarsan besteht nicht zu Recht (P. P. KRANZ, P. RITTER).

In anderen Fällen steht Caries der Zähne mehr als die Entzündung und Atrophie der umgebenden Gewebe im Vordergrund. Im allgemeinen ist Caries aber nicht wesentlich häufiger als bei Nichtdiabetikern.

Die Erkrankungen dieser Teile sind ungeheuer häufig; nur wenige Diabetiker bleiben gänzlich von ihnen verschont. Die Zahnerkrankungen geben häufig dem Zahnarzt die erste Veranlassung, den Harn auf Zucker zu untersuchen und den Diabetes zu entdecken.

Die entzündlichen und cariösen Prozesse lassen sich zweifellos durch sorgfältiges Sauberhalten des Mundes einschränken, wenn auch nicht ganz vermeiden. Zu harte Zahnbürsten sind zu verbieten, weil sie das Zahnfleisch verwunden. Häufig am Tage muß der Mund ausgespült und müssen die Zähne gebürstet werden. Zum Spülwasser eignet sich am besten eine 3 proz. Lösung von Natron biboracicum. Langdauernde Zufuhr von Kalksalzen scheint die Krankheiten der Zähne und des Zahnfleisches bei Diabetikern günstig zu beeinflussen. Bei Alveolarpyorrhoe ist neben der Behandlung des Diabetes zahnärzt liche Behandlung unbedingt erforderlich. Diese besteht in Pinselungen, Massage des Zahnfleisches, Blaulichtbestrahlung und eventuell in chirurgischen Maßnahmen (Schienung der erkrankten Zähne, Freilegung der Alveolen und Ausräumung). (Vgl. R. NEUMANN.) Man soll für die Zahnbehandlung möglichst zuckerfreie Perioden benutzen. Ohne eindringliche antidiabetische Behandlung — gleichgültig ob deren Erfolg nur diätetisch oder mit Hilfe von Insulin erzielt wird — ist lokale Behandlung höchstens von ganz vorübergehendem Nutzen.

IV. Veränderungen des Magens.

Wenn man die eigentümliche Ernährungsweise der Diabetiker in Betracht zieht, muß es mehr überraschen, daß der Magen so häufig gesund bleibt, als daß er manchmal erkrankt. Die Gefahren drohen teils von der Polyphagie, teils von der einseitigen Kost; beide Gefahren sind aber vermeidbar und müssen unter allen Umständen vermieden werden, da Magenstörungen für den Diabetiker leicht verhängnisvoll werden. Denn seine Ernährung wird jetzt von zwei Seiten her gefährdet, einmal durch den Abfluß wertvollen Materials im Urin, und zweitens durch die mit Magenerkrankung jeder Art stets verbundene Schwierigkeit der Beköstigung.

1. Magenerweiterung und motorische Kraft.

Aus der Polyphagie droht Magenerweiterung zu entspringen. Sie ist im ganzen selten, am häufigsten bei Landbewohnern, die offenbar schon lange diabetisch waren und, ohne dies zu wissen, ungeheure Mengen von Nahrung verschlangen. Es handelt sich nicht um Magenerweiterung im Sinne von Stauungsmagen. Dazu kann es natürlich kommen, wenn am Pylorus ein Hindernis sitzt. Solche Fälle von Diabetes mit Magengeschwürsnarbe, Pförtnerenge und Stauungsmagen sind selten. C. v. NOORDEN ließ dreimal nach völliger Entzuckerung die Gastroenterostomie vornehmen, jedesmal mit vortrefflichem Erfolg für die Gesamternährung. Ungleich häufiger ist der „große Magen" mit vollkommen normaler Entleerungszeit. Auch wahre Atonien kommen vor mit mäßig verzögerter Entleerung. Mehrere Röntgenuntersuchungen aus den letzten Jahren zeigten, daß diese Atonien mit Besserung des Gesamtbefindens und Wiederaufbau der Gesamtmuskulatur durch zweckentsprechende antidiabetische Kost restlos ausheilen können, ohne besondere „Magenkuren".

In der überwiegenden Mehrzahl der Fälle bleibt die motorische Tätigkeit des Magens normal, wie C. v. NOORDEN mit G. HONIGMANN, CH. J. FAUCONNET bestätigen kann. Erst in den Vorstadien des Komas leidet sie schwer, entsprechend der darniederliegenden Leistungsfähigkeit der Gesamtmuskulatur.

2. Magenkatarrh.

Die einseitige Kost, das Vorwiegen von Eiweiß- und Fettsubstanzen veranlaßt gelegentlich Magenkatarrhe. Nicht jeder verträgt solche Kost in gleichem Maße, und nicht jeder Arzt besitzt genügend Erfahrung in der Behandlung von Zuckerkranken, um den Patienten — trotz Beschränkung von Kohlenhydraten — das Durchführen einer abwechslungsreichen und für den Magen unschädlichen Diät zu ermöglichen. Durch Vorsicht in Auswahl und Menge der Nahrungsmittel und durch sorgfältiges Beachten der Individualität des Kranken lassen sich aber die von der Diät abhängigen Magenstörungen verhüten.

3. Hyperästhesie.

Eine nicht ganz seltene Erkrankungsform bei Diabetikern ist die einfache Hyperästhesie des Magens, darin bestehend, daß jede Nahrungszufuhr mehr oder minder heftige Magenschmerzen im Gefolge hat. Manchmal sind es nur größere Mahlzeiten oder feste Nahrungsmittel, die die Schmerzen erregen, manchmal jedoch schließen sich diese auch der bescheidensten Flüssigkeitszufuhr an. Daneben können Übelkeit, Erbrechen, Sodbrennen vorhanden sein, häufiger fehlen diese Erscheinungen. Die Symptome erinnern an die Beschwerden bei Ulcus ventriculi und an die Magenhyperästhesie der Chlorotischen. Wir sahen diese höchst lästigen und wegen Erschwerung der Nahrungsaufnahme nicht unbedenklichen Zeichen der Magenhyperästhesie besonders bei neurasthenischen Personen, in leichten und schweren Fällen von Diabetes, nach psychischen Erregungen auftreten. Sie wichen in der Regel bald der Darreichung von 2 proz. Chloroformwasser (1 Eßlöffel vor jeder Mahlzeit).

In schweren Fällen von Diabetes sind die beschriebenen Symptome um so beachtenswerter, als sie häufig Vorboten des Koma diabeticum sind (vgl. S. 334 und Abschnitt „Therapie"). In Fällen, wo die beschriebenen an Ulcus erinnernden Beschwerden aufgetreten waren, fand sich bei der Obduktion kein Ulcus.

Über Magensaft S. 206.

4. Gastrische Krisen.

Von K. Grube sind auch gastrische Krisen mit Krampfschmerzen, Aufstoßen, Flatulenz, Übelkeit, Erbrechen, starker Salzsäureausscheidung im Spätstadium des Leidens beschrieben. Sie sind meist Teilstücke komplizierender Tabes dorsalis.

V. Veränderungen des Darms.

1. Stuhlgang.

Die meisten Diabetiker haben normale Kotentleerung oder neigen in geringem Maße zu Konstipation. Neigung zu Durchfällen ist seltener. Von C. v. Noorden's Patienten klagten 25 $\%$ über erschwerte, 5 $\%$ über beschleunigte Darmperistaltik. Obstipation stellt sich auch bei Diabetikern, die sonst guten Stuhlgang hatten, leicht ein, wenn Brot und alle anderen Mehlspeisen aus der Kost entfernt werden; bei anderen wird, gerade unter dem Einflusse strenger Diät, der früher träge Stuhl regelmäßig.

Unangenehmer als Stuhlträgheit, der man leicht begegnen kann (Kap. 8), ist die Neigung zu Diarrhöen, weil sie dem reichlichen Genuß grüner Gemüse und von Fett Hindernisse bereiten. Man muß ihnen sorgfältige Beachtung schenken und mit allen Hilfsmitteln, welche die Diagnostik der Darmkrankheiten bietet, ihren Ursprung und ihre Eigenart feststellen, um eine Unterlage für das therapeutische Handeln zu gewinnen.

C. v. Noorden sah mehrfach Zuckerkranke, besonders Frauen, wo ohne besonderen äußeren Anlaß starke und lästige wässerige Diarrhöen einsetzten, die sich selbst überlassen 1—3 Tage dauerten. Andere Begleiterscheinungen, die etwa auf akuten Magendarmkatarrh hinwiesen, fehlten durchaus; keine Schleimabgänge, auch keine abnormen Fettverluste im Kot. Wenn es sich, wie tatsächlich öfters vorkommt, um neurogene Diarrhöen handelt, ist auch mehrtägige Opiumbehandlung am Platze. Andere Male sahen wir Gutes von Antithyreoidinum Merck (dreimal täglich 15—20 Tropfen); solange die Kranken dies freilich etwas kostspielige Medikament nahmen, setzten die Durchfälle aus, kehrten aber nach Weglassen des Mittels in alter Weise zurück. Offenbar waren die Durchfälle in irgendeiner Weise von der Schilddrüse abhängig (vgl. S. 318).

Andererseits müssen aber auch längere Perioden von Konstipation bei Diabetes mit Argwohn betrachtet werden. Namentlich R. Schmitz hat darauf aufmerksam gemacht, daß sich ihnen öfters Koma anschließt; er meint, daß aus dem stagnierenden Darminhalt gefährliche Gifte resorbiert werden könnten, und mahnt daher dringend, Stuhlverhaltung bei Diabetikern niemals aufkommen zu lassen. Natürlich setzt dies Komabereitschaft (stark ausgeprägte Acidosis) voraus. Wir möchten Schmitz nur insofern zustimmen, als in der Tat die anstrengenden und erschöpfenden Maßnahmen, die man manchmal gegen hochgradige Obstipation ergreifen muß, die Kranken sehr elend machen und wie jede andere Anstrengung der Komagefahr näherrücken. Daher ist Vorbeugen wichtig.

2. Darmkatarrh; Beziehungen zum Koma.

Schlimmer sind Diarrhöen, die sich anfallsweise häufen und Folgen eines akuten Darmkatarrhs sind. Jeder akute Darmkatarrh ist bei schwerem Diabetes ein ernstes Ereignis. Denn erstens erschwert der Katarrh die Zufuhr von Nahrung und verbietet namentlich die Zufuhr reichlicher Fettmengen und zweitens schließt sich erfahrungsgemäß häufig an akute Darmkatarrhe der Ausbruch von Koma diabeticum an. Über Behandlung s. Kap. 8.

Die Meinungen sind darüber geteilt, ob in diesen Fällen
a) die Durchfälle ein ernstes Symptom, also ein Vorbote der drohenden Störung sind,
b) oder ob Gifte, die sich bei dem Darmkatarrh im Intestinalkanal bilden, resorbiert werden und das Koma veranlassen,
c) oder ob das Koma einfach die Folge der mit dem Katarrh verbundenen Erschöpfung und der Schädigung der Ernährung ist.
Wir selbst neigen der letzten Auffassung zu. Übrigens sind Durchfälle durchaus keine notwendigen Begleiter des Komas. Sie fehlen sogar in mindestens $^2/_3$ der Fälle.

Chronische Darmkatarrhe trafen wir bei Zuckerkranken verhältnismäßig selten an. Dies gilt auch für solche, die sich in unsinniger Weise überfüttern. Behandlung s. Kap. 8.

3. Steatorrhoe (Fettstuhl). S. 286.

VI. Veränderungen des Pankreas (äußere Sekretion).

Über die Bedeutung des Pankreas für die Ätiologie des Diabetes ist genügend gesprochen worden; vgl. S. 58, 92. Hier handelt es sich nur um die Frage, inwieweit neben der zweifellos vorhandenen Funktionsschwäche oder Degeneration der Langerhansschen Inseln in Einzelfällen von Zuckerkrankheit andere gröbere Veränderungen des Pankreas vorkommen und dann dem Krankheitsbilde einen besonderen Stempel aufdrücken.

Während die diabetischen Stoffwechselanomalien nur von Störungen der internen Pankreassekretion abhängen, begleiten den Diabetes auch manchmal Symptome, die auf Störungen der externen Sekretion, d. h. ungenügenden Zufluß von Bauchspeichel zum Darm hinweisen. Dies kann auch ganz unabhängig von Diabetes vorkommen, ist aber, wenn auch im ganzen selten, doch verhältnismäßig oft mit Diabetes gesellt, eine leicht verständliche Verknüpfung, da ja die gleichen Schädlichkeiten, die auf die externe Sekretion einwirken, bald früher, bald später auch die spezifisch-interne Funktion bedrohen können und umgekehrt, z. B. chronische Pankreatitis.

Es gibt Fälle, wo die Folgeerscheinungen des ungenügenden Bauchspeichelflusses dauernd, bis ans Lebensende, mit geringen Schwankungen fortbestehen. Man wird dann Tumoren, die den Wirsunggang versperren, oder fest eingekeilte

Pankreassteine vermuten dürfen. Andere Male sind die Symptome starkem Wechsel unterworfen; sie sind einige Wochen oder auch nur einige Tage anwesend; dann folgen wieder längere Perioden normaler externer Saftlieferung. Die Verhältnisse liegen da ähnlich wie bei Gallenabschluß. Ob es einen dem katarrhalischen Ikterus entsprechenden Stauungskatarrh des Wirsungganges gibt, ist nicht bekannt. Konkremente kommen aber sicher vor; auf ihre Bildung, Einkeilung und glückliche Ausstoßung sind wohl manche jener transitorischen Symptome zu beziehen. Sie bringen manchmal Kolikschmerzen, und das kann zur Diagnose verwendet werden. Vielleicht kommen auch funktionelle Abschwächungen der externen Sekretion vor; nicht unmöglich, daß hierbei eine Beeinflussung von der Schilddrüse aus stattfindet. Es ist wenigstens recht auffallend, daß die auf ungenügenden Bauchspeichelfluß hindeutenden Resorptionsstörungen ziemlich oft bei Morbus Basedowii (sympathikotonische Form) angetroffen werden; sie tragen fast stets transitorischen Charakter. Auch sei auf eine merkwürdige Beobachtung hingewiesen, die aus C. v. NOORDEN's Wiener Klinik stammt. Ein Basedowkranker litt gleichzeitig an leichtem Diabetes und hatte ausgesprochene Fettstühle. Die Schilddrüse wurde mit Röntgenstrahlen behandelt: die Zuckerausscheidung sank, die Toleranz für Kohlenhydrat stieg erheblich und gleichzeitig verschwanden die Resorptionsstörungen. (Näheres über diesen Fall bei W. FALTA.) Vgl. auch S. 318.

Recht oft findet der pathologische Anatom grobe Veränderungen des Pankreas, ohne daß sie klinisch diagnostiziert werden. Es ist ja mit Recht in letzter Zeit immer aufs neue hervorgehoben, wie schwierig die Diagnose der Pankreaserkrankungen ist, wenn nicht etwa sinnfällige Tumoren, Cysten usw. vorliegen oder das so charakteristische Bild der Pankreasfettgewebsnekrose sich entwickelt. Dies kommt daher, daß die eigenartigen Resorptionsstörungen sich nur dann einstellen, wenn der Bauchspeichel vollständig oder nahezu vollständig vom Darm abgeschlossen ist. Bei der außerordentlich starken fermentativen Kraft des Pankreassaftes genügen kleine Mengen, um den normalen Verlauf der Verdauung zu sichern. Wenn diese normal ist, bleiben nur wenige, seltene und z. T. recht unsichere Symptome übrig.

Bei völligem Abschluß des Bauchspeichels oder wirklich bedeutender Einschränkung seines Einströmens in den Darm entwickelt sich aber ein höchst charakteristisches Krankheitsbild, um dessen klinische Analyse sich vor allem FR. MÜLLER und F. HIRSCHFELD große Verdienste erwarben. Spätere Arbeiten brachten wertvolle Ergänzungen und Erweiterungen. (Literatur bei O. GROSS.) Bei schwerer Störung der äußeren Sekretion des Pankreas treten die bekannten Erscheinungen von seiten des Stuhls auf:

1. Massenhaftigkeit des Kotes. Die Stuhlmassen sind ungewöhnlich reichlich; bei mäßigem Wassergehalt und halbstarrer Konsistenz sind 1000 g Kot am Tage nichts Seltenes; bei einem Patienten wurden täglich 1500—2000 g auf der Wage ermittelt. Bei der Entleerung weich und etwas auseinanderfließend, erstarren sie schnell beim Erkalten. Die Farbe ist schmutzig-grau, dabei fettglänzend, aber selten so silbrigen Glanzes wie bei Stauungsikterus. Der Geruch ist äußerst scharf, durchdringend, aashaft. Dies ist mehr auf den Gehalt an niederen Fettsäuren als an Eiweißzersetzungsprodukten zurückzuführen. Der Geruch hat einen eignen Charakter und haftet sehr lange am Patienten, in seinen Kleidern, so daß man oft die Diagnose schon mittels des Geruchsinnes stellen kann.

2. Fettreichtum (Steatorrhoe). Der Kot entführt den größten Teil des mit der Nahrung verzehrten Fettes (50—80 %). Schon makroskopisch erkennt man den großen Gehalt an Neutralfett: es scheidet sich neben und auf dem Kot wie Butter ab. Unter dem Einfluß der Körperwärme bleibt das Fett im Darm flüssig und rinnt manchmal in der Nacht oder auch am Tage wie Öl aus dem Mastdarm, ohne daß die Patienten es zurückhalten können. Härtere weißliche Bröckel, aus höher schmelzbaren Fetten bestehend, sind reichlich im Innern des Kotes verteilt. Mikroskopisch erweist sich das Gesichtsfeld mit Fetttröpfchen bedeckt, wie Colostrum. Fettsäure- und Seifennadeln und Drusen sind viel spärlicher. Die

chemische Analyse zeigt, daß die große Masse des Ätherextraktes aus Neutralfett besteht. Die Spaltungsprodukte (freie Säuren und Seifen) belegen nur 20—40% des Gesamtfettes, während normal und auch bei Stauungsikterus das Verhältnis 65—75% erreicht. Dies entspricht der physiologischen Tatsache, daß der Pankreassaft das Fett zu spalten und damit für die Resorption vorzubereiten hat. Die spärlichen Mengen Steapsin, die sich im Magen finden, und die Einwirkung fettspaltender Bakterien im Darm können den Ausfall nur unzulänglich decken.

Da der Pankreassaft mehr Alkali in den Darm liefert als alle anderen Verdauungssäfte, bleibt bei Sekretionsausfall ein sehr großer Teil der Fettsäuren ungesättigt. Sehr regelmäßiger Befund, aber natürlich einen großen chemischen Apparat voraussetzend (DEUCHER, ZOJA, H. SALOMON, L. CARO und E. WÖRNER, R. EHRMANN).

Auch das Lecithin wird vom Pankreassaft gespalten. Selbst bei reicher Lecithinaufnahme (Eigelb) findet man im Kot des Gesunden selten mehr als einige Dezigramm Lecithin. In charakteristischen apankreatischen Stühlen steigt die Menge oft auf viele Gramm (P. DEUCHER, H. SALOMON). Ziemlich sichere, aber sehr umständliche Probe.

3. Azotorrhoe. Da die Überführung der Albuminate in leicht resorbierbare Spaltungsprodukte vom Magen nur sehr unvollständig besorgt wird, fällt der Trypsinwirkung der Hauptanteil zu (Peptidbildung). Fehlt es an Trypsin, so entgehen große Mengen von Eiweiß der Spaltung und der Resorption. Man findet im Kot 3—4mal so viel Stickstoffsubstanzen wie normal. Ohne Heranziehung der immerhin sehr umständlichen chemischen Kotanalyse belehrt darüber das Mikroskop, wenigstens dann, wenn der Patient Muskelfleisch erhielt. Dieses, zumal das rohe (rotes Beefsteak, ungekochter Schinken) wird bei Ausfall des Pankreassaftes besonders schlecht verarbeitet; das Gesichtsfeld ist mit groben Muskelfasern durchsetzt (Kreatorrhoe; R. EHRMANN).

Für leichtere Fälle oder beim Verdacht auf Pankreasinsuffizienz wurden folgende diagnostische Methoden angegeben:

1. Fermente im Stuhl. Wenn die unter 1—3 aufgezählten Anomalien deutlich vorhanden sind, fehlen meist auch die Pankreasfermente im Stuhle. Dann braucht man aber diese Feststellung nicht mehr zu der ohnedies schon sichern Diagnose. Wenn jene Symptome aber nicht vorhanden sind, hat der Trypsinnachweis in den Faeces (Methoden von E. MÜLLER und H. SCHLECHT, Caseinmethode von O. GROSS) keine diagnostische Bedeutung, da die Trypsinreaktion sehr schwankend ausfällt (K. ISAAC-KRIEGER u. a.). Dasselbe gilt für den Nachweis der Diastase (WALLIS MACKENZIE).

2. Fermente im Duodenalsaft. Bessere Resultate gibt die Untersuchung des Fermentgehalts des durch die Duodenalsonde gewonnenen Pankreassaftes (S. BONDI, K. GLÄSSNER, K. ISAAC-KRIEGER). Wir fanden mehrfach eine Abnahme der eiweiß- und fettspaltenden Kraft des Duodenalinhaltes auch in Fällen von Diabetes, wo die Zusammensetzung des Stuhls, also die Gesamtleistung des Darmkanals völlig normal war. Neuerdings berichten C. M. JONES, W. B. CASTLE, H. MULHOLLAND und F. BAYLEY, sehr häufig bei Diabetikern verminderte Wirksamkeit der Pankreasfermente gefunden zu haben. Auch die von G. KATSCH und L. v. FRIEDRICH festgestellte Tatsache, daß durch intraduodenale Eingießung von Äther Pankreassaftfluß erzielt werden kann, kann diagnostische Verwendung finden. Ihre diagnostische Tragweite ist aber nicht so groß wie es anfangs schien.

3. Fermente in Blut und Harn. Neben dem Fermentnachweis im Duodenum ist der Nachweis von Diastase im Blut und Harn von gewisser Bedeutung (J. WOHLGEMUTH, G. KATSCH).

4. Andere zur funktionellen Pankreadiagnostik angegebene Proben, wie die AD. SCHMIDTsche Kernprobe, die SAHLIsche Glutoidkapselmethode, die Cammidge-Reaktion sind sehr unsicher und wenig im Gebrauch.

5. Haferbutter-Probediät. Wenn Verdacht auf Sekretionsstörung des Pankreas vorliegt, aber keine überzeugenden Beweise da sind und wenn insbesondere das wichtigste Symptom, die Steatorrhoe undeutlich oder zweifelhaft ist, erzielt man oft mit einem Schlage eine sinnfällige starke Steatorrhoe, wenn man die Patienten 2 Tage lang nichts als stark angefettete Hafersuppen nehmen läßt (am Tage 250 g Hafermehl und 300 g Butter, auf 5—7 Portionen verteilt; H. SALOMON). Bei positivem Ausfall sehr sichere Probe. Auch R. EHRMANN und H. EPPINGER empfehlen sie neuerdings.

Bei totalem Ausfall der Bauchspeichelverdauung häufen sich die hier beschriebenen Symptome zu einem wuchtigen diagnostischen Beweismaterial. Wo die Sekretion nicht dauernd versiegt ist oder wo kein unheilbarer Verschluß des Ausführungsganges besteht, pflegt die Intensität der Folgeerscheinungen stark zu schwanken, so daß es im einzelnen Fall zu manchen Zeiten sehr leicht, zu anderen Zeiten sehr schwer ist, die Diagnose der Sekretionsanomalie zu sichern. Ein Teil der Ausfallserscheinungen kann durch kompensatorische Darmarbeit aus-

geglichen werden: Einwirkung auf die Fette durch Steapsinresorption aus dem
Pankreas und Abscheidung in Magen und Darm, Einwirkung auf Albumosen
durch Erepsinverdauung im Darm (A. Schittenhelm und F. Frank).

Bei der viel häufigeren unvollständigen Insuffizienz der Bauchspeichelverdauung versagt gewöhnlich ein Teil der aufgezählten Methoden. Am sichersten
führt dann ein exakter Ausnutzungsversuch zum Ziel, wie schon die Arbeiten
von Fr. Müller und C. v. Noorden's Schülern (P. Deucher, R. Schild und
Masuyama, H. Salomon) zeigten, und wie dies auch Th. Brugsch in neuerer
Zeit mit Recht betont.

In neuester Zeit hat bei Tumoren und Steinen des Pankreas die Röntgenuntersuchung in manchen Fällen wichtige diagnostische Aufklärung verschafft
(F. Schöning, G. Hernheiser, O. Gross u. a.).

Von subjektiven Symptomen bei Affektion des Pankreas spielt der Schmerz eine wichtige Rolle. Er wird als kolikartiger, äußerst heftiger Schmerz in der Oberbauchgegend,
der nach links zum Rippenbogen und bis in den Rücken ausstrahlt, geschildert. Man findet
ihn wohl nur bei Tumor oder Steinen, wenigstens haben wir ihn in Fällen von autoptisch
sichergestellter Pankreasatrophie mit völligem Ausfall der äußeren Pankreasfunktion ganz
vermißt. R. Ehrmann und A. Jacoby wollen neuerdings auch die bei Präkomatösen häufig
auftretenden unbestimmten Leibschmerzen in vielen Fällen als Pankrealgien deuten. Störungen der Sensibilität in Form von Headschen Zonen als Ausdruck leichtester Pankreatitis beschrieb in jüngster Zeit G. Katsch. Wir können ihnen freilich nicht so große diagnostische Bedeutung zuerkennen, wie Katsch es tat.

Im ganzen kann man sagen, daß schwere Störungen der äußeren Pankreasfunktion bei Diabetes relativ selten sind, sie kommen jedenfalls viel seltener
zur Beobachtung als Störungen der inneren Sekretion bei den verschiedenartigen Pankreasaffektionen.

Patienten mit Diabetes und Störungen der Pankreassaftsekretion stehen
natürlich unter den schwierigsten Ernährungsverhältnissen. Kohlenhydrate
werden zwar resorbiert, aber nicht assimiliert; das Fett erscheint zum größten
Teil im Kot wieder, auch die Eiweißresorption hat gelitten. Es bleibt fast nichts
mehr übrig, wovon die Patienten leben sollen. Man hat oft große Mengen Alkohol
als Brennmaterial heranziehen müssen (150—200 g Kognak oder Whisky). Von
durchschlagender Bedeutung bei so ungünstiger Lage war es, als man den außerordentlichen Erfolg des Pankreons kennen lernte. Es kann annähernd normale
Resorptionsverhältnisse wiederherstellen (H. Salomon aus C. v. Noorden's
Klinik). Man gibt 6—8 g am Tage, unterstützt durch gleichzeitige Darreichung
von Alkali (am besten Calcium carbon. 6—10 g am Tage). Manchmal scheint
Pankreon nicht nur während seiner Darreichung die Ausnutzung der Nahrung
zu bessern, sondern auch lange Nachwirkung zu entfalten, so daß man 2 bis
3 Wochen lang auf Pankreon verzichten kann, um dann erst wieder dazu zurückzukehren. Zumeist aber war in den Fällen, die wir sahen, Dauergebrauch
zur Verhütung der Fettstühle unerläßlich.

VII. Veränderungen der Leber.
1. Gallensteine.

Die Gallenbereitung leidet im Diabetes und durch Diabetes, soviel wir nachweisen können, nicht. Dagegen treffen wir bei Diabetes häufig Gallensteine,
vor allem bei fettreichen Patienten.

A. Bouchard fand bei 10% seiner Diabetiker Gallensteine. E. P. Joslin betont die
Häufigkeit des Vorkommens von Erkrankungen der Gallenblase und Diabetes. C. M. Jones
berichtet in einer neuen Arbeit, in 19% seiner Diabetesfälle Gallensteine gefunden zu haben;
er schätzt, daß ein Fünftel aller Diabetiker über 40 Jahre an Gallensteinen leidet. Obwohl
er ausgesprochene Gallensteinkrankheit nur bei 2,3% seiner Diabetesfälle sah,
hält C. v. Noorden die von C. M. Jones angegebenen Zahlen für maßgebend.

B. NAUNYN hat jeden inneren Zusammenhang geleugnet. JOSLIN hält es dagegen für möglich, daß von den Gallenwegen auf das Pankreas übergreifende Entzündungen eine ätiologische Rolle bei der Entstehung des Diabetes spielen können. JOSLIN's Ansicht dürfte wohl richtig sein; übrigens hat schon K. HEIBERG auf einen derartigen Zusammenhang hingewiesen. — Man wird sich bei Zuckerkranken wohl immer auf den Standpunkt stellen, das Gallensteinleiden nur dann operativ anzugehen, wenn die Lage des Falles dazu zwingt.

Seit E. GANS und D. FINKLER akute Glykosurie bei Gallensteinkolik beschrieben haben, wurde auf diese vielfach geachtet. Dies Vorkommnis scheint aber recht selten zu sein (B. NAUNYN, W. ZINN). Auch C. v. NOORDEN ist ihr nur gelegentlich begegnet. Diese Form der Glykosurie findet ein Analogon in experimenteller Unterbindung des Gallengangs, der schnelle Entleerung von Glykogen folgt. Sie erinnert auch an die Feststellung von E. PFLÜGER, daß durch Verletzung des den Gallenwegen benachbarten Dünndarm- bzw. Duodenalüberzuges sich bei manchen Tieren Glykosurie auslösen läßt. Keineswegs kann man daraus aber einen inneren Zusammenhang zwischen Gallensteinen und Diabetes herleiten.

2. Lebererkrankungen.

Unzweifelhaft ist bei vielen Diabetikern eine mäßige Vergrößerung der Leber schon intra vitam festzustellen; leichte Druckempfindlichkeit und größere Härte des Organs sind meist gleichzeitig vorhanden.

Das Symptom findet sich häufiger bei fetten als bei mageren Diabetikern. Während man früher auf die Leberschwellung größeres Gewicht legte und enge Beziehungen derselben zu den spezifisch-diabetischen Störungen vermutete, wird die Lebervergrößerung und Verhärtung jetzt mehr als nebensächliche und zufällige Komplikation betrachtet. Auch LANCÉRAUX, der sich früher in entgegengesetztem Sinne äußerte, ist später dieser Meinung beigetreten. Nach GLÉNARD sollen 60—70 $^0/_0$ aller Diabetiker kranke Lebern haben (35 $^0/_0$ Hypertrophie, 40 $^0/_0$ Induration; bei 36 $^0/_0$ der Männer, bei 25 $^0/_0$ der Frauen spielte Alkoholismus eine Rolle). Unter C. v. NOORDEN's Patienten fanden sich Vergrößerung und härtere Beschaffenheit des Organs in 23,3 $^0/_0$ der Fälle mit Zirkulationsstörungen der verschiedensten Art kombiniert und offenbar abhängig von diesen; bei 2,6 $^0/_0$ fand sich echte Cirrhose, zumeist auf alkoholischer, einmal auf luetischer Basis. Hier sind alle Stadien, alle Formen der Krankheit und alle Lebensalter zusammengerechnet. Aus den Sektionsprotokollen ergeben sich natürlich andere Verhältniszahlen. Nach der Aufstellung von RAUCH war die Leber nur in 22—30 $^0/_0$ aller zur Autopsie gelangten Fälle von Diabetes vollständig normal. Unter den Krankheiten waren Hyperämie, Hypertrophie, Stauung, Verfettung am häufigsten vertreten. Wenn die Diabetiker an der Schwere der Zuckerkrankheit und nicht an Komplikationen sterben, wird starke Verfettung der Leberzellen selten vermißt. Nach A. WEICHSELBAUM fand sich anatomische Lebercirrhose in 6 $^0/_0$ der Diabetesfälle.

E. P. JOSLIN macht in seinem Buche die Angabe, daß sich in 1993 tödlich verlaufenen Fällen von Diabetes nur 8mal Lebercirrhose als Todesursache gefunden habe.

K. PETRÉN fand vereinzelt erhöhten Bilirubingehalt des Blutes. Nach A. ADLER soll in schweren Diabetesfällen Urobilinurie vorhanden sein. G. HETENYI beobachtete diese aber in zahlreichen Fällen niemals.

Wenn Diabetes bei Lebercirrhose auftritt, so ist nach E. OPIE und K. HEIBERG gleichzeitiges Bestehen interacinöser Pankreatitis wahrscheinlich.

Bezüglich Bronzediabetes vgl. S. 280. Über Beziehungen der Verfettung zum Zuckerhaushalt S. 184.

C. v. NOORDEN sah einige Fälle, wo sich als einzige toxische Ursache der Lebercirrhose starker Tabakmißbrauch vermuten ließ, während Alkohol, Lues und andere Infektionskrankheiten völlig ausgeschlossen waren. Es scheint uns auch aus anderen Beobachtungen bei Nichtdiabetikern wahrscheinlich, daß Nicotinismus in der Ätiologie der Lebercirrhose eine gewisse Rolle spielt. Diabetiker sind aber gegen Nicotinmißbrauch überaus empfindlich. Im allgeme'nen kommt es bei Diabetikern nur selten zu hohen Graden von Leberschrumpfung. Begleitenden Ascites sahen wir überhaupt nur zweimal, Milzschwellung ist dagegen eine recht häufige Folgeerscheinung.

Im allgemeinen ist klinisch die Bedeutung wahrer anatomischer Leberkrankheiten bei Diabetikern bemerkenswert gering im Vergleich zu der gewaltigen Bedeutung des veränderten Leberchemismus.

VIII. Veränderungen der Respirationsorgane.

1. Pharyngitis.

Diabetiker klagen häufig über trockenes Gefühl weniger im Munde, als in Nase und Rachen; leichte schmerzhafte Empfindungen beim Einatmen kalter Luft und beim Schlucken gesellen sich hinzu. Die Beschwerden führen die Patienten zunächst zum Halsarzt, und nur gar zu oft kommt es vor, daß dort eine langdauernde spezialistische Behandlung wegen Pharyngitis sicca stattfindet, die zu keinem günstigen Resultat führt, während eine richtige antidiabetische Behandlung in kurzer Zeit helfen würde. Man sollte in keinem Falle von Pharyngitis sicca versäumen, den Urin auf Zucker zu untersuchen. In seltenen Fällen kommt es zu Pharyngo-Laryngitis xerotica (O. LEICHTENSTERN). Insulin bewirkt, neben seinem Einfluß auf die Stoffwechsellage, stärkere Durchtränkung der pharyngealen Schleimhaut. Hiervon hat man auch bei Nichtdiabetikern Gebrauch gemacht. Wir machen die Halsärzte darauf aufmerksam, daß sie ohne genaue Kenntnis der Kost und bei nicht genau angepaßter Insulingabe die Patienten starker Gefahr (Hypoglykämie) aussetzen. Exempla docent!

2. Tuberkulose.

Die Tuberkulose der Lunge spielt im Diabetes eine hochwichtige Rolle, da sie den Verlauf des Diabetes wesentlich beeinflußt.

Sehr deutlich läßt sich feststellen, daß die Tuberkulose viel häufiger bei Diabetikern der ärmeren Volksklassen, als bei Diabetikern der reichen Stände ist. Erstere sind natürlich durch ungünstige Wohnungsverhältnisse der Ansteckung mehr ausgesetzt. Ärzte, die vorwiegend wohlhabende Diabetiker in Badeorten behandelten (SEEGEN in Karlsbad, DURAND-FARDEL in Vichy), konnten daher zu dem einseitigen Urteil gelangen, daß Tuberkulose bei Diabetes geradezu selten sei.

Bei seinen Patienten aus der Privatpraxis in Frankfurt a. M. konnte C. v. NOORDEN Lungentuberkulose nur in 5,5 $\%$, bei den Patienten des öffentlichen Krankenhauses in 15,1 $\%$ (intra vitam) nachweisen. Diese Zahlen sind ungewöhnlich niedrig. In seinem späteren Wirkungskreis Wien ist er der Kombination Diabetes und Tuberkulose viel häufiger begegnet (im ganzen bis 27 $\%$ der Fälle). Erschreckend häufig war sie bei südrussischen Juden; von 45 Diabetikern, die er aus diesen Klassen innerhalb eines Vierteljahres in Wien sah, hatten 27 eine klinisch sicher nachweisbare Lungentuberkulose.

Aus größeren Sektionsstatistiken ist hervorzuheben: FRERICHS fand Lungentuberkulose unter 55 Fällen 21 mal, WINDLE unter 220 Fällen 136 mal, RAUCH unter 42 Fällen 18 mal, SAUNDBY bei 27 $\%$ der Fälle, NAUNYN unter 49 Fällen 22 mal; OTTO fand bei 35 Autopsien 9 mal frische, 4 mal nur ältere Herde von Lungentuberkulose. MURYAMA und YAMAGUCHI (zit. nach JOSLIN) fanden in Japan unter 49 zur Autopsie gelangten Fällen 11 mal Tuberkulose und E. P. JOSLIN bei 887 Diabetikersektionen in 6 $\%$.

Im ganzen entspricht die Häufigkeit der Tuberkulose bei Diabetikern der mittleren Häufigkeit bei Nichtdiabetikern. Das betonen auch amerikanische Kliniker (E. P. JOSLIN, Ch. MONTGOMERY) auf Grund großer Statistiken. Man kann also kaum sagen, daß Diabetes die Erkrankungsgefahr verstärkt. JOSLIN glaubt auch, daß Tuberkulose bei Diabetes früher häufiger als jetzt war, was teils mit der allgemeinen Abnahme der Tuberkulose, teils mit der besseren Behandlung des Diabetes zusammenhänge.

Wenn aber aus getrennten Ursachen Tuberkulose und Diabetes sich vereinen, so beeinflussen sie sich in ungünstigem Sinne. Gelegentlich wird beobachtet, daß sich mit fortschreitender Phthise die Kohlenhydrattoleranz bessert, ja der Diabetes völlig verschwindet (M. Rosenberg). Kürzlich hat auch E. Lundberg mehrere solcher Beobachtungen mitgeteilt. Es handelt sich bei diesen scheinbaren Heilungen, die meist unmittelbar dem Tod vorausgingen, wohl nur um die Folge der Kachexie und der geringen Nahrungsaufnahme. Vorläufig ist es nur Hypothese, wenn Lundberg das Verschwinden der diabetischen Symptome in solchen Fällen auf die Wirksamkeit einer im tuberkulösen Gewebe vorhandenen insulinähnlichen Substanz, die er Parainsulin nennt, zurückführt. Mit der Unterernährung hängt wohl auch zusammen, daß, wie Joslin angibt, Tod an Koma bei tuberkulösen Diabetikern seltener als bei den anderen eintritt. In unseren Fällen beherrschte fast ausnahmslos Koma den Ausgang. An der verringerten Zuckerproduktion bei Schwer-Tuberkulösen mag in manchen Fällen auch anatomische Erkrankung oder noch häufiger chemisch-toxische Schädigung des chromaffinen Systems beteiligt sein.

Tuberkulöse scheinen selten an Diabetes zu erkranken. Montgomery fand unter 31 834 Fällen, die in amerikanischen Lungensanatorien behandelt wurden, in 100 Fällen Glykosurie und in 51 Fällen Diabetes. Die Trennung von Diabetes und Glykosurie dürfte kaum berechtigt sein!

Außer Schnelligkeit des Verlaufs zeigt die Lungentuberkulose der Diabetiker noch einige Besonderheiten. Hämoptoe stärkeren Grades ist nach Leyden, Seegen und auch nach unseren Beobachtungen selten. C. v. Noorden zählte unter den tuberkulösen Diabetikern nur 12 % mit Lungenblutung. Tuberkelbacillen finden sich im Sputum der tuberkulösen Diabetiker manchmal sehr reichlich (H. Immermann und L. Rütimeyer); doch ist von mehreren Autoren erwähnt, daß sie bei einigen Kranken nur spärlich waren oder gänzlich fehlten. C. v. Noorden vermißte die Tuberkelbacillen bei 5 Diabetikern mit ausgesprochener Lungentuberkulose und mit reichlichem Auswurf. Darunter war einer, dessen Lungen schwer erkrankt waren und dessen Sputum das gewöhnliche, zähe, eitriggeballte Aussehen wie bei vorgeschrittener Lungenphthise darbot. Es mußten viele Präparate angefertigt werden, bis man die erwarteten Tuberkelbacillen in kümmerlichen Exemplaren antraf. Bei der Autopsie erwies sich die Lunge in weitem Umfange tuberkulös zerstört. In den käsigen Herden und ihrer Umgebung lagen massenhafte Tuberkelbacillen. Offenbar findet sich im Sputum der Diabetiker ein Stoff, welcher die Tuberkelbacillen dem Nachweise entzieht (Acetaldehyd? W. Stepp). Vielleicht ist auch das üppigere Keimen anderer Spaltpilze die Ursache (W. Ehret, F. Blumenfeld).

Wir müssen auf das entschiedenste betonen, daß Komplikation von Diabetes mit Tuberkulose äußerst gewissenhafte Behandlung des Diabetes mit allen zur Verfügung stehenden Mitteln erfordert. Über Behandlung Ausführliches im Abschnitt „Insulintherapie".

3. Lungengangrän.

Lungengangrän schließt sich bei Diabetikern gelegentlich an fibrinöse Pneumonien, Bronchopneumonien, Traumata der Brust, ja sogar an schwere Formen der Bronchitis und auch an Tuberkulose an. In anderen Fällen tritt die Gangrän anscheinend spontan auf. Im ganzen ist sie eine seltene Komplikation, immerhin jedoch häufiger als bei anderen mit Verfall der Kräfte und Kachexie einhergehenden Krankheiten. Es offenbart sich hier die Widerstandsunfähigkeit der Gewebe des Diabetikers.

IX. Veränderungen der Kreislaufsorgane.

A. Krankheiten der Blutgefäße.

1. Arteriosklerose.

Von fast allen Autoren wird hervorgehoben, daß Diabetiker frühzeitig an Arteriosklerose erkranken und dadurch allen jenen Beschwerden und Gefahren entgegengehen, die aus Arteriosklerose erwachsen. Wenn auch zugegeben werden muß, daß die der Arteriosklerose zugrunde liegende Gefäßerkrankung durch den Diabetes wie durch manche andere Schädlichkeit begünstigt oder verstärkt werden kann, so muß man doch zahlreiche Ausnahmen zulassen, in denen selbst bei langer Dauer des Diabetes manifeste Erscheinungen von Arteriosklerose nicht hervortreten. Proportionale Beziehungen zwischen Schwere des Diabetes und dem Grad und der Häufigkeit der Arteriosklerose bestehen gewiß nicht. Im Gegenteil ist die Arteriosklerose bei den wirklich schweren Fällen des reinen Diabetes eher selten. Der schwere Diabetes des jugendlichen Alters tötet, ehe es zur Entwicklung der Arteriosklerose kommt. So war es wenigstens vor der Insulinperiode.

Sicher ist auch, daß für die Ätiologie der Arteriosklerose beim Diabetiker andere Schäden (Alkoholismus, Nicotin, Lues) eine große Rolle spielen, wobei die Stoffwechselstörung beschleunigend mithelfen kann.

Die Ansicht von der besonderen Prädisposition des Diabetikers zur Arteriosklerose mag früher auch daraus erwachsen sein, daß man die bei Diabetikern häufig zu beobachtende Blutdrucksteigerung auf Arteriosklerose schlechthin bezogen hat. Das ist aber nicht mehr berechtigt. Die arterielle Hypertension ist von der Arteriosklerose zu trennen (S. 298). Dadurch vermindert sich sicher die Zahl der Fälle, die in früheren Statistiken mit auf Rechnung der Arteriosklerose gesetzt wurden.

Die Arteriosklerose im Diabetes hat ihre Eigentümlichkeiten; die Arterien der unteren Extremitäten sind am stärksten und am häufigsten betroffen, dann folgt die Erkrankung der Coronararterien mit stenokardischen Erscheinungen. Beides ist auch die Eigentümlichkeit der physiologischen senilen Arteriosklerose, mit der die diabetische Arteriosklerose in symptomatologischer Hinsicht manche Ähnlichkeit hat.

Über die Rolle der Arteriosklerose bei der Entstehung des pankreatischen Inselleidens vgl. S. 93.

a) Angina pectoris.

Man sieht bei Diabetikern die schwereren Formen viel seltener als die leichteren. Manchmal war in der Anamnese starker Alkoholismus zu verzeichnen. Viel häufiger ging starkes Rauchen voraus. Es wurde schon erwähnt, daß auch andere nachteilige Folgeerscheinungen des Tabakmißbrauches sich bei Diabetikern leichter als bei Gesunden einstellen.

Über die Pathogenese der Angina pectoris ist in neuerer Zeit bekanntlich viel gearbeitet worden. Leichtere anginöse Beschwerden werden nicht immer durch Coronarsklerose im engeren Sinne hervorgerufen, sondern stellen Schmerzempfindungen dar, welche durch Wandveränderungen der Aorta bedingt sind (Aortalgien). Entschieden häufiger aber als bei Nichtdiabetikern beruhen anginöse Beschwerden überhaupt nicht auf anatomischer Gefäßkrankheit, sondern auf Gefäßkrampf. Demgemäß hängt auch die Prognose in erster Linie von der zugrunde liegenden Ursache ab.

Man trifft recht viele an anginösen Beschwerden leidende Diabetiker, bei denen sich dieselben nach zweckentsprechenden Maßnahmen außerordentlich bessern, so daß sie jahrelang oder auf die Dauer völlig verschwinden können. Dies kommt nun nach C. v. Noorden's langen und nach dieser Richtung sehr großen Erfahrungen bei Zuckerkranken verhältnismäßig viel häufiger vor als bei Nichtdiabetikern. Es kommt leichter zur Stenokardie, aber diese verschwindet auch leichter, wenn man einerseits durch richtig eingestellte antidiabetische Kost die Gesamternährung der Gewebe bessert, den Kreislauf entlastet und weiterhin durchsetzt, daß toxische Schädlichkeiten, die die Coronararterien krampfhaft verengern (Nicotin), fernbleiben. Die Behandlung bei Stenokardie bei Diabetikern ist als besonders dankbare und erfreuliche Aufgabe zu betrachten.

Als Medikament bewährt sich am besten das Diuretin (2—3 mal täglich 0,5 g, wochen- und monatelang); sowohl bei den echten Formen der Angina pectoris wie auch bei ihren mannigfachen Larven. Zusatz von Papaverin ist zweckmäßig (0,04 auf 0,5 g Diuretin). Auch in längerem Gebrauche von Cardiozol (Kampferpräparat) in Verbindung mit Papaverin erkannten wir ein sehr brauchbares Mittel. Für Perioden gehäufter Anfälle eignen sich intravenöse Injektionen von 10 cc 20% Dextroselösung. Wir machten dann in der Regel 1½ bis 2 Wochen lang täglich je 1 Injektion. Bei ganz schweren Anfällen ist Morphium kaum zu umgehen.

Keinerlei wesentlichen Vorteil sieht man vom Jodkali, wie C. v. Noorden schon in der 5. Auflage dieses Buches (1907, S. 171) angab, unter gleichzeitiger Rüge der zur Gewohnheit gewordenen kritiklosen und schematischen Jodverordnung bei Arteriosklerose. In einem bald darauf erschienenen Aufsatz über Arteriosklerose (1908) übte C. v. Noorden an diesem Mißbrauch noch schärfere Kritik, unter Darlegung der Gefahren der Jodtherapie. Die Warnung blieb unbeachtet, und erst an die erheblich spätere Warnung L. Krehl's, der von gleichen Gesichtspunkten ausging, schloß sich ein allgemeiner Feldzug gegen den unsinnigen Mißbrauch. Dies alles bezieht sich auf Kranke jeglicher Art. In betreff des Diabetes müssen wir aber die Warnung stark unterstreichen. Was A. Oswald und C. Kraus über die besondere Jodempfindlichkeit neuropathisch veranlagter, erethischer Personen warnend sagen, trifft in ausgedehntem Maße für Diabetiker zu. C. v. Noorden erlebte nirgends häufiger als in Wien, daß Diabetikern bei geringstem Verdacht auf Arteriosklerose und nun gar erst auf Angina pectoris Jodpräparate verordnet wurden, und nirgends häufiger hatte er Gelegenheit, den Schaden festzustellen: Übererregbarkeit des Herzens und schnelle Abmagerung, also thyreotoxische Erscheinungen, die durch das Jod ausgelöst waren. Das kann man beim Diabetiker nicht brauchen. Wir möchten aber nicht so verstanden sein, daß diese üblen Folgen immer beim Diabetiker eintreten; ob sie kommen oder nicht, ist aber unberechenbar.

Neuerdings ward mehrfach berichtet, daß Insulin bei Diabetikern, die zu Stenocardie neigen, bedrohliche und sogar tötliche Anfälle von Angina pectoris auslösen könne (Th. Büdingen, G. Hetenyi). Dies ist verständlich, da starkes Absinken des Blutzuckers die gleichzeitig durch Gefäßenge an sich schon erschwerte Speisung mit Blutzucker stark bedroht. Insulinkuren ohne genauen Einblick in den Gang der Blutzuckerkurve sind unzulässig. Wir hatten bei etwa 20 Diabetikern mit ernsteren stenokardischen Beschwerden, die wir im Laufe der drei letzten Jahre mit Insulin klinisch behandelten, keinerlei üble Nebenwirkungen zu verzeichnen. Im Gegenteil war die Gesamtwirkung, eingeschlossen die Nachwirkung, recht günstig.

b) Claudicatio intermittens.

Claudicatio intermittens wird zumeist durch Arteriosklerose erzeugt. Man sieht sie im allgemeinen auch bei Diabetikern selten. Bei leichteren Beschwerden, wie Kribbeln, Stechen in Beinen und Füßen oder bei Schmerzen nach Bewegungen ist es oft schwer, wie auch schon B. Naunyn hervorgehoben hat, das Gebiet der Arteriosklerose gegen das der primären diabetischen Neuritis abzugrenzen. Immerhin kann man in einzelnen Fällen die Abhängigkeit der Neuralgie von der Arteriosklerose deutlich verfolgen. Es gibt Fälle, wo sich zunächst Parästhesien an Zehen und Fußsohlen entwickeln, später dann neuralgiforme Schmerzen hinzutreten und nach mehr oder weniger langer Zeit sich Gangraena pedis entwickelt. Die Untersuchung zeigt dann schon beim ersten Auftreten der Erscheinungen Sklerose der Beinarterien. Letztere ist offenbar viel häufiger als es bei oberflächlicher Untersuchung den Anschein hat. Denn auch bei einer größeren Zahl von Diabetikern, die über keinerlei Beschwerden in den Beinen klagen, findet man Fehlen der Fußpulse oder bei der Röntgenuntersuchung Verkalkung der Tibialis.

Wir hatten kürzlich Gelegenheit, einen Diabetiker mit ausgesprochenen Erscheinungen der Claudicatio intermittens zu beobachten. Es handelte sich um einen 62jährigen Herrn, der seit 20 Jahren zuckerkrank ist, früher viel geraucht hatte und seit 2 Jahren über typische Beschwerden beim Gehen klagte. Die Röntgenuntersuchung ergab das Bild hochgradiger Verkalkung der A. tibialis. Interessant war auch das Ergebnis der capillarmikroskopischen Untersuchung. Am rechten, vorwiegend betroffenen Unterschenkel sind auffallend wenig Capillarköpfchen gefüllt. Erst in jedem 3.—4. Hautfeld ist ein schmales Köpfchen zu sehen. Die Zahl derselben nimmt nach dem Fußrücken zu noch ab. Am linken Fußrücken war im Vergleich zum anderen Bein fast in jedem Hautfelde ein Schaltstück zu sehen. An den Nagelfalzen zeigten sich lange Schlingen von asthenischem Typ mit z. T. wechselnder Strömung ohne Verdickung der Schaltstücke.

Die gleichen Befunde an den großen Beinarterien findet man auch bei Gangrän. Warum es nur in wenigen Fällen von Claudicatio zu Gangrän kommt, ist noch unklar. Wahrscheinlich spielen beim intermittierenden Hinken auch vasoconstriktorische Einflüsse eine große Rolle, bei Gangrän sind meist auch die kleinsten Gefäße schwer verändert. So fanden wir bei einem Diabetiker mit Gangrän der Zehen die Capillaren am Fußrücken kurz, erweitert und mit sehr langsamer Strömung, die zu Stasen führte.

Bezüglich der Therapie vgl. das bei Gangrän Gesagte. (Siehe unten.)

c) Gangrän.

Gangrän ist eine der schwersten und gefürchtetsten Komplikationen des Diabetes; nicht selten wird sie Ursache des Todes. Morrison (zit. nach Joslin) hat in den Jahren 1895—1913 unter 775 tödlich verlaufenen Diabetesfällen in 23% Gangrän als Todesursache festgestellt. Später hat sich, offenbar unter dem Einfluß der besseren Behandlung des Diabetes in Amerika, die Zahl der Todesfälle an Gangrän wesentlich vermindert. So gibt Joslin nur in 6% Gangrän als letale Komplikation an. Am häufigsten tritt Gangrän zwischen 60. und 70. Lebensjahr auf, aber schon im 6. Lebensjahrzehnt wird sie oft beobachtet. Wir und andere Autoren haben sogar Fälle im Anfang der 40er Jahre gesehen. Gangrän scheint häufiger bei Männern als bei Frauen vorzukommen. Der Grund liegt vielleicht in dem Überwiegen der zu Arterienerkrankungen führenden Schädlichkeiten (Alkohol, Nicotin, Lues) bei ersteren. Der Diabetes hat beim Auftreten von Gangrän meist viele Jahre, oft 2 Jahrzehnte bestanden, doch gibt es auch Fälle, wo die Stoffwechselerkrankung weniger als ein Jahr manifest war. Die Stoffwechselstörung ist oft nur leicht. Bei Diabetikern mit Gangrän ist der Cholesteringehalt des Blutes oft erhöht. Unter den Schädlichkeiten, die Auftreten von Gangrän begünstigen, scheint Syphilis eine gewisse Rolle zu spielen, denn Joslin berichtet, daß von den Diabetikern mit positiver Wassermannscher Reaktion 10%, von allen übrigen Diabetikern nur 2,8% an Gangrän erkrankt seien. Uns fehlen entsprechende statistische Nachweise.

Gangrän entwickelt sich ganz vorwiegend an den unteren Extremitäten; nur in sehr seltenen Fällen wird sie auch an anderen Stellen der Körperperipherie (Finger, Nasenspitze, Ohrläppchen) beobachtet. (Siehe die untenstehende Abbildung.)

Die unmittelbare, zu Extremitäten-Gangrän führende Ursache ist überwiegend häufig Arteriosklerose der Gefäße der unteren Extremitäten (Arteriitis obliterans). Neben Veränderungen der Intima finden sich bei Diabetikern besonders häufig auch solche der Media (H. BORCHARDT). Möglicherweise spielen daneben auch vasomotorische Einflüsse (Gefäßkrämpfe) eine Rolle. F. KAZDA, der kürzlich die Spontangangrän der Extremitäten an dem Material der HOCHENEGGschen chirurg. Klinik in Wien eingehend studiert hat, stellt auch für die diabetische Gangrän zwei Typen auf: Eine Form, die meist Patienten jüngeren oder mittleren Alters betrifft. Die Gangrän befällt hier seg-

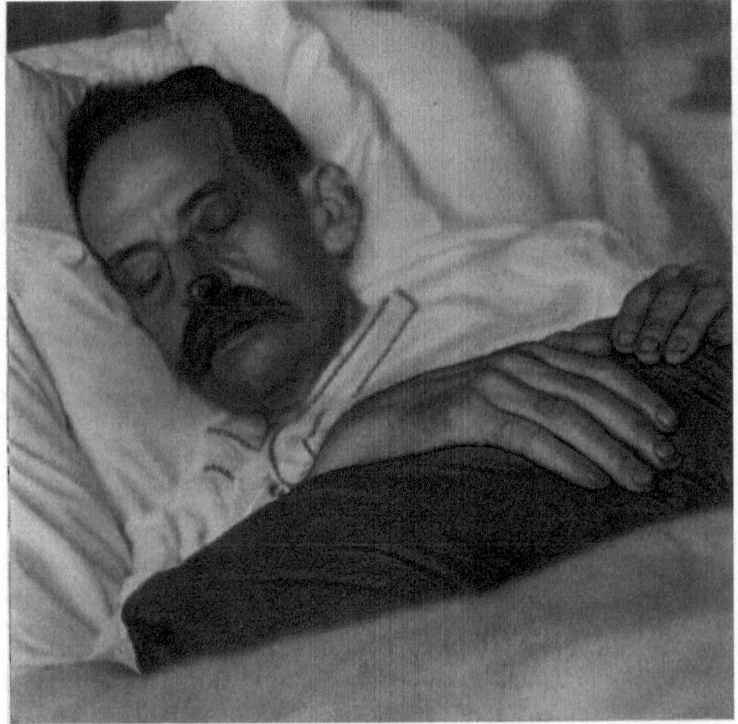

Abb. 21. Gangrän der Nase, des Ohrläppchens und der Fingerspitzen der rechten Hand bei einem 59 jährigen Diabetiker.

mentäre Abschnitte der Peripherie der Extremitäten, eine Zehenkuppe, einen oder mehrere Zehen oder einen segmentären Abschnitt des Fußes. Gewöhnlich bestehen heftige Schmerzen. Das schnelle Auftreten der Gangrän kann nicht allein durch Gefäßveränderungen (Thrombose) erklärt werden, sondern nur durch Hinzutreten eines accidentellen Momentes, als welches KAZDA den Gefäßkrampf ansieht. Jede Zehe wird nämlich von 4 bis an die Fußwurzel getrennten Arterien versorgt. Man müßte also annehmen, daß diese Arterien gleichzeitig unwegsam würden, um die schnell entstehende Gangrän einer ganzen Zehe zu erklären, was wenig wahrscheinlich ist. Eine zweite Form findet sich bei Personen höheren Alters mit ausgesprochener Arteriosklerose. Die Prodromalsymptome sind nur kurzdauernd und die Schmerzen geringer. Die Gangrän selbst entwickelt sich langsam aus einem Zentrum, meist einem Ulcus und breitet sich nicht segmentär, sondern von diesem Zentrum peripherwärts aus. Hier dürfte nach KAZDA der Hergang der sein, daß durch Wandveränderung das Lumen undurchgängig wird, die für einen Kollateralkreislauf in Betracht kommenden Äste aber zu sehr verengt sind, um diesen in genügendem Maße aufrechtzuerhalten.

Für manche Fälle mag diese Schematisierung zutreffen. In der Praxis findet man aber auch oft Übergänge. Auf Grund klinischer Erfahrung läßt sich sagen, daß in einem Teil der Fälle sich Gangrän ohne irgendwelche Vorboten rasch entwickelt mit völliger Anästhesie in ihrem Bereich, zugleich mit Auftreten heftiger Schmerzen. In anderen gingen dem Auftreten des Brandes längere Zeit Schmerzen in den Beinen und Füßen, besonders nach längerem Gehen voraus, oder es bestanden schon vorher Zeichen schlechter Blutzirkulation in den Extremitäten (Fehlen der Fußpulse, Kälte und Cyanose). Typische Claudicatio intermittens als Vorläufer der Gangrän wird von manchen, besonders französischen Klinikern (M. Labbé u. a.) als Vorläufer der Gangrän angesehen. Dies kommt vor, aber nicht oft. Vielfach ist es eine geringfügige, nicht genügend beachtete Verletzung, die bei bestehender relativer Ischämie schnell zu gangräneszierender Entzündung in großer Ausdehnung führt.

Die klinischen Erscheinungen der sich entwickelnden Gangrän sind so bekannt, daß wir uns hier nur mit Wenigem begnügen können. In den günstiger verlaufenden Fällen bleibt die Gangrän trocken. Kleinere Defekte heilen aus. Bei größerer Ausdehnung beginnt sich nach einiger Zeit das Abgestorbene vom Lebenden zu demarkieren. Es können sich dann spontan eine oder selbst mehrere mumifizierte Zehen abstoßen. Bei Hinzutritt von Infektion bilden sich mit Wasser oder Eiter gefüllte Blasen, und die brandige Entzündung setzt sich in die tieferen Schichten fort. Die Schmerzen im Demarkationsgebiete sind in der Regel sehr heftig. Meist sind sie aber nicht anhaltend, sondern treten in Intervallen auf. Nicht selten sind die Fälle, wo nach spontaner Abheilung oder auch nach Absetzung der brandigen Teile am anderen Beine sich ebenfalls Gangrän entwickelt.

α) **Allgemeinbehandlung.** Bei beginnender oder schon eingetretener Gangrän ist auf die Behandlung der Stoffwechselstörung größter Wert zu legen. Dieselbe stellte früher den Arzt vor schwere Probleme. Denn Beseitigung von Glykosurie und Acidosis war wegen der ungünstigen Beeinflussung der Stoffwechsellage durch den lokalen Prozeß oft sehr erschwert. Heute ist seit Einführung des Insulins die Therapie bei Gangrän viel einfacher und zuverlässiger geworden. Man kann bei richtiger Durchführung der Behandlung nicht nur Zuckerausscheidung und Ketonurie beseitigen, sondern in manchen Fällen auch den Blutzucker auf niedrigem Niveau halten. In Fällen, wo der Diabetes leicht und die Gangrän noch im Beginne ist, kann man wohl auf Insulin verzichten, wenn es gelingt, ohne eingreifende diätetische Maßnahmen den Patienten aglykosurisch zu halten. Wir sahen schon früher, ohne Insulin, beginnende Gangrän völlig ausheilen. Bei ausgebildeter Gangrän sollte man dagegen stets, auch in leichten Fällen Insulin anwenden, schon um Zeit zu gewinnen; sie drängt. Bei Insulinbehandlung ist darauf zu achten, daß sich an den Extremitäten nicht stärkere Ödeme bilden, die den brandigen Prozeß ungünstig beeinflussen können. In solchen Fällen pflegt Einschaltung eines salzfreien Tages, etwa nach Art unserer Eier-Salat-Tage, und Verabfolgung von nur wenig Insulin an diesem Tage der Wasseransammlung vorzubeugen oder bereits vorhandene Ödeme schnell auszuschwemmen. (Bezüglich Insulinbehandlung bei Gangrän vgl. Kap. 8.)

β) **Lokale Behandlung.** Es ist unter allen Umständen nötig, die brandigen Stellen trocken zu halten, um Eintritt von Infektionen zu vermeiden. Auch Fußbäder sind zu vermeiden. Wir pflegen die erkrankten Partien täglich mit Dermatol zu bestreuen. Ferner erweist sich Wärmeapplikation, am besten in Form des elektrischen Glühlichtkastens oder von Heißluft, zur Besserung der Blutzirkulation und der Schmerzen zweckmäßig. Manche Kranke vertragen allerdings Wärme nicht, weil die Schmerzen dadurch eher verstärkt werden. Es sei aber nachdrücklich vor höheren Wärmegraden gewarnt. Die Haut Zuckerkranker ist ihnen gegenüber überempfindlich. Wir sahen mehrere Fälle, wo stärkere Durchwärmung (Glühlichtwirkung, Diathermie u. a.) vorher anscheinend gesunde und normal ernährte Haut nekrotisierte!

γ) **Medikamentöse Behandlung.** Medikamente vermögen bei Gangrän im allgemeinen wenig zu nützen. Doch kann man bei drohender Gangrän zur Besserung der Zirkulation und Verminderung etwaiger Gefäßspasmen Jod in kleinen Mengen oder auch spasmolytische Mittel, wie Papaverin anwenden (J. PAL). Zur Bekämpfung der oft äußerst heftigen Schmerzen sind Opiate (Pantopon) oder Morphin in Form mehrfacher täglicher Injektionen unerläßlich. Daneben ist auch Verabreichung von Pyramidon zweckmäßig. Neuerdings wurden auch Pilocarpininjektionen, teils wegen ihrer gefäßerweiternden Wirkung, teils wegen ihres schmerzlindernden Einflusses in Mengen von 0,005—0,01 g empfohlen (V. R. STÜHLERN). Eigene Erfahrungen darüber haben wir nicht. Auch die von G. SINGER eingeführte Caseosanbehandlung brachte uns keine wesentlich besseren Resultate.

δ) **Operative Behandlung.** Oben wurde bereits erwähnt, daß, wie jeder chirurgische Eingriff, auch Operationen bei Gangrän seit Einführung des Insulins viel von ihren Gefahren verloren haben. Insbesondere wird der Kranke durch die Narkose nicht mehr unmittelbar gefährdet. Auch die Wundheilung ist wesentlich erleichtert. Man kann daher bei fortschreitender Gangrän sich leichter zu einem chirurgischen Eingriff entschließen als früher. Schon seit langem ging aber die Meinung der meisten Chirurgen dahin, bei diabetischem Brande, der sich nur auf eine oder mehrere Zehen beschränkt, die Demarkation abzuwarten. C. v. NOORDEN hat diesen Standpunkt stets aufs schärfste vertreten. Bei entsprechender antidiabetischer Behandlung kommt es dann oft zu spontanem Abstoßen der befallenen Zehen, oder es werden nur kleinere korrigierende Eingriffe notwendig. Das ist nun heute bei Insulinbehandlung noch mehr als früher der Fall. Wir haben auf ein oder mehrere Zehen lokalisierte Gangrän in dieser Weise abheilen sehen. Der Natur des Prozesses entspricht es, daß diese Kur wochenlang durchgeführt werden muß. Man verliere die Geduld nicht; muß auch auf kleinere Nachoperationen gefaßt sein. Trotz ausreichender Insulinbehandlung gibt es aber Fälle, die unaufhaltsam weiterschreiten und zur Operation nötigen. Mit dieser soll vor allem dann nicht zu lange gewartet werden, wenn Infektion besteht. Ist die Operation indiziert, so stellt die Frage, in welcher Höhe die Absetzung der Extremität vorgenommen werden soll, den Arzt vor die schwersten Entscheidungen. Zahlreiche erfahrene Chirurgen führen, selbst wenn die Gangrän nur bis zum Fußrücken fortgeschritten ist, die hohe Oberschenkelamputation aus. Bei gutem Allgemeinzustande kann in einzelnen Fällen sicher auch die Absetzung unterhalb des Knies in Frage kommen. Zeigt sich allerdings während der Operation, daß die Blutung schlecht ist, so muß sofort die Oberschenkelamputation angeschlossen werden. Die schlechte bzw. fehlende Fühlbarkeit der Arteria poplitea braucht nicht unter allen Umständen eine Kontraindikation gegen Unterschenkelamputation zu sein. Das betont auch neuerdings E. P. JOSLIN auf Grund großer Erfahrung. Es sind auch verschiedene Verfahren angegeben worden, um sich über die Blutversorgung zu orientieren (MOSZKOWICZscher Versuch, Röntgenaufnahme, Oscillometrie, J. HEITZ, M. LABBÉ). Wir haben uns in letzter Zeit bei Zehengangrän mehrfach der Capillarmikroskopie bedient und bei vorhandener Strömung bis zum Fuße hin entweder eine Indikation zum Abwarten oder für tiefe Operation erblickt. So gelang es bei einem Patienten mit leichtem Diabetes, dem schon vor einigen Jahren der linke Oberschenkel wegen Brand amputiert war, bei einer erneuten Gangrän der großen Zehe des anderen

Fußes mit der Enucleation der Zehe auszukommen. Natürlich besteht bei jeder tiefen Amputation die Gefahr weiteren Fortschreitens der Gangrän, welche dann unter ungünstigeren Verhältnissen bei bereits schwer geschädigtem Kranken die sekundäre Unterschenkelamputation notwendig macht. Auch ist als Nachteil die längere Heilungsdauer bei Unterschenkelamputierten in Betracht zu ziehen. Im Einzelfalle die richtige Entscheidung zu treffen, ist oft leicht, oft aber überaus schwer. Es ward oft versucht, allgemeingültige Regeln aufzustellen; sie geben aber nur Durchschnittserfahrungen; der Einzelfall kann sie Lügen strafen. Bezüglich rein chirurgischer Einzelheiten und der neueren Literatur sei z. B. auf die Arbeiten von F. KAZDA sowie von J. EISENKLAM verwiesen.

Die periarterielle Sympathektomie nach R. LÉRICHE bietet bei diabetischer Gangrän, wo es sich doch meist um schwere anatomische Schädigung der Gefäße handelt, wenig Aussicht auf Erfolg (B. PFAB und O. HOCHE, Klinik EISELSBERG).

Weiteres über Gangränbehandlung s. unter Insulintherapie.

2. Arterielle Hypertension.

α) Die Häufigkeit bei Diabetes. Es ist nicht ganz leicht, über die Häufigkeit des Vorkommens von Blutdrucksteigerung bei Diabetikern auf Grund von Statistiken ein sicheres Urteil zu erlangen. Z. T. liegt das daran, daß der erhöhte Blutdruck keine starr fixierte Größe darstellt, sondern durch Lebensweise, Kost usw. häufig weitgehend beeinflußt wird, aber auch Schwankungen unbekannten Ursprungs aufweist. So wird derjenige, welcher etwa während eines Aufenthaltes in der Klinik sehr oft den Blutdruck seiner Patienten untersucht, andere Zahlen gewinnen als derjenige, welcher sich nur mit wenigen Messungen in häuslicher Umgebung oder in Sprechstunde begnügt. Immerhin zeigt hoher Blutdruck, auch wenn er nur einmal festgestellt wird, eine gewisse Bereitschaft zur Hypertension an und berechtigt, den Patienten zu den Hypertonikern zu zählen.

Unserer Zusammenstellung sind die ursprünglichen Blutdruckwerte bei Eintritt in die klinische Behandlung zugrunde gelegt:

Wir finden in 46 % unserer sämtlichen Diabetesfälle einen Blutdruck über 140 mm Hg. Ähnliche Zahlen haben K. HITZENBERGER (46 %), E. KYLIN (39 %) veröffentlicht. Bei anderen Autoren liegen dieselben beträchtlich niedriger, z. B. gibt J. ROOSENBLOM nur 17 % an. Die publizierten Statistiken sind aber z. T. sehr klein, oft unter 100 Fälle, so daß ein verläßliches Urteil auf Grund der kleinen Zahlen nicht möglich ist. Unserer eigenen Zusammenstellung liegen mehrere hundert Fälle von Diabetes aller Lebensalter zugrunde.

Auch die Verschiedenheit der Art der Patienten, besonders hinsichtlich Rasse und Lebensführung, wird die Resultate der Statistik wesentlich beeinflussen. So wird bei dem Materiale öffentlicher Kliniken und Krankenhäuser, die erfahrungsgemäß mehr von jugendlichen Schwer-Diabetikern aufgesucht werden, die Zahlen andere sein, als bei den Fällen der Privatpraxis und der Privatkliniken, in denen auch die leichten Fälle des höheren Alters, das an sich schon reich ist an Hypertonikern, einen großen Prozentsatz ausmachen.

Die Frage lautet, ob arterielle Hypertension bei Diabetikern häufiger angetroffen wird als bei Nichtdiabetikern. Entsprechendes Vergleichsmaterial ist schwer zu gewinnen. Hitzenberger findet unter den nicht an Diabetes leidenden Kranken der I. Med. Klinik in Wien 20 % Hypertoniker, gegenüber 46 % unter den Diabetikern. Auch wir haben den Eindruck, daß Hypertonie, besonders jenseits eines gewissen Alters, sehr häufig bei Diabetikern vorkommt.

Es folgen hier die Zahlen der Häufigkeit von Blutdrucksteigerung in den einzelnen Lebensaltern. Nach unserer Statistik findet sich bis zum 50. Lebensjahr in etwa 30 %, jenseits desselben in ca. 65 % der Fälle ein Blutdruck über 140 mm Hg. Sprechen wir von Hypertonie bei Werten über 150 mm Hg, so überschreiten bis zum 50. Lebensjahr 22 % der Diabetiker, vom 50. Lebensjahr ab 50 % diesen Wert.

Joslin gibt ähnliche Zahlen an:

Bis zum 50. Lebensjahr fand er bei 14 % der Diabetiker den Blutdruck über 150 mm Hg, vom 50. Lebensjahr ab bei 40 %.

Die folgende Tabelle gibt noch weitere Einzelheiten: Es ist aus derselben zu ersehen, daß entsprechend dem oben Gesagten bei den Diabetikern der einzelnen Lebensalter der Blutdruck höher liegt als bei normalen, insbesondere werden starke Drucksteigerungen (über 180 mm Hg) häufiger als bei Nichtdiabetikern angetroffen.

Verhalten des Blutdrucks bei Diabetikern und Nichtdiabetikern in den einzelnen Lebensdezennien.

Höhe des Blutdrucks	30—40 Jahre	40—50 Jahre	50—60 Jahre	60—70 Jahre
Bis 140 mm Hg .	92% (89%)	50% (72%)	40% (58%)	25% (33%)
140—160 mm Hg . 160—180 mm Hg .	8% 0 } (10%)	27% 10% } (24%)	30% 5% } (37%)	18% 20% } (54%)
180—200 mm Hg . über 200 mm Hg .	0 0 } (1%)	10% 3% } (4%)	14% 11% } (5%)	25% 12% } (13%)

Die eingeklammerten Zahlen betreffen Nichtdiabetiker und sind der Arbeit von K. Hitzenberger entnommen.

Der Beginn des Diabetes liegt bei unseren Kranken mit Hochdruck in der Mehrzahl der Fälle zwischen 40 und 60 Jahren, und von diesen beiden Lebensjahrzehnten überwog stark das V. Ins IV. Lebensjahrzehnt ließen sich bedeutend weniger Fälle zurückverfolgen, und nur ganz vereinzelt war bei Hypertonikern bereits vor dem III. Jahrzehnt die Zuckerkrankheit entstanden. Vergleichen wir damit den Beginn des Diabetes bei unseren nichthypertonischen Patienten, so findet sich — worauf schon F. Katz-Klein in einer Arbeit aus unserer Klinik aufmerksam gemacht hat — ein etwas anderes Bild, insofern bei der Mehrzahl der Beginn der Erkrankung früher liegt, nämlich zwischen 30 und 50 Jahren mit Bevorzugung des IV. Lebensjahrzehntes.

Der Diabetes trat also bei unseren Patienten mit Hypertonie im allgemeinen ein Jahrzehnt später auf als bei solchen ohne Hypertonie. Sofern die Zuckerkrankheit mit Hypertension vergesellschaftet ist, fällt ihr Entstehen in die Zeit, in der auch vorwiegend die essentielle Hypertonie aufzutreten pflegt.

β) **Klinisches.** Von den klinischen Formen, worunter das Krankheitsbild der Hypertension bei Diabetes auftritt, finden wir alle Formen vertreten, die auch bei Nichtdiabetischen vorkommen. Wir stehen mit E. Frank, F. Volhard, H. Kahler, F. v. Müller, K. Fahrenkamp, G. v. Bergmann, um nur einige der vielen Autoren zu nennen, die sich mit dem Hypertonieproblem beschäftigt haben, auf dem Standpunkt, daß die Blutdrucksteigerung als solche nur funktionell erklärt werden kann und ihr nicht irgendeine anatomisch faßbare Veränderung der Gefäße zugrunde liegt.

Hypertension ist zu definieren als eine Störung in der Funktion der Vasomotoren, die zu dauernder Verengung der Arteriolen führt, wobei es unentschieden bleiben mag, ob es sich um eine Dauerkontraktion handelt, die zu der von Th. Fahr u. a. beschriebenen Hyperplasie der Muscularis an den feinsten Gefäßen führt, oder um eine verkürzte Einstellungslage der glatten Gefäßmuskulatur, einen echten Hypertonus der Gefäße (G. v. Bergmann). Ebenfalls unklar ist, ob die Gefäßveränderungen im Sinne echter Arteriosklerose, welche sich im Laufe der Jahre bei vielen Hypertonikern einzustellen pflegen, Folgen der Abnutzung durch den hohen Blutdruck sind oder, wie Fahr, F. v. Müller u. a. annehmen, auf eine gemeinsame Ursache (Gefäßgifte, nervöse Einflüsse) zurückzuführen sind. Auf Grund der bekannten Tatsachen, daß sowohl zentral (vom Vasomotorenzentrum aus) wie auch peripher eine Beeinflussung der Gefäßweite möglich ist, kann man sich — wie in neuerer Zeit ausgeführt wurde — wohl vorstellen, daß Hypertention sowohl zentralen Ursprunges (psychisch, cerebrale Sklerose, Hirndruck usw.) wie auch durch periphere Schädigung der Gefäße (z. B.

Toxine und Stoffwechselprodukte, F. Volhard, W. Hülse) hervorgerufen werden kann. Im Einzelfalle ist es trotz der von H. Kahler angegebenen funktionellen Prüfungsmethoden schwer, derartige Unterscheidungen zu machen.

Man muß sich bei Gruppierung der Fälle auf das beschränken, was klinisch leicht faßbar ist. Das größte Kontingent unter den diabetischen Hypertonikern stellen jene Fälle, welche als einfache Hypertonien (M. Matthes) oder genuine Hypertonie (F. Munk) oder schließlich als essentielle Hypertonie (E. Frank) bezeichnet werden. Die Hypertonie ist nicht starr fixiert, der Blutdruck schwankt oft stark und geht im allgemeinen nicht über Werte von 180—200 mm Hg hinauf. Durch diätetische Maßnahmen sowie durch Ruhe kann der Blutdruck vorübergehend sogar bis auf normale Werte sinken. In vielen Fällen haben die Kranken keine auf den Blutdruck zu beziehenden Beschwerden oder nur leichte neurasthenische Symptome, geringe Aortalgien u. a. Die Prognose dieser Form des Hochdruckdiabetes ist im allgemeinen günstig. Es handelt sich um leichte bis mittelschwere Fälle mit geringer Neigung zu Ketonurie und mit sehr chronischem Verlaufe. Wir zählen unter unseren Patienten dieser Art sehr viele mit Krankheitsdauer von 20—25 Jahren und mehr. Die Glykosurie ist meist, freilich nicht immer, auffallend gering im Verhältnis zur Höhe des Blutzuckers. Dies kommt weniger bei den Prozentwerten des Harnzuckers zum Ausdruck als bei dessen Tagesmenge. Die Diurese pflegt bei durchschnittlicher antidiabetischer Kost und selbst bei argen Überschreitungen nur wenig übernormal zu sein (Diabetes decipiens, Peter Frank). Die Glykosurie (Tagesmenge) wird durch Überschreitung verhältnismäßig wenig verstärkt, aber auch umgekehrt durch strenge Maßnahmen ziemlich schwer herabgesetzt. Eine gewisse Starrheit der Glykosurie ist unverkennbar und nur durch planmäßige Behandlung zu brechen. Es kommen dabei sehr bemerkenswerte Fälle vor, wo der Nüchternwert des Blutzuckers bei 200 mg-$^0/_0$ und mehr verharrt, ohne daß zu dieser Zeit und selbst nach mäßiger Belastung mit Kohlenhydratkost Glykosurie auftritt. Einmal fanden wir bei einer 60 jährigen diabetischen Frau sogar 300 mg-$^0/_0$ Nüchtern-Blutzucker, während zu gleicher Stunde der Harn zuckerfrei war; Allgemeinbefinden dabei gut; Blutdruck = 180 mm Hg.

Anderseits muß aber Einspruch gegen die manchmal geäußerte Vorstellung erhoben werden, daß der „hypertonische Diabetes" des mittleren Lebensalters prognostisch und in seinem Verlaufe günstiger sei als der nicht mit Hochdruck einhergehende, aber im gleichen Lebensalter beginnende. Es kommt bei den Hypertonikern aber seltener zu Acidosis und Koma, weil das Leben schon vor Entwicklung dieser Zustände durch verschiedene Komplikationen stark bedroht bzw. beendet wird. Alle Folgestörungen und Krankheiten, welche aus Hypertonie sich ableiten, können dem Diabetes eine Note hinzufügen, unter welcher die Patienten mehr leiden als unter dem Diabetes. Gerade mit Rücksicht auf die größere Häufigkeit von bedenklichen Komplikationen (Arteriosklerose, Stenokardie, Gangrän, Neuritiden verschiedenster Art, Pruritus, Ekzeme u. a.), welche der Diabetes und die Hypertonie gleichsinnig begünstigt, erachten wir die Hypertonie als einen sehr unerwünschten Begleiter der Zuckerkrankheit. Das wird auch dann nicht wettgemacht, wenn sich herausstellen sollte, daß die hypertonischen Diabetiker durchschnittlich ein höheres Lebensalter erreichen als die nicht hypertonischen. Ausdrücklich sei erwähnt, daß wir auch unter den nichthypertonischen Diabetikern eine stattliche Zahl Diabetesfälle ungewöhnlich langen und nicht zum Fortschreiten neigenden Verlaufs haben, darunter einen jetzt 70 jährigen Herrn, der seit 40 Jahren Diabetiker ist und jetzt einen Blutdruck von nur 145 mm Hg aufweist; bei keineswegs sachgemäßer Lebensweise hat er seit Jahrzehnten dauernd starke, aber schon seit langem sich nicht weiter verschlimmernde Glykosurie. Solche Fälle sind freilich Ausnahmen.

Es scheint uns nicht berechtigt, wenn neuerdings besonders R. Schmidt und seine Schüler (J. St. Lorant und Z. Adler) eine Neuorientierung der Diabetesfälle auf Grund des Verhaltens des arteriellen Blutdrucks treffen wollen. Der jenseits des jugendlichen Alters einsetzende Diabetes ist eben im allgemeinen günstiger, mag er nun mit oder ohne Hypertonie verlaufen. Wir möchten auch den freilich nur als Arbeitshypothese geäußerten Gedanken von R. Schmidt ablehnen, es handele sich bei den Fällen mit Hochdruck im Gegensatz zum jugendlichen Unterdruckdiabetes um eine Überfunktion des Inselapparates (Superinsulinismus), die aber gegenüber den mächtigen Impulsen des chromaffinen Systems nicht aufkomme. Ganz abgesehen davon, daß Hyperadrenalinämie als Ursache des Hochdrucks für die Mehrzahl der Fälle sicher nicht in Frage kommt (siehe unten), tragen doch, wenn man von den leichtesten Fällen absieht, die meisten Kranken in die Augen springende Merkmale des echten pankreatischen insulären Diabetes.

In welchem Abhängigkeitsverhältnis in den Fällen mit Hypertonie Diabetes und Blutdrucksteigerung stehen, ist vorläufig schwer zu sagen. Es liegt jedoch kein Anlaß vor, anzunehmen, daß der Diabetes als solcher zu Blutdrucksteigerungen führen muß. Die Fälle, wo trotz jahrelangen Bestehens der Stoffwechselstörung Hypertonie nicht aufgetreten ist, sind doch zu zahlreich. Umgekehrt ist auch essentielle Hypertonie keineswegs stets mit Störungen des Kohlenhydratstoffwechsels vergesellschaftet (siehe unten). Treten daher Diabetes und Hypertonie zusammen auf, so ist zu erwägen, ob für das Zustandekommen des ersteren nicht gewisse Voraussetzungen, etwa in Form einer dispositionellen Schwäche des Pankreas gegeben sein müssen. Auf eine derartige Organdisposition weist nun die Tatsache hin, daß in unseren Fällen mit Blutdrucksteigerung familiäres Auftreten des Diabetes sich ebenso häufig findet wie in den Fällen ohne Hochdruck. Vermutungsweise kann man nur äußern, daß die durch Hypertonie veranlaßten Kreislaufstörungen im Pankreas einen konstitutionell minderwertigen Inselapparat bedrohen und dann einen Diabetes erwecken, der ohne die Hypertonie vielleicht gar nicht oder erst viel später entstanden wäre.

Es liegt kein Grund vor, diese Fälle vom pankreatischem Diabetes abzutrennen. Gewiß kann der Diabetes durch gleichsinnige Kreislaufstörungen im Pankreas bedingt sein, wie sie auch im Hirn und am Herzen vorkommen. Ob leicht oder schwer, ob gleichbleibend oder fortschreitend, die diabetische Stoffwechsellage ist aber doch echt pankreatischer Pathogenese.

In einer zweiten Gruppe von Fällen des „hypertonischen Diabetes" stehen cerebrale Symptome (apoplektiforme Insulte, Pseudourämie) stark im Vordergrund. Die Stoffwechselstörung ist gering und alimentär gut beeinflußbar. Häufig ist auch hier der Blutzucker hoch, bei geringer Zuckerausscheidung. Öfters verschlimmert sich die Glykosurie von Zeit zu Zeit und wird dann wieder rückläufig. Der Blutdruck ist hoch (180—220 mm Hg) und auffällig starr eingestellt. Wir lassen es unentschieden, ob es sich hier um die von H. Kahler so genannte Form des „läsionellen" Hochdrucks handelt, der durch einen Reizzustand des Vasomotorenzentrums bei isolierter Gehirnsklerose hervorgerufen wird. Diese Fälle zeigen häufig akute cerebrale Erscheinungen mit Bewußtseinsstörungen, so daß, wenn keine Herdsymptome auftreten, die Diagnose gegenüber echtem Koma vorübergehend Schwierigkeiten machen kann. In diesen Fällen könnte man daran denken, daß Hyperglykämie und Glykosurie durch die gleiche Ursache, die zur Blutdrucksteigerung führt, hervorgerufen wird, wenn dies auch keineswegs für alle Fälle gilt. Beobachtet man doch nicht allzu selten echten pankreatischen Diabetes bei gleichzeitiger Gehirnarteriosklerose.

Eine dritte, gut charakterisierte Gruppe stellen die Fälle mit renalen Symptomen dar. Diese Kranken sehen meist auffallend blaß aus („weiße Form des Hochdrucks", F. Volhard). Es finden sich häufig geringe Eiweißmengen und vereinzelte Zylinder im Harne, sowie alle Übergänge von leichten Störungen der Nierenfunktion bis zu stärksten Graden der Niereninsuffizienz. Der Blutdruck übersteigt meist 200 mm Hg und zeigt auch bei längerer klinischer Behandlung keine Schwankungen (K. Fahrenkamp u. a.). Unter den Fällen dieser Art, welche mit Diabetes verlaufen, finden wir sowohl Kranke, in denen die Stoffwechselstörung ganz latent verläuft (leichte Erhöhung des Blutzuckers bis 150 mm-$^0/_0$, fehlende Glykosurie, aber hohe alimentäre Kurve) oder nur leichte klinische Grade annimmt, wie auch schwere und schwerste Fälle. Über die feineren Zusammenhänge zwischen Hypertonie, Diabetes, Nephropathie läßt sich um so weniger Bestimmtes sagen, als noch nicht einmal eine Übereinstimmung darüber herrscht, wie weit die funktionellen oder morphologischen Nierenläsionen etwas Primäres oder Sekundäres im Syndrome darstellen. Soviel scheint nur sicher zu sein, daß in manchen Fällen maligner Nephrosklerose, auch ohne daß klinisch Diabetes bestand, neben der Nierensklerose eine mehr oder weniger ausgesprochene Arteriolosklerose der Pankreasgefäße post mortem gefunden wird (Th. Fahr, G. Herxheimer, Gaskell, L. Aschoff). E. Schwab berichtet neuerdings, daß bei den Kranken mit Nephrosklerose, welche intra vitam Hyperglykämie hatten, die Arterienveränderungen im Pankreas besonders ausgesprochen waren. Aber auch in solchen Fällen konnte von uns oft eine hereditäre Anlage aufgedeckt werden. Vgl. über Diabetes und Nephropathien S. 308.

Auf Erkrankung der Pankreasgefäße dürfen wohl zumeist die mit Hochdruck verbundenen Fälle zurückgeführt werden, in welchen die Stoffwechselstörung erst im vorgerückten Alter entsteht (über 60 Jahre). Der Diabetes braucht aber nicht immer leicht und harmlos zu sein. Der Hochdruck ist meist fixiert und von sichtbaren Erscheinungen von Arteriosklerose begleitet. Bei arteriosklerotischen Hypertonikern ohne klinischen Diabetes wird ja ebenfalls nicht selten Hyperglykämie gefunden und post mortem nennenswerte Veränderungen der Pankreasgefäße (S. oben).

Anderseits gibt es auch Fälle von Altersdiabetes, manchmal sogar recht bösartiger Form, mit verbreiteter Arteriosklerose ohne Hypertension. Die anatomisch nachweisbaren Gefäßveränderungen im Pankreas (G. Hoppe-Seyler) entsprechen aber keineswegs immer dem Grade der Stoffwechselstörung, und dann kommt man ohne Annahme vorausbestehender Minderwertigkeit des Inselsystems nicht aus.

Alles in allem halten wir es für wahrscheinlich, daß erhöhter Blutdruck nur in lockerem Zusammenhang mit Diabetes steht, daß aber etwaige Kreislaufstörungen, welche auf Grund funktioneller oder anatomischer Veränderungen der pankreatischen Gefäße das Inselsystem bedrohen, das Entstehen von Diabetes begünstigen, und zwar um so mehr, je ausgesprochener die offenbar recht häufige, meist konstitutionelle, im Laufe des Lebens sich verschärfende Minderwertigkeit des hormonalen Systems ist. Maßgebender Schädling kann nur mangelhafte Ernährung durch Stromhindernis sein, nicht die Hypertonie als solche. Als funktionelle Gefäßkrankheit kommen Spasmen in Betracht, wie sie z. B. an den Kranzarterien des Herzens Nicotin erzeugt. Die Berufung auf solche Spasmen (sympathischer Hypertonus) ist theoretisch erlaubt. Ob sie aber im Gefäßgebiet des Pankreas vorkommen und als ernährungsstörender Schädling sich auswirken, wissen wir nicht.

Neuerdings setzten sich einige Autoren, besonders E. Kylin, K. Hitzenberger und M. Richter-Quittner dafür ein, daß in vielen Fällen von gleichzeitig bestehender essentieller Hypertonie und Diabetes beide koordinierte Folgen gemeinsamer Ursache seien. Kylin sucht letztere in einer Neurose des vegetativen Nervensystems. Er will damit die Labilität des Blutdruckes mit seiner Neigung zur Hypertonie einerseits, anderseits die Regulationsstörung des Kohlenhydratstoffwechsels mit Hyperglykämie und verminderter Glykosetoleranz erklären. In besonderem Maße sei die leichte Glykosurie der Hypertoniker von nervösen Reizungen abhängig. Charakteristisch für diese Form sei auch eine Störung des Purinstoffwechsels ("Hyperurikämie"; HITZENBERGER und M. RICHTER-QUITTNER). Eine besondere Stütze seiner Auffassung sieht KYLIN in dem andersartigen Verhalten der "hypertonischen" und "nichthypertonischen" Diabetiker gegenüber Adrenalin. Während letztere durch eine starke Adrenalinempfindlichkeit ausgezeichnet sein sollen, reagierten erstere auf subcutane und intravenöse Adrenalininjektionen mit primärer Senkung der Blutdruckkurve und nur geringen Erhebungen des Blutzuckers. Daher sei die nichthypertonische Form pankreatogen, die hypertonische vegetativ-neurotischen Ursprunges.

Gegen die Auffassung von E. KYLIN läßt sich nun verschiedenes einwenden: 1. daß auch in letzteren Fällen, worauf schon hingewiesen wurde, eine hereditäre Disposition des Pankreas vorhanden sein kann; 2. daß anatomische Veränderungen der Pankreasgefäße vorliegen könnten und 3. daß keineswegs alle Hypertoniker hyperglykämisch sind.

Theoretisches. Die Beziehungen zwischen Hypertonie und Störungen des Zuckerhaushaltes sind nach mancher Richtung von Interesse. Sie wurden eifrig erörtert, seit E. NEUBAUER im Jahre 1910 in einer Arbeit aus C. v. NOORDEN'S Wiener Klinik zum ersten Male auf das Vorkommen von Hyperglykämie bei Hochdrucknephritis hingewiesen und, dem damaligen Stande der Frage entsprechend, beides auf Hyperadrenalinämie zurückgeführt hatte. Nur wenige Autoren (z. B. HAGELBERG, B. PURJEZ, HITZENBERGER und M. RICHTER-QUITTNER) haben sich dieser Auffassung angeschlossen und Hypertonie und Hyperglykämie auf vermehrte Adrenalinsekretion zurückgeführt. Denn der direkte Nachweis einer Hyperadrenalinämie bei Blutdrucksteigerung glückte bisher nicht, und das gemeinsame Vorkommen von Hypertonie und Hyperglykämie ist doch keineswegs eine durchstehende Erscheinung. Allerdings wurde bei Krankheitszuständen mit Hochdruck (essentielle Hypertonie, Glomerulonephritis, Nephrosklerose) in einer Anzahl von Fällen Hyperglykämie im nüchternen Zustande der Patienten festgestellt.

Manche führen die Hyperglykämie in solchen Fällen auf bestimmte Komplikationen, wie Apoplexie, Urämie zurück (E. STILLING, A. HOLLINGER, W. WEILAND, A. PORT, H. KAHLER u. a.). Aber solche Bezugnahmen sind immer theoretisch, denn in welchem Zustande sich funktionell oder anatomisch die wichtigen Pankreasgefäße befinden, läßt sich in vivo niemals, oft auch post mortem nicht ermessen. Auch für nichtkomplizierte Fälle essentieller Hypertonie lauten die Angaben sehr wechselnd. Einige Autoren (E. FRANK, E. BILLIGHEIMER, H. KAHLER, J. KOOPMANN, PETRÉN) fanden immer normale oder an der oberen Grenze der Norm liegende Werte, andere in ein Viertel bis ein Drittel der Fälle Erhöhung des Blutzuckerspiegels (F. HÄRLE, E. SCHWAB, A. BOTTI, C. W. HERRIK); nur von RICHTER-QUITTNER und HITZENBERGER wurde in allen Fällen von vasculärer Hypertonie auch Hyperglykämie gefunden; sie stehen aber mit ihrer Angabe ganz vereinzelt da. Z. T. handelt es sich in den Fällen mit gleichzeitiger Hypertonie und Hyperglykämie um ältere Leute (meist jenseits der 60er), und hier ist Mitbeteiligung der Pankreasgefäße doch sehr wahrscheinlich (E. SCHWAB, H. KAHLER; vgl. oben). Die Bezugnahme auf Hyperadrenalinämie als gemeinsame Ursache verliert an Wahrscheinlichkeit, weil beide Erscheinungen nicht zwangsläufig miteinander verbunden sind[1]); besteht doch keineswegs ein bestimmter Zusammenhang zwischen Höhe des Blutdruckes und des Blutzuckers; selbst nach Injektionen von Adrenalin verändern sich beide nicht immer in gleichem Sinne (E. BILLIGHEIMER, H. KAHLER). In dieser Hinsicht scheint uns auch der auf unserer Klinik von F. KATZ-KLEIN erhobene Befund von Bedeutung zu

---

[1]) Bei SAHLIscher Hochdruckstauung im Verlaufe von Herzinsuffizienz fand H. KAHLER regelmäßig starke Hyperglykämie. Diese wurde von ihm nicht auf Asphyxie, sondern auf Hyperadrenalinämie bezogen.
Über niedrigen Blutdruck bei jugendlichen Diabetikern siehe S. 257.

sein, daß bei hypertonischen Diabetikern durchaus kein Parallelismus zwischen Höhe des Blutzuckers und Höhe des Blutdrucks nachweisbar ist. Auch konnte man in einzelnen Fällen keine gleichgerichtete Beeinflußbarkeit nachweisen: Erniedrigte sich der Blutdruck spontan, oder infolge therapeutischer Maßnahmen, so verhielt sich der Blutzucker oft ganz verschieden; teils sank er ab, teils stieg er an. Überhaupt unterscheiden sich unsere Diabetesfälle mit Hochdruck hinsichtlich der therapeutischen Beeinflußbarkeit der Stoffwechselstörung nicht von den Fällen ohne Hochdruck, was der Fall sein müßte, wenn man für den hypertonischen Diabetes keine Störung der Pankreasfunktion, sondern eine einfache Regulationsstörung des Blutzuckers annehmen wollte.

Weitere Untersuchungen müssen der Frage gewidmet werden, ob die Fälle von genuiner Hypertonie, in denen zugleich Hyperglykämie besteht, als latenter Diabetes anzusehen sind; dafür könnte sprechen, daß in solchen Fällen auch hohe Blutzuckerwerte bei alimentärer Belastung mit Dextrose gefunden wurden (O'Hare, W. Kerpola, eigene Beobachtungen). Vielleicht geht dem Diabetes der Hypertoniker ein längeres präglykosurisches Stadium voraus, das durch die Nierendichtung hervorgerufen ist. In einzelnen solcher Fälle ergab wochenlang durchgeführte Kontrolle des Harnes gelegentlich geringe Glykosurie; verschiedentlich entwickelte sich ein manifester Diabetes. In dem prädiabetischen Stadium dieser Fälle wurden öfters auch Furunculose, Hautjucken, Neuritiden u. ähnl. beobachtet (G. Maranon).

B. Herz.

Die Angaben über den Zustand des Herzens bei Diabetikern lauten sehr verschieden. Ohne Frage gibt es viele Kranke, bei denen nicht die geringsten Veränderungen vorhanden sind oder bei welchen die Beschaffenheit des Herzens dem allgemeinen Ernährungs- und Kräftezustande entspricht. Abweichungen des normalen Verhaltens können sich namentlich in zweierlei Richtungen entwickeln.

a) Hypertrophie des Herzens.

Bei jugendlichen Diabetikern wird Herzhypertrophie nie gefunden. Sofern sie bei älteren Individuen vorhanden, dürfte sie in der Mehrzahl der Fälle Folgeerscheinung der im vorigen Abschnitt besprochenen arteriellen Hypertension sein. In anderen Fällen ist sie Folge von Herzklappenfehler oder Nierenerkrankungen. Eine besondere Stellung kommt ihr im klinischen Bilde des Diabetes jedenfalls nicht zu.

b) Herzmuskelschwäche.

Dieselbe entwickelt sich entweder nach vorausgegangener Hypertrophie oder viel häufiger ohne dieselbe. Ihre anatomische Grundlage ist oftmals einfache Atrophie der Muskulatur, wie namentlich aus den Sektionsprotokollen von Frerichs hervorgeht. Mit der Atrophie können Verfettungen und Dehnungen gesellt sein. Das atrophische Herz wird natürlich bei sehr heruntergekommenen Diabetikern, besonders bei Komplikation mit Tuberkulose, am häufigsten angetroffen. Es hat hier ebenso gelitten wie die übrige quergestreifte Muskulatur. Auch bei Fettleibigen, insbesondere fettleibigen Frauen, ist Schwäche des Herzmuskels eine häufige Komplikation der Krankheit. Andere Male spielen sklerotische Prozesse an den Coronararterien die vermittelnde Rolle für Herzschwäche und Erkrankung des Herzmuskels.

Bei älteren Diabetikern, namentlich Männern, läßt sich der unmittelbare Einfluß der Krankheit auf das Herz nicht gut feststellen; man findet zu häufig

Komplikationen von Arteriosklerose, Fettleibigkeit, Gicht, Nierenschrumpfung, und man hat so häufig mit Überanstrengungen und Überreizung des Herzens durch schwere körperliche und geistige Arbeit, Alkohol- und Tabakmißbrauch zu rechnen, daß man kaum einwandfrei beurteilen kann, was Folge des Diabetes was Folge der begleitenden Umstände ist. Wir möchten dies besonders Th. Schott entgegenhalten, der uns in seiner Arbeit über „Herzkrankheiten auf diabetischer Grundlage" die Beziehungen der wahren Herzkrankheiten zum Diabetes als viel zu einfach dargestellt zu haben scheint.

Das zuverlässigste Material für die klinischen Untersuchungen liefern Diabetiker im jugendlichen Alter. Bei Autopsien solcher Patienten findet man fast niemals komplizierende Erkrankungen anderer Organe, aus denen man eine Miterkrankung des Herzens erklären könnte, und am Herzen selbst findet man nichts anderes als einfache Schlaffheit oder Atrophie der Muskulatur — durchaus im Einklang mit der Schlaffheit und Atrophie der übrigen Körpermuskulatur.

Genau in Übereinstimmung damit bieten zahlreiche diabetische Kinder, junge Leute und auch manche ältere, von jeder das Herz beeinflussenden Komplikation freie Personen die Erscheinungen des schwachen Herzens dar: große Erregbarkeit des Herzens einerseits, schnelle Ermüdbarkeit des Herzens andererseits — durchaus vergleichbar den Zuständen des Herzens, wie man sie bei nervösen jungen Leuten (Vagotoniker und Sympythikotoniker), bei Anämie verschiedenen Ursprungs und besonders häufig bei schweren Chlorosen antrifft. Wie bei den Anämien finden wir Herzklopfen (bis zur Tachykardie) nach körperlichen Anstrengungen, bei psychischen Erregungen, nach unvorsichtigem Genuß von Tabak, Alkohol, nach kopiösen Mahlzeiten usw., Luftmangel bei schnellem Gehen und Steigen, raschen Wechsel der Größe und Härte des Pulses, manchmal Irregularitäten desselben (Extrasystolie).

Zu manchen Zeiten, namentlich nach Anstrengungen, lassen sich Dehnungen des Herzens nachweisen, die bald wieder verschwinden oder auch längere Zeit andauern können. Wir stellten dies auch röntgengenologisch fest. Verhältnismäßig häufig sind Klagen über Druckgefühl auf der Brust (Pseudostenokardie), in der Gegend des Herzens, eine Erscheinung, der man bei der Anämie nur ausnahmsweise begegnet. Von den geschilderten Symptomen treten bald die einen, bald die anderen im klinischen Bilde mehr hervor.

Im Vordergrund der klinischen Erscheinungen stehen fast immer Übererregbarkeit des Herzens (Neigung zu Pulsbeschleunigung) und schnelle, auf den ganzen Körper rückwirkende Ermüdbarkeit des Herzens.

Es scheint uns nun, daß man hier zwei Gruppen unterscheiden muß:

I. Gruppe von jugendlichen Diabetikern mit normal veranlagtem Herzen und kräftiger Entwicklung der Gesamtmuskulatur. Oft findet man starke sportliche Leistungen in der Anamnese erwähnt. Im Beginn des Diabetes bleibt alles beim alten. Später aber auffallendes Nachlassen der Herzkraft, oft stärker, als man nach Beschaffenheit der übrigen Muskulatur erwarten sollte. Das gleiche sahen wir oft bei diabetischen Frauen in mittleren Lebensjahren. Hier hat man es offenbar mit echt diabetogener Schädigung des Herzens zu tun („Kardiodystrophie", Th. Büdingen).

II. Gruppe. Die gesamte körperliche Beschaffenheit, der Bericht über frühere muskuläre Leistungsfähigkeit verrät, daß man es mit einem von vornherein schwach veranlagten Herzen zu tun hat. Die Röntgenuntersuchung bestätigt dies: kleines, ausgesprochen hypoplastisches Herz und daneben oft auch Aorta angusta. Also angeborene Minderwertigkeit zweier Systeme: pankreatisches Inselsystem und Kreislauforgane (siehe auch S. 81).

Die Herzschwäche blieb meist vor Ausbruch des Diabetes unerkannt; bzw. das Herz war zu normalen aber nicht zu außergewöhnlichen Kraftleistungen befähigt. Mit Ausbruch des Diabetes setzen aber frühzeitig, d. h. längst ehe die Stoffwechsellage irgendwie bedenklich geworden, Neigung zu wesentlicher Pulsbeschleunigung und schnelles Versagen des Herzens bei jeglichen Anstrengungen ein. Es entstehen Krankheitsbilder, worin angesichts der noch geringfügigen Glykosurie die Herzschwäche durchaus vorherrscht, ohne daß es aber zu

Ödemen kommt. Wir sahen gegen 50 solcher Fälle. Sehr oft entwickelt sich das Versagen des Herzens ziemlich plötzlich, z. B. nach einmaliger Überanstrengung, nach einer inter-kurrenten leichten Infektionskrankheit, nach einer Attacke akuten Darmkatarrhs; und es bleibt dann dieser Zustand der Herzerschöpfung lange, manchmal auf die Dauer bestehen.

Freilich ist die Therapie dieser Lage gegenüber sehr mächtig. Wo es sich nicht um wahre Herzfehler und wahre Myokarditis handelte, erwies sich bei allen Herzschwächezuständen der Diabetiker sachgemäße antidiabetische Behandlung immer noch als das beste. Es ist durchaus unrichtig, daß solche Kranke die vom Diabetes vorgeschriebene und zunächst einseitig gegen die diabe-tische Stoffwechselstörung gerichtete Kost nicht vertragen. Genau das Gegen-teil ist wahr, wenn auch freilich besondere Aufsicht und schrittweises Vorgehen unerläßlich sind. Diätetische Entlastung des Gesamtstoffwechsels ist ebenso wichtig wie spezifisch-antidiabetische Kost. Dies bedeutet also: Beginn mit knapper Kost und nur langsamer Anstieg zu stärkerer Belastung. Neben diesem wichtigen Grundsatze soll Rücksicht auf die diabetische Stoffwechsellage durch-aus die Kostwahl beherrschen. Es ist erstaunlich, wieviel mehr dann auch alle Medikamente (Herzmittel) leisten können. Greift man doch dazu, so bevorzuge man zunächst die schwächsten, z. B. Sparteinum sulfuricum (2—3mal täglich 0,02 g subcutan) oder das treffliche Campherpräparat Cardiazol. Sie wirken bei Diabetikern besonders gut; wir möchten sie nicht entbehren. Extra-systolie, mit der man es bei diabetischer Herzschwäche oft zu tun hat, erfordert Chinidin (am besten Tage 2—3mal 0,2 g, dann noch einige Tage 2—3mal je 0,05 g). Zu Digitalis greifen wir bei Diabetikern nicht gerne; auch Th. Schott äußerte schon Bedenken dagegen. Früher als bei anderen melden sich toxische Nebenwirkungen (Übelkeit usw.). Viel ratsamer sind erforderlichen Falles Strophantininjektionen, wobei wir seit Jahren stets das Medikament zu-sammen mit ca. 10 ccm 5 proz. Dextroselösung mischen. Einen Einfluß auf Glykosurie haben diese kleinen Gaben Dextrose selbst beim Schwerdiabetiker nicht. Wir überzeugten uns davon in zahlreichen Fällen. Th. Büdingen hat darin vollkommen recht.

In der Regel beginnen wir die Behandlung mit mehrtägiger Bettruhe, gleichzeitig kleine Mengen Adalin, Luminal oder Somnacetin über den Tag ver-teilend. Erst nachdem wesentliche Beruhigung der Herztätigkeit eingetreten ist und nicht mehr jede kleine Anstrengung oder seelische Erregung mit stür-mischer Herztätigkeit beantwortet wird, sind Massage, leichte Widerstands-gymnastik, kalte Abreibungen, kurze Halbbäder, kurzdauernde CO_2-Bäder am Platze — jedesmal von mindestens einstündiger Bettruhe gefolgt.

Erst wenn man in der Herstellung ruhigerer Herztätigkeit weiter vorgerückt ist, kommt eine Nauheimer Badekur in Frage. Sie tritt dann in ihr volles Recht. Wir haben im Laufe der letzten Jahre ziemlich viele derartige Diabetiker nach Nauheim gesandt, den Erfolg selbst dauernd kontrollierend; und wir konnten durchweg überraschende Besserung feststellen. Man soll aber nicht zu früh damit beginnen. Als früher solche Zuckerkranke, ohne entsprechende diäte-tische Vorarbeit und ohne den Rückgang der Übererregbarkeit abzuwarten, nach Bad Nauheim gingen, war der Erfolg, wie auch frühere Auflagen dieses Buches erwähnen, nicht befriedigend. Wegen Notwendigkeit gleichzeitiger Diätkur bevorzugen wir Sanatoriumsbehandlung in Nauheim.

In einigen Fällen sind die Zeichen der Herzschwäche klinisch niemals hervor-getreten, bis dann ziemlich schnell, manchmal ganz unerwartet, die Herzkraft erlahmt und die Patienten unter dem bekannten Bilde des „Herztodes" asphyk-tisch zugrunde gehen. Der plötzliche Herztod hat mit Coma diabeticum nichts zu tun; es ist Frerichs' Verdienst dies scharf betont zu haben. Die Katastrophe setzt meist nach starken, ungewohnten Anstrengungen ein, z. B. nach einer

kühn unternommenen Bergtour, nach anstrengender Reise, nach psychischen
Erschütterungen, während oder nach akuten Infektionskrankheiten. In einer
Reihe solcher Fälle dürfte es sich wohl um Coronararteriosklerose gehandelt haben,
die — wie nicht ganz selten — klinisch keine Vorzeichen machte. Doch sahen
wir einige Male solchen unerwarteten Herztod auch bei jugendlichen Diabetikern
(7—20 Jahre alt), ohne jede vorausgegangene Warnung eintreten.

Über Herzschwäche bei Koma siehe S. 336.

Bei Dekompensation, die bis zur Ödembildung vorgeschritten ist oder
mit Ödemen droht, suche man stets der Entwässerung zunächst ohne Digitalis
usw. Herr zu werden. Dies gelingt fast ausnahmslos durch Bettruhe und kochsalzfreie Kost. Als letztere wählen wir entweder nach Vorschrift der KARELL-Kur
Milch oder noch lieber reine Obstkost (Bananen!) als einzige Nahrung, bis die
Ödeme geschwunden sind. Dabei wird auf Glykosurie zunächst keine Rücksicht
genommen. Kleine Insulinmengen, um stärkeres Anstrengen der Glykosurie zu
vermeiden, sind erlaubt aber meist doch unnötig. Aus solcher Kost entwickelt
man dann allmählich eine kochsalzarme, antidiabetisch gerichtete Kostform.
Des weiteren lieber eine Strophantin- als eine Digitaliskur (siehe oben)! Vgl.
auch Milchkuren, Kap. 8.

Wahre Herzklappenfehler werden bei eintretender Kompensationsstörung
nach Maßgabe der oben für Herzschwäche gegebenen Regeln behandelt.

Über Insulin bei Herzschwächezuständen sind einige Worte hinzuzufügen.
An und für sich besteht keine Kontraindikation; da Besserung der diabetischen
Stoffwechsellage offenkundig dem Herzen nur zugute kommt, ist erforder-
lichen Falles Insulin sogar zweckmäßig. Aber große Vorsicht ist geboten,
da die pathologische Einstellung der Kreislauforgane (Herz und Gefäße) das
Auftreten hypoglykämischer Anfälle begünstigt. Sie wachsen sich zu großer
Gefahr aus, wenn die Coronararterien spastisch oder anatomisch verengt sind
(S. 293). Nur Zucker ist des Muskels Speise, gleichgültig ob der Mensch diabetisch
ist oder nicht! (S. 215). Was bei anderen Muskeln nur vorübergehend Adynamie
bringt, ist beim Herzmuskel lebenbedrohend! Schneller Absturz von sehr hohen
Werten zu niedrigen, aber noch „hochnormalen" Werten ist auch gefährlich;
es braucht nicht zu wahrer Hypoglykämie zu kommen. Die Behandlung soll
daher lieber unter klinischer Aufsicht erfolgen. Der fördernde Einfluß des Insulins auf Wasserstauung und Ödeme (Insulinödeme) macht sich bei Herzkranken,
wie leicht verständlich, manchmal unliebsam bemerkbar.

Wichtig ist folgendes. Wir erlebten bereits dreimal, daß Herzkranke nach
erfolgreicher und tadellos verlaufener Insulinkur plötzlichen Herztodes starben.
Es handelte sich stets um Leute, die vorher infolge allgemeinen Niederbruches
der Kräfte fast arbeitsunfähig gewesen, durch Diät-Insulinkur aber zum Voll-
gefühl der Arbeitslust und -kraft gelangt waren und nun zu Hause — aller Warnung zum Trotz — sich in ein Übermaß von Arbeit gestürzt hatten, um Ver-
säumtes nachzuholen. Es kann nicht dringend genug empfohlen werden, auf
allmähliche Schulung, Kräftigung und Wiederherstellung des zirkulatorischen
Anpassungsvermögens zu dringen, ehe man bei gefährdetem Herzen körperliche
und geistige Anstrengungen wieder freigibt. Da in allen diesen 3 Fällen der
unglückliche Ausgang außerhalb unserer Beobachtung erfolgte, können wir
nicht ausschließen, daß eine durch Kohlenhydrate ungenügend gedeckte Insulininjektion bei kranken Coronararterien den Tod verursachte.

c) Herzneurosen.

Anfälle von Herzklopfen und Stenokardie, ohne anatomische Erkrankung
des Herzens, kommen oft vor, bei nervös veranlagten Individuen häufiger als

bei Phlegmatikern. Sie sind entweder Folge des von Haus aus krankhaften Zustandes des Nervensystems oder stehen insofern mit dem Diabetes in kausalem Zusammenhang, als der Diabetes erst die Grundlage für hysterische, neurasthenische und hypochondrische Beschwerden geworden ist.

Wenn auch eine direkte Abhängigkeit vom Diabetes schwer zu erweisen ist, so muß doch die Häufigkeit der Herzneurosen in hohem Grade überraschen. Von funktionellen Störungen, insbesondere Tachykardie und leichteren stenokardischen Zuständen, ohne jede nachweisbare anatomische Veränderung (an Herz, Gefäßen, Nieren) und ohne andere Zeichen der Herzschwäche waren nicht weniger als $11\,^0/_0$ der Patienten C. v. Noorden's befallen; sie verteilen sich ziemlich gleichmäßig auf das männliche und weibliche Geschlecht. Man würde sie, wenn es sich um Nichtdiabetiker gehandelt hätte, ohne weiteres als Herzbeschwerden auf neurasthenischer oder hysterischer Grundlage bezeichnet haben, und es liegt kein Anlaß vor, diese Auffassung darum zu ändern, weil Diabetes vorlag. Der Verlauf war im allgemeinen günstig, viel günstiger als bei Nichtdiabetikern, insofern Regelung der Diät, methodische Muskelarbeit und vor allem die aus Besserung des allgemeinen Zustandes hervorgehende Beruhigung der Psyche rasche Heilung brachten. Daß „strenge Diät" bei diesen Zuständen abzuraten sei, wie von einigen behauptet wird, können wir nicht bestätigen. Für Insulin liegen keine andere Indikationen vor als bei anderen Zuckerkranken. Aber das Gefäßsystem ist labil. Daher Vorsicht wegen hypoglykämischer Gefahr!

Zu den Herzneurosen, d. h. Unstimmigkeiten im vegetativen Nervensystem, sind auch die Nicotinschäden zu rechnen. Die Mehrzahl der Diabetiker ist für Nicotin viel empfindlicher als der Nichtdiabetiker. Durch keinerlei Maßnahmen wird man die toxische Nicotinneurose des Herzens beseitigen, wenn man ni cht strenges Tabakverbot zu Hilfe nimmt. Wegen der Nikotinempfindlichkeit des Coronararteriensystems verhüte man bei Insulinkuren sorgsam stärkeres Tab ak rauchen (s. oben).

X. Veränderungen der Harnapparate.

1. Veränderungen der Nieren.

a) Hypertrophie der Nieren.

In einer großen Zahl der zur Obduktion gelangenden Diabetesfälle findet sich eine wahre Hypertrophie der Nieren. Sie wird aus der gewaltigen Mehrleistung des Organs abgeleitet, welches die Ausscheidung großer Mengen von Wasser und Zucker neben seinen übrigen Aufgaben dauernd zu bewältigen hat.

b) Nephropathia diabetica.

L. Aschoff hat die bei Diabetes vorkommenden Nierenveränderungen als Nephropathia diabetica zusammengefaßt.

Anatomisch findet sich neben Vergrößerung des Organs eine Schwellung der Epithelien an den Hauptstücken des Kanalsystems und auch Hypertrophie der Glomerulusepithelien, die beide im Sinne einer Arbeitshypertrophie gedeutet werden (Th. Fahr). Die von W. Ebstein beschriebenen Epithelnekrosen in den Nieren von Diabetikern waren offenbar postmortale autolytische Veränderungen. Die von P. Ehrlich zuerst festgestellte Glykogenablagerung in den Zellen der Hauptstücke und im Kapselraum der Glomeruli ist seitdem häufig wieder beschrieben worden (Th. Fahr, F. Munk u. a.). Es handelt sich dabei nicht, wie Munk annimmt, um eine Glykogendegeneration der Epithelien, sondern um selbständige intracelluläre Bildung von Glykogen aus dem reichlich zuströmenden Zucker; ähnlich verhalten sich auch, wie früher erwähnt, die Leukocyten des Blutes.

Ein weiterer sehr regelmäßiger Befund ist Anhäufung sehr feinkörnigen Fettes im basalen Teil der Zellen (R. Fichtner, D. Hansemann). Die Zellen nehmen entsprechend der geänderten Stoffwechsellage und des reicheren Fettstroms aus dem Blut mehr Fett auf. Th. Fahr stellt als möglich hin, daß die Überanstrengung des Organs die Zellen schädige und weiterhin zur Verfettung führe.

Fahr beschrieb weiterhin feine Pigmentkörnchen in den Nierenepithelien, sowohl in Gesellschaft des Glykogens als auch des Fettes. Über ihre Bedeutung läßt sich noch nichts Sicheres sagen.

Die klinischen Erscheinungen der diabetischen Nephropathie, die meist in den schweren Fällen des jugendlichen und mittleren Lebensalters zur Beobachtung kommt, bestehen in Albuminurie und Cylindrurie. Die oft gefundene Albuminurie der Diabetiker (siehe S. 178) ist wohl auf sie zurückzuführen. Erscheinungen von Bedeutung macht aber die Nephropathie nicht, denn wesentliche Funktionsstörungen werden durch sie nicht verursacht.

Was die Pathogenese dieser diabetischen Nierenveränderungen betrifft, so ist durchaus möglich, daß die Acidosis dabei eine Rolle spielt (W. Ebstein, Joslin, E. Földes). Dafür spricht auch das von E. Külz und G. Aldehoff, W. Sandmeyer und C. Külz beschriebene reichliche Auftreten von Zylindern im Harnsediment Komatöser (Komazylinder). Wir sahen diese Zylinder bei Kindern zu Zeiten starker Ketonurie oft in großer Menge auftreten, ohne daß Koma bestand; sie verschwanden gewöhnlich sofort, wenn die Ketonurie sich verminderte. Die im Koma oft eintretende Anurie dürfte weniger auf Funktionsstörung der Niere selbst beruhen als durch extrarenale Faktoren oder durch Kreislaufschwäche bedingt sein. (Siehe auch S. 335.)

Die Funktionsprüfung der Nieren ergibt bei Diabetes, wie schon erwähnt, im allgemeinen normale Arbeitsleistung (Th. Fahr). Auch O. Klein fand normales Konzentrierungs- und Verdünnungsvermögen. Bei Anstellung des Volhardschen Wasserversuchs zeigt sich allerdings öfters verzögerte Ausscheidung bzw. beträchtliche Retention des zugeführten Wassers als Ausdruck latenter Ödembereitschaft. Dies besonders, wenn dem Wasserversuch eine Periode an Kohlenhydrat, Eiweiß und Salzen reichen Kost vorausgegangen war. Nach salzarmen Gemüsetagen wird das zugeführte Wasser prompt ausgeschieden. Wahrscheinlich handelt es sich bei dieser Funktionsstörung der Nieren nur um relative Insuffizienz infolge übergroßer Inanspruchnahme, die auch in der schon erwähnten, oft beträchtlichen Vergrößerung des Organs zum Ausdruck kommt.

Bei gleichzeitiger reichlicher Zuckerausfuhr werden andere harnfähige Stoffe (Kochsalz, Harnstoff) im Körper zurückgehalten; anderseits kann durch Belastung mit Kochsalz oder Harnstoff die Glykosurie vorübergehend vermindert oder ganz zum Schwinden gebracht werden (O. Klein).

c) Nephrosklerose.

Das bekannte Bild der Nephrosklerose wird bei Diabetikern häufig angetroffen. Wir gehen hier nicht noch einmal auf die Frage ein, inwieweit arterielle Hypertension das Primäre darstellt (S. 302). Auch beim Diabetiker treten uns beide von F. Volhard aufgestellten Formen der Nephrosklerose entgegen, die benigne mit leichter Albuminurie und Cylindurie einhergehend aber ohne nachweisbare Störungen der Nierenfunktion, vielfach bei älteren Patienten vorkommend und von mehr oder weniger großen Blutdrucksteigerungen begleitet. Im Augenhintergrund findet man häufig die Erscheinungen der sog. Retinitis diabetica (hypertonica; siehe S. 323ff.). Die maligne, progressive Form, entweder ohne nachweisbare Ursache allmählich entstanden oder das Endstadium chronischer Glomerulonephritis darstellend, bietet neben Albuminurie und Cylindurie das Bild mehr oder weniger starker Einschränkung der Nierentätigkeit; Hyposthenurie evtl. Zwangspolyurie, Erhöhung des Rest-N im Blute u. a. Sowohl bei benigner wie maligner Nephrosklerose bestehen als Folge der Hypertension Veränderungen am Herzen (Hypertrophie des linken Ventrikels, klingender II. Aortenton). Der Augenhintergrundsbefund bei maligner Nephrosklerose ist sehr charakteristisch (siehe S. 324).

Der Blutzucker kann in allen Fällen von Nephrosklerose hoch sein im

Verhältnis zum Grade der Glykosurie. Die Höhe des Blutzuckerspiegels ist aber keineswegs immer vom Grade der Nierenfunktionsstörung abhängig. Wenn die Nephrosklerose einen gewissen Grad erreicht hat, läßt die Glykosurie häufig nach, der Diabetes heilt, der weitere Verlauf ist der einer gewöhnlichen interstitiellen Nephritis. In der früheren Auflage dieses Buches hat C. v. Noorden solche Fälle aufgeführt. In neuerer Zeit hatten wir Gelegenheit, wieder einen solchen Fall völligen Verschwindens früher starker Glykosurie bei maligner Nephrosklerose zu beobachten.

2. Krankheiten der Blase.

R. Schmitz wies zuerst auf das öftere Vorkommen von Cystitis, akuter und chronischer Form, bei Diabetikern hin; er nimmt an, daß sich der zuckerhaltige Harn in der Blase leicht zersetze: dies gebe den Anlaß zur Entzündung. Im ganzen dürfte die Cystitis bei Diabetikern kaum häufiger sein, als bei anderen Menschen. C. v. Noorden hat Cystitis bei Diabetikern, die älter als 20 Jahre waren, nur in $0,9\,^0/_0$ der Fälle gesehen. Meist war die Ursache leicht zu finden. Wir würden der Cystitis kaum Erwähnung tun, wenn sie nicht bei Diabetikern beachtenswerte Eigenheiten darzubieten schiene. Verhältnismäßig oft schieben sich Blasenblutungen in den Verlauf ein, und vor allem sieht man öfters die Krankheit mit ungewöhnlich starken Schmerzen einhergehen. Die Blutungen (cystoskopisch; Purpura vesicae) sind natürlich sehr alarmierend, erwiesen sich uns aber stets als harmlos. Genaue Untersuchung ist aber nötig! Zweimal im Laufe der letzten Jahre entdeckten wir als Ursache der Blutung Carcinom der Blase! Die Schmerzen werden teils in die Blase, teils (bei Frauen) in die Harnröhre verlegt und treten in solcher Form auf, daß man geradezu von Blasen- und Harnröhrenneuralgien oder von Krisen (ähnlich wie bei Tabes dorsalis) reden kann. Die quälenden Schmerzen sind schwer zu bekämpfen; sie weichen besser strenger Regelung der Diät als narkotischen Mitteln. Natürlich ist daneben sorgfältige Behandlung des Blasenkatarrhs erforderlich.

Öfters wird auch über häufigen quälenden Harndrang geklagt, der nicht durch entsprechende Polyurie gerechtfertigt erscheint. Frauen sind häufiger davon betroffen als Männer. Der Harndrang pflegt namentlich nachts aufzutreten und kann den Schlaf wesentlich stören. In einigen Fällen wurde ganz unbedeutender Reizzustand des Blasenhalses gefunden, in anderen Fällen nicht das geringste, auf anatomische Erkrankung hinweisende Merkmale. Belladonna-Stuhlzäpfchen $(0,03—0,04\,\mathrm{g})$, andere Male kleine Mengen von Adalin oder Veronal bewähren sich gut. Nach einiger Zeit kann man diese Mittel aussetzen. Meist kehrt aber das Leiden periodisch zurück.

Manchmal klagen Diabetiker auch vollkommen unabhängig von Blasenkatarrh und Harnröhrenerkrankungen über Parästhesien in der Harnröhre (brennendes Gefühl in der Harnröhre vor und nach dem Urinlassen), ähnlich wie es bei Patienten mit Blasen- oder Nierensteinen vorkommt. Es handelt sich offenbar um eine Reizerscheinung im Gebiete sensibler Nerven, wie sie ja auch an anderen Nerven bei Diabetes nichts Ungewöhnliches ist. In einigen dieser Fälle tat Urotropin vortreffliche Dienste, in anderen versagte es vollständig. Das beste Heilmittel ist Ordnung des Zuckerhaushaltes, gleichgültig ob mit oder ohne Insulin.

Die von C. Posner eingehend abgehandelte Prostatahypertrophie der Zuckerkranken scheint uns kaum häufiger als bei Nichtdiabetikern zu sein.

Über Pneumaturie S. 181.

XI. Veränderungen der Geschlechtsorgane.
1. Bei Frauen (vgl. S. 71).

a) Über das Verhalten der Menstruation lassen sich allgemeine Regeln nicht aufstellen. Bei manchen Frauen tritt frühzeitig Amenorrhoe ein, bei anderen dauert Menstruation in regelmäßigen oder unregelmäßigen Intervallen bis zu hohen Graden der Krankheit fort. DANKWORTH, der die Kasuistik zusammenstellte, fand 19mal unter 197 Fällen frühzeitige Menopause angegeben; nach seinen, KLEINWÄCHTER'S und M. GRÄFE's Angaben ist dies verhältnismäßig oft auf Atrophie des Uterus zurückzuführen. Andere beschreiben einfache Atrophie des Ovariums. C. v. NOORDEN fand wesentliche Verfrühung der Menopause (vor dem 46. Jahre) nur in 5 % seiner Fälle angegeben. Auffallend oft überdauert bei diabetischen Frauen die Menstruation das 50. Lebensjahr beträchtlich (4—5 Jahre). E. P. JOSLIN berichtet, daß diabetische Frauen, die wegen ihres Leidens viele Jahre keine Menses hatten, im Laufe der Behandlung mit Insulin wieder regelmäßig menstruierten. Wir sahen dies früher schon mehrfach unter Einfluß erfolgreicher rein diätetischer Behandlung. Spezifische Wirkung des Insulins ist daher fraglich.

Bei etwa 20 % der diabetischen Frauen steigt trotz gleichbleibender Kost die Glykosurie während der Menstruation etwas an; einzelne Male fand C. v. NOORDEN die Steigerung recht auffallend; z. B. in 2 Fällen, unter gleichbleibender Kost, von durchschnittlich 6 bzw. 13 g Tageszucker vor und nach der Periode auf 15 bzw. 29 g während derselben. Gleiches berichtet auch J. ROSENBLOOM. Dies erinnert an die von H. KÜSTNER gefundene Tatsache, daß auch stoffwechselgesunde Frauen im prämenstruellen Stadium gegen Kohlenhydrat empfindlicher als sonst sind; sie scheiden nach Belastung mit Traubenzucker oder nach Adrenalininjektion schon bei niedrigem Blutzuckergehalt Zucker aus, ähnlich wie schwangere Frauen. (Vgl. Schwangerschaftsglykosurie S. 71.)

b) Die Konzeption ist zweifellos bei diabetischen Frauen erschwert; ja sie galten lange Zeit für gänzlich unfruchtbar (A. BOUCHARDAT). Nach einer Statistik C. v. NOORDEN's war von diabetischen Frauen nach Eintritt ins 5. Lebensjahrzehnt nicht eine befruchtet worden. Auch andere Autoren melden bemerkenswerte Seltenheit der Konzeption bei Diabetes (H. NEUMANN, H. OFFERGELD). L. SEITZ gibt an, daß nur ungefähr 5 % konzipieren.

M. ROSENBERG berichtete kürzlich, daß von 111 diabetischen Frauen über 16 Jahren, die während eines Zeitraums von 12 Jahren auf der UMBERschen Klinik beobachtet wurden, 7 gravide wurden, darunter eine 2mal.

Immerhin ist die Konzeption auch bei schwerstem Diabetes nicht ausgeschlossen; z. B. wurde eine junge Frau geschwängert und normal entbunden, nachdem sie schon monatelang selten weniger als 3 g Aceton und etwa 20 g Oxybuttersäure täglich ausgeschieden hatte, ein seltenes Ereignis.

c) Einwirkung des Diabetes der Mutter auf das Kind. Diese ist bei schwerem Diabetes der Mutter sehr ungünstig. Die Häufigkeit des Abortes wird allseitig bestätigt. Geringere Vitalität des Eies (J. NOVAK), Ernährungsstörungen der Placenta, Hydramnion werden dafür verantwortlich gemacht. C. v. NOORDEN berechnete ungefähr 30 Aborte auf 100 Schwangerschaften. Nach L. SEITZ gehen 50 % der Kinder intrauterin zugrunde. Der Tod kann jederzeit eintreten, sowohl in den ersten Monaten als auch gegen Ende der Schwangerschaft. Der V. Lunarmonat scheint der gefährlichste zu sein. Wie SEITZ hervorhebt, wird die abgestorbene Frucht häufig noch eine Zeit nach dem Tode retiniert und dann maceriert ausgestoßen. Auch die zu normaler Zeit geborenen Kinder sollen oft lebensschwach sein und dann nach wenigen Tagen zugrunde gehen (R. S. CRON). Nach eignen Erfahrungen stimmt dies nicht, falls die Schwangeren dauernd sachgemäßer diätetischer Behandlung unterstehen. Nach einer Angabe von Seitz wurde auch gelegentlich Erkrankung an kongenitalem Diabetes beobachtet.

Kürzlich berichtete P. Ambard über einen Fall, wo eine schwer diabetische Mutter ein Kind zur Welt gebracht hat, das nicht nur im Nabelschnurblut, sondern auch mehrere Stunden nach der Abnabelung im eignen Blute Hyperglykämie hatte. Außerdem bestand Glykosurie. Mutter und Kind starben noch an demselben Tage. Das Pankreas des Neugeborenen wies Vermehrung des Bindegewebes auf, aber keine Veränderungen der Langerhansschen Inseln.

Im allgemeinen scheint dies aber ein äußerst seltenes Vorkommnis zu sein. Untersuchungen des kindlichen Blutes bei Diabetes der Mutter liegen kaum vor. F. Umber hat in einem Falle die Blutzuckerwerte im Mutterblut, Nabelschnurblut, Fruchtwasser und Kindsblut bestimmt, nachdem bei der komatösen Schwangeren die Entbindung durch Kaiserschnitt vollzogen war. Es ergaben sich die folgenden Zahlen: 453, 275, 138, 91 mg-$\%$.

Verschiedentlich wird berichtet, daß die Früchte diabetischer Mütter öfters eine übermäßige Entwicklung zeigten. Man hat dies in Zusammenhang gebracht mit dem hohen Zuckergehalt des mütterlichen Blutes, der das Wachstum des Fötus begünstige (Calorni, Folliet, A. Springer).

Ob, wie Schenk behauptete, diabetische Frauen mehr Mädchen als Knaben zur Welt bringen, läßt sich auf Grund der vorhandenen Statistik noch nicht entscheiden. Soviel uns bekannt wurde, gebaren 30 diabetische Frauen 12 Knaben und 19 Mädchen (darunter einmal weibliche Zwillinge).

d) Einwirkung der Schwangerschaft auf die diabetische Mutter. Alle älteren Angaben lauten dahin, daß Schwangerschaft und Wochenbett ungünstig auf den Diabetes zurückwirken. Die Mortalitätsziffer ist groß.

Eine statistische Studie H. Offergeld's aus dem Jahre 1909 ergab, daß 30 $\%$ der schwangeren Frauen im Koma starben, letzteres trat vorzugsweise unter der Geburt oder unmittelbar danach ein; weitere 21 $\%$ der Frauen starben in den folgenden 2 Jahren am Diabetes oder an Lungentuberkulose. In neuerer Zeit hat F. Umber über mehrere Fälle von tödlichem Coma diabeticum bei Schwangeren berichtet. Es kann somit kein Zweifel sein, daß Eintreten von Gravidität bei einer schwer zuckerkranken Frau ein ernstes Ereignis darstellt. Auch schon einige ältere, von F. Hirschfeld gut beobachtete Fälle lehrten, daß teils vorübergehende, teils dauernde Verschlimmerung durch Schwangerschaft erfolgen kann. E. P. Joslin M. Rosenberg, P. Grünthal, A. Lublin u. a. berichten auch neuerdings, daß Fälle von ganz leichtem Diabetes oder sog. Graviditätsglykosurie in späteren Graviditäten immer schwerer wurden bzw. sich zu einem richtigen Diabetes entwickelten. Bemerkenswert ist auch ein von F. Umber mitgeteilter Fall, wo sich während der Schwangerschaft bei sehr guter Kohlenhydrattoleranz plötzlich ein zum Tode führendes Koma eintrat. Umber glaubt, daß es sich hier um eine durch die Gravidität hervorgerufene spezifische Störung der Lebertätigkeit, die er als Dyszoamylia gravidarum acuta bezeichnet, gehandelt habe. Das sind allerdings sehr seltene Vorkommnisse. C. v. Noorden äußerte schon vor mehreren Jahren, daß Schwangerschaft die Stoffwechselvorgänge nach gleicher Richtung verschöbe wie Diabetes. Vgl. S. 72.

Anderseits darf aus dem Angeführten nicht geschlossen werden, daß der Diabetes unter dem Einfluß der Gravidität unbedingt ernste Formen annehmen muß. Nachdrücklich sprach schon G. Forssner aus, die ungünstige Statistik beziehe sich vorzugsweise auf diätetisch mangelhaft behandelte Fälle. Wenn sich auch unter seinen und anderer älterer Autoren günstig verlaufenen Fällen manche früher für Diabetes gehaltene harmlose Schwangerschaftsglykosurie befunden haben mag, so ist doch sicher, daß bei richtiger Behandlung die diabetische Stoffwechselstörung durch Schwangerschaft sehr viel weniger ungünstig beeinflußt wird, als man früher annahm. Es kommt zwar recht häufig — unabhängig von der Kost — zu zeitweisem Anstieg der Glykosurie, namentlich im III. und IV. Schwangerschaftsmonat; auch zum Auftreten von Ketonurie; dies ist um so weniger auffallend, als ja schon Normalschwangere leichter Glykosurie und Ketonurie zuneigen. (Über Acetonurie der Normalschwangeren vgl. J. Novak, O. Porges, H. Strisower, sowie die neueren Arbeiten von O. Bockelmann und J. Rother; vgl. auch S. 72 und 187.) In den von C. v. Noorden behandelten Fällen bildete sich die Verschlimmerung der Stoffwechsellage aber immer wieder zurück, und es wurde meist in der II. Schwangerschaftshälfte eine größere Toleranz für Kohlenhydrate beobachtet als vor und nach der Schwangerschaft. Dies bezieht sich alles auf Fälle, die noch nicht den Charakter des s c h w e r e n Diabetes angenommen haben. In den wahrhaft schweren progressiven Fällen kommt es ja nur sehr selten zur Conception, oder es kommt meist zu frühem Abort.

Man versuchte letzteres damit zu erklären, daß der Inselapparat des Fötus den mütterlichen Organismus mit dem von ihm gebildeten Insulin unterstütze. Auch bei trächtigen Hündinnen soll, wenn die Föten am Leben bleiben, Hyperglykämie und Glykosurie ausbleiben (CARLSON, DRENNAN und GLINZBURG). F. M. ALLEN konnte dies freilich nicht bestätigen; die Entfernung des Pankreas war immer von Abort gefolgt; bei einer Hündin mit SANDMEYERschem Diabetes hatte die Gravidität keinen deutlichen Einfluß auf die Toleranz. Die Frage, ob das innere Sekret des Pankreas in den mütterlichen Organismus übergeht, bedarf daher noch weiterer Bearbeitung. ⎮

C. v. NOORDEN verfügt über 43 Fälle, wo diabetische Frauen, während sie in seiner diätetischen Behandlung standen, eine Schwangerschaft bis zum n o r m a l e n Ende durchmachten. Mit Ausnahme des einen oben erwähnten Falles fiel die Schwangerschaft stets in die Zeit sog. leichter, höchstens mittelschwerer Glykosurie: bei $70\,^0/_0$ in das III., bei $30\,^0/_0$ in das IV. Lebensjahrzehnt. Daß die meisten der diabetischen Frauen inzwischen dem Diabetes erlegen sind, ist verständlich: handelte es sich doch immer um den prognostisch so üblen jugendlichen Diabetes.

Auch in der neueren Literatur finden sich Mitteilungen, die günstigen Ausgang der Schwangerschaft selbst bei schwerem Diabetes dartun (H. POTJAN und W. NICKEL, M. ROSENBERG u. a.). Wichtig ist auch, daß zwei ziemlich schnell aufeinander folgende Graviditäten bei derselben zuckerkranken Frau die Stoffwechselstörung ganz verschieden beeinflussen können: das eine Mal wird ein zweifellos leichter Diabetes zu einem schweren Fall mit starker Acidosis umgewandelt, das andere Mal übt die Schwangerschaft überhaupt keinen Einfluß auf die Stoffwechselstörung aus und die Ketonurie kann völlig fehlen (M. ROSENBERG). Jedenfalls kann man als sicher hinstellen, daß eine nach modernen Grundsätzen geregelte antidiabetische Behandlung den normalen Schwangerschaftsverlauf wesentlich begünstigt und daß es Pflicht eines jeden Arztes ist, sobald er von der Schwangerschaft einer diabetischen Klientin Kunde erhält, dafür zu sorgen, daß die modernen Grundsätze der Diabetestherapie während der ganzen Schwangerschaft auf das gewissenhafteste durchgeführt werden. Nur wenn dies in viel breiterem Ausmaße als bisher geschieht, werden wir, zumal seit Einführung des Insulins, in Zukunft vielleicht dem Ausspruch NEUMANN's allgemeine Wahrheit zuerkennen dürfen, daß eine diabetische Schwangere nur durch den Diabetes gefährdet sei, daß aber der normale Ablauf der Schwangerschaft durch den Diabetes nicht in Frage gestellt werde.

Betreffs Einleitung von Abort und Frühgeburt stehen wir im allgemeinen auf folgendem Standpunkt:

1. Bei leichteren Formen von Diabetes (man sagt besser „bei n o c h leichtem Diabetes!") suche man die Schwangerschaft zu normalem Ende kommen zu lassen. Gleichzeitiges Bestehen anderer Krankheiten (Tuberkulose, Herzinsuffizienz usw.) können diesen Entschluß umstoßen.

2. Bei fortschreitender Verschlimmerung der Stoffwechsellage, die den leichten Diabetes in eine mittelschwere oder schwere Form überzuführen droht, ist Verzicht auf Abort und vorzeitige Entbindung nur erlaubt, wenn eine Diät-Insulin-Kur durchschlagenden Erfolg bringt, nicht nur für die Stoffwechsellage, sondern auch für den allgemeinen Kräftezustand.

3. Bei wahrem Schwer-Diabetes haben wir vor der Insulinperiode meist zu baldiger Einleitung der Frühgeburt geraten. Trotz einzelner Ausnahmen sind die Gefahren für Mutter und Frucht allzu groß. Ob die Insulintherapie uns berechtigen wird, hiervon abzuweichen, steht noch dahin. Ein warnendes Beispiel sei hier zitiert:

Vor zwei Jahren beobachteten wir längere Zeit eine 27jährige Frau mit sehr schwerem

Diabetes, die sich im Beginne der Gravidität befand. Sie verlor unter Insulinbehandlung Zucker und Aceton. Die von uns wegen großer Hinfälligkeit vorgeschlagene Unterbrechung der Gravidität wurde leider abgelehnt. Nach eingelaufenem Berichte ist die Patientin in der 2. Hälfte der Gravidität im Koma gestorben.

Im übrigen hat C. v. NOORDEN in den letzten 20 Jahren tödliche Wendung der Krankheit während Schwangerschaft und Wochenbett nicht gesehen.

In Einzelfällen können mancherlei Umstände Anlaß geben, anders zu entscheiden, als die erwähnten Grundsätze es erfordern.

Sicher ungünstig wirkt das Stillen. Ebenso wie H. NEUMANN hat C. v. NOORDEN darüber recht trübe Erfahrungen gemacht. Ohne reichliche Kohlenhydrate keine gute Milchbildung! Wir würden die diabetische Stoffwechselstörung freventlich steigern, wenn wir die Entbundene monatelang so ernähren, wie es die Lactation verlangt. Aber auch hier wird Insulin wohl einen Wandel zum Besseren bringen.

e) Graviditätsglykosurie. Die obigen Ausführungen beziehen sich nur auf die Schwangerschaft als Komplikation von echtem Diabetes. Nicht ganz selten wird der Arzt vor die Frage gestellt, ob in der Gravidität festgestellte Zuckerausscheidung als harmlose Graviditätsglykosurie (siehe S. 71) oder als Ausdruck echten Diabetes aufzufassen ist. Wichtige differentialdiagnostische Kriterien, die für ersteres sprechen, sind: 1. Meist nur geringe, von der Höhe der Kohlenhydratzufuhr unabhängige Glykosurie. 2. Normaler Nüchternwert des Blutzuckers. 3. Normale glykämische Blutzuckerkurve nach Belastung mit Kohlenhydrat, wobei bei niedrigen Blutzuckerwerten bereits Zucker im Harne erscheint. Auftreten von Ketonurie nach Entziehung oder Einschränkung von Kohlenhydrat spricht nicht gegen Schwangerschaftsglykosurie, eher dafür (siehe S. 72). Bei dieser sollen auch spezifisch diabetische Symptome, wie Durst, Polyurie, Jucken usw. fehlen, was wir aber nicht als durchstehend anerkennen-können. Immerhin werden diese Erscheinungen auch bei leichteren Formen von echtem Diabetes häufig vermißt. Die Graviditätsglykosurie ist als harmlos zu bezeichnen; sie übt keinerlei Rückwirkung auf den Verlauf der Schwangerschaft aus und pflegt kurz nach der Geburt zu verschwinden. Sie bedarf daher auch keiner besonderen Behandlung. Immerhin soll man diese Fälle später nicht aus den Augen verlieren, da sich bei derartigen Frauen gelegentlich später doch ein echter Diabetes zutage tritt (M. ROSENBERG u. a.).

Von S. LAUTER und F. HILLER wird ein in dieser Beziehung lehrreicher Fall aus der F. MÜLLERschen Klinik mitgeteilt. Bei einer 29 jährigen Frau tritt im 4. Monat der Schwangerschaft Glykosurie auf. Im 8. Monat Geburt eines macerierten Riesenkindes. Die Glykosurie bleibt bestehen, sie zeigt sich aber weitgehend unabhängig von der Nahrungszufuhr und verläuft bei normalen Blutzuckerwerten. Mehrere Monate später tritt eine Verschlechterung der Stoffwechsellage ein, und die Patientin stirbt im Koma. Die Autopsie ergab Atrophie des Pankreas.

Wir müssen hier einige kritische Bemerkungen anschließen. Sowohl in diesem wie in dem M. ROSENBERG'schen und weiterhin in einem Falle eigner Beobachtung trugen die Befunde während der Schwangerschaft den Charakter der „Graviditätsglykosurie", insbesondere verliefen sie mit dem tiefen Stande des Blutzuckers (sog. renale Form, S. 71). Später entwickelte sich schwerer Diabetes. Waren da zwei ganz verschiedenartige Störungen des Zuckerhaushaltes wirksam? Diejenigen, welche dem „renalen Diabetes" eine völlige Sonderstellung einräumen, müssen dies eigentlich annehmen. Es liegen aber schwere Bedenken vor, namentlich im Hinblick auf die vorgefundene Pankreasatrophie. Uns scheint Annahme eines engen Zusammenhanges viel wahrscheinlicher, und die Geschichte derartiger Fälle scheint uns zu erhärten, was C. v. NOORDEN seit längerem vertritt, daß leichte Anfangsformen eines später zu sehr bösartiger Form ausartenden Diabetes (!) zunächst die Merkmale des renalen Diabetes tragen können. C. v. NOORDEN deutet ja auch den renalen Diabetes als rudimentär gebliebenen echten Diabetes, gleichzeitig darauf hinweisend, daß Schwangerschaft physiologischerweise die Stoffwechsellage nach gleicher Richtung verschöbe, wie es pathologischerweise der Diabetes tue (S. 248, 249).

Es gibt nun viele Fälle, wo der Arzt im unklaren ist, ob er vor Diabetes oder vor Graviditätsglykosurie steht. Daß vollkommene Sicherheit nicht immer erlangt werden kann, beweisen die oben berichteten Fälle. Vor allem aber schwierig und verantwortungsvoll ist die Frage, was von vorhandenen Stoffwechselstörungen bei sicher oder höchst wahrscheinlich bestehendem echten Diabetes auf etwaige Superposition spezifischer Graviditätsglykosurie und -acetonurie zu setzen ist. Mit solcher Superposition hat man in den meisten Fällen zu rechnen, wenn auch Ausnahmen vorkommen (günstigere Stoffwechsellage in 2. Hälfte der Schwangerschaft, siehe oben). Angesichts der geringen Conceptionsfähigkeit der Schwer-Diabetikerinnen und der bei ihnen so überaus häufigen Frühaborte haben wir es fast immer mit leichteren Diabetesformen zu tun, die an und für sich wenig oder gar nicht zu Acetonurie neigen, solange 60—80 g Kohlenhydrate assimiliert werden. Bleibt dennoch Acetonurie bestehen, so ist dies mit großer Sicherheit als spezifisches Schwangerschaftssymptom und nicht als echt diabetisches Symptom anzusehen. Wir können es nicht billigen, wenn nur daraufhin Frühgeburt eingeleitet wird (S. 313), denn hiergegen kann man erfolgreich therapeutisch vorgehen.

f) **Behandlung des Diabetes in der Schwangerschaft.** Die antidiabetische Kur ist im allgemeinen so durchzuführen, wie es die diabetische Lage auch ohne Schwangerschaft verlangen würde. Aber die besondere Neigung der Schwangeren zu Acetonurie fordert doch besondere Maßnahmen, gleichgültig ob sie echt diabetischen oder (viel häufiger, cf. oben) spezifisch schwangerschaftlichen Ursprungs ist. Hierzu diente uns früher, und zwar mit durchschlagendem Erfolge, reichlicher Gebrauch von Kohlenhydratkuren (nach Vorbild der Haferkuren) bzw. von mehrfach wöchentlich eingeschalteten Kohlenhydrattagen (Obst- und Obst-Reistagen an der Spitze, manchmal auch Milchtagen mit Obst). Gekoppelt mit Tagen kohlenhydratfreier Kost, z. B. einzelnen Fischtagen, Eier-Salattagen, gewöhnlichen Gemüsetagen, unter Umständen auch gelegentlich einem Hungertage, gelang es, von wahrem Schwerdiabetes abgesehen, uns immer, die Acetonurie ganz zu beseitigen oder auf ganz minimalen Wert herabzudrücken, daneben entweder völlige Aglykosurie oder nur intermittierende Glykosurie aufkommen zu lassen. Nach einigen Wochen solcher Diät konnten wir dann öfters zu längeren Perioden gewöhnlicher strenger Diät mit nur ganz geringen Mengen von Kohlenhydratträgern übergehen, ohne daß die Acetonurie wieder bemerkenswerte Vorstöße machte. Aber zeitweiliges Zurückgreifen auf eingeschobene Haferperioden u. dgl. sollte doch nicht versäumt werden.

Um möglichst viel Kohlenhydrat zuführen zu dürfen und dennoch durch Eiweißarmut der Kost den Kräftezustand der Mutter und die Entwicklung der Frucht nicht zu gefährden, empfiehlt sich, wenn keine Gegenanzeige vorliegt, auch sehr die Anwendung der dauernd eiweißreichen aber möglichst fettarmen Kostform (s. Kap. 8).

Die diätetischen Maßnahmen unterstützt natürlich das Insulin jetzt in hohem Maße. Der stärkere Kohlenhydratbedarf (im Vergleich zu Nicht-Schwangeren gleicher Krankheitsschwere) wird uns oft auch da zu Insulin greifen lassen, wo wir bei der nicht-schwangeren Diabetikerin vielleicht darauf verzichten könnten. Natürlich ist sorgfältiges Einstellen von Insulin auf Diät nötig. Hypoglykämische Anfälle könnten die Frucht bedrohen. Wir möchten weiter raten, kurz vor der Entbindung unbedingt mit Insulin einzusetzen, um mit Kohlenhydratzufuhr möglichst hoch steigen zu können. Wieweit Insulin die künstliche Unterbrechung der Schwangerschaft bei Diabetes unnötig machen wird, in Fällen, wo sie früher indiziert war, läßt sich noch nicht sagen. Wahrscheinlich wird es in hohem Maße zutreffen. Man hat bei dauernder Verschlechterung des Zustandes und bei Komagefahr die Anzeige zum künstlichen Abort für gegeben erachtet; allerdings lauteten die Erfahrungen mit der künstlichen Frühgeburt wenig günstig (GRÄFE, KLEINWÄCHTER, DANKWORTH, SCHADE). Man muß aber L. SEITZ zustimmen, daß doch in manchen Fällen durch die Schwangerschaft kausal eine Verschlimmerung des Diabetes herbeigeführt wird, und es darum berechtigt ist, mit Beseitigung der Schädlichkeit, d. h. der Schwangerschaft auf Besserung zu hoffen. Ein besonders anschauliches Beispiel dafür, wie Unterbrechung der Gravidität die Glykosurie vermindern und die Acidosis fast schlagartig beseitigen kann, hat kürzlich M. ROSENBERG mitgeteilt.

g) Eheerlaubnis. Sehr schwierig ist die Frage, ob diabetischen Mädchen die Ehe zu gestatten sei. Bei jungen Mädchen handelt es sich zumeist von vornherein um schwere Formen der Krankheit; dann liegt das Verbot auf der Hand. Wenn aber ausnahmsweise die Krankheit in ihren mildesten Formen auftritt und diesen Charakter durch Jahr und Tag beibehält, wenn ferner die äußeren Verhältnisse günstig sind und die Möglichkeit ausgiebiger Schonung und ausgezeichneter diätetischer Verpflegung vorliegt, so ist unbedingter Einspruch gegen die Heirat nicht zu erheben. Die Gewähr für guten Ausgang kann freilich niemand übernehmen.

Man hat jedenfalls die Pflicht, die Angehörigen über die Gefahr der Schwangerschaft und bei Mädchen unter 30 Jahren auch stets auf die Wahrscheinlichkeit einer nur kurzen Ehe- und Lebensdauer aufzuklären. Meist werden ethische und soziale Gründe mehr als ärztliche entscheiden.

Die gewiß gerechtfertigten Bedenken gegen die Ehe müssen sich verschärfen:

1. wenn längere Beobachtung nachweist, daß Glykosurie und Acetonurie sich fortlaufend verschlimmern;

2. wenn andere bedenkliche Komplikationen vorliegen, z. B. schwaches Herz oder Tuberkulose;

3. wenn die Erwerbs- und Ernährungsverhältnisse der jungen Eheleute schwierig sind.

h) Libido sexualis sinkt in den schweren Fällen von Diabetes fast immer bedeutend und schlägt sogar in direkten Widerwillen gegen Kohabitation um. Bei den leichteren Krankheitsformen, welche ältere Frauen betreffen, sind uns dagegen häufig beträchtliche und lästige Steigerungen der geschlechtlichen Erregbarkeit — auch ohne Pruritus vulvae — geklagt worden.

i) Zweimal sahen wir bei diabetischen älteren Frauen Bluttränen der Brustdrüsen — sicher nach Befund und Verlauf ohne maligne Neubildung.

k) Myom. Die Frage einer ätiologischen Verknüpfung von Myom und Diabetes wurde viel diskutiert (TH. O. SOLOWJEW, M. HENKEL, F. HIRSCHFELD, E. NEISSER und H. KÖNIGSFELD u. a.). SOLOWJEW meint, daß Druck der Genitaltumoren auf die Pfortader, HENKEL glaubt, daß eine Art Autointoxikation den Diabetes auslösen könne. F. HIRSCHFELD denkt an eine Beeinflussung der dem Zuckerhaushalt dienenden Drüsen mit interner Sekretion vom Genitalapparat aus. Entfernung der Tumoren führte öfters zu einer Besserung des Diabetes. Immerhin war dies vor Einführung des Insulins ein gefährliches Experiment. Man wird jetzt, falls von seiten des Spezialisten die Indikation zur Operation gestellt wird, aus Gründen des Diabetes den Eingriff nicht mehr ablehnen. Immerhin kommt man zumeist mit Röntgenbestrahlung aus.

Wir dürfen nicht übergehen, daß wir von Röntgenbehandlung der Uterusmyome einige Male recht ungünstigen Einfluß auf die diabetische Stoffwechsellage sahen. Ein Beispiel sei erwähnt.

Frau Klara K., 49 Jahre alt, erkrankte im Frühjahr 1924 an diabetischen Allgemeinsymptomen; Pruritus genitalis, Abmagerung, Durst usw. Der Diabetes erwies sich als leicht. Die Glykosurie wich milder Einschränkung der Kohlenhydrate (ca. 100 g Brotwert) und blieb 2 Tage lang völlig weg. Im Mai 1926 mehrfache Bestrahlung wegen Myom;

vorher 0 Zucker im Harn. 2 Wochen nach I. Bestrahlungsserie neue Glykosurie, trotz Fortführen der bisherigen Kost, anfangs Spuren, nach 2—3 Wochen bis zu 5%. In darauf stattfindender klinischer Behandlung erwies sich, in schroffem Gegensatz zu ihrer früheren Nachgiebigkeit, die Glykosurie als sehr hartnäckig. Erst nach 3 Wochen blieb unter gleicher Kost wie früher der Harn zucker- und acetonfrei; jetzt aber nur unter Schutz von 60 E. Insulin täglich (früher niemals Insulin!). Nach weiteren 4 Wochen konnte die Tagesmenge des Insulins, unter andauernder Aglykosurie, auf 32 E. ermäßigt werden.

Wäre der Fall vereinzelt, so könnte man an zufälliges Zusammentreffen von Bestrahlung und Vorstoß des Inselleidens denken. Aber noch 2 andere Fälle boten gleichsinniges aber weniger deutliches Verhalten. Daneben andere Fälle ohne jeglichen Einfluß der Bestrahlung auf die Stoffwechsellage.

2. Beim Manne.

Wir verweisen auf frühere Abschnitte (S. 207).

Hier ist nur die Frage zu erörtern, ob ein Diabetiker heiraten darf. Bei dem ungemein starken Einfluß, den die Krankheit auf die sexuelle Potenz auszuüben pflegt, ist die Verantwortung des Arztes groß. Männer, die an noch so geringen Erscheinungen des Diabetes leiden, sollten vor dem 35. Lebensjahr unbedingt nicht heiraten. Nach dieser Zeit ist die Heirat nur zu gestatten, wenn keinerlei üble Folgeerscheinungen sich am Körper bemerklich machen, und wenn die Glykosurie einen geringen Grad nicht überschreitet. Man wird verlangen dürfen, daß mindestens 150 g Brot am Tage, ohne Glykosurie, vertragen werden — und zwar nicht nur vorübergehend, sondern immer aufs neue, bei häufigen Untersuchungen. Die Beobachtungen, von denen die Entscheidung abhängt, haben sich auf ein Jahr und länger zu erstrecken. Außer dem Verhalten der Glykosurie kommt noch anderes in Betracht: Verlauf eines etwaigen Diabetes bei Verwandten; psychisches Verhalten, Charakter, Lebensstellung und äußere Verhältnisse des Mannes, Dinge, die in prognostischer Hinsicht von ungeheuerer Wichtigkeit sind. Weiterhin kommt in Frage, ob der Diabetes, wie er es so oft schon frühzeitig tut, die Potenz beeinträchtigt hat. Insulin-Diät-Kur hat bei einigen unserer Patienten die Potenz wesentlich gebessert; ob relativ häufiger und vor allem nachwirkender als in Fällen erfolgreicher reindiätetischer Behandlung, wagen wir noch nicht zu beurteilen.

Ausführlicheres über Geschlechtsleben und Diabetes findet sich in den Sammelwerken: L. v. FRANKL-HOCHWART, C. v. NOORDEN, A. v. STRÜMPELL und C. v. NOORDEN-S. KAMINER. Dort auch die ziemlich umfangreiche Literatur.

XII. Veränderungen der Lymphdrüsen.

Die Lymphdrüsen sind manchmal bei Diabetikern geschwollen, teils überall, teils nur in einzelnen Gegenden des Körpers. Unter unseren Kranken hatten $10,8\%$ ausgedehnte Lymphdrüsenverhärtungen und -schwellungen; darunter waren $3,9\%$, die eine syphilitische Infektion durchgemacht hatten. Bei den anderen ließ sich die Erkrankung der Lymphdrüsen zumeist auf Hautentzündungen zurückführen: Ekzem, Kratzwunden, Acne, Furunkel u. dgl.

XIII. Erkrankungen der Schilddrüse.

Vereinigung von Diabetes und Morbus Basedowii bei demselben Individuum ist im ganzen ein seltenes Vorkommnis. In einer im Jahre 1909 erschienenen Arbeit gibt J. SATTLER auf Grund einer Literaturzusammenstellung an, daß sich in 3% der Basedowfälle Diabetes gefunden habe; in zwei Drittel der Fälle ging der Basedow zeitlich voraus. C. v. NOORDEN fand etwa 6 Fälle von ausgesprochenem Morbus Basedowii auf je 1000 Diabetiker. Freilich sind Kranke mit basedowoiden Einzelerscheinungen nicht hinzugerechnet. Solche

Fälle sind zahlreich. Unter den letzten 1000 Diabetikern waren immerhin 20
bis 25, wo man von „Forme fruste" oder Basedowoid reden mußte. Aber darüber hinaus, d. h. auch bei Fehlen jedes sonstigen Symptoms von Basedowoid,
besteht offenbar häufig thyreotoxischer Einschlag. C. v. NOORDEN wies darauf
hin, daß solcher Einschlag die Schwermästbarkeit mancher Diabetiker erkläre.
Gerade in diesen Fällen wird Überfüttern den Gesamtstoffwechsel und damit
die Glykosurie beträchtlich steigern (S. 164ff.).

Die Kombination von Diabetes und Basedowscher Erkrankung ward von
älteren Autoren als zufällige betrachtet. Doch beanspruchen diese Fälle erhöhtes Interesse, nachdem sich Wechselwirkungen zwischen Pankreas und Schilddrüse ergaben, von A. LORAND schon vor längerer Zeit nachdrücklich betont,
später von H. EPPINGER, W. FALTA und K. RUDINGER in einem von LORAND's
Theorie abweichenden Sinne experimentell nachgewiesen. Auch weist die Verbindung von echtem Diabetes mellitus und M. Basedowii auf multiple endokrine
Drüsenerkrankung hin. Wahrscheinlich ist der Diabetes nur ein Glied in der
Kette solcher Degenerationskrankheiten (siehe S. 81).

F. CHVOSTEK geht in seinem Buche Morbus Basedowii und Hyperthyreosen
(Kapitel: Pathogenese) ausführlich und eingehend auf diese Fragen ein und
weist dem Mitwirken von Pankreasstörungen im Bilde des Morbus Basedowii
eine ansehnliche Rolle zu. Wie wichtig es ist, in der Ahnentafel der Diabetiker
nach Morbus Basedowii und umgekehrt zu fahnden, ward früher betont (S. 81).
Beispiele finden sich bei J. GROBER und E. SCHULTHEISS; es ist GROBER's Verdienst, zuerst darauf hingewiesen zu haben.

Manchmal findet man bei Basedow-Diabetes auffallende, von der Kost weitgehend unabhängige Schwankungen der Glykosurie, ähnlich wie beim
Diabetes der Akromegalen (S. 46). Sie gehen ganz entschieden nicht parallel
den bekannten Schwankungen der echten, zwangsläufigen Basedowsymptome,
vor allem nicht der Pulsfrequenz. Auch J. CH. O'DAY betont, daß der Grad der
Kohlenhydrattoleranz in keiner Beziehung zur Schwere des Hyperthyreoidismus
stehe.

Sehr auffallend ist eine gewisse, manchmal erhebliche Herzschwäche,
die therapeutisch berücksichtigt werden muß. Viel häufiger als bei reinem Diabetes
und häufiger als bei reinem Morbus Basedowii bringt die Vereinigung beider
Durchfälle und vor allem Steatorrhoe, meist mit starkem periodischen
Wechsel der Intensität. Der Zusammenhang ist theoretisch noch unklar.

Interessant sind die Verhältnisse der Schweißsekretion. Beim Morbus
Basedowii gehört ihre Verstärkung zu den häufigsten Symptomen (vagische
Erregung). Sie fehlt aber in Fällen, wo sympathische Erregung überwiegt. Wie
schon E. GRAWITZ beschrieb, fehlt sie auch manchmal bei der Kombination:
Morbus Basedowii + Diabetes. C. v. NOORDEN fand in 9 Fällen 7mal kein
Schwitzen oder sogar Trockenheit der Haut, 2mal verstärkte Schweißsekretion.

Gelegentlich ist berichtet (A. BLACHSTEIN), daß die Schilddrüse — auch ohne
Komplikation mit Morbus Basedowii — bei Diabetikern häufig vergrößert sei.
Wie C. v. NOORDEN schon BLACHSTEIN in der Diskussion gegenüber betonte,
kann er das auf Grund seines Materials nicht zugeben. Er fand nur bei 5 % der
Diabetiker Vergrößerung der Schilddrüse; darunter stammte der vierte Teil aus
kropfreichen Gegenden Süddeutschlands und der österreichischen Alpen. Vgl. zu
diesem Abschnitt S. 43ff.

Die Prognose des mit Basedow vergesellschafteten Diabetes ist nicht günstig.
H. SATTLER erwähnt zwar eine Mortalität von 60 %. Doch auf diese Zahl ist nicht
viel Gewicht zu legen. Handelt es sich doch meist um schwerere Diabetesformen,
die mit Basedow verbunden sind. Für schweren Diabetes wäre eine 60proz.

Mortalität aus der Vor-Insulinzeit sogar günstig gewesen! Aber die Patienten leiden unter der Kombination außerordentlich durch Herzklopfen, schnelle Ermüdbarkeit, erschwerten Schlaf, übergroße Reizbarkeit u. a.

In einigen Fällen sahen wir die Basedowsymptome allmählich erlöschen unter Fortbestehen des Diabetes; bisher niemals das Umgekehrte. Doch kommen Stillstände des Diabetes vor.

In therapeutischer Beziehung stehen zwei Maßnahmen zur Erörterung: die Röntgenbestrahlung der Schilddrüse und die Resektion derselben. Einen Fall, wo Röntgenbestrahlung der Thyreoidea eines diabetischen Basedowkranken die Kohlenhydrattoleranz steigerte und eine gleichzeitig bestehende Steatorrhoe zum Schwinden brachte, beschrieb W. FALTA aus C. v. NOORDEN's Wiener Klinik. In einem Falle aus jüngster Zeit sahen wir nach Bestrahlung weder Besserung der Basedowsymptome noch der Toleranz. In neuerer Zeit wurde verschiedentlich über günstige Resultate mit der Thyreodektomie berichtet, besonders hinsichtlich Hebung der Kohlenhydrattoleranz (J. A. BUCHANAN, J. CH. O'DAY, G. L. ROHDENBURG). Unsere eigenen Erfahrungen sind nicht so günstig. Wir müssen auch auf erhöhte Neigung basedowkranker Diabetiker zu hypoglykämischen Anfällen hinweisen. Wir hatten zwar ganz vortreffliche Erfolge mit Insulinkuren bei solchen Kranken, kamen aber wegen jener Neigung nur langsam voran. Außerhalb klinischer Aufsicht sollte man Insulin nur anwenden, wenn die gegenseitige Einstellung von Insulin und Kost zuvor klinisch auf das genaueste festgelegt ist.

XIV. Erkrankungen der Augen.
Bearbeitet von Dr. EDUARD GRAFE,
Augenarzt in Frankfurt a. M.

Die Augenveränderung bei Zuckerkranken sollen hier nur in groben Zügen besprochen werden, unter Zugrundelegung eines eigenen Materials von 1200 auf das Sehorgan hin untersuchten Diabetikern.

Auf Statistiken verzichte ich vollständig, weil die Ergebnisse der verschiedenen Autoren derartig voneinander abweichen, daß z. B. die Werte für das Vorkommen der Katarakta diabetica zwischen 0,4 und 40% schwanken. Der Standpunkt des Internisten, der Standpunkt des Ophthalmologen, die soziale Schichtung des Patientenmaterials, die zufällig zur Untersuchung kommende Phase der Erkrankung und ihr jeweiliger Behandlungszustand sind einige der wesentlichsten Umstände, deren Wechsel und Unsicherheit eine statistisch exakt erfaßbare und vergleichsfähige Auslese des Materials bisher unmöglich machen. Hingegen soll versucht werden, eine Ordnung in die Zusammenhänge und Beziehungen zwischen den zahlreichen Augenstörungen und bestimmten Stoffwechselstörungen zu bringen. Die Grenzen der einzelnen Gruppen sind dabei nicht immer ganz scharf zu ziehen, aber das Wesentliche ist doch so charakteristisch, daß eine solche Einteilung gerechtfertigt erscheint.

1. Kolloidchemische Veränderungen am Auge.

a) Das drastischste Phänomen ist die **Hypotonie der Bulbi** im Koma (L. HEINE, P. KRAUSE). Sie ist pathognomonisch für Koma diabeticum. Gelegentlich tritt die Hypotonie schon vor der Bewußtseinsstörung auf und ist dann diagnostisch besonders wertvoll. Ob die Erweichung der Bulbi immer bei Koma diabeticum vorkommt, steht noch nicht fest. P. KRAUSE findet 100%, L. HEINE unter 22 Fällen von diabetischem Koma 21 mal Hypotonie. E. GALLUS leugnet das regelmäßige Vorkommen; ich selbst möchte mich nach eigenen Erfahrungen

L. HEINE anschließen. Es besteht keine einfache Proportion zwischen Augendruck und Blutzuckerspiegel (E. MARX). Keine Beziehung zum Blutdruck. Bei experimenteller Prüfung erwiesen sich die Ketonkörper (Aceton, Acetessigsäure, β-Oxybuttersäure) frei von hypotonisierender Wirkung (P. KRAUSE). H. RÖNNE, P RÖMER und KOCHMANN konnten mit dem Serum komatöser Patienten bei Kaninchen langdauernde Hypotonie erzeugen. Bei experimentellem Pankreas- und Phloridzin-Diabetes kommt es zu Augendrucksenkungen in Parallele mit starken renalen Wasserabgaben (KARL W. ASCHER). E. HERTEL erzielte mit intravenösen Kochsalz- und Zuckerinjektionen beträchtliche, aber flüchtige Augendrucksenkungen, und es ist hiernach an die Steigerung der molekularen Konzentration des Blutes als Ursache für die Hypotonie zu denken. Die Hypotonie ist absolut und in kurzer Zeit reversibel, schon unter erfolgreicher diätetischer und Alkalibehandlung. Insulin beschleunigt den Druckanstieg erheblich. Die damit verbundene Wasserretention im Bulbus scheint parallel mit der in Leber und Muskulatur zu gehen (KARL W. ASCHER). Die Hypotonie ist jedenfalls ein kolloidchemisches Phänomen, bedingt durch Flüssigkeitsabwanderung aus dem Bulbus (Glaskörperentquellung). Der feinere Mechanismus ist noch unbekannt. Die Übertragbarkeit der Hypotonie durch wenige Kubikzentimeter isotonischen Komaserums spricht evtl. für eine besondere zentral angreifende (innersekretorische?) Komponente. Ophthalmoskopisch findet sich meist nur eine leichte venöse Stauung. Für die Prognose des Diabetes war die Hypotonie früher recht ungünstig, seit der Einführung des Insulins ist sie es nicht mehr.

b) Die diabetischen Refraktionsanomalien sind an physiko-chemische Veränderungen der Linse gebunden. Erhöhung des Brechungsindex (Quellung) bedingt Myopie, Verminderung des Brechungsindex (Entquellung) Hyperopie. Am Epithel des Ciliarkörpers, dem Hauptsekretionsorgan für das Kammerwasser und der Linse, sind beim Diabetiker mikroskopisch keine sicheren Veränderungen als anatomische Unterlage veränderter Funktion zu finden. Dagegen lassen sich häufig (KAKO unter 27 daraufhin untersuchten Fällen 25 mal, KAMOCKI unter 23 Fällen 21 mal) am Pigmentepithelbelag der Iris hochgradige Veränderungen nachweisen, die in einer abnormen Lockerung der ganzen Schicht und in Wucherung und Quellung der einzelnen Zellen bestehen. Die normal platten und stark pigmentierten Zellen verwandeln sich in lange cylindrische, pigmentarme Gebilde. In der vorderen und hinteren Augenkammer finden sich feine aus den Zellen ausgetretene Pigmentkörnchen. C. v. HESS, BECKER, R. DEUTSCHMANN und SATTLER haben etwas Ähnliches bei anderen Erkrankungen als Diabetes nie beobachtet. Ob eine direkte Beziehung dieser Veränderungen zum Inselapparat des Pankreas besteht, scheint mir von großem Interesse. Daß der Stoffwechsel der Linse bei so starken Veränderungen an einer der Hauptgrenzmembranen der Augenkammern gestört ist, erscheint selbstverständlich, denn die Stabilität der Linse (Form, Brechungsindex, Durchsichtigkeit) ist an eine konstante Zusammensetzung des Kammerwassers gebunden. Der Zuckergehalt des Kammerwassers an sich kann eine Refraktionsänderung nicht bewirken, da nach C. v. HESS ein Traubenzuckergehalt von 20% nötig ist, um durch Erhöhung des Brechungsindex des Kammerwassers eine Myopie von 1 Dioptrie hervorzurufen. Der Zuckerspiegel des Kammerwassers steigt und fällt mit dem Niveau des Blutzuckers (F. ASK). E. ENROTH findet mit der WIDMARKschen Mikromethode dagegen einen höheren Acetonspiegel im Kammerwasser als im Blut und bringt die Refraktionsanomalien in Verbindung mit der Wirkung der Acetonkörper auf die Linse. Bei allen diabetischen Refraktionsanomalien findet sich hoher Blutzuckerspiegel und Acetonurie.

Wie ich überhaupt keine diabetische Augenstörung ohne hohen Blutzucker-spiegel und Acetonurie beobachten konnte; die Glykosurie ist von untergeord-neter Bedeutung. E. WÖLFFLIN und E. ENROTH fanden als Ursache der Hy-peropie (Refraktionsabnahme) bei Beobachtung der einzelnen Linsenschichten nach der C. v. HESSschen Methode mit der A. GULLSTRANDschen Spaltlampe den Ausgleich des normalerweise vorhandenen Indexunterschiedes zwischen Linsenkern und Rinde. L. HEINE konnte bei diabetischer Myopie eine Erhöhung des Gesamtindex der Linsen nachweisen; es entsprach auf dem einen Auge einer Myopie von 4—5 Dioptrien ein Index von 1,452, auf dem andern Auge einer Myopie von 8—9 Dioptrien eine Erhöhung auf 1,470 gegenüber dem Durch-schnittswert der Norm von 1,42. Bei steigender Tendenz des Blutzuckerspiegels (W. STEWART, DUKE-ELDER), im Beginn der Erkrankung und bei unbehan-delten Fällen scheint sich Myopie zu entwickeln; bei fallender Tendenz des Blutzuckerspiegels, nach Einsetzen der Behandlung besteht größere Neigung zu Hyperopie. S. HAGEN fand diabetische Hyperopie nur nach Einsetzen der Behandlung, nie bei unbehandelten Fällen und datiert ihr Auftreten zwischen den 3. und 13. Behandlungstag. Über den Zusammenhang der Hyperopie mit Eintritt der Behandlung als dem allein auslösenden Entstehungsmoment, be-steht einstweilen noch keine Einstimmigkeit; ich persönlich habe den Ein-druck, daß dieser Zusammenhang oft besteht, aber keineswegs immer. Schwan-kungen der Stoffwechsellage und in ihrem Gefolge Änderungen im osmotischen Gleichgewicht zwischen Linsen und Kammerwasser bedingen Refraktions-störungen. Bei einer gewissen Stabilität im Stoffwechsel und damit auch im Salz-und Flüssigkeitswechsel zwischen Linse und Kammerwasser tritt dann auch meist Rückkehr in die normale Refraktionslage ein. Ob die molekulare Kon-zentration des Blutes und des Kammerwassers und ein Konzentrationsgefälle zwischen Linse und Kammerwasser das Entscheidende ist oder eine Schwan-kung im Gehalt bestimmter Ionen, steht noch dahin.

Eine plötzlich auftretende und sich schnell entwickelnde Myopie nach dem 30. Jahre erweckt stets den Verdacht auf Diabetes. Myopie sowohl wie Hyperopie sind immer das Symptom einer jedenfalls zeitweilig sehr schweren Stoffwechsel-störung, die besonders das Gleichgewicht der Ionen und damit die Kolloid-spannung der Gewebe betrifft. Die Refraktionsänderungen bedeuten keineswegs ungünstige Prognose für die Gesamtkrankheit. Sie selbst sind unter geeigneter Behandlung meist vollständig rückbildungsfähig, vorausgesetzt daß sie noch nicht zu lange bestehen und noch keine Strukturveränderungen in der Linse mit Starbildung im Gange sind. So konnte F. TERRIEN mit der Spaltlampe und dem Cornealmikroskop bei Refraktionszunahme (Myopie) in der hinteren Corticalis der Linsen feine durchsichtige Tröpfchen nachweisen, die später konfluierten, aber zunächst durchsichtig blieben; diese Erscheinungen gehen wahrscheinlich mit einer Zunahme der osmotischen Spannung innerhalb der Linsenkapseln einher. Bei Ikterus tritt gelegentlich auch Myopie vielleicht unter Einwirkung der Gallensäuren auf. Die Linsen können auch bei nicht-rückgängiger diabetischer Myopie lange klar bleiben, vielfach stellen sich aber später Trübungen ein und die Myopie war nur die Vorstufe zur Kataraktbildung.

Der sichere klinische Beweis dafür, daß die Erscheinung der transitorischen Refraktionsanomalien an eine Veränderung in der Linse gebunden sind, wurde erst durch den Fall von A. ELSCHNIG gebracht, dessen zuckerkranker Patient einseitig übersichtig wurde und am anderen aphakischen (staroperierten) Auge keine Refraktionsänderung zeigte. Der Grad der diabetischen Linsenverände-rungen entspricht bei der Hyperopie einer Refraktionsabnahme bis $+ 4,0$ Dioptrien, bei der Myopie einer Refraktionszunahme bis $- 9,0$ Dioptrien.

c) Der diabetische Star. „Von einer jenseits des 40. bis 45. Jahres auftretenden Linsentrübung sind wir außerstande zu sagen, ob sie als Zuckerstar oder als Altersstar aufzufassen ist" (C. v. Hess). Anatomisch unterscheidet sich der Zuckerstar nach allen Untersuchungen in nichts von anderen Starformen beim Menschen. Eigenartig ist bei den diabetischen Katarakten nur die unregelmäßige Kernfärbung im vorderen Kapselepithel der Linsen (H. Schmidt-Rimpler). Nach neueren klinischen Untersuchungen (Walter F. Schnyder) mit modernen optischen Hilfsmitteln scheint es gerechtfertigt, einen besonderen diabetischen Startypus abzugrenzen. Schnelle doppelseitige Entstehung subkapsulärer Linsentrübungen bei relativ jugendlichen Patienten mit schwerem Diabetes führten bisher zur Diagnose „Zuckerstar". Diesen Anforderungen entsprechen nur sehr wenige Fälle und ich selbst fand echte diabetische Katarakte bisher nur 6 mal. Sehr groß ist dagegen die Zahl der Zuckerkranken in mittleren Jahren mit Linsentrübungen, bei denen man den Eindruck eines schnelleren Tempos der Starbildung hat im Vergleich mit Nichtzuckerkranken. Zuckerkranke zeigen auch wohl im ganzen häufiger Linsentrübungen als gesunde Menschen gleicher Altersklasse.

Nach den Spaltlampenuntersuchungen von A. Vogt hat jeder ältere gesunde Mensch Linsentrübungen. Ein Zuckerkranker bekommt früher Trübungserscheinungen, weil sich das physiologische Geschehen durch die Stoffwechselstörung schneller entwickelt; die Linse des Diabetikers altert früher. Der jüngste Diabetiker mit Katarakt war 11 Monate alt. Ralph H. Major und Edward J. Curran). Walter F. Schnyder untersuchte 59 Diabetiker bei erweiterter Pupille mit der Nernst-Spaltlampe und fand in den meisten Fällen die klinisch wohl charakterisierten Typen der senilen Katarakt. Nur eine einzige sicher diabetische Katarakt wurde bei einer 33jährigen, an schwerem Diabetes erkrankten Frau gefunden. Hier nahm die Trübung überall direkt subcapsulär im Bereich der ganzen Linsenvorderflächen ihren Anfang, charakterisiert durch starke Prägnanz der überflächlichen Faserzeichnung infolge Bildung kleiner Wasserspalten zwischen den Fasern und durch ausgedehnten rein subcapsulären vakuolären Zerfall. Diese eigenartigen Trübungs- und Quellungserscheinungen sind v i e l l e i c h t bedingt durch eine besondere diabetische Schädlichkeit, durch deren Intensität und durch den schnellen Ablauf der Reaktion an der Linse; sie sind aber a u c h   v ö l l i g erklärbar durch rein physikalischchemische Vorgänge an den Grenzschichten der Linse, entsprechend den oben entwickelten Vorstellungen. Es kommt jedenfalls nur bei sehr schweren Fällen von Diabetes mit hohem Blutzuckerspiegel und starker Acidosis zur Starbildung, die Refraktionsanomalien sind meist transitorische Vorstufen dieser schweren Störung, zu der jene eben nur selten führen. Dem Wesen der Entstehung der diabetischen Katarakt ist man seit den Untersuchungen von M. Goldschmidt näher gekommen. Nachdem er zuerst die Bedeutung der Reaktion des Kammerwassers für den Stoffwechsel der Linse und für die Erhaltung ihrer Durchsichtigkeit gezeigt hatte, fand er durch Bestimmung der Wasserstoffionenkonzentration im Kammerwasser mit der Gaskette das Kammerwasser bei diabetischer Katarakt erheblich saurer und schlechter gepuffert als in anderen Fällen. Beides zeigte sich bisher nur bei diabetischer Katarakt. Bei den diabetischen Refraktionsstörungen dürften ähnliche Befunde geringeren Grades zu erwarten sein. Weitere Untersuchungen über den Chemismus des Kammerwassers, die für den Stoffwechsel der Linse bedeutungsvoll sind, stellten K. W. Ascher, G. Lehmann und A. Meesmann an. Die echten diabetischen Linsentrübungen sind auch bis zu einem gewissen Grade reversibel. Es dürfte sich hierbei lediglich um einen Rückgang der Quellungserscheinungen handeln, die zu Beginn im Vordergrund stehen; soweit das Linseneiweiß aber bereits in eine unlösliche Form übergegangen ist, bleibt es getrübt. Klinisch macht beides ähnliche optische Störungen durch Hemmung und Ablenkung der in das Auge fallenden Lichtstrahlen. Beide Prozesse liegen dicht nebeneinander und gehen ineinander über; Reversibilität des einen und Unbeeinflußbarkeit des anderen erklären die Schwankungen und partiellen Besserungen bei dieser Starform. Schon vor vielen Jahrzehnten sind erhebliche Besserungen durch Diät und Änderung der Lebensweise beschrieben worden (J. SEEGEN). Überraschenden Rückgang von Linsentrübungen auf Diät und Insulin sah ich selbst in 2 Fällen, ähnliches berichten F. FISCHER u. a. Meine beiden Fälle wurden aus äußeren Gründen aber nicht konsequent mit Insulin weiterbehandelt und starben mehrere Monate nach der ersten Feststellung der Störung. Die Prognose des echten Zuckerstars quoad vitam war bisher schlecht, denn er ist als Ausdruck einer sehr tiefgreifenden Stoffwechselstörung aufzufassen bei anscheinend stark vernachlässigten Fällen. Ich habe den Eindruck, daß bei sorgfältiger Behandlung und bei behüteten Patienten Zuckerstar kaum vorkommt. Jeder echte diabetische Star und jeder Star bei Zuckerkranken ist mit der sonst bei gesunden Starpatienten üblichen Indikationsstellung operabel, ohne beträchtlich erhöhtes Risiko gegenüber dem Nichtdiabetiker. Auch schon unter geeigneter diätetischer Behandlung ist Pessimismus gegenüber einem operativen Eingreifen nicht mehr am Platze (W. UHTHOFF). Vollkommene Entzuckerung ist dabei keineswegs notwendig, aber eine möglichst günstige Stoffwechsellage erstrebenswert. Mit Insulin kann die Vorbereitungszeit wesentlich abgekürzt und die Gesamtlage bedeutend verbessert werden. Bei starker Beeinträchtigung der Sehschärfe soll operiert werden, vollständige Trübung der Linsen ist nicht abzuwarten.

2. Diabetische Kreislaufveränderungen am Auge.

a) Lipämia retinalis. Bei einem Fettgehalt des Blutes von $4-5^0/_0$ erscheint die Farbe der Netzhautgefäße deutlich heller als normal (L. HEINE, REIS). Ist der Fettgehalt noch höher, so kann man die Lipämie schon auf den ersten Blick mit dem Augenspiegel erkennen. Die Gefäße (Venen und Arterien) erscheinen dann je nach dem Fettgehalt des Blutes weißlich-rötlich bis weiß; Papillen, Netzhautgrund und Aderhautgefäße bleiben unverändert. Eine ganz ausreichende Erklärung für den Farbenunterschied zwischen Netz- und Aderhautgefäßen ist noch nicht zu geben. Nach L. HEINE spielt die Verteilung der Blutelemente bei Lipämie auf Rand- und Axialstrom hierbei eine Rolle. Die Erythrocyten sollen mehr in der Mitte, das Fett mehr am Rand der Gefäße strömen. Wahrscheinlicher beruht die Nichtsichtbarkeit der lipämischen Erscheinungen an den Aderhautgefäßen darauf, daß diese durch das Pigmentepithel der Netzhaut mit seiner starken Eigenfarbe verhüllt sind, während die Retinalgefäße frei im Vordergrund verlaufen. Die Erscheinungen der Lipämia retinalis schwanken mit der allgemeinen Lipämie und teilen deren Prognose.

b) Retinitis diabetica. F. VOLHARDS Diskussionsbemerkung auf dem Kongreß für innere Medizin 1921, daß er noch nie eine Retinitis diabetica ohne Gefäßveränderungen gesehen habe, kann ich bestätigen, jedoch mit einer gewissen Einschränkung. Mit der Einschränkung, daß in einzelnen Fällen der leichtesten und unscheinbarsten Form von diabetischer Netzhautveränderung vorerst nur hypothetisch lokale Kreislaufstörungen in Betracht kommen, ohne daß sonst allgemeine, nachweisbare Gefäßveränderungen festzustellen wären. Der Anteil, den die Gefäßveränderungen an dem Netzhautprozeß haben, bestimmt das klinische Bild. Es bedarf anscheinend durchaus keiner schweren Erkrankung der Gefäßwände (anatomisch sind die Gefäße oft ganz intakt), um in der Netzhaut

durch lokale Spasmen und Ernährungsstörungen der feinen Endgefäße und
Capillaren schon beginnende Veränderungen hervorzurufen, in erster Linie im
Sinne einer Ablagerung von Lipoiden. Bei ausgesprochener Retinitis diabetica
finden sich nach BEAUVIEUX und P. PESME an den Arterien nur teilweise leichte
Wandverdickungen, an Venen und Capillaren dagegen hochgradige Sklerose
mit Thrombosen und hyaliner Degeneration der Wandungen. Von den weißen
Herden erwiesen sich die einen als Haufen fibrinösen Exsudats, die andern als
Fettkörnchenzellmassen und Fettablagerungen. Die ersteren lagen besonders
um die Gefäße und zwar vor allem um die Venen in der Ganglienzellenschicht,
angelagert an die Gefäßwand. Die Fettkörnchenzellen liegen vorwiegend in
der Media der Venenwände oder dicht über dem Endothel, in manchen Capillaren
im Lumen selbst. Nie finden sich ähnliche Veränderungen in der Aderhaut.
Dies spricht entscheidend dafür, daß die besonderen Strömungsverhältnisse in
den Netzhautgefäßen bei der Entstehung der Netzhautveränderungen die Haupt-
rolle spielen. H. P. WAGENER und R. M. WILDER kommen auf Grund von
44 Fällen diabetischer Retinitis zu dem Schlusse, daß 1. in unkomplizierten
Fällen von akutem Diabetes gravis eine Retinitis nicht vorkomme, daß 2. Fälle
von Diabetes mit Retinitis fast immer mit Gefäß- und Nierenveränderungen
kompliziert sind, aber leichter verlaufen, und daß 3. die primäre Ursache der
Retinitis diabetica in Gefäßveränderungen liege. Nach E. KYLIN besteht bei
Altersdiabetes im Gegensatz zu Frühdiabetes stets Hypertonie (vgl. S. 298). Die
Altersgrenze, jenseits derer Retinitis diabetica auftritt, liegt etwa bei 40 Jahren.
Von W. UHTHOFFS 57 Kranken mit diabetischer Retinitis waren 3 unter 40 Jahre
alt. Mein jüngster Patient war 48 Jahre.

Eine Abgrenzung gewisser Hauptformen (J. HIRSCHBERG, L. GENET) ist
möglich und notwendig. Die einzelnen Formen demonstrieren im wesentlichen
den Grad der Gefäßveränderungen und sind durch diesen bedingt. Folgende
Einteilung gewann ich an etwa 100 eigenen Fällen:

I. Typus entspricht der Retinitis centralis punctata nach J. HIRSCHBERG.
Es besteht hoher Blutzuckerspiegel, meist mittelschwere Acidosis. An der
Netzhaut kleine gelbliche solitäre und konfluierende feine Herdchen und Pig-
mentverschiebungen in den tieferen Netzhautschichten. Die Veränderungen
liegen meistens circumfoveal. Nicht regelmäßig finden sich zarte Blutpunkte
als Ausdruck lokaler Kreislaufstörungen. Allgemeine Hypertonie fehlt.

II. Typus entspricht der Retinitis hämorrhagica diabetica nach J. HIRSCH-
BERG. Meist mittelschwerer Diabetes chronischeren Verlaufs mit allgemeiner
Hypertonie. In der Netzhaut finden sich Blutungen verschiedenster Größe
von feinsten Blutpunkten im Parenchym bis zu größeren Flecken. Größere
Komplexe weißlicher Herde meist auch circumfoveal vielfach direkt im Gebiet
der Fovea liegend. Entzündliche Veränderungen und Beteiligung der Papillen
fehlen noch vollständig. Die Herde unterscheiden sich gegenüber ähnlichen
Veränderungen bei der Retinitis albuminurica durch ihre saubere Zeichnung
und das Fehlen der für Nierenprozesse typischen Spritzfigur.

III. Typus: Blutungen und weiße Herde größeren Kalibers, ausgesprochene
Gefäßwandveränderungen und entzündliche Erscheinungen im Parenchym der
Netzhaut, sowie an den Papillen. Starke allgemeine Hypertonie und aus-
gesprochene Beteiligung der Nieren. Fließender Übergang dieses Bildes der
Retinitis in das der Retinitis albuminurica mit hochgradiger Kreislaufinsuffizienz
und Neigung zu erhöhtem Reststickstoff.

Zu diesen Gruppen kommt eine Reihe von Varianten mit proliferierenden
Prozessen, mit großen Blutungen, zum Teil in den Glaskörper, Thrombosen und
Infarkten. Diesen Fällen kommt jedoch keine besondere prinzipielle Bedeutung

zu. Eine weitergehende Typisierung ist nicht möglich; jede Retinitis hat ihr besonderes Gepräge, das durch die ganz individuelle Konstellation von diabetischen (toxischen?), vaskulären und konstitutionellen Momenten bestimmt wird. Daß auch nach 10 und 20jähriger Dauer des Diabetes noch keine Retinitis aufzutreten braucht, wurde von W. UHTHOFF nachgewiesen. Ich kann das völlig bestätigen. Aber keiner meiner Patienten dieser Gruppe hatte eine Erhöhung des Blutdrucks. Dagegen hat jeder Diabetiker, der etwa 8 Jahre zuckerkrank und Hypertoniker ist, mit Sicherheit eine Retinitis. Bei jeder diabetischen Retinitis findet sich dauernd Hyperglykämie und Acetonurie.

Prognostisch beurteilt R. ONFRAY die Retinitis diabetica auf Grund von 24 Fällen: Die erste Feststellung der Retinitis überlebte nur ungefähr die Hälfte der Kranken um mehr als 3 Jahre (bis zu 10 Jahren). Die in den ersten 3 Jahren Gestorbenen hatten alle starke Hypertonie und Neigung zu Reststickstofferhöhung. Das Sehvermögen ist vielfach, aber durchaus nicht regelmäßig stark herabgesetzt. Zu vollständiger Erblindung kommt es selten. Es besteht kein Parallelismus zwischen dem Grad der Netzhautveränderung und der Beeinträchtigung des Sehvermögens. Für letztere ist die Lokalisation entscheidend. Kleine foveale Herde verursachen schwerste Sehstörungen, ohne für die ganze Erkrankung von übler Bedeutung zu sein. Die Erscheinungen treten meist doppelseitig auf, aber oft mit großen quantitativen Unterschieden.

Alle drei Arten von Netzhautveränderungen sind therapeutisch beeinflußbar, die erste am besten. Diätetisch und durch Insulin. Letzteres bewirkt hier oft eine wesentlich schnellere Besserung als man es früher bei der rein diätetischen Behandlung sah.

Die zweite Gruppe beansprucht außer richtig eingestellter Kost auch sorgfältige Berücksichtigung und Behandlung der allgemeinen Kreislaufstörungen, unter Umständen auch parenterale Eiweißinjektionen; unter Einfluß der letzteren sah ich frische Blutungen und Degenerationsprozesse sich oft erheblich zurückbilden. Insulin ist hier mit Vorsicht zu verwenden. Es können erhebliche Verschlechterungen vorkommen. Je ausgesprochener die Gefäßveränderungen sind, um so zurückhaltender sollte Insulin gegeben werden. Und was sich an der Netzhaut mit dem Augenspiegel verfolgen läßt, dürfte auch für andere Gefäßgebiete gelten. Bei der dritten Form ist Insulin vielleicht absolut kontraindiziert (F. POYALES). Hier sind die Besserungsmöglichkeiten überhaupt am geringsten und auch Eiweißinjektionen sind mit großer Vorsicht anzuwenden. Gelegentlich sieht man bei Blutungen gewisse Besserung nach längere Zeit hindurch verabfolgten kleinen Dosen von Jod.

Experimentelle Erzeugung von Retinaveränderungen gelang ORLANDINI bei phloridzindiabetischen Kaninchen und Meerschweinchen und bei Katzen mit Diabetes nach Pankreasexstirpation. Eine Verwertung der Ergebnisse für die menschliche Pathologie ist aber noch nicht möglich, und einstweilen ist noch nicht geklärt, ob neben der sichergestellten Kreislaufkomponente eine bestimmte toxische Schädigung bei der Entwicklung der Retinitis diabetica eine Rolle spielt; letztere ward bisher von den meisten Stoffwechselpathologen angenommen. Eine Vermehrung der Blutlipoide scheint bei der Bildung der lipoiden Netzhautherde nicht erforderlich zu sein, und ein normales Angebot von Lipoiden zu genügen, um unter der Bedingung einer Änderung im Stoffwechsel der Netzhautzellen infolge lokaler Kreislaufstörungen zur Speicherung von Lipoiden zu führen. Intracelluläre lipoide Umwandlung ist nach den anatomischen Bildern abzulehnen (TH. LEBER).

3. Nerven- und Muskelerscheinungen.

a) Accomodationsschwäche kommt bei Diabetikern ziemlich häufig zur Beobachtung (A. v. GRAEFE). SCHMIDT-RIMPLER fand unter 80 Diabetikern 11 Fälle mit einer Accomodationsverringerung von 2 Dioptrien und mehr; der älteste Patient war 37 Jahre. Dieses am Auge feststellbare muskuläre Erschöpfungssymptom entspricht meist einer allgemeinen Muskelschwäche. Vollständige Accomodationslähmung ist sehr selten und dann wohl meist zentral bedingt (Kernblutung). Fälle von Ophthalmoplegie interna sind vereinzelt beschrieben, ich selbst sah nie einen derartigen. Die Dauer der Störung ist sehr verschieden, meist verschwindet sie in einigen Wochen, vielfach schon nach wenigen Tagen exakter Behandlung und nach Hebung des allgemeinen Kräftezustandes. Sofortige Korrektur mit Gläsern ist notwendig, weil meist gar nicht oder nur sehr mühsam gelesen werden kann.

b) Lähmungen der äußeren Augenmuskel zeigen sich der Häufigkeit nach: an Abducens, Oculomotorius (partielle oder totale Lähmung), Trochlearis; sie sind selten und gelegentlich Ausdruck einer zentralen Störung. Relativ häufig ist Konvergenzschwäche und zeitweiliges Auftreten von Doppelbildern. B. NAUNYN empfahl bei jedem Fall von Doppelsehen Untersuchung des Urins auf Zucker. Die Störungen verschwinden gelegentlich schon nach wenigen Tagen. Kombination von Lähmung der äußeren und inneren Augenmuskeln ist seltener. C. v. NOORDEN sah unter 7 Fällen 2 mit Beteiligung von Pupillar- und Ciliarmuskel. Er betont die periphere Natur der Erkrankung sehr eindringlich unter Hinweis auf die günstige Prognose und betrachtet die Störung als eine periphere elektive Trophoneurose. Ich selbst sah mehrere derartige Fälle, die einwandsfrei für diese Auffassung sprachen und bei denen Gefäßstörungen, sowie Lues und andere Erkrankungen vollkommen ausgeschlossen werden konnten, und die in kürzester Zeit geheilt waren.

c) Gelegentlich bei Diabetes beobachtete reflektorische **Pupillenstarre** dürfte durch eine andere Ursache, meist Lues, bedingt sein (W. UHTHOFF). Ein ganz einwandsfreier Fall rein diabetischer Pupillenstarre ist bisher nicht beschrieben worden.

Von besonderem Interesse ist die an der Pupille von O. LÖWI zuerst beobachtete Reaktion auf Adrenalin bei Diabetikern. Man kann auf diese Weise einen Einblick in den Tonus des vegetativen Nervensystems gewinnen. Es tritt bei manchen Diabetikern nach Einträufeln von 3 Tropfen Suprareninlösung (1:1000) langanhaltende Mydriasis auf. Diese Erscheinung ist als Ausdruck eines gesteigerten Sympathicustonus zu betrachten und findet sich nach v. NOORDEN in 20% der schweren Fälle; nach A. BITTORF ist sie seltener. Bei leichteren Fällen, mit Hyperthyreose kombiniert, konnte ich das Symptom gelegentlich auch beobachten, ebenso wie M. LABBÉ.

Insulin wirkt meist prompt den Sympathicustonus senkend. Es wirkt sogar als Antagonist des Atropins und bei einzelnen Patienten, die unter Insulin stehen, ist eine Atropin-Mydriasis nicht zu erreichen; auf Scopolamin tritt Mydriasis bei insulinbehandelten Patienten aber prompt ein (RISSE und F. POOS, SCHOCH). Der Angriffspunkt des Adrenalins ist der Dilatator, Insulin soll dagegen den Sphinktertonus steigern (POOS).

Die Adrenalismydriasis ist nicht für Diabetes pathognomonisch, sie wurde auch beobachtet bei Erkrankungen des Peritoneums, der Bauchorgane, bei Hyperthyreosen, bei Erkrankung der Meningen und des Gehirns, bei Arteriosklerose, Beri-Beri, Asthma bronchiale, paroxysmaler Hämoglobinurie, Schwangerschaft und besonders bei chronischer Nephritis; bei letzterer soll sie auf einer sympathicuserregenden Substanz im Serum beruhen (KATO und MASAO-

Watanabe). In zweifelhaften Fällen lassen sich keine bindenden Schlüsse aus dem positiven Ausfall der Reaktion ziehen (G. Lepehne und E. Schlossberg). Eine Sensibilisierung mit Adrenalin und mit Kokain habe ich selbst bei vielen Diabetikern durchgeführt, aber auch auf diese Weise ist noch keine eindeutige Abgrenzung des klinischen Bildes der positiv reagierenden Fälle möglich. G. Lepehne und E. Schlossberg lehnen den differentialdiagnostischen Wert der Adrenalin-Mydriasis an Hand eines klinischen Materials von 350 Fällen verschiedenster Ätiologie überhaupt ab.

d) Sehnerv. Die Beteiligung des Sehnerven bei Diabetes erfolgt meist in Form der doppelseitigen, chronischen Neuritis retrobulbaris mit starker Amblyopie. W. Uhthoff sah unter 280 Diabetikern 16 Fälle. Sie sind charakterisiert durch ein relatives Zentralskotom meist ohne primäre Beteiligung der Papillen, die erst relativ spät temporal ablassen, durch hochgradige Funktionsstörung mit häufig besonderem Skotom für Blau und durch Auftreten in späterem Lebensalter (über 50 Jahre). Die peripheren Gesichtsfeldgrenzen sind bei dieser diabetischen Sehnervenstörung nicht eingeengt. Eine ganz sichere Abgrenzung gegen Nicotin und Alkoholneuritis ist nicht möglich. Diese beiden Schädigungen sind häufig bei der Neuritis retrobulbaris diabetica mitbeteiligt, deren reine Form jedoch auch gesichert erscheint.

Meist erkranken Männer an retrobulbärer Neuritis. Von J. Strebel wird als erschöpfende Bezeichnung der Ausdruck Neurodystrophia papillomacularis diabetica (chronica) vorgeschlagen. Es handelt sich um eine reine Intoxikationsdegeneration mit charakteristischer Zentralskotombildung im Gebiet zwischen Papille und Makula, beide in sich einschließend. Es entwickelt sich bei schweren Fällen aus einem kleinen unscheinbaren Farbenskotom ein ovales, horizontal liegendes, absolutes Skotom, dessen Übergang in eine Keilform prognostisch sehr ungünstig sein soll (J. Strebel). Als Ursache der Neurodystrophie wird die Ketonurie betrachtet (B. Naunyn). Störungen der Dunkeladaptation bei Diabetes, die nicht aus dem Zentralskotom zu erklären sind, kommen selten vor und finden möglicherweise ihre Ursache in chemischen Veränderungen im Pigmentepithel und in den Sehzellen der Retina. Über einen auch anatomisch untersuchten Fall von sehr ausgedehnter Sehnervenatrophie mit Arteriosklerose bei Diabetes berichtet Abelsdorf. Er schließt aus dem Befund, daß die Degeneration eine primäre ist, direkt durch den Diabetes hervorgerufen und nicht eine Folge von Gefäßveränderungen. Die Prognose für die Wiederherstellung der Funktion der Augen ist relativ günstig, besonders wenn die Behandlung zeitig und energisch einsetzt. Absolute Enthaltung von Alkohol und Nicotin ist außerdem anzuordnen. Es scheint eine gegenseitige Sensibilisierung des Sehnerven durch Alkohol und Nicotin einerseits und einer diabetischen Noxe andererseits zu bestehen. C. v. Noorden wies darauf frühzeitig hin.

Wenn auch schon durch reine Diätkur früher erstaunlich schnelle und vollkommene Heilungen der Neuritis retrobulbaris erzielt worden sind (vgl. frühere Auflagen dieses Buches), wird man bei so bedrohlichem Zustande auf Mithilfe des Insulins nie verzichten wollen und dürfen. Ferner kommt Anwendung von Jodkali und elektrischem Strom (H. Schmidt-Rimpler) in Betracht. Frühzeitig einsetzende Behandlung ist gerade bei der retrobulbaren Neuritis diabetica von entscheidender Bedeutung. Es ist Lichtwitz absolut beizustimmen, wenn er sagt: ,,Da die diabetischen Augenerkrankungen diätetisch (und mit Insulin der Verf.) um so leichter zu beeinflussen sind, je jünger sie sind, so soll jeder Zuckerkranke in augenärztlicher Behandlung stehen". Die Prognose für das Leben der am Sehnerven durch den Diabetes Erkrankten wurde früher als überaus ungünstig gestellt (J. Hirschberg, Schirmer), was aber schon

C. v. Noorden bestritt. Insulintherapie hat die Prognose außerordentlich gebessert. **Akute Neuritis retrobulbaris**, Neuritis optica mit Entzündungserscheinungen an der Papille sowie primäre einfache Optikusatropie sind als rein diabetische Affektionen wohl abzulehnen. Ich selbst sah einen Fall primärer Opticusatrophie mit starker peripherer Gesichtsfeldeinschränkung, der jedoch durch eine unkontrollierte längere Thyreoidinkur kompliziert und dadurch nicht eindeutig war.

Die verschiedenen **Glaukomformen** sind bei Diabetikern beobachtet worden (A. Groenouw). Es besteht wohl kein direkter Zusammenhang mit dem Diabetes, höchstens ein indirekter durch eine gemeinsame Gefäßkomponente oder durch eine Diabetiker vielleicht häufiger als andere Menschen betreffende Iritis bzw. Iridocyclitis. Eine gewisse Neigung zu der Sonderform: Glaukoma hämorrhagicum scheint erkennbar (J. Hirschberg, R. Kümmell, Orlandini). Die Glaukomiridektomie ist bei Diabetikern mit erhöhtem Risiko verbunden wegen starker Blutungsgefahr (Ch. Bull).

Bei einer Patientin von 65 Jahren sah ich unter zunehmendem Augendruck (Glaukoma simplex chronicum) eine Retinitis diabetica des 2. Typus innerhalb von 3 Jahren langsam verschwinden. Es dürften sich unter dem Einfluß der Hypertonia bulbi die Kreislaufverhältnisse in der Retina vielleicht im Sinne einer venösen Stauung geändert und zur Rückbildung der Netzhautherde geführt haben. Ob sich dieser Vorgang zur Beeinflussung von Netzhautprozessen therapeutisch verwerten ließe, erscheint mir diskutierbar.

4. Erscheinungen erhöhter Infektionsbereitschaft am Auge.

Iritis diabetica ist recht selten. Charakteristisch ist die Tendenz zur Eiterbildung in Form des Hypopyons (Th. Leber). Hornhauttrübungen und Ulcerationen kommen gelegentlich vor, sehr häufig Konjunktivitis, Blepharitis, Lidfurunkel und Gerstenkörner. A. Bietti fand bei Kaninchen, die er durch Adrenalininjektionen hyperglykämisch gemacht hatte, erhöhte Empfindlichkeit gegen Staphylokokkus pyog. alb. Alle diese Entzündungserscheinungen am Auge des Diabetikers sind wohl auf Hyperglykämie zurückzuführen und einer lokalen und allgemeinen Behandlung sehr gut zugänglich.

Cholesterinablagerungen in den Lidern finden sich bei Diabetikern sehr häufig in Form von Xanthomen. A. Chauffard, P. Brodin und R. Yovanowitch fanden starke Senkung des sehr hohen Gesamt-Lipoidspiegels im Blut durch Insulin bei einem Fall hochgradigen diabetischen Xantoms. Über Ablagerung von Cholesterin in der Hornhaut (zwischen den Hornhautlamellen) berichtet A. Meesmann nach chronischer rezidivierender Iridocyclitis bei Diabetes mit starker Cholesterinämie.

XV. Veränderungen des Gehör-, Geruch-, Geschmacksorgans.

Die Störungen an den Gehörs-, Geruchs-, Geschmacksorganen spielen im Diabetes eine untergeordnete Rolle. Sie sind übrigens noch nicht genügend studiert. In jeder dieser Sinnessphären sind Schwächung und sogar völliger Verlust der Funktionstüchtigkeit beobachtet; es sind seltene Vorkommnisse; Frerichs begegnete ihnen niemals. Schwächung, ja sogar völligen Verlust des **Geschmacksvermögens** beobachtete C. v. Noorden bei 6 Kranken mit schwerem Diabetes in den letzten Tagen, die einem tödlichen Koma vorausgingen. Eine andere Patientin bot vorübergehend die gleichen Beschwerden; hier beruhten sie aber auf Hysterie und waren als zufällige Komplikation zu betrachten.

Häufiger sind Klagen über süßen Geschmack im Munde, seltener wiederum qualitative Geschmacksanomalien (Parageusie). Letztere kommen ganz unabhängig von Erkrankungen der Mundhöhle vor. In beiden Fällen, die C. v. NOORDEN sah, schmeckte alles nach „faulen Eiern"; es ließ sich aber weder in der Mundhöhle, noch in der Nase und im Magen SH_2 nachweisen. Bei beiden Patienten (1 Mann, 1 Frau) war die Nahrungsaufnahme infolge der Parageusie erheblich gestört. Die diabetische Parageusie dürfte Beziehungen zu der bei Arteriosklerose in seltenen Fällen beobachteten Form haben (A. MÜLLER). Trophoneurose der Geschmacksnerven?

Unter den Krankheiten des Gehörorgans hat namentlich die mit Neigung zu starkem und schnellem Knochenzerfall im Warzenfortsatz einhergehende Otitis media diabetica s. necrotica die Aufmerksamkeit auf sich gezogen (KÖRNER, v. WILD, DAVIDSOHN, EULENSTEIN, MUCK, L. BAR u. a.). Sie ist eine schwere Komplikation, die rasches Handeln erfordert (chirurgisch, diätetisch, Insulintherapie). Ihr eigenartiger Verlauf ließ öfters Zuckerkrankheit vermuten, ehe der Harn untersucht war. Häufiger ist einfache Abschwächung des Hörvermögens ohne anatomischen Befund, wohl auf Funktionsschwäche des CORTIschen Organs zu beziehen. Vor einigen Jahren sah C. v. NOORDEN einen Fall, wo während wesentlichen Anstiegs von Glykosurie und Ketonurie sich starke Schwerhörigkeit entwickelte. Mehrwöchige, ausschließlich den Diabetes berücksichtigende Behandlung stellte das Hörvermögen wieder vollständig her. Bei neuer Verschlimmerung des Diabetes schwächte es sich wieder ab und soll bis zum Tode schlecht geblieben sein. Nach spezialärztlichem Urteil waren irgendwelche anatomische Erkrankungen am Gehörorgan nicht zu finden. Im übrigen sei noch an die sehr quälende und hartnäckige, immerhin seltene Furunculose des äußeren Gehörorgans erinnert. Ferner möchten wir erwähnen, daß bei Diabetikern öfters am Rande der Ohrmuschel linsengroße, flache, etwas unebene Verdickungen der Cutis vorkommen, den Druckstellen beim Liegen entsprechend. Vestibulären Schwindel (MENIÈRE) sahen wir bei Zuckerkranken verhältnismäßig oft. Der Zustand dauerte einige Zeit an, verschwand unter antidiabetischer Behandlung, kehrte bei Verschlimmerung der Stoffwechsellage zurück. Es handelte sich wohl um diabetisch-neuritische Reizung der Vestibularnerven.

XVI. Veränderungen im Nervensystem.

1. Psychische Störungen.

Wir haben bei Besprechung der Ätiologie gesehen, daß ein klarer Einblick in die Bedeutung der Psychosen für Entstehung des Diabetes noch nicht gewonnen ist. Besser sind wir über die im Verlauf des Diabetes auftretenden psychischen Alterationen unterrichtet. Sie werden auf eine durch den Diabetes bedingte Ernährungsstörung im psychischen Organ zurückgeführt. Im ganzen sind sie recht selten.

Die Lehre von den diabetischen Psychosen ist in Frankreich entwickelt und hat dort auch weiterhin ihre meisten Bearbeiter gefunden; vor allem sind MARÉCHAL DE CALVI und LEGRAND DU SAULLE zu nennen. Die im Verlauf des Diabetes vorkommenden psychischen Alterationen zeichnen sich dadurch aus, daß sie mit Besserung der Krankheit und vor allem mit Hebung des allgemeinen Ernährungszustandes rückbildungsfähig sind, vorausgesetzt, daß es noch nicht zu einer vollendeten Psychose gekommen ist, deren Prognose dann freilich ungünstig wird. Einige Male sah man eigentümlicherweise mit Auftreten der Psychose die Glykosurie verschwinden und dauernd fern bleiben. C. v. NOORDEN hat zweimal das Umgekehrte gesehen: Glykosurie trat zugleich mit dem Status

melancholicus auf und verschwand mit seiner Heilung, so daß die Patienten
jetzt wieder alles essen konnten. Rückfälle der Melancholie und neue Zuckerausscheidung gingen wiederum Hand in Hand. Was von beiden das Primäre
war, ließ sich nicht entscheiden. Sicher ist jedenfalls, daß bei allen depressiven
Geistesstörungen verschiedenen Ursprungs besonders häufig Glykosurie gefunden
wird (E. Schultze und A. Knauer). Neuerdings berichten amerikanische
Autoren, in gewissen Phasen des manisch-depressiven Irreseins erhöhte Blutzuckerwerte gefunden zu haben. Durch Insulininjektionen soll sich in diesen
Fällen auch das klinische Bild beeinflussen lassen (D. M. Cowie, J. P. Parsons
und Th. Raphael).

Form und Schwere der geistigen Störung sind verschieden. Sehr häufig
sind allgemeine Symptome: Herabsetzung der geistigen Fähigkeiten, Schwächung
der Urteilskraft, des Gedächtnisses, des Wollens; häufig ist eine gewisse Lügen-
haftigkeit und süßliche Geschwätzigkeit; sehr häufig sind neurasthenische, seltener hysterische Beschwerden.

Sehr viel seltener sind eigentliche Psychosen; unter ihnen spielen Melancholie
und Hypochondrie die erste Rolle; sie kommen vor von den leichtesten Graden
der gemütlichen Verstimmungen bis zu den schwersten Formen. Melancholie
auf diabetischer Grundlage bringt häufig Verfolgungswahn und Selbstmord im
Gefolge. Einige Male sind periodische Anfälle von Schlafsucht beobachtet
(Ballet, Vegely). Legrand du Saulle beschrieb mehrere Fälle von „délire
de ruine", das er als sehr bezeichnend für die „vésanie diabétique" ausgibt:
die Patienten glauben und klagen ohne Grund, finanziell ruiniert zu sein; die
Vorstellung beherrscht ihr Denken und Handeln.

Doch wird die Berechtigung, hieraus ein besonderes Krankheitsbild (vésanie
diabétique) zu konstruieren, neuerdings lebhaft bestritten. R. Laudenheimer
rechnet die Fälle Legrands der gewöhnlichen Altersmelancholie zu. C. v. Noorden sah die letztere bei 3 Patienten mit Diabetes kombiniert. Jedesmal handelte
es sich um sehr reiche Leute, die sich einbildeten, vor dem Zusammenbruch ihres
Vermögens zu stehen, und die deshalb sich und den Ihrigen allerlei ungewohnte
Entbehrungen auferlegten. Man wird gut tun, in jedem Falle die strengste
Kritik anzulegen, ehe man den Diabetes als wahre Ursache einer Psychose
anerkennt. Meist wird man wohl zu einem ablehnenden Urteil trotz scheinbarer
Abhängigkeit gelangen. Wir verweisen darüber auf die gründlichen Arbeiten
von Laudenheimer, E. Schultze und A. Knauer.

Auch die Paralyse spielt bei Diabetikern eine gewisse Rolle; es ward schon
darauf hingewiesen, daß man bei dieser Krankheit öfters vorübergehende Glykosurie gefunden hat, aber auch echter Diabetes kommt vor. Vielleicht sind
beides Folgen gleicher Ursache, einer vorausgegangenen syphilitischen Infektion
(arterielle Erkrankung im Pankreas? Vgl. aber S. 86).

Laudenheimer betont, daß bei Diabetes in seltenen Fällen ein Symptomenkomplex von motorischen und psychischen Schwächeerscheinungen auftrete,
der — ohne die anatomischen Merkmale der Paralyse darzubieten — vollständig
dem Bilde der paralytischen Demenz gliche. Er bezeichnet diese Geistesstörung
als „diabetische Pseudoparalyse". Die spezifisch diabetische Natur derselben
ward in seiner Beobachtung durch die günstige Reaktion auf die antidiabetische
Therapie erhärtet. C. v. Noorden sah einen Fall, der nach Kenntnis von Laudenheimer's Arbeit gleichfalls als diabetische Pseudoparalyse gedeutet werden mußte.
Vielleicht gehören hierher auch einige Fälle eigentümlicher Apathie und Schwäche
der Willenskraft, die wir bei diabetischen polnischen Jüdinnen antrafen. Sie
paßten in keine Form der typischen Psychosen, erinnerten aber an die Beschreibungen des sog. Morbus polonicus judaicus.

Unter C. v. Noorden's Patienten waren etwa $2\,^0/_0$ mit psychischen Störungen verschiedener Art, die sich im Verlaufe des Diabetes entwickelt hatten. Darunter waren 3 Fälle mit Epilepsia tarda und gleichzeitigen Erscheinungen der fortschreitenden Gehirnerweichung; die Sektion des einen von diesen ergab ausgedehnte Arteriosclerosis cerebri. Eine Patientin litt in den letzten Wochen, ehe sie im Koma zugrunde ging, an Delirien und Halluzinationen (Inanitionsdelirien). — Vgl. zu diesem Abschnitt S. 83, 99.

2. Neurasthenie.

Was die Neurasthenie betrifft, so sind manche Autoren, insbesondere aber zahlreiche Praktiker geneigt, da, wo Diabetes und Neurasthenie zusammen angetroffen werden — und das ist, wenn man auch die leichteren Grade der Neurasthenie in Rechnung stellt, ungemein häufig —, ohne weiteres von nervösem Diabetes, von neurogener Glykosurie usw. zu sprechen, die Neurasthenie in den Vordergrund, den Diabetes in zweiter Linie und in Abhängigkeit von der Neurasthenie zu stellen. Dies scheint uns für die meisten Fälle theoretisch unhaltbar und praktisch bedenklich zu sein.

Wenn wir auch nicht bezweifeln, daß leichte Fälle von transitorischer Glykosurie vorkommen, die von Neurasthenie abhängig sind und die durch Besserung der Neurasthenie günstig beeinflußt werden (vgl. S. 95, 136), so geht unsere allgemeine Erfahrung doch vielmehr dahin, daß unendlich viel häufiger die neurasthenischen Klagen und Beschwerden umgekehrt vom Diabetes abhängen. Wir möchten hier noch einmal ausdrücklich betonen, daß wir zwar sehr zahlreiche Fälle mit zweifelloser neurogener Beeinflussung der Glykosurie, aber keine Fälle von echtem Diabetes neurasthenischen Ursprungs kennen (S. 95ff.). Der Diabetiker hat allerlei Ursache neurasthenisch zu werden, und es ist ein Wunder, daß er es nicht noch viel häufiger wird, als tatsächlich der Fall ist. Zur Neurasthenie führen ihn:

1. Die Furcht vor der Krankheit und ihren Folgen, vor frühzeitigem Tode und frühzeitiger Erwerbsunfähigkeit und der Gedanke an die Schicksale der Familie bei ungünstiger Wendung des Leidens, die Furcht, ob er den pekuniären Opfern, die die Krankheit ihm auferlegt, auf die Dauer gerecht werden kann usw. Der Diabetiker liest viel, kennt aus populären und wissenschaftlichen Büchern, aus den Unterhaltungen am Karlsbader Sprudel usw. die Symptome der Krankheit, er achtet ängstlich auf sich und sieht in manchen harmlosen Zeichen die Vorboten drohenden Unheils. Grübelndes Nachdenken über den körperlichen Zustand schafft Neurasthenie und ist umgekehrt ein Symptom der Neurasthenie — circulus vitiosus. Charakteristisch ist folgender Fall: Ein Diabetiker ertrug gelassen und ohne Sorge jahrelang seine leichte diabetische Krankheit, bis ihm eines Tages mitgeteilt wurde, der Urin enthalte viel Acetessigsäure. Tatsächlich handelte es sich nur um eine Salicylreaktion im Harn. Obwohl der Patient von dem Irrtum des Apothekers alsbald verständigt wurde, war der psychische Chok doch so groß, daß der Patient binnen kurzem zu einem überaus ängstlichen schweren Neurastheniker wurde, der von einem Nervenspezialisten zum andern eilte, überall das gleiche hörte und doch nicht das Gleichgewicht der Psyche wiedererlangte.

2. Die Sonderstellung in Essen und Trinken und in anderen Lebensbedingungen. Jede Sonderstellung, jedes Abweichen von durchschnittlichen Lebensgewohnheiten, mag es gewollt oder erzwungen sein, disponiert den Menschen zur Neurasthenie. Bei keiner Krankheit ist diese Sonderstellung so durchgreifend und andauernd, wie gerade beim Diabetes. Um den Gefahren dieser Sonderstellung für die Psyche vorzubeugen, sei es eine der ersten Pflichten des

Arztes, die Verordnungen so zu erteilen, daß auf die individuellen Lebensverhältnisse weitestgehende Rücksicht genommen wird. Wenn das nicht geschieht, bringt man das Pflichtbewußtsein des Patienten in Konflikt mit dem Zwang der äußeren Verhältnisse, und man leistet dem Aufkeimen der Neurasthenie Vorschub.

3. Die Furcht vor diätetischen Fehlern und deren Folgen. Es gibt viele Diabetiker, die sich fortwährend ängstigen, die Speisen, die man ihnen vorsetzt, könnten vielleicht nicht.die richtige Zusammensetzung haben, es könne etwas Mehl, etwas Zucker usw. darin sein, und daraus könne ihnen Schaden erwachsen. Andere haben umgekehrt immer die Sorge, sie lebten zu streng und würden sich dadurch Acetonurie und Koma zuziehen. Andere fallen von dem einen in das andere Extrem, fragen bald diesen, bald jenen (Ärzte, andere Patienten, Kurpfuscher, populäre Schriften usw.) um Rat, hören von jedem etwas anderes, verlieren den sicheren Boden unter den Füßen, werden ängstlich, verwirrt und neurasthenisch. Hier kann nur die diätetische Erziehung in geschlossener Anstalt Hilfe bringen (vgl. Kap. 8).

4. Der seelische und körperliche Konflikt zwischen der Leistungsfähigkeit und den Ansprüchen des Lebens. Viele — keineswegs alle Diabetiker werden körperlich durch die Krankheit geschwächt, die Muskeln ermüden bald, ihre Ausdauer nimmt ab, und auch die geistige Arbeit führt schneller zur Abspannung und Erschlaffung, als vor der Krankheit; die äußeren Ansprüche an die körperliche und geistige Leistungsfähigkeit bleiben aber für die meisten unter den Kranken dieselben; sie werden oft noch lange Zeit unter dem Aufgebote der größten Energie, unter der Peitsche des Willens befriedigt, aber bei diesem aufreibenden Kampfe zwischen Pflicht und Kraft leidet auf die Dauer das Nervensystem, und viele gehen daraus gebrochen, als Neurastheniker hervor.

In praktischer Beziehung haben wir zu bemerken, daß man den neurasthenischen Diabetikern wenig nützt, wenn man ihnen die Sache so darstellt, als seien sie in erster Linie neurasthenisch, in zweiter Linie erst diabetisch. Man heilt damit weder die Neurasthenie, noch beseitigt man den Diabetes. Man schafft mit noch so viel Hydrotherapie, Elektrizität, Luftkuren usw. den Grund der Neurasthenie nicht aus der Welt; sie erwacht immer wieder aufs neue, sie wird oft sogar erst dadurch großgezüchtet, daß man die Patienten mit anderen schweren Neurasthenikern in Nervenheilanstalten usw. zusammenbringt. Das beste Heilmittel für die Neurasthenie des Diabetikers ist die zielbewußte und systematische Behandlung des Diabetes selbst, insbesondere die diätetische Schulung in geschlossener Anstalt, wodurch den Patienten das Vertrauen auf die Zweckmäßigkeit der Behandlung und der Glaube an ihre Zukunft erhalten oder wiedergegeben werden.

Auf die einzelnen Formen der Neurasthenie, auf die Gruppierung ihrer Symptome, wie sie beim Diabetiker vorkommen, gehen wir nicht ein. Alle Typen des wechselreichen Krankheitsbildes findet man vertreten, jedoch verhältnismäßig selten, wie uns auffiel, die besondere Form der Neurasthenia gastrica und intestinalis. Um so häufiger spielt neurasthenische Schlaflosigkeit eine Rolle im Symptomenbilde des Diabetes, und es läßt sich leicht feststellen, wie schädlich sie auf die Glykosurie zurückwirkt. Nach schlaflosen Nächten scheiden Diabetiker oft in den Morgenstunden Zucker aus, auch wenn sie zum Frühstück kein Kohlenhydrat verzehren und wenn sie mittags ansehnliche Mengen von Mehlstoffen ohne Glykosurie vertragen können (C. v. NOORDEN).

3. Koma diabeticum (Krankheitsbild).

Unter Koma diabeticum versteht man einen Zustand von Bewußtlosigkeit, der bei schweren acidotischen Diabetikern auftreten kann und — vor Einführung der Insulintherapie — in der Mehrzahl der Fälle zum Tode führte. Das klinische Bild ist zuerst von A. KUSSMAUL im Jahre 1874 beschrieben worden, der auch die für das diabetische Koma charakteristische und es von anderen komatösen Zuständen unterscheidende Atemstörung, die sog. große Atmung, erkannte.

Das diabetische Koma wird jetzt allgemein auf eine Intoxikation des Zentralnervensystems zurückgeführt. Über die pathochemischen Grundlagen dieser Vergiftung ist an anderer Stelle (siehe S. 199ff.) ausführlich gesprochen worden. Hier sei nur hervorgehoben, daß es sich wahrscheinlich teils um Säurewirkung, teils um spezifische Giftwirkung der im Blute und in den Geweben angehäuften β-Oxybuttersäure handelt. Diese wirkt wie ein narkotisches Gift und lähmt wichtige Funktionen des Stoffwechsels, des Zentralnervensystems und des Herzens (K. HARPUDER). Gerade in den Fällen, wo vor Einführung des Insulins Alkalizufuhr keine Besserung des komatösen Zustandes herbeiführte, liegt zur Erklärung des Mißerfolges die Annahme einer spezifischen Giftwirkung am nächsten.

Gleichgültig, welche Stellung man zu der Frage einnimmt, ob nur die Quantität oder auch die Qualität der angehäuften Säuren oder ob nicht noch andere Substanzen für die diabetische Intoxikation verantwortlich sind, wird man sich stets der klinisch wichtigen Tatsache erinnern, daß echtes Koma in der Regel nur vorkommt, wo die Acetonkörper stark vermehrt sind. Als dauernde Erscheinung wird dies nur bei schwerer Glykosurie und manchmal bei der mittelschweren Form gefunden. Dagegen haben wir noch keinen Fall von sog. „leichter Glykosurie" (vgl. S. 114) sich mit langandauernder Acidosis verbinden und mit Koma enden sehen. Stets schob sich eine Verschlimmerung der Glykosurie, d. h. eine Ausartung der leichten Form zur schweren als verbindendes Glied ein.

Das Koma überrascht den Diabetiker manchmal ohne Vorboten; man wußte wohl, daß der Patient Diabetiker war, man wußte es vielleicht auch nicht — jedenfalls erfreute er sich eines befriedigenden Zustandes, stand mitten im Strom des Lebens und der Arbeit; wenige Stunden darauf liegt er in schwerem tödlichem Koma. FRERICHS beschreibt mehrere solcher Ausgänge, C. v. NOORDEN hat gleichfalls einige dieser Art gesehen; sie sind aber selten.

Ein 49jähriger Kaufmann wurde abends 11 Uhr komatös auf dem Sofa seines Zimmers gefunden, nachdem er von 5—8 Uhr der Generalversammlung einer Aktiengesellschaft unter lebhafter Beteiligung an der Debatte, präsidiert hatte. Die Sektion war ergebnislos.

3 Patienten im Alter von 26 bzw. 39 bzw. 52 Jahren verfielen dem Koma wenige Stunden nach langen Eisenbahnfahrten, die sie, ohne ihre schwere Erkrankung zu ahnen, wohlgemut angetreten hatten.

Ein 36jähriger Arbeiter verfiel in der Nacht dem Koma, nachdem er am Tage bis 6 Uhr Kohlen getragen hatte. Sektion ergebnislos.

Gewöhnlich sind Vorboten dem Koma vorangegangen (Präkoma). Wir sehen hier ab von der Ausscheidung großer Mengen von Acetonkörpern und von Ammoniak. Dies ward schon besprochen (vgl. S. 199ff.). Die durch starke Ketonurie angedeuteten Stoffwechselanomalien dürften wohl jedem Falle von echtem Koma diabeticum vorausgehen und zugrunde liegen, auch dann, wenn die übrigen klinischen Erscheinungen nicht darauf hinweisen. Andererseits können jene Stoffwechselanomalien Monate und Jahre hindurch vorhanden und zu hohen Graden vorgeschritten sein, ohne daß auf den baldigen Eintritt des Komas zu rechnen wäre. Wir betrachten, absehend vom chemischen Detail, nur die allgemeinen klinischen Vorboten:

Schläfrigkeit, Muskelmüdigkeit — letztere oft in auffallendstem Grade; Muskelunruhe, Unstetigkeit, häufiger Wechsel von Sitz und Lage, Jaktationen, häufiges Gähnen, Aufseufzen, Gliederschmerzen, manchmal Waden-

krämpfe, jähe Durstanfälle, allgemeine Appetitlosigkeit, zumal Abneigung gegen
feste Speisen, beschleunigte, meist schon etwas vertiefte Atmung mit coupierter
Sprache, eingenommener Kopf, rauschartiges Gefühl, Schwanken beim Gehen.
Besonders häufig beobachtete man, wie früher erwähnt (S. 284), während
einiger Tage vor dem Koma heftige Magenschmerzen, Hyperästhesie des
Magens, die sich bei jeder Nahrungsaufnahme und dem leisesten Druck bemerkbar machte. Große Reizbarkeit gegen Geräusche, schneller Stimmungswechsel,
unfreundliches Benehmen gegen nächste Angehörige; allmählich freilich weicht
diese Reizbarkeit einer wachsenden Schläfrigkeit, Apathie und Benommenheit.
Schließlich verfallen die Patienten, nachdem die Vorboten sich durch Tage
hinzogen, in Somnolenz, die sich bald schnell, bald langsam zum völligen
Koma steigert. Jetzt liegen die Patienten ohne Bewußtsein, ruhig, meist krampf-
los oder unbedeutende klonische Zuckungen darbietend, auf ihrem Lager. Die
Pupillen sind bald weit, bald eng, bleiben aber bis in die letzten Stadien licht-
empfindlich; die Lider sind halb geöffnet oder werden langsam bewegt; auch die
Bulbi zeigen langsame Bewegungen nach verschiedener Richtung.

Ein bemerkenswertes und für die Diagnose des Koma wichtiges Augensymptom
ist die Hypotonie der Bulbi. Es besteht starke Verminderung des Augendrucks; die Augäpfel werden so weich, daß man bei der Palpation dieselben
beträchtlich eindrücken kann (P. Krause, L. Heine). Im ausgesprochenen Koma
vermißt man dieses Phänomen fast nie; es soll bei anderen komatösen Zuständen nicht vorkommen, so daß es als charakteristisches Zeichen für Koma diabeticum gelten kann (S. 319). Die Ursache der Drucksenkung ist noch nicht
ganz geklärt; vielleicht ist sie Folge der starken Wasserverarmung im Koma
(K. W. Ascher). Gelegentlich werden kurz ante mortem mehr oder weniger
starke Zuckungen im Gesicht und an den Extremitäten beobachtet; sie sind auf
kleine Blutungen im Gehirn zurückzuführen (R. Ehrmann und A. Jacoby).

Kreislauforgane. Bei typischem Koma sind am Herzen selbst keine
Veränderungen festzustellen.

Der Puls ist klein und mäßig beschleunigt, in der Regel um 100 herum,
manchmal bis 120, hier und da auch nur 80—90. Der Blutdruck, anfangs gegen
frühere Werte kaum verändert, sinkt allmählich, z. B. in 3 Fällen nach 6stün-
digem Koma von 125 bzw. 130 bzw. 145 mm Hg auf 110 bzw. 95 bzw. 100 mm.
Später wird die Pulswelle immer kleiner und schwächer; der Blutdruck sinkt
bis auf Werte von 70 mm, um schließlich ganz unmeßbar zu werden.

Die Atmung ist besonders auffallend: vertiefte mühsame In- und Exspira-
tionen, laut, meist etwas beschleunigt auf Kosten der natürlichen Pause zwischen
Aus- und Einatmung (große Atmung Kussmaul's). Wegen solcher eigentümlichen Dyspnoe, die für das Bild des diabetischen Komas so charakteristisch ist,
wurde dies auch als Koma dyspnoicum bezeichnet. Über die Bedeutung der
großen Atmung als Regulationsvorganges zur Erhaltung der Blutreaktion siehe
S. 199. Stechender Acetongeruch dringt aus dem Munde des Bewußtlosen und
verrät die Diagnose auf weite Entfernung.

Die Temperatur sinkt in der Regel auf 36° und weniger, soll sich aber nach
A. Magnus-Levy während der letzten Lebensstunden fast immer auf 39° und
mehr erheben; als durchgängige Regel können wir dies nicht bestätigen.

Der Harn gibt fast ausnahmslos starke Eisenchloridreaktion und enthält
Zucker. Manchmal wird im Koma der Harn zuckerfrei; dies namentlich, wenn
sich, wie es früher öfters vorkam, das Koma bei völligem Hungern lange hinzieht.
Verminderte Ausscheidung von Zucker und Acetonkörpern kann auch die Folge
einer während des Komas sich oft ausbildenden Niereninsuffizienz sein. Daher
finden sich nicht selten extrem hohe Blutzuckerwerte (S. 150). Sehr selten

verschwinden bei diabetischem Koma infolge dieser Ausscheidungsstörung die
Acetonkörper völlig aus dem Harn; doch enthalten in solchen Fällen das Blut
und auch der Liquor cerebrospinalis reichliche Mengen von Aceton (E. P. JOSLIN,
B. W. PADDOCK, H. M. FEINBLATT u. a.). Störungen der Nierentätigkeit
(Oligurie, Albuminurie usw.) lassen sich in Fällen, wo das Koma durch Insulin
beseitigt wurde, noch mehrere Tage später nachweisen (J. H. JOHN). Die
Funktionsstörung der Nieren, ebenso wie das Auftreten der sog. Komazylinder
(siehe S. 309) ist vielleicht durch Giftwirkung der Oxybuttersäure hervorgerufen.
Bei komatösen Diabetikern, die auch durch Insulin nicht am Leben erhalten
werden konnten, wurden sub finem vitae im Harnsediment massenhaft Erythrocyten gefunden (THOMSON, MORITZ, R. EHRMANN und A. JACOBY).

Koma als Todesursache: Früher war es nur in seltensten Fällen möglich, die Kranken am Leben zu erhalten, wenn schon völlige Bewußtlosigkeit
eingetreten war. Die Sterblichkeit an Koma war daher eine sehr große. Aus
alten Statistiken von F. TH. v. FRERICHS und C. v. NOORDEN ergeben sich
folgende Zahlen:

	Zahl der Diabetesfälle	Todesfälle	Tod an Koma	Tod an Koma in $^0/_0$ aller Todesfälle
v. FRERICHS	400	250	151	60
C. v. NOORDEN	1853	292	169	58

Auf die Lebensdezennien verteilen sich die 169 von C. v. NOORDEN in Rechnung gestellten Todesfälle an Koma wie folgt:

I. Dez.	II. Dez.	III. Dez.	IV. Dez.	V. Dez.	VI. Dez.	VII. Dez.
9	14	24	52	36	19	15

In den letzten 3 Jahren seit Einführung der Insulinbehandlung hat sich die
Prognose des Koma wesentlich gebessert. Es gelingt jetzt, einen großen Teil,
besonders der jugendlichen Diabetiker, auch aus voll ausgebildetem Koma zu
erretten (siehe Insulinbehandlung).

Äußere Ursachen für den Ausbruch des Komas sind manchmal
durchaus nicht zu finden. Die Kranken werden davon überrascht, ohne daß
in ihrem äußeren Verhalten und subjektiven Befinden sich Bemerkenswertes
ereignet hätte. Oftmals schließt sich das Koma an besondere Ereignisse an:
wir lernten schon akute Darmkararrhe und hartnäckige Konstipation als Gelegenheitsursachen kennen (vgl. S. 285); das setzt aber starke Komabereitschaft
voraus. Häufiger sind es starke körperliche Anstrengungen, Exzesse in baccho
et venere, geistige Überanstrengung, gemütliche Aufregungen, Unfälle (vgl.
oben). Diese Beobachtungen könnten wohl einiges Bedenken wachrufen, ob es
sich beim Koma immer nur um eine „spezifisch-diabetische Intoxikation" im
Sinne von FRERICHS und NAUNYN handelt. Die langsame Entwicklung der
Stoffwechselanomalien und der Intoxikation scheint mit der Plötzlichkeit des
Anfalles unvereinbar. Doch nur scheinbar; wir finden bei anderen Vergiftungen
Ähnliches; z. B. Arbeiter in Anilinfabriken nehmen, bei mangelhafter Abdichtung
von Kesseln und Röhren, langsam, nach und nach kleine Mengen von Benzol-
oder Anilindämpfen in sich auf. Obwohl man ihnen den krankhaften Zustand
des Blutes schon äußerlich ansieht, fühlen sich die Leute noch völlig wohl und
kräftig; sie verlassen munter und anscheinend gesund die Fabrik — aber ein
kleiner Alkoholexzeß genügt, um sofort ein schweres Vergiftungsbild mit Bewußtlosigkeit, Herz- und Atmungsstörungen hervorzurufen; ohne jenen Exzeß wäre

der Vergiftungsanfall vielleicht gar nicht oder erst in viel späterer Zeit zum Ausbruch gekommen.

Ähnlich scheint es bei den unvermuteten Komaanfällen der Diabetiker zu liegen. Blut und Gewebe sind schon durchtränkt mit Gift (Acidosis vgl. S. 201), aber noch leistet das Zentralnervensystem den Giften Widerstand, bis eine weitere Schädlichkeit hinzutritt und seine Widerstandskraft zerbricht (Infektionskrankheiten verschiedener Art, besonders Influenza, Pneumonie, Streptokokken-, Staphylokokkeninfektionen; alkoholische Intoxikationen; Chloroform- und Äthernarkosen usw.). Der Narkosen ist besonders zu gedenken, sie wären vor Einführung des Insulins eine große Gefahr für jeden Diabetiker, der sich im Stadium der Acetonkörperbildung befand. Bei vorausbestehender Acidosis oder beim Hinzutreten anderer die Acidosis begünstigenden Zustände (akute Infektionskrankheiten an der Spitze!) verläuft die terminale Agone fast immer unter dem klinischen Bilde des Koma, selbst wenn die Grundkrankheit weit ab vom „Diabetes gravis" stand.

Durch sachgemäße Anwendung von Insulin gelingt es jetzt, trotz Auftretens der genannten Gelegenheitsursachen den Ausbruch von Koma zu verhüten. Anderseits kann plötzliches Aussetzen des Insulins bei schweren Fällen leicht zu Koma führen (siehe S. 108).

Es scheint nach den klinischen Erfahrungen außer Zweifel, daß nicht nur die Schwere der Stoffwechselanomalie und die Menge des im Körper entstehenden und kreisenden Giftstoffes, sondern noch vielmehr die Widerstandsfähigkeit des Zentralnervensystems und auch des Kreislaufs für den Zeitpunkt, in dem das Koma eintritt, maßgebend ist. Wie bei anderen Vergiftungen auch, der eine Körper verträgt mehr, der andere weniger Gift.

Das ist besonders deutlich bei der sog. kardio-vasculären Form des Koma, auf die zuerst F. Th. v. Frerichs aufmerksam gemacht hat. Es handelt sich um Fälle, wo die Kreislaufschwäche von vornherein im Vordergrund steht, die charakteristische große und schwere Atmung aber nicht voll zur Entwicklung kommt. Später sind derartige Fälle von E. Frank, L. Blum, R. Ehrmann u. a. mitgeteilt worden. Unter diesen finden sich zwar einige mit ansehnlichen Aceton- und β-Oxybuttersäurewerten, andere aber mit verhältnismäßig geringen Mengen. Auch C. v. Noorden beschrieb schon früher Fälle von Herztod im Diabetes, wo bei dauernd niedrigem Stande der Ketonurie Koma ausbrach, das aber vor allem charakterisiert war durch kleinen, stark beschleunigten Puls (120—140 Schläge). Trotz erheblicher Zufuhr von Alkalien (60—100 g) am Tage, solange Schlucken möglich war, Herabdrücken der sauren Harnreaktion auf ganz geringen Wert, reichlicher, durch Wasserklistiere und Theozin aufrechterhaltenen Diurese, trotz aller Herzreizmittel blieben sowohl Bewußtlosigkeit wie Herzschwäche bis zu dem nach 24—40 Std. erfolgenden Tode bestehen. Man muß solche Bilder zweifellos als diabetisches Koma und auch als säure-toxisches Koma deuten. Hier führten aber Giftmengen zum Koma, die von anderen, widerstandsfähigeren Patienten monatelang und selbst Jahre hindurch vertragen werden.

Offenbar sind in den Fällen von kardio-vasculärem Koma auch jene zuzurechnen, die auch durch Insulin nicht mehr am Leben erhalten werden können. Zwar gelingt es manchmal durch reichliche Zufuhr von Insulin die Acidosis zu beseitigen, das Bewußtsein kehrt wieder, aber die Patienten sterben kurz nach dem Erwachen aus dem Koma an Herzschwäche. Der Blutdruck sinkt trotz Anwendung von Cardiotonicis unaufhaltsam (L. Pollak, F. Umber, J. St. Lorant u. a.). In anderen Fällen sahen wir, daß die Kranken bei von vornherein schlechtem Kreislauf trotz großer Insulindosen und Anwendung von Herzmitteln bewußtlos blieben und starben. Es betrifft meist ältere Leute mit langer

Dauer des Diabetes und Hypertonie. J. St. Lorant hat neuerdings für diese trotz Insulin letal verlaufenden Fälle von Koma den Namen sthenisches Koma vorgeschlagen, weil es sich um Kranke mit dem „sthenischen Typ" des Diabetes (siehe S. 257) handelt.

Beziehungen von Lipämie zu Koma S. 207; Blutalkalescenz S. 199; Wassergehalt des Blutes S. 173; Behandlung Kap. 8.

Pseudokoma diabeticum. Nicht alle mit Bewußtseinsstörung sich verbindenden Zustände oder tödlichen Ausgänge des Diabetes sind mit dem echten Koma identisch. Vom echten Koma sind abzugrenzen:

1. Mit Bewußtseinsstörung verlaufende tödliche Fälle von Herzschwäche. Wir haben mehrfach solche beobachtet. Es handelte sich um ältere Personen, bei denen schon vorher Zeichen von Herzschwäche bestanden. Völliges Fehlen jeglicher Acidosis, geringe oder nicht vorhandene Glykosurie gestatten, die Differentialdiagnose ohne weiteres zu stellen. Ein einschlägiger Fall wurde auch jüngst von G. Denecke mitgeteilt.

2. Apoplexien und andere Gehirnerkrankungen.

Zweimal sahen wir Kranke, die komatös ins Krankenhaus eingeliefert wurden und bei denen keine Herdsymptome bestanden. Die Untersuchung des durch Katheter entnommenen Harns ergab Zucker, aber kein Aceton und keine Acetessigsäure. Dies sowohl wie das Fehlen Kussmaulscher Atmung veranlaßten an eine Hämorrhagie in der Gegend des 4. Ventrikels zu denken. Die Autopsie bestätigte die Diagnose.

3. In seltenen Fällen beruhen terminale komatöse Zustände zweifellos auf urämischer Intoxikation, vermittelt durch Schrumpfniere.

4. Bei diabetischen Hypertonikern können, abgesehen von schweren Hämorrhagien auch vorübergehende Zustände von Bewußtlosigkeit ohne Herderscheinungen auftreten. H. Strauss berichtete über derartige Beobachtungen. Fehlen der typischen Atmung, der Hypotonie der Bulbi und stärkerer Acidosis sind für die Differentialdiagnose wichtig, ebenso etwaige neurologische Symptome wie Paresen oder Störungen der Reflexe.

5. Leberkoma. Koma durch Leberinsuffizienz bei einem Diabetiker beschreibt M. Labbé. Die Acetonurie war sehr gering. Es bestand aber Lebercirrhose, starke Urobilinurie und Aminacidurie.

4. Gehirn und Rückenmark.

Weitaus die meisten der bei Diabetikern angetroffenen organischen Erkrankungen des Gehirns und Rückenmarks sind als zufällige Komplikationen zu betrachten oder sie stehen mit dem Diabetes nur insofern im lockeren Zusammenhang, als beide die Folgen gleicher Ursachen sind (Lues?). Verhältnismäßig selten, vielleicht nie darf man echten Diabetes in Abhängigkeit von einer organischen Hirnerkrankung bringen (S. 96 ff.). Häufiger scheinen, nach neuerer Auffassung, Fälle zu sein, wo sich anatomische Erkrankungen des Zentralnervensystems, insbesondere Systemerkrankungen des Rückenmarks, auf der Grundlage eines Diabetes entwickelten. Sie verhalten sich klinisch und anatomisch ähnlich wie die Degenerationen, die man bei perniziöser Anämie, bei Morbus Addisonii, bei Carcinomkranken u. a. gelegentlich antraf. Sie werden als chronische Vergiftungserscheinungen gedeutet (Souques und Marinesco, Leichtentritt, Kalmus, K. Grube, F. Müller). Meist handelte es sich um tabesähnliche Erscheinungen, anatomisch um Hinterstrangs- und Seitenstrangssklerosen oder einzelne Male um Poliomyelitis (Nonne). Was bis jetzt über die von diabetischer Intoxikation abhängigen anatomischen Erkrankungen des Zentralnervensystems bekannt geworden ist, kann durchaus noch nicht als etwas Fertiges und Gewisses betrachtet werden.

Diese Ungewißheit spiegelt sich besonders in der umfangreichen Literatur über das häufige Zusammentreffen von Diabetes und Tabes dorsalis wieder.

Meistens ist, wie oben angedeutet, der Zusammenhang zwischen Diabetes und zentraler Herd- und Systemerkrankung ein mittelbarer:

a) durch Vermittlung erblicher Anlage: Diabetes hat eine gewisse Vorliebe für neuropathisch belastete Individuen;

b) durch Vermittlung von Gefäßerkrankungen, die durch Diabetes hervorgerufen oder begünstigt, später zu Blutungen, Erweichungen u. dgl. führen. Hierhin sind zahlreiche Fälle aus der Kasuistik zu rechnen;

c) durch Vermittlung von Syphilis. Wir besprachen, daß Syphilis unter gewissen Umständen zu Diabetes führen kann (vgl. S. 86) und kennen andererseits die enorme Bedeutung der Syphilis für die Ätiologie der Hirn- und Rückenmarkskrankheiten;

d) durch Vermittlung von Infektionen, deren Zustandekommen der Diabetes begünstigte, und welche dann vom lokalen Krankheitsherd Metastasen in das Gehirn aussenden (Tuberkulose, Eiterungen, Soor).

5. Peripherische Nerven.

Die peripherischen Nerven sind der Erkrankung bei Diabetikern in hohem Grade ausgesetzt, bei leichten Formen der Krankheit mindestens ebenso häufig wie bei schwerem Diabetes. Die größte Zahl der Erkrankungen (insbesondere die Neuralgien) stellen Patienten, bei denen lange Zeit eine geringfügige Glykosurie unzureichend behandelt war. Wie bei den Komplikationen des Sehorgans und der Arterien (Apoplexien, Gangrän usw.) rächt sich in dem Gebiete des Nervensystems die Vernachlässigung der beginnenden, noch leicht zu beeinflussenden Glykosurie auf das bitterste.

Wir nennen die Erkrankung „Neuritis", ohne sicher zu sein, daß es sich wirklich um Entzündung handelt.

Als Symptome peripherischer Nierenerkrankung beobachtet man im Diabetes:

a) Sensibilitätsstörungen: sie sind das früheste, in leichteren Fällen das einzige neuritische Symptom; Parästhesien, Hyperästhesien, Anästhesien verschiedenen Grades und Sitzes, Wadenschmerzen und Wadenkrämpfe (UNSCHULD), Muskelschmerzen verschiedenen Sitzes, Neuralgien.

Über ihre Häufigkeit belehrt folgende Zusammenstellung; C. v. NOORDEN sah:

Parästhesien der Haut (ohne Schmerzen) bei . . . . 2,0°/₀ der Fälle
Schmerzen verschiedenster Art und Sitzes (Neuralgien, Myalgien, Dolores
    vagi) in den ersten Stadien des Diabetes bei . . . . 31,2°/₀ „ „
darunter Wadenschmerzen und Wadenkrämpfe bei . . . . 19,4°/₀ „ „
Neuralgien, als Komplikation der ausgebildeten Krankheit bei . . . . 10,0°/₀ „ „

Die Neuralgien kommen mehr bei älteren als bei jüngeren Diabetikern vor. Ihre Symptome unterscheiden sich nicht von denen anderer Neuralgien; doch dürfte hervorzuheben sein, daß sie gern doppelseitig und symmetrisch auftreten, nach C. v. NOORDEN's Erfahrungen aber doch nur in höchstens $^1/_4$—$^1/_5$ der Fälle. Doppelseitige Ischias ist häufiger als doppelseitige Neuralgie anderer Gebiete. Nur sei noch auf das relativ häufige Vorkommen der Meralgia diabetica hingewiesen. L. MOHR beschrieb einige der Fälle C. v. NOORDEN's; dieser ist ihr seitdem oft begegnet. Häufig sind Omalgien, die oft fälschlicherweise für Schleimbeutelentzündung oder gichtische Omagra ausgegeben werden. Letzteres ist nicht ohne weiteres abzulehnen. Gewiß wird nur allzu oft eine diabetische Neuritis für gichtisch gehalten und demgemäß falsch behandelt (S. 91). Aber gichtische Larven (Neuralgien u. dgl.) sind ohne jeglichen typischen Gichtanfall und ohne Tophi bei Diabetikern nicht ganz selten. Die Harnsäurebestimmung im Blut wird darüber aufklären. Wir sahen im Laufe der letzten Jahre häufiger Fälle, wo bei purinfreier Kost der Harnsäurespiegel des Blutes erhöht war.

Recht häufig sind auch Brachialneuralgien. Sie sind allerdings, namentlich wenn sie die linke Seite betreffen, der stenokardischen Larve verdächtig. Intercostal- und Bauchneuralgien verbinden sich beim Diabetiker gern mit Herpes zoster. Über Sensibilitätsstörungen als Vorboten von Gangrän vgl. S. 296.

Bei der außerordentlichen Häufigkeit der diabetischen Neuralgien ist es natürlich von äußerster Wichtigkeit, stets den Harn auf Zucker zu untersuchen, wenn Neuralgien oder auch nur Schmerzen unbestimmter Art und Herkunft geklagt werden. Dies ist um so wichtiger, als frische Neuralgien in geradezu wunderbarer Weise durch zweckmäßige Regulierung der Diät beeinflußt werden. Wir sahen sie oft schon nach wenigen Tagen strenger Diät verschwinden, nachdem vorher Bäder, Massage, Elektrizität, Antinervina vergeblich angewendet waren. Wenn aber mit diesen symptomatischen Mitteln viel kostbare Zeit verloren ging und die diabetische Grundlage der Neuralgie durch Wochen und Monate verkannt war, dann ist die Aussicht auf einen schnellen Erfolg der diabetischen Behandlung viel geringer.

Nicht unwichtig scheint uns die Bemerkung, daß die diabetischen Neuralgien durch gewöhnliche Thermalbäder gar nicht oder sogar schlecht, durch kohlensäurereiche Solbäder entschieden günstiger beeinflußt werden. Vor allem soll man sich hüten, frische Fälle diabetischer Neuralgie in die Thermalbäder (Wiesbaden usw.) zu senden. Eine bis zwei Wochen Bettruhe mit systematisch-individualisierender diätetischer Behandlung sind ungleich wirksamer. Auch zogen wir bei diabetischen Sensibilitätsstörungen verschiedener Art (Neuralgien, Parästhesien und rheumatiforme Schmerzen) das elektrische Vierzellenbad (System Dr. Schnée) mit gutem Erfolge in Anwendung. Sinusoidale, schmerzhafte Wechselströme vertragen Diabetiker in der Regel schlecht. Der Mitteilung W. v. Noorden's in Homburg v. d. H. verdankt C. v. Noorden die Kenntnis einiger Fälle, die von der Behandlung mit Heißluftduschen ein vortreffliches und schnelles Resultat davontrugen — freilich unter gleichzeitiger sorgfältiger diätetischer Führung. Überraschend Gutes leisteten öfters auch starke Radiumbäder (100000 E-Einheiten im Vollbad; häusliche, ferner Kreuznach, Joachimstal), auch Radiuminhalationskuren, gelegentlich auch Doramad-Trinkkuren (Thorium-X). Immerhin ist die Reaktion auf radioaktive Heilmittel bei diabetischen Neuralgien, ebenso wie ja auch bei anderen Formen, sehr verschieden.

b) Motilitätsstörungen sind meist neben den stark vortretenden sensiblen Störungen schwach ausgeprägt; doch gibt es Fälle, in denen sie das Übergewicht gewinnen und hohe Grade erreichen. Es kommt dann zu ansehnlicher Atrophie, oft mit partieller Entartungsreaktion; volle Entartungsreaktion traf C. v. Noorden nur hier und da an. Meist bleibt es bei Paresen; vollständige Lähmung ist seltene Ausnahme.

Die Lähmungen betreffen die unteren Extremitäten sehr viel häufiger als die oberen. Das Gebiet des N. cruralis ist Lieblingssitz; in C. v. Noorden's Fällen häufiger einseitig als doppelseitig. Von Hirnnerven wird der N. abducens am häufigsten befallen, seltener N. oculomotorius (S. 326), hypoglossus, facialis, accessorius. Rectum und Blase bleiben immer verschont. H. Salomon beschrieb zwei Fälle von diabetischer Bauchmuskellähmung, die unter antidiabetischer Kost gut ausheilten.

Unter den Motilitätsstörungen ist auch die allgemeine Muskelschwäche als besonders wichtig zu erwähnen. Daß Diabetiker, wenn sie abmagern und mit dem Fett zugleich Muskelsubstanz einschmelzen, schwächer werden, ist natürlich (vgl. S. 168). Doch auch bei gut erhaltener, anscheinend kräftiger und derber Muskulatur erweisen sich die Zuckerkranken oft als äußerst leistungsschwach; sie sind dann zu ausdauernder Arbeit unfähig, ihre Wegfähigkeit sinkt auf $1/_2$—$1/_3$ der früheren; schon nach kurzer Anstrengung melden sich Ermüdungsgefühle und Ermüdungsschmerz in den Muskeln — Erscheinungen, die nicht nur an der Körpermuskulatur, sondern auch am Herzmuskel — mutatis mutandis — zutage treten (vgl. S. 304). Neuerdings haben auch R. Fitz und W. P. Murphy in exakten dynamometrischen Untersuchungen festgestellt, daß die Kraft diabetischer Männer nicht nur entsprechend dem Gewichtsverlust, sondern darüber hinaus vermindert war. Die einzelnen Muskelgruppen haben nicht ungleichmäßig von der normalen Kraft eingebüßt, sondern in gleichem Verhältnis. Bei weitem nicht alle Diabetiker zeigen diese eigentümliche Form der Muskelschwäche; wo sie vorhanden, weicht sie oft mit erstaunlicher Schnelligkeit der Entziehung der Kohlenhydrate und der Beseitigung der Glykosurie; wir haben Diabetiker gesehen, die beim Eintritt in die Privatklinik nicht allein die Treppe hinaufsteigen konnten und nach 8 tägiger strenger Diät ohne Ermüdung Spaziergänge von $1 1/_2$—2 Std. machten.

c) Vasomotorische Störungen: lokale Hyperhidrosis (vgl. S. 174), lokale Ödeme, Asphyxie locale, Erythromelalgia — seltene Vorkommnisse. Ferner Rubeosis (S. 279).

d) Trophische Störungen: häufig sind lokalisierte Atrophien der Haut, glossy skin, Dünnwerden und Splittern der Nägel, Ausfallen der Zähne ohne vorausgegangene Kiefererkrankung, Ausfallen der Haare; als seltene trophische Störungen sind zu nennen: Zoster- und Pemphiguseruptionen, gewisse Formen der spontanen Gangrän, wie Mal perforant, ferner Mal de Dupuytren (vgl. S. 280).

e) Sehnenreflexe. Bouchard machte zuerst darauf aufmerksam, daß der Patellarsehnenreflex bei Diabetikern häufig fehle. Hier einige statistische Angaben: das Fehlen der Sehnenreflexe wird gemeldet von Bouchard bei 37, von S. Auerbach bei 35—40, von Maschka bei 30,6, von Eichhorst bei 21, von Marie und Guinon bei 37,5, von Nevière bei 40, von Williamson bei 50, von Grube bei 7,6 % der Diabetiker. Teschemacher vermißte den Sehnenreflex nur bei Diabetikern im höheren Lebensalter und legt dem Symptom gar keine Bedeutung bei, weil sich das gleiche auch bei gesunden Leuten finde.

Öfters sah man den verschwundenen Sehnenreflex später wiederkehren.

C. v. Noorden's Statistik [1]) ergab folgendes: die Sehnenreflexe fehlten:

bei leichten Formen der Glykosurie: 37 mal (= 10,2 %); als Komplikationen waren dabei vorhanden: 2 mal Polyneuritis, 6 mal starke Arteriosklerose im Gebiete der Cruralarterien, 2 mal schwere Nephritis granularis, 6 mal Gangrän der Zehen. Von den Patienten standen 3 im IV., 8 im V., 15 im VI., 11 im VII. oder VIII. Dezennium;

bei mittelschweren Formen der Glykosurie: 17 mal (= 17 %); 2 mal war schwere Nephritis, 1 mal Gangraena pedis, 11 mal Arteriosklerose vorhanden. Von den Patienten standen 2 im IV., 1 im V., 6 im VI., 8 im VII. Lebensdezennium;

bei schweren Formen der Glykosurie: 28 mal (= 15,1 %). Von den Patienten, die im übrigen keine Komplikationen darboten, standen 2 im I., 2 im II., 3 im III., 10 im 4, 2 im V., 4 im VI., 5 im VII. Lebensdezennium.

Von den zusammen 208 Patienten im I.—IV. Dezennium hatten 5,8 % keine Sehnenreflexe.

---

[1]) Über 650 Fälle (cf. III. Auflage): 363 leichte, 102 mittelschwere, 185 schwere Fälle.

Wenn es auch richtig ist, daß ein Parallelismus zwischen der Entwicklung des Symptoms und der Schwere der Allgemeinsymptome nicht besteht, und die Sehnenreflexe selbst in den schwersten Fällen, im Koma und in der Agone erhalten sein können (WILLIAMSON, K. GRUBE, zahlreiche neue eigene Beobachtungen), und wenn auch die prognostische Bedeutung weit hinter die anderen Zeichen zurücktritt (S. ROSENSTEIN, GRUBE), so ist doch das häufige Fehlen der Sehnenreflexe bei schweren Formen des Diabetes im jugendlichen Alter recht bemerkenswert. Als Ursache für das Fehlen des Reflexes werden entzündliche oder degenerative Veränderungen im N. cruralis bezeichnet (H. EICHHORST).

f) Neuritis. Von den soeben geschilderten Symptomen peripherischer Nervenerkrankung ist das eine oder andere fast bei jedem Diabetiker vorhanden. Unter 700 Fällen von Diabetes fand W. M. KRAUS in 60% nervöse Erscheinungen. In der Regel überwiegen die Störungen der Sensibilität bei weitem und unter ihnen wiederum die leichteren Formen (vage Schmerzen in Nerven, Muskeln, Gelenken, Knochen; Ermüdungsgefühle und Ermüdungsschmerz); ob man in ihnen schon die Zeichen anatomischer Nervenerkrankung (Neuritis) erblicken darf, oder ob es sich nur um funktionelle Störungen toxischen Ursprungs (Hyperglykämie!) handelt, bleibe dahingestellt. Auch W. M. KRAUS, der die Frage zuletzt bearbeitete, konnte bisher keine sicheren Anhaltspunkte für das Vorkommen einer extramedullären Degeneration des peripheren Neurons, d. h. einer echten peripheren diabetischen Neuritis gewinnen.

Neben jenen häufigen Fällen mit unbestimmten Symptomen stehen andere, seltenere mit ausgeprägten Erscheinungen der Neuritis; es hat wenig Zweck, je nach Gruppierung der Symptome besondere Krankheitstypen der diabetischen Neuritis zu unterscheiden. Nur eines ist hervorzuheben. Die Anomalien der Sensibilität, Motilität und Reflexerregbarkeit vereinigen sich, wenn stärker ausgeprägt, manchmal zu einem Gesamtbilde, welches an Tabes erinnert. Vorwiegend ALTHAUS hat sich um die Symptomatologie, v. HOESSLIN um die richtige Deutung dieses Krankheitsbildes verdient gemacht. C. v. NOORDEN hat die toxische Polyneuritis nur bei drei Diabetikern unter dem Bilde der Pseudotabes auftreten gesehen. Einer der Patienten war Potator. Es handelt sich bei der Pseudotabes diabetica, wie W. M. KRAUS auf Grund eigener Beobachtungen annimmt, um Degeneration der motorischen Wurzeln und Zellen, sowie der intramedullären Teile der sensorischen Wurzeln und ihrer extramedullären Fortsetzung. Wahrscheinlich setzt die Degeneration der motorischen und sensiblen Elemente gleichzeitig ein. Den verbreiteten multiplen Neuritiden stehen aber die nur einzelne Abschnitte befallenden diabetischen Neuritiden an Häufigkeit weit voran. Jeder Abschnitt kann befallen sein. Ihre Lieblingssitze aber sind für sensible Störungen N. ischiadicus und N. cut. femoris externus; für motorische Störungen N. cruralis und N. oculomotorius. Im übrigen läßt sich oft deutlich erkennen, daß Nervengebiete, die im Einzelfalle funktionell besonders stark belastet wurden, auch vorzugsweise an diabetischer Neuritis erkranken, eine Tatsache, die an die Erfahrungen bei Tabes dorsalis und Bleivergiftung erinnert.

Wir müssen die diabetischen Neuritiden, gleichgültig welchen Sitzes, als ein besonders dankbares Feld für sachgemäße Behandlung bezeichnen. Es gibt natürlich Diabetesfälle, wo durch Vernachlässigung und falsche, auf Bädern, Elektrizität, Massage fußende Behandlung die beste Zeit versäumt wurde. Gewiß sind dies brauchbare Heilmittel; sie müssen aber in den Hintergrund treten gegenüber folgerichtiger diätetischer Behandlung, die — rechtzeitig einsetzend — überraschend gute und schnelle Erfolge bringt. Sie muß, selbst auf Kosten des Ernährungszustandes so weit ausgreifen, daß das Blut normalen oder annährend normalen Zuckerspiegel wiedererlangt. Falls notwendig, läßt sich der Ernährungszustand später leicht wieder aufbauen; die große Gefahr dauernder Lähmung oder langwieriger erschöpfender Schmerzen ist dann aber überwunden.

Vgl. zu diesem Abschnitte die Bearbeitung der Neuralgien und Neuritiden von W. Alexander in Kraus-Brugsch, Handb. d. inn. Med. Bd. 10, I, 341 ff. 1924 und der peripherischen Lähmungen von T. Cohn, ib. S. 99. Dort reichhaltige Literatur.

Achtes Kapitel.

Behandlung des Diabetes.

Der Therapie des Diabetes mellitus eine erschöpfende Darstellung zu widmen, ist an dieser Stelle unmöglich. Ihre Therapie hat eine so große Geschichte und hat so mannigfache Wandlungen im Laufe der Zeit erfahren, daß mit ihrer Schilderung ein umfangreiches Buch gefüllt werden könnte. Wir wollen in erster Linie die Grundsätze einer vernünftigen Therapie klarlegen, ohne aber da, wo praktisch wichtige Fragen sich erheben, genauerer Erörterung aus dem Wege zu gehen.

Bei jeder therapeutischen Verordnung, die wir am Krankenbette treffen, spielt immer ein starker subjektiver Faktor mit hinein. Ein schlechter Arzt, der sich nur fragt: was schreibt die Schule, was schreibt diese oder jene Autorität in der vorliegenden Krankheit vor! Der Arzt hat die eigenen und fremden Erfahrungen im eigenen Geiste verarbeitet und steht, soviel er sich auch auf fremde Erfahrungen stützen mag, mit eigener Autorität, aus eigenem Rechte handelnd dem Kranken zur Seite und der Krankheit gegenüber.

Dieses Recht und diese Pflicht des Arztes nehmen wir auch in Anspruch. Wir wollen hier nicht erzählen, was „man" gegen Diabetes unternimmt, sondern von welchen Grundsätzen wir selbst uns leiten lassen.

I. Prophylaktische Behandlung.

Über die allgemeinsten Mahnungen zu gesundheitsfördernder und vernünftiger Lebensweise hinaus haben sich bisher nur wenige prophylaktisch wertvolle Gesichtspunkte ergeben. Sie zu beachten, ist wichtige Aufgabe des Hausarztes.

1. Eheschließungen. Wir betreten da ein sehr heikles Gebiet. In zahlreichen Fällen, vielleicht sogar in den meisten, haftet offenbar die Anlage zu späterer Erkrankung an Diabetes bereits dem befruchteten Ei an. D. h. die Erbmasse ist — im Sinne von Fr. Martius — mit einer „Minusvariante der inneren Drüse des Pankreas" ausgestattet (S. 94). Bei starker Minderwertigkeit wird das Inselsystem auch unter gewöhnlichen Lebensbedingungen nicht standhalten, sondern sich erschöpfen und abarten; je widerstandsschwächer es ist, desto früher. Wir denken hier vor allem an den Diabetes der Kinder und Jugendlichen. In anderen Fällen versagt die Drüse nur, wenn im späteren Leben besondere Schädlichkeiten darauf einwirken. Daß das Ei eine pankreatische Minderwertigkeit empfängt, ist um so wahrscheinlicher, je zahlreichere Gameten mit pankreatischer Minderwertigkeit, also mit Anlage zu Diabetes, bei Erzeugung der Vorfahren beteiligt waren. Wenn es auch, selbst bei noch so starker Belastung aus der Vorfahrenreihe, ein Spiel des Zufalles bleibt, ob bei Erzeugung des einzelnen Nachkommen ein Gamet mit Anlage zu pankreatischer Minderwertigkeit beteiligt ist, muß man die Wahrscheinlichkeit doch immer in Rechnung stellen. Weniger dort, wo Einzelfälle von Diabetes bei Familienangehörigen in späteren Lebensjahren auftraten, stärker in Familien, wo gehäufte Fälle von Diabetes, namentlich im jugendlichen Alter, vorgekommen sind, muß der Arzt, vom Standpunkt der antidiabetischen Prophylaxis aus, jeder Eheschlie-ßung mit Sorge um das Schicksal der Nachkommen entgegensehen. Er muß insbesondere Verwandtenehen in solchen Familien und ferner Ehen zwischen Mitgliedern beiderseits diabetisch belasteter Familien zu verhüten suchen. Hierbei sind nicht nur Diabetesfälle bei Eltern und Großeltern zu berücksich-tigen — über die II. Generation hinaus sind selten sichere Nachweise erhältlich —, sondern auch solche bei Blutsverwandten der Seitenlinien, falls nicht die Anlage offenkundig nur durch Heiraten mit Angehörigen diabetisch belasteter Familien in diese Linien eingeschleppt worden ist. Vgl. S. 79.

Der um Eugenik besorgte Arzt wird auch Ehen beanstanden, wenn Mann und Frau aus Familien stammen, wo zwar nicht Diabetes, aber andere degene-rative Krankheiten endokriner Drüsen sich häuften. Namentlich auf die Schild-drüse sei verwiesen (S. 318).

2. Maßnahmen bei befürchteter erblicher Anlage. Ob wir bei Verdacht auf angeborene pankreatische Minderwertigkeit Wesentliches tun können, um den Ausbruch der Krankheit zu verhüten, ist unsicher und wird sich wohl stets sicherer Entscheidung entziehen. Man pflegt in solchen Fällen vor Überfütte-rung der Kinder mit Süßigkeiten zu warnen und Zucker nur als Bestandteil mäßig gesüßter Mehlspeisen und in Form von Früchten zu gestatten. Ob es viel hilft, steht dahin.

Kommt es bis zum Lebensende nicht zu diabetischer Erkrankung, so fehlt natürlich der Beweis, daß der betreffende Mensch überhaupt eine pankreatische Minusvariante in der Keimanlage mitbekommen hat. C. v. NOORDEN sah anderseits auch Fälle, wo man wegen Diabetes älterer Geschwister dem jüngeren Kinde jeglichen Zucker vorenthielt, und wo dasselbe doch der gleichen Krankheit verfiel.

Um diabetische Anlage bei Sprößlingen belasteter Familien zu erkennen, schlug A. LORAND Prüfung auf alimentäre Glykosurie durch entsprechende Kohlenhydratbelastung vor (S. 243); er fand bei Kindern aus solchen Familien oft positive Ausschläge. Wie C. v. NOORDEN berichtete, gibt das Verfahren aber sehr unzulängliche Aufschlüsse. Besseres ist vielleicht zu erwarten von planmäßiger, öfters wiederholter Bestimmung der Blutzuckerkurve (S. 247; vgl. unten). Sie gibt viel feinere Ausschläge. Bisher erzielten wir bei gesunden Kindern diabetischer Eltern, bei gesunden Eltern und Geschwistern diabetischer Kinder noch niemals positiven Ausschlag der Probe, die wir seit einiger Zeit planmäßig anstellen. Das mag Zufall sein. Dem negativen Ausfall der Belastungsprobe wohnt um so weniger Beweiskraft bei, da man selbst in den Anfangszeiten eines echten Diabetes den für spätere Perioden der Krankheit so überaus charakteristischen Verlauf der Blutzuckerkurve vermißt oder nur undeutlich entwickelt findet.

Nach P. BERGELL findet man im Harn von Kindern und nahen Verwandten diabe-tischer Patienten häufig ein die Norm überschreitendes Kupferlösungsvermögen, beruhend auf Gegenwart von Aldosen und Ketosen, während Glykose fehlt. Dies sei ein Anhalts-punkt für spätere Diabetesgefahr. Weitere bestätigende Nachrichten darüber blieben aus. Uns selbst versagte die Probe.

Da wir genau wissen, daß Überlastung mit Kohlenhydrat die Stoffwechsellage des ausgebrochenen Diabetes verschlechtert, und zwar besonders deutlich in Anfängen der Krankheit — wahrscheinlich wegen überreizender und erschöp-fender Beanspruchung der internen Pankreasdrüse —, handelt der Hausarzt folgerichtig, wenn er bei voraussichtlich gefährdeten Kindern den Zucker mög-lichst weitgehend verbietet. Es ward an uns öfters das Ansinnen gestellt, für solche Kinder einen Kostplan auszuarbeiten, der auch möglichst mehlarm sei. Dies ist bei Kindern ungeheuer schwer, ja auf die Dauer praktisch undurch-führbar. Solche Vorschriften veranlassen — auch gegen Absicht und ausdrück-lichen Willen des Arztes — fast immer ganz automatisch Überfütterung mit Eiweißträgern, und dies wird uns sicher nicht als erstrebenswert gelten. Immerhin

darf man sich auf eine mittlere Linie einstellen, die Mehlzufuhr etwas tiefer, die
Fettzufuhr etwas höher rückend, als es sonst bei der Kost von Kindern und
Jugendlichen üblich und ratsam ist. Jedenfalls aber verhüte man mästendes
Überfüttern. Vgl. zu diesem Abschnitte C. v. NOORDEN „Hausärztliche Be-
handlung des Diabetes“, Berlin 1923.

3. **Überfütterung,** an der praktisch genommen außer Fett fast immer Kohlenhydrate oder Proteine oder beides stark beteiligt sind, läßt nach Erfahrung
und Theorie Überlastung des Pankreas befürchten, da die Leber bei überschüssig zuströmenden Kohlenhydraten und Aminosäuren zwecks Wahrung des
normalen Blutzuckerspiegels der dämpfenden Kraft des Pankreashormons bedarf.
Keine Frage, daß Überfüttern die Stoffwechsellage des Diabetikers verschlimmert,
entsprechende Abwehrmaßregeln (vorsichtige Enfettungskur) sie bessern. Dies
mahnt, der zur Fettleibigkeit führenden Überfütterung namentlich da frühzeitig entgegenzutreten, wo Minderwertigkeit des Pankreas zu vermuten oder
zu befürchten ist, also vor allem bei Sprößlingen aus diabetisch belasteter
Familie. Einige amerikanische Autoren legen dem calorischen Überfüttern
größten Einfluß auf die starke Zunahme der Diabetesfälle im Laufe der letzten
Jahrzehnte bei (E. P. JOSLIN u. a. S. 75). Bislang ist dies nur subjektives
Werturteil, verdient aber immerhin starke Beachtung. Einstweilen muß mindestens als möglich zugelassen werden, daß der Überfütterungsschaden nur
bei vorausbestehender konstitutioneller oder erworbener Minderwertigkeit des
Inselsystems sich in Diabetes auswirkt (S. 88).

Des weiteren möchten wir warnende Bedenken äußern gegen das unsinnige
und übertriebene Aufmästen in der Rekonvaleszenz nach erschöpfenden akuten Infektionskrankheiten. Häufen sich doch die Hinweise,
daß Infektionskrankheiten toxische Schäden im Pankreasparenchym bewirken
und Diabetes nach sich ziehen können. Die noch durch Toxine und durch vorausgegangene karge Fieberkost beherrschte Periode beginnender Rekonvaleszenz
(mangelhafte Hormonbildung, S. 85) eignet sich nicht zum schnellen Wieder-
aufmästen. Langsames Wiederauffüttern führt auch zum erstrebten Ziele. Auch
des verunzierenden und zwecklosen Aufmästens schwangerer und stil-
lender Frauen sei gedacht (C. v. NOORDEN und H. SALOMON). Daß Schwangerschaft an und für sich schon Änderungen des Stoffwechsels bringt, die in gleicher
Richtung verlaufen wie Diabetes, ward erwähnt (S. 312). Keineswegs selten
kann die Anamnese den Beginn eines Diabetes bei Frauen auf eine Schwanger-
schafts- und Lactationsperiode zurückführen. Nachdem wir uns mit der Über-
fütterungsfrage beschäftigt haben, konnten wir dann jedesmal feststellen, daß
die Entdeckung der Krankheit mit starker Gewichtszunahme zeitlich zusammen-
fiel oder ihr alsbald folgte. Die Frage ist weiterer statistischer Bearbeitung wert.

Bei allen Formen fortschreitender Überfütterungsfettsucht sollte man vorsichtigerweise von Zeit zu Zeit die jetzt so einfachen Untersuchungen über den
Verlauf der Blutzuckerkurven anstellen, sowohl die C. TRAUGOTTsche wie noch
besser die von uns bevorzugte Probe (S. 247). Verdächtige Ausschläge, die — wenn
gering — freilich nur bei sachverständigster Technik und Beurteilung verwertbar
sind, fordern zu energischer Bekämpfung mästender Kost und der Fettsucht
selbst auf. Es könnten dann wohl viele Fälle von Diabetes verhütet, oder es
könnte — was prognostisch schon viel bedeutet — ihr Ausbruch wesentlich verzögert werden. Man denke an die zahlreichen Fälle von Diabetes, die sich bei
Männern unter dem Einflusse üppiger, mästender Kost und unter gleichzeitigem
Einflusse von Alkohol und Tabak entwickeln. Man hat sie früher statistisch
registriert, wußte ihren Entstehungsmechanismus aber nicht zu deuten (S. 88).

4. **Arteriosklerose.** Da wir häufig Diabetes auf funktionelle oder anatomische

Erkrankung kleiner Blutgefäße des Pankreas zurückführen und in solchen Fällen Diabetes und allgemeine funktionelle bzw. auch arteriosklerotische Hypertonie als engverbundene Störungen deuten müssen (S. 301), ist im weiteren Sinne des Wortes als antidiabetische Prophylaxis auch alles anzusprechen, was wir zur Verhütung solcher Gefäßkrankheiten tun können. Von den obenerwähnten Schädlingen gehören Völlerei, Alkohol- und Tabakmißbrauch sicher dazu, wenn sie auch nur ein kleines Teilstück der Ursachen für jene Gefäßkrankheiten ausmachen. Letzten Endes wird es immer auf konstitutionelle Empfindlichkeit des Inselapparates und auf örtliche Anordnung der Gefäßkrankheit ankommen, ob Diabetes entsteht oder nicht. In der „essentiellen" Hypertonie haben wir vielleicht — dies sei beiläufig bemerkt — den Ausdruck konstitutioneller Überwertigkeit des chromaffinen Systems zu sehen, also Beziehungen zu einem endokrinen Drüsenapparate. Wir denken hier weniger an Wirkung jener Überwertigkeit auf den Zuckerhaushalt der Leber (ein gesundes Pankreas pariert dies), als auf den Gefäßapparat, welcher die Pankreasinseln versorgt (S. 302).

5. Muskelarbeit verschiedenster Art, darunter auch sportliche Betätigung sollte bei Verdacht auf diabetische Anlage stets ausgiebig herangezogen werden. Beim Nichtdiabetiker und fast immer auch noch beim Leichtdiabetiker bedeutet Muskelarbeit, trotz seiner bedeutenden Ansprüche an den Zuckerhaushalt, Schonung des pankreatischen Inselsystems (C. v. Noorden). Darüber S. 466.

II. Ätiologische Therapie.

Können wir bei Diabetes überhaupt mit einiger Aussicht auf Erfolg ätiologische Therapie einleiten? Können wir die Ursachen der Krankheit selbst beseitigen? Einstweilen sicher nur unter ganz besonders seltenen Umständen. Der Insulintherapie dürfen wir den Rang einer ätiologischen bislang nicht zuerkennen, wenn sie auch Berührungspunkte mit solcher hat.

1. Neurosen und der sog. neurogene Diabetes. Es galt früher als ausgemacht, daß es zahlreiche Fälle neurogener Zuckerkrankheit gäbe. Das kann heute — wenn überhaupt — nur für seltene Einzelfälle anerkannt werden. Theoretisch ist die Möglichkeit gegeben, (S. 222) da alle endokrinen Drüsen, darunter auch die des Pankreas, durch das Nervensystem erregende und dämpfende Reizwellen empfangen können. Dies gibt sich auch in Erfahrungen über experimentelle Glykosurie kund. Vgl. hierzu S. 47 ff.

Obwohl zweifellos bei weitem nicht alle einschlägigen Einzelbefunde und Mitteilungen berechtigter Kritik standhalten, steht als sichere Tatsache fest, daß Verstimmungen, seelische Stürme verschiedenster Art, geistige Überarbeitung, exogene und endogene Einflüsse, welche Erregung und Erregbarkeit des vegetativen Nervensystems und seiner Zentren abändern, in den Zuckerhaushalt von Diabetikern störend eingreifen und ihre Glykosurie über dasjenige Maß hinaus steigern können, welches Kost und andere äußere Umstände rechtfertigen. Bei manchen genügt eine schlaflose Nacht, dies deutlich zu machen (S. 99. 137). Allgemeiner gesagt, werden Glykosurie und ganze Stoffwechsellage des Zuckerkranken beeinflußt durch einen alimentären und einen neurogenen Faktor. Wie C. v. Noorden in früheren Auflagen des Buches immer wieder betonte, ist der neurogene Faktor viel häufiger, leichter und sicherer erkennbar bei leichten und leichtesten Formen diabetischer Stoffwechselstörung, während bei schwerer Insuffizienz der pankreatischen Insulininsuffizienz der alimentäre Faktor so stark überwiegt, und selbst kleine, anscheinend unbedeutende Koständerungen die Intensität der Glykosurie so stark beeinflussen können, daß der neurogene Faktor dagegen zurücktritt und selbst der Erfahrenste sich täuschen kann.

wenn er unerwartete Ausschläge zum Guten und zum Schlechten nervösen Ursprunges beschuldigt. Dies erklärt, warum die ärztliche Praxis fast ausschließlich bei Leicht- bzw. bei Leichtestzuckerkranken von „neurogenem Diabetes" sprach und spricht.

Wenn wir nun bedingungslos neurogene Steigerung der Glykosurie bei Diabetikern anerkennen (Beispiele S. 50, 137 ff.), wie sollen wir uns solchen Fällen gegenüber verhalten, wo gelegentlich oder auch wiederholt Glykosurieattacken im offenkundigen Anschluß an Erschütterungen des seelischen Gleichgewichtes auftrat, während abseits davon weder spontan Zucker erschien noch alimentäre Belastung mit Kohlenhydrat zur Glykosurie führte. Zu den auslösenden Faktoren haben wir sinngemäß nicht nur seelisch belastende äußere Ereignisse, sondern auch endogene Phobien, sei es neurasthenischen, sei es anderen Ursprunges, zu rechnen. Fälle, wo auf die Dauer ein neurogener Faktor die Lage beherrscht, ein alimentärer aber nicht erkennbar ist, sind sicher ungemein selten. Mischformen, wo der neurogene Faktor stark überwiegt, der alimentäre innerhalb des Bereiches normaler Durchschnittskost — praktisch genommen — stark zurücktritt, jedoch nicht völlig fehlt, sind recht häufig; sie sind namentlich unter den Frühformen des Diabetes und unter den dauernd sehr leichten, nicht zur Verschlimmerung neigenden Fällen der Stoffwechselkrankheit zu suchen. Vielleicht gehört auch das, was heute unter dem Namen „renaler Diabetes" geht (= Dauerform hypoglykämischer Glykosurie, S. 68) hierin. H. Salomon und O. M. Pico traten dafür ein; wir können allerdings, ebenso wie G. H. Heyer, die von ihnen angeführten Beispiele nicht als vollgültige Beweise erachten. Ihre Anregung hat immerhin bedeutsamen heuristischen Wert.

Wir möchten einstweilen der von C. v. Noorden schon früher vertretenen Auffassung treu bleiben, daß Menschen, die, zum Unterschied von der überwältigenden Mehrheit, auf neurogene Reize hin Zucker ausscheiden, bereits verkappte Diabetiker, d. h. mit gewisser pankreatischer Minderwertigkeit ausgestattet sind, wobei wir — angesichts des Überwiegens neurogener Einflüsse — konstitutionell oder sonstwie krankhaft bedingte Übererregbarkeit des vegetativen Nervensystems als bestimmende Ursache für das eigenartige klinische Verhalten des Zuckerhaushaltes ansehen. Wie vorsichtig man solche Fälle beurteilen muß, zeigt ein früher berichtetes Beispiel. Die feineren Zusammenhänge des psychischen und subpsychischen Geschehens mit Einstellung des Zuckerhaushaltes sind noch unklar. Vgl. S. 49.

Gleichgültig, ob man sich unserer Deutung anschließen oder sie durch eine andere ersetzen will, praktisch genommen tritt auch der neurogenen Glykosurie gegenüber antidiabetische Prophylaxis in ihr Recht. Angesichts bereits bestehender pankreatischer Minderwertigkeit (siehe oben) ist dies selbstverständlich, aber auch derjenige, der das Pankreas noch für völlig gesund hält, wird angesichts der so überaus häufigen Umschläge ursprünglich scheinbar rein neurogener Glykosurie in späteren wahren Diabetes zugeben müssen, daß es zweckmäßig ist, überlastende Reize — mögen sie von der Nahrung oder mögen sie vom Nervensystem ihren Ausgang nehmen — von dem Schutzapparate des Zuckerhaushaltes fernzuhalten.

Wir bezeichnen es geradezu als groben Unfug, wenn pochend auf Augenblickserfolge nur das bekannte Rüstzeug der Neurotherapie herangezogen wird (Ausspannung, Erholungsreisen, Hydrotherapie, Luft- und Sonnenbäder, Sport, Massage, Elektrizität, beruhigender Zuspruch mit und ohne Hypnose, Psychoanalyse, beruhigende Medikamente usw.), unter Ausschluß diätetischer Schonung der Organe des Zuckerhaushaltes. Ein Teilstück dieses Verfahrens pflegt zu sein, dem Patienten auszureden, daß die Glykosurie z. Z. und überhaupt in

aller Zukunft etwas mit Diabetes zu tun habe. Dies kann für eine gewisse Zeitspanne berechtigt sein, sogar für längere Zeit, wenn man unter anderem Vorwand
zuverlässiges Durchführen einer Kost sichern kann, die der Schonungsbedürftigkeit des Pankreas gebührend Rechnung trägt (S. 421). Es kann sein, daß der
optimistisch denkende aber doch nur auf subjektives Werturteil sich stützende
Hausarzt recht behält, wenn er anscheinend neurogen veranlaßte Glykosurien
für harmlos erklärt; dann nämlich, wenn es sich um eine minimale, nicht zum
Fortschreiten neigende Inselstörung handelt. Sonst aber, und zwar meistens,
wird die Beruhigungspolitik zur Gefahr für die Zukunft. Leider wird dies recht
oft nicht bedacht. Die Erkenntnis, daß doch Diabetes vorliegt, folgt später,
und das Durchringen zu dieser Erkenntnis geht niemals ohne seelische Depression
vor sich; dies um so weniger, als meist noch Selbstvorwürfe und auch Vorwürfe
gegen den Arzt wegen verpasster Gelegenheit frühzeitigen Eingreifens die
Psyche beschweren. Wir fanden immer, daß man sowohl bei konstitutioneller
Furchtsamkeit wie bei neurasthenischen Phobien dem Leichtdiabetiker mit
stark hervortretendem neurotischen Einschlage am meisten nützt, wenn man
mit vollkommener Offenheit vorgeht, die Notwendigkeit der diätetischen Schonung, aber auch die daraus erwachsende Sicherung der Zukunft erklärend und
betonend.

Selbstverständlich darf und soll daneben nichts versäumt werden, was den
Zustand des Nervensystems bessern kann. Wir hoffen, damit Einflüsse auszuschalten, die nicht nur vorübergehend den Zuckerhaushalt stören, dadurch
transitorische Glykosurie bringend, sondern bei immer neuem Angriffe wohl
auch die hormonliefernde Drüse des Pankreas nachhaltig schädigen können
(S. 94). Es gilt, von Fall zu Fall die richtige Auswahl zu treffen. Der Arzt
weiß, daß neben richtiger Einstellung von Belastung auf Leistungsfähigkeit,
neben vernünftiger Verteilung von Arbeit und Erholung, neben Hinzielen auf
zweckmäßigen Ernährungszustand (also manchmal Fettabgabe, manchmal Auf-
füttern) fast alle Sondermaßnahmen mittels stark suggestiven, psychotherapeutischen Einschlages wirken. Wir dürfen die Mithilfe hypnotischer Suggestion
nicht ablehnen, wenn man glaubt, damit im Einzelfalle weiterzukommen. Sorge
für guten Schlaf ist unbedingt nötig. Wenn andere Mittel fehlschlagen, scheue
man vor vorübergehendem Gebrauche entsprechender Medikamente nicht zurück.
Wir dürfen um so mehr auf spätere Abschnitte (physikalische, medikamentöse,
klinische Behandlung usw. des Diabetes) verweisen, als wir ja die „neurogene
Glykosurie" nicht dem Wesen nach, sondern nur dem Intensitätsgrade nach
von bereits bestehendem Diabetes (Minderwertigkeit des regulierenden pankreatischen Inselsystems) abtrennen und hier nur auf prophylaktisches Handeln
hinweisen wollen, das das Auswachsen kleinster Anfänge zu wahrer Krankheit
zu verhüten sucht. Gewarnt sei davor — wovon wir leider immer aufs neue
Beispiele erleben — neurotische Diabetiker zum Niederlegen ihres Berufes zu
veranlassen. Der untätige Diabetiker wird ganz sicher Neurastheniker, auch
wenn er es früher nicht war! Vgl. Trauma und Diabetes, S. 95.

2. Organische Krankheiten des Nervensystems. Angesichts der alten, jetzt
nicht mehr gleich nachdrücklich und allgemein geteilten Ansicht, daß organische
Erkrankungen des zentralen Nervensystems nicht nur transitorische Glykosurie, sondern auch echten Diabetes bedingen können, wäre es von besonderem
Werte, festzustellen, ob spontane oder operative Heilung solcher Krankheiten
etwaigen Diabetes beseitigt hat. Ebenso wie vor 40 Jahren in dem Referate
F. A. Hoffmann's, beziehen sich auch die neuerdings gemeldeten Heilungen nur
auf das Verschwinden transitorischer Glykosurien, die nach Gehirnapoplexie,
Commotio cerebri, Insolation usw. entstanden. Dagegen ist nichts darüber

bekannt geworden, daß etwa durch Exstirpation einer Geschwulst des Hirnes oder Rückenmarks, durch Operation eines Haematoma durae matris, eines Hirnabscesses, eines Hydrocephalus usw. ein echter chronischer Diabetes geheilt worden wäre. Über Syphilis siehe unten, über Hypophysistumoren S. 45. Da die zentrifugale Bahn von dem CL. BERNARDschen Zentrum und von den Zentren im Zwischenhirn über den N. Sympathicus zu den Nebennieren führt, verdienen Erkrankungen dieser in gewissem Umfange operativem Vorgehen zugänglichen Fasern besondere Beachtung. Praktische Ergebnisse zur Heilung eines Diabetes wurden noch nicht erzielt. Gleiches ist von Erkrankungen anderer peripherer Nerven zu sagen, die gleichfalls beschuldigt wurden, Diabetes auslösen und unterhalten zu können. Immerhin ist nicht zu übersehen, daß schmerzhafte Leiden verschiedenster Art, namentlich Neuritiden, einschließlich der Neuralgien unzweifelhaft und nach immer neuer klinischer Erfahrung die Stoffwechsellage des Diabetikers wesentlich verschlimmern können; dazu gehören auch solche Neuritiden, die vom Diabetes selbst ihren Ausgang nahmen (S. 341) und nun — nach Art eines Circulus vitiosus — die Glykosurie verstärken. In bezug auf so bedingte Verschlimmerungen der diabetischen Stoffwechsellage kann erfolgreiches Vorgehen gegen das schmerzhafte Leiden als ätiologische Therapie betrachtet werden.

Dahin gehört folgender Fall. C. v. NOORDEN wurde in den Jahren 1907—1913 in Wien jährlich 2—3mal von einem russischen Geschäftsreisenden (1907 38 Jahre alt) konsultiert, der an einer sehr milden Form von Diabetes litt. Bei mäßiger Lebensweise vertrug er täglich etwa 150 g Brot und daneben 3—4 Äpfel, ohne Zucker auszuscheiden. Größere Mengen Kohlenhydrat als dies führten zwar nicht sofort, aber nach einigen Tagen zur Glykosurie $(0,5—1,0\,^0/_0)$, und auch nach Rückkehr zu oben angegebener Menge dauerte es immer 4 bis 6 Tage, bis die erweckte Glykosurie wieder verschwand. Ein einziger kohlenhydratfreier Tag vertrieb den Harnzucker sofort und gestattete sofortige Wiederaufnahme der gewohnten Kost ohne Wiedererscheinen der Glykosurie. So blieb es 7 Jahre hindurch, ohne daß sich das geringste änderte. Die Diagnose lautete: harmlos gewordener, nicht zum Fortschreiten neigender leichter Diabetes. Als der Patient im September 1913 zu neuer Konsultation nach Frankfurt a. M. kam, war der Befund im gleichen; Nüchternwert des Blutzuckers 115 mg-$^0/_0$, also nahezu normal. Im Juli 1914 stellte er sich wieder vor, behaftet mit einem Neurom am r. Oberarm, das überaus quälende Schmerzen verursachte. Der Patient war durch Schmerzen und schlaflose Nächte stark heruntergekommen. Die Stoffwechsellage hatte sich wesentlich verschlimmert; die Toleranz für Kohlenhydrat betrug höchstens 60 bis 80 g Brot oder Brotwerte; im Harn kleine Mengen Aceton; im Blute 145 mg-$^0/_0$ Zucker, nüchtern. Nach gemeinsamer Konsultation mit L. EDINGER wurde Exstirpation des Neuroms empfohlen. Es sollte zuerst durch kurze Diätkur die Stoffwechsellage möglichst gebessert, dann operiert werden. Der Patient wollte vorher noch seine Geschäftsreise nach Paris vollenden und dann zu genanntem Zwecke zurückkehren. Dies wurde durch Kriegsausbruch vereitelt. Weitere Nachricht lief erst im Jahre 1920 ein, als Patient mit empfehlendem Begleitbrief einen Landsmann zur Behandlung überwies. Auf Umwegen nach Rußland zurückgekehrt, ließ er Ende 1914 das Neurom exstirpieren. Die Schmerzen hörten sofort auf, eine Lähmung blieb zurück. Die Stoffwechsellage besserte sich selbsttätig. Nach Entlassung aus dem Krankenhause, wo genauere Zuckeranalysen nicht ausgeführt werden konnten, stellte der in Kost- und Harnkontrolle äußerst gewissenhafte und sehr kundige Patient fest, daß genau der alte Zustand wie vor der Neuromerkrankung zurückgekehrt sei. Eine letzte Nachricht aus dem Jahre 1923 bestätigte, daß die Lage bis dahin unverändert geblieben sei.

Im großen und ganzen ist der schädliche Einfluß des Diabetes auf primäre und sekundäre Neuritiden und andere Organkrankheiten des Nervensystems weit größer und viel häufiger festzustellen als der umgekehrte Vorgang. Daher löse man sich nur unter Umständen ganz besonderer Art (wie z. B. in dem berichteten Neuromfalle) von dem therapeutischen Grundsatze: „Diabetes allzeit voran".

3. Endokrine Drüsen. Da anscheinend sämtliche endokrinen Drüsen in Wechselwirkung zueinander stehen und insbesondere auch hemmende und fördernde, von anderen endokrinen Drüsen auf das Pankreas ausstrahlende Einflüsse nachgewiesen sind (S. 219, 222), lag es nahe, durch therapeutisches Angehen solcher

Drüsen indirekt die Funktionen des Pankreas zu bessern. Nur auf Schilddrüse und auf Nebennieren erstrecken sich bisher praktische Versuche, jedoch mit negativem Ergebnis. Durch Röntgenbestrahlung der Schilddrüse wurde der Kohlenhydratstoffwechsel bei Diabetes nicht beeinflußt (O. BRÖSAMLEN, W. EISEN-HARDT). Auch wir bemerkten bei einer Patientin, die an Basedow und schwerem Diabetes litt, keine Änderung der Stoffwechsellage nach ausgiebiger Bestrahlung der Schilddrüse. Wenn sich durch Röntgenbestrahlung der Nebennieren auch vorübergehend die Adrenalinabgabe ins Blut herabsetzen ließ (K. DRESEL, E. LESCHKE, J. SZAHO), so konnten doch therapeutische Konsequenzen daraus nicht gezogen werden.

4. **Infektionskrankheiten** verursachen wahrscheinlich in größerem Umfange als bisher anerkannt insuläre Insuffizienz und Diabetes (S. 84). Infektiöse Herde und damit Übergang toxischer Produkte in das Blut auszuschalten, lag nahe. Wie C. v. NOORDEN schon a. O. mitteilte, ergab das Ausschälen erkrankter, zu häufigen Anginen führenden Tonsillen, das Freilegen und Ausheilen retroton-sillärer Streptokokkenherde bisher kein befriedigendes Resultat. Wohl aber ist es durchstehende, klinische Erfahrung, daß verschiedenste Infektionskrankheiten, darunter vor allem septische, die diabetische Stoffwechsellage wesentlich ver-schlimmern. Nicht dem Diabetes selbst, wohl aber den infektiös-toxisch be-dingten Verschlimmerungen gegenüber wird erfolgreiche operative Behandlung von Eiterherden aller Art ätiologischen Erfordernissen gerecht.

Beispiel. Ein damals 40jähriger Patient C. v. NOORDEN's hatte sich jahrelang, unter höchst sorgsamer Beachtung der Diätvorschriften, an Grenze eines leichten bis mittel-schweren Diabetes gehalten. Im Verlauf erneuter Behandlung in C. v. NOORDEN's Privat-klinik erkrankte er im Jahre 1903 an akuter Appendicitis mit gedeckter Perforation. Eitrige abgesackte Peritonitis mit septischem Fieber schloß sich an. Schwere Glykosurie (selbst an Karenztagen 20—25 g Zucker) und starke Ausscheidung von Aceton und ß-Oxybutter-säure gaben zu schlimmsten Befürchtungen Anlaß. Der Absceß wurde geöffnet. Es dauerte Wochen, bis er sich völlig gereinigt, etwa 2 Monate, bis völlige Heilung erzielt war. Etwa 2 Wochen lang von dem operativen Eingriff an blieb die verschlimmerte Stoffwechsellage kaum verändert. Nach etwa 4 Wochen durfte die vom Diabetes drohende unmittelbare Gefahr als überwunden gelten, und es trat langsame weitere Besserung der Stoffwechsellage ein. Sie kehrte zwar nicht vollständig, aber doch beinahe auf den günstigen Stand wie vor der Appendicitis zurück. Der diabetische Zustand blieb weitere 7 Jahre annähernd im gleichen. Dann erlag der Patient einer croupösen Pneumonie, die am 4. Krankheitstage Koma verursachte (S. 336).

5. **Gallenwege.** Die örtlichen Beziehungen des Ductus choledochus zum Ductus Wirsungianus machen es wahrscheinlich, daß aufsteigende Entzündung in letz-terem zu chronischer Pankreatitis mit nachfolgender Schädigung des Insel-systems führen kann (S. 93). Frühzeitige operative oder sonstwie erzielte Hei-lung eitriger Cholecystitis und Cholangitis verhütet vielleicht manchen Ausbruch von Diabetes. Dies wäre prophylaktische Behandlung; beweisen wird man ihren tatsächlichen Erfolg niemals können. C. v. NOORDEN sah 3 Fälle, wo nach opera-tiver Heilung eitriger Cholecystitis bestehender Diabetes sich in augenfälligster Weise besserte. Es muß aber offen bleiben, ob günstige Auswirkung auf etwaige entzündliche Reizzustände im Pankreasgange, oder ob die Ausschaltung eines pyrogenen und toxogenen Herdes (siehe oben), unabhängig von seinem Sitze, die Ursache der Besserung war. Diese Fragen sind zukünftig scharf ins Auge zu fassen.

6. **Pankreas.** Daß Operationen am Pankreas wegen Absceß, Cyste, Hämatom u. a. bestehenden Diabetes heilte, ward bisher nicht bekannt (O. GROSS und N. GULEKE). Von akuten Glykosurien, die gelegentlich, aber doch auffallend selten bei akuten Pankreaskrankheiten auftreten, sehen wir dabei ab. G. MANS-FELD glaubt aus Versuchen am gesunden Tiere schließen zu dürfen, daß „par-tielle Abbindung der Bauchspeicheldrüse (unter Schonung der Gefäße) zu einem

Zustande führe, in welchem die Tiere bei völligem Wohlbefinden sich so verhalten, als wenn ihr Organismus mehr Insulin zur Verfügung hätte als in der Norm". Ob diese Versuche für die Klinik Tragweite gewinnen, steht dahin; über die angekündigte klinische Nachprüfung verlautete noch nichts.

Ebensowenig haben die von R. STEPHAN zuerst ausgeführten Röntgenbestrahlungen des Pankreas mit sog. Reizdosen bisher ein praktisches Ergebnis gehabt. Direkte Bestrahlung der Leber setzte zwar Zucker- und Acetonausscheidung bei Diabetikern etwas herab (H. SALOMON, L. PINCUSSEN, I. L. ANAGNOSTU und G. ZANGRIDES), dürfte als therapeutische Methode aber kaum in Betracht kommen.

7. Syphilis. TH. KERSSENBOOM stellte aus der Literatur Fälle zusammen, wo gleichzeitig syphilitische Erkrankungen des Gehirns und Diabetes vorlagen. Einzelne Male wurde die Glykosurie überraschend günstig durch Schmierkur beeinflußt; ob da gleichzeitig Syphilis des Pankreas bestand, bleibt offen. In der neuen Abhandlung von E. FORSTER wird die Frage des Zusammenhanges von cerebraler Lues und Diabetes und Heilung des letzteren durch spezifische Kuren nicht einmal gestreift. Einwandsfreie Fälle, wo antiluetische Behandlung Zuckerkrankheit heilte, berichten aus älterer Zeit R. EHRMANN und A. ALBU. Der ausgezeichnete Kenner der Pankreasanatomie K. HEIBERG erachtet die ätiologische Rolle der Syphilis für Pankreaskrankheiten gering. Immerhin kommen solche Fälle vor. F. UMBER bringt in 2. Auflage seines Buches über Ernährung und Stoffwechselkrankheiten (S. 188. 1914) eine Abbildung von syphilitischer interstitieller Pankreatitis, die schweren Diabetes verursacht hatte. Er berichtet auch über einen Fall unzweifelhafter syphilitischer Pankreatitis (mit Steatorrhoe), die mitsamt dem begleitenden Diabetes durch Salvarsan geheilt wurde. Auch HEMPTENMACHER und N. GULEKE sahen je einen Fall von Heilung durch antiluetische Kur. Das sind immerhin seltene Ausnahmen. Daß Syphilis und Diabetes beim gleichen Kranken zusammentreffen, ist natürlich ungemein häufig, und es mag auch eine ätiologische Verknüpfung bestehen, teils durch Erkrankung der Blutgefäße, teils durch toxische Schädigung des Parenchyms. Wir glauben aber, daß die Erfahrung anderer mit der unsrigen darin übereinstimmt, daß mit seltensten Ausnahmen Quecksilber-, Salvarsan- und Wismutkuren keinen merklichen Einfluß auf die Stoffwechsellage und den Gang der diabetischen Erkrankung ausüben. Unter ca. 100 Fällen jener Kombination mit positiver Blutreaktion waren nur 3, wo vielleicht — aber keineswegs sicher — durch Hinzunahme spezifisch-antiluetischer Therapie etwas mehr geleistet wurde, als rein diätetische Behandlung versprach. Heilung trat in keinem Falle ein. Trotz der geringen Aussichten wird man den Versuch immer aufs neue machen, besser mit Salvarsan als mit Hg, das uns bei Diabetikern mehrfach üble Formen von Stomatitis brachte. Anderseits sahen wir auch Einzelfälle, wo eine Neo-Salvarsankur allein und in Verbindung mit Bismut die Stoffwechsellage — mindestens zeitweilig — beträchtlich verschlimmerte (auch bei gleichzeitiger klinischer Diät-Insulinkur!).

C. v. NOORDEN erwähnte schon vor langem, eine auffallend große Zahl diabetischer Kinder stammten von Eltern, die Syphilis durchgemacht hätten. Dies mag Zufall gewesen sein (S. 86). Immerhin gab es uns und anderen Anlaß, bei Kindern mit solcher Anamnese sowohl stets das Blut der Wassermannreaktion zu unterziehen, die übrigens — beiläufig bemerkt — nur in ganz vereinzelten Fällen positiv ausfiel, wie auch stets mit spezifisch antiluetischer Behandlung vorzugehen. Wir sahen nicht den geringsten Vorteil davon, und — wie wir aus mündlicher Umfrage bei befreundeten, vielerfahrenen Stoffwechsel-Pathologen erfuhren — sind die Erfahrungen anderer nicht besser.

III. Übersicht über die Methoden zur Regelung des Zuckerhaushaltes.

Im vorhergehenden Abschnitte wurde gezeigt, daß Wegräumen der zum Diabetes führenden Ursachen nur in seltenen Fällen mit Aussicht auf Erfolg angestrebt werden kann, während es nicht ganz aussichtslos ist, mancherlei Einflüsse auszuschalten, welche die Stoffwechsellage verschlimmern. Sie gebührend zu berücksichtigen, ist unerläßlich. Sonst erschwert man die Wirksamkeit anderer Methoden, womit man die Stoffwechsellage zu bessern trachtet.

Im Dienste dieser Aufgabe stand seit den Anfängen antidiabetischer Therapie vor allem die **diätetische Methode.** Sie machte viele Wandlungen durch. Aber rückschauend erkennt man doch, daß die scheinbar großen Unterschiede nicht so groß waren, wie es im Kampf der Meinungen schien, sondern daß sie alle — unberührt von Theorie — auf Entlastung des Zuckerhaushaltes hinstrebten. Wir wissen jetzt, daß es überhaupt keine einheitliche, schlechthin beste diätetische Methode der Diabetestherapie gibt, ebensowenig wie eine solche, die schlechthin als unrichtig zu verwerfen ist (C. v. NOORDEN [a]). Alle Formen und Abarten der diätetischen Methoden, die sich seit mehr als einem Jahrhundert an Dutzende von Namen knüpfen, können in einem Falle nützlich und segensreich, im anderen Falle nutzlos und sogar gefährlich sein. Es ist Sache des Arztes, nicht nur für den Einzelfall, sondern auch für die einzelnen Entwicklungsstufen des Einzelfalles die geeignetste Kostform auszuwählen. Wer sich bestimmten Kostformen, die sich an diesen oder jenen Namen knüpfen, verschreibt und ihnen blindlings folgt, ist kein guter Diabetesarzt. Dies ist eigentlich selbstverständlich. Wir müssen es aber erwähnen, weil solche Fehler täglich gemacht werden.

Neben der Diätbehandlung ging von alters her die **Arzneibehandlung.** Von Opiaten und Alkalien erhoffte man das meiste. Manche gaben sie unentwegten aber unbegründeten Vertrauens in sehr großen, geradezu schädlichen Mengen. Alle anderen Medikamente genossen nur periodisch Ansehen. Mancherlei Irrwege wurden begangen; das Geheimmittelunwesen trieb kräftige Sprossen. Es war Verlegenheitstherapie, kein Ruhmestitel in der Geschichte der Medizin! Über Arzneitherapie S. 486.

Mineralwasser-Trinkkuren (Karlsbad, Neuenahr, Vichy an der Spitze) galten Jahrzehnte hindurch als das Alpha und Omega der antidiabetischen Behandlung. Sie erwiesen sich nützlich, aber bei weitem nicht so durchschlagend, wie die meisten wähnten. Das Wasser war sicher nicht der bessernde Faktor. Aber es waren brauchbare Schonungskuren, deren Ansehen freilich teils durch übertreibende Bewertung sank, teils auch dadurch, daß man lernte, das Hauptgewicht der Schonungstherapie nicht auf kurze 3—4wöchige Trinkkuren, sondern auf häusliche Kost zu verlegen. Über Mineralwasserkuren S. 476.

Von physikalischen Heilmethoden gibt es kaum eine einzige, die nicht in den Dienst der Diabetestherapie getreten wäre. Wenn man sich vor Übertreibung und Überwertung hütete, wurde viel Nützliches damit erreicht, nicht durch unmittelbaren Einfluß auf Stoffwechselvorgänge, aber durch günstige Wirkung auf Nervensystem und sonstiges Allgemeinbefinden (S. 464).

Therapeutischer Einwirkung auf funktionelle Neuropathien, namentlich auf die Psyche, ist neben der diätetischen Behandlung leider vielfach zu wenig Sorgfalt gewidmet worden. Dies ist durchaus nicht schuld der führenden Diabetespathologen. Denn in den meisten maßgebenden Lehrbüchern, Handbüchern und Monographien sind diese Erfordernisse und entsprechende Ratschläge sehr nachdrücklich und breit besprochen; erst in manchen Schriften neuester Autoren treten sie in bedauerlichem Maße zurück. Auch der Praktiker griff oft aus therapeutischen Darstellungen wesentlich nur die Diätvorschriften heraus, anderes vernachlässigend. Bei solchem Gebaren behandelt man nur den Diabetes, nicht den Diabetiker! Wer nicht darauf hinzielt, bei seinem Kranken neben passender Diätkur eine „aequa mens" herzustellen, ist kein guter Diabetesarzt. Über Neurotherapie S. 464.

Seit 3—4 Jahren ist die **Insulintherapie** hinzugekommen. Sie hat keine der bisherigen Methoden umgestoßen, insbesondere nicht die diätetische. Letztere blieb trotz des Insulins unentbehrliches Teilstück der Gesamttherapie. Ohne dieses Teilstück bringt Insulin wenig Nutzen. Indem die Wirkungskraft des Insulins in außerordentlichem Maße von qualitativer und quantitativer Gestaltung der Kost abhängt, erkennt auch der ärgste Zweifler die Tragweite abstimmender, der Lage des Einzelfalles sich anschmiegender diätetischer Kunst. Dem überflutenden Angebote angeblich wirksamer Geheimmittel wird das neu entdeckte Hormon bald das Wasser von der Mühle abgebaut haben.

IV. Allgemeine Gesichtspunkte über Diät bei Diabetes.

Seitdem die Diätetik über das Erteilen schematischer Durchschnittsvorschriften hinausgewachsen ist, strebt sie eine der jeweiligen Stoffwechsellage des Einzelfalles angepaßte, erträgliche, d. h. gut durchführbare Kost an, welche einerseits Glykosurie und Ketonurie auf möglichst tiefen Stand, wenn tunlich auf den Nullpunkt zurückführt, anderseits aber optimalen Kräftezustand sichert. Beiden gestellten Aufgaben gleichzeitig gerecht zu werden, ist nicht immer leicht; an diesen Schwierigkeiten scheitern manche gut gemeinte, für andere Fälle vielleicht höchst zweckmäßige Vorschriften. Aber nicht nur vom Standpunkte des Zuckerhaushaltes und des Calorienbedarfes ist die Kost zu ordnen. Der weitgehende oder völlige Verzicht auf viele landesübliche Nahrungs- und Genußmittel bedingt zwangsläufig verminderte Zufuhr bestimmter organischer und anorganischer Gewebsbausteine. Bei den organischen denken wir weniger an die mit dem Sondernamen „Vitamine A, B, C, D" belegten, chemisch noch undefinierten Stoffe. Sie sind in gut geordneter, auf genügende Abwechslung bedachter Diabetikerkost meist vollkommen ausreichend vertreten (S. 383). Obwohl der Organismus sich fast alle organischen Betriebsstoffe und Bausteine der körpereignen Proteine aus anderen Atomgruppen herstellen kann, ist es doch fraglich, ob er dies bei länger durchgeführter einseitiger, geringe Auswahl gestattender Kost wirklich leicht bis zum Vollmaße des Erfordernisses tut. Wir wissen darüber nichts Sicheres. Manche bei Diabetikern üblich gewordene Kostformen sind uns aber der Nichterfüllung der gestellten Aufgabe verdächtig. Zum mindesten ist es vorsichtig, in der Diabetikerkost für reiche Auswahl und Abwechslung zu sorgen. Zuverlässiger können wir über die anorganischen Stoffe urteilen. Die Diabetikerkost kann es sehr leicht mit sich bringen, daß wichtige Kationen und Anionen in einem die durchschnittliche Zufuhr weit unterbietendem Maße aufgenommen werden (S. 377). Dem ist leicht abzuhelfen. Es wird aber häufig gegenüber peinlichster Eiweiß- und Calorienberechnung der Kost vernachlässigt. C. v. Noorden wies seit langem oftmals auf diese Mißstände hin; es wurde aber kaum beachtet.

Indem wir jetzt zu einigen grundsätzlichen Fragen der Diabetikerkost vom klinischen Standpunkte aus und insbesondere auf Grund eigner klinischer Erfahrung Stellung nehmen, dürfen wir vielfach auf früheres verweisen. Anderes müssen wir vom klinisch-therapeutischen Standpunkte aus in neuem Zusammenhange besprechen.

1. Schutz des Körpereiweißes: Größe der Eiweißzufuhr.

Wir wissen aus der Stoffwechselphysiologie seit langem, daß durch Eiweißkörper als alleinige Vertreter organischen Materials der Eiweißbestand des Körpers nicht erhalten werden kann. Der Calorienwert des Proteins ist zu gering. Mit steigender Eiweißzufuhr steigt die Eiweißzersetzung, oft sogar steiler als jene, infolge der Reizwirkung des Eiweißes auf die Intensität des allgemeinen Stoffwechsels (= M. Rubner's „spezifisch-dynamische Reaktion"). Dazu kommt beim Diabetiker der steigernde Einfluß auf die spezifisch diabetische Stoffwechselstörung (S. 129). Dem Schutze des Körpereiweißes dient die Beigabe von N-freien Nahrungsmitteln, quantitativ beachtlich nur von Kohlenhydrat und Fett. Wenn mit ihnen der jeweilige Calorienbedarf aufgefüllt wird, ist N-Gleichgewicht mit jeglicher Höhe der Eiweißzufuhr erreichbar bis herab zu 30 g und sogar noch weniger. Nicht vergessend, daß für den Diabetiker Kohlenhydrat unter Umständen kein vollwertiges Nahrungsmittel ist (S. 363), erkennen wir beim Zuckerkranken die gleichen Gesetze wie für den Gesunden; die Stoffwechselversuche bei Petrén-Kost (S. 427) beweisen dies. Ob beim Diabetiker mit höchst eiweißarmer Kost trotz nachweisbaren N-Gleichgewichtes aber nicht an bestimmten wichtigen Proteinen Raubbau getrieben wird, ist eine andere Frage; es sei auf das Verhalten des Purinstoffwechsels verwiesen (S. 177).

Wir verlangen, daß unter allen Umständen die Nahrung des Diabetikers hinreiche, seine Kräfte in gutem Stand zu halten und — wenn nötig — zu heben. Dies klingt banal. Wenn man aber täglich erlebt, wie häufig im Bestreben die Glykosurie etwas zu mindern durch starres Festhalten an bestimmten diätetischen Methoden, zum Nachteil der Kranken, gegen jenen obersten Grundsatz ärztlichen Handelns verstoßen wird, ist es nicht überflüssig, daran zu erinnern. Der Kräftezustand ist gebunden an Bestand und Leistungsfähigkeit der Zellen (Protoplasma und Kerne) und der Säfte: Muskeln, Drüsen, Blut. Um den Schutz der Gewebe über jeden Zweifel zu erheben, darf die ärztliche Praxis nicht mit den Minimalmengen rechnen, womit es im Stoffwechselversuche gerade noch gelang, N-Gleichgewicht zu behaupten. Ob wir den Calorienbedarf als ganzes decken, lehrt die Wage; ob wir uns an gefährlicher unterer Grenze der Eiweißzufuhr befinden, könnte der Stoffwechselversuch lehren. Er kommt für das praktische Leben gar nicht in Frage und setzt auch in wohleingerichteten Kliniken die gleichzeitige sorgsame Arbeit vieler voraus. Aus durchschnittlichen Erfahrungen solcher Versuche ist das wahre Minimum des Eiweißbedarfes für den einzelnen sehr unsicher abzuleiten. Es besteht, abgesehen von großen allgemein gültigen Gesetzen, eine persönliche Gleichung zwischen Einzelmenschen und Eiweißbedarf (C. v. Noorden und H. Salomon), und auch beim einzelnen ändert sich diese mit unberechenbaren Schwankungen der Kost, der Tätigkeit und der ganzen Lebensweise. Unterdeckung des Bedarfs verrät sich nicht sofort; es kann Wochen und Monate dauern, bis etwaiger Schaden sich kundgibt. Maßgebend für zweckmäßige Höhe der Eiweißzufuhr ist nur die klinische Erfahrung. Wie C. v. Noorden es bisher getan, halten wir daran fest, der durchschnittliche Eiweißverzehr des Diabetikers solle auf die Dauer etwa 1 g pro kg erreichen (näheres siehe unten).

Die überaus große, auf 3 Jahrzehnte zurückgreifende Erfahrung an den Patienten der C. v. Noordenschen Privatklinik, von denen die weitaus meisten Jahre und Jahrzehnte lang sich in kürzeren oder längeren Zeitabständen immer wieder zu neuer Beobachtung einstellten, lehrte eindeutig, daß — ganz unabhängig von etwaigem Fortschreiten der Krankheit — der Kräftezustand bei wesentlich geringerer Eiweißzufuhr auf die Dauer nicht gesichert blieb. Dies äußerte sich weniger und später an der körperlichen, muskulären Leistungsfähigkeit, stärker und früher im Nachlassen der geistigen Frische und Energie; daher weniger bei Leuten, deren Beruf angestrengte Muskeltätigkeit verlangt, als bei Geistesarbeitern, auffallend häufig und früh auch bei Frauen, die weder nach der einen noch nach der anderen Richtung stark belastet waren. Die Erholung Zuckerkranker bei Ersatz vorheriger wochen- und monatelanger Periode eiweißarmer Kost durch eiweißreichere muß jedem unbefangenen Beobachter in die Augen springen.

a) Zweckmäßige untere Grenze bei Dauerkost. Wenn wir etwa 1,0—1,2 g Nahrungseiweiß pro 1 kg Körpergewicht als zweckmäßige durchschnittliche Tagesgabe bezeichnen, so haben wir zunächst nur die Dauerkost solcher Zuckerkranken im Auge, deren Glykosurie nicht über den Rahmen mittelschwerer Form hinausgreift (S. 114). Von Zuckerkranken mit leichter Glykosurieform lassen wir womöglich auch solche nicht zu höherem Durchschnittsverzehr von Eiweiß gelangen, deren Stoffwechsellage unverkennbar zu fortschreitender Verschlimmerung neigt. Wo dies nicht der Fall, d. h. wo man auf Grund genauer Bekanntschaft mit dem Gang der Dinge von leichter Form und von Stillstand der Stoffwechselkrankheit überzeugt ist, würde zwar die genannte Eiweißsumme genügen, und es läge vom Standpunkt der Ernährungslehre kein Grund vor, darüber hinauszugehen. Anderseits würden wir aber sehr zahlreichen Zugehörigen dieser Gruppe unnötigerweise und nur einem Prinzip zuliebe lästige Beschränkung auferlegen, wenn wir an jenem Grenzwerte starr festhielten. Man vergesse nicht, daß die Eiweißträger nicht nur Nahrungsmittel, sondern hohen Maßes auch Genußmittel sind. Wir müssen dem Zuckerkranken so viele andere Entbehrungen auf dem Gebiete der Kohlenhydratträger zumuten, daß es grausam wäre, ihm darüber hinaus eine weitere Schranke zu errichten, die nicht unbedingt nötig ist. Wo starkes Verlangen des Leicht-Diabetikers sich auf eiweißreichere Kost richtet und wo die Lage des Falles es gestattet, erheben wir daher keinen Einspruch, wenn der durchschnittliche Eiweißverzehr 1,2—1,5 g pro kg erreicht. Noch höher zu gehen raten wir freilich nur bei ganz bestimmten Kostformen, die im Rahmen des gesamten Kostplanes therapeutischen Zwecken dienen und z. T. nur für kürzere Zeiträume vorgesehen sind (siehe unten). Wenn über die Kohlenhydrate hinaus weitere Schranken nötig sind, ist es oft viel dringlicher, die Fettzufuhr als die Proteinzufuhr einzudämmen. Fettleibigkeit dürfen wir unter keinen Umständen begünstigen (S. 344).

Sobald oder solange — gleichgültig ob mit oder ohne Insulin — der Charakter der Glykosurie schwerer Form entspricht (S. 114), soll 1 g Nahrungseiweiß durchschnittlicher Grenzwert der Tageskost sein. Dies entspricht dem Grenzwerte, den B. NAUNYN ursprünglich aufstellte, und den wir auch in den Angaben über Dauerkost bei R. KOLISCH, A. LENNÉ, A. MAGNUS-LEVY, O. MINKOWSKI, F. UMBER wiederfinden. Die Dauerkost E. P. JOSLIN's steht kaum dahinter zurück. Von jetzt als Dauerkost empfohlenen Kostformen weichen nur die W. FALTAsche (S. 458) und namentlich die K. PETRÉNsche (S. 427) davon nach unten wesentlich ab. Nach oben von jenem Grenzwerte abzuweichen, ist nur statthaft, wenn die Kost sehr fettarm ist (S. 448).

Mit dem Worte „durchschnittlich" soll gesagt sein, daß nicht Tag für Tag die Kost die angeforderte Proteinmenge zu enthalten braucht; es ist sogar oft zweckmäßig, in bestimmtem Turnus eiweißreichere und eiweißärmere Tage sich ablösen zu lassen („Wechselkost", S. 452). Dies gilt sowohl für Perioden der „Schonkuren" wie namentlich auch für „Dauerkost". Bei Insulinkuren bietet dieses Verfahren besondere Vorteile, worauf C. v. NOORDEN und S. ISAAC schon vor längerem hinwiesen. Wenn verschiedene eiweißreiche und eiweißarme „Kostformen" (S. 452), einander ablösend, zur Gesamtkost zusammentreten, wird man darauf sehen, daß der für richtig erachtete Tagesdurchschnitt sich aus der Kost einer je einwöchigen oder je zweiwöchigen Periode errechnet.

Bei Empfehlung des obenerwähnten Eiweißdurchschnittswertes übersehen wir nicht, daß es bei geringerer Eiweißzufuhr leichter wäre, die Glykosurie zu bekämpfen; vielleicht auch etwaige Acetonurie, aber dies ist weniger sicher, da solche nicht gesetzmäßig mit Höhe der Eiweißgaben steigt und fällt (S. 197).

Wir bedenken auch, daß niedrigere Eiweißgaben höhere Kohlenhydratzufuhr
gestattet (S. 131); das gilt aber doch nur für beträchtliche Größenunterschiede
der Eiweißzufuhr, bei kleineren fällt es kaum in die Wagschale; jedenfalls nicht
mit Auswirkung auf den Gesamtverlauf. Die Verordnung höchst eiweißarmer
Dauerkost (etwa 0,6—0,7 g Eiweiß pro kg) verdankt ihren Ursprung der Überwertung der Glykosurie im Vergleich zum Gesamtbefinden und einseitigen Folgerungen aus dem Verhalten überaus schwerer Fälle mit besonderer Eiweißempfindlichkeit (S. 132), worunter sicher viele erst durch längere Perioden höchst eiweißarmer Kost künstlich „eiweiß-überempfindlich" geworden sind (siehe unten).

Wäre Ziel und Erfolg dauerhafte Aglykosurie, so ließe sich gegen zeitweilig sehr eiweißarme Kost nichts einwenden. Bei Schonkuren im engeren Sinne trifft dies zu (siehe unten).
In der allgemeinen ärztlichen Praxis wirken sich aber selbst die weitestgehenden Eiweiß-
beschränkungen gewöhnlich nur aus in mäßigem Absinken fortbestehender Glykosurie. Für
die Bescheidenheit solchen Erfolges sind die Auswirkungen auf den Allgemeinzustand zu
teuer erkauft. Würden Theoretiker und Facharzt besser erwägen und beachten, wie sich
solche Schlagwörter wie „Eiweißarmut der Kost" in der allgemeinen Praxis auswirken, so
wären sie sicher vorsichtiger in der Wahl ihrer Worte. Aber den meisten liegt vornehmlich
am Herzen, sich mit ihrem „Methödchen" durchzusetzen, weniger daran, was ihr Methödchen in der allgemeinen ärztlichen Praxis an- und ausrichtet!

Vielfach wird gelehrt, bei komplizierender chronischer Nephritis, ja auch bei
jeglicher Albuminurie der Diabetiker sei höchst eiweißarme Kost geboten. Es
kann für gewisse kurze Zeiten zutreffen; im allgemeinen ist solche Kost auch
dabei nicht gerechtfertigt (vgl. Nephritis). Im großen und ganzen müssen wir
unser Urteil dahin abgeben, daß sehr eiweißarme Kost nur für bestimmte Sonderkuren kurzer Zeitspanne sich eignet, nicht als
Dauerkost, und daß die Übertragung auf das Gros der Diabetesfälle (leichtere
Formen der Glykosurie) geradezu ein verhängnisvoller Irrtum ist. Wir lehnen
daher die K. PETRÉN sche Kostform, so wertvoll sie auch für kurze Zeitspannen
ist und so ergebnisreich sie für manche theoretische Fragen wurde, als Dauerkost ab (S. 427). Ebenso lehnen wir auch den Aufbau der W. FALTA schen Kostordnung ab, die sowohl nach den eignen Tabellen des Autors wie nach der praktischen Durchführung zu einem für Dauerkost unerträglich tiefem Maße der
Eiweißzufuhr hinleitet (S. 462). Glücklicherweise brachte das Insulin die Möglichkeit, selbst bei Formen mittelschwerer und schwerer Glykosurie die richtig
erfaßten Indikationen für sehr eiweißarme Kost bedeutend einzuschränken,
worauf wir a. O. schon mehrfach hinwiesen (C. v. NOORDEN und S. ISAAC).

b) Eiweißminimum bei längeren Schonkuren. Bei vorgeschalteten oder eingeschobenen besonderen Schonkuren (S. 421) kommen ganz andere Gesichtspunkte in Frage. Bei ihnen gilt es immer, die gesamte Lage des Zuckerhaushaltes durch stark entlastende Kost möglichst in Ordnung zu bringen. Selbst
wenn solche Schonkuren nicht nur 2—3 Wochen, sondern bis zu 2 Monaten
dauern, gestatten sie zur Not, des hohen Zieles halber, stärkere Eiweißbeschränkung. Immerhin sahen wir keinen Vorteil, eher Nachteil davon, wenn wir
über den Rahmen von 1—2 Wochen hinaus die durchschnittliche Proteingabe
auf weniger als etwa 0,6—0,7 g pro kg einstellten. Denn aus längerer Periode
sehr eiweißarmer Kost gehen die Patienten oft — auch wenn sie während jener
Zeit aglykosurisch waren — mit verringerter Toleranz für Protein und selbst
für Kohlenhydrat hervor; man kann sie dann nur schwer, ohne nachteiligen
Einfluß auf Glykosurie und Ketonurie, wieder an größere Eiweißgaben gewöhnen,
d. h. als therapeutisches Produkt ist Eiweißüberempfindlichkeit
entstanden. Wir führen dies auf Schädigung der hormonbildenden Drüsen
zurück (S. 165). Bei jeder längeren eiweißarmen Schonkur ist weit über das
Verhalten des Urins hinaus dem Gesamtbefinden und etwaigen Klagen über
Ermüdbarkeit, Schlappheit, Unlust zu geistiger Anstrengung usw. sorgfältige

Beachtung zu schenken. Ein warnendes Merkmal ist auch das Wiedererwachen gierigen Hungers, der — auch bei früher polyphagen Diabetikern — mit Ordnung des Zuckerhaushaltes zunächst verschwunden ist; fast nur bei zu lang dauernder Eiweißarmut der Kost kehrt er zurück, und zwar, wie wir häufig sahen, auch unter gleichzeitig gut magenfüllender und kalorisch ausreichender Kost.

c) Zweckmäßige obere Grenze der Eiweißzufuhr. Ebenso wie nach unten, gilt es, eine zweckmäßige Grenze nach oben abzustecken. Wie sehr niedrige, können auch sehr hohe Gaben nützlich sein. Wir dürfen nicht vergessen, daß eine höchst kohlenhydratarme Kost mit durchschnittlichem Tagesverzehr von 2 g Eiweiß pro kg und sogar noch mehr Jahrzehnte lang bevorzugte Diabetikerkost war, und daß diese Kost sich bewährte. Freilich ist sie auf die Dauer nicht die beste. In alter Form (S. 441) billigen wir ihr jetzt nur noch ein Recht zu bei Beschränkung auf kürzere Perioden oder — unter anderen Umständen — gar nur auf einzelne eingeschobene Tage. Selbst bei sehr schweren Fällen ist letzteres tunlich und oft sogar von überraschendem Erfolge für den allgemeinen Kräftezustand. Als Schalttage bei Insulinkost bewährte sich solche Kost, wenn man Übertreibung meidet, gleichfalls sehr gut (siehe Insulin).

Von zeitlich beschränkten Sonderkuren abgesehen, welche teils tiefere, teils höhere Einstellung verlangen, liegt also die zweckmäßige, durchschnittliche Eiweißzufuhr zwischen den Grenzwerten 1,0 und 1,5 g pro kg, schwankend je nach Lage des Einzelfalles.

Als wichtige und durchstehende Regel gelte, daß man die für den Einzelkranken in Aussicht genommenen maximalen Mengen Eiweiß und maximalen Mengen Kohlenhydratträger bei Fettreichtum der Kost nicht gleichzeitig gebe. Perioden oder Tage hoher Eiweißzufuhr sollen mit wenig oder gar keinen Kohlenhydratträgern belastet, Perioden oder Tage mit reichlicher Kohlenhydratzufuhr nur mit bescheidenen oder gar mit sehr geringer Menge von Eiweißträgern ausgestattet sein. Eine praktisch wichtige Ausnahme hiervon machen Kostformen, die nur äußerst spärlich mit Fett ausgestattet sind (S. 448). Dies erhärtet zu haben, ist ein großes Verdienst von D. ADLERSBERG und O. PORGES.

d) Auswahl der Eiweißträger. Wir sprachen bisher immer von Eiweißzufuhr. Mit reinem Eiweiß hat man so gut wie niemals zu tun, vielmehr mit Nahrungsmitteln, die wir als Eiweißträger bezeichnen. Unter ihnen sind von den animalischen Fleisch (aller Tiere, inkl. Fische usw.), Eier, Käse die wichtigsten und konzentriertesten; von vegetabilen die Hülsenfrüchte und Nüsse; in weitem Abstande folgen erst die Getreidefrüchte, dann alles übrige. Wir besprachen (S. 13), daß schon die einzelnen Eiweißkörper — offenbar wegen ganz verschiedenem Gehalte an den maßgebenden Aminosäuren — ungleichen Einfluß auf die Zuckerproduktion ausüben. Die bei Versuchen mit Reinproteinen immerhin nicht sehr bedeutenden Unterschiede verstärken sich bei den Eiweißträgern, offenbar weil außer Aminosäuren- und Kohlenhydratgruppen des Eiweißes in jedem Nahrungsmittel auch noch zahlreiche Nebenstoffe enthalten sind, über deren Einfluß auf den Zuckerhaushalt wir wenig unterrichtet sind; ist doch auch über ihre chemische Art nur überaus wenig bekannt.

Es sind dies u. a. Stoffe, welche verschiedenen Nahrungsmitteln ein und derselben Gruppe (z. B. Fleisch verschiedener Tiere, den verschiedenen Getreiden usw.) bei annähernd gleichem analytischen Gehalte an N-Substanz, Fett, N-freien Extraktivstoffen, Mineralien, Säuren usw. den Eigengeschmack geben; aber über die Geschmacksstoffe hinaus sind es sicher noch andere. Wie stark Nebenstoffe für den Diabetiker ins Gewicht fallen, lehren bei bestimmter Versuchsanordnung — z. B. wenn die entsprechenden Eiweißträger in der Kost vorherrschen — Erfahrungen über Fleisch- und Fischkost. Fleischkost hat oft einen wesentlich stärkeren Einfluß auf die Zuckerproduktion als Fischkost gleichen oder gar höheren N-Gehaltes (Fischkost-Tage, S. 425). Bei Kohlenhydratkuren (S. 438) ist die unterschiedliche Wirkung der einzelnen Getreidearten manchmal — freilich nicht immer — sehr auffallend und erst recht der verschiedene Einfluß zugefügter Eiweißträger (Fleisch, Eier, Getreideeiweiß). C. v. NOORDEN besprach dies in letzter Auflage sehr ausführlich.

Die soeben angedeuteten Schwierigkeiten fallen um so schwerer ins Gewicht, als die Reaktion der Einzeldiabetiker und selbst des Einzeldiabetikers zu verschiedenen Zeiten den Eiweißträgern unserer Nahrung gegenüber nicht immer die gleiche ist. Auch F. UMBER bemerkt sehr richtig, die vermehrte Zuckerproduktion nach Eiweißzufuhr sei ihrem Wesen nach ein Reizprodukt und als solches keine starre Größe, sondern sie schwanke mit jeweiliger Erregbarkeit des Diabetikers. Wenn man beim Diabetiker alle Vorteile der diätetischen Kunst ausnützen will, darf man sich daher weder bei Zuteilung der Eiweißmenge noch bei Auswahl der Eiweißträger auf Einzelversuche und auf Durchschnittserfahrung berufen, noch auf starre Formeln mit Gesetzeskraft, wie z. B. W. FALTA's angeblich biologische „Konstante für den Zuckerwert der Proteine", berechnet aus ihrem N-Gehalte (S. 133). Man muß die Unterlagen für die Beratung des Einzelkranken aus der Reaktion des Einzelfalles gewinnen. Wir haben dies immer gelehrt und getan und sind gut dabei gefahren. Nur der Unterschied der Reaktion nach Fleisch und Casein einerseits, Cerealienweiß und Eiern anderseits kehrt in sehr schweren Fällen so häufig wieder, daß er berücksichtigt werden muß. Trotzdem leite man daraus nicht ein die erstere Gruppe völlig ablehnendes Gesetz ab. Man könnte dadurch leicht zu einer einseitigen, durch ihre Einseitigkeit schädlichen und widrigen Dauerkost gelangen. Auch für die Reizwirkung der verschiedenen Eiweißträger ist ebenso wie für Bekömmlichkeit der Eiweißmenge die Art der Begleitkost mitbestimmend. Manche Gemüse schienen uns in bestimmten Einzelfällen die Reizwirkung gleicher Eiweißträger erheblicher zu verstärken als andere, sogar kohlenhydratärmere Gemüse. Bei fettarmer Kost scheinen die Unterschiede zwischen Reizwirkung grundverschiedener Eiweißträger (z. B. Fleisch und Pflanzenkleber) sehr viel geringer zu sein, als bei fettreicher Kost; sie können sogar ganz verschwinden. Zu einem abschließenden Urteil über diese Eigentümlichkeiten gelangten wir noch nicht.

e) Ärztliche Kontrolle des Eiweißverzehrs. Der Arzt soll nicht nur über den Kohlenhydrat-, sondern auch über den Eiweißverzehr des Zuckerkranken wachen. Nach alter und immer erneuter Erfahrung ist es verhältnismäßig leicht, mit hinreichend genauer Belehrung und Vorschrift den tatsächlichen Kohlenhydratverzehr mit dem Gebote des Arztes in Einklang zu bringen, und zu halten. Aber sehr schwer ist dies in bezug auf Eiweißverzehr, wenn man den Zuckerkranken nicht zu unerträglich einseitiger Kost verdammen und ihn zum Dauersklaven von Meßglas und Wage machen will (S. 362). Aber auch gewissenhafter Gebrauch dieser Meßapparate schützt, wie häufige Kontrollen uns lehrten, nicht vor beträchtlichen Fehlern, weil es nur wenige Rohstoffe stets gleichen Eiweißgehaltes gibt, und vor allem, weil dem Abwägen genußfertiger Kost stets unberechenbare Verschiebungen des Verhältnisses Eiweiß : Gewicht vorausgegangen sind.

Aus den Angaben der Patienten den wahren Eiweißverzehr zu berechnen, ist unmöglich. Bequemen und sicheren Anhalt gibt aber der N-Gehalt des Urins. Von ganz ungewöhnlichen Ernährungsverhältnissen abgesehen, entfallen durchschnittlich auf je 1 g Nahrungseiweiß, bei Verzehr teils animalischer, teils vegetabiler Eiweißträger, 0,145 g Harnstickstoff. Den Gesamt-N des 24stündigen Harns bezeichnet man auch als „N-Umsatz" (was freilich nicht ganz korrekt ist); er ist geringer als der N-Gehalt der Kost, weil ein Teil des N mit dem Kote austritt, und auch die Retention von N im Organismus schwankt. Jedenfalls läßt sich aus dem Gesamt-N des 24stündigen Harns der Eiweißverzehr mit praktisch hinlänglicher Genauigkeit berechnen. Man begnüge sich aber nie mit dem Werte

eines Tages, sondern mindestens zweier aufeinanderfolgenden Tage. Alle Untersuchungs-
anstalten (Apotheken usw.), wo Harnanalysen ausgeführt werden, sind jetzt auf N-Bestim-
mungen eingestellt. Finden sich z. B. als Durchschnitt zweier Sammeltage 14,5 g N im Harn,
so bedeutet dies: täglicher Eiweißverzehr = 100 g. An Hand solcher Zahlen erkennt der
Arzt sofort, ob die Kost tatsächlich dem entspricht, was er im Sinne hatte. Gegebenen
Falles sind neue Besprechungen über technisches Durchführen der Vorschriften und ist neue
Belehrung notwendig. Es ist meist nicht schwer, etwaige Fehler aufzudecken und aus-
zumerzen.

Wir haben mittels dieser Methode sehr häufig N-Werte des 24stündigen Harns ge-
funden, die teils nach oben teils nach unten ganz bedeutend von denjenigen abwichen,
die wir nach Angabe der Patienten über Art und Menge des Genossenen zu erwarten hatten.
Darunter waren Patienten, die Jahr und Tag genau Buch führten über jeden genossenen
Bissen, die täglich unsägliche Mühe und Zeit auf Berechnung von Calorien-, Eiweiß- und
Kohlenhydratgehalt jeder Mahlzeit verwendet hatten. Es ist oft sehr schwer, mit solchen
Zahlenfanatikern eine vernünftige, ergebnisreiche ärztliche Unterhaltung zu führen; immer
kommen sie wieder zurück auf die Zahlenwerte; was man als Arzt von ihnen über körper-
liche und seelische Zustände erfahren will, bekommt man nur mühsam aus ihnen heraus.

2. Nährwert der Kost. Überernährung und Unterernährung.

Das Verhalten des Calorienumsatzes bei Diabetikern ward schon besprochen
(S. 161). Wir lehnten ab, daß grundsätzliche Besonderheiten ihm eignen. Doch
kommen weit größere Ausschläge nach oben und nach unten vor als beim Ge-
sunden. Wahrscheinlich beruht dies teils auf selbständiger Miterkrankung der
Schilddrüse oder auf den funktionellen Beziehungen zwischen Pankreas und
Schilddrüse. Wir sehen manchmal, daß überreichliche Zufuhr nutzbarer Calorien
(S. 164), trotz guter Resorption des Gebotenen, den Diabetiker nicht mästet,
daß er dabei sogar noch weiter abnimmt, ähnlich dem Basedowkranken. Solches
Geschehen erweckt den Eindruck, als ob übermäßige Nahrungszufuhr eine über-
erregbare Schilddrüse geradezu reize, und daß dieser Reizzustand gewaltige „Luxuskonsumption" veranlasse. Anderseits stehen wir vor der unleugbaren Tatsache,
daß manche Diabetiker nicht nur auskommen, sondern an Gewicht und Leistungskraft zunehmen mit einem Energiegehalte der Kost, wobei der Durchschnittsmensch nicht gedeihen könnte und sowohl von seinem Fett- wie auch
von seinem Eiweißbestande abgeben müßte. Dies bezieht sich vorwiegend auf
Zuckerkranke, die durch überwiegende, für sie nicht nutzbare Kohlenhydratkost oder durch allzu karge Gesamtkost langer Dauer schwer heruntergekommen sind. Wir sehen darin den Ausdruck einer Erschöpfung der Schilddrüse (S. 165). Aber auch ohne solche Nährschäden der Schilddrüse kann der
Calorienbedarf des Zuckerkranken weit unter dem Durchschnitt liegen. Wir
besprachen, daß sehr viele Zuckerkranke übermäßigen Fettansatz teils zu
calorienreicher Kost (Unmäßigkeit), teils der Minderwertigkeit ihrer Schilddrüse verdanken (S. 88). Mag diese Eigenschaft nun konstitutionell oder durch
krankhafte Schädigung der Schilddrüse (Infektionskrankheiten; Beeinflussung
durch andere endokrine Drüsen, vor allem Genitaldrüsen) erworben sein, sie
hat jedenfalls gegenüber dem normalen Durchschnitt geminderten Calorienumsatz und -bedarf zur Folge. Zwischen den Gruppen mit erhöhtem und ver-
ringertem Calorienumsatz stehen — anscheinend die Mehrheit bildend —
Zuckerkranke ohne jegliche Besonderheit des Energiehaushaltes.

a) Bekämpfung der Fettleibigkeit. Früher galt es als ausgemacht, man solle bei
Zuckerkranken höheren Fettbestand des Körpers dulden und anstreben als bei
Gesunden, oder m. a. W. das Optimum ihres Fettbestandes stehe höher, wobei
man aber nicht vergaß, daß weit größeres Gewicht auf den Zustand (Ausbau
und Behauptung) der Muskulatur und der körperlichen Leistungsfähigkeit zu
legen sei. Das ist ja keineswegs gleichwertig mit gutem „Ernährungszustand"
(worunter man meist durchschnittlich normalen Fettreichtum versteht) und gar

mit Fettleibigkeit. Vom Athleten abgesehen, der oft mit übermäßigem Fettreichtum ausgestattet ist, dessen Körper eine Zeitlang den Fettballast mühelos trägt, dessen Kreislauforgane aber doch meist nach wenigen Dezennien unter der Last abgenutzt sind und ermatten, bedeutet übermäßiger Fettreichtum fast immer Mindermaß von Leistungsfähigkeit.

Es ist immerhin beachtenswert und gerade für die jüngere Ärztegeneration auch lehrreich, wie jene Ansicht von dem Vorteile gewisser Korpulenz bei Zuckerkranken begründet wurde. Zunächst stand da die unbestreitbare Tatsache, daß man unter den Schwerdiabetikern überwiegend Abmagernde und Magere fand, unter den Leichtdiabetikern vielleicht nicht überwiegend aber doch ungemein viele Fettleibige, und daß viele unter den Diabetikern dieser Gruppe bei mäßiger Beschränkung der Kohlenhydrate und ohne wesentliche Verschlimmerung der Stoffwechsellage Jahrzehnte lang sich guten Wohlbefindens erfreuten. Obwohl man — vielleicht mit übertriebener Betonung — Fettleibigkeit als einen Erwecker des Diabetes betrachtete, glaubte man doch in ihr eine Schutzwehr gegen schlimme Ausartung der Krankheit sehen zu dürfen. Das war natürlich falsch (S. 88). Der wahre Zusammenhang ist der, daß es sich um leichte und nicht zum Fortschreiten neigende Formen handelte, und daß deren Träger teils aus gleichen Anlässen wie Gesunde, teils wegen absichtlichen, den Ausfall der Kohlenhydrate aber kalorisch weit überbietenden Fettverzehrs fettleibig wurden. Daß sie sich damit auf die Dauer ernstlich schadeten (S. 344), ward im Genusse augenblicklichen Behagens übersehen. — Man betrachtete ferner gewissen Fettüberschuß als ein wünschenswertes Reservematerial für Zeiten, wo äußere Umstände oder Krankheit die Nahrungsaufnahme schmälern könnte. — Man sah oftmals, daß schwer heruntergekommene Zuckerkranke aus sachgemäßer Diätkur nicht nur mit verringerter Glykosurie oder gar Aglykosurie, sondern auch mit starkem Gewichts- und Leistungszuwachs hervorgingen und sogar zu Korpulenz gelangten; das waren vom Standpunkt der Stoffwechselpathologie meist Leichtdiabetiker, die sich vorher höchst unzweckmäßig, d. h. mit überwiegendem Kohlenhydratverzehr beköstigt hatten. Die erfreuliche Wendung wurde vielfach auf das Aufmästen zurückgeführt, während die wahre Ursache Besserung der diabetischen Stoffwechsellage war. — Sehr eindrucksvoll war auch die Erfahrung, daß fettleibige Zuckerkranke aus anstrengenden entfettenden Schnellkuren, wie sie seinerzeit in Karlsbad, Kissingen, Marienbad, aber auch in manchen Kuranstalten sehr üblich waren, oft zwar mit vorläufigem Kraftgewinn hervorgingen, dann aber bald schwer zusammenbrachen und sich nur sehr langsam davon erholten. Solches Geschehen kommt zwar nach übertriebenen Entfettungskuren, wie sie neuerdings leider wieder üblich werden, auch bei Nichtdiabetikern vor; Zuckerkrankheit aber begünstigt es in hohem Maße. Es wirkt sich vorzugsweise am Herzen und an geistiger Schaffenskraft aus.

Die Diabetestherapie steht jetzt ganz allgemein auf dem Standpunkt, daß jeglicher Fettbestand, der den durchschnittlich normalen übersteigt, für den Diabetiker vom Übel ist und planmäßig bekämpft werden soll. Dies geschehe immer mit Vorsicht; Ratschläge dafür Abschn. XIII.

b) Zur Frage der Unterernährung. Man geht aber heute weiter und fordert, der Diabetiker solle unterernährt werden, d. h. — rechnerisch ausgedrückt — sein Calorienbedarf solle nicht gedeckt werden. Vertreten wird dies Verlangen fast durchgängig von der neueren amerikanischen Ärzteschule; es sei auf die Diabetesmonographie von E. P. JOSLIN verwiesen. Das neueste Werk der deutschen Literatur von F. UMBER stellt gleichen Grundsatz auf. Gerechtfertigt und unerläßlich ist Unterdeckung des Bedarfs natürlich, wenn man — wie oben gefordert — Fettüberschuß beseitigen will. Wie aber bei durchschnittlich normalem Körpergewicht? Da gibt es eine Gruppe von Menschen, bei denen das Gewicht zwar normal ist, wo man aber dennoch von Fettleibigkeit sprechen muß (bei Frauen viel häufiger als bei Männern!). Das ist der Fall, wenn im Verhältnis zur Muskulatur das Fettgewebe überentwickelt ist. Unter solchen Umständen wirkt stets das im Verhältnis zur Beschaffenheit der Muskulatur überschüssig angesammelte Fett nur als unnützer Ballast, und wir halten entfettende Maßnahmen für geboten, während wir gleichzeitig durch Übungstherapie die Muskeln zu kräftigen suchen.

Wir taten dies oft mit bestem Erfolge trotz Widerstrebens von Patienten und ihrer

Hausärzte, die den Angriff auf ein normales oder gar unternormales Körpergewicht für ungerechtfertigt hielten. Daß in solchen Fällen das Vorgehen schwierig und bei mangelhafter Aufmerksamkeit auch bedenklich ist, schreckt den Erfahrenen nicht ab. Die Entlastung von Ballast, womit natürlich Gewichtsverlust verknüpft ist, erleichtert ungemein den Aufbau der Muskelkraft und kommt sowohl dem Gesundheitsgefühl wie der Leistungsfähigkeit zugute. C. v. Noorden begründete schon vor etwa 30 Jahren die Entfettungskuren bei „relativer Fettleibigkeit", wozu solche Fälle gehören. Wir erwähnen das ausdrücklich, weil einige neuere Werke den Eindruck erwecken, als sei es ein ganz neuer Gedanke, daß man unter Umständen eine Entfettung auch bei solchen Menschen anstreben muß, auf die nach gewöhnlichem Sprachgebrauch das Wort „fettleibig" nicht paßt.

Ebenso wie wir bei sonst anscheinend gesunden Menschen, erst recht bei gewissen Krankheiten (z. B. des Herzens, der das Körpergewicht belastenden Gelenke u. a.) relative Fettleibigkeit nicht dulden, ist es auch bei Diabetikern erlaubt und ratsam, gegen sie anzugehen. Wir trennen solche Körperbeschaffenheit nicht grundsätzlich ab von übergewichtiger Fettleibigkeit, empfehlen nur erhöhte Vorsicht. Jedenfalls wissen wir uns solchen Fällen gegenüber mit den Fürsprechern der Unterernährung vollkommen einig im Verlangen nach kalorischer Unterernährung, wenn wir auch die hier vorgebrachten Gesichtspunkte in der Darstellung der Autoren vermissen.

Das Verlangen nach Unterernährung der Diabetiker wird nämlich viel allgemeiner gefaßt und erstreckt sich auch auf Fälle, wo bei normalem Durchschnittsgewicht zwischen Muskulatur und Fettpolster regelrechtes Verhältnis besteht. Wenn man da unterernährt, wird sicher Fett schwinden. Gleichzeitiger Schwund eiweißhaltiger Körpersubstanz läßt sich vielleicht verhüten durch planmäßige Muskelarbeit; ob es aber in jedem Falle gelingt, ist unsicher, beim Diabetiker ebenso wie beim Nichtdiabetiker. Daß kürzere Perioden der Unterernährung (Wochen, einige Monate,) und daß dann weiterhin Dauereinstellung auf ein mäßig unter die Norm zurückgeführtes Körpergewicht·ohne wesentliche schädlichen Folgen bleiben, auch körperliche und geistige Leistungsfähigkeit sicherstellen kann, ist altbekannt. Die Erfahrungen im Weltkriege zeigten es im großen. Nur darf die Kost nicht einseitig an gewissen Nährstoffen verarmen, wie es vielfach im Kriege der Fall war und dann schweren Schaden brachte. In dem substanzärmer gewordenen Körper ist in der Regel der gesamte Energieumsatz und damit die Gesamtmenge des zur Erhaltung des Körperbestandes nötigen Bedarfes geringer geworden. Der Stoffwechsel als ganzes ist entlastet, und dies bedeutet unbedingt auch entsprechende Entlastung des Zuckerhaushaltes und damit Schonung der ihm dienenden Organe (insbesondere der internen Pankreasdrüse). Wie stark sich dies auswirkt, ward gleichfalls durch die Kriegserlebnisse bewiesen. Bei einer überraschend großen Zahl von Diabetikern schwand die Glykosurie trotz reicherer Kohlenhydratzufuhr als früher. Irrig ist aber, daß dieses an und für sich erfreuliche Geschehen zwangsläufig gleich erfreulich auf den Gesamtzustand zurückwirkte. Solches kam ja vor, aber doch nur bei den vielen Zuckerkranken, die früher sich zu überfüttern pflegten.

Aus der Aussprache über „Diabetes und Krieg" (Tagung über Verdauungs- und Stoffwechselkrankheiten, 1920) schien sich zu ergeben, daß im wesentlichen nur Leichtdiabetiker aus der Zwangslage Nutzen schöpften. Dies ist sicher nicht richtig. Denn die Zahl der Todesfälle von Diabetikern sank gewaltig (um 30—40 %), sowohl in Deutschland, wie in allen anderen kriegsbeteiligten Staaten Europas, eine höchst eindrucksvolle Tatsache. Es waren also Umstände eingetreten, die nicht etwa Leicht-, sondern Mittelschwer- und Schwerdiabetiker in jener Zeit vor tödlichem Ende bewahrten. Es war, wenn wir die damals herrschenden Umstände erwägen, nur Überfütterung, die als Schädling wegfiel und die sich sowohl auf Proteine wie auf Fette erstreckt hatte, und zwar großenteils in unsinnigem Ausmaße. C. v. Noorden wies in der erwähnten Aussprache darauf hin, daß Diabetiker, die entsprechend der Lage des Einzelfalles diätetisch richtig eingestellt und geschult waren, von den Ernährungsverhältnissen der Kriegszeit keinen Vorteil, sondern eher Nachteil hatten. Das bezieht sich sowohl auf leichte wie auf schwere Fälle.

Die langdauernde Lebensmittelknappheit wirkte sich bei sehr vielen Diabetikern — besonders stark in die Augen springend bei mittelschweren Fällen — in geradezu schreckenerregendem Niedergang der gesamten Körperkräfte aus, auch da, wo Glykosurie und Acetonurie erheblich gesunken waren. Es ist sehr bemerkenswert, daß Diabetiker — wie P. F. Richter und H. Strauss in oben zitierter Aussprache richtig erwähnten — auffallend häufig stark verminderte Widerstandskraft gegen Tuberkulose und überhaupt gegen Infektionen aller Art zeigten, und daß aufallend viele an fortschreitender Hinfälligkeit mit Nachlassen der Herzkraft zugrunde gingen, bevor sich Koma entwickeln konnte. Wir haben im Laufe der letzten Jahre (also nach dem Kriege) eine stattliche Zahl von Leicht-, Mittelschwer- und Schwerdiabetikern gesehen, die nicht durch Not, sondern infolge ärztlichen Rates oder unter dem Eindrucke der in populären Aufsätzen enthaltenen Warnungen vor Proteinen und Fett langdauernd höchst knappe Kost genommen hatten und dabei ganz jämmerlich heruntergekommen waren, sich dann aber bei reicherer Kost wieder sehr erfreulich kräftigten. Es war eine Wiederholung und Bestätigung des schon in der Kriegszeit Gesehenen. Es geht daraus hervor, daß der Grundsatz: ,,knappe Kost'' doch häufig zu maßlosen Übertreibungen führt. Sorgsam wägendes Urteil muß stets entscheiden, um wie viel man das Körpergewicht eines Diabetikers zum Zwecke der Entlastung des gesamten Stoffwechsels und damit des Zuckerhaushaltes erniedrigen darf, ohne andere Nachteile und sogar Gefahren einzutauschen. Videant consules! Diese Warnung ist auch jetzt noch, in der Zeit der Insulinherrschaft, nicht überflüssig, wie uns manches Beispiel aus neuer Zeit lehrt.

Die mißbräuchliche Übertreibung beruht, unserer eigenen Erfahrung nach, großenteils darauf, daß nicht klar genug beschränkte, aber mit Behauptung guten Kräftezustandes und -gefühles zuverlässig noch vereinbare Reduktion der Körpermasse und dadurch erwirkte Entlastung des allgemeinen Stoffwechsels als Zweck und Ziel hingestellt wird. Die Autoren betonen zu einseitig die unmittelbare Eiweiß- und Calorienempfindlichkeit heruntergekommener Diabetiker; unmittelbar insofern, als sie fast sofort, d. h. am gleichen oder einem der allernächsten Tage nach Anstieg der Gabe sich bemerkbar macht (S. 165). Nicht ausschließlich, aber doch weitgehend ist diese Überempfindlichkeit Folge der Eiweiß- und der Calorienunterfütterung; man traf und trifft sie beide, namentlich Eiweißempfindlichkeit verhältnismäßig selten bei kohlenhydratarmer, eiweißreicher, kalorisch zwar zureichender aber nicht überfütternder Kost, häufiger nach langdauernden eiweißarmen Perioden. Die durch Unterernährung einmal entstandene Überempfindlichkeit nötigt geradezu zu weiterer Unterernährung, wenn man den Urin des Kranken unbedingt zuckerfrei halten will. Selbst unter dem Schutze von Insulin erwachsen in dieser Hinsicht Schwierigkeiten, wennzwar es planvollem Vorgehen in der überwiegenden Mehrzahl selbst schwerer Fälle gelingt, darüber hinauszukommen. Diesem Circulus vitiosus ,,Unterernährung — Überempfindlichkeit gegen Eiweiß und kalorische Belastung — weitere Unterernährung'' entsprang die Formel chronischer Unterernährung. Von einem Lehrbuche in das andere geht die Formel über: ,,Der Diabetiker soll nicht überernährt werden, sondern auf eben auskömmliches Calorienmaß von 20—25—30 Calorien pro 1 kg Körpergewicht eingestellt werden, je nach Arbeitsleistung", also 30 Calorien als Maximum! Diese Größen sind aber nur zulässig, bis das Körpergewicht auf den erwünschten und unbedingt noch erträglichen Grad gesunken ist, d. h. **während der begrenzten Dauer einer für nötig erachteten Entlastungs- und Entfettungskur.** Denn einer Entfettungskur ("Entfettungskost I. Grades", C. v. NOORDEN) entspricht jenes Maß, wenn es auch einzelne Diabetiker gibt, deren Stoffumsatz sich der verringerten Kost anpaßt (S. 165). Was aber bedeutet jener Satz? **Er heischt, daß fortlaufend nach Maßgabe des sinkenden Gewichtes die Calorienzufuhr auch sinken soll!**

Das ist die alte Geschichte vom Pferd, dem der Bauer das teure Futter abgewöhnen will, indem er ihm täglich einen Heuhalm weniger reicht! Man kann doch nicht ernstlich dafür eintreten, daß ein Mensch bei normaler, mittlerer körperlicher und geistiger Tätigkeit — und solcher gibt es dank ausreichender Kost doch glücklicherweise recht zahlreiche unter den Zuckerkranken — seinen ganzen Tagesbedarf bei 70 kg mit $70 \times 25 = 1775$, bei Reduktion auf 60 kg mit $60 \times 25 = 1500$, bei Reduktion auf 50 kg mit $50 \times 25 = 1250$ Calorien restlos decken wird, ein Diabetiker mit reger Muskeltätigkeit (keineswegs Schwerarbeiter) bei 70 kg mit 2100, bei 60 kg mit 1800, bei 50 kg schließlich nur mit 1500 und ein muskelfauler, nicht bettruhender Diabetiker mit 1400 bzw. 1200 bzw. 1000 Calorien.

Tatsächlich führten derartige Formeln gar nicht selten zu solchem Unsinn. Man verfalle nicht wieder in die alten Fehler, die C. v. NOORDEN schon vor 30 Jahren in der 1. Auflage dieses Buches (S. 143) mit den Worten geißelte: "Kein Wunder, wenn bei dieser Kost die Kranken zwar annähernd oder völlig zuckerfrei werden, aber gleichzeitig schwach und elend, und wenn sie durch Herzschwäche und Komplikationen aller Art zugrunde gehen. Aber man hat doch die traurige Genugtuung, den Diabetiker zuckerfrei leiden und sterben zu sehen." Wenn man, gemäß unserem Verlangen, eine gewisse, mäßige Reduktion der Körpermasse sich als Ziel steckt, dabei mit klinisch geschultem Blicke den Einfluß der knappen Kost Schrittchen um Schrittchen verfolgend, bald hemmend, bald fördernd eingreifend, und wenn man nicht solch starre Formeln dem Patienten aufdrängt, wird man besser fahren.

Bei dieser Gelegenheit möchten wir nicht unterlassen, ganz allgemein die jetzt so beliebte **Belastung Kranker und ihrer Pfleger mit Berechnung der Tageskost nach Calorien** oder gar nach Calorien und jeweiligem Körpergewicht zu beanstanden. Wir wagen dies entgegen der heutigen Strömung um so eher, als man uns sicher nicht den Vorwurf machen kann, daß wir den hohen Wert der Calorienberechnung unterschätzen, nachdem C. v. NOORDEN mit seinen Schülern mehr als ein Jahrzehnt hindurch wesentliche Stücke dazu beigetragen hat, die Calorienlehre der Physiologie für die verschiedensten Zweige der Pathologie und Therapie nutzbar zu machen. Der Calorienbegriff ist der Forschung und zur Gewinnung wissenschaftlicher Unterlagen für die quantitative Ernährungstherapie von unersetzlichem Werte. Auch der praktische Arzt, zumal der Facharzt für Stoffwechsel- und Ernährungsstörungen aller Art muß das Rechnen mit Calorienbedarf und Calorienwert der Kost völlig beherrschen. Soweit sich dieser Maßstab noch nicht durchgesetzt hat, wird er es tun. Es ist schlimm und peinlich genug, wenn der Kranke dem Zwange von Wage und Meßglas unterworfen werden muß. Das Zurückgreifen auf den körperlosen mathematischen Begriff der Calorie gewährleistet — praktisch genommen — unter 100 Fällen kaum fünfmal größere Exaktheit, als Belehrung über Auswahl der Nahrungsmittel, ihre küchentechnische Behandlung, obere und untere Grenze für Maß und Gewicht es zu tun vermag. Nur in der Kleinkinderkost mit ihrer engen Auswahl einfacher und leicht übersehbarer Nahrungsmittel ist die Berechnung des Nährwertes leicht durchführbar. Wer die diätetische Kunst beherrscht — und dies muß man von jedem verlangen, der diätetische Vorschriften erteilt —, rechnet zwar mit Calorien, aber er gebe innerhalb eines bestimmten Calorienrahmens Vorschriften, welche sich nach jeder Richtung der Lage des Einzelfalles anschmiegen, der Lebensweise und dem Geschmack des einzelnen weitest entgegenkommen, ihm bequem liegen und breite Abwechslung gestatten. Das ist diätetische Kunst; die Gewähr von soundso vielen Calorien ist häßliches Schema. CL. v. PIRQUET hatte gleiches im Sinne, als er das Calorien- durch das Nem-Maß ersetzte; dies war insofern ein Irrweg, als ihn der richtige Gedanke zur Aufgabe des allgemein erkannten Metermaßes und zur Einführung eines ganz willkürlichen Maßstabes führte. Wenn es sich allgemein einbürgerte, sorgfältig ausgebaute Kostvorschriften durch Calorienvorschriften zu ersetzen, würde die individualisierende Beratung des Arztes aus der Diätetik verdrängt; der Arzt würde zur ärztlichen Maschine. Der Arzt findet natürlich eine gewisse Stütze, wenn ihm Messungen des Energiebedarfes zur Verfügung stehen. Aber nötig sind sie nicht. Nur ganz grobe Abweichungen von der Norm sind praktischen Belanges. Kleinere Abweichungen des Ruhe-Nüchternwertes = Grundumsatzes (etwa um je $10\!-\!12^0/_0$ vom Durchschnitt) nach oben oder unten sind um so trügerischer, als im praktischen Leben der wahre Energieumsatz des einzelnen von Tag zu Tag schwankt. Anderseits darf man sich auch nicht einbilden, daß der Caloriengehalt der Nahrungsrohstoffe und erst recht der genußfertigen Speisen stets den Angaben der Tabellen entspricht. Als Beispiel sei erwähnt, daß wir bei vollreifen Sauerkirschen von ein und demselben Baume in 2 verschiedenen Jahren infolge verschiedenen Zuckergehaltes (Einflüsse von Sonne und Witterung!) den Calorienwert von je 100 g um $40^0/_0$ verschieden fanden. Beträchtliche Unterschiede des Calorienwertes kommen auch vor bei gleichnamigem Material von Fleisch, Fischen, Milch, Rahm (wechselnder Fettgehalt), von allen Arten Gemüse und Früchten. Die Berechnung zwischen Calorienumsatz und Calorienzufuhr, die im wissenschaftlichen Versuche selbstverständliches Erfordernis ist, wird im praktischen Leben des Alltags, weil da beide Größen nicht genau zu berechnen sind, zum Pharisäismus der Exaktheit, zur Spielerei mit der Heiligkeit der Zahl. Die ärztliche Beurteilung des Gesamterfolges einer vom Arzte kalorisch annähernd richtig überschlagenen Kost, insbesondere auch fortlaufende Bestimmung des Körpergewichtes sei der Führer.

Zusammengefaßt enthält dieser Abschnitt folgende Forderungen:

Der Diabetiker werde nicht überfüttert (gemästet), es sei denn, daß kümmerliche Beschaffenheit des Ernährungszustandes dazu nötigt; dann aber gehe man langsam vor.

Wahre Fettleibigkeit soll vorsichtigen Schrittes beseitigt werden, so daß annähernd das Körpergewicht dem Körperbau entspricht.

Relative Fettleibigkeit, d. h. also übermäßiger Fettreichtum im Verhältnis zur Muskelentwicklung und Muskelkraft, darf auch bei normalem Durchschnittsgewicht und selbst bei mäßigem Untergewicht bekämpft werden. Dies heischt besondere Vorsicht.

Auch ohne wahre und relative Fettleibigkeit darf zur Entlastung des Gesamtstoffwechsels, insbesondere des Zuckerhaushaltes, mäßige Reduktion der Körpermasse angestrebt werden. Dies setzt voraus, daß die körperliche und geistige Frische und Leistungsfähigkeit gewahrt bleibt.

Kurzdauernde Perioden der Unterernährung, selbst weitgehenden Maßes, zum Zwecke der Ordnung des Zuckerhaushaltes (Schonkuren, S. 421) sind unter guter Führung ohne bleibenden Nachteil.

Maßgebend für Zulässigkeit aller Reduktionskuren und für ihr zulässiges Maß ist nicht das Verhältnis: „Körpergewicht oder experimentell ermittelter Grundumsatz zu Caloriengehalt der Kost", also eine Formel, sondern Begutachtung der Wirkung auf Zuckerhaushalt einerseits, auf Allgemeinzustand und auf Funktionstüchtigkeit aller Organe anderseits. Dies verheißt dem geschulten ärztlichen Ratgeber sichereren therapeutischen Erfolg als exakte Messung des Grundumsatzes und als die Calorientabelle in Händen des Kranken. Über Maß und Gewicht vgl. S. 393.

3. Die Entwertung der Kohlenhydrate der Nahrung durch Glykosurie.

Um die nötige Summe von Nährwerten einzuverleiben, bedient sich der Gesunde großer Mengen von Kohlenhydraten. Sie decken bei den meisten Menschen $40^0/_0$, häufig viel mehr des gesamten Tagesbedarfs an Nahrung.

Nun sind aber Kohlenhydrate, höchst wertvoll für den Gesunden, für den Diabetiker ein Nahrungsmittel von untergeordneter Bedeutung, indem sie z. T. unbenutzt mit dem Urin abgehen. Je größer dieser Teil, desto wertlosere Bausteine sind die Kohlenhydrate, und desto mehr fällt ihnen nur die Bedeutung von Schlacken der Nahrung zu. Im umgekehrten Verhältnis zur Toleranz für

Kohlenhydrat steigt daher beim Diabetiker die Schwierigkeit der Ernährung. Während wir dem einen Diabetiker so viel Kohlenhydrate geben könnten, daß er zwar einen gewissen kleinen Teil durch den Harn verliert, aber mit dem großen Rest einen quantitativ bedeutenden Teil des täglichen Kraft- und Stoffumsatzes deckt, hat der andere Diabetiker keinen nennenswerten Vorteil von den Kohlenhydraten, wir mögen sie häufen, wie wir wollen.

Hier folge eine schematische Berechnung. Ein entsprechendes Beispiel aus dem Leben ward auf S. 122 erwähnt.

Diabetiker A. Kohlenhydrat der Nahrung = 200 g (= 820 Calorien)
„   im Harn   = 20 g
____
nutzbar für den Körper = 180 g (= 738 Calorien)

Diabetiker B. Kohlenhydrat der Nahrung = 200 g (= 820 Calorien)
„   im Harn   = 180 g
____
nutzbar für den Körper = 20 g (= 82 Calorien).

Da der im Harn abfließende Zucker für den Haushalt verloren ist, so hat ein und dieselbe Nahrung für den Gesunden und für die einzelnen Diabetiker sehr verschiedenen Calorienwert.

150 g Eiweiß   = 615 Calorien
100 g Fett   = 930   „
200 g Kohlenhydrat = 820   „
____
2365 Calorien

Wert dieser Nahrung für den Gesunden   = 2365 Calorien
„   „   „   „   „   Diabetiker A. = 2365 — 82 = 2283 Calorien
„   „   „   „   „   Diabetiker B. = 2365 — 738 = 1527   „

Diese Zahlenreihen tuen dar, daß die Entwertung der Nahrung durch den Zuckerverlust, für jeden einzelnen Fall besonders, beim Ordnen der Kost zu berücksichtigen ist; sie lehrt ferner, daß, je stärker die Intensität der Glykosurie, desto mehr der Diabetiker auf andere Nährstoffe als Kraftquellen angewiesen ist: Eiweiß, Fett und in bescheidenem Umfange auch Alkohol. Die Insulintherapie hat hieran grundsätzlich nichts geändert, wenn sie auch bessere Ausnützung der Kohlenhydrate gestattet.

Natürlich ist die Entwertung der Kohlenhydrate nicht eine dem Einzelfalle zugehörige konstante Größe, sondern sie wird stark mitbestimmt durch die Begleitkost. Einzelne Kostformen gestatten, bei gleicher Auswirkung auf die Glykosurie, weit mehr Kohlenhydrate als andere.

Gewisse Kohlenhydrate unserer gewöhnlichen Nahrungsmittel (z. B. Fruchtzucker, Milchzucker, Inulin) erwiesen sich für den Diabetiker im Einzelversuch nutzbarer als andere (S. 123). Bei längerem Gebrauche halten sie aber in praxi nicht das, was sie theoretisch versprechen (S. 408).

Bei den leichteren Glykosurien kommt auf die Art des gebotenen Kohlenhydrats nicht viel an; für die schwereren Formen berechnet sich der Gewinn an nutzbarem Kohlenhydrat selbst bei großen Gaben von Fruchtzucker, Milchzucker usw. doch nur um weniges höher als bei Brot und Mehlspeisen. Der Nachteil der Kohlenhydratüberschwemmung dürfte leicht größer ausfallen als der Gewinn an nutzbarem Nährstoff. Nur für bestimmte Umstände sind uns besondere Formen von Kohlenhydrat hervorragender Beachtung des Praktikers wert (vgl. Kohlenhydratkuren, S. 432). Über einige Sonderformen künstlich hergestellter Kohlenhydrate, die Besseres leisten S. 408ff.

4. Die Gefahren der Kohlenhydrate für den Zuckerkranken.

Kohlenhydrate sind dem Diabetiker unter Umständen schädlich. Die Gefahr beginnt dann, wenn Kohlenhydrate als Zulage zu anderer Kost, welche den Harn zuckerfrei beläßt, Glykosurie bringen. Daß dieser Punkt verschieden liegt, je nach Lage des Einzelfalles (leichte und schwere Fälle, S. 114) und auch von Höhe der Eiweißgabe (S. 129) und der Gesamtkost (S. 124) abhängt, ward früher besprochen. Meist wird bei steigender Kohlenhydratzufuhr (vgl. z. B.

Toleranzproben, S. 116) die Nähe des Gefahrpunktes bereits aus dem Anstieg des Blutzucker-Nüchternwertes erkennbar, bevor Zucker im Harne erscheint (S. 154).

Die Abhängigkeit des Punktes, wo die Kohlenhydratmenge aufhört nützlich und zulässig zu sein, und wo sie beginnt zu schaden, ist — wie gesagt — von der Begleitkost abhängig, und zwar in außerordentlichem Maße. Das wird oft vergessen, und es wird auch jetzt noch oft von der Kohlenhydrattoleranz wie von einer absoluten Größe gesprochen (S. 116).

Man könnte die Frage aufwerfen und hat sie auch aufgeworfen, ob man nicht dem Diabetiker Kohlenhydrate in beliebiger Menge gestatten solle, wenn man nur die Gewißheit habe, daß neben den teilweise oder zur Gänze im Harn wiedererscheinenden Kohlenhydraten genug Protein und Fett verzehrt wird, um Kräfte- und Ernährungszustand auf befriedigender Höhe zu halten. Leider — so muß man im Sinne der nach Brot usw. lechzenden Diabetiker sagen — ist diese Frage zu verneinen. Die Gefährdung des Diabetikers durch Kohlenhydrate liegt nur zum geringsten Teile bei den Zuckerverlusten, im Gegensatz zu einem bei Ärzten und Patienten immer noch weit verbreiteten Glauben. Was damit an nutzbarer Energie hinausgetragen wird, ließe sich in der Tat durch Fett ersetzen. Wirklich hochwertige Verluste (z. B. 200—300 g Zucker mit rund 800—1200 Calorien) kommen jetzt übrigens kaum noch vor (S. 112). Der unmittelbare Schaden beruht auf Übererregung der zuckerbildenden Leberzellen, auf stärkerem Bedarf an dämpfendem Hormon, auf Mehrbelastung der dasselbe liefernden Bauchspeicheldrüse (vgl. Theorie).

Dies wirkt sich klinisch in deutlich erkennbarer Weise aus:

1. Diabetiker, die ohne Rücksicht auf die Glykosurie reichlich Kohlenhydrat genießen, büßen in der Regel immer mehr an Toleranz ein; beim einen sehr allmählich, beim anderen in so kurzer Zeit, daß es schon binnen weniger Tage offenkundig wird. Selbst wenn man sofort nach Eintritt solchen Niederganges zur früheren Kost zurückkehrt, kann es längere Zeit dauern, bis die Verschlechterung sich zurückgebildet hat. Es dürfte wenig Ärzte geben, die nicht solche üblen Erfahrungen gemacht haben. Bei unzweckmäßiger und allzu weitgehender Belastung und daraus folgender Erschöpfung der insulären Hormondrüse liegt sicher die Ursache, warum recht viele Diabetesfälle trotz ursprünglicher Gutartigkeit des insulären krankhaften Prozesses sich fortlaufend verschlimmern (S. 94).

Es gibt freilich Ausnahmen. Es gibt Fälle, wo trotz fortbestehender Hyperglykämie und Glykosurie fortlaufend sehr ansehnliche, fast beliebige Mengen von Kohlenhydraten verzehrt werden können, ohne daß das Verhältnis zwischen Kohlenhydrataufnahme und Glykosurie sich verschlechtert; Jahre, selbst Jahrzehnte lang bleibt ohne alle durchgreifende Maßnahmen — etwa jährliche Trinkkuren in Karlsbad usw. können wir nicht dazu rechnen — die Toleranz annähernd im gleichen bei gutem Allgemeinbefinden. Nach heutigem Stande der Kenntnisse bedeutet dies, daß die irgendwie zustandegekommene Schwäche des Inselsystems das Streben zum Fortschreiten verloren hat; der krankmachende Prozeß ist zum Stillstand gekommen. Dies kann bis zum völligen Schwinden der Glykosurie führen. Der Blutzucker aber bleibt hoch, oft sehr hoch. Daran erkennt man, daß es „verkappte Diabetiker" sind. Vor Komplikationen (siehe unten) sind sie nicht geschützt. Daß Kranke dieser Art keiner ärztlichen antidiabetischen Behandlung bedürfen, ist irrig. Der Verzicht darauf ist um so mehr zu bedauern, als bei der Gutartigkeit des insulären Prozesses die Aussichten auf Besserung der diabetischen Stoffwechsellage und namentlich auf das Verhüten von Komplikationen sehr günstig sind.

Solche Kranke sind oft recht gefährliche Ratgeber für andere Diabetiker. Sie brüsten sich, sie hätten die Diätvorschriften der Ärzte nie beachtet, sie hätten alles gegessen und getrunken, was ihnen behagte, und seien doch — abgesehen vom Zuckergehalt des Harns, worum sie sich nicht kümmerten — gesunde Leute geblieben. Daran schließt sich dann der Rat an andere Zuckerkranke, sie sollten es nur ebenso machen. C. v. Noorden lernte in Wien einen Herrn kennen, der versicherte, er reise nur deshalb jedes Jahr auf 3 Wochen nach Karlsbad, um durch sein Beispiel andere Leidensgefährten von den unsinnigen Fesseln einschränkender Diät zu befreien. Er büßte gleichsam diesen frevelhaften Sport später durch Fußgangrän, der er erlag.

2. Die klinische, auf breitester Grundlage ruhende Erfahrung geht dahin, daß Zuckerkranke, die mehr Kohlenhydrate genießen als sie vertragen, Komplikationen der verschiedensten Art, insbesondere degenerativen Prozessen und vorzeitigen Altersveränderungen erheblich mehr ausgesetzt sind als Zuckerkranke, die sich der gebotenen Beschränkung der Kohlenhydrate unterwerfen (S. 273ff). Zu den Folgeerscheinungen, die durch übermäßigen Genuß von Kohlenhydraten begünstigt werden, sind erfahrungsgemäß zu rechnen: Impotenz, Arteriosklerose mit ihren zahlreichen Folgen, Hautjucken, Hautentzündungen, Ausfallen der Zähne, Linsentrübung, Sehnerven- und Netzhauterkrankungen, Neuralgien und degenerative Erkrankungen der Nerven, vor allem aber auch die schrecklichste Komplikation des Diabetes, die Gangrän. Man begegnet heute vielfach der vorgefaßten Meinung, Gewährung von reichlich Kohlenhydrat verhindere die Arteriosklerose; nirgends fanden wir auch nur den Versuch eines Beweises dafür. Genau das Gegenteil entspricht der Wahrheit: man beschleunigt das Auftreten von Arteriosklerose durch allzu liberale Diät. Wer das Schicksal vieler Diabetiker jahrelang verfolgt, kann daran nicht zweifeln. Ein Teil der oben aufgeführten Störungen, und zwar gerade die schlimmsten (Linsentrübung, Erkrankungen der Retina und des Sehnerven, Neuritiden motorischer und namentlich sensibler Fasern, Gangrän) finden sich fast ausschließlich bei Kranken, die Jahre lang kleine Mengen Zucker ausschieden, dauernd hohen Blutzuckerspiegel hatten, der Glykosurie aber nicht achteten oder nur unvollständige Abwehr ergriffen. Ob die Hyperglykämie selbst die Ursache ist, oder ob nicht andere Abartung des Chemismus die Gewebe schädigt, ist keineswegs sichergestellt. Ein wahrer Parallelismus zwischen Hyperglykämie und Bedrohung der Gewebe besteht sicher nicht (S. 274).

Aus dem Vorstehenden ergibt sich die dringende Mahnung, die Zufuhr der Kohlenhydrate soweit einzuschränken, daß nicht nur die Glykosurie verschwindet, sondern auch der Blutzucker stark sinkt. Das Ideal, normalen Zuckerspiegel des Blutes, wird man freilich auf die Dauer nur selten erreichen.

Das Insulin hilft den Zuckerhaushalt ordnen, indem es die Zuckerproduktion dämpft. Dadurch mindert es einerseits die Gefahren höherer Kohlenhydratzufuhr, anderseits trägt es anscheinend auch vieles zum Verhüten von Komplikationen bei. Dies letztere ist noch nicht sicher; die Dauer der Insulinerfahrungen ist noch zu kurz.

5. Die Vorteile und Nachteile der Kohlenhydratbeschränkung.

Dieselben Gründe, nur in umgekehrter Richtung, die gegen das Überfüttern mit Kohlenhydrat sprechen, sind zugunsten der Kohlenhydratentziehung bzw. -beschränkung anzuführen.

a) Beschränkung der Kohlenhydrate bessert die Toleranz für Kohlenhydrate. Dies ist eine ganz alte Erfahrung, schon aus den fast ein Jahrhundert zurückliegenden Anfängen planmäßiger Diätbehandlung der Zuckerkrankheit erkennbar. Bis zum Eintritt des Insulins in die Therapie war diese Erfahrungstatsache, unbekümmert um den Wechsel der Diabetestheorien, Stützpunkt allen therapeutischen Wägens und Wagens. Zahlreiche Kostformen, bald an diesen, bald an jenen Namen geknüpft, entstanden und vergingen im Laufe der Jahrzehnte. Gar manche literarische Fehde knüpft sich daran. Das Gegensätzliche bezog sich aber im wesentlichen nur auf quantitative Abstufung des Grundsatzes: Beschränkung der Kohlenhydrate, und auf die technische Durchführung kohlenhydratarmer Kost. Den Grundsatz selbst ließ der Widerspruch der Meinungen unangetastet. Die Insulintherapie hat, entgegen den anfangs übertriebenen Hoffnungen, daran nichts geändert. Auch sie ist ohne, freilich gemäßigte Beschränkung der Kohlenhydrate machtlos.

Entziehung oder weitgehende Beschränkung der Kohlenhydrate während eines oder weniger Tage gewinnt bereits deutlichen Einfluß auf den Kohlenhydrathaushalt der nächstfolgenden Tage. Bei jedem Zuckerkranken, selbst bei schwersten Formen, können sich Arzt und Patient dies jederzeit vor Augen führen, wenn an den Vortagen und an den Nachtagen solcher kurzer kohlenhydratarmer Periode quantitativ und qualitativ gleiche Kost genossen wird. Die Glykosurie wird an den Nachtagen viel geringer sein als an den Vortagen.

Um das Gesagte zu verdeutlichen, übernehmen wir aus früheren Auflagen des Buches eine um 3 Nummern erweiterte Tabelle. Die Zuckerwerte melden den Durchschnitt von je 2 Tagen unmittelbar vor und unmittelbar nach einer Periode strenger Diät, die nur Nahrungsstoffe aus Tabelle 1 (S. 389) zuführte. Bei völlig gleicher Kost (strenge Diät + 100 g Brot) betrug die durchschnittliche 24 stündige Zuckermenge des Harns:

	Vor der strengen Diätkur g	Nach der strengen Diätkur g	Dauer der strengen Diät Tage		Vor der strengen Diätkur g	Nach der strengen Diätkur g	Dauer der strengen Diät Tage
Herr Wi. .	50,5	20,8	2	Herr Schm.	44,9	0	19
Herr Kl. . .	15,2	0,8	2	Herr Sa. .	49,5	0	24
Frau Ra. .	30,6	10,4	1	Frau H.. .	26,1	0	6
Frau Gr.. .	33,8	0	16	Herr Se. .	31,8	9,1	16
Frau Rö. .	14,2	0	15	Herr En. .	24,4	0	14
Herr W. . .	19,5	3,0	16	Frau Wo. .	58,4	5,5	17
Frau Bl. . .	50,9	0,4	23	Frau Bi. .	19,4	1,8	20

Wie auch immer man vorgegangen ist, um zwischen Vor- und Nachtagen die Glykosurie zu vermindern oder zu beseitigen, stets handelt es sich zunächst gleichsam nur um ein Verstecken des Diabetes. Rückkehr zur früheren Kost ließe meist schon nach wenigen Tagen die Glykosurie in alter Höhe wiedererstehen. Selbst das Fortführen der Schonkur (S. 421) — dazu gehört zeitweilige Kohlenhydratentziehung und -beschränkung — über mehrere Wochen ändert daran nichts Grundsätzliches; nur würde die Nachwirkung voraussichtlich etwas länger dauern.

Nun hat sich aber doch gezeigt, daß bei planmäßigem Vorgehen durch Beschränken bzw. Ausschluß von Kohlenhydrat weit mehr erreichbar ist. Vorbedingung wirklich starken Erfolges ist, daß während der Schonkur Aglykosurie erzielt und behauptet wird. Zum Dienst dieser Aufgabe müssen unter Umständen auch Eiweißarmut und Knappheit der Kost oder andere gleichwirkende Kostformen herangezogen werden. Weitere Vorbedingung durchgreifenden Erfolges ist, daß man der eigentlichen Schonkur eine **Dauerkost** folgen **läßt, welche die Glykosurie auf möglichst tiefem Stande hält, wenn irgend erreichbar, sie gänzlich unterdrückt.**

Daß dies letztere nicht erreicht und selbst da, wo es unschwer erreichbar gewesen wäre (in Fällen leichter Glykosurie), nicht einmal ernstlich angestrebt wurde, ist ein schwerwiegendes Versäumnis der Karlsbader und sonstigen Trinkkuren, die Jahrzehnte lang in der Diabetestherapie Alleinherrscher waren (S. 476). Erst die klinische Behandlung, welche da, wo sie sinngemäß vorging, sich die Ausarbeitung einer dem Einzelfalle angepaßten Dauerkost zur wesentlichen Aufgabe machte, brachte Wandel und setzte die Leistungsfähigkeit der diätetischen Therapie in helles Licht.

Wenn auch andere diätetische Maßnahmen gleichsinnig wirken, ist doch immer eine der Lage des Einzelfalles angepaßte Minderung der Kohlenhydratzufuhr maßgebendster Faktor der diätetischen Therapie des Diabetes gewesen und geblieben. Für den Arzt, welcher nicht nur den augenblicklichen Zustand des Kranken, sondern auch dessen Zukunft bedenkt, ist aber nicht das zeitweilige Niederzwingen der Glykosurie das eigentliche Ziel, sondern dauerhafte Besserung der ganzen Stoffwechsellage, was am deutlichsten sich in Besserung der Toleranz für Kohlenhydrate kundgibt. Im Vermögen, dies zu leisten, liegt der wesentliche Vorteil der Kohlenhydratbeschränkung. Mit Umgehung aller Einzelheiten gestattet der Rückblick auf die diätetischen Erfolge vor der Insulinära die Formulierung: Ausfall (bzw. Beschränkung) der Kohlenhydrate mindert die Erregung des zuckerbildenden Apparates und in weiterer Folge dessen pathologisch gesteigerte Erregbarkeit. Die Schonung besteht in minderer Beanspruchung der hormonliefernden internen Pankreasdrüse. Dies ist nur ein Sonderfall der allgemeinen biologischen und namentlich durch F. A. Hoffmann in seiner noch heute lesenswerten und anregenden „Allgemeinen Therapie" scharf beleuchteten Erfahrung, daß funktionsschwache Organe geschädigt werden und immer stärker erlahmen, wenn man sie dauernd zu übermäßiger Leistung anspornt, umgekehrt aber — soweit sie überhaupt noch erholungsfähig sind — erstarken, wenn ihnen eine dem Stand ihrer Kräfte entsprechende Schonung zuteil wird.

Wir werden sogleich zu besprechen haben, wie weit man die Hoffnung auf Erfolg spannen darf. Aber als ganz allgemeingültig muß auf Grund aller Erfahrungen über Erfolge der diätetischen Therapie hingestellt werden, daß wirklich Bedeutendes und Dauerhaftes nur erreicht wurde, wenn es auf diese oder jene Weise gelang, ohne Schädigung des allgemeinen Kräftezustandes und ohne gefährliche Nebenwirkung auf die Ketonurie den Harn dauernd zuckerfrei zu halten. Dies ergibt sich schon ganz klar aus den therapeutischen Vorschriften älterer Diabetesforscher, wie F. W. Pavy, A. Bouchardat, Lecorché, J. Seegen, B. Naunyn und seiner Schüler, E. Külz u.a. C. v. Noorden hat sich das Anstreben dauernder Aglykosurie seit dem Beginne seiner praktischen Betätigung auf diesem Gebiete bei jedem einzelnen Kranken zur Aufgabe gemacht und bezeichnet es als unerwünschtes Zugeständnis, das wir machen, um anderen Übeln zu begegnen, wenn wir dem Zuckerkranken — bald auf die Dauer, bald vorübergehend — mehr Kohlenhydrate gestatten müssen, als er verträgt, d. h. als ihn vor Glykosurie sicherstellt. Daß hierzu ganz große diätetische Kunst gehört, ward nie bestritten. Das Nichtbeherrschen solcher Kunst hat sehr viele praktische Ärzte und namhafte Kliniker, sehr zum Schaden der Zuckerkranken, immer wieder zu einer laxeren Auffassung und auch da zum Verzicht auf dauernde Aglykosurie geführt, wo es vollendeter diätetischer Kunst gar nicht schwer gefallen wäre, Aglykosurie zu sichern. Praktisch genommen kommt Sicherung der Aglykosurie meist auf starke Beschränkung der Kohlenhydrate heraus, selbst in leichten und leichtesten Fällen. Das nicht genügend straffe Anziehen dieses Hebels hat unglaublich viele Fälle leichter Zuckerkrankheit vermeidbarer Verschlimmerung ausgeliefert. Fortbestehen, auch wellenförmig sich wiederholendes Kommen und Gehen der Glykosurie zeigt immer an, daß der Zuckerhaushalt noch überlastet ist; dies hemmt die Erholung oder macht sie gar unmöglich.

Daß Aglykosurie, d. h. Ausschluß jeglicher Überlastung des

Zuckerhaushaltes unbedingt angestrebt werden muß, ergibt sich jetzt auch aus Beurteilung der Insulinerfolge. Auch hier sind bedeutsame Erfolge an Sicherung der Aglykosurie gebunden. Selbst wenn alle sonstigen Einzelportionen des Harns zuckerfrei sind und nur in einer einzigen des 24-Stundenharns erscheint immer wieder Zucker (wenige Gramm am Tage, im Sammelharn bis zum Versagen der Zuckerprobe verdünnt), muß das Urteil lauten: unbefriedigender, wenn auch für den Augenblick vielleicht nicht übertreffbarer Erfolg; Gefahr erheblicher Verschlechterung schlummert unter dünner Decke. Freilich hat das Insulin Scharen von Diabetikern (Grenzfälle leichter und mittelschwerer Glykosurie, Fälle mittelschwerer Glykosurie, selten aber Fälle wirklich schwerer Glykosurie) in die Reihe derjenigen gerückt, die dauernd aglykosurisch zu halten sind, während dies selbst der höchstentwickelten diätetischen Kunst früher nicht gelungen wäre. Daß sich dies an der Prognose solcher Fälle auswirken muß, vor allem an erheblicher Verlängerung gefahrloser Periode des Krankheitsverlaufes, steht außer Zweifel. Dies rechnerisch festzulegen, ist doch wohl noch verfrüht. So viele Jahre hindurch, wie bisher die Insulinära dauert, konnten wir auch früher mit Höchstmaß diätetischer Kunst den meisten Zuckerkranken ebengenannter Art Gefahrlosigkeit sichern.

Angesichts des kurzen Zeitraumes der Insulinära müssen wir die Vorteile der durch Kohlenhydratbeschränkung und unterstützende Diätmaßnahmen erzwungenen Aglykosurie nach älteren Erfahrungen bemessen. Die der Kohlenhydratbeschränkung gleichsam als potentielle Energie innewohnende Fähigkeit, die Stoffwechsellage zu bessern, wirkte sich natürlich nicht in allen Fällen gleichstark aus.

Schwere Glykosurie. Am wenigsten befriedigten die Erfolge in Fällen, wo sich bereits die Form schwerer Glykosurie entwickelt hatte, zumal da, wo starke Neigung zur Acetonurie bestand. Es gibt ja Fälle, wo nur scheinbar — veranlaßt durch ganz unzweckmäßiges Verhalten — oder wo nur vorübergehend — veranlaßt durch zeitweilige, ausgleichbare stärkere Verschlimmerung des internpankreatischen Krankheitsprozesses — schwere Form der Glykosurie besteht; von solchen Fällen sehen wir ab. Wo aber die Stoffwechselkrankheit in Wahrheit zur schweren Form der Glykosurie vorgeschritten ist, beherrscht nicht mehr die Kostform allein die Lage. Jedenfalls ist nur von allerschärfsten Maßnahmen überaus langer Dauer etwas zu erwarten. Dies stößt aber praktisch genommen auf allergrößte Schwierigkeiten, weil teils mit Rücksicht auf den allgemeinen Kräftezustand Calorien- und Eiweißarmut, teils mit Rücksicht auf die Acetonurie die Kohlenhydratarmut der Kost innerhalb vernünftiger Grenzen bleiben muß. Freilich schwächte die neuere Diätetik mit zeitweiligen Haferkuren, Unterernährung, Gemüse-Fett-Perioden usw. manche Gefahrpunkte wesentlich ab. Aber alles in allem muß man doch sagen: bei schwerem Diabetes gelang es zwar in erfreulich zahlreichen Fällen, durch planvolles Zusammenspiel aller diätetischer Hilfsmittel eine Zeitlang — bestenfalls Jahre hindurch — unter Sicherung leidlich befriedigenden Allgemeinbefindens Glykosurie und Acetonurie auf sehr niedriger Stufe zu halten und die Glykosurie sogar zeitweilig ganz zu unterdrücken, aber eine rechnerisch ins Gewicht fallende nachhaltige Besserung der Toleranz war doch geradezu eine Seltenheit; gewöhnlich verschlimmerte sich die Stoffwechsellage, aller Vorsicht zum Trotze, erst ganz allmählich, dann immer schnelleren Schrittes. Das Durchführen der die Glykosurie und Acetonurie mindernden bzw. unterdrückenden Kostformen ward durch das Insulin wesentlich unterstützt; namentlich konnte der diätetische Schutzpanzer erleichtert werden. Ohne Frage wird der Verfall der Stoffwechsellage durch Insulin bedeutend hinausgezögert werden. Aber eine wesentliche

Hebung der Toleranz bringt auch Insulin nur in kleiner Minderzahl wahrhaft schwerer Diabetesfälle, was sich beim Aussetzen des Insulins alsbald kundgibt.

Mittelschwere Fälle. Hier lagen schon für rein diätetische Behandlung die Dinge entschieden günstiger. Unentwegtem Bemühen von seiten des Arztes und vor allem pflichttreuer geduldiger Ausdauer von seiten des Zuckerkranken gelang es doch recht oft, nicht nur von Notwendigkeit sehr geringer Proteingaben sich zu lösen, sondern auch eine gewisse Toleranz für hinzugefügtes Kohlenhydrat zu gewinnen.

In letzter Auflage dieses Buches konnte C. v. Noorden seine Erfahrungen dahin zusammenfassen, daß man doch recht oft die Bekömmlichkeit von 50—60 g Brot pro Tag wieder erreiche, und daß die Kranken dabei nicht nur für einige Monate, sondern auf Jahre zucker- und nahezu acetonfrei bleiben können. D. h. die mittelschwere Form der Glykosurie ist wieder in eine leichtere zurückgebogen worden, offenbar ein Zeichen dafür, daß in solchen Fällen nicht fortschreitendes Inselleiden die Stoffwechsellage verschlimmert hatte, sondern langjährige zweckwidrige Überreizung mit ungeeigneter Kost das allmähliche, von leichter zu mittelschwerer Glykosurie hinüber führende Erlahmen der zuckerregulierenden Kräfte verursacht hatte. Fälle dieser Art trifft man am häufigsten bei älteren Leuten nach vorausgegangenem jahre- und jahrzehntelangem Diabetes leichterer Form. In anderen Fällen dieser Art — und auch hier vorzugsweise bei älteren Leuten — konnte zwar die leichte Form der Glykosurie trotz aller diätetischer Maßnahmen nicht wieder hergestellt, wohl aber die einmal gegebene Stoffwechsellage viele Jahre hindurch und sogar dauernd behauptet werden. Viel ungünstiger liegen Fälle, wo sich die mittelschwere Form der Glykosurie trotz dauernd sachgemäßer diätetischer Schonung aus leichter Form allmählich entwickelt hatte. Da ist die Befürchtung gerechtfertigt, daß das pankreatische Leiden seiner ganzen Art nach unaufhaltsam fortschreitenden Charakter trägt, und daß der Übergang zum schweren Diabetes nur eine Frage der Zeit ist. Bei jüngeren Leuten ist dieser Entwicklungsgang geradezu Regel, die höchst seltene Ausnahmen zuläßt. Einmal zum Schwerdiabetes ausgeartet, pflegt die Krankheit dann reißend dem Ende zuzustreben.

Wenn wir von Fällen letzterer Art absehen, war mittelschwerer Diabetes insofern ein besonders dankbares Objekt für kohlenhydratarme Kost, als es damit oft gelang, die Kranken gleichsam noch in 11. Stunde vor abgründigen Gefahren des schweren Diabetes zu retten. Zu diesem Zwecke mußte aber Aglykosurie angestrebt werden, wozu unterstützende Maßnahmen, wie Beschränkung der Eiweißkost und das Vermeiden von Überfütterung herangezogen wurden. Mit einer nicht zur Aglykosurie führenden Dauerkost ließ sich besten Falles die Toleranz auf dem Status quo erhalten, aber nicht steigern.

Den mittelschweren Fällen ist die Insulintherapie in besonders hohem Maße zugute gekommen. Sie sprechen auf richtig eingestellte Insulingaben trefflich an. Man gelangt unter dem Schutze von Insulin meist schon nach 10—14 Tagen bei Kohlenhydratzufuhr von 80—100 g Weißbrotwert zu völliger Aglykosurie und Verschwinden etwaigen Acetons; gleichzeitig bessert sich der allgemeine Kräftezustand bedeutend. Schon nach verhältnismäßig kurzer Zeit darf man mit Abbau des Insulins beginnen. Ob man es aber nach einigen Monaten gänzlich ausschalten darf, ohne den aglykosurischen Zustand zu gefährden oder ohne zu dessen Sicherung die Kohlenhydrate wieder stark beschneiden zu müssen, läßt sich nicht voraussehen. Daß aber nach mehrmonatiger sachgemäßer Insulin-Diät-Kur die Toleranz beträchtlich gestiegen ist, wird man in jedem nicht unaufhaltsam progressiven Falle feststellen können. Bei den wahrhaft progressiven Fällen liegen die Dinge genau so wie bei den bereits schweren Fällen (siehe oben).

Grenzfälle leichter und mittelschwerer Art. Dahin gehören solche, wo neben mittlerem Eiweiß- und Fettverzehr die Toleranz für Kohlenhydrate höchstens ca. 80 g Weißbrot erreicht. Es bedeutet das schon ziemlich weit vorgeschrittene pankreatische Minderwertigkeit. Es lohnt sich bei so geringer Kohlenhydrattoleranz, dem Eiweißverzehr des Patienten besondere Aufmerksamkeit zu widmen. Häufig findet man da, namentlich bei Männern, unglaublich hohe Werte. Beim

Zurückführen derselben anfangs auf kleine Werte (0,6—0,7 g pro kg), später auf mittlere Gaben (1,0—1,2 g pro kg), schwindet oft die Glykosurie von selbst (S. 115, 129), und es wird offenkundig, daß in bezug auf mittleren Eiweißverzehr die Kohlenhydrattoleranz doch viel höher liegt, als es zunächst schien.

Dennoch gehören solche Fälle ihrem ganzen Charakter nach und — praktisch genommen — auch diäto-therapeutisch viel mehr zur Gruppe der mittelschweren als der wirklich leichteren Formen. Auch für ihre Stellung zur Insulintherapie gilt dies. Falls sie ihrer Natur nach gutartig, d. h. nicht unbedingt progressiv sind, reagieren sie natürlich williger als die mittelschweren Formen. C. v. Noorden forderte, angesichts der starken Aussicht auf nachhaltige Besserung und angesichts der großen Wahrscheinlichkeit fortschreitenden Verfalles bei nachlässigem Vorgehen, der Kohlenhydratverzehr solle niemals $^2/_3$ der nachgewiesenen Toleranz übersteigen. Wir übertragen dies auf Grund der bisherigen Erfahrungen auch rückhaltlos auf Perioden der Insulinbehandlung. Auch da werde die pankreatische Leistungsfähigkeit plus ergänzenden Zuwachses durch Insulin niemals voll ausgenützt! C. v. Noorden erwähnt, daß seine erfreulichsten Erfolge bei Diabetes sich auf Fälle dieser Art beziehen, indem planmäßiges Handeln nicht nur die Glykosurie dauernd fernhielt und die Toleranz kräftig steigerte, sondern dem Patienten auch wieder 10—15 Jahre vollster Rüstigkeit und Entrücken aus allen vom Diabetes abhängigen Gefahren verlieh. Das gilt auch für Fälle, wo sich schon die Eisenchloridreaktion im Harn gemeldet hatte. Insulin hilft uns in solchen Fällen, den erstrebten aglykosurischen Zustand viel früher zu erreichen und namentlich trotz höherer Kohlenhydratgabe zu sichern. Wir kamen recht oft mit 6—8 wöchiger Insulinkur zu vorläufig befriedigender Hebung der Toleranz und konnten dieselbe dann durch spätere kürzere Kuren verstärken.

Leichte Formen der Glykosurie. Wir verstehen — praktisch genommen — darunter solche, wo bei mittlerem Eiweiß- und Fettverzehr die Kohlenhydrattoleranz wesentlich höher als 80 g Weißbrot beträgt. Daß hier Kohlenhydratbeschränkung unter den Toleranzpunkt und sogar zeitweilige Perioden völliger Kohlenhydratentziehung die Toleranz ansehnlich steigert, ist altbekannt.

Es muß aber sogleich betont werden, daß es unter den Fällen mit leichter Glykosurie zahlreiche gibt, die vom Standpunkt der klinischen Prognose aus als völlig hoffnungslos gelten müssen. Der Diabetes der Kinder und Jugendlichen beginnt stets mit leichter Glykosurie. Bei seiner Entdeckung beträgt die Toleranz oft noch 150—200 g Weißbrot oder weit mehr. Von verschwindend wenigen Fällen abgesehen, wo die diabetische Stoffwechsellage alsbald wieder zur Norm zurückkehrte, und die offenbar auf vorübergehender, vielleicht infektiös-toxischer Schädigung des Pankreas beruhten, gelang es vor dem Insulin nie, selbst durch sorgsamste Behandlung beim Diabetes der Kinder mehr zu erzielen, als den unseligen Verlauf zu verzögern. Dies fällt um so mehr ins Gewicht, als nach den Erfahrungen C. v. Noorden's bei mehreren Hundert Fällen kindlicher Zuckerkrankheit die Kostvorschriften mit weit größerer Gewissenhaftigkeit durchgeführt zu werden pflegen als bei Erwachsenen. Wir dürfen jetzt mit der Möglichkeit, aber noch nicht mit der Gewißheit rechnen, daß der Eintritt des Insulins in die Diabetestherapie die Prognose wesentlich besserte. Nicht mit Gewißheit, weil es schon der früheren, rein diätetischen Therapie öfters gelang, unter günstigen äußeren Umständen Kinder mehrere Jahre hindurch vor wesentlichem Verfall der Stoffwechsellage zu schützen, freilich ohne Auswirkung auf das endliche Schicksal.

Von den unbedingt progressiven Fällen abgesehen, ist aber bei allen leichteren Diabetesformen die Herstellung dauernd aglykosurischen Zustandes, was scharfe Reduktion der Kohlenhydrate im Zusammenspiel mit Verhütung bzw. mit Bekämpfung etwaiger Fettsucht (s. Abschn. XIII) voraussetzt, das ABC sachgemäßer Therapie, dies um so mehr,

a) als die Reduktion der Kohlenhydrate nicht so weit geführt zu werden braucht, daß dem Patienten daraus unerträgliche Verzichte erwachsen,

b) als die Zukunft des Patienten auf dem Spiele steht. Es heißt da: entweder bequemes, laxes Vorgehen mit dauernder oder nahezu dauernder Überlastung des zuckerregulierenden Apparates und langsamer Einbuße an regulierender Kraft, mit allmählichem Übergang zu schwereren Formen der Stoffwechselstörung oder durchgreifendes Handeln mit augenblicklichen Unbequemlichkeiten, aber bester Aussicht, die Stoffwechsellage dauerhaft zu bessern oder mindestens vor weiterem Verfall zu bewahren,

c) als erfahrungsgemäß nur dauernde Aglykosurie, nicht aber schematische, mäßige Beschränkung der Kohlenhydrate mit restlicher Glykosurie annehmbaren Erfolg verspricht. Die restliche Glykosurie ist oft nur erkenntlich beim Untersuchen jeder einzelnen Portion des 24 stündigen Urins. Denn die restliche Glykosurie heftet sich sehr oft nur an einzelne Stunden. Selbst in dieser sehr abgeschwächten Form sie duldend, legt der Arzt dem Leichtdiabetiker nur Entbehrungen auf, ohne die Macht der diätetischen Kunst zur vollen Geltung zu bringen und ohne das Ziel jeder Therapie: Heilung, zumindest durchgreifende Besserung sich als Ziel zu stecken.

Fast immer bringt bei Leichtdiabetikern unentwegte Sorge für Aglykosurie bereits innerhalb 2—3 Monaten wesentlichen Anstieg der Toleranz (durchschnittlich um ca. 50 $^0/_0$), was natürlich auf die Kostvorschriften erleichternd zurückwirkt. Man darf aber auch dann (vgl. oben) nur etwa $^2/_3$ der Toleranz ausnützen. Einige Tage lang würde volle Ausnützung freilich nicht schaden; auf die Dauer wäre sie gefährlich.

Wie ansehnlich mit der Zeit die Toleranz steigen kann, zeigen folgende Beispiele, die wir aus früherer Auflage übernehmen:

Beispiel. Direktor E., 45 Jahre alt. Der Diabetes ward Anfang 1895 entdeckt; damals enthielt der Harn bei gemischter Kost über 10 $^0/_0$ Zucker. Nach dreiwöchiger strenger Diät wurden 100 g Brot gut vertragen. Die Menge der Kohlenhydrate blieb ein Jahr lang stets unter 100 g Brot und ward dann allmählich gesteigert. Im Frühjahr 1900 war der Patient bei einer gemischten Kost, deren Kohlenhydratgehalt 240—300 g Brot entsprach, dauernd zuckerfrei. Erst als 400 g Brot, auf 2 Portionen verteilt, gegeben wurden, traten Spuren von Zucker auf. Der Patient vertrug im Januar 1907 noch 200—250 g Brot, ohne Zucker auszuscheiden. Auf den Versuch, ob er bei höherer Gabe Glykosurie bekommen werde, verzichteten wir, da dies nicht unbedenklich erschien. Spätere Prüfungen liegen nicht mehr vor.

Beispiel. Förster K., 35 Jahre. Die Glykosurie ward im Juli 1897 entdeckt. Damals und in den nächsten Monaten war die Toleranz etwa 120 g Brot; steigerte man vorübergehend die Menge auf 150 g Brot (auf 3 Portionen verteilt), so trat manchmal Glykosurie auf, an anderen Tagen blieb sie fort. In den nächsten Jahren hielt sich Herr K., bei häufiger Kontrolle des Urins, stets unter seiner Toleranzgrenze. Die Toleranz wuchs infolgedessen, und vom Herbst 1899 an konnte die alltägliche Brotzufuhr bis 250 g, zuletzt sogar bis 300 g gesteigert werden, ohne daß Glykosurie auftrat. C. v. NOORDEN sah den Patienten dann nur noch einmal im Sommer 1905; damals betrug die Toleranz mindestens 200—250 g Brot; höhere Werte konnten bei der Kürze der zur Verfügung stehenden Beobachtungszeit nicht ausprobiert werden.

Beispiel. Herr R. S. trat, 20 Jahre alt, 1895 in die Behandlung ein. Er war wegen zeitweilig erheblicher Glykosurie und öfteren Auftretens von Acetonurie an C. v. NOORDEN von H. NOTHNAGEL überwiesen worden. Die Behandlung eroberte eine Toleranz von etwa 120 g Brot bei sonst kohlenhydratfreier, beliebig Eiweiß gewährender Kost. Während der nächsten 10 Jahre jährlich eine umfangreichere und dazwischen eingeschoben einige kürzere Toleranzproben. In dieser Zeit hob sich die Toleranz allmählich auf 150—180 g Brot. Sobald sich Zucker zeigte, wurden längere Perioden strenger Diät eingeschaltet, In der Folge stieg unter weiterer Beachtung dieser Vorsichtsmaßnahmen die Toleranz schnellen Schrittes und erreichte im Jahre 1912, wenn nur vereinzelte Tage so hoch belastet wurden, 300 g Brot und mehr. Diese Toleranz wurde weiterhin nur etwa zur Hälfte ausgenutzt. Bei anstrengender Berufsarbeit besteht bis heute treffliches Wohlbefinden. Über Prüfungen und Belastungsproben im Jahre 1924 S. 260.

Zum Insulin greife man beim Leichtdiabetiker nicht, wenn sich bequeme, abwechslungsreiche, dem allgemeinen Befinden zuträgliche Kost mit durchschnittlich 100—110 g Weißbrot (bzw. Äquivalenten) ohne Spur von Glykosurie innehalten läßt, was voraussetzt, daß in kürzerer Periode (d. h. einige Tage hintereinander) auch tägliche Belastung mit je 150 g Weißbrot keinen Zucker in den Harn überführt. Wo man aber zur Sicherung dauernder Aglykosurie auf weniger als 100—110 g Weißbrotwert ·zurückgreifen muß, hat sich uns mindestens das Einschalten zeitweiliger Insulinperioden ebenso wie in den obenerwähnten Grenzfällen als nützlich erwiesen.

Es soll hier nur kurz nochmals daran erinnert werden, daß es unter den Leichtdiabetikern, ja sogar unter den Mittelschwerdiabetikern eine gewisse Anzahl gibt, deren Stoffwechsellage weitgehend unabhängig von den diätetischen Maßnahmen geworden ist. D. h. sie scheiden zwar bei kohlenhydratreicherer Kost mehr Zucker aus als bei kohlenhydratärmerer, aber der Verzehr ersterer verschlechtert die Toleranz nicht merklich bzw. so langsam, daß es nicht auffällt. Wir müssen dann annehmen, daß der insuläre Krankheitsprozeß den fortschreitenden Charakter verloren hat und zum Stillstand gekommen ist. Aber auch hier ist Vorsicht geboten (S. 263).

Selbstverständlich erleichtern sowohl bei leichtem wie bei schwerem Diabetes Blutanalysen dem Arzte die dauernde Sicherung aglykosurischen Zustandes ganz bedeutend. Bei richtiger Einstellung der Kost schwankt der Nüchternzuckerwert des Leichtdiabetikers zwar um 5—10 mg-$\%$ — genau wie beim Gesunden —, aber im Durchschnitt bleibt er im gleichen oder neigt sogar zur Abnahme. Fortschreitendes Ansteigen, wenn auch nur um kleine Einzelwerte, verrät aber mit Sicherheit, daß die Kost dem erstrebten Optimum nicht entspricht, und daß sie über kurz oder lang die Glykosurie zurückbringen wird.

b) Beschränkung der Kohlenhydrate verhütet und bessert Komplikationen des Diabetes. Hartnäckige und schlimme Komplikationen, wie Amblyopien, Neuro-Retinitis, Neuralgien und Neuritiden, Pruritus, Furunculosis usw., die symptomatischer Therapie nicht weichen wollen, sieht man alsbald verschwinden oder doch fast ausnahmslos sich wesentlich bessern, wenn es gelingt, durch Kohlenhydratentziehung bzw. Beschränkung und durch begleitende andere Diätmaßnahmen den Kranken aglykosurisch zu halten. Bei septischen Infektionen (Karbunkel, Phlegmonen, Gangrän usw.) drängt sich diese Erfahrung mit überzeugender Kraft auf. Operationen aller Art heischen, wenn nicht unmittelbare Lebensgefahr sofortiges chirurgisches Handeln benötigt, vorherige weitestgehende Entzuckerung. Auf den Verlauf begleitender Tuberkulose hat Gewinnung aglykosurischen Zustandes unverkennbar heilsamen Einfluß. Schwieriger, weil nur durch statistische Forschung, ist der Beweis zu erbringen, daß sachgemäße diätetische Behandlung, insbesondere Sorge für dauernde Aglykosurie das Entstehen diabetischer Komplikationen verhütet.

Die über 3 Dezennien sich erstreckenden Erfahrungen C. v. NOORDEN's sprechen sehr nachdrücklich in gedachtem Sinne. Wo es der Energie der Patienten gelang, die erteilten und je nach Lage sich ändernden Vorschriften bis zu dauernder Unterdrückung der Glykosurie durchzuführen, sind spezifisch diabetische Komplikationen wie Furunculosis, Pruritus, Retinitis, Neuritis optica retrobulbaris, transitorische Refraktionsstörungen usw. beinahe gänzlich ferngeblieben. Da fast immer häufige Revision der Stoffwechsellage und auch lebhafter schriftlicher Verkehr mit den Patienten resp. ihren Hausärzten erfolgte, wären solche Vorkommnisse nicht unbekannt geblieben. Auch Arteriosklerose mit ihren Folgen meldete sich zweifellos nicht häufiger und nicht früher als bei Nichtdiabetikern.

Natürlich ist es nicht die Glykosurie selbst bzw. der Zuckerverlust, und es ist nicht die Aglykosurie an sich, die einerseits das Entstehen von Komplikationen begünstigen, anderseits sie fernhalten bzw. heilen. Maßgebend für günstige Auswirkung ist Rückkehr normalen Zuckerhaushaltes, woraus sich völlige oder annähernde Wiederherstellung besserer Nährstoffmischung im Blute ergibt. Ob gerade erhöhter Blutzuckerspiegel der Schädling ist, steht dahin (S. 274). Der Ausdruck „normaler Zuckerhaushalt" ist cum grano salis zu verstehen. Im aglykosurischen Zustande ist der Zuckerhaushalt des Diabetikers besten Falles nur insofern normal, als seine Belastung (Kostform) mit Leistungsfähigkeit der regulierenden Kräfte in Einklang gebracht ist. Höherer Belastung gegenüber würden sie versagen.

Nicht scharf genug kann sich der Arzt als durchstehendes Gesetz die Erfahrung einprägen, daß unvollständige, d. h. die Glykosurie zwar vermindernde aber nicht unterdrückende Maßnahmen in ihrer Wirksamkeit weit abstehen von den völlig durchgreifenden.

Indem Insulin einerseits das Durchhalten aglykosurischen Zustandes nicht nur bei Leicht- und Mittelschwerdiabetikern, sondern z. T. auch bei Schwerdiabetikern erleichtert, wird es sich auch im Seltenerwerden der diabetischen Komplikationen auswirken, und indem es uns bei schon bestehenden Komplikationen Aglykosurie schneller, sicherer und dauerhafter erreichen läßt, ward es diesen gegenüber ein so machtvolles Mittel, daß Verzicht darauf kaum zu verantworten ist. Es hat den Anschein, daß neben seinem Einfluß auf Ordnung des Zuckerhaushaltes ihm direkt oder indirekt auch spezifisch heilende Kräfte auf Gewebsstörungen innewohnen.

c) Rückblick. Rückblickend auf das in diesem und im vorausgehenden Abschnitte Gesagte kommen wir zur Erkenntnis, daß Beschränkung der Kohlenhydrate doch mehr bedeutet als ein Versteckenspiel mit der Glykosurie. Durch die dem Einzelfalle und der Begleitkost angepaßte Beschränkung erzielen wir Gewinn für den Augenblick, weit mehr für die Zukunft. Dauernd aglykosurischen Zustand zu sichern unter Behauptung guten Kräfte- und eines den Bedürfnissen des Einzelfalles angepaßten Ernährungszustandes, muß Ziel der Therapie sein. Damit erzwingen wir das erreichbare Höchstmaß des Erfolges. Dieser Grundsatz gilt sowohl für die rein diätetische wie für die kombinierte Diät-Insulinbehandlung. Vorübergehende Aglykosurie ist bei jedem Diabetiker gefahrlos erreichbar. Dauernde Aglykosurie ist sehr häufig nicht erreichbar, teils weil die Regulation des Zuckerhaushaltes zu schwer gestört ist, teils weil wir die Kost unter erträgliches Maß zurückschrauben müßten, teils weil die Gefahr der Keto-Toxämie droht, teils weil äußere Umstände das Festhalten an den erforderlichen Maßnahmen unmöglich machen. Zu solchen äußeren Umständen rechnen wir auch widerstrebende, ebenso wie energielose psychische Einstellung des Patienten. Der Arzt muß sich aber bewußt bleiben, daß Verzicht auf dauernde Aglykosurie nur ein erzwungenes, unerwünschtes Zugeständnis ist, daß es Verzicht auf maximale Beeinflussung der Stoffwechsellage, daß es gleichsam eine Anleihe auf die Zukunft des Diabetikers bedeutet.

So bedeutungsvoll die Rolle der Kohlenhydratbeschränkung in der Diabetestherapie auch war, noch ist und wohl immer bleiben wird, darf der Arzt nicht glauben, damit alles Wesentliche geleistet zu haben. Wir erwähnen dies ausdrücklich, weil wir solchem Irrtum auf Schritt und Tritt begegnen. Die Kohlenhydratbeschränkung ist nur ein Teilstück jener Maßnahmen, womit wir bei hinreichendem Schutz der Körperkräfte und bei Fernhalten bedrohlicher Acetonurie zu dauernder Aglykosurie oder doch zu einem Mindestmaß von Glykosurie gelangen wollen und können. Das erforderliche Maß der Kohlenhydratbeschränkung ist nicht nur von der Schwere des Inselleidens abhängig: es richtet sich auch weitgehend nach der Beikost. Am geringsten ist die Kohlenhydrattoleranz bei hohem Eiweiß- und Fettgehalt derselben, wenn die Gesamtkost stark überernährenden Wertes ist. Sie steigt (freilich nicht parallel), wenn die Eiweiß- und Fettzufuhr sinkt und die Gesamtkost dadurch Erhaltungs- oder gar Unterernährungswert erhält; bei überaus niedriger Calorienzufuhr ist der Anstieg sehr bedeutend. Die Toleranz steigt auch bei einseitiger Erniedrigung der Eiweißgabe bis zu wahrhaft tiefen Werten unter Beibehaltung hohen

Fettverzehrs. Die Toleranz steigt ferner bei einseitiger Beschränkung des Fettes bis zu tiefem Werte unter Beibehaltung hohen Eiweißverzehrs. Wie man diese grundsätzlichen Erfahrungen verwerten soll und kann, hängt von Lage des Einzelfalles ab. Im allgemeinen ist auf die Dauer eine Kost vorzuziehen, die bei Sicherung guten Kräftezustandes, Fernbleiben von Acetonurie, Aglykosurie oder möglichstem Tiefstand der Glykosurie das Höchstmaß von Kohlenhydraten gestattet.

Über die Gefahren der Kohlenhydratbeschränkung und ihre Verhütung S. 378.

6. Eiweiß-Fett-Kost. Grenzen und Gefahren der Kohlenhydratbeschränkung.

Völlig kohlenhydratfreie Kost gibt es nicht. Von den gebräuchlichen Nahrungsmitteln sind nur Eier und reine Fette praktisch genommen kohlenhydratfrei; ferner Essig, völlig ausgegorene Weine, Branntweine (reine Destillate). Anzureihen wären noch fabrikatorisch aus tierischem und pflanzlichem Material gewonnene Albuminate und Albuminosen, die aber sämtlich mehr den Charakter von Medikamenten als von Nahrungsmitteln tragen. Fleisch und Käse, die man gewöhnlich den kohlenhydratfreien Nahrungsmitteln zurechnet, sind nur höchst kohlenhydratarm (Fleisch ca. $1^0/_0$, Käse zwischen 0,5 und $4^0/_0$). Auch die Blattgemüse, das kohlenhydratärmste Material unter den vegetabilen Rohstoffen, enthalten noch 2—$5^0/_0$ Kohlenhydrat, das im Körper in Zucker übergeht. Bei gewöhnlichem küchentechnischen Zubereiten geht freilich $^1/_3$—$^1/_2$ davon in die Kochbrühe, bei besonders scharfem Auskochen noch weit mehr (S. 397). Daneben enthält es andere Kohlenhydrate, wie Cellulose, Hemicellulosen, Pentosane, Pentosen, die aber als Zuckerquelle kaum in Betracht kommen (S. 5).

An den vorstehend erwähnten Eigentümlichkeiten unserer Nahrung scheitert die Möglichkeit, den Menschen im theoretisch-strengen Sinne des Wortes kohlenhydratfrei zu beköstigen. Selbst bei strengster Auswahl führen die Nahrungsmittel einer antidiabetischen Vollkost noch 10—15 g zuckerbildende Kohlenhydrate in den Körper ein. Praktisch genommen bezeichnen wir aber eine Kost, die aus solchen kohlenhydratärmsten Nahrungsmitteln (Tabelle 1, S. 389) zusammengesetzt ist, als „kohlenhydratfrei".

Bei kohlenhydratfreier Kost fußt die Ernährung, von etlichen calorienarmen organischen und von anorganischen Stoffen abgesehen, nur auf Protein und Fett; eine kleine Ergänzung liefert unter Umständen Alkohol (S. 386). In der Tat liefern die Eiweiß- und Fett-Träger, begleitet von höchst kohlenhydratarmen Gemüsen (siehe oben), etlichen Genußmitteln (Kaffee, Tee usw.) und Gewürzen die Bestandteile der als „strenge Diät" bekannten Diabetikerkost (Auswahl unter Stoffen der Tabelle I, S 389), welche Jahrzehnte lang eine überragend wichtige Rolle spielte, namentlich bei A. CANTANI, F. W. PAVY, J. SEEGEN, B. J. STOCVIS, B. NAUNYN und z. T. auch bei C. v. NOORDEN, und auch jetzt noch für kürzere Perioden unter besonderen Umständen unübertreffliche Dienste tut, teils mit, teils ohne Insulin. Kalorisch kann sie sowohl bei reichlicher wie bei karger Eiweißgabe dem jeweilig als wünschenswert erkannten Maße leicht angepaßt werden; es lassen sich damit sowohl Mast- wie Entfettungskuren durchführen. Das ist — praktisch und theoretisch genommen — nur eine Frage der Fettzufuhr, die sich bei dieser Kostform innerhalb vernünftiger Grenzen am Harn nicht in Anstieg der Glykosurie auswirkt (S. 125). Aber beim Durchführen der „strengen Diät" stoßen wir auf gewisse Schwierigkeiten, ja sogar Gefahren, die nicht immer dem Ausmaße dieser Kost und seiner einzelnen Bestandteile und auch nicht dem Grade der Stoffwechselstörung parallel gehen, also nicht von vornherein rechnerisch festliegen, sondern vor allem von der mentalen Einstellung der Persönlichkeit, von äußeren Lebensumständen und von der fallweise verschiedenen Neigung zu Ketonämie abhängen.

a) Mentale Schwierigkeiten. Mäßige Beschränkung der Kohlenhydrate, tiefest herab bis etwa 80 g Weißbrot oder Äquivalente (Tabelle III, S. 394), womit

man sich in leichteren Fällen begnügen kann, stößt nicht auf die geringsten
Schwierigkeiten. Das Verbot von Zucker, Süßigkeiten, süßen Weinen, süßen
Früchten, Mehlspeisen, Puddings u. dgl. läßt sich fast jeder Diabetiker gern
und dauernd gefallen, wenn er dafür eine kleine Menge Brot und Kartoffeln
und einige Früchte genießen darf und nicht allzu ängstlich forschen muß, ob
zum Bereiten der Gemüse und Tunken etwas mehr oder weniger Mehl verwendet
worden sei. In dieser Lage befinden sich viele, sogar die meisten Diabetiker.

Die Schwierigkeiten beginnen erst, wenn alle Kohlenhydrate bis auf kleine
Mengen im Harn wiedererscheinen oder wenn gar die Summe der Kohlenhydrate
in der Nahrung durch diejenigen des Harns überboten wird. Obwohl sich der
Arzt vom völligen Ausschluß der Kohlenhydrate, mit oder ohne Eiweißbeschränkung, den größten Vorteil verspricht (S. 366 ff.), wird er oft widerwillig zu Nachgiebigkeit gezwungen, wenn er des Vertrauens und der Folgsamkeit des Patienten auf die Dauer gewiß sein will. In Kliniken und Privatkrankenanstalten
kann man einen Diabetiker gelegentlich Wochen und Monate ohne alle Kohlen-
hydrat-Träger ernähren; die stramme erzieherische Zucht der Anstalt hält
oft auch ohne Klausur, zu der fanatische Ärzte den Rat erteilt haben, das Brot-
bedürfnis der Zuckerkranken im Zaum. Außerhalb der Anstalt ist das anders.
Nur willensstarke Persönlichkeiten folgen zu Hause lange Zeit oder gar dauernd
dem Verbot der Kohlenhydrate. Gar viele Diabetiker gleichen dem Morphium-
spritzer, der lieber sich selbst und den Arzt betrügt, als daß er sich den ver-
botenen Genuß versagt.

Auf Grund alter und neuer Erfahrung lehnen wir unbedingt ab, daß etwa
der Eiweiß- bzw. Fleischreichtum der alten „strengen Diät" den Zuckerkranken
„nervös" mache. Das trifft beim Diabetiker ebensowenig zu wie — entgegen
dem modernen Losungswort „Zurück zur eiweißarmen Kost" — beim Nichtdiabetiker (C. v. NOORDEN und H. SALOMON). Eher ist das Gegenteil der Fall,
d. h. die eiweißreiche Form der kohlenhydratfreien Kost wird besser vertragen
als die eiweißarme. Der Verzicht auf reichlichen Genuß der hauptsächlichen
Eiweißträger (Fleisch, Fisch, Krustentiere, Vogeleier, Fischeier, Käse usw.), die
alle in ihren verschiedensten Bereitungsarten doch neben dem Nährwert einen
hervorragenden Genußwert haben, macht im Verein mit Kohlenhydratentziehung für den Diabetiker das Maß der Entbehrungen übervoll, und dieser
täglich sich wiederholende Kampf zwischen Pflichtgefühl und Begehren wirkt
zwar nicht bei jedem, aber doch bei sehr vielen Zuckerkranken geradezu auf-
reibend, zermürbend, die Stimmung niederdrückend, die Spannkraft und Leistungsfähigkeit vermindernd, oft auch den Schlaf störend. Bei weichen und
auf heiteres Genießen abgestimmten Persönlichkeiten melden sich solche üblen
und vom Arzt scharf zu beachtenden Folgen des seelischen Konfliktes nicht
nur bei Eiweißarmut der kohlenhydratfreien Kost, sondern schon bei eiweißreicher. Alle Abwechslungen, die Küche in Auswahl, Zubereitung und Würzen
kohlenhydratfreier Kost bieten kann, befriedigen viele auf lange Dauer nicht.
Alle diese Schwierigkeiten liegen durchaus auf psychischem Gebiete und sind
mit psychischer Einstellung der einzelnen Persönlichkeit verankert. Dies erhellt
schon daraus, daß in früherer Zeit, allein aus dem Patientenkreise C. v. NOORDEN'S
Hunderte und Aberhunderte — und darunter waren viele Hoch-„Nervöse"! —
nicht nur Jahre, sondern Jahrzehnte lang mit bestem körperlichen und psychischen Wohlbefinden „strenge Diät" unentwegt auf das gewissenhafteste durchgeführt haben.

Man sieht ähnliches häufig bei fettleibigen Männern, von denen viele nicht nur ohne
Widerstreben, sondern mit Behagen und z. T. auf eignen Antrieb die Kohlenhydrate bis
auf höchst geringe Mengen ausschalten. C. v. NOORDEN berichtet über Fettleibige, die
Jahr ein Jahr aus nicht mehr als etwa 30 g Kohlenhydrate (in Form einer Scheibe Brot

und etwas Obst) neben den sog. „kohlenhydratfreien" Nahrungsmitteln (vgl. S. 389) genossen und gar kein Verlangen nach Steigerung dieser Menge trugen. Den Genuß am Essen lieferte also fast ausschließlich reiche Auswahl unter den Eiweißträgern. Dabei bestand keine Spur von Acetonurie.

b) Äußere Schwierigkeiten. Sie erwachsen aus den Beziehungen zur Umwelt. Sie bestehen bei jeglicher Sonderkost, die abseits von landes- und familiärüblicher Art liegt. Beim Zuckerkranken, der auf „strenge Kost" angewiesen ist, fallen besonders schwer ins Gewicht die Dauerhaftigkeit der Sonderkost und der Argwohn, womit er jede Speise betrachten und begutachten muß, die nicht aus eigner, zuverlässiger Küche stammt. Für viele kommt hinzu die Scheu, sich im geselligen Kreise durch Sonderkost als Diabetiker zu verraten; das könnte für manchen üble Folgen für berufliche und soziale Interessen haben; eine ganze Reihe solcher Vorkommnisse wurden uns im Laufe der Jahre bekannt. Wer ganz oder vorwiegend auf das Speisen in Wirtschaften, bald in dieser, bald in jener Stadt, bald in diesem, bald in jenem Lande oder bei Eisenbahnfahrten usw. angewiesen ist, steht natürlich vor erhöhten Schwierigkeiten, oft geradezu vor der Unmöglichkeit, sich so zu beköstigen, wie er soll und will. Es gehört ein großes Maß ärztlicher Belehrung, nicht minder aber Verständnis und Intelligenz dazu, dieser Schwierigkeiten einigermaßen Herr zu werden. Schließlich darf nicht übersehen werden, daß das Durchführen „strenger Diät" bei bescheidener und bei mittlerer Lebenshaltung unbedingt die Kosten wesentlich über das Maß des gewohnten Durchschnittes erhöht, wenn die Kost nicht in unerträglicher und schädlicher Einförmigkeit verflachen und ersticken soll. Nur bei üppiger Lebenshaltung verwischen sich die Unterschiede der Kostpreise. Natürlich kann und muß der ärztliche Kostplan auf den Geldbeutel Rücksicht nehmen, aber an Mehrkosten kommt er nicht vorbei, wenn er es mit kleinen Leuten und mit Mittelstand zu tun hat.

C. v. Noorden berechnete vor dem Kriege auf Grund sehr genauer Buchführung mehrfach die Mehrkosten, welche bei Angehörigen des Arbeiter- und des Mittelstandes in Wien und in Frankfurt das Durchführen „strenger Diät" dem Zuckerkranken auferlegte. Anlaß dazu gab das Verlangen von Versicherungsgesellschaften, Versorgungsämtern usw., die Mehrkosten für Beköstigung rentenberechtigter Diabetiker kennenzulernen. Für Wien ergab sich ein durchschnittlicher Mehrkostenbetrag von 50—60 %, für Frankfurt von 30 bis 40 %. Der Unterschied beruht darauf, daß in Wien die dort üblichen billigen Mehlspeisen wegfielen und daß dort die Preise für Gemüse, von einzelnen Arten abgesehen, ungewöhnlich hoch waren, während in Frankfurt eine weit geringere Summe von Kohlenhydratträgern durch andere Nahrungsmittel ersetzt werden mußte und die für Diabetiker geeigneten Gemüse verhältnismäßig billig waren.

c) Vitamin- und Mineralienarmut läßt sich bei einer an Eiweißträgern reichen kohlenhydratfreien Kost unschwer verhüten, bei gleichzeitigem starken Einschränken der Eiweißträger nicht so sicher. Vgl. darüber S. 383.

Wir selbst sahen bei Diabetikern, die wir monate- und jahrelang „strenger Kost" mit Eiweißverzehr zwischen 100 und 150 g unterwarfen, niemals Anzeichen, die auf Mangel an Vitaminen und Mineralstoffen hingewiesen hätten. Dagegen sah C. v. Noorden im ganzen 4 Patienten, denen strenge Diät von anderer Seite verordnet war, und die dabei an Skorbut erkrankten. Darunter war einer, der auf Gemüse so gut wie ganz, und zwar ohne Wissen seines Arztes verzichtete, weil die Gemüse ihm schwer bekämpfbare und erschöpfende gärungsdyspeptische Durchfälle brachten. Bei den 3 anderen lag ärztliches Verschulden vor, indem sie die Weisung erhalten hatten, sämtliche Gemüse sollten unter Wegschütten des Brühwassers 2—3 mal ausgekocht werden, um die Kohlenhydrate möglichst zu entfernen. Dabei gehen natürlich nicht nur Kohlenhydrate, sondern auch Vitamine und Mineralien größtenteils verloren. Durch Darreichen feinster Gemüsebreie und Calcium carbonicum im ersten Falle, von Rohgemüse in den anderen Fällen wurde der Skorbut schnell beseitigt.

d) Begleitende Krankheiten verschiedener Art können zum Aufgeben der „strengen Diät" zwingen. Gicht, Nieren-, Magen- und Darmkrankheiten seien erwähnt. Gicht und Nephritis erfordern zum mindesten das Aufgeben der eiweißreichen kohlenhydratfreien Kostform. Indem das Zwischentreten irgendwie veranlaßter akuter Magen- und Darmstörungen ausschließliche Ernährung mit Haferschleimsuppen bedingte, entdeckte C. v. Noorden den hohen Rang der Haferkuren für die Behandlung schwerer Diabetesformen.

e) Acetonurie. Ebenso wie der Gesunde neigt der Diabetiker beim Übergang von kohlenhydratreicher zu kohlenhydratfreier Kost zur Ketonämie und Ketonurie (Aceton, Acetessigsäure, ß-Oxybuttersäure), aber ebenso wie beim Gesunden und beim nicht-diabetischen Kranken macht sich diese Neigung bei den einzelnen Diabetikern in höchst verschiedenem Grade geltend.

Indem wir auf früher Gesagtes verweisen (S. 182 ff.), fassen wir hier nochmals kurz zusammen, welchen Möglichkeiten wir gegenüber stehen. Bei vielen Diabetikern, und zwar hinauf bis zu ziemlich schweren Krankheitsformen, weicht bei Kohlenhydratentziehung die Ketonurie weder in bezug auf Intensität noch in bezug auf Dauer wesentlich ab von dem Geschehen bei Nichtdiabetikern; d. h. es bleibt bei „physiologischer Ketonurie". Dieselbe wird, beiläufig bemerkt, häufig zum Anlaß verfrühten Abbrechens der Kohlenhydratbeschränkung bzw. -entziehung, auch in Fällen, wo letztere das tatsächlich beste Verfahren wäre und wo die Ketonurie unter Beibehaltung des eingeschlagenen Weges sicher binnen 5—8 Tagen, ebenso wie beim Gesunden sich zurückgebildet hätte. Dagegen beharrt oder steigt bei vielen anderen Zuckerkranken, abweichend vom Gesunden, die Ketonurie beim Festhalten an „strenger Diät". Dieses Verhalten ist nicht unbedingt an schwere Formen der Krankheit gebunden; wir sahen es auch einige Male bei Fällen, die nach den Bedingungen der Glykosurie, nach Höhe des Blutzuckerspiegels und nach Maßgabe jahrzehntelangen Verlaufes unbedingt ganz leichter Form zuzurechnen waren (S. 114). Immerhin ist es im großen und ganzen das Merkmal der mittelschweren und schweren Fälle und ganz besonders der allerschwersten. Unter den Schwer- und Schwerstdiabetikern treffen wir eine Minderzahl, wo es für Intensität der Ketonurie kaum wesentlichen Unterschied bedingt, ob die Kost viel, wenig oder gar kein Kohlenhydrat enthält. Bei der überwiegenden Mehrzahl aber steigert gänzliches oder auch nur teilweises Entziehen der Kohlenhydrate die Ketonämie zu bedenklicher Höhe; ohne besondere Vorsichtsmaßnahmen könnte dies schon nach wenigen Tagen zu lebensgefährlicher, spezifisch-diabetischer Autotoxikation mit Koma führen.

Nach dem Gesagten ist die Wirkung der Kohlenhydratentziehung nicht für alle Diabetesfälle die gleiche. Sie läßt sich auch nicht berechnen aus Schwere der Glykosurie; d. h. **zwei Zuckerkranke, die bei gleicher Kost etwa gleiche Mengen von Zucker ausscheiden, können in bezug auf Ketonurie ganz verschieden dastehen,** so verschieden, daß der eine kaum mehr gefährdet ist als der Gesunde, der andere von schwerer Acidosis bedroht wird (S. 194). Wir bezeichneten dies als Merkmal für Dissoziation der Zucker- und Ketonkörperbildung. Über die feineren Vorgänge dabei läßt sich noch nichts Sicheres sagen. Praktisch verlangt die Tatsache solchen Geschehens, in jedem Einzelfalle den Einfluß der Kost auf die Ketonurie sorgfältig zu beachten.

Infolge der praktischen Schwierigkeiten und der nicht abzuleugnenden Gefahren läßt sich verstehen, daß die allgemeine ärztliche Praxis keinerlei Form der „strengen Diät" in die Therapie solcher Zuckerkranker aufnahm, die zur Ketonurie neigten. Die Ablehnung war begreiflich und wohl auch berechtigt, obwohl von seiten der Fachärzte längst erkannt war, daß auch Schwer- und Schwerstdiabetiker mindestens von zeitweiliger strenger Diät Vorteil hatten. Aber auch unter den Fachärzten trauten sich bei ausgesprochener Neigung zur Acetonurie nur solche an längere oder selbst kürzere Perioden strenger Diät heran, die Gelegenheit hatten und gewohnt waren, die Patienten klinisch zu behandeln. Nachdem betreffs Glykosurie und Ketonurie die unmittelbare und die nachwirkende Reaktion auf verschiedenste Kostformen festgelegt war, konnte der Arzt dann auch in bezug auf häusliche Dauerkost die Verantwortung für Einstellen kürzerer oder längerer Perioden strenger Diät übernehmen.

Da strenge Diät auch jetzt, nach Eintritt des Insulins in die Therapie, ihre Brauchbarkeit nicht ganz verloren hat, und da sich immer mehr herausstellt, daß alle früheren Erfahrungen über Diätbehandlung für die Insulintherapie nutzbar gemacht werden können und müssen, lohnt sich eine kurze Übersicht über die Methoden, deren sich beim schweren Diabetes die Diätetik bediente, um beim Streben nach Aglykosurie (oder mindestens möglichst geringer Glykosurie) die von strenger Diät drohenden Gefahren der Ketonurie zu mindern oder auszuschalten.

1. Die ersten eindrucksvollen Angaben finden sich in Arbeiten aus B. NAUNYN's Schule (W. WEINTRAUD) und später in seiner Diabetes-Monographie. Es wird berichtet, wie unentwegtes Festhalten an strenger Diät, nach Bedarf mit vorübergehender Unterernährung und mit Einstellung der Eiweißzufuhr auf mittlere Höhe und mit nur gelegentlicher Zugabe kleiner Kohlenhydratmengen sich nicht nur in Verminderung bzw. im Verschwinden der Glykosurie auswirke, sondern auch anfänglich hartnäckige Acetonurie beseitige. Es ist dies ihrem Wesen nach die schon sehr alte, aber vor B. NAUNYN kaum jemals so nachdrücklich, planmäßig und langdauernd durchgeführte, gewissermaßen klassische Diätbehandlung der Zuckerkranken.

Ein Beispiel möge zeigen, wie außerordentlich viel man damit erreichen kann. Ein junger Arzt, damals etwa 30 Jahre alt, erkrankte im Jahre 1901 an Erscheinungen, die auf Diabetes hinwiesen. Die Untersuchung des Harns ergab hohe Zuckerwerte und kleine Mengen Aceton. Auf Rat C. v. NOORDEN's stellte er sich sofort auf strenge Diät ein, die in der Regel sehr reich an Eiweißträgern (Fleisch, Eiern, Käse) und mittel-fettreich war. Etwa einmal die Woche wurde Gemüsetag eingeschaltet. Zunächst verschwand die Glykosurie nur an diesen, ein Zeichen, daß der Diabetes schon zur mittelschweren Form vorgeschritten war. Alsbald stellte sich reichlich Aceton ein mit starker Eisenchloridreaktion des Harns. Die Acetonämie war so beträchtlich, daß jeder Kundige, der im gleichen Zimmer weilte, am Acetongeruch den Diabetes diagnostizieren konnte. Da sich der junge Arzt, der, von kurzen Erholungsreisen abgesehen, stets angestrengt tätig war, sich dabei vollkommen wohl und leistungsfähig fühlte, war er nicht zu bewegen, von der ganz strengen Diät abzulassen. Unter der fortgesetzt strengen Diät schwand zunächst die Glykosurie, auch bei hohem Eiweißverzehr. Dann verminderte sich allmählich die Ketonämie, war aber bis zum Jahre 1905 am Acetongeruche der Atemluft noch erkennbar. Erst dann verschwand Aceton aus Harn und Exspirationsluft. Vom Jahre 1906 an wurde ganz allmählich die Kost mit Kohlenhydraten angereichert, nicht ohne daß wieder oftmals auf kürzere Perioden (einige Tage bis 1 Woche) strenger Kost zurückgegriffen wurde. Im Jahre 1913 war eine Toleranz von ca. 300 g Brotwert erreicht. Des weiteren konnte, bei dauernd überaus starker beruflicher Arbeit des weltweit bekannten Arztes, die Kost der Gesunden — unter Ausschluß größerer Mengen zuckerreicher Speisen — durchgeführt werden, ohne daß wieder Zucker im Harn erschien. Hier wurde also in einem ursprünglich höchst bedrohlich aussehenden Falle (acetonurischer Diabetes in jugendlichem Alter) durch eiserne Konsequenz völlige Heilung erzielt. Natürlich wäre dies nicht möglich gewesen, wenn man es mit unbedingt bösartigem, zu fortschreitender Degeneration des Inselsystems zwingendem Krankheitsprozeß zu tun gehabt hätte.

2. Das Einschalten von Hungertagen, zeitweilig in Vergessenheit geraten, wurde von B. NAUNYN zur schnelleren Erreichung und zur Sicherung aglykosurischen Zustandes zu Hilfe genommen (etwa einmal wöchentlich). Wie später erkannt wurde, wirkt ein solcher Hungertag auch auf die Acetonurie des Hungertages selbst und der nächstfolgenden Tage äußerst günstig ein (E. ALLARD, C. v. NOORDEN) (S. 196, 429). Eröffnung der Behandlung mit einem Hungertage und späteres gelegentliches Wiederholen solcher Maßnahmen bewährte sich uns immer aufs neue trefflich zum Niederzwingen bedrohlicher Grade von Ketonämie. Es erleichtert ungemein das Durchführen aller anderen diätetischen Maßnahmen. Auch bei insulinbehandelten Schwerdiabetikern sollte man sich dessen erinnern.

3. C. v. NOORDEN und ED. LAMPÉ bedienten sich früher (1896 und 1897) sog. „Öltage", an welchen sie etwa 200—250 g Olivenöl oder Lebertran nebst etwas Branntwein, meist auch zweimal täglich grünen Salat und etwas Essig gestatteten (2—3 Tage lang). Diese Kostform, welche sowohl die Glykosurie wie bemerkenswerterweise auch die Acetonurie stark und nachwirkend beugte, wurde aber bald wieder aufgegeben, da sie — wie leicht verständlich — oft schon am 2., ziemlich sicher am 3. Tage zu Übelkeit und Erbrechen führte.

4. Nach Aufgabe der „Öltage" führte C. v. NOORDEN die „Gemüsetage" ein, welche den Vorteil hatten, weitestgehende Kohlenhydratarmut der Kost mit geringer Eiweißzufuhr zu verbinden (ca. 7—9 g Eiweißumsatz, S. 426), während reichliche Fettgaben beliebige Höhe der Calorienzufuhr gestatteten. Im Gegensatz zu den Öltagen konnten bequem 3—4 solcher Tage hintereinandergeschaltet werden, und wie C. v. NOORDEN in letzter Auflage berichtete, wurden daraus manchmal Perioden von 2—3 „Gemüsewochen". Auch B. NAUNYN hat die „Gemüsetage" später in die Therapie aufgenommen (2. Auflage seines Buches, 1906). Sie haben neben ihrer glykosuriemindernden Kraft zwar nicht durchgreifenden, aber immerhin so starken Einfluß auf die Acetonurie, daß sie das Durchführen strenger Diät gefahrloser machten und als Nachwirkung auch gute Bekömmlichkeit reicherer Proteingaben gestatteten. Über Gemüsetage S. 426.

5. Einen wesentlichen Fortschritt brachten dann die C. v. NOORDENschen „Hafertage" und die nach ihrem Muster aufgebauten sonstigen Kohlenhydratkuren; freilich nur bei bestimmter Anordnung. Näheres S. 432. In allen Fällen, die diätetisch überhaupt noch zu beeinflussen waren, drückte eine von Zeit zu Zeit sich wiederholende Gruppe von Hafertagen — teils ohne jeglichen, teils bei nur mäßigem Anstieg der Glykosurie; oft geradezu entzuckernd wirkend — die Acetonurie stark herab. Dies wirkte sich dahin aus, daß dann wieder eine Zeitlang ohne acetonämisch-toxische Gefahr kohlenhydratfreie Kost innegehalten werden konnte. Schon bald nach Einführung der Hafertage in die Therapie erzielten C. v. NOORDEN und ED. LAMPÉ bei Schwerdiabetikern mit solcher Wechselkost Erfolge, die vor der Insulinära nicht übertroffen wurden. Die seinerzeit sehr überraschenden Ergebnisse der Haferkuren wären wohl noch viel eindrucksvoller gewesen, wenn die Haferkost nicht so stark mit Fett belastet worden wäre. Daß solche Fettmengen stören, war damals noch unbekannt.

Unter den geschilderten Verfahren war nur das erste auf lange Dauer berechnet. Die drei anderen (Hunger-, Öl-, Gemüsetage, Haferkur) kamen nicht als Dauerkost in Betracht. Als Einschiebsel setzten sie die Acetonurie herab, und dies wirkte sich auch noch in der Folgezeit aus, beim einen länger, beim anderen kürzer, beim einen stärker, beim anderen schwächer; demgemäß richtet der Aufbau der Wechselkost sich ganz nach Lage des Einzelfalles. Es sind aber noch einige Verfahren zu erwähnen, die mindestens den Anspruch auf dauernde Durchführbarkeit erhoben:

6. **Fortgesetzte calorische Unterernährung.** Wirkungsart S. 360. Ihren Höhepunkt bilden die F. M. ALLENschen Hungerkuren (S. 460). Wir sahen, daß sie über kurz oder lang eine Grenze erreichen muß (S. 165, 361), und damit hört auch ihre Wirksamkeit auf. Man hat mit ihr gleichsam das letzte Pulver verschossen. Aus der Hinfälligkeit, die sich bei allzu scharfem Vorgehen entwickelt hat, gibt es oft kein Zurück.

7. **Die PETRÉNsche Gemüse-Fett-Kost** mit höchst minimaler Eiweißgabe. Sie besteht einerseits in Verschärfung, anderseits in Verlängerung der C. v. NOORDENschen Gemüsetage. Näheres S. 427. Im Gegensatz zu K. PETRÉN halten wir seine Kost zwar für ein treffliches Mittel, den Zuckerhaushalt des Schwerdiabetikers wesentlich zu bessern und damit auch die Acetonurie niederzuzwingen. Wir erkennen ihr aber doch nur den Rang einer vorübergehenden Schonkur zu. Als Dauerkost können wir sie nicht empfehlen. Sehr wichtig und über früher Bekanntes hinausgreifend ist die von K. PETRÉN erhärtete Tatsache, daß große, den Calorienbedarf voll deckende Mengen Fett weder die Glykosurie noch die Acetonurie steigern, sondern beide dämpfen, vorusgesetzt, daß die Kost höchst eiweißarm ist. Viel Fett + spärlichstes Eiweiß wirkt also entlastend auf den Zuckerhaushalt. Die Verknüpfung von viel Fett mit viel Eiweiß, das wesentliche Merkmal der alten klassischen „strengen Diät", braucht zwar nicht unbedingt den Zuckergehalt ungebührlich zu belasten, tut es aber — wie wir besprachen (S. 374) — bei Schwerdiabetikern oft in hohem Maße. Sowohl B. NAUNYN's quantitativ beschränkte strenge Diät wie C. v. NOORDEN's Gemüsetage (auch „verschärfte strenge Diät" genannt) liefen grundsätzlich auf das gleiche hinaus, was K. PETRÉN anstrebt. Ihre Wirkung auf Glykosurie und namentlich Acetonurie war aber nicht so kräftig wie die der PETRÉN-Kost, und der von K. PETRÉN formulierte Lehrsatz ließ sich nicht in voller Schärfe daraus ableiten, weil jene beiden Kostformen immerhin noch durchschnittlich 60—70 g Protein enthielten.

8. Die FALTAsche Mehlfruchtkost ist ihrem Wesen nach nur eine Abart der v. NOORDENschen Haferkur und ihrer Erweiterung zur Wechselkost (siehe oben bei 5.). Soweit sie aber zu durchschnittlich sehr niedrigem Eiweißverzehr führt, stehen ihr Bedenken gegenüber (S. 462, 464). Gegen den Ersatz des Hafers durch andere Kohlenhydratträger ist dagegen nichts einzuwenden; bei längerer Dauer der Kostform ist er sogar unerläßlich. Vgl. Kohlenhydratkuren S. 432ff., besonders S. 436.

9. Um das richtige Verhältnis zwischen ketogenen und antiketogenen Stoffen in der Nahrung herzustellen, wurden von einer Reihe amerikanischer Autoren auf Grund von Formeln (S. 198) errechnete sogenannte Optimaldiäten angegeben. Wir haben aber am angeführten Orte schon darauf hingewiesen, daß sich starre Regeln zwischen Kohlenhydratverbrennung und Acetonkörperbildung nicht in dem Maße aufstellen lassen, daß darauf allein praktische Diätvorschriften sich basieren lassen.

10. Man hat **Darreichung besonderer antiketogener, chemischer Substanzen** empfohlen. Es sind dies teils echte Zucker (Lävulose und ihr Polysaccharid Inulin), teils Zucker mit 3 Kohlenstoffatomen (Triose, Dioxyaceton), ferner Abkömmlinge des Zuckers (Kohlenhydratsäuren, wie Glykonsäure, Schleimsäure u. a.). In neuerer Zeit sind der Caramel und ihm nahestehende Polymerisationsprodukte des Zuckers, die unter dem Namen Salabrose und Mellitose in den Handel kommen, hinzugetreten. Bezüglich des Alkohols vgl. S. 386. Soweit diese Substanzen praktische Bedeutung haben, werden sie später besprochen (S. 408ff.). Hier nur einiges über die Möglichkeiten ihrer Wirkungsart. Sie können gute Dienste tun in dem Maße, wie sie beim Diabetiker leichter als Nahrungszucker und Abbauprodukte

des Amylum zur Anreicherung der Leberzellen mit Glykogen führen (S. 408). Daraus folgt ohne weiteres Abnahme der Ketonkörperproduktion (S. 184). Man hat ihre Wirkung auch damit erklärt, daß sie unmittelbar, ohne in Glykogen überzugehen, leichter als Zucker oxydiert würden, und daß dann, im Sinne G. Rosenfeld's, die Fettsäuren leichter „im Feuer der Kohlenhydrate bzw. der anderen antiketogenen Stoffe vollständig verbrennen", ohne bei Ketonkörpern haltzumachen. Diese Theorie ist heute kaum noch zu halten. Annehmbarer wäre schon, daß die antiketogenen chemischen Körper, soweit sie nicht beim Diabetiker Glykogen bilden, unmittelbar in den Energiestoffwechsel einbezogen werden und, damit an die Stelle der gewöhnlichen Kohlenhydrate tretend, den Reiz zur Zuckerproduktion irgendwie abschwächen und so den Zuckerhaushalt entlasten. Aber auch diese Erklärung stößt auf manche Schwierigkeiten. Als wahrscheinlich betrachten wir, daß der spezifische Reiz jener antiketogenen Körper auf die zuckerbildenden Zellen der Leber beim Diabetiker geringer ist als der der gewöhnlichen Nahrungskohlenhydrate, und daß weiterhin die Glykogenfixierung durch sie irgendwie erleichtert wird. Wie dem auch sein mag, praktisch genommen bewähren sich leider alle diese antiketogenen Sonderstoffe besten Falles zwar im Rahmen bestimmter einfacher Kostformen und auf kurze Dauer, versagen aber im Rahmen der meisten brauchbaren Diabetikerkostformen auf längere Dauer. Es scheint dies darzutun, daß mit Gewöhnung die Reizempfänglichkeit der Organe des Zuckerhaushaltes für die „antiketogenen" Stoffe wächst.

11. Hier sind auch Fette zu erwähnen, deren Säuren eine ungerade Zahl von C-Atomen enthält (S. 191). Sie wirken zwar nicht antiketogen, bilden aber keine Ketonkörper, sondern werden über Milchsäure und Brenztraubensäure abgebaut. An Stelle der sämtlich mit gerader Zahl von C-Atomen ausgestatteten Nahrungsfette können sie also — theoretisch genommen — ketonbildende Fette aus dem Abbau verdrängen, was ein Vorteil wäre. Dies setzt aber voraus, daß die Fettsäuren der Nahrung unmittelbar, d. h. vor Ablagerung in die Fettspeicher, und ohne damit vorher „körpereigen" geworden zu sein, in der Leber zersetzt werden. Das wird zwar angenommen, steht aber nicht einmal für die gewöhnlichen Nahrungsfette fest. Es läßt sich manches dagegen anführen, z. B. die Aufnahme körperfremder Fette in das Fettgewebe (Eruca-Fettsäure u. a.); ferner der Umstand, daß noch niemals Umbau einströmender Fettsäure zu Zucker in der Leber nachgewiesen werden konnte, während Zuckerbildung aus zuströmendem Körperfett (z. B. im Hungerzustande, beim Schwerdiabetiker) nicht mehr bezweifelt werden kann. Es kann also wohl sein, daß das Nahrungsfett zunächst einmal in Fettzellen aufgenommen und dort altabgelagertes und körpereigen gewordenes Fett verdrängen muß, um es dem Abbau auszuliefern. Angesichts der unsicheren theoretischen Lage kann nur die Erfahrung sprechen. Die Mitteilungen des Erfinders M. Kahn (S. 191) über den günstigen Einfluß des „Intarvin" (Glycerinester der Magarinsäure = $C_{16}H_{33}COOH$) auf Acetonurie sind zu spärlich und auch nicht voll überzeugend; z. T. wurden auch Mengen gereicht, die das praktisch Mögliche übersteigen (bis 150 g am Tage). Das Intarvin ermangelt des Genußwertes, dessen unsere üblichen Nahrungsfette sich neben ihrem Nährwerte erfreuen. Größere Mengen erzeugen vielfach Widerwillen, bei weiterem Drängen zu ihrem Gebrauche Übelkeit und Erbrechen. Über 30—40 täglich kommt man kaum heraus, wenn man Intarvin längere Zeit verabfolgen will (am besten in heißem Kaffee). Das sind verschwindende Mengen im Vergleich zum wahren Fettumsatze des Zuckerkranken. H. Lundin, S. F. Modern und F. Umber lehnen den praktischen Wert des Intarvin ab. E. P. Joslin schreibt: „Seine Wirksamkeit zum Verhüten von Acidosis konnte von mir noch nicht genügend erhärtet werden." Man muß also abwarten.

12. Eine weitere, bedeutsame Kostform mit antiketogener Auswirkung ist die proteinreiche, fettarme Kost. Schon eine wesentlich auf Eiweißträger und auf Gemüse eingestellte Kost (Banting's alter Entfettungskost entsprechend, noch mehr ihrer von C. v. Noorden ausgebauten Abart) liefert weit weniger Ketonkörper als die alte fettreiche „strenge Diät". Sie verträgt aber auch eine weit größere Auffüllung mit Kohlenhydratträgern, als wenn sie gleichzeitig fettreich ist (S. 424, 443).

13. Fette mit hohem Gehalte an niederen Fettsäuren sind auszuschalten; denn letztere sind stärkere und vor allem unmittelbarere Ketonkörperbildner als die an C-Atomen reicheren Säuren, wie A. Loeb auf C. v. Noorden's Klinik nachwies. Daher soll Butter, die besonders reich ist an niederen Fettsäuren, stets mit kaltem Wasser gehörig durchgeknetet werden, was deren größten Teil auswäscht.

14. Alkalien haben, im Gegensatz zu verbreiteter Meinung, keinen wesentlichen Einfluß auf die Produktion von Ketonkörpern. Dagegen begünstigen sie deren Austritt durch die Nieren, so daß nach arzneilicher Gabe von Natronbicarbonat die Summe der Acetonkörper im Harn steigen kann, während weniger Aceton durch die Lungen abdunstet. Wichtiger ist, daß Alkalizufuhr den Alkalibestand des Körpers schützt. Für mäßige Mengen Ketonsäuren reicht das aus Aminosäuren des Nahrungseiweißes entstehende NH_3 zum Absättigen aus. Es verschiebt sich dann nur im Harn das Verhältnis von Harnstoff zu NH_3

zugunsten des letzteren. Wenn aber dieser Quotient = 4 : 1 oder gar = 3 : 1 und noch kleiner
wird, darf man sicher sein, daß zur Deckung der sauren Valenzen auch fixes Körperalkali
herangezogen wird, darunter auch aus den Knochen CaO und MgO (S. 180). Diesem Raubbau
zu begegnen, ist wesentliche Aufgabe der Alkalitherapie. Man kann nicht allgemeingültig
in Gramm festlegen, wieviel Alkali bei Ketonurie bestimmter Höhe notwendig ist. Man hat
sich nach dem Einfluß auf das NH_3 des Urins zu richten. Die Höhe der Alkaligabe sei
derart, daß nicht mehr als 1 g NH_3 im 24stündigen Urin erscheint, oder daß das Verhältnis
Gesamt-N zu Ammoniak-N nicht enger als 10 : 1 wird. In der Regel trifft dies erst zu, wenn
die chemische Reaktion des Harns nahezu amphoter geworden ist. Kleinere Gaben von
Alkali schwächen den Raubbau nur ab, unterdrücken ihn aber nicht.

Es ist durchaus falsch, den Basenverlust nur mit kohlensaurem oder citronensaurem
Natron zu decken. C. v. Noorden wies seit langem darauf hin, daß man mittels 10—40 g
Natr. bicarb., deren sich die Praxis oft wochen- und monatelang bediente, gewaltsam und
unberechenbar in das Kationengleichgewicht des Organismus eingreife. Mindestens die
Hälfte des arzneilichen Alkali muß aus einem Gemisch von Kalk, Magnesia und Kali in
kohlen- oder pflanzensaurer Bindung bestehen (vgl. auch S. 385).

In Fällen, wo aus den gegen Glykosurie gerichteten Maßnahmen acidotische
Gefahr drohte, hat die rein-diätetische Kunst aus den besprochenen Hilfsmitteln bedeutsame Vorteile gezogen. Die richtige Auswahl unter den Hilfsmitteln zu treffen und jedes einzelne in zweckentsprechendem Maße heranzuziehen, war aber recht schwer. Es bedurfte zumindest genauer klinischer Beobachtung aller Einzelwirkungen. Einer Minderzahl von Schwerdiabetikern, wo
es gelang, mit der Glykosurie auch die Gefahr der Acidosis auf lange Zeiten,
d. h. auf Monate und Jahre fernzuhalten, stand die große Mehrzahl gegenüber,
wo man zwar auf Kräftezustand und etwaige Komplikationen günstig einwirken
konnte, in bezug auf Glykosurie und Ketonurie aber mit bald vorübergehendem
starken und weiterhin mit halbem Erfolge zufrieden sein mußte, der besten
Falles zeitweiligen Stillstand des zur Verschlimmerung neigenden Prozesses
gewährleistete. Oft genug blieb es mehr bei scheinbarem Erfolge, gekünstelt
erzwungen durch Verzicht auf Lebensfreudigkeit und durch Preisgabe des Kräftezustandes.

Insulin wurde beim Streben nach Aglykosurie bzw. möglichster Verminderung der Glykosurie zum starken Helfer im Kampfe gegen die acidotischen
Gefahren. Zunächst erhöhte es beträchtlich die Zahl derjenigen Zuckerkranken,
die — freilich unter Insulinschutz — bei Aufnahme von 70—80 g Kohlenhydrat
(= Weißbrotwert: ca. 110 bis 120 g) zuckerfrei bleiben und durch deren antiketogenen ordnungsmäßigen Verbrauch (Auf- und Abbau von Glykogen usw.)
die denkbar beste Sicherung gegen Acidosis erlangen. Daneben scheint dem
Insulin noch eine Sonderwirkung auf den einseitig zu Ketonsäuren führenden
Abbau der Fettsäuren zuzukommen (S. 236), so daß schon weit kleinere Kohlenhydratmengen als die obengenannten den früher stark zu Acidosis neigenden
Diabetiker acetonfrei halten. Sehr bedeutsamen Wandel brachte das Insulin
in bezug auf die Alkalitherapie. Schon in früheren Auflagen dieses Buches
wurde vor den üblich gewordenen übermäßigen Alkaligaben gewarnt, und es
wurde aufgefordert, mit so wenig Alkali, wie gerade nötig sei, auszukommen.
Dies konnte erst geschehen, als C. v. Noorden das periodische Einschalten von
Kohlenhydratkuren(zunächst waren es die Haferkuren) bei Schwerdiabetikern
gelehrt hatte. Günstige Insulinwirkung macht die Mithilfe von Alkalien unnötig,
weil etwaige kleine Reste von Ketonsäuren durch NH_3 vollauf abgesättigt werden
und dann den Basenbestand nicht gefährden. Es gibt freilich Fälle, die trotz
Insulin zu komadrohender schwerer Acidosis neigen. Da möchten wir doch
die Alkalitherapie nicht entbehren. Es genügen aber 15—20 g (auf Natr. bicarb.
berechnet), statt der früher oft verordneten 80—100 g und mehr. Daß aus
anderen Gründen bestimmte Mineralstoffe, darunter auch Alkalien wünschenswert sein können, werden wir sogleich besprechen.

7. Sorge für Ergänzungsstoffe (Nährsalze, Vitamine).

Auffallenderweise wird in keiner erschöpfenden Abhandlung über Diabetes aus älterer und neuerer Zeit, außer in der letzten Auflage dieses Buches, erörtert, ob die Diabetikerkost nicht unter Umständen gewisser Ergänzungsstoffe bedürfe; auffallend in einer Zeit, wo weit mehr als nötig über „Vitamine" geschrieben wird, die in der Mischkost aller Länder und aller Volksschichten doch nur ganz ausnahmsweise (z. B. unter dem Zwange der Kriegsverhältnisse) in zu geringer Menge vertreten sein können. In früherer Zeit brauchte die Frage kaum erörtert zu werden. Selbst wer auf das nachdrücklichste durch starke und stärkste Beschränkung der Kohlenhydratträger die Überproduktion von Zucker zu verhindern suchte, konnte gewiß sein, daß die damals üblichen großen und mittleren Mengen von Eiweißträgern, wie Fleisch, Fisch, Eier, Käse, ferner die Gemüse und die Fett-Träger, wie Butter, Rahm, Speck usw., den Körper nicht an Mineralien und an organischen Vitaminen darben ließen; nur Deckung etwaiger Alkaliverluste durch Acidosis kam in Frage (siehe oben). Bei der Diabetstherapie des praktischen Arztes war dies erst recht der Fall, da sie stets weit liberaler als die des fester zugreifenden Facharztes war. Nachdem aber seit 10—15 Jahren nicht nur bei Fachärzten, sondern vielfach auch in der allgemeinen ärztlichen Praxis scharfe Hunger- und Unterernährungskuren nach amerikanischem Vorbilde, langgedehnte eiweißarme Amylaceen-Gemüsekuren nach W. FALTAscher Angabe (Ausbau und Übertreibung der C. v. NOORDENschen Kohlenhydratkuren), die K. PETRÉNsche Gemüse-Fettkost, ganz im allgemeinen weit schärfere und weit einseitiger gestaltete Kostformen üblich wurden, ist die Frage, ob wirklich alle erforderlichen Bausteine der Körpersubstanz in der Nahrung enthalten sind, weit dringlicher geworden. Die Frage ist um so mehr berechtigt, wenn das von F. M. ALLEN, E. P. JOSLIN anscheinend ausgiebigst benutzte Verfahren, die Gemüse dreimal auszukochen, sich verallgemeinern sollte. E. P. JOSLIN zitiert ein besonders wirksames Auskochverfahren von WARDALL, das die reduzierenden Substanzen so gut wie völlig entfernt. Daß mehrfach ausgekochtes Gemüse noch verlockenden Geschmack habe, wie JOSLIN meint, können wir nicht bestätigen. Ein- bis zweimaliges Auskochen zwecks weitgehender Beseitigung der Kohlenhydrate ward von C. v. NOORDEN zuerst angegeben (zuerst in einer Arbeit von FR. KRAUS-Karlsbad aus C. v. NOORDEN's Klinik); aber benützt wurde es doch nur in ganz kurzen, 2—4tägigen Gemüseperioden, wo es darauf ankam, hartnäckige Glykosurie vorübergehend mit schärfsten Mitteln anzugehen, und wo das so behandelte Gemüse (gewissermaßen das übriggebliebene Stroh) nur zum Füllen des Magens und zum Anregen der Darmtätigkeit dienen sollte. Schon das gewöhnliche einmalige Abkochen in Wasser, erst recht das mehrmalige, entfernt mit den löslichen Kohlenhydraten einen gewaltigen Teil der Mineralstoffe (C. v. NOORDEN und H. SALOMON; vgl. Tabelle S. 386), entfernt und zerstört nebenbei auch wertvolle Vitamine.

Mineralstoffe. Wir besprechen die praktisch wichtigsten aus dieser Reihe.

Den wahren Minimalbedarf an den einzelnen Mineralstoffen kennen wir nicht genau (C. v. NOORDEN und H. SALOMON). Die als Grundlage für die Schätzungen angeführten Versuche erstrecken sich auf viel zu kurze Zeiten, als daß man sie beim Werten langfristiger Diätkuren Zuckerkranker heranziehen dürfte. Wir erkennen mit M. RUBNER an, daß jegliche Normalkost Gesunder, gleichgültig welchen Landes — wenn sie nicht ganz willkürlich und unbedacht einseitig beschnitten wird — auch zwangsläufig den Mineralienbedarf deckt. Wie sieht es aber bei den neuen scharfen Diabeteskuren aus? Das Augenmerk hat sich vorzugsweise zu richten auf Erdalkalien, Kali, Eisen und Phosphorsäure. Für ausreichende Natronzufuhr sorgt schon der Kochsalzgehalt der Speisen.

Kalk. Unter tierischen Nahrungsmitteln kommen nur Eier (ca. $0,1\,^0/_0$), Kuhmilch (ca. $0,18\,^0/_0$), Käse (bei ca. 35—$40\,^0/_0$ Trockengehalt: 2—$4\,^0/_0$) als CaO-Träger rechnerisch in Betracht. Von ihnen scheiden in strenger Diabetikerkost die wichtigsten: Milch fast ganz, Käse bei gleichzeitiger starker Eiweißbeschränkung entweder ganz oder fast ganz aus. Unter den Vegetabilien enthalten Nüsse ($0,2$—$0,4\,^0/_0$), trockene Hülsenfrüchte ($0,16$—$0,18\,^0/_0$) und Knollenfrüchte wie Kohlrabi, Sellerie, Steckrüben, Schwarzwurzel ($0,1$—$0,2\,^0/_0$) mäßig reichliche CaO-Mengen; Kartoffeln und die meisten Rübenarten enthalten sehr wenig Kalk. Sie sind kohlenhydratreich und fallen praktisch genommen in der Diabetikerkost kaum ins Gewicht. Unter den bei Diabetes gebräuchlichen Gemüsen enthalten zwischen 0,1 und $0,2\,^0/_0$ CaO: Blumenkohl, Grünkohl, Rübstiel, Endivien, Lattich, Kopfsalat, Löwenzahn, Bleichsellerie, Hopfensprossen, Lauchblätter, Gurken; mehr als $0,2\,^0/_0$: Blätter und Stengel von Kohlrabi und von Sellerie, Spinat, Brunnenkresse. Sowohl Cerealien wie die daraus bereiteten Speisen und Gebäcke, wie auch alle Obstfrüchte sind sehr kalkarm (meist weit unter $0,1\,^0/_0$). Man sieht, daß manche Kostformen für Diabetiker Gefahr laufen, das zulässige Minimum, welches zwischen 0,5 und 1,0 g zu liegen scheint, nicht zu erreichen, und zwar auch dann nicht, wenn aller Kalk der Rohstoffe zum Verzehr kommt; dies letztere ist aber nur ausnahmsweise der Fall (S. 386, Tabelle).

Magnesia. Der tatsächliche Verzehr liegt bei erwachsenen gesunden Männern zwischen 0,7 und 1,4 g, bei Frauen zwischen 0,2 und 1,1 g. Die nicht ohne Zweifel hinzunehmenden Schätzungen des Minimalbedarfs (siehe oben) liegen zwischen 0,12 und 0,5 g täglich. Die höchst kohlenhydratarmen Nahrungsmittel der Diabetikerkost (vgl. S. 386) enthalten im Durchschnitt gerechnet etwa $^2/_5$ soviel MgO wie CaO. Gibt man dem Zuckerkranken als Zulage gewisse Mengen von Cerealien, Brot und Kartoffeln, die ja unter den Zulagen zu überwiegen pflegen, so rückt das Verhältnis CaO : Mg enger zusammen, da diese Vegetabilien relativ reich an Mg sind. Im allgemeinen wird jede Diabetikerkost, die zu arm an CaO ist, auch zu arm an MgO sein. Mehr läßt sich kaum sagen, da wir so sehr wenig über den MgO-Haushalt und -Bedarf wissen.

Kali. In Deutschland beträgt der mittlere K_2O-Verzehr des Erwachsenen mindestens 6—8 g. Man nimmt 4 g als Minimalbedarf an. Die überwiegende Kalimenge bezieht der Gesunde aus Fleisch (ca. $0,5\,^0/_0$ K_2O), Fisch (ca. $0,3\,^0/_0$), Milch ($0,2\,^0/_0$), Käse ($0,2$—$0,3\,^0/_0$), Kartoffeln ($0,4$—$0,6\,^0/_0$), Körnerfrüchten ($0,4$—$0,6\,^0/_0$), Brot ($0,4$—$0,5\,^0/_0$), Weißbrötchen (nur $0,15$—$0,2\,^0/_0$!), trocknen Hülsenfrüchten (1—$1,3\,^0/_0$). Unter diesen wichtigsten K_2O-Trägern scheiden in der Diabetikerkost Milch, Kartoffeln, Körnerfrüchte nebst Brot, Hülsenfrüchte fast ganz, in strenger Diabetikerkost gänzlich aus; in den neueren höchst eiweißarmen Kostformen wird auch die K_2O-Zufuhr durch Fleisch, Fisch, Käse äußerst gering. Wir haben uns deshalb etwas ausführlicher mit dem K_2O-Gehalte der übrigbleibenden Gemüse und auch der Früchte zu beschäftigen.

Über $0,4\,^0/_0$: Kohlrabi und Sellerieknollen, Steckrüben, Weißkraut, Grünkohl, Rübstiel, Löwenzahn, Sellerieblätter und -stengel, Bleichsellerie, Spinat ($0,9\,^0/_0$!), Kokusnuß, Erdnuß, Mandeln, Nüsse und Mandeln (in Nuß- und Mandelfleisch = $1,2$—$2\,^0/_0$), Steinpilze, Morcheln, Orangen, Citronen.

Zwischen 0,3 und $0,4\,^0/_0$: Rettich, Kopfsalat, Römisch Salat, Kohlrabistengel und -blätter, Rhabarberstengel, Tomaten, Schnittlauchblätter, Gurken, frische Brechbohnen, junge frische Erbsen, Stachelbeeren, Johannisbeeren, Bananen.

Zwischen 0,2 und $0,3\,^0/_0$: Mohrrüben, Kohlrüben, Zichorienwurzel, Schwarzwurzel, Wirsing, Rotkraut, Artischocke, Bleichzichorie, Hopfensprossen, Gurke, Porreeknollen, Schneidebohnen, Steinobst (Pflaumen, Zwetschgen, Kirschen, Pfirsich, Aprikose), Brombeeren, Himbeeren, Ananas, Champignons.

Reich an K_2O sind Fleisch- und Hefeextrakte; doch fällt dies bei den wenigen Gramm, die davon auf die Tageskost entfallen, nicht ins Gewicht. Dasselbe gilt von Hühnereiern (Dotter = $0,16\,^0/_0$, Eierklar = $0,2\,^0/_0$ K_2O). Gute Fleischbrühe des Haushaltes erreicht selten mehr als $0,12\,^0/_0$ K_2O.

Man sieht, daß bei wesentlicher Beschränkung der wichtigsten Eiweißträger, welche zugleich bedeutsame Kaliträger sind, es schwer fällt, den angenommenen Minimalbedarf von 4 g K_2O zu decken, selbst wenn der Gemüseverzehr 1 kg am Tage erreichen sollte. Auch Zulage von wenig Brot und kalireichen Kartoffeln (z. B. insgesamt mit Kohlenhydratwert von 100 g Weißbrot) ändert daran wenig. Dazu kommen noch die enormen Verluste an K_2O beim Zubereiten der Gemüse. C. v. NOORDEN und H. SALOMON berichten über Kalibestimmungen im Harn dreier Zuckerkranken, die bei kohlenhydratfreier Kost täglich je 300 g Fleisch (Rohgewicht) erhielten, daneben Luftbrot, Butter, grünes Gemüse. Trotz der ansehnlichen Fleischmenge enthielt der Harn im Durchschnitt von 10 Tagen nur 3,1 bzw. 2,7 bzw. 2,6 g Kali täglich. Da der Kot nur äußerst wenig Kali entführt, entsprechen die Werte annähernd der Zufuhr. Durch Zulage von täglich 6 g Na_2O in Form von Natr. bicarb. wurden die Werte kaum beeinflußt. Wie gering wäre wohl bei niedrigem Fleischverzehr der K_2O-Umsatz gewesen? Wo auch immer wir die verordnete Kost als zu kaliarm verdächtigten, fügten wir ihr K_2O zu, meist in Form des jetzt schon seit ca. 10 Jahren von uns benutzten kalireichen künstlichen Mineralwassers „Omalkan" der Frankfurter Hirschapotheke (6 g Kali bicarb., 1 g Calc. chlor., 1 g Natr. bicarb., 1 g Magn. chlor. in 1 l Wasser mit eingepreßter CO_2).

Phosphorsäure. Man berechnet den Minimalbedarf an P auf 1 bis 2 g = 2,3 bis 4,6 g P_2O_5. Daß man gerade bei P_2O_5 sich nicht auf Minimalzufuhr beschränken soll, und daß ein beträchtlicher Überschuß sogar für die Kraftleistung der Muskeln und für die Erhaltung nervöser Spannkraft vorteilhaft sein kann, lehrten die Arbeiten G. EMBDEN's. Man schrieb dem in Phosphatiden, z. B. im Lecithin, enthaltenen P Eigenschaften und Wirkungen zu, die P_2O_5 als solche nicht gleich gut erfüllen könne. Dies ist aber mindestens zweifelhaft. Wie C. v. NOORDEN nachwies — die damals mitgeteilten Werte wurden durch spätere Untersuchungen ergänzt und bestätigt —, lagen bei unserer, an animalischen Stoffen armen Kost in der Kriegs- und Inflationszeit die Harnwerte der P_2O_5 so tief, daß der gesamte P_2O_5-Umsatz knapp das Bedarfsminimum erreichte. Die bedeutsamsten P_2O_5-Träger unserer Kost sind Fleisch, Fisch, Eier, Milch, Käse; unter den Vegetabilien Leguminosen und die Kleien der Cerealien. Wenn nun nach neuerer Gepflogenheit die wichtigsten Eiweißträger stark eingeschränkt werden — Eiweißgehalt und P_2O_5-Gehalt laufen meist annähernd parallel — so wird der Zuckerkranke nur mit geringen Mengen P_2O_5 versorgt. Die kleinen Mengen Milch (0,17 % P_2O_5), Grahambrot (0,33 %), Kartoffeln (0,1—0,18 %), die man ihm in kohlenhydrathaltigen Zulagen etwa gestattet, decken den P_2O_5-Ausfall bei weitem nicht. Wie wenig dies die Gemüse zu tun vermögen, ergibt die folgende Zusammenstellung:

Unter 0,1 % P_2O_5: Mohrrüben, Rettich, Radies, Rotkraut, Kopfsalat, Eibisch (Okra), Spargel, Bleichzichorie, Hopfenspitzen, Tomaten, Melone, Gurke, Zwiebeln, Schneidebohnen, Brechbohnen, Champignons, Eierpilze; fast alle Obstfrüchte.

0,1—0,2 %: Blumenkohl, Wirsing, Rübstiel, Löwenzahn, Römisch Salat, Feldsalat, Sellerieblätter und -stengel, Rhabarberstengel, Sauerampfer, Brunnenkresse, Porree, Sellerieknollen, Sauerkraut. — Saure Weichselkirschen, Erdbeeren.

0,2—0,3 %: Schwarzwurzel, Weißkraut, Grünkohl, Rosenkohl, junge frische Erbsen, Steinpilze.

0,3—0,4 %: Kohlrabi, Spinat, Artischocke, Morcheln.

Über 0,4 %: Walnüsse (0,87 %), Haselnüsse (0,8 %), Paranüsse (1,5 %), Erdnüsse (1,05 %) Mandeln (1,04 %).

Bei fleischfreier Eier-Gemüse-Fettkost, bei welcher immerhin noch 5 Eier am Tage gereicht wurden, ferner daneben 2 Eidotter, etwa 50 g Speck und $1/_4$ l Rahm, fand C. v. NOORDEN nur ausnahmsweise mehr als 1,2 g P_2O_5 im Harn, oftmals weniger als 1 g.

Diese Feststellungen und Überlegungen gaben uns Anlaß, stets bei längerer Verwendung eiweißarmer Kost P_2O_5 hinzuzufügen. Aber auch bei mittleren Eiweißgaben (N-Umsatz = ca. 10 g, nach Maßgabe des Harn-N), glauben wir von diesem Verfahren wesentliche Vorteile gesehen zu haben. Ein sehr zweckmäßiges Präparat ist das pyrophosphorsaure Eisenwasser (eine kleine Originalflasche pro Tag), da auch die notwendige Eisenzufuhr nicht immer gesichert ist.

Eisen. Bei reichlichem Gemüseverzehr kann trotz starker Beschränkung der wichtigsten Eiweißträger der Eisenbedarf vollauf gedeckt werden. Ob es geschieht, hängt wesentlich ab von dem Kochverfahren. In einem Kochversuche (in Glasgefäßen), den L. MOHR als Assistent C. v. NOORDEN's ausführte, gab Spinat, das eisenreichste Gemüse, bei kurzem Kochen nach landesüblichem Verfahren beinahe die Hälfte seines Eisengehaltes an das Kochwasser ab.

Wie sehr neben dem Verluste an Kohlenhydrat das Abbrühen, unter Preisgabe des Brühwassers, die mineralischen Nährstoffe auslaugt, geht aus umstehender Tabelle R. BERG's hervor (entnommen aus C. v. NOORDEN und H. SALOMON). Es wird angeführt, wieviel Prozent des ursprünglichen Gehaltes bei einmaligem Abbrühen zu Verlust ging.

Zu ermessen, inwieweit bei Zuckerkranken tatsächliche Schäden durch ungenügende Mineralienzufuhr bewirkt worden sind, ist uns selbst kaum möglich. Denn immer, wenn wir die Kost auf längere Zeit stark beschneiden mußten, haben wir in Erwägung gezogen, ob annähernd normale Einfuhr von Mineralien gesichert sei. Wenn sich Bedenken ergaben, sorgten wir in dieser oder jener Form für Ersatz; in bezug auf Kali, Calcium, Magnesium meist durch das obenerwähnte Omalkanwasser, oft ergänzt durch Calcium carbon. oder lactic.; in bezug auf Eisen und P_2O_5 meist durch pyrophosphorsaures Eisenwasser. Das hier Vorstehende soll vor allem auffordern, bei Errichtung der Diabetikerkost

	Spinat %	Rosenkohl %	Grünkohl %	Weißkraut %
Trockensubstanz	19,2	24,0	34,1	48,1
N-Substanz	19,5	24,0	40,4	46,2
Ätherextrakt	5,3	47,8	50,2	45,1
Stärke	26,5	15,3	17,7	81,8
Zuckerarten	31,7	56,5	80,7	72,2
Rohfaser	0,9	0,8	0,7	10,2
Organische Säuren	91,6	36,8	42,1	45,0
Kali	79,1	53,8	84,0	93,7
Natron	82,3	80,4	88,8	93,6
Kalk	32,0	11,9	33,5	76,9
Magnesia	73,8	30,0	50,0	76,6
Phosphorsäure	62,8	30,6	39,8	72,5
Schwefelsäure	49,4	69,0	68,7	44,4
Chlor	70,7	48,3	69,5	63,8

nicht nur den Kohlenhydrat-, Eiweiß- und Caloriengehalt in Rechnung zu stellen, sondern auch den Nährsalzen die notwendige Aufmerksamkeit zu widmen. Wenn wir Kostvorschriften durchrechneten, welche Patienten erhalten hatten und uns vorzeigten, und wenn wir das gleiche taten bei Kostschemata, die im Laufe der letzten 10 Jahre zum Allgemeingebrauche vorgeschlagen und veröffentlicht worden sind, mußten wir leider oftmals feststellen, daß sie den biologischen Gesetzen über Mineralienbedarf nicht entsprachen und auch oft bedauerliche Unkenntnis über den Einfluß küchentechnischen Verfahrens („Küchenchemie") auf den Nährstoffgehalt der Speisen verrieten. Wir dürfen nicht verschweigen, daß solche Unzulänglichkeiten uns auch bei Kranken begegneten, die mit Insulin behandelt wurden und ein auf die Insulingaben derartig gut abgestimmtes Kostschema erhalten hatten, daß sie dabei zucker- und acetonfrei blieben. In bezug auf bestimmte Kostformen erhält bald dieser, bald jener anorganische Bestandteil der landesüblichen Normalkost den Rang eines „Vitamins".

Vitamine im engeren Sinne des Wortes. In bezug auf diese sind unsre Bedenken geringer. Mit etwas Fleisch oder Hefeextrakt, mit Nahrungsfetten (unter Umständen mit dem von uns viel verwendeten Lebertran), mit rohen Gemüsen, mit Citronensaft, alles Stoffen, derer sich die Diabetesküche zu bedienen pflegt, wird der Bedarf an „Vitaminen" genügend gedeckt. Daß Ausnahmen vorkommen, ward erwähnt (vgl. über Skorbutfälle, S. 377).

8. Über Alkohol bei Zuckerkranken.

Die Urteile über Vorteil und Nachteil alkoholischen Getränks bei Zuckerkranken sind nicht immer sine ira et studio gefaßt. Es darf uns nicht wundern, daß in einem alkoholfeindlichen Lande wie Nordamerika Alkohol vielfach als schädlich oder doch mindestens als entbehrlich bezeichnet wird (Literatur bei E. P. JOSLIN). Letzteres ist für zahlreiche Fälle ohne weiteres zuzugeben. Von unseren Kranken haben, ebenso wie von denen JOSLIN's, sehr viele niemals Alkohol erhalten oder begehrt (z. B. Kinder, viele Frauen an der Spitze). Bei Leichtdiabetikern heischt weder Stoffwechselstörung noch Ernährungsform andere Beurteilung der Alkoholfrage wie bei Gesunden und bei nicht diabetisch Kranken.

Wir gehen hier nicht auf den grundsätzlichen Streit ein, ob es zur Überwindung der moralisch, sozial und gesundheitlich verderblichen Unmäßigkeit sinnvoll und gerechtfertigt ist, Alkohol auch in mäßigen Mengen ganz allgemein zu verbieten und nur ausnahmsweise als Medikament heranzuziehen. Das ist teils wirtschaftliche, teils erziehliche Frage, teils

Glaubenssache, wie Religion (C. v. Noorden und H. Salomon); was die Wissenschaft zur Stütze völliger Abstinenz beitrug, ist trotz allen Bemühens höchst dürftig und wenig stichhaltig geblieben.

Anders als beim Leichtdiabetiker liegen die Dinge beim Schwerdiabetiker. Hier erfüllt Alkohol unter Umständen wichtige Aufgaben.

Beim Verzehr fetter Speisen fördert alkoholisches Getränk deren Bekömmlichkeit. Es genügt oft kleine Menge Branntwein; andere bevorzugen kräftigen Wein. Fettreiche Kost ist zwar bei Diabetikern nicht mehr so allgemeingebräuchlich wie früher; einige Kostformen haben sie aber beibehalten, wie z. B. die Petrén-Kost und z. T. auch die Faltasche Kostordnung. Sie kommt ferner überall in Betracht, wo man nachdrücklich den Ernährungszustand heben will.

Alkohol führt dem Körper ansehnliche Energiewerte zu (1 g = 7 Calorien; S. 128). Bei seiner schnell erfolgenden Oxydation spart er andere N-freie Substanz, insbesondere Fett. Zur Wärmeentwicklung von 100 Calorien reichen 14,3 g Alkohol; es scheiden dann theoretisch 10,75 g Fett aus dem Stoffumsatze aus. Nach Maßgabe der Gaswechselversuche vermag Alkohol sogar statt des Fettes auch Kohlenhydrat aus dem oxydativen Abbau zu verdrängen (S. 129; O. Tögel, E. Brezina, A. Durig), wenn auch F. M. Allen und E. F. Dubois gelegentlich den Resp. Quotienten nach Alkohol ein wenig ansteigen sahen, was damit nicht übereinstimmt. Die Ausschläge, die für das eine oder das andere sprechen, sind übrigens gering, so daß man sie als unwesentlich bezeichnen muß. Praktisch genommen ist wichtiger, daß Alkohol Fett ersetzt und damit — ungefähr nach Maßgabe seines Calorienwertes — den Fettumsatz mindert. Das verleiht dem Alkohol den seit langem nicht mehr bestrittenen Rang eines wahren Nährstoffes. Für diese Bewertung ist es gleichgültig, daß bei größeren Alkoholgaben stets, je nach Individualität aber schon bei mäßigen und kleinen Gaben, die toxische Wirkung überragt. Das kommt bei anderen Nahrungsmitteln auch vor; z. B. kann bei vielen Kranken, u. a. gerade bei Schwerdiabetikern, 200 g fettfreies Rindfleisch erheblich schädlicher sein als sein Brennwert von 225 Calorien nützlich ist, und erheblich schädlicher als 34 g Alkohol gleichen Calorienwertes. Wir wollen aber auf den calorischen Nutzwert des Alkohols gar nicht pochen; er ließe sich stets durch andere Substanz ersetzen. Wichtiger sind die stofflichen Verhältnisse, d. h. das Zurückdrängen des beim Schwerdiabetikers machtvoll gesteigerten und in schädliche ketogene Bahnen geleiteten Fettsäureabbaues.

Alkohol kann günstigen Einfluß auf Glykosurie und Ketonurie gewinnen. Entsprechende Angaben finden sich vielfach in der Literatur (F. Hirschfeld, H. Benedikt und B. Torök, O. Neubauer, C. Stäubli, E. Grafe u. Ch. Wolf); namentlich auf die Arbeit O. Neubauer's über Beeinflussung der Acetonurie sei verwiesen. Zumindest ist Alkohol kein Zucker- und kein Acetonbildner; darüber herrscht Einmütigkeit.

C. v. Noorden berichtet in früheren Auflagen dieses Buches über folgenden Fall, wo bei einem an starken Alkoholgebrauch Gewöhnten der Einfluß der gewohnten Alkoholgaben geprüft wurde:

Professor A., 40 Jahre. An Diabetes erkrankt seit 3 Jahren; mittelschwere Form (später in schweren, tödlichen Diabetes übergegangen).

Bei strenger Diät + 20 g Brot, 150 g Äpfel, 50 g Kartoffeln, 250 g Rahm: 75—79 g Zucker im Harn.

Bei gleicher Kost + etwa 100 g Alkohol: 41 g Zucker im Harn.

Bei gleicher Kost ohne die obenerwähnten Kohlenhydratzulagen und ohne Alkohol: 41 g Zucker im Harn.

Bei gleicher Kost + etwa 100 g Alkohol: 29 g Zucker im Harn.

Natürlich wäre ein solcher Einzelfall nicht beweisend. C. v. Noorden überwachte aber stets in seiner Privatklinik sorgfältig den Einfluß des Alkohols seit

3 Jahrzehnten. Von mäßigen Mengen, wenn sie in bezug auf Allgemeinbefinden sich als bekömmlich erwiesen, wurden niemals Nachteile für Glykosurie und Acetonurie gesehen, eher kleine Vorteile. F. UMBER äußert sich in gleichem Sinne. Ebenso wie G. HETÉNYI (S. 128), meldet er Senkung des Blutzuckers bei Diabetikern nach Alkoholgenuß.

Wir halten es nicht für gerechtfertigt, wenn F. ALLEN und M. B. WISHART dem Alkohol jeglichen antiketogenen Einfluß auf Grund zweier darauf sorgfältig geprüfter Fälle absprechen (S. 128). Daß sich die einzelnen Fälle verschieden verhalten, und daß ein deutlicher Ausschlag beim einen schon nach wenig, beim anderen erst bei etwas mehr Alkohol erfolgt, ist auch uns geläufig. Wenn die gleichen Autoren behaupten, Zulage von Alkohol zu einer calorisch festgelegten Kost steigere beim Diabetiker, wie jede andere Calorienzulage, die Zuckerproduktion, so dürfte es sich wohl um Patienten gehandelt haben, die durch weitgehende Unterernährung künstlich überempfindlich gegenüber jeglichem, die Leber treffenden Reiz geworden waren (S. 165).

Alkohol an Hungertagen. Wir verabfolgen an Hungertagen in der Regel bei Männern 50—60 g, bei Frauen 40—50 g, bei Kindern 20—25 g Alkohol in Form von stark verdünntem Branntwein. Der Absturz des Blutzuckers und der Glykosurie wird dadurch nicht nennenswert gefördert; er ist an sich schon groß genug. Wohl aber tritt der Einfluß auf Acetonurie unter solchen Umständen stark hervor. Insbesondere bewährte sich uns Alkohol, selbst in noch größeren Mengen, bei Bekämpfung drohenden Komas (s. Abschn. XII). Auch die Einführung des Insulins in die Komabehandlung gab uns keinen Anlaß, an der alten Gewohnheit zu rütteln.

Alkohol ist ein sehr brauchbares Tonicum bei Schwerdiabetikern. Wie immer bei Bewertung von Tonica, läßt sich deren Einfluß nicht mit Überzeugungskraft eines Experimentes beweisen. Man muß auf klinische Erfahrung und geschultes Urteil vertrauen. In Übereinstimmung mit allen Diabeteskennern älterer Generation (A. BOUCHARD, F. TH. v. FRERICHS, J. SEEGEN, E. KÜLZ, B. NAUNYN u. a.) hatten wir stets den Eindruck, daß Alkohol in einer der Persönlichkeit angemessenen und auf sie abgestimmten Menge für das körperliche und seelische Allgemeinbefinden des Zuckerkranken wohltätig ist, ohne daß die Stoffwechsellage dadurch ungünstig beeinflußt wird.

Aus dem Vorgebrachten ergibt sich, daß die Alkoholfrage bei Zuckerkranken nicht allgemeingültig bejahend oder verneinend beantwortet werden kann. Krankhafte Nebenumstände, wie abnorme Erregbarkeit des Herzens oder des Nervensystems, Erkrankung der Nieren und der Blutgefäße, kurz, schädliche Reaktion der Persönlichkeit im ganzen oder einzelner Organe können Alkohol verbieten oder die zulässige Gabe stark verkleinern. Nie soll der Zuckerkranke alkoholische Getränke nach Willkür nehmen. Ob sie überhaupt zulässig sind, in welcher Form und in welcher Menge, unterstehe dem Urteil des Arztes.

Als durchschnittlich gut bekömmliches Tagesmaximum möchten wir 30 g Alkohol bezeichnen. Diesen Wert stellen dar je:

750 ccm leichtes Bier (darin ca. 25—30 g Kohlenhydrate: Dextrin und Maltose).
500 ccm süffiger Faßwein, weiß und rot. Ebenso Apfelwein.
400 ccm leichter Tischwein in Flaschen (weiß und rot).
300—350 ccm feine Rhein-, Bordeaux- und Burgunderweine.
250—300 ccm zuckerarmer Schaumwein (extra dry).
250 ccm herber Tokajerwein, zuckerfrei (Szamarodni).
200 ccm herber, höchst zuckerarmer Sherry.
75 ccm Russischer Monopol-Wodki.
50—60 ccm Branntweine, wie Kognak, Whisky, Rum, Arrak, Kirschgeist u. dgl.

Einesteils um den medikamentösen Charakter der Alkoholverordnung zu wahren, anderseits auch um die tonische Wirkung zu verstärken, machen wir von geeigneten sog. „tonischen Weinen" reichlichen Gebrauch.

Insbesondere sei hingewiesen auf das aus herbem, „gezehrtem" Sherry unter Zusatz

von Kola, Chinaextrakt und phosphorsaurem Alkali hergestellte schmackhafte „Restorvin"
(Stärkungswein für Diabetiker, Dr. Fresenius). Tagesmenge 1—2 mal am Tage je 1 Sherry-
glas. Auf 100 ccm entfallen nach eigner Analyse nur 1,5% Kohlenhydrat.

Das gleichfalls im Handel befindliche, wohlschmeckende „Kola-Restorvin" ist mit
Portwein hergestellt und daher zuckerreicher (7,3%); wir verwenden es als Tonikum zwar
bei sonstigen Stoffwechsel- und Ernährungsstörungen recht oft, aber natürlich nicht bei
Zuckerkranken.

V. Gruppierung und Charakterisierung der Nahrungsmittel.

Eine unentbehrliche Ergänzung zu diesem Abschnitte bildet das sowohl
für Ärzte wie für Zuckerkranke bestimmte „Verordnungsbuch und diätetischer Leitfaden für Zuckerkranke" von C. v. NOORDEN und S. ISAAC, 3. Auflage. Berlin: Julius Springer 1926.

Wie schon in 1. Auflage und allen späteren Auflagen dieses Werkes teilen
wir die Nahrungsmittel für Zwecke des Diabetikers in folgende leicht übersicht-
liche Gruppen ein:

A. Hauptkost = kohlenhydratfreie bzw. kohlenhydratarme Nahrungsmittel.

Zu ihr rechnen wir alle Nahrungsmittel und die aus ihnen bereiteten Speisen
und Getränke, die entweder gar keine Zucker- und Mehlstoffe enthalten oder
nur sehr unbedeutende Mengen davon; ferner solche, die zwar prozentual reich
an Kohlenhydraten sind, aber nur in geringen Mengen verzehrt zu werden pflegen.
Praktisch genommen sind sie daher nicht als Kohlenhydratträger zu betrachten
(vgl. Bemerkungen auf S. 393). Von den Hauptnährstoffen enthalten sie vorwiegend Eiweißkörper und Fette. Diese Kost entspricht dem, was man als
„strenge kohlenhydratfreie Diabetikerkost" bezeichnet.

B. Nebenkost = Kohlenhydratträger.

Wir rechnen dazu alle Nahrungsmittel, die Zucker oder Mehl in beachtenswerten Mengen enthalten. Menge und Art der Nebenkost wechseln von Fall
zu Fall außerordentlich stark, und auch im einzelnen Fall ist bald mehr bald
weniger Nebenkost zu gestatten.

Unter Kohlenhydraten verstehen wir in diesem Buche nur Zucker und
solche Stoffe, die im Körper in Zucker übergeführt werden, wie Stärke, Glykogen,
Inulin. Die im Körper keinen echten Zucker bildenden Stoffe, wie Cellulose,
Hemicellulose, Pentosane sind — soweit die vorliegenden Analysen sie abzu-
sondern gestatten — als belanglos nicht mitberechnet. Vgl. hierzu S. 5 und
namentlich S. 397.

Tabelle I = Hauptkost A.

Kohlenhydratfreie bezw. kohlenhydratarme Nahrungsmittel.

Diese Tabelle enthält das Verzeichnis von Speisen, die jeder Diabetiker essen
darf, falls nicht besondere Vorschrift Einschränkungen verlangt. Solche Einschränkungen können sich z. B. beziehen auf Gesamtnahrungsstoffe (Calorienwert der Kost), Menge des Fettes, Menge des Fleisches und überhaupt aller
eiweißreichen Nahrungsmittel, Gehalt der Nahrung an Gewürzstoffen, Menge
der alkoholischen Getränke, Menge des Salzes, des Wassers usw. Unbeschränkte
Auswahl und vor allem unbeschränkte Mengen wird man nur selten gestatten
dürfen. Die häufigsten Einengungen beziehen sich auf protein- und auf fettreiche Nahrungsmittel der Tabelle.

Frisches Fleisch: Die Muskelteile aller der menschlichen Ernährung dienenden Säuge-
tiere und Vögel, gebraten, gekocht, geröstet, mit eigenem Saft, mit Butter oder anderen
Fetten, mit mehlfreier Mayonnaise und anderen Tunken ohne Mehl, warm oder kalt.

Innere Teile der Tiere: Zunge, Herz, Lunge, Gekröse, Hirn, Kalbsmilcher, Nieren,
Knochenmark. — Leber von Kalb, Wild und Geflügel beschränkt (vgl. S. 396). Dagegen
ist die aus der Leber von Mastgänsen bereitete Gänseleberpastete so gut wie kohlenhydratfrei.

Äußere Teile der Tiere: Füße, Ohren, Schnauze, Schwanz aller eßbaren Tiere.

Fleischkonserven: Getrocknetes Fleisch, Rauchfleisch, Schinken, geräucherte und gesalzene Zunge, Pökelfleisch, Corned beef, eingemachtes Fleischmus, mehlfreie Würste (vgl. S. 393), Sülze, Ochsenmaulsalat. Über Pasteten S. 396.

Bei Pökelfleisch aller Art ist zu beachten, daß die käufliche Ware häufig mit Zuckerzusatz zur Pökelbrühe hergestellt ist. Man geht daher sicherer, sich kleinere Fleischstücke, Kasseler Rippenspeer, Schweinshaxen u. dgl. im eigenen Haushalte zuckerfrei pökeln zu lassen. Bei größeren Fleischstücken, z. B. Schinken, ist diese Vorsicht unnötig.

Frische Fische: Sämtliche frischen Fische aus See- und Süßwasser; gekocht, gebraten, am Grill geröstet oder irgendwie mit mehlfreien Beigaben bereitet.

Fischkonserven: Getrocknete Fische (Stockfisch usw.), gepökelte Fische (wie Matjesheringe u. dgl.), geräucherte Fische (Bücklinge, Sprott, Flunder, Aal, Lachs, Stör u. dgl.), eingemachte Fische in Büchsen (wie Salm, marinierte Heringe, Sardellen, Anchovis, Neunauge u. dgl.; Sardinen, kleine Makrelen, kleine Forellen, Tunfisch u. dgl. in Öl).

Fischprodukte: Kaviar, Rogen, Fischmilcher, Lebertran.

Muscheln und Krustentiere: Austern, Miesmuscheln und andere Muscheln, Hummer, Langusten, Krebse, Krevetten, Schildkröte, Krabben usw.

Gemästete Austern können prozentual ziemlich viel Glykogen enthalten. (Bis 8 %, gewöhnlich nicht mehr als 5—6 %.) Wenn nicht mehr als $1/_2$—2 Dutzend Austern mittlerer Größe verzehrt werden, so fällt dieser Glykogengehalt des Austernfleisches praktisch nicht ins Gewicht.

Tierische Eiweißpräparate: Eucasin, Casein, Nutrose, Plasmon, Sanatogen, Albulactin, Tropon (= Gemisch aus tierischem und pflanzlichem Eiweiß) u. ä.

Pflanzliche Eiweißprodukte: Aleuronat, Lecithineiweiß (Fabrik Dr. Klopfer in Dresden), auch Glidine genannt, Roborat. Ferner Nährhefe, Getreidekeime (Materna).

Sowohl Hefe wie Getreidekeimpulver (Materna) sind nicht frei von Kohlenhydraten. Ihre Menge kommt aber praktisch nicht in Betracht, angesichts der verhältnismäßig kleinen Mengen, die von diesen Stoffen genommen werden (von Hefe ca. 10 g, von Materna ca. 20 g am Tage), und angesichts ihres hohen Gehaltes an Eiweißbausteinen bzw. sog. Vitaminen. Bei Genuß größerer Mengen müßte ihr Kohlenhydratgehalt in Anrechnung kommen (S. 386).

Albumosen und Peptone: Riba, Somatose, Wittepepton, Merckpepton.

Tierische Fleischextrakte: In fester und flüssiger Form, Liebigs Fleischextrakt, Eatan u. ä.

Von Fleischextrakten aller Art, ebenso von Albumosen und Peptonen tierischer Herkunft mache man möglichst geringen Gebrauch. Sie enthalten alle starke Reizkörper für die Zuckerbildung. Fleischextrakt wirkt in dieser Hinsicht ungleich stärker als gute frisch bereitete Fleischbrühe, die von den in Frage kommenden Reizkörpern nur wenig enthält.

Pflanzliche Extrakte: Maggi's Suppenwürze, Cenovisextrakt aus Hefe, Gemüse- und Gewürzextrakte.

Cenovisextrakt wird aus Hefe bereitet. Nach vielfachem Ausprobieren ziehen wir ihn für küchentechnische Zwecke an unserer Klinik allen anderen Extrakten vor: wir benutzen ihn nicht etwa als „Fleischextraktersatz", sondern bewerten ihn für die Kost in Krankenanstalten und auch geschmacklich für Gesunde höher als Fleischextrakt. — Wenn auch manche Gemüse- und Gewürzextrakte des Handels etwas Kohlenhydrat enthalten, fällt dies doch nicht ins Gewicht, weil stets nur wenige Dezigramme oder Gramme Extrakt benutzt werden.

Sülzen: Aus Fleisch, Kalbsfüßen, Fischen, Gelatine, Agar-Agar (die Kohlenhydrate des letzteren sind vorzugsweise Hemicellulosen, ohne wesentlichen Einfluß auf die Zuckerbildung).

Präparierte Fleisch- und Fischtunken: Die bekannten englischen oder nach englischem Muster hergestellten pikanten Tunken: Beefsteak, Harvey, Worcester, Anchovis, Lobster, Shrimps, India Soy, China Soy usw. dürfen in üblichen kleinen Mengen zugesetzt werden, wenn dies nicht aus besonderen Gründen ausdrücklich verboten wird (z. B. bei Nierenkranken und bei Reizzuständen des Magens).

Eier: Von Vögeln, roh oder beliebig — aber ohne Mehlzusatz — zubereitet.

Fischeier: Rogen, Kaviar.

Fette: Tierischer oder pflanzlicher Herkunft, wie Butter, Speck, Schmalz, Bratenfett, Gänsefett, Olivenöl, Sesamöl, Salatöl, Margarine, Cocosbutter, Palmin, Laureol und Lebertran.

Rahm: Von gutem, fettreichem Rahm, süß oder sauer, ist im Sinne dieser Tabelle täglich $1/_8$ l (125 g) bis $1/_5$ l (200 g) gestattet, wenn nicht besondere ärztliche Vorschrift anderes festlegt. Über Rahm vgl. S. 402.

Milch: Es gibt einige, dem Bedarf von Zuckerkranken angepaßte Milchpräparate (S. 407), die aber meist geschmacklich viel zu wünschen übrig lassen.

Käse: Käse jeder Art, vor allem der sog. Rahmkäse, in der Regel jedoch nicht mehr als 50 g am Tage. Insbesondere sei auf die Bedeutung des zerriebenen Parmesankäses zum

Binden von Suppen und Gemüsen hingewiesen. (Vgl. S. 397.) Auch jeder andere ältere Hartkäse ist zum Verreiben geeignet.

Frische Vegetabilien: Salate: Kopfsalat, krause und glatte Endivien (grün, gelb, rot), römischer Salat, Kresse, Löwenzahn, Portulak, Feldsalat, rote Rüben, Sellerie. (Vgl. S. 398.)

Gewürzkräuter: Petersilie, Estragon, Dill, Borratsch, Pimpernelle, Minzenkraut, Lauch, Sellerieblätter, Thymian u. ähnl.

Gemüsefrüchte: Gurken, Speisekürbis, Tomaten, grüne Bohnen mit jungem Kern, Markfrucht (Vegetable Marrow), Melanzane, Eierfrucht (Aubergine), Okra (= Fruchtschote von Bamia = Hibiscus esculenta), Paprikaschoten.

Knollen: Zwiebel in kleinen Mengen, oberirdische Kohlrabi (solange sie noch grün sind), Radieschen, Rettich, Meerrettich — in leichten Fällen auch die inulinhaltigen Erdartischocken (Topinambur) und Stachys (S. 410) Sellerie in mäßigen Mengen (S. 398).

Stengel: Weißer und grüner Spargel, Rübstiel, Hopfenspitzen, Brüsseler Cichorie, englischer Bleichsellerie (ohne die Knollen), Cardon (Cardy), Mangold-Rippen, junge Rhabarberstengel, Porree, Schnittlauch.

Blüten: Blumenkohl, Broccoli, Rosenkohl, junge Artischocken.

Blattgemüse: Spinat, Sauerampfer, Krauskohl, Wirsing, Weißkohl, Rotkohl, Butterkohl, Savoyer Kohl, Mangold.

Pilze: Frische Champignons, Steinpilze, Eierpilze u. dgl., Morcheln, Trüffeln, in der üblichen Menge.

Gemüsekonserven: Eingemachte Spargel, Haricots verts, eingemachte Schneide- und Prinzeßbohnen, junge Wachsbohnenschoten, Salzgurken, Mixed Pickles, Essiggurken. Pfeffergurken, Sauerkraut, eingelegte Oliven, Champignons und andere eingemachte Vegetabilien aus den obenerwähnten Gruppen.

Nüsse: In folgenden Mengen: 10 Walnüsse oder 20 Haselnüsse oder 20 Mandeln oder 10 Paranüsse oder 20 Erdnüsse oder eine Hand voll Pistazien (für einen Tag berechnet). Vgl. S. 400. Die Zulässigkeit der Nüsse und Mandeln muß vom Arzte ausdrücklich bejaht oder verneint werden (S. 400).

Obst: Von rohem Obst ist nur die amerikanische Grape Fruit (Pampelmus), von gekochtem Obst s nd nur unreife Stachelbeeren und Rhabarberstengel (mit Saccharin gesüßt) hinlänglich zuckerarm, um bei Verzehr üblicher Mengen freigegeben werden zu können. So gut wie zuckerfrei sind auch vergorene Obstsäfte, von denen praktisch nur Himbeer- und Johannisbeersaft in Betracht kommen. Im übrigen über Obst S. 398ff.

Gewürze: Salz, weißer und schwarzer Pfeffer, Cayennepfeffer, Paprika, Zimt, Nelken, Muskat, englischer Senf, Safran, Anis, Kümmel, Lorbeer, Kapern, Essig, Citrone. — Daß der Stoffwechsel des Zuckerkranken Ersatz des Essigs durch Citronensäure oder Citronensaft fordere, ist unberechtigtes Vorurteil. Gewürzextrakte und -essenzen zum Würzen von Suppen, Tunken, Fleischgerichten. Vgl. auch Gemüse(S. 397) und Obst (S. 398). — Menge und Art der Gewürze sind oft mit Rücksicht auf die Nieren oder auf andere Organe wesentlich zu beschränken.

Suppen: Vgl. S. 397.

Süße Speisen: Vgl. S. 403.

Getränke: 1. Allgemeines. In der Regel darf der Arzt es dem Zuckerkranken überlassen, wieviel Trinkwasser, gewöhnliches Mineraltafelwasser und andere hier zu erwähnende Getränke er nehmen will. In anderen Fällen muß der Arzt Menge und Auswahl der Getränke genau vorschreiben (z. B. bei gleichzeitigen Herz-, Gefäß-, Nierenleiden), häufiger im Sinne der Beschränkung als der Vermehrung. Bei eingeschränkter Flüssigkeitszufuhr muß die Kost kochsalzarm sein.

2. Von den Mineralwässern sind im allgemeinen solche mit sehr geringem Kochsalzgehalt vorzuziehen. Bei der Eigenart seiner Kost und seinem starken Bedürfnis nach Würzung der Speisen nimmt der Zuckerkranke ganz automatisch sehr viel (oft zu viel) Natrium und Chlor in den Körper auf; es ist unzweckmäßig, dies durch den Genuß kochsalzreicher Mineralwässer zu begünstigen. Insbesondere bei Insulinkuren ist nach dieser Richtung Vorsicht geboten; es könnte zu unerwünschten Wasserstauungen kommen. Unter Umständen schließen daher Mineralwasser- und Insulinkuren einander aus.

Im allgemeinen bevorzuge man kochsalzarme, alkalische Säuerlinge, wie z. B. Neuenahrer, Salzbrunn-Oberbrunnen, Fachinger, Wildunger Helenenquelle (letztere kalkreich). Unter Umständen ist kalireiches künstliches Mineralwasser zu bevorzugen (S. 385).

3. Tee ohne Zucker (nach Belieben mit Saccharin gesüßt); vgl. S. 399.

4. Kaffee, auch Kaffee-Hag ohne Zucker (nach Belieben mit Saccharin gesüßt); vgl. S. 392.

5. Kakao, wenn reine und unvermischte Ware, oder wenn solche durch leichte Saccharinsüßung zu „Diabetikerschokolade" geformt ist, sind 15—20 g zu gelegentlichem Gebrauche als Getränk zulässig. Vorsicht mit den sog. Spezialmarken für Zuckerkranke (S. 409, 415).

6. **Limonaden** aus Citronensaft und kohlensaurem Wasser (vgl. oben), mit etwas Saccharin; auch Aromatisieren mit Fruchtessenzen (Aromstoffe in alkoholisch-wässeriger Lösung) ist zulässig.

7. **Weine:** Stille, gut abgelagerte Flaschenweine, weiß und rot, oder offene Faßweine, ferner gut vergorene Obstweine (vgl. S. 407). Über besondere Arten Südweins S. 407.

8. **Schaumweine:** Höchst zuckerarme Schaumweine, die vor dem Kriege reichlich erhältlich waren, erscheinen jetzt wieder in leidlich schmackhafter Form im Handel (S. 407).

9. **Branntweine:** Gute Sorten von Kirschwasser, Kornbranntwein, Steinhäger, Zwetschgengeist, guter deutscher Weinbrand nach Kognakart. Von ausländischen Marken: Arrak, Kognak, Rum, Wisky, Wodki. Liköre (gesüßte Branntweine) müssen ganz vermieden werden.

Über Alkohol S. 386.

Süßstoffe: Saccharin oder besser Krystallsaccharin: Beide sind in den in Betracht kommenden Mengen unschädlich. Dies ist vielfach verbreiteter Meinung entgegen ausdrücklich zu betonen. Man soll Saccharin nie längere Zeit der Siedehitze aussetzen.

Immerhin ist es ratsam, daß der Diabetiker Speisen und Getränke so schwach wie möglich mit Saccharin süßt; stärkeres Süßen erzeugt fast immer beim einen früher, beim anderen später, wegen langdauernden süßen Nachgeschmackes Widerwillen gegen Saccharin, und das verstärkt die technischen Schwierigkeiten der Diabetikerküche. Neuerdings ist auch Dulcin wieder als Süßmittel zugelassen, was geschmacklichen Gewinn bedeutet. Süßkraft 0,3 g (maximale Tagesgabe) = 75 g Zucker.

Tabelle II = Hauptkost B.
Zusammenstellung einiger fettreicher Speisen aus der Hauptkost.

Diese Tabelle enthält ein Verzeichnis von Speisen, welche bei hohem Fettgehalt und Nährwert gänzlich oder annähernd frei von Kohlenhydraten sind. Sie sind empfehlenswert, wenn Zunahme des Gewichtes erwünscht ist. Da einerseits der teilweise hohe Eiweißgehalt der Speisen, andererseits der Zustand der Verdauungsorgane gleichfalls Berücksichtigung heischen, unterstehen Auswahl und Menge dem Urteil des Arztes. Je nach Kostform und je nach Lage des Einzelfalles kann der hohe Fettgehalt Beschränkung oder Ausschluß gerade dieser Stoffe, andere Male ihre besondere Empfehlung rechtfertigen (s. Kostformen).

Die folgende Tabelle erläutert Gehalt an Eiweiß, Fett und Calorienwert für je 100 g eßbarer, verdaulicher Substanz. Es sind hier die Zahlen der Schall-Heislerschen Tabellen wiedergegeben (vom Rahm eigne Analysen = *). Die Calorienwerte auf 5 und 10 abgerundet.

100 g enthalten	Eiweiß	Fett	Kohlenhydrate	Calorien	100 g enthalten	Eiweiß	Fett	Kohlenhydrate	Calorien
Lebertran	—	97	—	920	Schweinefleisch (roh, im Mittel)	17,7	15,3	—	230
Pflanzenöle	—	97	—	905	desgl., roh, fett	14,1	35,4	—	400
Schweineschmalz	0,2	95	—	885	desgl., gebraten, im Mittel	24,2	23,6	—	335
Margarine	0,5	84,5	0,4	790	Schinken, geräuchert, fett	24,1	34,6	—	440
Kuhbutter	0,7	81,2	0,5	760	desgl., gekocht, im Mittel	23,6	16,4	—	265
Knochenmark	2,8	83,6	—	790	Schinken, gekocht, fett	23,5	24,7	—	345
Speck, gebraten	10,7	79	—	795	Hammelfleisch, gebraten, im Mittel	24,2	10,5	—	215
„ geräuchert u. gesalzen	8,7	69	—	685	desgl., fett	24,3	21,5	—	320
Eidotter	15,5	29,5	0,3	350	Rindfleisch, gekocht, im Mittel	30,8	12,3	—	280
„ getrocknet	32,3	49,0	5,6	635	desgl., gekocht, sehr fett	25,4	33,2	—	530
Rahmkäse	19,5	31,5	0,7	605	Gänsefleisch, gebraten mittel	19,0	48,7	—	545
Sehr fetter Rahm*)	3,0	30	3,0	305					
Mittelfetter Rahm*)	3,5	20	3,5	215					
Gervais	13,5	38,2	0,2	420					
Emmentaler Käse	28,0	26,9	1,5	420					
Holländer	26,9	23,9	2,9	365					
Tilsiter Käse	24,6	25,3	—	390					
Schweizerkäse	22,3	29,5	5,0	405					

Fortsetzung der Tabelle von Seite 392.

100 g enthalten	Eiweiß	Fett	Kohlenhydrate	Calorien	100 g enthalten	Eiweiß	Fett	Kohlenhydrate	Calorien
desgl., mäßig fett . .	15,8	34,4	—	395	Zervelatwurst	23,3	43,6	—	520
desgl., sehr fett . . .	22,2	63,0	—	690	Gänseleberpastete . .	14,1	31,9	2,6	375
Gänsebrust (pommer-					Pökelhering	18,3	15,4	1,5	240
sche)	20,9	29,9	—	385	Lachs, geräuchert . .	23,5	10,8	0,4	215
FrankfurterWürstchen	12,2	37,1	2,5	415	Makrele (frisch) . . .	18,4	8,0	—	165
Leberwurst, best. Sorte	14,3	32,7	2,4	385	Kieler Sprott	22,0	14,5	—	245
Mettwurst (weich) .	18,5	38,3	—	450	Ölsardine	25,1	10,3	0,2	220
Salamiwurst	27,1	46,0	—	560	Aal	11,9	25,0	—	290

Tabelle III = Nebenkost A.
Äquivalententabelle der Kohlenhydratträger.

Diese Tabelle führt Nahrungsmittel auf, welche reich an Kohlenhydraten
sind. Einige davon sind schon in Tabelle I erwähnt, weil sie in üblichen kleineren
Mengen genossen, nicht als Kohlenhydratträger zu berechnen sind, wohl aber
bei reichlichem Genusse. Da sehr häufig neben dem Kohlenhydratgehalte auch
der Eiweiß-, Fett- und Caloriengehalt berücksichtigt werden muß, sind diese
Werte gleichfalls mitverzeichnet. Nur da, wo Eiweiß- und Fettgehalt ganz
belanglos sind (z. B. bei Obstsäften), sind die betreffenden Zahlen fortgelassen.

Die letzte, wichtigste Säule der Tabelle verzeichnet, wieviel
Gramm des in Säule 1 erwähnten Nahrungsmittels ebensoviel
Kohlenhydrat enthalten wie 20 g Normalweißbrötchen (d. h. 12 g bei
allen stärkehaltigen Stoffen auf Amylum berechnet). Diese Menge, d. h. 20 g
Normalweißbrötchen bzw. ihr Äquivalent nennen wir eine Weißbrötcheneinheit.
Wir kürzen das oft gebrauchte Wort ab mit dem Zeichen: 1 WBE.

Der Tabelle liegt der Gedanke zugrunde, daß dem Diabetiker
eine bestimmte Menge Weißbrötchen, z. B. am Tage 3, 5 oder 6 WBE,
zugestanden wird, und daß er sich nun nach freier Wahl und um
sich Abwechslung zu verschaffen, nach Maßgabe dieser Tabelle
einen Teil der Weißbrötchenmenge durch andere Kohlenhydratträger gleichen Weißbrötchenwertes = WBW ersetzen darf. Er erfährt
z. B., daß 180 g Kartoffeln den gleichen WBW haben wie 60 g Weißbrötchen
(= 3 WBE). Beliebiger Austausch nach WBW setzt freilich voraus, daß nicht
ärztliches Gebot wegen zu hohen Eiweißgehaltes oder wegen Schonungsbedürftigkeit des Magens, des Darms, der Nieren und anderer Organe die Auswahl beschränkt. Wir bitten daher die Ärzte, welche diese Tabelle benützen, zu berücksichtigen, daß die Äquivalenz sich nur auf den Kohlenhydratgehalt
bezieht. Ohne daß wir die Umrechnung von Stickstoffgehalt auf Kohlenhydratwert nach starrer Formel (W. Falta) billigen (S. 133), und wenn wir
auch raten, kleinere Unterschiede im Eiweiß- und Caloriengehalte zu vernachlässigen, so ist es doch klar, daß z. B. 50 g Trockenlinsen mit 18,2 % Protein
und 270 g Äpfel mit kaum nennenswertem Proteingehalte trotz gleichen
Kohlenhydratgehaltes für den Zuckerkranken nicht gleiches bedeuten.
Ebenso werden wegen ihres hohen Fettgehaltes z. B. 100 g Mandeln nicht für
jeden Diabetiker gleiches bedeuten wie z. B. 100 g Äpfel, trotz etwa gleichen
Kohlenhydratgehaltes.

Langjährige Erfahrung lehrte, daß es für den Diabetiker leicht ist, auf Grund
einiger Wägungen, wozu jede bis ca. 300 g anzeigende Briefwage genügt, sich
darüber zu vergewissern, welches Volum Brot, Früchte, Milch u. a. dem erlaubten
Gewichte entspricht. Bei einigem Verständnis für Maß und Gewicht sind

Wägungen daher nur solange nötig, bis sich der Patient in die Kost eingelebt hat, oder wenn er zu solchen Nahrungsmitteln der Tabelle III greift, die er nur selten benützt und über deren Gewichts- und Maßverhältnisse er daher keine rechte Vorstellung hat.

Bei der Zubereitung von Speisen aus Rohmaterialien der Tabelle III muß natürlich die Küche verantwortlich das Abwägen und Abmessen übernehmen. Über „Spezialpräparate für Diabetiker" an späterer Stelle; darauf wird verwiesen.

Die Zahlen der letzten Säule sind bis zur Höhe von 50 g auf 0, 2, 5, 8 abgerundet, oberhalb 50 g auf 0 und 5.

Ein schematisches Beispiel für die Anwendung der Tabelle III findet sich auf S. 396.

In 100 g sind enthalten:	Eiweiß	Fett	Kohlenhydrate	Calorien	Einer WBE = 20 g Weißbrot entspr. g
Mehle					
Weizenmehl, feinstes	8,6	0,8	73,6	344	15
Weizenmehl (im Mittel), Roggenmehl, Maismehl Gerstengraupen, Gerstenmehl, Grünkernmehl, Buchweizengrütze u. -mehl (alle annähernd gleich) im Durchschnitt	7,6	1,2	70,0	326	18
Kochreis	5,9	0,3	74,7	330	15
Stärkemehle (Weizen, Reis, Mais, Kartoffeln, Sago, Tapioka, Arrowroot), annähernd gleich im Mittel	0,8	—	81,0	328	15
Hafergrütze	11,6	3,5	63,4	342	20
Hafermehl	13,3	2,8	64,2	346	18
Haferflocken	12,7	2,8	58,0	320	20
Haferkakao (Kassel)	14,3	6,2	46,4	313	25
Materna (Getreidekeime)	34,5	9,0	47,2	440	25
Makkaroni, Nudeln	8,8	0,4	72,5	336	18
Kastanienmehl	2,4	1,4	72,0	312	18
Bananenmehl	3,0	1,4	76,0	321	15
Diabetikermehle S. 404					
Gebäcke					
Berliner Knüppel	5,7	1,0	60,0	277	20
Wasserwecken	6,1	0,4	51,1	239	25
Milchbrötchen	7,0	0,4	56,5	265	22
Weißbrot, fein	5,5	0,4	55,6	253	22
Panierbrösel	7,2	0,5	69,8	319	18
Graham-Weizenbrot	5,8	0,4	44,0	208	28
Roggenbrot	4,7	0,6	47,9	220	25
Pumpernickel	4,3	0,6	41,8	194	30
Simonsbrot	6,0	0,9	50,0	238	25
Sanitasbrot	4,6	0,6	37,4	176	32
Steinmetzbrot	9,5	0,4	42,9	221	28
Knäckebrot (schwedisch	8,0	0,6	56,3	270	22
Weizenzwieback (feiner)	10,1	3,3	70,5	362	18
Haferzwieback	6,9	7,3	62,0	349	20
Spezialgebäcke S. 405					

In 100 g sind enthalten:	Eiweiß	Fett	Kohlenhydrate	Calorien	Einer WBE = 20 g Weißbrot entspr. g
Kakao (Spezialmarken S. 407)					
Kakao, gewöhnlicher	8,5	26,7	32,8	423	38
Kakao, rein, schwach entfettet	22,5	27,0	15,9	423	78
Kakao, rein, stark entfettet	26,8	13,3	20,1	326	60
Kakaomasse S. 407, unentfettet	14,2	53,0	10,6	594	110
Milch (für Diabetiker S. 407)					
Kuhmilch	3,2	3,5	4,8	67	250
Dünner Rahm (10 % fett)	3,4	10,0	4,8	130	250
Fetter Rahm S. 402					
Magermilch	3,0	0,8	4,8	41	250
Buttermilch	3,6	0,9	3,8	42	315
Saure Milch	3,2	3,3	3,4	60	350
Saurer Rahm (mittelfett)	3,9	21,5	2,8	230	430
Ya-Urt (Joghurt) im Mittel	3,3	2,8	3,5	57	345
Ya-Urt (eingedickt)	6,2	5,1	8,6	112	140
Kondensmilch (ungezuckert)	10,4	10,8	13,7	206	90
Trocken-Vollmilch (Krause)	26,3	25,9	36,7	500	35
Trocken-Magermilch (Krause) 3	36,1	1,5	49,8	366	25
Kartoffeln u. ähnl.					
Kartoffeln, roh	1,5	0,1	20,0	88	60
„ gekocht	1,6	0,1	20,5	91	60
Topinambur, S. 410.					
Stachysknollen, S. 410.					
Hülsenfrüchte					
Erbsen, trocken	17,0	0,6	45,8	271	28
Linsen, trocken	18,2	0,6	44,6	272	25
Weiße Bohnen, trocken	25,3	1,7	48,3	318	25
Gemüse (vgl. S. 397; wichtig)					
Erbsen, frisch	4,7	0,3	10,4	68	115

Fortsetzung der Tabelle von Seite 394.

In 100 g sind enthalten:	Eiweiß	Fett	Kohlenhydrate	Calorien	Einer WBE =20 g Weißbrot entspr. g	In 100 g sind enthalten:	Eiweiß	Fett	Kohlenhydrate	Calorien	Einer WBE =20 g Weißbrot entspr. g
Erbsen, eingemacht . .	2,6	0,1	7,1	42	170	Sellerieknollen (S. 398)	1,1	0,2	9,9	47	120
Grüne Schnittbohnen, frisch	2,0	0,1	5,5	32	220	Bleichsellerie	1,2	0,1	3,9	22	300
desgl., eingemacht . .	0,8	—	2,2	13	545	**Trockenobst**					
Salatbohnen, eingem. .	3,7	0,1	9,0	56	135	Äpfel	1,1	—	56,5	231	20
Puff- (Dicke) Bohnen, frisch.	3,9	0,2	6,2	45	195	Birnen	1,6	—	57,5	237	20
						Aprikosen, entsteint. .	2,7	—	36,2	158	32
Schwarzwurzel, geschält	0,7	0,3	12,4	56	100	Zwetschgen, ganz . .	1,5	—	48,3	200	25
						„ entsteint. .	1,8	—	57,7	240	20
Gelbe Rüben, groß . .	0,9	0,2	8,7	41	140	Datteln, ganz	1,2	—	57,7	236	20
Karotten, klein. . . .	0,8	0,1	6,9	32	175	Feigen.	2,7	—	56,3	238	20
Rote Rübe, frisch . .	1,1	0,1	7,0	34	170	**Nüsse u. ähnl.**					
desgl. als Salat S. 398						Erdnüsse, enthülst . .	19,3	40,0	13,2	518	90
Kohlrübe, weiß. . . .	1,0	0,1	6,3	32	190	Haselnüsse, „ . .	12,2	56,3	6,1	601	200
Steckrübe	0,9	0,1	5,9	29	200	Cocosnußfleisch . . .	6,2	60,3	10,5	633	110
Kerbelrübe.	3,0	0,2	26,7	123	40	Mandeln, enthülst . .	15,0	47,8	11,2	562	105
Teltower Rübe . . .	2,5	0,1	9,5	51	125	Paranüsse „ . .	10,8	61,0	3,2	633	375
Kohlrabi, jung . . .	2,1	0,1	6,9	39	175	Walnüsse, „ . .	11,7	52,6	11,0	590	105
						Maronen, „ . .	4,3	3,7	33,5	189	35

Frisches Obst, eßbare Teile (vgl. C. v. NOORDEN - SALOMON, dort S. 569).

100 g Äpfel, Birnen, Steinobst eßbare Teile entsprechen etwa 115 g Vollfrucht. Wenn z. B. 40 g Weißbrötchen in Sauerkirschen angelegt werden sollen, sind nicht 300 g, sondern 345 g Vollfrucht abzuwiegen.

Über Obst vgl. S. 398 und 407.

	Kohlenhydrat in 100 g	Calorien in 100 g	Einer WBE =20 g Weißbrot entspr. g		Kohlenhydrate in 100 g	Calorien in 100 g	EinerWBE =20 g Weißbrot entspr. g
Äpfel	8,9	52	135	Preißelbeere	6,0	24	200
Birnen	8,6	49	140	Feige, frisch.	15,5	66	80
Mispel	10,6	67	115	Banane (Fleisch).	16,2	71	75
Quitte	7,2	34	165	Ananas	11,5	47	100
Orange	5,6	48	220	Zwetschge.	7,8	49	155
Citrone	0,4	43	3000	Pflaume	8,8	57	135
Weintraube	15,0	72	80	Reineclaude	10,6	55	115
Erdbeere	6,2	43	195	Mirabelle	9,4	53	125
Heidelbeere	5,3	33	225	Pfirsich	8,1	43	145
Himbeere	4,3	31	340	Aprikose	6,7	39	180
Brombeere	5,7	34	220	Süßkirsche	9,4	51	125
Maulbeere	9,2	54	130	Sauerkirsche	8,0	46	150
Stachelbeere.	7,9	41	150	Kaki (Nov. 1924)	9,2	50	130
„ unreif . . .	2,3	11	500	Mispel (Dez. 1924)	9,3	50	130
Johannisbeere	6,4	40	190	Melone (Fruchtfleisch) . .	5,5	25	220
Ungezuckerte Obstsäfte. (Im Mittel; Werte sehr wechselnd.)							
Himbeeren, rot	6,0	29	200	Äpfel	11,8	51	100
Süßkirschen	11,4	50	105	Erdbeeren.	4,8	22	250
Sauerkirschen	10,0	41	120	Heidelbeeren	5,3	25	225
Preißelbeeren	7,2	34	165	Johannisbeeren	6,9	36	170
Brombeeren	6,7	33	180				

Biere.

	Alkohol %/₀	Zucker %/₀	Calorien %/₀	Es entsprechen 20 g Weiß-brot = 1 **WBE** ccm
Schankbier	3,4	4,3	45	280
Lagerbier	3,7	4,2	48	280
Exportbier	4,3	5,0	56	240
Bockbier	4,6	6,9	66	170
Pilsener Urquell	3,6	4,6	46	260
Berliner Weißbier	2,8	4,0	41	300
Kwaß	1,6	1,5	24	800
Leipziger Gose	2,6	0,3	27	4000
Grätzer Bitterbier	3,4	2,5	25	460
Ale	5,0	2,6	61	460
Porter	4,9	5,2	74	230
Lichtenhainer	2,4	2,6	28	460

Beispiel für Benutzung der Tabelle III.

Erlaubt sind 5 WBE. Der Patient wählt mit Zustimmung des Arztes dafür folgende Speisen:

Zum Frühstück: 25 g Roggenbrot = 1 WBE,
Mittags: 60 g Kartoffeln = 1 WBE,
2 Orangen (Mittelgröße) = 1 WBE,
abends: 40 g Haferflocken = 2 WBE.

Angaben über die sehr bequeme Umrechnung flüssiger und breiiger genußfertiger Speisen von Gewicht auf Volum finden sich in unserem obenerwähnten Verordnungsbuche.

Ergänzungen und Erläuterungen zu den vorstehenden Tabellen.

Im Vergleich zu den letzten Auflagen dieses Buches kürzten wir diesen Abschnitt wesentlich, da wir alles Einschlägige in unserem „Verordnungsbuche" sehr ausführlich behandelten (Berlin: Julius Springer 1926, 3. Aufl.). Die Erfahrung erwies es als unzweckmäßig, daß diese Erläuterungen erst aus einem wissenschaftlichen Werke vom Arzte entnommen und an den Patienten weitergegeben werden mußten, während das Verordnungsbuch in bequemer Form die Verbindung zwischen Arzt und Patient herstellt. Wir besprechen hier nur einiges praktisch und grundsätzlich besonders Wichtige.

Wurstwaren (S. 390) bringen reiche Abwechslung in die Kost. Man berücksichtige den hohen Eiweiß-, Fett- und Caloriengehalt (S. 393), wodurch sie — je nach Umständen — teils empfehlenswert, teils zu beanstanden sind.

Folgende Arten kommen für Zuckerkranke hauptsächlich in Betracht: Zervelatwurst, Knackwurst, Frankfurter Siedewürstchen, Regensburger Bratwürstchen, Mettwurst, Schinken-, Zungen- und Blutspeckwurst.

Leberwürste sind in gleichem Umfange wie andere Fleischdauerware erlaubt. Die fetten Lebern gemästeter Tiere, die bei guter Ware als Rohstoff dienen, sind sehr arm an zuckerbildenden Stoffen. In noch höherem Maße gilt dies von den Lebern der Fettgänse, woraus die teuren Gänseleber-, Trüffel, Sardellenwürste und Pasteten hergestellt werden.

Pasteten: Gesetzlicher Kontrolle in bezug auf Mehlzusatz, wie bei Wurstwaren, unterliegen Pasteten als Luxuswaren nicht. Erstklassige käufliche Fleisch- und Leberpasteten sind wohl stets mehlfrei. Bei Handelsware brachten unsere Analysen in dieser Hinsicht aber doch manche enttäuschende Überraschung.

Im Haushalt lassen sich schmackhafte und auch nicht allzu teure mehlfreie Pasteten an Hand der Kochbücher leicht herstellen, kranken aber meist an sehr geringer Haltbarkeit. An sich sind die willkommene Abwechslung bringenden Pasteten aus tierischem Material sehr brauchbar, um so mehr, als sie mit 15—20 % Proteingehalt bedeutend eiweißärmer sind als genußfertiges Fleisch, Würste und Schinken. Mehlfreie Spezialware S. 407.

Fische, Schaltiere: Starkes Heranziehen von Fischen und Schaltieren statt Fleisch ist empfehlenswert. Wenn die Zufuhr eiweißreicher Nahrungsmittel beschränkt werden soll, berechnen am 125—150 Teile Fisch = 100 g Fleisch, beides zubereitet gewogen.

Ob kleine Fische (Sardinen, Sardellen, Sprotten, Anchovis), welche nur in kleinen Mengen verzehrt zu werden pflegen, als Fleisch mitberechnet werden sollen, entscheidet der Arzt. In der Regel ist es unnötig. Bei fettarmer Kost sind die fettreichen Ölfische und Sprotten unzweckmäßig.

Suppen: Die Grundform der für Diabetiker geeigneten Suppen sind Fleisch- und Knochenbrühe. Alle eßbaren Tierarten können verwendet werden. Ersatz durch Extrakte ist unzweckmäßig (S. 390), gegen Zusatz kleiner Extraktmengen zum Verstärken nichts einzuwenden. Starkes Salzen soll um so mehr vermieden werden, je knapper die Gesamtkost ist. Als Einlagen dienen am besten die in Tabelle 1 verzeichneten Gemüse. Zum Binden eignet sich kleiner Zusatz geriebenen Hartkäses; ferner Plasmon, besser Agar-Agar oder reiner weißer Gummi, wie er seit alters als Zusatz zu manchen Infusen von den Apotheken benützt wird (von Agar ca. $0,2\,^0/_0$, von Gummi ca. $0,5\,^0/_0$ auf die Gesamtmasse). In Amerika hat sich Gummi („India Gum") seit Jahren als Bindemittel gut eingeführt. Sehr brauchbar und schmackhaft ist die aus Gemisch zahlreicher Gemüse (Tab. 1) ohne Fleisch- und Knochenzusatz bereitete „Gemüsebouillon (Rezept Nr. 7 des Verordnungsbuches). Wird Mehlzusatz gewünscht, so ist derselbe nach Tab. III (S. 394) als Kohlenhydratträger zu berechnen.

Beim Speisen im Gasthause soll sich der Zuckerkranke an die stets erhältliche Fleischbrühe halten, nach Wunsch mit Zusatz von Eidotter oder geriebenem Parmesankäse; bei fettarmer Kost ist ersteres, bei eiweißarmer letzteres zu meiden. Die gebundenen sog. Tagessuppen sollen vermieden werden.

Tunken: Zahlreiche Vorschriften über schmackhafte mehlfreie Tunken zu Gerichten verschiedenster Art in unserem Verordnungsbuche.

Gemüse: In den bei uns üblichen Nahrungsmitteltabellen sind die sämtlichen Gemüse der Tab. 1 mit einem teilweise recht hohen Gehalte an Kohlenhydraten verzeichnet, z. B. Wirsing, Rosenkohl, Rotkraut mit durchschnittlich $6\,^0/_0$, grüner Krauskohl mit durchschnittlich $11,5\,^0/_0$. Darin sind aber Hemicellulosen, Pentosane, Pentosen, oft auch Cellulose mit einbegriffen, welche teils keinen echten Zucker bilden können, teils im Darm derart vergären, daß sie den Zuckerhaushalt des Körpers nicht belasten.

Für rohe und im eigenen Safte eingemachte Gemüse und Früchte hat E. P. Joslin (Boston) eine kleine Tabelle zusammengestellt, welche dem Gehalte an zuckerbildendem Kohlenhydrat besser Rechnung trägt als frühere Analysen. Vgl. unsere eigenen Analysen S. 398. Wir geben hier nur die Reihen mit niedrigem Gehalte wieder; die übrigen sind in diesem Zusammenhange belanglos. Nach Joslin's Tabelle enthalten an zuckerbildendem Kohlenhydrat:

$1—3\,^0/_0$: Lattich, Gurken, Spinat, Spargel, Rhabarber, Endivien, Markkürbis (Vegetable Marrow), Sauerampfer, Sauerkraut, Blätter und Stengel der Runkelrübe (Rübstiel), Löwenzahn, grüne Küchenkräuter, Kardon (Cardy), Stangensellerie, Champignons und andere Speisepilze, reife Oliven, Grape Fruit (Pampelmuse).

$3—5\,^0/_0$ (durchschnittlich als $3\,^0/_0$ zu berechnen): Tomaten, Rosenkohl, Brunnenkresse, Seekohl, Okra (S. 398), Blumenkohl, Eierfrucht (Aubergine), Kohl (soweit nicht in anderen Reihen erwähnt), Radies, Porree, ausgewachsene grüne Bohnen (mit Schoten, entfasert) als Konserve, Brokkoli, eingemachte Artischockenböden (Speisedistel).

Nach unseren praktischen Erfahrungen fallen selbst bei ansehnlichem Gemüseverzehr die zuckerbildenden Kohlenhydrate sämtlicher in Tab. I (S. 389) erwähnten Gemüse nicht schwer ins Gewicht, und ihre etwaigen Nachteile werden durch andere Vorteile bei weitem überboten. Wir erachten es nicht im Einklange mit praktisch-therapeutischer Erfahrung, wenn man den Verzehr der Gemüse aus Tab. I, mit Rücksicht auf ihren geringen Kohlenhydratgehalt, neuerdings quantitativ beschränken will. Nur besondere Umstände des Einzelfalles könnten dies rechtfertigen.

Beim gewöhnlichen Kochen der Gemüse wandert rund die Hälfte und mehr der zuckerbildenden Kohlenhydrate in das Kochwasser. Die aus dem Brühwasser herausgehobenen Gemüse sind daher an solchen Substanzen verarmt. Wenn man nach Halbgarkochen das Kochwasser abgießt und durch neues ersetzt, bleibt dem Gemüse kaum noch Kohlenhydrat erhalten. Daß man davon nur ausnahmsweise Gebrauch machen soll, ward erwähnt und begründet (S. 383).

Man beschränke sich auf höchstens ganz kurzes Abbrühen („Abwellen", „Blanchieren") der Gemüse. In der kurzen Zeit (1—2 Minuten) gehen freilich auch neben löslichem Zucker andere Nährstoffe verloren, aber der Verlust an diesen ist nicht allzu groß und wird bei reichlichem Gemüseverzehr sicher wieder ausgeglichen. Nach dem Abwellen bediene man sich des Schmorens mit wenig Wasser und etwas Fett in gedeckeltem Topfe oder des Garkochens in strömendem Dampfe. Für die meisten Zuckerkranken ist auch das „Abwellen" der Gemüse unnötig; d. h. sie dürfen die Gemüse völlig unausgelaugt verzehren (also Zubereitung auf dem Gitterrost des Dampfkochtopfes oder mit Butter geschmort).

Ob die Gemüse in natürlicher Form oder nach Verarbeitung zu Mus verzehrt werden, soll sich nach Art der Gemüse, nach Geschmack des Patienten und nach dem Zustand seiner Verdauungsorgane richten.

Aus obenerwähnten Gründen haben wir auf Grund reicher Erfahrung die Gruppe der unbedingt erlaubten Gemüse weiter gezogen, als dies gewöhnlich geschieht. Mangels besonderer Gegengründe soll der Zuckerkranke sich an sehr reichlichen Gemüseverzehr (Tab. I) gewöhnen.

Den hier vertretenen Standpunkt begründet die folgende Tabelle. Es sind da einerseits die Werte der Nahrungsmittelchemie angegeben, anderseits unsere analytisch gefundenen Werte für invertierbares, zuckerbildendes Kohlenhydrat im Rohmaterial. Daneben ist angeführt, wieviel das Gemüse nach einfacher landesüblicher küchentechnischer Zubereitung an solchem Kohlenhydrat enthielt (Brühwasser abgegossen), und in letzter Kolumne, wieviel des genußfertigen Materials einer halben WBE (= 10 g Weißbrot) entspricht. Man sieht, daß nur wenige Gemüse, die in der Diabetikerkost überhaupt kaum in Betracht kommen, hohen Kohlenhydratwert behaupten. Auf den starken Verlust an Kohlenhydrat bei roten Rüben und Sellerie sei besonders hingewiesen.

	Stickstofffreie Extraktivgruppe im Rohstoff		Invertierbare Kohlenhydrate (eigne Analyse)		10 g Weißbrötchen entsprechen
	übliche Berechnung %	ausnützbar %	Rohstoff %	genußfertig %	genußfertigem Material etwa g
Rote Rüben	8,0	7,0	2,5	0,8	750
Rosenkohl (1923)	6,2	5,2	2,3	0,9	660
Winter(-Kraus-)Kohl	11,6	9,8	2,8	1,0	600
Sellerieknollen	11,8	10,0	6,4	2,6	230
Grüne Erbsen (eingemacht)	8,4	—	—	5,8	100
Mohrrüben mittlerer Größe (überwintert)	8,2	6,9	4,4	3,0	200
Schwarzwurz	14,8	12,4	5,5	1,6	375
Puffbohnen (eingemacht)	7,3	6,2	—	5,6	125
Rhein-, Prinzeß-, Salatbohnen (eingemacht)	—	9,0	—	8,8	70
Winterporree	6,5	5,5	2,9	—	190
Wachsbohnen (eingemacht)	—	—	—	7,0	85
Grüne (mehlige) und Büchsenerbsen	—	—	—	14,0	40
Cardystangen	—	—	1,6	0,4	1500
Endivien (rot), roh	3,5	3,0	2,7	2,7	220
Rosenkohl (1924—1925)	6,2	5,2	4,6	3,2	100
Fenchel (1925)	—	—	2,3	1,1	545
Radies (Juni 1924), roh	3,8	3,0	1,5	1,5	400
Rettich (schwarz) mit Schale, roh	8,4	7,1	2,4	2,4	250
ohne Schale	8,4	7,1	1,9	1,9	300
Oberkohlrabi	8,2	6,9	1,8	1,0	600
„	8,2	6,9	1,2	0,9	550
Blumenkohl (eingemacht)	—	—	—	1,3	460
Spinat (eingemacht)	—	—	—	0,8	750
Eierfrucht (roh)	4,8	—	2,2	—	(270)

Obst: Bei strenger Diät ist Obst in jeder Form natürlich verboten; sobald aber Kohlenhydrate, wenn auch nur in bescheidener Menge, zugelassen werden, erlauben wir Obst, raten sogar dringend dazu. Denn es gibt nichts, was dem Diabetiker gewissenhafte Durchführung der diätetischen Vorschriften mehr erleichtert als das Gewähren frischer Früchte und gekochten Obstes. Sie werden zumeist besser vertragen als entsprechende Gewichtsmengen von Brot, weil reichlich die Hälfte des Obstzuckers Lävulose zu sein pflegt. Dementsprechend bemißt die Tab. III Früchte etwas reichlicher, als eigentlich ihrem Kohlenhydratgehalt entspricht. Immerhin ist zu beachten, daß bei manchen Zuckerkranken, sowohl leichter wie schwerer Form, Obst leichter Glykosurie bringt als Cerealien und andere Mehlstoffe gleichen Kohlenhydratgehaltes. Ein Beispiel solcher Art übernehmen wir aus letzter Auflage des Buches.

Die Grundkost blieb während dreiwöchiger Versuchszeit gleich (Eier, Fleisch, Fleischbrühe, Käse, grüne Gemüse, grüner Salat, Butter; mit einem N-Gehalt von 16—18 g täglich). Der Kohlenhydratgehalt des Weizenbrotes, der Äpfel, der Kartoffeln und Bananen war analytisch ermittelt. Jede Periode dauerte 5 Tage.

Zulage	Darin Dextrosewert		Tageszucker im Mittel
	%	g	g
200 g Weizenbrot	58,0	116	8,6
1095 g Äpfel	10,5	115	19,1
648 g Kartoffeln.	18,5	120	9,2
517 g Bananen (sehr reif) . .	22,8	118	22,9

Solche Fälle sind freilich Ausnahmen. Sie zeigen aber, wie wichtig es ist, beim Durchprüfen des Sonderfalles mehr auf Bekömmlichkeit der einzelnen Kohlenhydratträger als der einzelnen Kohlenhydratarten auszugehen. Mitbestimmend für den Ausschlag dürfte wohl die Geschwindigkeit der Kohlenhydratresorption sein, und diese wiederum hängt stark vom Geschehen im Magen und oberen Dünndarme ab. Da — ceteris paribus — der unmittelbar resorptionsfähige Zucker der Früchte schneller resorbiert wird als das abbaubedürftige Amylum (namentlich bei Superacidität und -sekretion), ist es verständlich, daß Obst sich besonders gut eignet zur Abwehr insulin-hypoglykämischer Insulte; und in gleichem Sinne spricht, daß Früchte mit reichem Saftgehalte (z. B. Orangen bzw. deren Saft) dabei besseres leisten als derbfleischige Früchte, z. B. Äpfel, aus denen der zuckerhaltige Saft erst langsam ausgelaugt wird.

Wir stellten weiterhin öfters fest — und auch dies hängt sicher z. T. mit Vorgängen im Magen und Darm zusammen —, daß die Bekömmlichkeit des Obstes (roh und gekocht) in bezug auf Glykosurie sehr verschieden ausfallen kann, je nachdem man das Obst für sich allein oder im Anschluß an andere Speisen gibt. Auch hier gilt es, die Eigenheit des Falles zu studieren.

Im allgemeinen bevorzugen wir Rohobst bei Zuckerkranken, schon wegen stärkerer Wirkung auf die Darmperistaltik. Auch ist man dabei sicher, daß das Obst wertvoller organischer und anorganischer Nebenstoffe nicht beraubt ist (S. 383). Um die Masse der heißbegehrten Früchte möglichst hoch steigern zu können, weise der Arzt den Patienten auf die zuckerärmsten Früchte der jeweiligen Jahreszeit hin. Dem Obst hängt freilich der eine große Nachteil an, daß es kein anderes vegetabiles Material gibt, dessen Kohlenhydratgehalt innerhalb der Art (z. B. Apfel, Sauerkirsche usw.) so außerordentlich stark, je nach Spezialsorte, gärtnerischen Kulturbedingungen, Sonnenbestrahlung schwankt wie Obst (S. 407).

Beim Kochen des Obstes ist selbstverständlich Zusatz von Zucker streng verboten. An seine Stelle tritt auf Wunsch zum Süßen Saccharin; doch werde nur gerade so viel davon zugesetzt, um den faden Geschmack des zuckerlosen Obstes zu heben. Jedes Zuviel ist ist vom Übel, da es den Geschmack verdirbt und den Genuß des Kochobstes verleidet. Die meisten Zuckerkranken gewöhnen sich schnell an gänzlich ungesüßtes Kochobst. Solange die Jahreszeit es erlaubt, stellt sich die Küche des Diabetikers das Obstgericht am besten aus frischen Früchten dar. Die zum Gebrauche des Zuckerkranken bestimmtem Früchte sollen ihre volle Reife und damit ihren maximalen Zuckergehalt noch nicht erlangt haben. Obstgerichte aus nicht völlig reifen Früchten bedürfen nur eine Spur mehr Saccharin; ihr Arom ist ebensogut wie bei Gerichten aus völlig reifen Früchten. Beim Genuß der Obstgerichte fischen die Patienten am besten die Früchte heraus und lassen den Saft zurück, denn dieser enthält einen ansehnlichen Teil des Zuckers. Das jetzt freigegebene Dulcin ist geschmacklich dem Saccharin vorzuziehen (S. 392).

In bestimmten Fällen ist es erwünscht, die Früchte weitestgehend zu entzuckern. Dann läßt man sie zunächst halbgar kochen, entfernt den Saft und kocht mit neu zugesetztem Wasser vollends gar. Nach solchem Verfahren schmecken aber die herausgefischten Früchte fade und erfordern Zusatz von Gewürzstoffen, wie Vanille, Zimt, Nelken, Citronensaft oder -schale usw. Das arteigne Arom läßt sich durch käufliche Fruchtextrakte und -essenzen, die es von so gut wie allen Früchten gibt, wiederherstellen. Die Gerichte sind aber eigentlich nur Magenfüller ohne Nährwert.

Äußerst kohlenhydratarm ist das Rohmaterial bei jungen Rhabarberstengeln, unreifen Stachelbeeren, Grape Fruit, so daß wir hieraus bereitetes, mit Saccharin gesüßtes Kompott in der Regel selbst im Rahmen strenger Diät unbedenklich gestatten dürfen. Es ist daher in Tab. I verzeichnet.

Dörrobst enthält sehr bedeutende Mengen von Zucker; es läßt sich daher bei gewöhnlicher Zubereitung im allgemeinen kein Gebrauch davon machen. Wässert man aber das Dörrobst gründlich aus (6 Stunden bei zweifachem Wechsel des kalten Wassers) und kocht es dann erst, so erhält man nach schwachem Süßen mit Saccharin und Würzen mit etwas Zimt ein annehmbares und zuckerarmes Kompott. Ein gehäufter Eßlöffel gedörrter Pflaumen oder Apfelschnitzel enthält dann ungefähr 2—3 g Kohlenhydrat. Sein Vorteil vor gekochtem Frischobst besteht nur darin, daß es stets erhältlich ist, und daß es bei vielen Menschen den Darm etwas stärker anregt.

Eingemachtes Obst: Im Haushalt werden die Früchte ohne Zuckerzusatz am besten nach kurzem Abwellen (1—2 Minuten) in Büchsen oder Gläsern sterilisiert („Einwecken"). Die Gefäße sollen klein und auf den Verbrauch binnen 1—2 Tagen berechnet sein. Größere Gefäße sind unzweckmäßig, da die zuckerfreien Konserven, einmal geöffnet, leicht verderben. Um die Ware sicher haltbar zu machen, füge man bei häuslichem Einmachen ein wenig benzoesaures Natron (0,5 g auf ein Halbliterglas) hinzu. Der Saft soll nicht mitverzehrt werden.

Sowohl das im Haushalte als Wintervorrat eingemachte Obst wie auch die eingemachten Handelsfrüchte „für Diabetiker" kranken daran, daß der überaus stark wechselnde Zuckergehalt des Ausgangsmateriales (vgl. oben) nicht bekannt war, und daß die Stärke des Eindickens den Prozentgehalt des genußfertigen Obstes wesentlich mitbestimmt. Daher brachten uns die zahlreichen Analysen sowohl von Hausmacherkonserven wie von Handelsware die seltsamsten Überraschungen, so daß wir es als Unfug bezeichnen müssen, wenn Handelsware ohne genaue Angabe des Kohlenhydratgehaltes als „Diabetikerkompott" zum Verkaufe kommt. Über Spezialmarken, die den Prozentgehalt angeben, S. 407.

Mandeln und Nüsse sind nicht so kohlenhydratarm, wie gemeinhin von Zuckerkranken und auch von Ärzten angenommen wird (S. 391). Daher muß der Arzt bestimmen, wieviel im Rahmen der verordneten Kostform statthaft ist. Auch der hohe Gehalt an Protein und Fett ist dabei in Betracht zu ziehen. Wenn nicht besondere Gegengründe vorliegen, geben wir in der Regel eine gewisse Menge Nüsse im Rahmen strenger Diät frei (S. 423). Wir erlebten vielfach, daß der unbeschränkte, auch vom Arzte nicht gehemmte Verzehr von Nüssen, bei sonst überaus strenger antidiabetischer Kost, erheblichen Schaden brachte. Die Warnung, theoretisch selbstverständlich, ist also vom empirischen Standpunkte aus keineswegs überflüssig.

Aus Hasel-, Wal-, Paranüssen und aus Mandeln läßt sich durch Auswaschen der fein zerstampften und zerriebenen Masse fast alles Kohlenhydrat entfernen. Die nach Abpressen verbleibende, mehlartige Masse eignet sich gut zum Herstellen von allerlei Gebäcken und sonstigen Gerichten. Das Verfahren ist etwas umständlich, ist aber in Haushalten vieler Zuckerkranken eingebürgert. Genauere Anweisungen in unserem Verordnungsbuche.

Mehl: Von gewöhnlichem Mehl kann nur in sehr leichten Fällen von Diabetes beim Backen, Kochen, Anrichten von Tunken usw. Gebrauch gemacht werden. In welchem Umfange, ist für jeden Einzelfall vom Arzt zu bestimmen. Das verbrauchte Mehl ist dann auf die erlaubte Tagesmenge der Kohlenhydrate anzurechnen, und zwar nach dem Maßstabe 16 g Mehl = 20 g Weißbrötchen.

Zum Binden von Tunken, Suppen, Gemüsen dienen als kohlenhydratfreie oder nahezu freie Ware am besten: frisch hergestellter, ausgewaschener, fein zerriebener Siebkäse; ferner Parmesankäse, Nutrose und von pflanzlichen Eiweißpräparaten Klopfer's Lecithineiweiß, auch Agar-Agar (hiervon 0,2 % für warme Gerichte), reiner arabischer Gummi (S. 397).

Man kann sich ein „gestrecktes Mehl" im eigenen Haushalt bereiten durch Mischung von 1 Teil gutem Weizenmehl (ca. 70 % Stärkegehalt) und 1 Teil Klopfer's Lecithineiweiß (Weizenkleber). Diese Mischung enthält ca. 36 % Stärke. Etwa 33 g davon haben den Wert = 1 WBE (= 20 g Weißbrötchen). Ein schmackhaftes Brot läßt sich schwer daraus backen, wohl aber leidlich schmeckendes, flach ausgerolltes, fladenartiges Dauergebäck. Unter Zusatz von Wasser, Ei, Butter und Salz entsteht aus dieser Menge gestreckten Mehles (33 g) eine genußfertige Fladenmasse von 50—60 g Gewicht. Man hat aber das Quantum des zulässigen Gebäcks wesentlich vermehrt, d. h. im Verhältnis von 20 auf 50—60 g.

Immerhin stellt das durch solche Eiweiße gestreckte Weizenmehl beim Herstellen von Mehlspeisen hohe Anforderung an die Küchentechnik. Es ist ein recht sprödes Material, und daher haben sich diese einfachen gestreckten Mehle des Handels oder häuslicher Mischung niemals recht einbürgern können. Bekannte Firmen mußten, um ihre Ware anzubringen, mit dem Mehlzusatz allmählich höher und höher gehen, bis die Mischung den Namen „Diabetikermehl" kaum noch verdiente.

Weitere Anweisungen über küchentechnische Verwendung kleiner Mehlmengen in der Diabetikerkost in unserem Verordnungsbuche (Abschnitt Rezepte).

Über Spezialmehle für Diabetiker S. 404.

Brot und andere **Gebäcke** werden auf die Dauer mehr als fast alle anderen Nahrungsmittel vom Diabetiker schmerzlich vermißt. Daher hat die Industrie seit 50—60 Jahren immer aufs neue „Ersatzgebäcke für Zuckerkranke" geschaffen und feilgeboten. Sehr viele davon sind wertlos, weil sie ihren Zweck nicht erfüllen. Wir werden bei den Lebensmittelspezialitäten für Zuckerkranke besprechen, welche Ansprüche an solche Sondergebäcke zu stellen sind und welche Eigenschaften ihnen Existenzberechtigung verleihen. S. 405.

Hier beschränken wir uns, ebenso wie bei anderen Nahrungsmitteln, zunächst auf Gebäcke des täglichen Lebens.

Wie aus Tab. III (S. 394) ersichtlich, enthalten Weißbrötchen und Weißbrot aus Weizen so viel Stärke, daß man bei zahlreichen Diabetikern leichter Form und trotz Insulin bei weitaus den meisten Mittelschwer- und Schwerdiabetikern schon mit 100—120 g solchen Brotes als Tagesmenge die statthafte Grenze der Kohlenhydratzufuhr erreichen oder überschreiten würde und dabei gar keinen Raum für andere Kohlenhydratträger freiließe. Aus dieser Erkenntnis hat die allgemeine ärztliche Praxis seit Jahrzehnten aus Gruppe der volksüblichen Normalbrote zu Grahambrot und anderen Schrotmehlbroten gegriffen, und auch jetzt noch sehen wir aller paar Tage Zuckerkranke, denen Weißbrot in jeder Menge strengstens verboten, Grahambrot u. dgl. aber in sehr ansehnlichen Mengen (bis 150 und 200 g) gestattet und anempfohlen wurde. Das ist ein folgenschwerer Irrtum, der im Laufe der Jahrzehnte unzählige Diabetiker zum Überschreiten der Toleranz und damit zum Verfall der Zuckerregulation führte. Es geschah, obwohl in allen Fachbüchern über Diabetes genügend betont wurde, daß von Grahambrot zwar etwas mehr, aber nicht viel mehr gestattet werden dürfe als von Weißgebäck.

Wir verweisen auf Tab. III, S. 394. Wir gingen bei unseren Berechnungen daselbst von den stärkereichsten Weißgebäcken mit ca. 60 % Gehalt aus, den zahlreiche Sorten voll oder mit 57—59 % nahezu erreichen. Andere stehen ein wenig dahinter zurück. Wir hätten ebensogut irgendein anderes Weißbrot zum Vergleiche nehmen können. Wir wählten die bequeme Zahl 60 % zur Berechnung der Äquivalenzen, die ja alle nur Relativitätswert haben. Wenn einzelne Gebäcke (S. 394) weit aus der Reihe zu fallen scheinen, so ist das nur Folge des der Sonderart eignen höheren Wassergehaltes (z. B. Wasser im Wasserweck 40 %, im Sanitasbrot nahezu 50 % gegenüber ca. 33 bzw. ca. 40 % in anderen vergleichbaren Gebäcken). Für Roggenbrot und für alle Vollkorngebäcke (Weizen, Roggen, Gemisch beider) wird in der Regel eine wesentlich schlechtere Kohlenhydratresorption angegeben als für Weißgebäcke, und daraus würde dann entsprechend geringere Belastung des diabetischen Zuckerhaushaltes beim Genusse gleicher Gewichtsmengen derselben folgen. Praktisch genommen stimmt dies aber nicht. Denn es stimmt nur, wenn solche Gebäcke den überwiegenden Teil der Gesamtkost ausmachen. Bei den geringen Mengen Brot, die der Diabetiker verzehrt, fallen nach unseren quantitativen Analysen des Kotes, nach mikrochemischen und mikroskopischen Untersuchungen desselben, Resorptionsunterschiede zwischen Weißgebäck, gewöhnlichem Roggenbrot und allen feinvermahlenen Vollkorngebäcken, selbst für Brot aus grobgemahlenem Vollweizen (z. B. gröbere Sorten von Grahambrot) in bezug auf Stärke kaum ins Gewicht. Nur beim Genusse von Brot aus sehr grob zermahlenem Vollroggen geht bei vielen, aber nicht bei allen Menschen auch aus kleineren Mengen (ca. 100—120 g am Tage) etwas mehr Kohlenhydrat durch den Kot verloren (bis 8 %). Da die Verluste von Fall zu Fall und sicher auch in Abhängigkeit von Gestalt der sonstigen Kost wechseln, können wir sie hier nicht berücksichtigen.

Trotz ihrer Geringfügigkeit sind die analytischen Unterschiede praktisch wichtig; dem Zuckerkranken, der nur wenig Brot essen darf, bedeuten die kleinen Erhöhungen der Broterlaubnis sehr viel, weniger in bezug auf Sättigungs- als auf Genußwert. Aus der Tabelle geht aber auch hervor, wie grundfalsch es ist, ohne scharfe Berücksichtigung des relativen Äquivalenzwertes Zuckerkranken Weißbrot zu verbieten, Grahambrot und ähnliches freigebig zu gestatten. S. 394.

Gerade der Genußwert der Normalgebäcke ist es, der die Begierde nach ihnen immer aufs neue reizt. Wir dürfen uns nicht darüber täuschen, daß kein Spezialgebäck für Diabetiker den Genußwert der Normalbrote auch nur annähernd erreicht. Wo es im Hinblick auf den hohen Kohlenhydratgehalt aller Normalgebäcke irgendwie tunlich war, wiesen wir daher die Zuckerkranken stets an, mindestens einen Teil ihres Gebäckbedarfes bzw. der ihnen zustehenden Kohlenhydrate mit Normalbrot zu decken. Selbst wenn es nur kleine Mengen sind, begünstigt dies die Folgsamkeit der Patienten gegenüber den Kostvorschriften. Glücklicherweise dürfen wir jetzt unter Schutz des Insulins vielen Zuckerkranken weit mehr Brot gestatten als früher.

Wo man mit Normalbroten den gesamten Gebäckbedarf nicht decken kann oder darf, treten die Spezialmarken in ihr Recht. Darüber später, S. 405.

Wir widmeten der Brotfrage verhältnismäßig breiten Raum. Sie verdient es; denn sie ist für die meisten Diabetiker die weitaus wichtigste.

Knollengewächse (Kartoffeln, Topinambur, Stachys) sind breiteren Maßes verwendbar, als gewöhnlich angenommen wird. Vgl. unten, S. 409.

Kartoffeln sind verhältnismäßig arm an Kohlenhydrat; sie enthalten davon in frischem Zustande nur 16—18 °/₀ (Sommerkartoffel), nach längerem Aufbewahren 18—22 °/₀ (Winterkartoffel).

Die Kartoffel verdient in nachdrücklicher Weise als Vertreterin für einen Teil des erlaubten Brotes empfohlen zu werden. Wer z. B. auf eine Tagesmenge von 3—6 WBE (= 60 bis 120 g Weißbrötchen, S. 393) gesetzt wird, lege etwa $^1/_3$ dieser Summe in Form von Kartoffeln an; es stehen ihm dann gemäß Tab. III noch 40—80 g Brot zur Verfügung. Mit den Kartoffeln soll im Bedarfsfalle möglichst viel Fett einverleibt werden.

Dünne Kartoffelscheiben in siedendem Öl gebacken, als Dauerware unter dem Namen „Gusto Chips" im Handel, enthalten rund 35°/₀ Amylum, 35°/₀ Fett, 7°/₀ Protein. Da ein Teil des Amylum caramelisiert ist, kann man rechnen: 1 WBE = 40 g Chips.

Topinambur (= Erdartischocke), weniger gebräuchlich Helianthus- und Dahlienknollen, verdanken ihre Verwendbarkeit dem Umstande, daß sie Inulin statt Stärke enthalten, und daß das mehlartige Inulin auf die Zuckerproduktion etwa halb so stark einwirkt wie Stärke. Dies hängt wahrscheinlich damit zusammen, daß der menschliche Darm das Inulin schlecht verdaut und resorbiert. Dennoch sind die Topinamburspeisen gut bekömmlich. Die Zusammensetzung ist: 2 °/₀ Eiweiß, 16,3 °/₀ Kohlenhydrat. Für den Zuckerhaushalt des Diabetikers sind 180 g geschälte Topinamburknollen 1 WBE = 20 g Weißbrötchen gleichzusetzen.

Auch die wohlschmeckenden Stachysknollen enthalten vorzugsweise Inulin. Ihr Kohlenhydratgehalt ist fast der gleiche wie bei Topinamburknollen. Es scheint, daß auch hier der verhältnismäßig geringe Einfluß auf die Zuckerproduktion auf schlechter Resorption beruht, trotz trefflicher Bekömmlichkeit. Stachys wirkt stuhlfördernd. 220 g Stachys (ungeschält; sehr schwer zu schälen!) sind als 1 WBE = 20 g Weißbrötchen zu bewerten; wenn die Knöllchen nicht gedämpft, sondern in Salzwasser gekocht werden, ist die doppelte Menge (450 g) zu rechnen, da sie beim Kochen ca. die Hälfte Inulin abgeben.

Milch und **Rahm.** Milch. Wie aus den Zahlen der Tab. III hervorgeht, ist es ein — freilich weitverbreiteter — Irrtum, daß saure Milch (Dick-Milch) und Ya-Urt wesentlich weniger Milchzucker enthalten als frische Milch. Der eingedickte Ya-Urt, wie er gewöhnlich nicht getrunken, sondern aus Schalen mit dem Löffel verspeist wird, enthält prozentual sehr viel mehr Zucker als die ursprüngliche Milch. Ob und in welchem Maße Milch und ihre Abarten zugelassen werden sollen, muß in jedem Falle vom Arzte erwogen und bestimmt werden. In manche Kostformen paßt Milch gut hinein, in andere nicht. Wenn nicht ausdrücklich anders bestimmt, sollen Milch und ihre Abarten nur als Äquivalente für Weißbrot genommen werden (Tab. III). Über Sonderware für Zuckerkranke S. 407.

Kefir enthält nach 48stündiger Gärung etwa 2,8 °/₀ Milchzucker und 0,7 °/₀ Alkohol (430 ccm = 1 WBE), nach 72stündiger Gärung 1,7—1,9 °/₀ Milchzucker und 1 °/₀ Alkohol (600 ccm = 20 g Weißbrötchen). Von Kefir, zu Hause leicht herstellbar, könnte man beim Diabetiker mehr Gebrauch machen, als gewöhnlich geschieht. Der Geschmack sagt aber nicht jedem zu. 3tägiger Kefir entwickelt bei manchen stopfende Eigenschaft. Dies läßt sich durch zweimalige Gabe von je 0,5 g Magnesium Perhydrol ausgleichen (um 6 Uhr und um 10 Uhr abends je 1 Tablette).

Milchkuren. Sowohl bei akuten Magenkatarrhen, bei fieberhaften Zuständen, bei anderen zwischentretenden Krankheiten, wie auch bei überfütterten Zuckerkranken, bei Kreislaufstörungen bewährt sich oft das Einschieben mehrerer reiner Milchtage, wobei man der Karellkur entsprechend, mit etwa 800 ccm Milch beginnt und allmählich auf 1500 ccm steigt. Für diese Zeit ist Bettruhe anzuraten. Besser als frische Milch ist für manche Fälle der weit zuckerärmere Kefir, von dem man mehr reichen kann (siehe oben). Die knappe Milchkost entzuckert die Kranken oft, selbst in schweren Fällen. Auch einzelne Milch-Obst-Tage (ca. $^3/_4$ l Milch + 500 g Erdbeeren als alleinige Kost) sind manchmal als Einschiebsel von Vorteil, aber nur auf Grund ärztlicher Verordnung erlaubt (S. 437).

Auf Buttermilch (Tab. III) sei als überaus wertvoll bei fettarmen Kostformen besonders hingewiesen. Sie ist auch um 20°/₀ milchzuckerärmer als Vollmilch. In kohlenhydratfreie Kostformen paßt sie natürlich nicht. Fettleibigen Zuckerkranken verordnen wir gelegentlich Buttermilchtage (2 l = 72 g Protein, 18 g Fett, 76 g Milchzucker, 840 Calorien).

Rahm. Der gewöhnliche Rahm, wie man ihn in Deutschland jetzt hier und da erhält, wie er aber früher als „Rahm" (oder „Sahne") überhaupt nicht feilgeboten werden durfte, enthält kaum mehr als 10°/₀ Fett. Solcher Rahm liefert dem Zuckerkranken höheren Nährwert, nicht aber weniger Kohlenhydrate als gleiche Mengen guter Frischmilch (S. 394). Darüber hinaus beginnt die Brauchbarkeit des Rahms für die Diabetikerkost erst bei wahrhaft gutem Rahm mit mindestens 25°/₀, möglichst mit 30°/₀ Fettgehalt und mehr. Je fettund damit auch calorienreicher, desto mehr tritt im Vergleich zu diesen Werten der Kohlenhydratgehalt zurück (bei 25—35°/₀ Fett: 3°/₀ Kohlenhydrat und 3°/₀ Protein; bei 25°/₀ Fett: ca. 260; bei 30°/₀ ca. 300; bei 35°/₀ ca. 350 Calorien in 100 ccm). In solcher Form ist Rahm (süß, sauer oder als Schlagrahm) eines der wichtigsten Mittel, Schmackhaftigkeit und Genußwert der Speisen und Getränke zu heben (Tunken, Gemüse, Nachtisch, Kaffee, Tee, Kakao u. a.), ohne nennenswerte Mengen Kohlenhydrat einzuführen. Etwa 100—150 ccm guten Rahmes wird man den meisten Zuckerkranken gestatten dürfen; einzelne Kostformen lassen freilich keinen Raum für ihn (vgl. Kostformen, S. 448). Innerhalb solcher Grenzen stellen wir den Kohlenhydratgehalt des Rahmes nicht mit in Rechnung. Ob größere Rahmmengen statthaft sind, hängt im wesentlichen davon ab, wieviel Fett und Calorien man dem Patienten zubilligen will, und wie sich der Magendarmkanal dazu stellt. Die Zeiten, wo man unbeschränkten Rahmverbrauch gestattete bzw. ihn möglichst zu steigern suchte, sind vorbei. Wenn der Tagesverbrauch über 150 ccm hinausgeht, muß der Kohlenhydratgehalt in Rechnung gestellt werden.

Frischrahm mit 25—30% Fett ist jetzt wieder überall erhältlich, ebenso der wegen Keimfreiheit empfehlenswerte Dauerrahm in Büchsen, z. B. „Bärenmarke" mit ca. 30% Fett aus Stalden im Emmental und der hochwertige Rahm (ca. 35% Fett) von Bosch u. Co. in Waren (Mecklenburg). Gleichsinnig wie fettreicher Rahm sind zu beurteilen der englische Devonshire-Cream (S. 310 bei C. v. Noorden-Salomon) und die sog. überfetteten Käsearten wie Gervais, Neufchâtel, Stilton, Stracchino, Imperial und andere Rahmkäse.

Käse. Die meisten Käse sind sehr fettreich. Fettkäse = 21—30%, Halbfett = 11 bis 25%, Viertelfett = 6—12%, Magermilchkäse = 1—5% (J. König, 1926). Für die Sonderzwecke fettarmer Kost sind die fettärmsten Sorten äußerst wertvoll. Wir fanden in

Harzer Handkäse (Einzelgewicht = 26 g): 35% Protein, 0,56% Fett, 0,3% Milchzucker;

Harzer Handkäse (größere Sorte, Einzelgewicht = 97 g): 28% Protein, 0,2% Fett, Spuren Milchzucker, 4,8% Kochsalz.

Sehr fettarm ist auch der Quark (S. 450): 1%. — Der Mainzer Handkäse enthält schon 5% Fett.

Süßspeisen sind auch ohne Mehl und Zucker in schmackhafter Form herstellbar. Zahlreiche erprobte Vorschriften in unserem Verordnungsbuche.

VI. Diätetische Sonderwaren für Zuckerkranke.

Wir halten es aus psychischen Gründen für richtig, die Bestandteile der Diabetikerkost zwar, je nach Erfordernis des Einzelfalles, quantitativ zu beschränken, die Auswahl aber möglichst aus dem gleichen Material treffen zu lassen, welches auch die Normalküche benützt. In mancher Hinsicht bildet Sonderware für Diabetiker dennoch bequeme Ergänzung oder Ersatz. Wir müssen von aller Sonderware aber verlangen, daß sie bewertet wird wie Normalnahrungsmittel, d. h. nach Maßgabe ihres Gehaltes an Nährstoffen (Eiweiß, Fett und namentlich Kohlenhydrat).

In dieser Hinsicht läßt uns leider bisher die Gesetzgebung im Stich. Höchstens könnte es als Verstoß gegen Treu und Glauben gelten, wenn trotz Angabe „für Diabetiker" Zuckerzusatz nachgewiesen würde. Im übrigen steht es jedem Fabrikanten frei, jedes beliebige Nahrungsmittel oder kleine Abart desselben als Ware „für Diabetiker" zu bezeichnen und in den Handel zu bringen. Er käme höchstens mit dem Wuchergesetz in Konflikt, wenn er solche Ware wegen angeblicher Mehrkosten bei ihrer Herstellung zu ungerechtfertigt hohem Preise verkauft. Solche Überforderungen sind häufig vorgekommen, ohne daß sich die Aufsichtsbehörden viel darum kümmerten. Z. B. fielen uns schon vor dem Kriege Zwiebäcke in die Hände ,deren Packung die Aufschrift trug „für Zuckerkranke". Unsere Analyse ergab einen Gehalt von 74% Kohlenhydrat; allerdings fehlte der geringe, 1—1,5 proz. Zusatz an Rohrzucker, den die Normalzwiebäcke gleicher Firma hatten. Die Fabrik war wohl im guten Glauben, daß mit Fortlassen des Zuckers alles nötige getan sei; die Erhöhung des Preises um 15% über den Normalpreis war aber sicher nicht gerechtfertigt. Die Zwiebäcke wurden von vielen Zuckerkranken vertrauensvoll gekauft und auch von ahnungslosen Ärzten verordnet. Ähnliches begegnete uns bei Teigwaren, Mehlen und besonders bei zahlreichen Gebäcken mit Anpreisung „für Zuckerkranke".

Der Arzt sollte keine Sonderware zulassen, bei der nicht jegliche Packung oder Aufschrift verantwortlich kundgibt, wie ihre Zusammensetzung ist, insbesondere ob und wieviel Kohlenhydrat sie enthalten. Dann kann er leicht ermessen, wieviel er davon im Rahmen der vorgesehenen Kostform gestatten darf. Bei Normalnahrungsmitteln sind solche Angaben nicht nötig, weil für Zusammensetzung der Handelsware sowohl bei Rohstoffen (z. B. Milch u. a.) wie bei Fabrikaten (z. B. Butter,

Mehl, Brot, Teigwaren, Schokolade, Bier u. a.) die zulässigen Grenzwerte gesetz-
lich festliegen. Wenn die Ärzte auf obigem Verlangen bestehen, würden sie
schnell den Markt für „diätetische Nahrungsmittel Zuckerkranker" von vielen
Auswüchsen säubern und wesentliches zum Schutze ihrer Kranken beitragen.

Wenn sich einmal, wie wir hoffen, bei uns und in anderen Staaten, die Gesetzgebung mit
der Frage beschäftigen sollte, welche Eigenschaften die Marke „für Zuckerkranke" oder
ähnliches rechtfertigen, so muß man sich auch darüber einigen, was man im Sinne der
Diabetestherapie unter Kohlenhydraten zu verstehen hat. Aus keiner einzigen Tabelle,
auch nicht aus den vortrefflichen amtlichen Tabellen der Vereinigten Staaten Nordamerikas
läßt sich entnehmen, wieviel zuckerbildendes Kohlenhydrat die Analysen ergeben haben.
Diese biologische Frage wird die Analyse niemals restlos entscheiden können. Aber man
erhält einen der Wahrheit mindestens sehr nahekommenden Wert, wenn man das Material
mit verdünnter Salzsäure kocht und nach vollzogenem Verzuckern der Stärke und Inver-
tieren der Disaccharide die Reduktionskraft bestimmt. Großer Fettreichtum der Substanz
fordert vorherige Extraktion des Fettes mit Äther oder dgl. Bei sehr hohem Eiweißgehalte
der Substanz sind die Resultate nicht ganz genau. Was bei solchem hydrolytischen
Verfahren in reduzierenden Zucker verwandelt wird, ist unbedingt im
Körper auch Zuckerbildner. Ob Kohlenhydrat, das auf solche Weise keinen reduzierenden Zucker bildet, durch fermentativen Abbau dem Körper Zucker liefert, ist mindestens zweifelhaft. Unsere eigenen Analysen sind sämtlich in angegebener Weise ausgeführt.

Wir beabsichtigen nicht, hier die „Diabetiker-Präparate" vollständig auf-
zuführen und kritisch zu besprechen. Wir halten uns im wesentlichen an Präparate deutscher, österreichischer und schweizer Herkunft. Wir übergehen dabei
aber die überaus zahlreichen, welche wir wegen zu hohen Kohlenhydratgehaltes,
wegen zu geringer Haltbarkeit, aus geschmacklichen und anderen Gründen
beanstanden. Überaus reich an „Diabetiker-Präparaten" ist Amerika. Wie
die von E. P. Joslin zusammengestellten Analysen zeigen, entspricht aber nur
eine kleine Minderzahl von ihnen berechtigten Ansprüchen. In der Literatur zu
diesem Abschnitte stellten wir die wichtigsten Quellenwerke zusammen.

Mehl: Daß man die kleinen Mengen Mehl, die zum „Binden" von Suppen, Tunken,
Gemüsen dienen sollen, auch durch mehlfreie Stoffe ersetzen kann, ward erwähnt
(S. 400). Wir raten, dies beim Herrichten von Speisen im Haushalte für Zuckerkranke
immer zu tun, da die Erlaubnis, „kleine Mengen" Mehl zu benützen, erfahrungsgemäß sehr
häufig zum Mißbrauche führt. Zum Herstellen von Speisen, die wenigstens dem Aussehen,
Geschmack und Charakter nach als Mehlspeisen anzusprechen sind, wurden zwar eine ganze
Anzahl höchst kohlenhydratarmer Präparate (3—10 % Kohlenhydrat) empfohlen, die größtenteils aus Proteinen animalischer oder tierischer Herkunft bestehen; aber ihre küchentechnische Verwendbarkeit und ihr Genußwert sind so gering, daß sie sich nicht durchsetzen konnten. Am meisten befriedigten noch die bereits seit Jahrzehnten bekannten
„Casoid Flour" und „Gluten Flour" von Callard u. Co. in London, die so gut wie gar
kein Kohlenhydrat enthalten. In letzten Jahren wurden bei uns auch eingeführt einige,
sinngemäß und geschmacklich beachtenswerte „Mehle" von Lister Brothers (New York):
„Casein Diabetic Flour", „Low Calory Flour", „Starch-free Bran" (Kleie), „Diabetic Soup
Powder", „Sugarless Ice Cream Powder", „Sugarless Milk Powder"; auch Gebäcke und
sonstige Präparate daraus. Wir haben wenig Erfahrung darüber.

Im allgemeinen erkannten wir als brauchbarer solche „Diabetikermehle", wo echtes
Mehl mit kohlenhydratfreiem Material „gestreckt" wurde. Solchen Vorganges bedient
sich unbewußt die Normalküche, wenn sie eine Mehlspeise aus Gemisch von Mehl, Butter
und Eidotter herstellt. Günstiger ist es, wenn zum Herstellen solcher und anderer Mehlspeisen
das Mehl schon von vornherein gestreckt ist. Dann sind bei gleichem Kohlenhydratgehalt
Masse, Sättigungs- und Genußwert erhöht. Zum Strecken im Haushalte eignen sich am besten
Lecithineiweiß (Weizenkleber), Albulactin (Milchalbumin), Plasmon (Casein) oder ein Gemisch davon. Sowohl die Beschaffenheit des Mehles selbst (Hartweizen oder Weichweizen,
Ausmahlungsgrad, Feinheit) wie auch die Zutaten (Butter, Ei, Gewürze, Salz usw.) und die
Art des Kochens, Backens, Bratens (Hitzegrad und -dauer u. a.) beeinflussen aber das küchentechnische Ergebnis sehr stark, und jede in Diabetesküche bewanderte Hausfrau bzw. Köchin
weiß zu erzählen, wie viel Fehlschläge, Mühe und Erfahrung nötig waren, bis sie der Gewinnung wirklich schmackhafter Speisen sicher wurde.

Gut ausgeprobte, käufliche gestreckte Mehle mit sorgfältig durchgeprüften Gebrauchs-
vorschriften werden im allgemeinen mit Recht vorgezogen. Als „Diabetikermehle"
sind unseres Erachtens nur solche zulässig, deren Gehalt an Kohlenhydrat

höchstens halb so groß ist wie im Normalmehl, d. h. maximal 35—36%. Dann ist die doppelte Masse verwendbar wie von Normalmehl. Bei höherem Kohlenhydratgehalt fällt die Vermehrung der Masse zu gering aus, und der Vorteil relativer Kohlenhydratarmut steht nicht mehr im richtigen Verhältnis zum Verlust an küchentechnischer Verwendbarkeit und an Genußwert der Gerichte. Je tiefer der Kohlenhydratgehalt unter genannter Höhe liegt, desto mehr verkümmern diese Eigenschaften. Von deutschen, gestreckten Mehlen entsprechen, soweit uns bekannt ist, nur zwei der als Optimum bezeichneten mittleren Stellung. Einerseits das Theinhardtsche Diabetikermehl (mit 50% Protein und 35—36% Kohlenhydrat; 33 g = 1 WBE) und das sog. Primärmehl (mit 55% Protein und 26—27% Kohlenhydrat; ca. 45 g = 1 WBE); ersteres eignet sich besser für Mehlspeisen, letzteres mehr für Brotbereitung.

Brot: Weit wichtiger als die Mehlfrage ist die Brotfrage. Mit den Normalgebäcken erreicht man wegen des hohen Kohlenhydratgehaltes nur bei leichteren Diabetesformen auskömmliche Masse. Zur Ergänzung bzw. zum Ersatz gilt es, Gebäcke herzustellen, von denen eine größere Masse statthaft ist, indem sie bei hinlänglicher Schmackhaftigkeit relativ wenig Kohlenhydrat enthält, aber nach Aussehen und Geschmack dem echten Brote nahestehen.

Höchst kohlenhydratarm (ca. 1—3%) und daher praktisch als kohlenhydratfrei zu bezeichnen sind die Diabetiker-Biskuits von Ch. Singer (Basel), „Akoll-Biscuits" von Huntley und Palmers (London), die „Casoid-Biscuits" usw. von Callard u. Co., die Lister-Gebäcke. Durch sie vollkommen das Brot zu ersetzen, haben wohl nur sehr wenige Diabetiker durchführen können. Mit Butter bestrichen, zum Knabbern bei Zwischenmahlzeiten oder (als Vorspeise oder Nachtisch) mit Belag von Pastete, Sardinen, Käse, Kaviar u. a. sind sie aber geeignet. Dem Brotgebäck stehen sie sehr fern; sind es doch Gebäcke, deren Körper fast ganz aus Proteinen und etwas Fett besteht. Aber eine gewisse Schmackhaftigkeit kann man ihnen nicht absprechen. Sie sind als Trockengebäcke alle gut haltbar. Im Gegensatz zu England und Nordamerika erlangte diese Art Gebäck in Deutschland niemals große Beliebtheit, und daher sind verschiedene Versuche, sie auch bei uns herzustellen, in den Anfängen steckengeblieben.

Aus Nüssen und Mandeln lassen sich im Haushalte höchst kohlenhydratarme Gebäcke herstellen, die aber alle bei öfterem Gebrauche ihren Reiz verlieren (S. 400; Rezepte in unserem Verordnungsbuche).

Eine zweite Gruppe bilden Feuchtgebäcke mit niedrigem Kohlenhydratgehalte. Sie sind unbedingt als Äquivalente auf die gestattete Kohlenhydratmenge anzurechnen. Dahin gehören:

Bresinbrot = ca. 8% Kohlenhydrat (150 g = 1 WBE. — Vgl. S. 393) aus Bäckerei Bresin in Berlin-Schmargendorf, Zoppoterstr. 49.

Ultrabrot gleichen Kohlenhydratwertes, von F. W. Gumpert, Berlin C, Königstr. 22/24.

Sifarbrot = ca. 15% Kohlenhydrat (ca. 80 g = 1 WBE) von Bäckerei R. Gericke in Potsdam.

Litonbrot gleichen Kohlenhydratwertes von G. Fritz in Wien I, (Naglergasse) und von Fromm u. Co. in Kötzschenbroda.

Primärbrot (aus „Primärmehl", siehe oben, aus Diätei, Berlin C 2, Probststr. 14/16; auch in manchen anderen Städten erhältlich). Nach unseren eignen Analysen mit verschiedenem, meist recht hohem Wassergehalte vorkommend. Durchschnittlicher Kohlenhydratgehalt war 20% (60 g = 1 WBE).

Diabetikerbrot von Ch. Singer in Basel. Kohlenhydratgehalt = ca. 25% (50 g = 1 WBE).

Alle diese wasserreichen Weichgebäcke sind nur da brauchbar, wo man sie täglich frisch beziehen kann. Älter als zwei Tage werdend, büßen sie ungemein an Genußwert ein. Von den genannten Frischgebäcken sind die beiden letztgenannten am schmackhaftesten. Wir halten es nicht für gerechtfertigt, wenn Feuchtgebäcke (Frischgebäcke) mit einem Gehalte von mehr als 25% Kohlenhydrat als „Diabetikergebäck" bezeichnet werden. Die Zahl derer, die mehr, sogar erheblich mehr (bis 40%!) enthalten und doch dreist als Diabetikergebäck im Handel verkehren, ist unendlich groß.

Trocken-(Hart-)Gebäcke mit geringem Kohlenhydratgehalte haben sich als Ergänzung und Ersatz in viel höherem Maße durchgesetzt als Feuchtgebäcke. Sie verdanken dies vor allem ihrer Haltbarkeit, die sich über Wochen und selbst Monate erstreckt. Wesentlich beschränkt wird dieselbe, wenn die Gebäcke zwecks Verdrängung von Kohlenhydrat mit sehr viel Fett, selbst allerbester Qualität, angereichert sind. Man kann ja Glück damit haben. Ob Fett Altgeschmack annimmt, hängt aber in hohem Maße von Verpackungsart, Aufbewahrungsort, Feuchtigkeit der umgebenden Luft und von anderen unberechenbaren Umständen ab. Für gelegentlichen Gebrauch, gleichsam als Näscherei oder als Reserve auf Reisen sind fettreiche Dauergebäcke nicht zu beanstanden. Im übrigen ist man aber mit Fett bei Zuckerkranken nicht mehr so verschwenderisch oder auch nur so liberal wie früher. Es ist für den Zuckerkranken viel wertvoller, wenn er Fett zu Gebäcken oder in Gemüsen verwenden kann, als versteckt in Gebäcken. Eine bevorzugte Sonderstellung nehmen seit langem die sog. „Luftgebäcke" ein (s. unten). Wir halten es für angemessen, wenn man als obere Grenze für den Kohlenhydratgehalt der trockenen „Diabetikergebäcke" 30% festsetzt. Unter 20%, zur Not 15%, kann man nicht heruntergehen, ohne die Schmackhaftigkeit empfindlich zu schädigen und den Brotcharakter aufzuheben.

Von Trockengebäcken (nach Zwieback-, Biskuitart u. ähnl.) fallen in diese Gruppe:

Diabetic Rusks von G. van Abbott in London (mit 71 % Eiweiß, 1 % Fett, 16 % Kohlenhydrat). 75 g = 1 WBE.

Verschiedene stärkefreie oder höchst stärkearme Gebäcke von Callard u. Co. und von Lister (vgl. oben, Mehle).

Diabetikerzwieback von Ch. Singer in Basel (mit 18 % Kohlenhydrat). 65 g = 1 WBE.

Diabetikerstangen von O. Rademann in Frankfurt/M. (mit 18 % Eiweiß, 44 % Fett, ca. 20 % Kohlenhydrat). 60 g = 1 WBE.

Diabetiker-Makronen gleicher Firma (mit 23 % Eiweiß, 48 % Fett, 20 % Kohlenhydrat). 60 g = 1 WBE.

Soyapan-Teegebäck von Dr. Theinhardts Nährmittelwerken in Cannstatt (mit 30 % Eiweiß, 34 % Fett, ca. 25 % Kohlenhydrat). 50 g = 1 WBE.

Diabetiker-Dessertgebäck gleicher Firma (mit 22 % Eiweiß, 42 % Fett, ca. 26 % Kohlenhydrat). 46 g = 1 WBE.

Man kann allen diesen Gebäcken Wohlgeschmack nicht absprechen. Über die Haltbarkeit der ganz frisch sehr wohlschmeckenden, fettreichen Gebäcke lauten, je nach Empfindlichkeit der Geschmacksnerven, die Urteile sehr verschieden.

Während die meisten Diabetiker es vorziehen, sich nach bewährten Rezepten (vgl. unser Verordnungsbuch) trockene Kleingebäcke im eigenen Haushalte je nach Verlangen frisch herstellen zu lassen, ist die Technik der Luftbrote so schwierig, daß fast nur käufliche Ware in Betracht kommt. Solche Luftbrote, welche C. v. NOORDEN als erster bereits vor 30 Jahren in Frankfurt für seine Zuckerkranken backen ließ, sind nun seit langem weitverbreitet und werden jetzt in viel größerer Vollendung hergestellt als früher. Infolge ihrer Backart haben sie vielporige Struktur und großes Volum angenommen, sind aber im Verhältnis zu ihrer Größe federleicht. Im wesentlichen aus einem Gemisch von Stärkemehl und Pflanzeneiweiß bestehend, sind sie alle sehr eiweißreich (40—65 %); mit Ausnahme einzelner Arten sind sie auch keineswegs arm an Kohlenhydrat, das bei manchen, z. B. bei den meisten französischen Luftbroten bis zu 40 und 50 % darin vertreten ist. Dies hebt den Vorteil auf, der darin besteht, daß zwar auf die Gewichtseinheit viel, auf die Volumeinheit aber wenig Kohlenhydrat entfällt. Als Unterlage für Butter, zuckerarmen Marmeladen oder sonstigen Belag sind die Luftbrötchen sehr wertvoll. Sie sind vortrefflich haltbar.

Wir halten die Luftbrötchen nur für berechtigt, wenn ihr Kohlenhydratgehalt 30% nicht übersteigt und wenn die Tagesmenge von ca. 40 g nicht überschritten wird. Meist bleibt die Tagesmenge weit darunter.

Luftbrötchen von G. Fritz in Wien mit ca. 15 % Kohlenhydrat (80 g = 1 WBE).

Luftbrot in Brikettform von Dr. Theinhardts Nährmittelwerken mit ca. 22 % Kohlenhydrat und ca. 65 % Pflanzeneiweiß (55 g = 1 WBE). Sehr beliebt; nach Rösten der abgeschnittenen Scheiben geradezu wohlschmeckend. Gewicht eines Laibchens = 20 g.

Luftbrötchen der Diätei (Berlin). Gewicht von 8—12 g. Damit stimmen die Luftbrötchen von O. Rademann in Frankfurt/M. und von Fromm u. Co. in Kötzschenbroda ziemlich überein. Die in vielen Städten Deutschlands verbreiteten Luftbrötchen dieser Art scheinen alle einer einzigen oder nur wenigen Quellen zu entstammen (durchschnittlicher Gehalt an Kohlenhydrat = 30 %), 40 g = 1 WBE. Diese kleinen Luftbrötchen waren früher die besten, sind aber in bezug auf Schmackhaftigkeit und Gleichmäßigkeit von den oben erwähnten Theinhardtschen Luftbrot-Briketts weit überflügelt worden. Wir selbst verwenden nur noch die letzteren (in Brikettform).

Der Arzt muß wissen und berücksichtigen, daß in allen kohlenhydratarmen Gebäcken die Stärke durch Protein verdrängt ist (mit Ausnahme weniger, wo Kohlenhydrat hauptsächlich durch Fett ersetzt ist; vgl. oben). Die Feuchtgebäcke enthalten 25—35, die zwiebackähnlichen Hartgebäcke 35—45, die Luftbrote zumeist 50—65, die kohlenhydratärmsten Gebäcke (s. oben) 70—80 % Eiweiß. In welchem Umfange der Eiweißreichtum der Gebäcke berücksichtigt werden muß, entscheidet die Lage des Einzelfalles.

Rückblickend empfehlen wir aus langer eigner Erfahrung, die sich auf Zuckerkranke aller Gesellschaftsklassen und fast aller Länder erstreckt, bei jeglicher Kostform, die überhaupt kohlenhydrathaltige Nahrungsmittel gestattet, einen gewissen Teil der Kohlenhydratträger in Form landesüblicher Gebäcke zu verordnen. Damit aber genügend Raum bleibt für andere Kohlenhydratträger (z. B. Obst u. a.), ergänze man das immer nur in beschränktem Maße erlaubbare Normalgebäck durch Luftbrot bester Qualität. Alle anderen „Diabetiker-Gebäcke" sind zwar vorübergehend brauchbar; auf die Dauer leistet aber keines und auch nicht die Gesamtheit aller anderen an praktischer Brauchbarkeit gleiches wie gutes Luftbrot.

Kakao. Der gewöhnliche Kakao des Handels (stark entfettet) enthält ca. 20—30%
zuckerbildendes Kohlenhydrat; der weniger gebräuchliche schwach entfettete ca. 15—20%.
Bei Verwendung von 10 g (völlig ausreichend) entfallen daher im 1. Falle mindestens ca. 2 g,
im 2. Falle ca. 1,5 g auf eine Tasse Wasserkakao. Der unentfettete Kakao („Kakaomasse")
mit 11—12% Kohlenhydrat ist ohne weitere Vorbearbeitung für Getränke nicht beliebt
und schwer verwendbar. Kohlenhydratärmeren Kakao erhält man durch Strecken des
Pulvers mit Eiweißpräparaten. Um den gelegentlichen Gebrauch von Kakaogetränk freigeben zu können und nicht nach Kohlenhydratgehalt berechnen zu müssen, ist es zweckmäßig, über kohlenhydratärmere Fertigpräparate zu verfügen. Nur Präparate mit
weniger als 15% zuckerbildenden Kohlenhydrats (als Dextrose nach Aufschließen
mit Salzsäure bestimmt, S. 398) verdienen unseres Erachtens den Namen „Dia-
betiker-Kakao". Mit Saccharin gesüßt, entsteht daraus „Diabetiker-Schokolade", obwohl
der Name Schokolade in solchem Falle sich mit der gesetzlichen Begriffsbestimmung nicht
deckt. Leider entsprechen der obigen Anforderung nur wenige Präparate des Handels
(vgl. die Zusammenstellung zahlreicher Analysen bei E. P. JOSLIN). Wir verwenden jetzt
die neuen Marken der Dr. THEINHARDTschen Nährmittelwerke: Kochkakao mit maximal
12%, Eßschokolade mit maximal 15% zuckerbildender Substanz. Beide sehr wohlschmeckend.
Für 1 Tasse Kakao genügen 15 g der Masse (= 1,8 g Kohlenhydrat!).

Wenn man zerstoßene Kakaobohnen oder deren Schalen (ca. 100 g) mit Wasser (ca. 0,5 l)
einige Stunden auf dem Herde, abseits des Feuers, unter öfterem Umrühren ziehen läßt,
das verdunstende Wasser von Zeit zu Zeit ergänzend, so enthält die vom Satze abgegossene
Flüssigkeit sehr wenig Kohlenhydrat (0,2—0,4%). Dies ist die alte Bereitungsmethode
für den „Göttertrank", den die Spanier bei Entdeckung Mexikos kennenlernten.

Lävulose-Schokolade gilt mit Unrecht als zulässig. Vgl. S. 409; daselbst auch über
andere Zusätze.

Milch: Eine zuckerarme bzw. -freie Milch wahrhaft guten Geschmackes zu bereiten,
ist der Technik noch nicht gelungen. Immerhin wird Bouma's Diabetikermilch (3% Eiweiß,
5,5% Fett, 0,1% Kohlenhydrat; Fabrik „Nutricia" in Zoetermeer, Südholland) doch von
manchen gern genommen. Eine schmackhafte Milch mit nur 0,6% Milchzucker erhält man
durch Verdünnen fettreichen Rahms (30% Fett) mit vierfachem Volum Selterswassers
oder 0,2proz. Agar-Agar-Lösung oder 0,5 proz. Gummilösung. Zugabe von geschlagenem
Eidotter verbessert den Geschmack wesentlich. Vgl. S. 402.

Obst (S. 398): Nur mit käuflichen eingemachten Früchten brauchen wir uns hier noch
zu beschäftigen. Vollkommen entzuckerte Früchte sind geschmacklos und verschwanden
allmählich wieder aus dem Handel, weil sie den Patienten nicht zusagten. Nur Marmelade
aus bitteren Orangen befriedigen trotz nahezu völliger Zuckerfreiheit (Callard u. Co., London,
James Keiller in Dundee: Sugarless Marmelade). In der Regel muß man sich mit halb-
entzuckerten Früchten begnügen, die immerhin den Vorteil haben, gut zu schmecken und in
weit größerer Masse statthaft zu sein wie gewöhnliche Früchte ohne Zuckerzusatz („im
eignen Safte") eingemacht. Am meisten befriedigten die Diabetiker-Früchte der Dr. Theinhardtschen Nährmittelwerke in Cannstatt. Da der Gehalt der genußfertigen Ware von Jahr
zu Jahr, je nach Zuckergehalt des Rohstoffes, wechselt, fügt die Firma jedem Glase Vermerk
hinzu über den analytisch ermittelten Zuckergehalt bzw. über die Gewichtsmenge, die je
20 g Weißbrötchen (1 WBE) entspricht. Man sollte keine Fruchtkonserven für Diabetiker
kaufen, wenn nicht der Zuckergehalt angegeben ist (S. 398).

Pasteten (S. 396): Um sicher zu sein, ganz mehlfreies Material der reiche Abwechslung
bringenden und daher für die Diabetikerkost wertvollen Pasteten zur Verfügung zu haben,
ließen wir uns solche von der Firma Gerh. Geyer Söhne, Frankfurt/M., Göthestr. 3 herstellen. Sie sind neuerdings in mannigfacher Form auch im Handel erschienen.

Weine: Die weißen Edelweine (sog. Hochgewächse) guter Jahrgänge enthalten fast
alle 1—2% Zucker und mehr. Sie sind daher dem Zuckerkranken nur in kleinen Mengen
(etwa 1 Glas) erlaubt, was ja auch ihrer gewöhnlichen Verwendung entspricht. Feine Rot-
weine dagegen (Bordeaux, Burgunder, Ahrweine) sind so gut wie zuckerfrei. Als zuckerfrei
können auch alle stillen Tischweine betrachtet werden, die offen aus dem Faß verzapft
werden (weiß und rot). Anders mit weißen Flaschen-Tischweinen, da im Gegensatz
zu früher, entsprechend der neueren Geschmacksrichtung, solche Weine vielfach schon früh,
d. h. vor völliger Vergärung, auf Flaschen gefüllt werden. Glücklicherweise hat sich diese
Unsitte doch nicht allgemein durchgesetzt. Aber sie bedingt doch, daß man die Weine auf
Zuckergehalt prüfen muß, ehe man sie Zuckerkranken empfiehlt. Als obere Grenze ist unseres
Erachtens ein Zuckergehalt von 0,2 % zulässig. Wir mußten in der Privatklinik ziemlich
zahlreiche Weine wegen höheren Zuckergehaltes zurückweisen. Für Schaumweine wird
man 1—2% Zucker zulassen müssen; sonst ist der Geschmack abscheulich. Mischung
mit etwas Bordeaux- oder Burgunderwein (im Trinkglas) bessert den Geschmack zuckerarmer Schaumweine erheblich. Im allgemeinen gebe man von zuckerarmen Schaumweinen
nicht mehr als ca. 100—125 ccm frei. Von Südweinen sind sowohl herber Tokajer (Sza-

morodni) wie auch einige Marken Sherry (extra dry) in nahezu zuckerfreier Form im Handel.
Die meisten der von uns in der Privatklinik als unbedenklich zugelassenen Weine werden
auch in der diätetischen Abteilung von Dr. Fresenius' Hirschapotheke in Frankfurt geführt.
Ein sehr herber („trockner") Sherry gibt auch die Unterlage für das früher erwähnte Tonikum „Restorvin" (S. 389).

VII. Über einige besondere Arten von Kohlenhydraten und kohlenhydratähnlichen Stoffen als Stärke- und Zuckerersatz.

Schon A. Bouchardat und später E. Külz waren bemüht, Kohlenhydrate
ausfindig zu machen, die beim Diabetiker geringere Glykosurie nach sich ziehen
als Stärke und der gewöhnliche Rohr- bzw. Rübenzucker. Es wurde darauf
schon früher Bezug genommen (S. 123). Hier gilt es, ergänzend die praktische
Bedeutung der Ersatzstoffe zu würdigen. Leider ist darüber nicht viel
Erfreuliches zu berichten.

1. Lävulose.

Die starke und angenehme Süße des Fruchtzuckers forderte auf, ihn als
Ersatz für Rohrzucker unterzuschieben, nachdem Bouchardat und Külz
gezeigt hatten, daß er höchstens halb so stark die Glykosurie steigere wie Rohrzucker. Tatsächlich reichert Lävulose die Leber mit Glykogen noch unter Umständen an, wo andere Zuckerart, insbesondere Dextrose es nicht mehr vermag
(S. 6, 123). Der gleiche Vorzug eignet der Lävulose im schweren menschlichen
und experimentellen Diabetes hinsichtlich anderer spezifischer Kohlenhydrat-
wirkungen: Minderung der Acidosis, Einschränkung des Eiweißumsatzes (H. Eppinger und W. Falta), Erhöhung des respiratorischen Quotienten (S. 25),
kein wesentlicher Anstieg des Blutzuckers. Das alles war sehr ermutigend.
Die praktische Erfahrung entschied aber anders:

Vereinzelte Gaben ansehnlicher Höhe werden von Leichtdiabetikern gut
und ohne Nachteil vertragen; wieviel, läßt sich nicht allgemeingültig sagen, es hängt von
der Lage des Einzelfalles ab. Mit dieser Erkenntnis ist therapeutisch nicht viel anzufangen.
Es lohnt sich kaum, umständliche Prüfungen durchzuführen, nur um Leichtdiabetikern
gelegentlich eine größere Menge Lävulose, etwa 50—80 g gestatten zu dürfen.

Regelmäßige, längere Zeit fortgesetzte größere Gaben von Lävulose schaden
auch dem Leichtdiabetiker; um wieviel weniger als Stärke und andere Zuckerarten,
ist für den Einzelfall nicht vorauszusagen, dürfte auch von Zusammensetzung der Gesamtkost abhängen. Jedenfalls ist das Verhältnis bei weitem nicht so günstig wie bei vereinzelten
Gaben. Die Praxis ist mit Recht nie dazu übergegangen, Lävulose in größeren Mengen
den Diabetikern freizugeben. Die Warnung vor längerem Gebrauch gründet sich namentlich
auf die klinischen Versuche von C. A. Socin, J. B. Haycraft, K. Bohland, P. Palma,
C. v. Noorden.

Lävulose in kleineren Mengen (etwa 10—20 g am Tage) kann man in leichtesten
Fällen, d. h. da, wo etwa 150 g Weißbrot und mehr glatt vertragen wurden, anstandslos
bewilligen. Man verwendet sie dann am besten zum Herstellen süßer Mehlspeisen, Obstgerichte, Limonaden, Kakao (die Stollwercksche Lävulose-Schokolade enthält 50 % Lävulose! Siehe unten).

Bei Leichtdiabetikern, die weniger als 150 g Weißbrot vertragen, sollte man Lävulose als Süßmittel völlig beiseite schieben. Dagegen darf man hier von den günstigen Eigenschaften der Lävulose auf die Art Gebrauch machen, daß mehr Obst erlaubt wird, als man
nach Maßgabe seines Gesamtkohlenhydratgehaltes gestatten würde. Damit wird die ganze
Kost der Diabetiker auf eine viel erträglichere Stufe gehoben, was durch Verwendung von
Lävulose zum Süßen durchaus nicht der Fall ist. Immerhin sehen wir, daß Ausnahmen
vorkommen, und daß auch einzelne Leichtdiabetiker Obst auffallend schlecht vertragen
(S. 398).

Bei mittelschwerem und schwerem Diabetes unterscheidet sich die Bekömmlichkeit der Lävulose auf die Dauer kaum nennenswert von der der Stärke und anderer Zuckerarten. Aus den früher erwähnten klinischen Arbeiten geht dies deutlich hervor, und wir
selbst haben uns immer aufs neue davon überzeugt. Nur bei sehr kleinen Mengen (10—15 g)
sieht man gewisse Unterschiede. Wenn man hiervon Gebrauch machen will und darf,

mehre man das Obst! W. Falta sah einige Male bei Schwerdiabetikern die gesamte Lävulosezulage im Harn als Dextrose wiedererscheinen. Wir haben im Laufe der Jahre zahlreiche solcher Prüfungen vorgenommen; für fortlaufende Lävulosefütterung trifft Falta's Angabe oftmals zu; bei gelegentlichen Einzelgaben verschwand aber stets, auch beim Schwerdiabetiker, ein ansehnlicher Teil der Lävulose im Körper.

Aus den erwähnten Gründen geht es nicht an, die sehr wohlschmeckende sog. Lävulose-Schokolade (Stollwerck) mit 50 % Lävulose als harmlos zu bezeichnen; nicht einmal für Leichtdiabetiker! Ihre irrige Beurteilung als „harmlos" richtete schon viel Unheil an. Man berechne von ihr bei vereinzeltem Gebrauche höchstens 40 g, bei fortgesetztem Gebrauche höchstens 30 g als 1 WBE. Die gleiche Warnung gilt für Früchte und Süßgebäcke mit Lävulose.

Günstigeres ist zu berichten über Lävulose bei drohendem Säurekoma. Schon die 2. Auflage des Buches (1898) empfahl unter solchen Umständen tägliche Zufuhr von 80—100 g Lävulose (als Limonade), und ferner, wenn das Schlucken erschwert oder wenn Brechreiz besteht, subcutane oder besser intravenöse Infusion von Lävuloselösung (am besten 7 proz.); der Infusionsflüssigkeit darf aber kein Alkali beigefügt werden. Frühzeitige Lävulosetherapie leistete in der Vorinsulinzeit befriedigendes. Auch F. Umber trat nachdrücklich für sie ein. Er beschrieb einen Fall, wo auf der Höhe des Komas eine intravenöse Infusion zwar am Koma nichts mehr änderte — dafür war dasselbe schon zu weit gediehen —, aber die Leber überaus stark mit Glykogen anreicherte. Experimentelle Untersuchungen stehen damit völlig im Einklang (Lävulosedurchblutung der überlebenden Leber, G. Embden und S. Isaac). Vgl. Komabehandlung, (S. 514).

Wir glauben im vorstehenden der Lävulose die größtmögliche Anwendungsbreite zugewiesen zu haben. Darüber darf man nicht hinausgehen.

2. Inulin.

Inulin ist das Polysaccharid der Lävulose. Die stärkeartige Substanz findet sich vorzugsweise in den Wurzelgebilden mancher Pflanzen aus den Familien der Compositen, Campanulaceen, Lobeliaceen, Gardeniaceen. Auch Blätter und Stengel inulinhaltiger Pflanzen führen es, z. B. die Zichorie (Cichoria Intybus); nach V. Grafe und V. Vouk spielt es im Organismus dieser Pflanze die gleiche Rolle wie sonst die Stärke.

H. Strauss gibt an (bezogen auf frische Ware):

	Wasser %	Zucker %	Inulin %	N %
Helianthus macrophyllus				
Varietät de Noter schwache Knollen. . .	70	0	20	4,3
starke „ . . .	68	0	17	3,8
Varietät Plöttner weiße „ . . .	72	2	20	4,0
rote „ . . .	82	1,4	8	3,6
Topinambur	73	0,2	13	2,0
Dahlienknollen	83	1,3	10	0,7

In der Trockensubstanz fand V. Grafe:

    in Alantwurzel (Inula Helenium) . . . . = 44 % Inulin
    in Zichorienwurzel (Cichor. Intybus) . . . . = 60 % „
    in Topinambur (Helianthus tuberosus) . . . . = 15 % „
    in Georginenwurzel (Dahlia variabilis) . . . . = 40 % „
    in Löwenzahnwurzel (Taraxacum officinale). . . . . = 42 % „
    in Zichorienblättern . . . . = 5—7 % „

Mit diesen sehr verläßlichen Analysen stimmen die Angaben von H. Strauss nicht ganz überein; bei Topinambur weichen sie sehr stark ab.

Das küchentechnisch wichtigste inulinhaltige Wurzelgemüse ist Topinambur (Helianthus tuberosus) syn. Erdartischocke, Jerusalemartischocke, Erdbirne (S. 391), ebenso der Blütenboden der echten Artischocke (Cynara Scolymus) und ferner Stachys affinis.

Daß reines Inulin, eine mehlige Substanz, die Glykosurie der Diabetiker erheblich weniger steigere als Amylum, erkannte zuerst A. Bouchardat. E. Külz, der sich eingehend damit beschäftigte, versprach sich viel davon; im gleichen Sinne äußerte sich bald darauf A. D. Komanos in einer aus Leyden's Klinik erschienenen Dissertation. Inulin beansprucht vor der Stärke den Vorzug, ein Lävulosebildner zu sein und nicht wie diese ein Dextrosebildner; der Lävulose schien es überlegen, da es nicht wie diese überaus schnell resorbiert, sondern erst langsam im Darm zu Lävulose abgebaut wird, so daß die Leber nicht mit dem Abbauprodukt überflutet werden kann (s. unten).

Daß einmalige Gaben Inulins als Mehl (100 g) besser als Traubenzucker vom Diabetiker vertragen werden, sah auch F. Umber, ebenso auf der Naunynschen Klinik C. A. Socin. Letzterer benutzte Topinamburmehl, das ganz frei von rechtsdrehenden Substanzen war und 78 % Inulin enthielt. Er gab bis 150 g davon. Der anfangs günstige Ausschlag verwischte sich nach einigen Tagen, also ebenso wie bei Lävulose. Später fand Inulin in H. Strauss einen Fürsprecher. Auch er bestätigt die verhältnismäßig gute Verwertung des Inulins im Stoffhaushalt des Diabetikers, sowohl in leichteren wie in schweren Fällen; ob neben anderer Kost dies auf die Dauer zutrifft, geht allerdings nicht aus den Tabellen hervor. Günstiger Einfluß von etwa 100 g Inulin auf die Acetonurie war innerhalb von etwa 8tägigen Perioden deutlich nachweisbar. Ferner wurde von H. Strauss gezeigt, daß Inulin sich ebenso gut wie Hafermehl zu „Kohlenhydratkuren" eignet. Praktisch genommen steht es freilich gegenüber den Hafer- und sonstigen Mehlkuren weit zurück, da den meisten Patienten die Inulingerichte nicht zusagen. R. Roubitschek und O. Gaupp melden 2 günstige, 3 ungünstige Ausschläge. G. Rosenfeld sah die Glykosurie nach 100 g Inulin nicht steigen. W. Wolff wies an 2 Fällen nach, daß Inulin zwar nicht unbedingt gut, aber doch besser als gewöhnliches Mehl und Hafermehl gleichen Kohlenhydratgehaltes vertragen wurde.

Weit verwertbarer als Inulin sind zweifellos die inulinhaltigen Wurzelgemüse und das aus ihnen bereitete Mehl. Man sollte die Diabetiker darauf hinweisen. Gelegentliches Verzehren schadet in leichteren Fällen sicher nicht; ob bei Schwerdiabetikern, wäre in jedem Falle besonders zu prüfen. Wir teilen hier zwei günstige (Nr. 1 und 2) und zwei ungünstige (Nr. 3 und 4) Ausschläge mit, alles schwere Formen der Glykosurie betreffend.

Die Versuche wurden mit ausgesucht schönen Knollen im Spätherbst 1904 ausgeführt. Die Knollen waren alle auf gleichem Acker gewachsen. Die „strenge Diätform" (Hauptkost) war in allen Fällen dieselbe. Die Knollen waren einfach mit Salzwasser gedämpft und wurden mit Buttertunke beim Mittagessen verspeist.

1. Strenge Diät	3 Tage: Mittelwert	= 35,6 g
„ „ + 150 g Topinambur	1 Tag: „	= 38,2 g
„ „	3 Tage: „	= 38,1 g
2. Strenge Diät	3 Tage: „	= 46,2 g
„ „ + 150 g Topinambur	1 Tag: „	= 50,8 g
„ „	3 Tage: „	= 50,3 g
3. Strenge Diät	3 Tage: „	= 41,0 g
„ „ + 150 g Topinambur	1 Tag: „	= 59,8 g
„ „	3 Tage: „	= 55,2 g
4. Strenge Diät	3 Tage: „	= 28,7 g
„ „ + 150 g Topinambur	1 Tag: „	= 42,1 g
„ „	3 Tage: „	= 32,6 g

Da Inulin durchschnittlich besser verwertet wird als Stärke, sind von Inulinträgern größere Mengen gestattet (S. 402), wenn nicht das Ergebnis besonderer Prüfung davor warnt. Sie enthalten außer Inulin noch andere Kohlenhydrate. Regelmäßiger Gebrauch ist zu widerraten; er ließe sich auch nicht gut durchführen, da Topinambur, die einzige leicht erhältliche Inulinknolle, wegen ihres weichlichen Geschmacks weder als Suppengrundlage noch als Gemüse auf die Dauer zusagt. Selbst reichliches Würzen ändert nichts daran.

Während über die Brauchbarkeit der Inulinträger kein Zweifel besteht — letzten Endes richtet sie sich nach Bekömmlichkeit im Einzelfalle —, herrscht über die Stellung des Inulins im Stoffwechsel noch manche Unklarheit. Über Inulase, die das Inulin in Lävulosemoleküle spaltet, verfügt der menschliche Darm nicht. Von vornherein ist damit die Resorption von Inulin bzw. hieraus entstandener Monosaccharide unwahrscheinlich, und hieraus würde sich ohne weiteres erklären, warum Inulin die Glykosurie nicht erhöht. Daß Inulin (190—200 g in einmaliger Gabe) den respiratorischen Quotienten des Menschen gar nicht oder nur ganz unwesentlich steigert (A. Goudberg), während andere, resorbierbare Kohlenhydrate dies in hohem Maße getan hätten, spricht in gleichem Sinne. Beim phloridzinvergifteten Tiere steigert zwar Lävulose, aber nicht Inulin die Glykosurie (H. B. Lewis und E. M. Frankel). Wenn vom Inulin nichts im Kote erscheint (R. Lewis, H. Strauss), ist das offenbar Folge bakteriellen Abbaues unter Säure- und H_2-Bildung; in der Tat bringt reichlicher Inulingenuß häufig Durchfälle und starke Gasbildung im Darm (A. Goudberg, eigne Beobachtungen). Manchmal entgehen große Mengen Inulins (25 % und mehr) der Vergärung und erscheinen im Kote wieder (W. Sandmeyer, L. Mendel, A. Goudberg).

Hiernach ist Inulin nicht als eigentliches Nahrungsmittel zu betrachten. Gemischt mit Mehl (30—50 % Inulin), erweist es sich zwar als gut backfähig und könnte damit als Mehlstrecker dienen (S. 400). Das Inulin würde die Mehlbzw. Gebäckmasse vermehren, und nur der Mehlgehalt käme für Belastung des Zuckerhaushaltes in Betracht. Dem steht aber entgegen, daß auch solche Gebäcke öfters Darmstörungen bringen, und daß das Inulin ein sehr kostspieliges Streckmaterial wäre. Gebäcke aus einem Gemisch echten Mehles und des billigen Pulvers getrockneter inulinhaltiger Knollen ergaben uns Gebäcke, die dem Diabetiker zwar zunächst annehmbar erscheinen, aber bald mit Widerwillen beiseite geschoben werden.

3. Caramel.

Wie E. Grafe zeigte, vertragen Diabetiker Zucker gut, wenn dieser kurze Zeit über seinen Schmelzpunkt bis zum Verschwinden des süßen Geschmacks erhitzt wird. Es entsteht dann der sog. Caramel. Führt man die Caramelisierung vollkommen durch, so läßt sich das Auftreten bitteren Geschmacks häufig nicht vermeiden. Dieser Nachteil fehlt dem von E. Merck unter dem Namen Caramose hergestellten Traubenzuckercaramel, der ein lockeres, wohlschmeckendes Pulver darstellt. Seine Herstellung war eine Zeitlang eingestellt; es soll aber demnächst wieder erhältlich sein.

Caramel läßt sich nach vorausgegangener, durch Hungern erzwungener Aglykosurie sowohl beim Leicht- wie beim Schwerdiabetiker in Mengen von 100—200 g an Stelle von Hafermehl und anderen Mehlen vorübergehend als einziges Nahrungsmittel setzen, ohne Glykosurie zu bewirken. Dies war nicht auffallend, nachdem G. Klemperer gezeigt hatte, daß unter ähnlichen Verhältnissen auch Traubenzucker vorübergehend gut vertragen werde. Zu solchen Zwecken wird man Caramel kaum verwenden, da es keinen Vorteil bietet, die angenehmere reine Hafer- oder sonstige reine Mehlkost durch Caramel zu ersetzen. Wichtiger war, daß Caramel auch neben anderer kohlenhydratfreier und auch kohlenhydrathaltiger Nahrung verhältnismäßig gut vertragen wurde; manchmal sogar auffallend gut, d. h. der erwartete Anstieg der Glykosurie blieb gänzlich aus oder beschränkte sich auf nur unbeträchtliche Werte; auch die Acidosis wird oft günstig beeinflußt. Bei leichten und mittelschweren Fällen kann Caramel der übrigen Kost in größeren Mengen zugefügt werden, sofern es sich als gut darmbekömmlich erweist. Manche Patienten bekommen nach Caramel Durchfälle, die mit starker Gasentwicklung verbunden sind.

Diese Durchfälle, die sich manchmal schon nach 50—100 g einstellen, sind oft recht

störend. Sie scheinen bei Kranken, die an feinere Küche gewöhnt sind, häufiger vorzukommen
als bei solchen, die grobe Hausmannskost vorziehen. E. GRAFE empfiehlt daher, an Caramel-
tagen Opium zu geben. Man beugt aber auch damit den Durchfällen nicht zuverlässig vor.
Im Kot erschienen 5—31 % des Caramels wieder, die höheren Werte, wenn dünnbreiige
oder wässerige Entleerungen auftraten.

Als calorischen Wert fand GRAFE 4,3—4,6 Calorien für 1 g Caramel. Der Brennwert
ist etwas größer als der gleicher Gewichtsmengen Rohrzuckers. Der nutzbaren Calorien
sind es aber doch weniger, da vom Rohrzucker nichts, vom Caramel immer etwas, manchmal
recht viel im Kot wiedererscheint.

F. UMBER und G. KLEMPERER bestätigten die Brauchbarkeit der Karamose
bei Zuckerkranken, ebenso W. H. PORTER. G. REIMER u. a.

UMBER gibt einige küchentechnische Ratschläge:

Karamose-Rahmspeise: 50 g Karamose mit 200 g Sahne und etwas Vanillin aufgekocht, dann mit 2 gut verrührten Eidottern innig vermengt, auf dem Warmbade zu dick-
lichem Brei eingeengt, nach Geschmack mit Krystallsaccharin gesüßt.

Man kann die Rahmspeise auch durch entsprechende Kühlung in Gefrorenes verwandeln
oder durch Gelatinezusatz steifen.

Karamose-Schaumgebäck: 300 g Eierklar zu steifem Schnee geschlagen, mit etwas
Vanillin und 200 g Karamose innig vermengt, bei mäßiger Hitze 1 Std. in Form kleiner
Plätzchen gebacken. Nach Wunsch mit Krystallsaccharin bestreichen.

Karamose-Eierkuchen: Mehlfreier, aus Eiern und Butter nach gewöhnlicher Art
bereiteter Eierkuchen wird mit Karamose bestreut und dann mit Rum abgebrannt.

Auch C. v. NOORDEN berichtete in der vorigen Auflage dieses Buches über
den günstigen Einfluß des Caramels auf Glykosurie und Acidosis. Da er aber
bei längerem Gebrauch verschiedentlich eine Verschlechterung der Toleranz sah,
riet er dazu, Caramel höchstens an 2 Tagen der Woche zu verabfolgen.

Auf die Theorie der Caramelwirkung wird unten näher eingegangen. Hier
sei nur erwähnt, daß der Blutzucker nach Genuß von Caramel nur wenig und
vorübergehend steigt (E. GRAFE). Auch Beeinflussung des respiratorischen
Stoffwechsels ist erkennbar. Der Gesamtumsatz (O_2-Verbrauch und CO_2-Abgabe)
stieg meist höher als nach gleichen Mengen gewöhnlichen Zuckers. Einige Male
stieg auch der respiratorische Quotient im Sinne der Kohlenhydratverbrennung,
aber — alles in allem — doch erheblich weniger, als man erwartete, immerhin
dartuend, daß mindestens ein Teil des Caramels in den Stoffwechsel einbezogen
und in irgendeiner Weise verwertet wird.

Jedenfalls ist es ein großes Verdienst E. GRAFE'S, die Karamose in die Diabetestherapie eingeführt zu haben. Ihre Anwendungsbreite wird voraussichtlich
wachsen, wenn man die Eigenart ihrer Wirkung genauer kennengelernt und
damit festere Grundlagen für Anzeige- und Gegenanzeige gewonnen haben wird.

4. Caramelisiertes Mehl.

E. GRAFE prüfte des weiteren, ob auch Stärke durch Rösten so verändert
werden kann, daß sie der Diabetiker besser verträgt. Dies traf zu in bezug auf
Glykosurie, Acidosis und Blutzucker (H. MAGIN und K. TURBAN). Das Herstellen
brauchbarer gerösteter Mehle ist aber nicht leicht.

Das Rösten, wie es beim Backen von Semmeln, beim Herstellen gebähter Brotscheiben,
gerösteter Kartoffeln usw. erfolgt, genügt nicht. Starkes Rösten, das die beschriebene Wirkung voll entfaltet, beeinträchtigt den Geschmack derart, daß die Röstprodukte nur widerwillig genommen werden und auch sonst bei küchentechnischer Verwendung Schwierigkeiten bereiten. E. GRAFE empfiehlt eine mittlere Linie, indem er das Rösten so zu leiten
empfiehlt, daß nur $^1/_3$—$^2/_3$ der Stärke davon ergriffen wird. In dieser Form wirkt es auf den
Zuckerhaushalt des Diabetikers etwa halb so stark wie natürliches Mehl.

Satrose, ein von der chemischen Fabrik Schering hergestelltes Röst-
produkt aus Hafermehl soll nach E. GRAFE brauchbar sein. Die Dr. Theinhardtschen Nährmittelwerke brachten Weizenbrotscheiben, nach E. GRAFE'S
Vorschrift geröstet, in den Handel. Wir überzeugten uns von ihrer Brauchbarkeit, wenn auch sie nicht jedem munden.

5. Die Anhydrozucker.

Bis vor kurzem war unbekannt, welche Umwandlung Zucker und Stärke durch Caramelisieren bzw. Rösten erleiden. Zwar hatte bereits um die Mitte des vorigen Jahrhunderts GELIS gezeigt, daß beim schnellen Erhitzen von Glykose sowie von Inulin nicht vergärbare rechtsdrehende Anhydride entstehen, die er Glykosan bzw. Lävulosan nannte, doch brachten erst die aus den letzten Jahren stammenden Arbeiten von A. PICTET und seinen Mitarbeitern CASTAN, SARRASIN und ADRIANOFF nähere Aufschlüsse. Beim Erhitzen von Glykose auf 150 ⁰ im Vakuum gewannen sie einen Körper, der leicht wasserlöslich ist und in reinem Zustande farblose, bei 108 ⁰ schmelzende Blättchen darstellt. Er ist rechtsdrehend und reduziert Kupfersulfatlösung, gärt aber nicht. Er erwies sich als Traubenzuckeranhydrid, enstanden durch Austritt von 1 Mol. H_2O. Er wird als α-Glykosan bezeichnet und hat die nachstehende Strukturformel:

$$
\begin{array}{l}
\text{H—C}\!\!\diagdown \\
\qquad\quad \text{O} \\
\text{H—C}\!\!\diagup \\
\\
\text{OH—C—H} \qquad\qquad \text{O} \\
\\
\text{H—C} \\
\\
\text{H—C—OH} \\
\\
\qquad \text{CH}_2\text{OH.}
\end{array}
$$

In ähnlicher Weise wurde durch Erhitzen von Stärke und Cellulose ein weiterer Körper gewonnen, der als Lävoglykosan bezeichnet wurde. Er reduziert und vergärt nicht und ist stark linksdrehend. P. KARRER erhielt das Lävoglykosan auch durch Erhitzen von β-Glykose und charakterisierte es als Anhydrid dieses Zuckers. Dem Lävoglykosan kommt nach den Untersuchungen von A. PICTET und REICHEL folgende Konstitutionsformel zu:

$$
\begin{array}{l}
\qquad\quad \text{C—H} \\
\\
\text{H—C—OH} \\
\qquad\qquad\qquad\qquad \text{O} \\
\text{OH—C—H} \\
\\
\text{H—C} \\
\\
\text{O} \qquad \text{H—COH} \\
\\
\qquad\quad \text{CH}_2
\end{array}
$$

Sowohl α-Glykosan wie auch Lävoglykosan bilden Polymerisationsprodukte, von denen bisher das Di- und Tetraglykosan hergestellt sind (A. PICTET, P. KARRER). Aus Rohrzucker wurde von PICTET und ADRIANOFF ein Saccharosan genanntes Anhydrid dargestellt. Es ist im höchsten Grade wahrscheinlich, daß der Caramel und die Röstprodukte der Mehle ein Gemenge verschiedener Glykosane bzw. ihrer Polymerisationsprodukte darstellen.

Die weitgehende Veränderung der chemischen Struktur, welche die Zucker bei der Anhydridbildung erleiden, machte es von vornherein wahrscheinlich, daß die Anhydrozucker sich im Organismus anders wie gewöhnlicher Zucker verhalten.

E. GRAFE und E. v. SCHRÖDER prüften die Wirkungsweise des Lävoglykosans. Von Gesunden werden nach Verabfolgung von 20—30 g der Substanz etwa 5 $^0/_0$ unverändert im Harne wieder ausgeschieden. Untersuchungen über die etwaige Ausscheidung in den Faeces wurden bisher nicht ausgeführt, doch ist bei der großen Wasserlöslichkeit des Körpers nicht wahrscheinlich, daß seine Resorption schlecht ist. An Diabetikern konnte Zuckerbildung aus Lävoglykosan nicht nachgewiesen werden, und bestehende Ketonurie wurde vermindert. Bemerkenswert ist das Verhalten des Blutzuckers, der in den nach Lävoglykosan folgenden Stunden entweder unverändert bleibt oder sogar absinkt. Ähnlich wie der Diabetiker verhielt sich der Phloridzinhund; hier wurde auch Einschränkung des Eiweißumsatzes erkennbar.

W. Nonnenbruch untersuchte andere Glykosane, nämlich das α-Glykosan und besonders das Saccharosan. Auch er fand keine Vermehrung der Glykosurie bei Diabetiker, jedoch stieg der Blutzucker meist an. Sowohl die Hungeracidosis gesunder wie auch die diabetische Ketonurie wurden günstig beeinflußt. Die Erhöhung des respiratorischen Quotienten ebenso wie die Verminderung der Stickstoffausscheidung zeigen, daß die Präparate gut resorbierbar sind.

Versuche von J. Kerb erstrecken sich auf ein Polymerisationsprodukt des α-Glykosans, das Tetraglykosan. Um Unregelmäßigkeiten in der Resorption auszuschließen, injizierte er die genannte Substanz Kaninchen intravenös, was gleichfalls den Blutzucker nicht erhöhte. Auch stellte er Ablagerung von Glykogen in der Leber fest. Respirationsversuche ergaben, daß Tetraglykosan nur sehr langsam verbrannt wird. Seine spezifisch dynamische Wirkung war gering.

Die klinische Wirkung dieses unter dem Namen Salabrose von den Chemischen Werken Grenzach in den Handel gebrachten Tetraglykosans wurde außer von J. Kerb und C. Schilling auch von M. Nothmann und J. Kühnau an der Minkowskischen Klinik untersucht. Die eingehenden Untersuchungen der letztgenannten Autoren ergaben sehr günstige Resultate. Die Glykosurie stieg nur gelegentlich an; dagegen trat die antiketogene und die den N-Umsatz einschränkende Wirkung deutlich hervor. Steigender Einfluß auf den Blutzucker des diabetischen Menschen fehlte. Infolge der nichtglykosurischen Wirkung der Salabrose konnte in schweren Fällen von Diabetes ohne Hilfe von Insulin starke Ketonurie beseitigt werden. E. Grafe, der ebenfalls Günstiges über Salabrose meldet, betont zugleich die Möglichkeit, in schweren Fällen mit großem Insulinbedarf, mittels gleichzeitiger Gaben von Salabrose die tägliche Insulindosis erheblich niedriger zu halten. Unsere eignen Erfahrungen mit Salabrose sind zu einem abschließenden Ergebnis noch nicht gelangt. Sicher können wir sagen, daß Diabetiker, die noch eine gewisse Toleranz haben, etwa 100 Brotwert entsprechend, Zulagen von Salabrose in Mengen von 50—100 g ohne Glykosurie vertragen. In schweren Fällen mit negativer Toleranz bedarf es aber vorheriger Entzuckerung — gleichviel durch welche Methode —, um die Assimilation einer gewissen, aber doch nur mäßigen Menge Salabrose, Saccharosan usw. sicherzustellen (40—50 g). In solchen Fällen sahen wir auch nach anfänglich geringerer Glykosurie bei fortgesetzter Anwendung Wiederansteigen der Glykosurie und Ketonurie. Weniger günstig als die genannten Autoren äußert sich K. Salomon (auf Grund von Beobachtungen an der P. F. Richterschen Abteilung) über Salabrose; insbesondere hält er die antiketogene Wirkung für gering.

Man kann also in leichteren Fällen Salabrose hin und wieder unbedenklich in Mengen bis zu 50 g pro Tag zulegen; aber gerade in leichteren Fällen liegt kein besonderer Bedarf für die Anwendung des kostspieligen Stoffes vor. Wieweit in schweren Fällen, wo es viel wichtiger wäre, durch Verabfolgung von Salabrose etwa die Zufuhr von Insulin unnötig wird oder eingeschränkt werden kann, darüber sind noch weitere Erfahrungen notwendig.

Sollte sich die von den obengenannten Autoren berichtete günstige Wirkung der Salabrose auch für schwere Fälle bestätigen, was sehr erfreulich wäre, sind weitere Schwierigkeiten noch zu überwinden. Größere Mengen, namentlich bei längerem Gebrauche verursachen öfters Durchfälle und starkes Gastreiben. In Getränken (Kaffee, Tee usw.) erzeugt trotz gewisser Süße der eigenartige Geschmack oft Widerwillen; auch bei Zusatz zu Puddings und anderen Gerichten mußten wir dies mehrfach erleben. Die küchentechnische Frage bereitet also vorläufig noch Schwierigkeiten und scheint auch trotz der von W. Nonnenbruch gegebenen Kochvorschriften noch nicht befriedigend gelöst.

Unsere Patienten nehmen die Salabrose am liebsten einfach in kaltem Wasser verrührt. Einzelgabe = 25 g.

Nach W. Nonnenbruch eignen sich die Glykosane auch als Zusatz zu Gemüsen. Auch Gebäck läßt sich aus 2 Teilen Saccharosan und 1 Teil Glidin unter Zusatz von Butter, Ei und etwas Saccharin herstellen. Für das Bereiten von Gelatinespeisen und Cremes gibt er unter Anlehnung an die oben angeführte Umbersche Vorschrift für die Verwendung der Karamose folgendes Rezept:

Creme: 50 g Saccharosan werden mit 200 g Sahne und etwas Vanille aufgekocht, dann mit 2 gut verrührten Eigelben gut durchgemischt, auf dem Warmbade zu cremeartiger Konsistenz eingeengt und schließlich je nach persönlichem Geschmack mit mehr oder weniger Tropfen einer 20 proz. Krystallsaccharinlösung versetzt. Diese Creme kann auch in gefrorenem Zustande als Eis gereicht werden. Durch Zusatz von zwei Tafeln Gelatine kann man die Creme in Puddingform verwandeln.

Diasana wird gleichfalls als Polymerisationsprodukt des Zuckers bezeichnet (Diasana A.-G.). Doch teilt E. Grafe mit, der Diasanasirup bestehe zu 61% aus gewöhnlichem Rohrzucker, zu 30% aus Invertzucker. Diasana ist im Handel meist als Sirup und als sehr wohlschmeckende Diasanaschokolade. Angesichts der Kontrollanalysen E. Grafe's ist Diasana besten Falles ähnlich wie Lävulose zu werten, und wie bei dieser werden sich begrenzte Mengen unter entsprechenden Umständen als bekömmlich erweisen, wie auch wir mit E. Fränkel und A. Benatt anerkennen. Größere Mengen und fortgesetzter Gebrauch ist aber schädlich, wofür wir gleichfalls Belege haben. Man darf daher Diasana nicht als harmlos für Zuckerkranke bezeichnen. Den auf den Packungen der Diasanapräparate angegebenen Vermerk „absolut unschädlich" betrachten wir als irreführend.

Welches Schicksal die Glykosane einschließlich des Caramels im Stoffwechsel erleiden, ist bis jetzt wenig bekannt. Z. T. werden sie wahrscheinlich als Glykogen abgelagert (J. Kerb, M. Nothmann und J. Kühnau), indem vielleicht unter Wasseraufnahme ein die Glykogenbildung fördernder Körper entsteht. Es ist aber auch möglich, daß der allerdings sehr widerstandsfähige Ring der Glykosane oxydativ gesprengt und in einer noch ganz unbekannten, vom gewöhnlichen Kohlenhydratabbau durchaus verschiedenen Art abgebaut wird (E. Grafe). Auch an teilweises Mitwirken von Darmbakterien beim Abbau ist zu denken.

6. Oxantin.

Oxantin ist eine von der J. G. Farbenindustrie Höchst auf Veranlassung von S. Isaac hergestellte Triose (Dioxyaceton). Seine Formel ist $(CH_2OH — CO — CH_2OH)_2$. Es ist ein weißes krystallinisches Pulver von schwach eigenartigem Geruch und süßem kühlendem Geschmack. Es löst sich in einem Teil Wasser von 20^0. In leichten und mittelschweren Fällen von Diabetes erhöht es den Blutzucker weit weniger als Zucker (S. 160). Auch zeigt es deutliche antiketogene Eigenschaften. J. M. Rabinowitsch berichtete über einen Fall von Präkoma, der allein durch $^1/_2$—1stündige Darreichung kleiner Mengen von Oxantin ohne gleichzeitige Verabfolgung von Insulin über den gefahrdrohenden Zustand hinweggebracht wurde. Zu eigentlichem Zuckerersatz eignet sich Oxantin nicht. Dagegen bewährte es sich sehr gut als Zulage zu strengen Diätformen, wenn man Grund hat, von denselben unerwünschten Anstieg des Acetons zu befürchten. Die geeignete Tagesmenge ist dann 50—80 g, die aber auf Einzelgaben von je 10 g über den Tag zu verteilen ist; am besten gelöst in Wasser mit viel Citronensaft. In schwersten Fällen (Infektionen, chirurgischen Komplikationen), wo auch durch große Gaben von Insulin Zucker- und Acetonfreiheit schwer zu erzielen ist, gelang dies durch Verabfolgung von Oxantin leichter als mit irgend einem anderen Kohlenhydrat (s. das Beispiel auf S. 526). Auch leistete es gute Dienste bei der Insulinbehandlung des Komas

(S. 515). Da Oxantin wegen seines starken Reduktionsvermögens die Haut
bräunt, sei empfohlen, die Limonade durch ein Glas- oder Strohrohr zu schlürfen.
Etwaige Bräunung der Finger oder Lippen bildet sich übrigens innerhalb 2 bis
2 Tagen zurück.

7. Hediosit.

Hediosit, das Lakton der α-Glykoheptonsäure, ist ein Kohlenhydrat mit
7 C-Atomen. Der Körper wurde von G. ROSENFELD in die diätetische Therapie
des Diabetes eingeführt. Hieran schloß sich eine umfangreiche Literatur
(J. PRINGSHEIM, F. ROSENFELD, J. KRETSCHMER, E. LAMPÉ, J. KRANER, K. OTHA,
R. LENEL, G. ROSENFELD, F. UMBER, W. WEINTRAUD, D. v. WENDT).

Seine Süßkraft ist mäßig. Die als empfehlenswert bezeichneten Mengen
schwanken zwischen 10 und 30 g täglich.

Bei größeren Gaben muß man auf Durchfälle gefaßt sein, die den größten Teil des
Hediosits entführen. Im Urin erscheinen zunächst ungefähr 30% der Gabe wieder. Aber die
Ausscheidung im Harn überdauert die Zeit der Hediositdarreichung lange (R. LENEL), so
daß man jedenfalls nur mit sehr geringer Ausnützung im Organismus und mit kaum nennenswertem calorischem Gewinne rechnen darf (F. UMBER).

Daß immerhin etwas oxydativ verwendet wird, zeigt der Anstieg des resp. Quotienten
(nach 20 g von 0,638—0,688 auf 0,719—0,778 beim Diabetiker; F. ROSENFELD). Anderseits
ist die antiketogene Wirkung gering, wie schon G. ROSENFELD in seiner Einführung des
Hediosits angab. Doch schreibt F. UMBER größeren Gaben (100 g), die freilich wegen der
laxierenden Eigenschaften bedenklich sind, bei längerem Gebrauche gewisse antiketogene
Kraft zu.

Im allgemeinen erfüllte Hediosit die anfänglich hochgespannten Hoffnungen
nicht. Doch gerade seine schlechte Resorption, das Wiedererscheinen ansehnlicher
Mengen im Harn, das Nichtansteigen der Glykosurie nach kleineren Gaben
(10—30 g täglich), die Unschädlichkeit solcher Mengen scheinen uns dem Hediosit
als Beimengsel zu Diabetikerpräparaten (Gebäcke, Schokoladen) gewisse technische Bedeutung zu verleihen. Hediosit ist einstweilen aus dem Handel zurück-
gezogen.

8. Verschiedene Kohlenhydrate und Kohlenhydratabkömmlinge.

Neben den bisher aufgeführten Kohlenhydraten blieben alle anderen in praktischer Hinsicht von untergeordneter Bedeutung. Über die meisten können wir
mit wenigen Worten hinweggehen.

α) Mannose, eine Aldose mit 6 Atomen Kohlenstoff und ihr zugehöriger Alkohol
Mannit. Von unseren Nahrungsmitteln enthalten einige ansehnliche Mengen von Mannit:
Sellerieblätter und -knollen, Schwarzwurzel, Oliven, Pilze, wie Champignon, Eierpilz, Trüffel
u. a. Bei 5 Leichtdiabetikern und 3 Schwerdiabetikern steigerte Mannit (30—90 g bzw.
30—50 g) nach E. KÜLZ die Glykosurie nicht, während G. ROSENFELD zu dem Schlusse
kommt, daß sich Mannit beim Diabetiker etwa wie Traubenzucker verhält — also sehr abweichende Ergebnisse.

Mannit in reiner Form ist praktisch kaum brauchbar. Schon KÜLZ erwähnte störende
Durchfälle, Gasbildung und Beeinträchtigung des Appetits. Wahrscheinlich wird ein großer
Teil des Mannits im Darm bakteriell zersetzt. Über seine Resorptionsfähigkeit ist noch
wenig bekannt.

Praktisch wichtig sind einstweilen nur die Erfahrungen mit den mannithaltigen
Gemüsen. Nach eigenen Beobachtungen wirken Sellerieknollen und Schwarzwurzeln höchstens
halb so stark auf die Glykosurie der Diabetiker ein, wie dem analytisch gefundenen Gehalt
an „N-freien Extraktivstoffen" (Kohlenhydrate u. ähnl.) entspricht. Erst recht gilt dies
für Pilze, die man den Zuckerkranken ja auch von jeher anstandslos in üblichen Mengen
gestattete. Dies ermöglicht, jene schmackhaften und beliebten Gemüse etwas reichlicher
zu gestatten und sie zu öfterem, wenn auch nicht regelmäßigem Gebrauch zu empfehlen.
In der Äquivalententabelle ist auf diese Verhältnisse Rücksicht genommen.

β) Über saccharose-phosphorsauren Kalk, der jetzt unter dem Namen Candiolin im Handel ist, meldet G. Rosenfeld auf Grund zweier Beobachtungen Günstiges; er hält aber mit weiterem Urteil zurück. In den Versuchen von G. Haas verstärkte Candiolin die Glykosurie ähnlich wie Dextrose, was wir durchaus bestätigen.

γ) Xylose, eine Pentose, hatte in einem Versuch von L. Mohr und A. Loeb keinen Einfluß auf die Glykosurie. Die Ketonkörperbildung schien zu sinken; doch war das Ergebnis nicht eindeutig.

δ) Die Kohlenhydratsäuren d-Glykonsäure, d-Zuckersäure, Schleimsäure, Glykuronsäure, ferner salzsaures Glykosamin werden im Stoffwechsel des Diabetikers ebenso wie in dem des Gesunden glatt zerstört und steigern die Glykosurie nicht (O. Baumgarten). Von 30—100 g Glykonsäure sah L. Schwarz deutlich günstigen Einfluß auf die Ketonurie, etwas weniger deutlich von 70—80 g Zuckersäure. In drei Versuchsreihen von L. Mohr und A. Loeb blieb diese Wirkung aus. In Versuchen von J. Baer und L. Blum setzte Glutarsäure (subcutan) sowohl Glykosurie wie Acetonurie beim experimentellen Phloridzindiabetes herab. Wie dies zustande kommt, blieb unklar.

Alle die hier genannten Stoffe erlangten noch keine praktische Bedeutung. Vgl. S. 189.

ε) Hemicellulosen, wie sie als Bestandteile der meisten Vegetabilien in der Natur vorkommen, sind keine festumschriebenen chemischen Körper. Teils aus Pentosanen, teils aus Mannanen, teils aus Galaktanen zusammengesetzt oder aus Mischung dieser und ähnlicher Gruppen, darunter auch Lävulanen und Dextranen zusammengesetzt, sind es Körper mit sehr verschiedenen chemischen und physikalischen Egenschaften. Es sei nur an die Mannigfaltigkeit der Pentosen erinnert, die als Bausteine der Pentosane dienen. Weder die hydrolytische Kraft der Magensalzsäure noch die Fermente der Darmsäfte spalten Hemicellulosen auf. Wenn ein großer Teil im Kote nicht wiedererscheint (H. Lohrisch, M. D. Swartz), ist dies Folge bakteriellen Abbaues. Aus Pentosan- und Mannanhemicellulosen ist auch nach Aufspaltung durch Bakterien kein zuckerbildender Stoff zu erwarten, wohl aber theoretisch aus solchen der Galaktan-, Lävulan- und Dextrosangruppen. Praktisch genommen kommt dies kaum in Betracht.

Die Masse beherrschend, kommt Galaktanhemicellulose im Agar-Agar vor. Ziemlich widerstandsfähig gegen Bakterien, wird er bzw. seine Abbauprodukte schlecht resorbiert (T. Saiki; nach M. D. Swartz nur 25%). Ein kleiner Einfluß auf den Resp. Quotienten ist immerhin vorhanden (H. Lohrisch). Aus der schlechten Resorption erklärt sich, trotz etwaigen Entstehens von Galaktose, mangelnder Einfluß auf die Glykosurie (A. Schmidt und H. Lohrisch), trotz etwaigen Entstehens von Galaktose im Darm. Zum Steifen von Rahmspeisen, Gallerten usw. und um Suppen, Tunken usw. gewisse Bindung und Körper zu geben (S. 397), wird so wenig Material gebraucht, daß Agar-Agar praktisch genommen bei Zuckerkranken ganz unbedenklich ist. Wir haben dies oft erprobt. Aus gleichem Grunde ist pflanzlicher Gummi (G. arabicum, G. indicum), fast ganz aus Hemicellulosen bestehend, gut verwendbar (S. 397).

Mit einigen Lichenarten (wesentlicher Bestandteil Hemialbumosen), wie L. islandicus = Isländisch Moos und Chondrus crispus = Irländisch Moos machten wir bei Zuckerkranken einzelne Versuche, 'die in bezug auf Glykosurie voll befriedigten. Wir sind im Begriffe, dieselben fortzusetzen, erhoffen aber wegen der küchentechnischen Schwierigkeiten nicht viel davon. Ein Gebäck, bereitet aus entbitterten Flechten und Eierklar nach E. Poulssen's Angabe schmeckte abscheulich.

Salep (aus Tubera Salep) enthält neben ca. 50% Mannanen immerhin 25% Stärke, kommt also für Zuckerkranke kaum in Betracht.

Einige eßbare Algen, z. B.: Ulva lactuca und Porphyra vulgaris u. a., sämtlich reich an Hemicellulosen, sind hinsichtlich ihres Einflusses auf Glykosurie noch nicht geprüft.

9. Zuckerklistiere.

Nicht wegen der Eigenart des eingeführten Kohlenhydrats, sondern wegen ihres eigentümlichen Verhaltens muß an dieser Stelle als Ersatzes für Nahrungskohlenhydrat auch der Zuckerklistiere gedacht werden.

J. Arnheim berichtete im Jahre 1905 über einige Versuche, aus denen deutlich hervorging, daß nach Traubenzuckerklistieren (35—50 g Dextrose) die Glykosurie erheblich weniger anstieg als bei Aufnahme durch den Magen bestimmt zu erwarten war. E. Orlowski bestätigte dies auf C. v. Noorden's Klinik. Die Klistiere führten 50—100 g Traubenzucker ein; etwa die Hälfte wurde im Kot wiedergefunden; die verschwundene andere Hälfte erhöhte die Glykosurie nicht oder höchst unbedeutend; es wurde sogar Abnahme der Glykosurie beobachtet. Entsprechende Mengen per os (d. h. die Hälfte der per rectum einverleibten Werte) steigerten die Glykosurie erheblich; z. B.:

	Zucker g	Aceton g	NH$_3$ g
Fall II. Ohne Glykose (Mittel =)	17,	0,68	0,96
+ 100 g Glykose per rectum (Mittel =) .	10,6	0,33	0,84
+ 50 g „ per os (Mittel =) . . .	34,8	0,61	1,23
Fall IV. Ohne Glykose (Mittel =)	26,6	1,70	2,61
+ 100 g Glykose per rectum (Mittel =) .	22,9	1,52	2,51
+ 50 g „ per os (Mittel =) . . .	41,9	1,63	2,07

Acetonurie und Ammoniurie wurden auffallend weniger beeinfluß t, meist weniger als in diesen Beispielen.

Ein ähnliches Beispiel findet sich bei G. Rosenfeld:

Bei 160 g Brot täglich Harnzucker im Mittel = 98,4 g.

Bei gleicher Kost + 50 g Glykose per rectum Harnzucker im Mittel = 97,7 g.

Die zwischen 3 und 5 g liegende Acetonmenge wurde nicht beeinflußt.

Verlust durch Gärung konnte Orlowski mit genügender Sicherheit ausschließen, ebenso den Einwand, daß Langsamkeit der Resorption die gute Verwertung des Traubenzuckers bewirke.

Später hat R. Balint das zweifellos viel ratsamere Einführen des Traubenzuckers mittels Tropfklistier empfohlen. Auch H. Lüthje bediente sich desselben; er bestätigt durchaus die Befunde von Orlowski, fügte dem früher bekannten aber die bemerkenswerte Tatsache hinzu, daß der Blutzucker nach Traubenzuckerklistieren ziemlich beträchtlich steigt, z. B. bei 3 Gesunden:

	Vor der Infusion mg	Unmittelbar nachher mg	Nach 2 Std. mg
1.	85	183	213
2.	90	230	170
3.	105	210	181

Der Traubenzucker gelangt aus dem Mastdarm unmittelbar in den großen Kreislauf, nicht durch das Pfortadersystem zur Leber. G. Rosenfeld hatte schon früher gezeigt, daß intravenöse Glykoseinfusionen die Glykosurie ganz erheblich weniger steigern als Zufuhr gleicher Mengen per os — was wir bestätigen —, und er hat darauf seine Theorien von den verschiedenen Abbauwegen des Zuckers gegründet („hepatischer und anhepatischer Weg"). In Übereinstimmung damit fand Lüthje nach Infusion von 20 g Zucker isotonischer Lösung in die Pfortader von Hunden 16 g, nach gleicher Infusion in die Schenkelvene nur 3—9, einmal 11 g Zucker im Harn wieder.

Daß die Umgehung der Leber hier das wesentlichste ist, liegt klar auf der Hand. Auch E. A. v. Willebrand, der die früher berichteten Tatsachen bestätigte, schließt sich dieser Deutung an; die Zuckermobilisierung in der Leber werde durch den unmittelbaren Eintritt der Glykose in den großen Kreislauf vermieden. Für die Richtigkeit dieses Gedankens spricht vieles; es bleibt aber fast noch alles Nähere der experimentellen Forschung zu weiterer Klärung vorbehalten.

Nach rektaler Zuckerzufuhr (Tropfklistier) bei Gesunden fanden Rubino und Varela ein Sinken des Zuckerspiegels im Blute. Nach ihrer Auffassung soll die Hypoglykämie dadurch zustande kommen, daß der Reiz des die Leber umgehenden körperfremden Zuckermoleküls eine cerebrales Regulationszentrum treffe und daß dieses das Sinken des Blutzuckers einleite. Man darf dies einstweilen nur als Möglichkeit werten.

Für die Praxis sind die tatsächlichen Erfahrungen ungemein wichtig. Das Tropfklistier gestattet in bedrängten Zeiten ansehnliche und gut nützbare Nährwertzufuhr in Form von Zucker. Man kann auch beim Schwerdiabetiker davon Gebrauch machen, wie uns einstweilen scheint mit größerem Vorteil, als von den früher erwähnten besonderen Kohlenhydratarten zu erwarten ist (S. 408). Man greife dazu, wenn Gefahr im Anzuge ist. Die Zuckertropfklistiere taten uns öfters treffliche Dienste sowohl bei schweren akuten Komplikationen, z. B. bei Pneumonie, wie im beginnenden Koma und nach Überwindung desselben. Koma durch Zuckerklistiere zu heilen, dürfte kaum gelingen; eigene Erfahrungen sprechen dagegen. Es ist auch theoretisch kaum zu erwarten. Wenn der Zucker nicht oder nur zu kleinem Teile die Leber betritt, kann er auch nicht antiketogen wirken und die Säureproduktion nicht eindämmen. In Übereinstimmung damit sind zwar geringe Besserungen der Acetonurie nach Zuckerklistieren hier und da gesehen, aber niemals durchschlagende Wirkung.

VIII. Spezielle Diätetik des Diabetes.
1. Einteilung der Mahlzeiten.

Mit dem Gebot dieser oder dem Verbot jener Nahrungsmittel ist nicht genug geschehen. Der Diabetiker ist auch darüber zu belehren, wie er die Nahrung zu verteilen hat. Das ist keine nebensächliche, unter Umständen — z. B. bei Insulinkuren — sogar eine recht wichtige Frage. Im allgemeinen ist man geneigt, sich dabei den Gewohnheiten des Patienten anzuschmiegen, und wo nichts dagegen spricht, kann man dies auch tun.

Viele Zuckerkranke reichen mit Frühstück, Mittagessen, Abendessen völlig aus, vielleicht mit eingeschobener Tasse Tee oder Kaffee am Nachmittage (unter Umständen zu dieser Zeit 1 Orange, vgl. unten). Bei Männern, selbst bei geistig angestrengt arbeitenden, macht dies gar keine Schwierigkeit. Bei Frauen dringt man nicht immer damit durch (wenigstens in Deutschland), ebenso nicht bei körperlich schwer arbeitenden Männern.

Wenn rein diätetisch behandelt wird, erprobten wir es seit langem als zweckmäßig, zum Frühstück nur dann Kohlenhydratträger zu gestatten, wo die erlaubte Gesamtsumme des Tages 100 g Weißbrotwert übersteigt. Bleibt sie darunter, so ist es vorteilhafter, nur die Zeit von Mittag bis zum Abend — am besten nur mittags und abends! — mit Kohlenhydrat zu belasten, während wir zum Frühstück statt Normalgebäck einige Scheiben Luftbrot (S. 406), meist geröstet, mit Butter nehmen lassen; daneben je nach Lage des Einzelfalles Eier, Eierspeise, geräucherten Fisch, Schinken, Wurst, Fleischpastete. Man hat dann von abends ca. 8 Uhr bis mittags ca. 1 Uhr den Kohlenhydratstrom vom Darm zur Leber ausgeschaltet; also eine täglich sich wiederholende Schonungskur. Zu diesem schon in früheren Auflagen des Buches beschriebenen Verfahren drängte uns auch die Beobachtung, daß die gleiche Menge Kohlenhydrat gerade zur Frühstückszeit schlechter vertragen wird als mittags und meist auch als abends.

K. Sakaguchi fand gleiches in ausgedehnten Versuchen und erklärt dies damit, daß „die Glykogenbildung zur Frühstückszeit bei den meisten Diabetikern am schwächsten sei". Er fand ferner, daß die Blutzuckerkurve nach der Mittagsmahlzeit zum Absinken neige, und daß die gleiche Mahlzeit den Blutzucker zu dieser Zeit weniger erhöhe als morgens. (Bahnungsvorgänge! S.158.) Neuerdings berichtet K. Petrén in gleichem Sinne, und auch unseren Erfahrungen entspricht dies.

Nachdem K. Sakaguchi gezeigt hatte, daß der vor höherem Anstieg der Glykosurie und des Blutzuckers gewissen Schutz bietende Einfluß der vorausgegangenen Mahlzeit nach etwa 5—6 Std. abflaue, schieben wir häufig da, wo überhaupt Kohlenhydrat gestattet wird, nachmittags zur Teestunde 1 Orange ein. Dieses an Lävulose reiche Material (in 1 Orange von 150 g Gewicht, inkl. Schale, finden sich ca. 6 g Invertzucker) ist ein trefflicher Bahner für Glykogenbildung und schwächt damit den blutzuckersteigernden Einfluß der Abendmahlzeit.

Vormittags ist das Einschalten einer Mahlzeit (zwischen Frühstück und

Mittagessen) viel weniger ratsam und meist ganz unnötig. Falls dennoch gewünscht ist 1 Tasse Fleischbrühe mit Eidotter oder Knochenmark und 1—2 Scheiben geröstetes Luftbrot mit reichlich Butter am zweckmäßigsten. Solche, wesentlich aus Fett bestehende Mahlzeit steigert den Blutzucker nicht (K. PETRÉN).

Aber letzten Endes besteht für den zeitlichen Einfluß der Mahlzeiten sowohl bei Leicht- wie bei Schwerdiabetikern doch eine Art persönlicher Gleichung. Wenn man für Verteilung der Kost über den Tag das Optimum herausfinden will — und das ist sehr wichtig —, kommt man an Ausprobieren nicht vorbei.

Es sei hier noch auf eine besondere Form der Kohlenhydratverteilung hingewiesen, die sich manchmal trefflich bewährt, namentlich da, wo man sowohl mit Proteinen wie mit Kohlenhydrat sparsam umgehen muß. Man läßt alle Mahlzeiten bis zum Abendessen frei von Kohlenhydratträgern (abgesehen von dünnen Scheiben Luftbrot) und häuft die Proteine auf Frühstück und Mittagessen. Dagegen verabfolgt man abends die Gesamtmenge der erlaubbaren Kohlenhydrate zusammen mit Fett und unter Auswahl möglichst proteinarmen Materiales (z. B. Kartoffeln, Reis, Obst). Diese Anordnung ist ein Teilstück aus den Erfahrungen über Hafer- und sonstige Kohlenhydratkuren. Sie gewährt auch dem Patienten die Annehmlichkeit, zu gegebener Zeit gleichsam aus dem Vollen heraus einerseits Protein-, anderseits Kohlenhydratträger verzehren zu dürfen.

Bei kombinierter Insulin-Diätkur liegen die Dinge anders. Da müssen Verteilung der Mahlzeiten im allgemeinen und Verteilung der Kohlenhydrate im besonderen mit den Insulingaben in Einklang gebracht werden. Wir bevorzugen, wie dies wohl jetzt allgemein üblich, morgendliche und abendliche Insulininjektionen und belasten dann auch die erste und letzte Mahlzeit am stärksten oder gar ausschließlich mit Kohlenhydrat. Bei Neigung zu Hypoglykämie kann das Zwischenschieben eines 2. Frühstückes mit Kohlenhydrat (etwa 2 Std. nach dem ersten) notwendig werden (s. Insulinbehandlung).

Wir müssen im Hinblick auf das in diesem Abschnitt hier Gesagte aber warnen, daraus starre Regeln abzuleiten. Wir gaben nur Anhaltspunkte. Beherrschend muß immer die Bekömmlichkeit im Einzelfalle sein. Auch die Verhältnisse der Umwelt sind sorgfältig zu berücksichtigen. Vorschriften über Verteilung und Anordnung der Mahlzeiten, die mit dem Zwange äußerer Lebensverhältnisse im Widerspruch stehen, haben keine Aussicht im Sinne des Arztes durchgeführt zu werden.

2. Allgemeines über Kostformen.

Alle Kostformen, die sich bei Diabetes durchgesetzt haben, fallen in den Rahmen von „Schonkuren". Auch die Vertreter der „Nicht-Oxydationstheorie" (S. 211) bedienten sich solcher, obwohl es ursprünglich nicht ganz leicht war, ihren Erfolg mit dieser Theorie in Einklang zu bringen und es als ihr Hauptzweck galt, dem Körper in Gestalt von Nicht-Kohlenhydrat Nährstoffe zuzuführen, welche er sicher verwenden könne (Proteine, Fett). Nach Entdeckung des Pankreasdiabetes wurde man sich des schonenden Einflusses der Diabetikerkost erst voll bewußt und konnte den Angriffspunkt der Schonkraft in das inkretorische pankreatische Inselsystem verlegen, eine Auffassung, die namentlich durch die großzügigen Arbeiten F. M. ALLEN'S später auch experimentell gestützt und begründet wurde. Für unsere Theorie der „Überproduktion infolge von Ausfall pankreatischer Dämpfung" konnte von vornherein nur die Schonkraft der diätetischen Kuren als Heilfaktor in Frage kommen. In ihrem Lichte betrachtet, ist es Sinn der Schonungskost, diejenigen Organe zu entlasten, welche berufen sind, die über den Bedarf der Gewebe hinaus krankhaft gesteigerte Zuckerproduktion (= Zuckerabgabe ins Blut) zu dämpfen, d. h. wie wir jetzt sicher wissen, die insulinliefernde Hormondrüse des Pankreas zu entlasten.

Obwohl, wie gesagt, alle anerkannten Kostformen für Zuckerkranke auf dieses Ziel gerichtet sind, ist es doch zweckmäßig, „Schonkuren im engeren Sinne" und „Dauerkostformen" voneinander zu trennen. Bei manchen ist die Trennung klar und zwingend; bei anderen untersteht sie einer gewissen Willkür, weil die Lage des Einzelfalles dazu nötigen kann, einer Kostform, die gewöhnlich nur als mehrtägige oder mehrwöchige Schonkur benutzt wird, so lange Geltungsdauer zu geben, daß man schon von Dauerkost reden muß.

Ganz allgemein muß hier wiederholt werden, was C. v. NOORDEN schon in seinem Kongreßreferat (1921) aussprach, daß es keine diätetische Methode gibt, welche allen Fällen von Diabetes oder auch nur allen Fällen einer bestimmten Diabetesgruppe angepaßt wäre; keine diätetische Methode, welche allgemeingültig und schlechthin als richtige zu werten, und unter den anerkannten Methoden auch keine, die schlechthin als unrichtige zu verwerfen wäre. Alle diätetischen Methoden, die sich seit mehr als einem Jahrhundert an Dutzende von Namen knüpfen, können in einem Falle nützlich, im anderen Falle nutzlos und sogar gefährlich sein. Unsere gesamte Diätetik, namentlich die der Magen- und Zuckerkranken und der Fettleibigen, krankt geradezu an den starren Kostformen, die den Namen dieses oder jenes Autors tragen. Aus einer Kunst, die bei der unendlichen Mannigfaltigkeit der Nahrungsmittel und ihrer Zubereitungsformen besser als jede andere Methode den Bedürfnissen des Einzelfalles sich anschmiegen kann, wird sie durch das Kleben an starren Kostschemata zum geistlosen Werkzeug entwürdigt, und zwar fast immer zum Nachteil des Einzelkranken.

In den Beschreibungen der einzelnen Kostformen und in den weiteren diät-therapeutischen Abschnitten wird vielfach Bezug genommen auf Seitenzahlen unseres Verordnungsbuches für Zuckerkranke (im Texte = V. B.). Vgl. hierüber Vorwort zu diesem Buche (S. IV).

3. Schonkuren im engeren Sinne.

Schonkuren im engeren Sinne des Wortes dienten und dienen auch jetzt noch zur einleitenden Behandlung, um zunächst einmal eine starke Dämpfung auf den übererregten zuckerbildenden Apparat auszuüben und eine möglichst greifbare Wirkung auf Hyperglykämie, Glykosurie und etwaige Ketonurie auszuüben. Sie sind, der Einstellung auf Dauerkost vorausgehend, unbedingtes Erfordernis, wenn die Gesamtlage des Zuckerhaushaltes, meist infolge ungeeigneter Kost, hinter dem erreichbaren Optimum zurücksteht; unbedingt, weil es — ohne Insulin — der sicherste und schnellste Weg ist, den Zuckerhaushalt wieder zu ordnen und auf so gewonnener Grundlage die geeignete Dauerkost aufzubauen. Aber auch in die Dauerkost werden zweckmäßigerweise längere oder kürzere Perioden, oft nur einzelne Tage dieser oder jener Schonkurformen eingeschaltet.

Keine Frage, daß die Schonkur-Kostformen vor dem Eintritt des Insulins in die Diabetestherapie eine ungleich größere Rolle in der Diabetesbehandlung spielten als jetzt. Sie waren unsere stärkste Waffe. Wer solche Kostformen zu handhaben wußte, je nach Lage des Einzelfalles die geeignetste auswählend, sie zur richtigen Zeit, mit angemessener Abstimmung und Dauer einfügend, konnte damit Erfolge erzwingen, die kein anderes Verfahren zuwege brachte. Sowohl für ihre Verwendung bei Beginn der Behandlung wie in Form von Einschiebsel in späterer Zeit galt dies. Es gilt aber unbedingt noch heute für alle Fälle, die wir aus diesem oder jenem Grunde nicht für Insulinkur für geeignet halten, also vor allem für leichtere Fälle (S. 498).

Die Brauchbarkeit strenger Schonkost erstreckt sich aber auch auf insulinbedürftige Fälle. Dem Beginn der Insulinkur vorausgeschickt und damit den Zuckerhaushalt so weit ordnend, wie es ohne Insulin möglich ist, verstärkt eine bald kurz, bald etwas länger bemessene Periode strenger diätetischer Schonkur die Wirksamkeit später folgenden Insulins, so daß kleinere Gaben davon genügen, und beschleunigt das Auffinden der optimalen Insulinmenge. Häufig führt überraschend günstiger Erfolg solcher Schonkur zur Erkenntnis, daß der für insulinbedürftig gehaltene Zustand in Wirklichkeit doch kein Insulin erfordert. Ferner hat es sich uns bewährt, im Verlauf der Insulinkur einzelne Tage strenger Schonkost periodisch wiederkehrend einzuschalten, entweder ohne oder mit nur wenig Insulin (S. 505). Ob und in welchem Maße solche Einschiebsel ratsam sind, entscheidet die Lage des Einzelfalles. Weiterhin kann es wünschenswert oder durch äußere Verhältnisse geradezu notwendig werden, die Insulinbehandlung zeitweilig zu unterbrechen. Für solche Zeiten wird man natürlich auf sehr genau eingestellte Formen der Schonkost zurückgreifen müssen, um den durch Insulin erzielten Erfolg nicht zu gefährden.

a) Gewöhnliche strenge Kost (fettreich).

Wir verstehen darunter eine Kost, die alle eigentlichen Kohlenhydratträger ausschließt, also nur die kohlenhydratfreien bzw. kohlenhydratärmsten zuläßt, die Auswahl also im wesentlichen auf Eiweißträger, Fette und grüne Gemüse beschränkend (Tab. I und II). An schmackhaften Vertretern und Zubereitungsformen der Eiweißnahrung fehlt es nicht. Es besteht sogar die Gefahr, daß beim Wegfall von Mehlspeisen usw. die reiche Auswahl zu Eiweißüberfütterung Anlaß gibt (S. 356), und daher gehören Vorschriften über die zulässigen Mengen der hauptsächlichen Eiweißträger (Fleisch, Fisch, Eier, Käse) mit in den Rahmen der Verordnung. Im allgemeinen soll der Eiweißgehalt dieser Kost 1,5 g pro kg Körpergewicht nicht übersteigen (S. 356), Ausnahmen bei besonderer Lage zugelassen. Der Fettverzehr soll sich gleichfalls nach Lage des Falles richten (S. 359). Die Kost verträgt ungemein starkes Beschicken mit Fett und Fettträgern, so daß selbst bei Schwerdiabetikern starke, sogar unerwünscht starke Gewichtszunahme im Bereich der Möglichkeit liegt. In der Verbindung von viel Eiweiß mit viel Fett liegt die Gefahr steigernden Einflusses auf Ketonurie, aber — wie früher schon hervorgehoben — wirkt sich dies bei weitem nicht immer aus, so daß die Kost bei nicht acidotisch-bedrohten Kranken lange Zeit hindurch gegeben werden konnte (S. 378). Wenn man aber über die beiden Nährstoffe Eiweiß und Fett hinausgreift und Kohlenhydrate hinzufügt, so ergibt sich, daß deren Zulage die Rückkehr bzw. den Anstieg der Glykosurie stärker begünstigt als bei jeder anderen Kostform.

I. Frühstück. Das erste Frühstück sei reichlich und führe dem Körper viel Nahrungsstoff zu. Daher wird es mit Eiern und Speck oder mit Schinken oder mehlfreien Wurstwaren ausgestattet. Dem Kaffee bzw. Tee dürfen (je nach Verordnung) im ganzen 2—3 Eßlöffel guter fettreicher Rahm beigefügt werden. — Luftbrot (S. 406), Butter.

II. Frühstück. Das zweite Frühstück als Zwischenmahlzeit (etwa 10 $^1/_2$ Uhr) ist meist entbehrlich. Wenn zu Hause genommen, genügt eine Tasse kräftiger Brühe mit Mus oder fein gehackten Stückchen von Gemüsen aus Tab. I (S. 391). Daneben kann Luftbrot mit Butter und 1 Sardine oder einige Kieler Sprotten oder Kaviar u. dgl. gestattet werden. — Außerhalb des Hauses beschränkt man sich meist auf 1 gekochtes Ei (eventuell hart gesotten mitgenommen) oder auf geröstete Luftbrotschnitten mit Butter und Wurst- oder Pastetenbestrich (V. B., S. 21) oder Käsebelag. Das Luftbrot ist aber so zu verpacken, daß sein widerstandsloses Gewebe nicht zusammengedrückt wird.

Mittagessen. Oft reagieren Zuckerkranke auf gleiche Nahrungsstoffe und -mengen besser, d. h. weniger leicht mit Zuckerausscheidung, wenn sie sie zum Abendessen als zum Mittagessen nehmen. Dann ist nach Sitte fast aller nichtdeutschen Länder die Abendmahlzeit auf Kosten der Mittagsmahlzeit stärker auszubauen. Hier richten wir uns nach den in Deutschland üblichen Gewohnheiten. Gegebenenfalls läßt sich die Anordnung der Mittagsmahlzeit mit der der Abendmahlzeit vertauschen. Vgl. S. 419.

Das Normalmittagessen bei strenger Kost setzt sich zusammen aus: Fleischbrühe, Knochenbrühe, Gemüsebouillon (V. B., S. 83) ohne oder mit Einlagen von Material aus Tab. I. Einige besondere Rezepte für solche Einlagen finden sich im V. B., S. 82ff.

(Vorspeise aus Material der Tab. I; je nach Art derselben mit Luftbrot und Butter. Eine größere Zahl von Vorspeisengerichten im V. B., S. 92).

Fisch- oder Fleischgericht mit Tunken aus Material von Tab. I (entsprechende Rezepte V. B. S. 86), und anderen Beilagen aus der gleichen Tabelle. — Dazu reichliches Gericht von Gemüse aus Tab. I und von Salat (V. B., S. 26 u. 32).

Luftbrot, Butter, Käse oder äußerst zuckerarmes Kompott oder einige Nüsse (S. 400) oder mehl- und zuckerfreie Diabetiker-Süßspeise (V. B., S. 105ff.).

Eine kleine Tasse Kaffee nach Wunsch.

Nachmittags. Die meisten Zuckerkranken beschränken sich nachmittags auf 1—2 Tassen mittelstarken Kaffees oder Tees mit 1—2 Eßlöffel guten fetten Rahmes bzw. Schlagrahmes. Dazu Luftbrot oder äußerst mehlarmes Hartgebäck (S. 405) mit Butter. Statt Tee und Kaffee ist auch Kakao statthaft (S. 407).

Abendessen. (Vorspeise wie mittags.) Gekochte Eier, Eierspeise ohne Mehl, oder warmes oder kaltes Fleisch- oder Fischgericht. Nur eines dieser Gerichte ist statthaft.

Gemüse oder Salat wie mittags.

Luftbrot, Butter, ein wenig Käse (20—30 g).

Sehr zweckmäßig ist auch zur Abwechslung ein Abendessen aus ca. 200 g gut ausgewaschenem Siebkäse (S. 391), mit einigen Eßlöffeln fettreichem Rahm angemischt. Dazu Luftbrot mit Butter, welcher anregenderen Geschmackes wegen Sardellen- oder Anchovispaste zugesetzt werden kann.

Getränke der Tab. I.

Wein usw. nach ärztlicher Vorschrift (S. 386, 392).

b) Halbe Fleischkost.

Unter halber Fleischkost verstehen wir eine Abart der gewöhnlichen strengen Diät (S. 422), bei welcher auf je 1 kg Körpergewicht, mit kleinen Schwankungen nach oben und unten, durchschnittlich nicht mehr als etwa 1 g Eiweiß entfällt. In dieser Form, deren Ursprung auf B. NAUNYN zurückgreift, ist reiche Fettgabe beibehalten. Der geringere Proteingehalt (verglichen mit Kostform a) wirkt sich in bezug auf Glykosurie und Acetonurie günstig, wenn auch nicht sehr erheblich aus. Deutlicher springt dagegen eine bessere Bekömmlichkeit hinzutretender Kohlenhydrate in die Augen, aber auch in schwereren Fällen auch dies nicht voll befriedigend.

Daß hier vornehmlich die Fleischzufuhr beschränkt werden muß, geht schon daraus hervor, daß 100 g mittelfettes Rohfleisch mindestens ca. 20 g, die gleiche Gewichtsmenge genußfertigen Fleisches im Mittel ca. 28 g Eiweiß enthalten. Der Beschränkung müssen gleichzeitig auch die anderen hauptsächlichen Eiweißträger: Eier, Käse, Hülsenfrüchte unterliegen; denn es ist nicht im Sinne dieser, beschränkten Eiweißumsatz anstrebenden Kost, das Fleisch zu beschneiden und dafür Überfütterung mit anderen Eiweißträgern zuzulassen. Verhältnismäßig harmlos ist Getreideeiweiß; als Masse kommt es bei Zuckerkranken nur im Luftbrot in Betracht (S. 406). Es gibt allerdings Fälle, wo gerade das Fleisch wegfallen muß, während es auf das Fernhalten und starke Beschränken anderer Eiweißträger weniger ankommt (z. B. bei gichtischem Einschlage, bei manchen Darmleiden).

Das folgende Beispiel stellt einen der strengen Kost mit beschränkter Eiweißzufuhr entsprechenden Speisezettel dar, der auf etwa 70 g tierisches Eiweiß berechnet ist. Luftbrot nicht mitberechnet. Fette sind reichlich eingestellt. Daß die Fettmenge sich nach Lage des Falles richten muß, ist selbstverständlich.

1. Frühstück: Tee oder Kaffee mit 0,1 l Rahm, Butter, schierer Speck, 10—12 g Luftbrot.
1 Ei = 6 g Eiweiß.

2. Frühstück: Bouillon mit Mark oder Gemüsesuppe mit 50 g Speck.

Mittags: Suppe wie bei 2. Frühstück,

reichlich Gemüse und Salate,

125 g Fleisch oder 175 g Fisch (zubereitet gewogen)
= 35 g Eiweiß.

30 g Fettkäse mit Butter = 10 g Eiweiß.

10—12 g Luftbrot.

Vesper: wie Frühstück ohne Ei.

Abends: nach Belieben Suppe wie bei 2. Frühstück. 1 Ei in irgendeiner Form oder 25 g Schinken
$$= 6 \text{ g Eiweiß.}$$
Gemüse, Salat mit Fett zubereitet, 10—12 g Luftbrot mit Butter, 30 g Fettkäse
$$= 10 \text{ g Eiweiß.}$$

Soll neben dem Eiweiß auch eine Beschränkung der Fette und der Gemüse stattfinden, so kann man folgende Verordnung geben; sie entspricht der JOSLIN-schen Diätform PF 12 und hat bei einem Gehalt von 70 g Protein und 100 g Fett einen Nährwert von 1270 Calorien.

1. Frühstück: Tee oder Kaffee mit 25 g Butter und 10—12 g Luftbrot, 1 Ei.
2. Frühstück: Bouillon mit Mark (20—25 g).
Mittags: Bouillon,
300 g Gemüse mit 15 g Speck,
125 g Fleisch.
Nachmittags: wie bei 1. Frühstück, aber ohne Ei.
Abends: 300 g Gemüse mit 15 g Speck, 1 Ei.

Dies ist natürlich eine sehr knappe Kost, und auf die Dauer ist sie auch wegen ihrer Einförmigkeit unzulänglich.

c) Eiweißreiche, mehlfreie Magerkost.

Bei fettleibigen Diabetikern kann es wünschenswert sein, eine energische und schnell wirkende Entfettung anzustreben, ohne daß man gleichzeitig Kohlenhydrate oder während man nur sehr wenig von letzteren geben will. Fett ist unter allen Umständen weitgehend zu meiden. Wir machten immer aufs neue die Erfahrung, daß unter solchen Umständen von Zuckerkranken in der Regel eine sehr eiweißreiche Kost mit Zugabe inhaltsarmer Gemüse bei weitem am besten vertragen wird und mit erheblichem Gewinn an Frische und Leistungsfähigkeit und gleichzeitig mit günstigem Einfluß auf den Zuckerhaushalt abschließt. Es ist sehr bemerkenswert, daß hoher Eiweißverzehr in bezug auf Glykosurie und namentlich Acetonurie viel besser mit spärlicher als mit reichlicher Fettzugabe vertragen wird; auch O. PORGES berichtet gleiches. In umgekehrter Form: viel Fett verlangt geringen Eiweißverzehr, begegnen wir dem gleichen Grundsatz bei K. PETRÉN's Kostform (S. 427). Da diese Kost starke Ähnlichkeit mit der schon sehr alten BANTINGschen Entfettungskur hat, nannten wir sie in unserem Verordnungsbuche

α) **Diabetiker-BANTING-Kost** (vgl. Entfettungskuren bei Diabetikern; Abschnitt XIII).

Bei dieser Kost gaben wir als Mindestmenge 130 g Protein täglich, griffen aber häufig weit darüber hinaus (150—160 g), die Hauptmasse in Form von Fleisch. Von anderen Eiweißträgern sind als fettarm besonders zu empfehlen: Harzer Handkäse und Quark (S. 403). Wegen ihres geringen Einflusses auf Zuckerproduktion wiesen wir schon frühzeitig (1923, Verordnungsbuch, 1. Aufl.) darauf hin, daß man sie mit 400 g Obst (Äpfel) anreichern könne. Diese Zulage wirkt sich bei schweren Fällen sehr deutlich in Abnahme der Ketonurie aus. Mit reicherer Zulage an Kohlenhydratträgern bildet die BANTING-Kost auch die Grundlage für fettarme Dauerkost (S. 443).

Beispiel für Diabetiker-BANTING-Kost.

1. Frühstück: Kaffee, Tee (ohne Zutat), nach Wunsch mit Citronensaft.
2 Eier, 10—12 g Luftbrot, 5 g Butter.
2. Frühstück: 50 g mageres, salzarmes Fleisch oder 50 g Harzer Handkäse oder 50 g frischer Topfenkäse (Gewicht nach gründlichem Auswaschen und starkem Abpressen). — 10—12 g Luftbrot.
Mittagessen: wenig klare, abgefettete Suppe mit Gemüse, 150 g mageres salzarmes Fleisch, am Rost gebraten, oder die gleiche Menge aus einem Braten (Krusten entfernen). Gemüse mit ganz wenig Fett zubereitet. Salat ohne Öl (Lattich, Gurken, Sellerie, rote Rüben, Radieschen, Rettich, Tomaten).

Vesper: Kaffee oder Tee, 10—12 g Luftbrot, 5 g Butter.

Abends: 100 g mageres Fleisch, wie mittags, fettarm zubereitetes Gemüse, Salat ohne Öl, Radieschen, 10—12 g Luftbrot mit 5 g Butter. 0,4 l leichter Wein ist je nach Umständen als Tagesmenge erlaubt.

Die in diesem Beispiel angeführte Kost enthält ungefähr 130 g Eiweiß, 25—30 g Fett, Spuren Kohlenhydrat. Nährwert ca. 750—800 Calorien.

Kohlenhydrat - Nebenkost (je nach Umständen zugefügt oder fortgelassen): zweimal 1 Apfel von ca. 200 g Gewicht (roh oder gebraten), manchmal auch erheblich mehr rohes Obst.

β) **Abgeänderte CANTANI-Fleisch-Kost.** Es folgt ein Beispiel für eine etwas reichere Kost, die wegen ihres größeren Fett- und Caloriengehaltes der alten CANTANI-Kost ähnelt. Sie ist namentlich als Einschiebsel zwischen Perioden kohlenhydratreicherer Kost, auch bei Insulinkuren, sehr brauchbar.

1. Frühstück: Kaffee oder Tee mit 2—3 Eßlöffel Rahm; 12—15 g Luftbrot; 20 g Butter; 2 Eier.

2. Frühstück: 10—12 g Luftbrot; 10 g Butter; 30 g mehlfreie Pastete (statt Pastete auch 50 g magerer Schinken oder nicht zu fette Wurst).

Mittags: Fleischbrühe; 100 g Fleisch (zubereitet gewogen); dazu Sauerkraut, Salate, Tomaten, Gurken.

Nachmittags: Kaffee oder Tee mit 2—3 Eßlöffel Rahm; 15 g Luftbrot; 10 g Butter; Pasteten-, Schinken-, Wurstzulage wie beim 2. Frühstück.

Abends: Das gleiche wie mittags. Wenn vormittags oder nachmittags die angegebene Pastete und nicht Wurst oder Schinken genommen wird, kann die Fleischportion mittags oder abends um 25 g erhöht werden. Auf Wunsch je 150 g Fisch für 100 g Fleisch.

Diese Kost ist auf ungefähr 130 g Eiweiß (außer Luftbrot) und 80 g Fett zu veranschlagen und hat einen Nährwert von etwa 1200 Calorien.

γ) **Fischtage.** Unter Umständen ist es zweckmäßig, nur Fisch statt Fleisch zu geben. Es treten dann mittags und abends je 150 g Fisch (zubereitet gewogen) für je 100 g Fleisch ein. Vormittags und nachmittags am besten geräucherte Fische, etwa je 60—80 g eßbare Teile (V. B., S. 22). Alles übrige bleibt unverändert. Vgl. S. 422.

Die eiweißreiche, kohlenhydratfreie Magerkost eignet sich trefflich in Form eingeschobener Einzeltage bei Insulinkuren (S. 504), aber nur dann, wenn die Begleitkost der Insulinkur selbst eiweißarm ist. Andernfalls ist aus der folgenden Gruppe die Form γ vorzuziehen.

d) Fleischfreie strenge Diät.

Unter diesem Sammelnamen fassen wir verschiedene Kostformen zusammen, die sämtlich in der Vor-Insulinperiode errichtet wurden, um bei hartnäckiger Glykosurie restliche kleine Mengen von Zucker aus dem Harn zu vertreiben. Sie zeichnen sich alle durch sehr geringen Eiweißgehalt aus, während Fett verschieden reichlich vertreten ist; der Calorienwert der Kost wird fast ausschließlich durch den jeweiligen Fettgehalt beherrscht.

Das Ausschalten des Fleisches bedeutet eine wesentliche Verschärfung der „strengen Diät", sowohl in bezug auf Entsagung wie in bezug auf Wirkung. C. v. NOORDEN führte sie unter dem Namen „Gemüse-Eier-Kost" ein. Der Einfluß auf die Glykosurie erwies sich sofort als sehr bedeutend, wenn er auch nicht ganz den der „Hungertage" erreichte. Weniger günstig, aber doch sehr deutlich war der Einfluß auf Ketonurie. Aber es zeigte sich, daß sich neben dieser Kost (als Hauptkost) die Zulage von acetonmindernden Kohlenhydraten (als Nebenkost) erheblich weniger schädlich auswirkte als bei hohem Eiweißgehalte (Kostform a und b). Das gab die Grundlage zur „Wechselkost", als deren Beherrscher immer nur je 2 Hauptnährstoffe sich vereinten: 1. eiweißreiche und fettreiche Kost ohne Kohlenhydrate; 2. fettreiche und kohlenhydrathaltige Kost mit sehr wenig Eiweiß (vor allem ohne Fleisch; als Eiweiß nur Eier- und Getreideeiweiß). Besonders scharf betonte dies C. v. NOORDEN in seinem Referat auf dem Kongreß für innere Medizin (1921). Vgl. S. 452.

α) **Gewöhnliche Gemüsetage mit Eiern und Fett** sind die am frühesten benützte Form dieser Diätklasse.

Schon vor etwa 30 Jahren empfahl C. v. Noorden sie (dieses Werk 2. Aufl., 1898); vgl. auch die Arbeit seines Schülers L. v. Lengyel). Es wurde beschrieben, daß nach einigen Tagen solcher Kost selbst in sehr schweren Fällen die Glykosurie meist verschwinde, und auch die Ketonurie sinke. Es wurde auch beschrieben, daß diese Kostform manchmal über Wochen ausgedehnt worden sei, daß nach solcher außerordentlichen Schonungskur die Toleranz oft sehr erfreulich gestiegen sei, und daß trotz der geringen Proteinzufuhr (N-Umsatz nicht mehr als 7 g durchschnittlich) das N-Gleichgewicht behauptet worden sei (S. 169).

Nur diese Form der hier in Rede stehenden Gruppe eignet sich für längeren Gebrauch, aber auch dies nur in wenigen Fällen, da trotz des unzweifelhaft günstigen Einflusses auf den Zuckerhaushalt die Kost den meisten Patienten bald unerträglich wird (vgl. Petrén-Kost, S. 427). Außerhalb klinischer Behandlung ist dies erst recht der Fall. Selbst in der Privatklinik, bei raffiniert sorgsamer, abwechslungsreicher, dem Geschmack des einzelnen sich anschmiegender küchentechnischer Auswahl und Zubereitung, konnten wir solche Perioden selten mehr als 6—8 Tage lang durchführen — es sei denn, daß wir es mit Leuten zu tun haben, deren Stimmung ganz unabhängig von den Schmeicheleien geschmacklichen Genusses ist, und denen die Nahrung nur Magenfüllsel bedeutet.

Ausgiebigen Gebrauch machten wir von gleicher Kost in Form eingeschobener Einzeltage; teils vor und nach Hafertagen usw. (S. 432), teils periodisch wiederkehrend im Verlauf der Dauerkost (z. B. wöchentlich 1—2 mal). Hierfür wählten wir aber später meist die anderen strengeren Formen oder Hungertage oder, wenn die sonstige Kost sehr eiweißarm war, die obenerwähnten Cantani-Fleischtage oder die Fischtage (s. oben).

Wenn nicht besondere Umstände zu anderem Vorgehen zwingen, geben wir bestimmte Weisung nur für Menge der Eiweißträger; wir empfehlen reichlichen Fettgenuß und lassen freie Hand für Auswahl und Menge kohlenhydratärmster Gemüse.

Die Nahrung werde frei gewählt aus:
Kaffee, Tee ohne Rahm: nach Wunsch Saccharin.
Fleischbrühe, Gemüsebouillon.
4 ganze Hühnereier, 6 Eidotter.
Gemüse aus Tab. I (insbesondere Spinat, Blätterkohl, Sauerkraut, Kochsalat, Kochendivien, Spargel, Tomaten); vgl. S. 391.
Salat aus Kopfsalat, Gurken, Tomaten.
Butter, Knochenmark, Pflanzenöl, nichtdurchwachsener Speck.
Kaviar (bis 50 g).
Essig, Citrone, Citronensäure.
Alkalische Mineraltafelwässer.
Wein, Branntwein nach besonderer Vorschrift.
(Luftbrot, je nach Erlaubnis, bis Maximum = 50 g; S. 406.)

β) **Verschärfte Gemüsetage** eignen sich nur für einzelne Tage, nicht für längere Perioden. Die Volleier sind durch Eidotter ersetzt. Der Eiweißgehalt der Kost übersteigt 32—35 g nicht; bei Zugabe von 40 g Luftbrot liegt er um ca. 20 g höher.

1. Frühstück: 1—2 Tassen schwarzer Kaffee, 2 Eidotter.
2. Frühstück: 50 g nichtdurchwachsener Speck mit 2 Eidottern in der Pfanne gebraten; eine kleine Tasse kräftige Fleischbrühe mit 1—2 Scheiben Knochenmark.
Mittags: 1 Tasse Fleischbrühe; 4 Eidotter; verschiedene Gemüse oder Salate der oben erwähnten Art. 50—75 g nichtdurchwachsener Speck, der gewöhnlich mit den Eidottern oder dem Gemüse zusammen verarbeitet wird (Kochwasser wegschütten!). 1 Tasse schwarzer Kaffee.
Nachmittags: Tee oder Kaffee; 2 Eidotter.
Abends: 1 Tasse kräftige Fleischbrühe; 50—60 g nichtdurchwachsener Speck; 4 Eidotter mit Gemüse wie oben; Salat wie oben.
An den Gemüsetagen ist möglichst körperliche Ruhe zu halten. Immerhin kann man

Außerbettsein, kleinere Spaziergänge, Spazierfahrten gestatten. Schwächliche Personen aber gehören an den „verschärften Gemüsetagen" ins Bett. Wein und Branntwein wird meist reichlich gegeben, am besten $^1/_2$—1 Flasche guter Rotwein. Alkalien nach Bedarf.

γ) **Fettarmer Eier-Salat-Tag.** Diese Kost enthält ohne Luftbrot etwa 35—37 g Eiweiß, mit 40 g Luftbrot etwa 20 g mehr; an Fett maximal 60 g. Wir verbieten an diesen Tagen meist jegliches Salz, damit die Kost entwässernd wirkt. Man lasse daher das Sauerkraut stark auswässern und kein Mineralwasser trinken. Die Spärlichkeit der Kost heischt, daß schwächliche Kranke Bettruhe innehalten.

1. Frühstück: Kaffee, 1 Ei, Luftbrot, 10—15 g Butter.

2. Frühstück: klare Bouillon oder Gemüsebouillon (V. B.-Rezept Nr. 7).

Mittags: klare Bouillon, 2 Eier, Luftbrot, 10—15 g Butter, Sauerkraut, Salat, Gurken oder Tomaten mit wenig Fett zubereitet.

Vesper: Kaffee, Luftbrot, 10—15 g Butter.

Abends: Bouillon, 2 Eier, Luftbrot, 10—15 g Butter, Salat oder Gemüse wie mittags. Alkoholisches Getränk nach Verordnung.

δ) PETRÉNS **Gemüse-Fett-Kost.** Man wird in dieser Kost den Charakter der alten, C. v. NOORDENschen gewöhnlichen und verschärften Gemüsetage (S. 426) wiedererkennen. Es ist K. PETRÉN's Verdienst, klar erkannt und nachgewiesen zu haben, daß die Verbindung hoher Fettgaben mit wenig Eiweiß, wie sie die Gemüsekost mit sich bringt, eine besonders glückliche sei, indem sie einerseits die Zuckerproduktion (Hyperglykämie und Glykosurie), anderseits auch die Produktion von Ketonkörpern stark dämpft (S. 198, 380). Dementsprechend ist die Kost noch viel eiweißärmer als bei den vorerwähnten Kostformen.

PETRÉN wies auch nach, daß bei viel geringerem Proteingehalte fettreicher Gemüsekost, als man früher annahm, N-Gleichgewicht bestehen könne (bei N-Umsatz von 3—5 g). Als bedeutsamer Gewinn erschien es, daß es PETRÉN gelang, solche protein- und kohlenhydratarme, höchst fettreiche Kost in Form langgedehnter Kuren durchzuführen und damit bedeutende Besserung der Stoffwechsellage auch bei Schwerdiabetikern zu erzielen. Solchen Erfolg melden auch andere von gleicher oder ähnlicher Kost (FR. v. MÜLLER aus neuerer Zeit, L. H. NEWBURGH und P. L. MARSH aus schon früherer und aus neuerer Zeit). Es war auch ein Verdienst K. PETRÉN's, daß er mit seinen therapeutischen Vorschlägen der gewaltsamen, schon in voriger Auflage dieses Buches bekämpften Hunger- und Unterernährungskur F. M. ALLEN's zielbewußt entgegentrat. Wir werten die Erfolge K. PETRÉN's um so höher, als wir selbst sowohl in schon recht alten Versuchen wie auch neuerdings, durch PETRÉN's Berichte neu ermutigt, ausnahmslos an dem zunehmenden Widerstand der Patienten gegen solche langgedehnte Gemüse-Fett-Kost scheiterten. Daher mußte C. v. NOORDEN, ebenso wie F. UMBER die PETRÉN-Kost zwar als sehr wirksam, in geschlossener Anstalt zur Not auch längere Zeit durchführbar, in häuslicher und ambulanter Behandlung bei uns zu Lande aber praktisch ungeeignet bezeichnen. Wir stellen auch zur Erwägung, ob solche Kost zweifelsohne alles qualitativ notwendige Material dem Körper auf die Dauer liefert (S. 355, 377).

Seit Eintritt des Insulins in die Diabetestherapie haben die vielwöchigen und vielmonatigen, ja sogar noch länger sich hinausdehnenden PETRÉN-Kuren kaum noch Berechtigung. Die Gemüse-Fett-Kost, sowohl in alter Form wie in der späteren PETRÉNschen Abart, sind als Einschiebsel kurzer Dauer in die Insulin-Diät-Behandlung nach wie vor höchst brauchbar (S. 503).

Vorschriften der PETRÉN-Kost:

1. Frühstück: Tee oder Kaffee, 1 Eigelb mit etwas Kognak.

2. Frühstück: Gemüse mit 50 g Fett zubereitet (Butter oder Speck).

Mittags: Gemüse mit 50 g Fett zubereitet, Salat, Radieschen, Gurken, Rhabarber oder Preißelbeerkompott.

Vesper: Tee oder Kaffee, 2 Eigelb mit Kognak.

Abends: Gemüse und 100 g Fett, Kompott wie mittags. Nach Bedarf können auch 3 bis 4 Luftbrote genommen werden. Ein Teil des Fettes kann durch guten Rahm ersetzt werden.

Durchschnittlich: 2000 Calorien täglich.

Neuerdings gibt PETRÉN über seine Kostform in bezug auf Mengen folgende Vorschriften:

Von Gemüsen: Grünkohl, Weißkohl, Spinat, Blumenkohl, Rhabarber, verschiedene

Arten grüner Bohnen, Erbsenschoten, Gurken (jeden dritten Tag wenig Topinambur).
Gewicht pro Tag 800—1000 g.

Von Obst: Äpfel, Erdbeeren (Mengen nicht angegeben); Preißelbeeren bis zu 500 g.
Von Fett: 200—250 g in Form von Butter oder schierem Speck.
Von Sahne, mit 30% Fettgehalt, bis zu 150 ccm als Maximum.
Reine Fleischbrühe, Kaffee, Tee.
$^1/_2$ Flasche Bordeauxwein, gelegentlich.

Verwendung der fleischfreien Kostform:

1. Als eingeschobene Einzeltage vor oder nach Haferkuren (S. 432). Hierzu am besten
Nr. β und γ.

2. Als eingeschobene Tage zwischen Perioden gewöhnlicher strenger Diät (S. 422).
Früher wurde häufig davon Gebrauch gemacht. Da aber diese Diät jetzt nur noch selten
benützt wird, ist auch diese Verwendungsart stark eingeschränkt.

3. Als Einschiebsel in Perioden eiweißreicher und fettarmer Kost. Hierzu geeignet
Formen α, β, δ.

4. Als 1—3tägiges Schaltstück zwischen einleitender Hungerkur und weiterem Ausbau
der Kost. Hierfür besonders geeignet Form γ und mit einer auf $^1/_3$—$^1/_2$ herabgesetzten
Fettgabe auch Form δ; wir ziehen erstere vor.

Diese Formen fleischloser strenger Diät sind durch Eintritt des Insulins
in die Therapie nicht grundsätzlich überflüssig geworden. Freilich ist davon in
den Schriften über Insulintherapie nicht viel die Rede; sehr mit Unrecht, wie
wir auf das bestimmteste behaupten müssen. Aber nur zur vorläufigen Ordnung des Zuckerhaushaltes und in Form eingeschobener Einzeltage! Sie
wirken auf andere Art aber im gleichen Sinne wie Insulin; jene den Zuckerhaushalt unmittelbar entlastend, dieses durch verstärkte Hormonzufuhr denselben ordnend trotz Belastung (vgl. Insulinkur, S. 500). Am verwendungs-
fähigsten ist zu diesem Zwecke die Form γ, namentlich dann, wenn die Begleitkost der Insulinkur eiweißreich und verhältnismäßig auch reich an Fett ist
(vgl. S. 505).

e) Hungertage.

Fasttage in die Behandlung der Diabetiker zum Zweck schneller Entzuckerung
schlug als erster A. CANTANI vor; wenn 4wöchige Fleisch-Fett-Kost nicht zum
Ziele geführt hatte, schaltete er 24stündiges Fasten ein und erlaubte an diesem
Tage nur Wasser und fette Fleischbrühe. Dann kehrte er zur Hälfte der früher
verabfolgten Nahrung zurück, erst nach und nach wieder bis zur früheren Höhe
steigend. Je nach Umständen wird dies Verfahren wiederholt.

Auf das Einfügen solcher Hungertage legte namentlich auch B. NAUNYN
von jeher größtes Gewicht. „Die Fasttage spielen in der Pflege der Diabetiker
eine große Rolle", sagte er in seinem Buche. Aus seiner Klinik veröffentlichte
W. WEINTRAUD überzeugende Beispiele; er kommt auch später wiederholt darauf
zurück. Doch arbeiteten nur wenige Fachärzte und gar nicht die allgemeine
ärztliche Praxis mit Hungertagen. C. v. NOORDEN ersetzte die Hungertage teilweise durch gewöhnliche oder verschärfte Gemüsetage (S. 426), die ihm in vielen
Fällen das Erforderte leisteten, d. h. Aglykosurie und möglichstes Fernhalten
übererregender Reize vom zuckerbildenden Apparate. Später, von etwa 1910
an, bevorzugte C. v. NOORDEN aber doch wieder die Hungertage, wo auch immer
schnelle und durchgreifende Wirkung erreicht werden sollte. Von ganz leichten
Diabetesformen abgesehen, wurden sie bei uns nach vorausgegangener kurzer
Orientierung über die Stoffwechsellage (Probekost, S. 113), bei bedenklichem
Zustande auch ohne Vorschaltung derselben, an den Beginn jeder Diabetesbehandlung gesetzt, und zwar jetzt schon in Tausenden von
Fällen.

An diesen Tagen wird nichts gereicht außer Kaffee und Tee ohne Zutaten; 2—3mal
am Tage eine Tasse klarer, abgefetteter Fleisch- oder Hühnerbrühe; Tee oder Wasser mit

Citronensaft; ferner 80—100 ccm Branntwein (Korn, Kirsch, Kognak, Whisky u. dgl.) mit Tee oder Wasser verdünnt.

An solchen Fasttagen doppeltkohlensaures Natron zu geben, wie es oft geschieht, ist unzweckmäßig.

Es soll für äußerste körperliche und geistige Ruhe gesorgt werden. Daher gehören die Patienten an diesen Tagen ins Bett. Um Erregungen, u. a. das lästige Gefühl des Hungerns zu dämpfen, verordnen wir stets dreimal täglich 1 Tablette Somnacetin oder manchmal 0,05 g Luminal oder 0,25 g Adalin; doch bewährt sich Somnacetin in der Regel besser. Nachdem am Vorabend zwischen 7 und 8 Uhr die letzte Mahlzeit gereicht worden ist, werden die Patienten in leichteren und namentlich frischeren Fällen schon morgens früh oder in den Vormittagsstunden harnzuckerfrei, schwere Fälle gewöhnlich zwischen 2 und 5 Uhr am 1. Hungertage, seltener erst in folgender Nacht. Ist bis dahin Aglykosurie nicht erreicht, so dehnen wir das Fasten bis Mittags 12 Uhr aus. Höchstens bei 5% der Fälle mußten wir bis zum nächsten Morgen (d. h. also ca. 60 Std.) auf Aglykosurie warten (S. 152).

An das Fasten schließt sich 1—1 $^1/_2$ Tag knappster Kost (2 Eier, zarter Lattichsalat, Tomaten mit Essig und Öl angemacht); dann, wie A. CANTANI schon mahnte (siehe oben), langsamer Wiederaufbau der Kost, je nach Umständen mit oder ohne Insulin. Dies gehört noch unbedingt zur Hungerkur!

Die Glykosurie versiegt meist dann, wenn der Blutzucker auf 50—60$\%$ seiner ursprünglichen Höhe am Frühmorgen des Hungertages gesunken ist. Bei hohem Stande dieses Nüchternwertes (250—300 mg-$\%$ und mehr) liegt dieser Schwellenwert gewöhnlich zwischen 160 und 185 mg-$\%$. Gar nicht selten ist der Blutzucker zur Zeit, wo der Harnzucker zum ersten Male verschwindet, also z. B. am Nachmittage des 1. Hungertages, tiefer als am nächsten Frühmorgen, obwohl bis dahin weiter gefastet wurde und der Harn ganz zuckerfrei geblieben ist. Vgl. S. 153.

Wenn bei Patienten, die vor dem Fasten Kohlenhydrate verzehrten (100 g Weißbrotwert oder mehr), Acetonurie bestand, so nimmt dieselbe ausnahmslos unter Einfluß des Hungertages stark ab. Nicht so sicher kann man dessen sein, wenn das Fasten einer kohlenhydratfreien Periode folgt.

Wir bedienen uns — wie gesagt — solcher kurzer, völlig unschädlicher, selbst für höchst kraftlos gewordene Patienten äußerst wichtiger, gut bekömmlicher, oft in geradezu erstaunlicher Weise einen Umschwung zum Besseren einleitender Hungerperiode bei Eröffnung planmäßiger Behandlung; wir kehren dazu im späteren Verlaufe zurück, wenn aus irgendeinem Grunde die Stoffwechsellage sich verschlechtert hat. Wir benutzen sie in komabedrohter Zeit. Auch H. STRAUSS, F. UMBER u. a. stimmten letzterem zu. Außerhalb dieser besonderen Umstände kommen wir mit dem gelegentlichen oder periodisch wiederkehrenden Einschalten weniger radikaler Formen der Schonkost völlig aus (siehe oben).

Es sind mehrfache Abarten der Hungertage empfohlen worden. F. KANNGIESSER ließ längere Zeit hindurch (z. B. 1 Monat) die Patienten auf die Abendmahlzeit verzichten und nachmittags um 4 Uhr die letzte Nahrung nehmen; das bedeutet eine etwa 16stündige Entlastung von den Reizen resorbierter Nahrung. Natürlich ist das nicht einem vollen Hungertage gleichwertig. Der Vorschlag KANNGIESSER's ermöglicht aber lange Zeit hindurch, in täglicher Wiederkehr, die Schonungspause einzuschalten. Unsere Patienten zogen es freilich meist vor, statt das Abendessens ausfallen zu lassen, zum Frühstück sich mit 1 bis 2 Tassen Tee und dann um 11 Uhr mit einer Tasse Fleischbrühe zu begnügen (Pause von 8—1 Uhr = 17 Std.). Wirksamer ist aber das KANNGIESSERsche Verfahren, offenbar weil das völlige Versiegen der Nahrungsreize mit dem nächtlichen Darniederliegen der geweblichen Ansprüche zusammenfällt. Im allgemeinen hat sich aber weder das eine noch das andere als praktisch durchführbar bewährt.

Besondere Anweisungen für Hungertage dürfen wir nicht unterlassen zu geben, da wir nur allzu oft bei rücksichtslosem Vorgehen Schaden entstehen sahen.

Wir können nicht dringend genug raten, den Patienten an Hungertagen gleichzeitig völlige Bettruhe aufzuerlegen und alle Erregungen und auch geistige Anstrengungen von ihnen fernzuhalten. Nur dann wird das Maximum des Erfolges erzielt; man schaltet so nicht nur die Nahrungsreize aus, sondern setzt gleichzeitig die von den Geweben kommenden Ansprüche an Zuckerbildung auf das möglichste Minimum herab. Es kam uns öfters vor, daß Schwerdiabetiker, die schon am Mittag oder Frühnachmittage des ersten Hungertages völlig zuckerfrei geworden waren, ungeduldig wurden, behaupteten, es im Bett nicht mehr aushalten zu können, aufstanden und unruhig im Zimmer auf- und abgingen. Mehrfach trat dann am Abend wieder Glykosurie auf, was bei völliger Ruhe niemals vorkommt. Die Patienten haben dann nur die Qual und nicht den Segen des Hungertages.

Viele vertragen die Hungertage ohne weiteres ausgezeichnet. Andere werden unruhig, nervös und vor allem, sie schlafen sehr schlecht nach dem Hungertag. Das darf nicht sein. Seelische Ruhe und guter Schlaf sind unentbehrliche Ergänzungen des Fastens. Daher, wie schon oben bemerkt, am Hungertage 4mal 1 Tablette Somnacetin usw. reichen oder mindestens, je nach Umständen, für die Nacht eine wirksame Schlafdosis von Adalin, Medinal, Veronal u. dgl.!

Die fastenden Diabetiker sollen reichlich Flüssigkeit trinken, etwa 2 l am Tage, vorzugsweise einfaches Wasser, nach Wunsch mit Citronensäure versetzt, und dünnen Tee; auch 1 oder 2 Tassen dünner, fettarmer Fleischbrühe sind statthaft. Erlaubt ist gleichfalls Beigabe von zuckerfreien Branntweinen zum Wasser oder Tee (je nach Umständen 80 bis 125 ccm). Unbedingt erforderlich ist Branntwein bei einfachen Hungertagen nicht. Er hilft aber über das lästige und unnötige Gefühl des Flauseins hinweg; er drückt ferner die Acetonurie deutlich herab (S. 190). Deshalb ist die Beigabe von Alkohol fast unentbehrlich, wenn man das Fasten wegen Komagefahr anordnet.

Einige Beispiele über die Wirkung von Hungertagen auf den Blutzucker sind auf S. 153 berichtet. Man sieht daraus, wie schnell der Absturz erfolgen kann.

Da gerade in Amerika aus den „Hungertagen" später eine überaus scharfe „Hungerkur" erwuchs (siehe unten), sei als Kuriosum erwähnt, daß C. v. NOORDEN's warme Empfehlung eingeschobener Einzelhungertage, die er als „Sonntage für den Stoffwechsel des Diabetikers" bezeichnete, dort auf lebhafte Bedenken und Widersprüche, ja geradezu auf Wertung als Grausamkeit stieß, als er 1912 in Vorträgen über Diabetes in New York und anderen Städten darüber sprach, also knapp 2 Jahre vor dem Siegeszuge der ALLENschen Hungerkur.

f) Hungerkuren.

Dieselben haben jetzt eigentlich nur noch historisches Interesse, sind aber doch nach manchen Richtungen bemerkenswert und lehrreich.

Zu planmäßigen, länger sich hinziehenden Kuren wurde das Fasten zuerst von M. GUELPA benutzt. Das war eine Art Pferdekur mit nachdrücklichem vorübergehendem, aber keineswegs dauerhaftem Erfolge, wie eigne Nachuntersuchungen bei Patienten lehrten, die solche Kuren wenige Wochen zuvor durchgemacht hatten.

Die Kur, die wir auch einige Male selbst auf besonderen Wunsch der Kranken durchführten, bestand in häufig wiederkehrenden Fasttagen, verbunden mit starkem Laxieren durch Trinken einer Flasche Hunyadiwasser; dazwischen lacto-vegetabilische Kost. Das bringt die Patienten ganz unnötig herunter. Die Methode geht von der Voraussetzung aus, daß die diabetische Glykosurie entero-toxischen Ursprungs sei. Unserer Nachprüfung entsprechend verstärkt das scharfe Laxieren die Wirkung des Fasttages durchaus nicht. Überernährten Leichtdiabetikern schadet es freilich nicht. Etwa gewünschte Gewichtsabnahme kann man auch anders, bequemer und harmloser, erzielen. Schwerdiabetiker werden durch das Laxieren oft sehr elend. In bezug auf Glykosurie verschlimmert die lacto-vegetabilische Kost bei ihnen oft wieder, was der Hungertag gut machte, und das ist anscheinend die Ursache, warum GUELPA so häufig auf die Hungerlaxiertage zurückgreifen mußte.

Sorgfältiger und mit besserer Stütze auf theoretische Grundlagen baute F. M. ALLEN die Hungerkuren aus. Ihm folgten dann zahlreiche amerikanische Ärzte, namentlich in seiner bemerkenswerten Monographie J. P. JOSLIN.

Jede Behandlung beginnt mit einer Folge von Hungertagen, die sich in der Regel über 3—4 Tage, unter Umständen weit länger hinziehen. Dies hat den Zweck und meistens auch den Erfolg, zunächst einmal mit Glykosurie, Hyperglykämie und Ketonurie gründlich aufzuräumen. Nach völlger Auswirkung der Hungerkur wird die Ernährung unter schärfster Kontrolle mit überaus knapper Kost, gleichsam einschleichend wieder aufgebaut, wobei innerhalb der knappen Kost — je nach Umständen — bei Kohlenhydraten oder Proteinen das Übergewicht liegt. In allen durch Acidosis gefährdeten Fällen überschreitet wochenlang die tägliche Fettmenge 50—60 g nicht, dies aus Furcht vor dem Entstehen von Ketonkörpern aus höheren Fettsäuren. Wir möchten hier die Bemerkung einschalten, daß in dieser Hinsicht — abweichend von unserer sonstigen, viel günstigeren Beurteilung der Fettkost — ALLEN's Bedenken zweifellos gerechtfertigt sind. Wie ALLARD schon vor längerer Zeit nach Hungertagen jähes Emporschnellen der Acetonurie durch größere Fettzufuhr beobachtete, sahen auch wir gleiches nach mehreren Hungertagen (entsprechend ALLEN's Vorschriften) in auffälligster Weise. Wir erklären diese zeitweilige Überempfindlichkeit durch schädigende Wirkung übertriebenen Hungerns auf die Hormondrüse des Pankreas (S. 165). Nach Einzelhungertagen kommt Fettüberempfindlichkeit auch vor, aber keineswegs immer, jedenfalls nur vorübergehenden und unvergleichlich viel schwächeren Ausmaßes.

Unter tastendem Vorschieben der Nahrungszufuhr schaltet JOSLIN immer aufs neue 1—2 Fasttage ein, wofür namentlich das Verhalten des Blutzuckers als Wegweiser dient. Z. B. entfielen in einem, von JOSLIN als Typus vorgeführten Falle auf 30 Kurtage 10 Fasttage. (JOSLIN: Treatment of Diabetes mellitus, II. Ed., p. 315. 1917.) Über 3 Gruppen von je 30 Fällen gibt JOSLIN folgende, die Durchschnittswerte darstellende Tabelle:

Kurdauer	GewichtsVerlust	Tägliche Nahrungseinfuhr im Durchschnitt.											
		Erste Woche.						Letzte Woche.					
		KH	Eiw.	Fett	Alkoh.	Cal.	Cal. p. kg	KH	Eiw.	Fett	Alkoh.	Cal.	Cal. p. kg
Tage	kg	g	g	g	g			g	g	g	g		
33	3,1	19	17	11	2	243	4	26	54	76	1	992	18
23	2,9	25	24	6	1	234	4	43	60	82	4	1151	21
28	1,6	27	24	16	1	356	9	43	60	90	3	1239	23

Die dieser Vorbehandlung angeschlossene Dauerkost paßt sich natürlich der Lage des Einzelfalles an, hält aber als Hauptstück an dem BOUCHARDATschen Grundsatz fest: „De manger le point possible." Im Rahmen der Dauerkost sind dann periodisch wiederkehrende Fasttage vorgesehen. Im übrigen wurden dauernde schärfste Kontrollen des Harns und des Blutzuckers und — soviel wir aus den Berichten von Patienten ersahen — spätere, oft jährlich mehrfach sich wiederholende extreme Schonungskuren, nach Art der oben beschriebenen vorbereitenden Entziehungskur, gefordert.

Das ALLENsche Verfahren ist zweifellos äußerst wirksam. Kein einzelnes Stück des Verfahrens war grundsätzlich neu. Neu war, daß von den bekannten Schonungsverfahren für einleitende Behandlung und für Dauerkost gerade die weitestgehenden in besonders scharfer Form zusammengefaßt wurden. Was dem Verfahren den Ruf grundsätzlicher Neuheit einbrachte, war der Umstand, daß man in Amerika vorher in keiner Weise gewohnt war, den Diabetes energisch und planmäßig diätetisch anzugehen. Als man dies mittels des ALLENschen Verfahrens zum ersten Male tat, stand man vor Erfolgen, die überraschen mußten.

Die Wirkungskraft der übertriebenen Hungerkur ward auch von anderen anerkannt (O. MINKOWSKI und H. GORKE); anderseits erhoben sich auch frühzeitig berechtigte Bedenken gegen die nicht abzuleugnende Gefährdung des Kräftezustandes (C. v. NOORDEN und anschließende Aussprache bei Tagung der Deutschen Ges. f. inn. Med. 1921).

Wenn wir jetzt, nachdem die extreme Hungerkur ALLEN's der Geschichte angehört, und nachdem nur noch über Berechtigung der gleichfalls von ALLEN ausgegangenen chronischen Unterernährung als Dauerkost (S. 442) Erörterungen gepflogen werden, rückschauend beurteilen sollen, ob der Erfolg der ALLENschen einleitenden Hungerkur für das weitere Geschehen und für das fernere Schicksal des Patienten günstiger war als die vorher angewendeten planmäßigen, aber milderen Schonkuren, so müssen wir dies nach eignen Erfahrungen unbedingt ablehnen. Immerhin war es ein sehr großes und nachwirkendes Verdienst ALLEN's, den ungeheuren Vorteil einer planmäßigen, vor schärfsten Maßnahmen nicht zurückschreckenden Diätbehandlung des Diabetes in das hellste Licht gesetzt und die Tragweite ihrer einzelnen Teilstücke vor Augen geführt zu haben. Dies hat auch bei uns viele Lässige aufgerüttelt und den sachgemäßen diätetischen Maßnahmen höhere Wertung bei praktischen Ärzten und sogar bei Fachärzten verschafft.

g) Haferkuren und andere Kohlenhydrattage.

Haferkur. Obwohl die „Haferkur" gewisse gleichgerichtete Vorläufer hat (siehe unten), müssen wir doch bei den folgenden Betrachtungen von ihr ausgehen, weil ihre Vorläufer keine nennenswerte Beachtung fanden und erst an C. v. NOORDEN's Empfehlung der „Hafertage" sich eine große Literatur anknüpfte, an der fast alle namhaften Stoffwechselpathologen beteiligt sind. Sie erlangten außerordentliche praktische Bedeutung.

Alle späteren Formen der „Kohlenhydratkuren", „Amylaceenkuren", „Mehlfruchtkuren" knüpfen daran an und unterscheiden sich trotz verschiedenen Namens meist nur unwesentlich von der ursprünglichen Haferkur.

Die Hafertage nahmen ihren Ausgang von einer Veröffentlichung C. v. NOORDEN's (1902), der mehrjähriges Ausproben vorausgegangen war.

Normale Hafertage. Es sollen für den Tag verwendet werden 150—200 g Hafermehl oder -grütze. Letztere bevorzugen wir. Es fiel schon frühzeitig auf, daß nicht alle Sorten gleichwertig seien. Wir benutzen jetzt ausschließlich eine Sorte grobgeschnittenen, in keiner Weise denaturierten Hafers (erhältlich in der Frankfurter Hirschapotheke, diätetische Abteilung). Die daraus bereiteten Suppen und Breie sollen nicht durchgeschlagen werden. Die Gesamtmenge ist über den Tag auf 5—6 Einzelgaben zu verteilen. Früher war die Tagesgabe meist 250 g (mit 155—165 g Kohlenhydratgehalt); jetzt beschränken wir uns meist auf 180—150 g oder noch weniger. Manchmal steigen wir von kleiner Tagesmenge aus (z. B. 100 g) täglich um 50 g bis auf 250 g. Den garen Gerichten ward ebensoviel Butter zugesetzt, wie sie Rohhafer enthalten. Salz wird vermieden, da man sonst mit Auftreten von Ödemen zu rechnen hat. Würzen mit Suppengrün und ein wenig Cenovisextrakt ist gestattet. Außerdem wird nur etwas schwarzer Kaffee oder Tee, guter alter Rotwein oder etwas Branntwein, oftmals auch Salat mit wenig Essig und Öl, bereitet aus Lattich, Gurken oder Tomaten erlaubt. Mineralwasser ist wegen seines Kochsalzgehaltes verboten, ebenso Natron bicarbonicum. Seit etwa 8 Jahren belasteten wir die Hafergerichte häufig mit erheblich weniger Fett als oben erwähnt, d. h. wir gaben nur 1 Teil Butter auf 2 Teile Rohhafer. Diese Reduktion ist aber unnötig, wenn man den fettbeladenen Hafertagen fettarme Gemüsetage folgen läßt (S. 427 γ), was wir jetzt stets tun. S. unten: Ratschläge.

C. v. NOORDEN und sein verstorbener Mitarbeiter ED. LAMPÉ setzten ursprünglich und Jahre hindurch der Tagesmenge Hafer gewöhnlich (keineswegs immer) 50—100 g Weizenkleber (Klopfers sog. Lecithineiweiß) oder 4—6 Eier zu. Das unterblieb später, als die Reizwirkung der Proteine auf Zucker -und Acetonproduktion genauer bekannt geworden war. Immerhin war und ist es auffallend, wie gering dieser Reiz sich bei Anreicherung des Hafers mit den genannten Kohlenhydratträgern auswirkt, während Zusatz gleicher Eiweißmengen in Form von Casein, Käse oder Fleisch den Schoncharakter der Haferkost sofort in Reizcharakter verwandelt.

Wenn mehrere Hafertage sich folgen (selten mehr als 3), werden — wie sorgfältig ausprobiert war, und was schon die ursprünglichen Vorschriften forderten — 1—2 Gemüsetage, manchmal auch statt dessen 1 Hungertag vorgeschaltet. Ebenso wichtig, ja noch wichtiger ist, solche Tage der Haferperiode folgen zu lassen, ehe man zu reicherer Kost dieser oder jener Art übergeht. Diese aus Hafertagen und den erwähnten Vor- und Nachläufern zusammengesetzten Perioden können sich mehrfach wiederholen. Wenn dies beabsichtigt ist, soll man auch die Haferkost selbst mit 3—4 Eiern oder mit 30—40 g Weizenkleber anreichern (siehe oben), ferner mit rohen Gemüsestoffen wie Salat, Gurken, Tomaten, Bleichsellerie, Radies oder Rettich, um sich die darin enthaltenen spezifischen Stoffe (Vitamine) nicht entgehen zu lassen (S. 383).

Wirkung der Hafertage. In geeigneten günstigen Fällen steigt zwar im Beginne die Glykosurie manchmal etwas an; am 2. oder 3. Tage aber sinkt sie bedeutend und mit ihr oder sogar in relativ noch stärkerem Grade sinkt die Ketonurie. Häufig wird schon während der ersten Haferperiode der Harn zuckerfrei; wenn dies nicht der Fall, so kann man doch an den folgenden Gemüsetagen bzw. Hungertagen mit ziemlicher Sicherheit darauf rechnen.

Über einen solchen günstigen Fall (aus frühester Zeit des Verfahrens stammend) berichtet die folgende Tabelle, einen 30jähr. Mann betreffend:

	Zucker g	Aceton g	Eisen-chlorid-reaktion	Ammo-niak g
1. Tag strenge Diät	50,4	2,1	++	3,2
2. „ „ „	48,3	2,4	++	3,8
3. „ „ „	58,9	3,1	++	4,3
4. „ Gemüsetag	28,2	2,1	++	2,9
5. „ „	20,3	1,9	++	2,8
6. „ Hafer, 250 g	38,3	1,9	++	2,4
7. „ „ 250 g	40,3	1,3	+	1,6
8. „ „ 250 g	30,0	0,9	+	1,5
9. „ „ 250 g	20,1	0,6	+	1,1
10. „ Gemüsetag	8,0	0,8	+	1,3
11. „ „	0,3	1,2	+	1,8
12. „ Hafer, 250 g	18,3	0,5	—	0,9
13. „ „ 250 g	5,6	0,1	—	0,9
14. „ „ 250 g	0	0,05	—	1,0
15. „ Gemüsetag	0	0,1	—	0,8
16. „ „	0	0,1	—	0,8
17. „ strenge Diät	0	0,15	—	0,7
18. „ „ „ u. 20 g Brot	0	0,18	—	1,0
19. „ „ „ „ 20 g „	0	0,12	—	0,9
20. „ „ „ „ 20 g „	0	0,13	—	0,8

Nach Maßgabe der Zuckerwerte, die den Hafertagen vorausgingen, handelt es sich um schwere Glykosurie mit starker Ketonurie verbunden. Es war nicht gelungen, bei strengster Diät unter 48 g Zucker herunterzukommen; selbst an den Gemüsetagen wurden noch mehr als 20 g Zucker ausgeschieden. Während der Haferkost ward dann der Urin zuckerfrei, und er blieb es auch, als man später zu der strengen Diät zurückkehrte. Ja es wurden sogar kleine Mengen anderer Kohlenhydrate jetzt gut vertragen, wovon vorher seit vielen Monaten keine Rede gewesen war.

Um noch einen Unparteiischen zu Worte kommen zu lassen, sei eine Tabelle G. ROSENFELD's abgedruckt, nach der unter täglich 100 g Hafer als einziger Nahrung Zucker und Aceton von hohen Werten schnell absanken.

Einfuhr	Zucker im Harn g	Aceton im Harn mg
1. Tag 36 g Stärke + 100 g Hafer	173	2960
2. „ 100 g Hafermehl	124	2360
3. „ 100 g „	110	—
4. „ 100 g „	90	2100
5. „ 100 g „	93	2550
6. „ 100 g „	76	1860
7. „ 100 g „	34	370
8. „ 100 g „	3	63
9. „ 100 g „ + 150 g Kartoffeln	0	32

Es scheint uns heute nicht mehr nötig zu sein, in Form von Einzelbeispielen ein größeres Material vorzulegen, das dem bisher über Hafertage usw. Vorgebrachten und noch weiter Vorzubringenden als Stütze dient. Wir können uns auf zusammenfassende Darstellung des Wichtigsten beschränken.

Welche Wandlungen in praktischer und theoretischer Hinsicht das jetzt fast 25 Jahre alte Verfahren durchmachte, spiegelt sich in verschiedenen Schriften C. v. NOORDEN's und seiner Schüler wieder; z. B. Berichte über Fälle aus älterer Zeit in seiner Abhandlung über Diabetes in v. LEYDEN's Handb. der Ernährungstherapie, Bd. 2, S. 255. 1904. Ferner zahlreiche Fälle aus C. v. NOORDEN's Frankfurter Klinik von E. LAMPÉ und aus seiner Wiener

Klinik von W. Falta. Besonders aber sei verwiesen auf die eingehende, mit zahlreichen Belegen ausgestattete Darstellung in der 7. Auflage dieses Buches, S. 464—494 (1917).

Wie sich später zeigte, war die Wirkung der kurzen Kohlenhydratperiode nicht an die Wahl gerade des Hafers gebunden. Im Sinne historischer Gerechtigkeit muß betont werden, daß diese Tatsache nicht etwa von anderen entdeckt wurde — wie in neuerer Literatur vielfach entstellend berichtet wird —, sondern zuerst auf Grund der durch C. v. Noorden selbst veranlaßten Untersuchungen, die von seinem damaligen Mitarbeiter F. Lampé und von seinem damaligen klinischen Assistenten W. Falta veröffentlicht wurden (S. 436).

Wertung und Indikationen der Haferkur. Indem wir ohne weiteres zugeben, daß Hafer auch durch andere Kohlenhydratträger ersetzt werden kann, müssen wir aus dem damals (1903) höchst überraschenden und vorher völlig unbekannten Erfolg der ursprünglich, Jahre hindurch, auf das lebhafteste bekämpften Haferkur die ihnen zuteil gewordene Wertung und ihre Indikation ableiten.

Wie aus dem obigen Beispiele sich ergibt, gelang es in zweifellos schweren Fällen, die gesamte diabetische Stoffwechsellage günstig umzustimmen (Abfall der Glykosurie; der Acetonurie; des Ammoniaks als Wahrzeichen der Acidosis). Dies war vorher zwar durch Hunger- oder Gemüsetage auch zu erreichen, aber doch nur mit weit kürzerer Nachwirkung. Es wurde auch angestrebt durch langgedehnte Kuren kohlenhydratfreier Kost ohne oder mit Beschränkung der Eiweißzufuhr. Aber da, wo Umschwung der Lage am notwendigsten war, in mittelschweren und schweren Fällen, drohte immer im Gefolg solcher Maßnahmen das Gespenst gefährlicher Acidosis. Hier nun gerade erwies sich das Haferverfahren als überaus wertvolles, wenn auch nicht als unfehlbares Hilfsmittel. Die Acidosegefahr war es, nicht die Höhe der Glykosurie, welche zur Haferkur greifen ließ. In diesem Sinne benutzten C. v. Noorden und seine Schüler dieselbe bis zum Beginne der Insulinperiode in Tausenden von Fällen. Wer sich in das Verfahren eingelebt hatte, konnte beginnende Acidosis schnell vertreiben und bestehende ernstere Acidosis stark eindämmen. Wenn nach Abschluß der Haferperiode die Kost langsam und bedächtig aus Gemüsetagen weiterentwickelt wurde, konnte man auf längere Zeit zu kohlenhydratarmer oder sogar -freier Kost übergehen. Man konnte durch periodisches Wiederaufnehmen der Haferkur (oft aller 4—6 Wochen) etwaigem neuen Anstieg der Acidosis wirksam begegnen. Mancherlei Gruppierung der einzelnen Kostformen war möglich. In dieser Weise gelang es, schwerbedrohte Kranke, deren Lebensdauer früher wohl nur nach Monaten oder halben Jahren zu bemessen gewesen wäre, viele Jahre hindurch über Wasser zu halten. Es gelang, damit drohendes Koma abzuwenden und die Gefahren schwerer Operationen und komplizierender septischer Erkrankung zu überwinden.

Die Haferkuren und ihre Abarten, anfangs so schwer befehdet, hatten sich bis zum Beginn der Insulinperiode als hochbewertetes Rüstzeug in der Behandlung mittelschwerer und schwerer Fälle durchgesetzt. Nur im Rahmen weitestgehender, entkräftigender Unterernährung (Allen-System, S. 430) waren sie entbehrlich; im Rahmen der Petrén-Kost vielleicht auch, aber nach eignen Erfahrungen wurde der Erfolg der Petrén-Kost gesteigert und ihre Durchführbarkeit erleichtert, wenn man Haferkuren oder dgl. einschaltete.

In ganz schweren Fällen versagte das Verfahren in seiner ursprünglichen Form (250 g Hafer, vgl. oben) recht oft; wie sich später herausstellte, weil die damals angewendeten Nährstoffmengen (Kohlenhydrate und Fett) zu groß waren, so daß der schädliche Massenreiz sich stärker auswirkte als die Schonkraft der Kostform. Wenn man aber nach Vorschalten von Gemüse- oder Hungertagen mit etwa 80 g Hafer begann, an den nächsten 2 Tagen auf 100 und 120 g steigend, dann nach Zwischenschalten von 2 Gemüsetagen in der folgenden 3 tägigen Haferperiode die Werte von etwa 100, 150, 200 g einsetzend, also mit der Kohlenhydratzufuhr sich gleichsam einschlich, konnte doch noch Treffliches erzielt werden. Wie wichtig dies sei, und wie sehr man dadurch den Machtkreis der Haferkur erweitere, hob besonders und mit Recht L. Blum hervor. Andere Male schien es ratsam, nur einen einzelnen

Hafertag zwischen je einen Gemüsetag einzuschalten und dies periodisch zu wiederholen (d. h. etwa aller 8—10 Tage). Schon frühzeitig griffen wir in schweren, acidotisch bedrohten Fällen zu vielfachem Hintereinanderschalten von Haferperioden (z. B. 2 Gemüsetage, 3 Hafertage, 2 Gemüsetage, 3 Hafertage usw.), so daß eine mehrwöchige Kohlenhydratkur daraus entstand. C. v. NOORDEN's Schüler L. MOHR, der dies Verfahren an C. v. NOORDEN's Klinik geübt hatte, berichtete später darüber. Das waren dann schon „Kohlenhydratkuren" im weiteren Sinne des Wortes. Bei so lang und noch länger gedehnten Kuren wäre es natürlich unerträglich gewesen, bei Hafer als einzigem Kohlenhydratträger zu bleiben. Als W. FALTA später — nicht unwidersprochen (siehe unten) — Kohlenhydratkuren als Dauerkost (oder wenigstens für sehr lange Zeiträume) empfahl, mußte er daher reichen Wechsel unter Amylaceen (Mehlfrüchten) gestatten. Wir selbst kamen von den langgedehnten Hafer- und Mehlfruchtkuren bald zurück, da wir mit anderer Gruppierung der Kost besseren Einfluß auf Stoffwechsellage, Kräftezustand und Behagen der Schwerdiabetiker gewannen (S. 461).

Für Leichtdiabetiker, die bei einer der Stoffwechsellage angemessenen Kost acetonfrei waren, bot uns Hafer- und sonstige Kohlenhydratkur keinen Vorteil, wie C. v. NOORDEN schon frühzeitig berichtete. Eher hatten wir den Eindruck nachteiligen Einflusses.

Der Blutzucker verhält sich, ebenso wie der Gesamtausschlag der Haferkur bei den Einzelfällen sehr verschieden. Bei günstiger Wirkung zeigt er aber doch ein einigermaßen typisches Verhalten. Der Nüchternwert steigt während der 3—4tägigen Haferperiode, auch wenn der Harn zuckerfrei wird, sinkt aber in der Nachperiode erheblich, und zwar unter den früher behaupteten Wert ab. Während dieser Typus bei öfterer Wiederholung unter dem Einflusse der einzelnen Haferperioden — meist aber mit weit geringerem Ausschlage als das erste Mal — aufrechterhalten wird, hängt es von Lage und Weiterentwicklung der Krankheit ab, ob das allgemeine Niveau des Blutzuckerspiegels später etwas sinkt, gleichbleibt oder steigt.

Wir teilen hier die Durchschnittswerte aus 6 Versuchsreihen mit, in denen die 1. Blutzuckerbestimmung nach vorausgegangener strenger Diät (Kostform a, S. 422), also vor einer ersten Haferkur ausgeführt wurde. Es handelte sich nur um acidosisbedrohte Schwerdiabetiker.

Nüchternwert am 1. Gemüsetag: 252
,,　　　　,, 1. Hafertag (nach 2 Gemüsetagen): 189
,,　　　　,, Morgen nach 3 Hafertagen: 266
,,　　　　,, Morgen nach 2 weiteren Gemüsetagen: 170

In allen diesen 6 Fällen war der Harn am Morgen nach dem 3. Hafertage zuckerfrei. Das unterschiedliche Verhalten von Harn- und Blutzucker hängt vielleicht damit zusammen, daß Haferkost die Durchgängigkeit der Nieren für Zucker etwas erschwert (H. BARRENSCHEEN). Wir halten dies um so mehr für wahrscheinlich, als man nach anderen Kohlenhydratperioden (z. B. Obsttagen oder Reis-Obst-Tagen) solches Auseinanderweichen der beiden Größen nicht so stark in die Erscheinung tritt.

Insulin hat das Anwendungsgebiet der Haferkur und ihrer Abarten eingeschränkt, hat sie aber durchaus nicht aus der Diabetesbehandlung vertrieben. Wir machen mit größtem Vorteil auch im Rahmen der Insulinkur Gebrauch davon, zumal da, wo wir zwar der Glykosurie, aber nicht völlig der Acetonurie Herr geworden sind (S. 501).

Ratschläge zu den Haferkuren. Da wir die Haferkuren trotz des Insulins, das uns eine so mächtige Waffe geworden ist und welches einen großen Teil der von Kohlenhydratkuren erhofften Wirkungen übernommen hat, nicht für abgetan halten, dürfen wir an praktischen Ratschlägen nicht vorbeigehen, die sich aus Erfahrungen der Vergangenheit ableiten. Auch in anderem Zusammenhang Erwähntes wird hier kurz berührt.

Das Charakteristische der C. v. NOORDENschen Haferkur war:

a) Vor-, Zwischen- und Nachschalten von Gemüse- oder Hungertagen. Ein Hungertag unmittelbar vor der 1. dreitägigen Haferperiode ist zweckmäßig, öfteres Zurückgreifen darauf aber meist unnötig, sogar unzweckmäßig.

b) Die Rückkehr zu auskömmlicher Diabetiker-Dauerkost soll langsam erfolgen: erst Gemüsetage, dann allmähliche Zulage von Fleisch, dann erst Ausproben der erlangten Bekömmlichkeit für Kohlenhydratzulagen.

28*

c) Auch die **Anreicherung mit Fett** erfolge langsam. Die Auswirkung der Hafertage selbst auf Acetonurie ist zwar günstiger, wenn sie nur mäßige Mengen Fett zuführen. Anderseits ist der Gewinn, daß bei eiweißarmer kohlenhydratreicher Kost viel Fett gut vertragen wird der Ausnützung wert. Dann müssen aber die folgenden Gemüsetage sehr fettarm sein (S. 432).

d) In der Regel sollte man an den Kohlenhydrattagen **keine anderen Kohlenhydratträger neben Hafer** verabfolgen. Das gilt auch für andere Formen dieser Kost (siehe unten); manches paßt freilich gut zusammen, z. B. Reis und Obst. Die Mischung verschiedener Amylaceen schadet zwar nicht so viel, wie C. v. NOORDEN anfangs annahm (L. BLUM, G. E. ROSENFELD, W. FALTA), aber sie läßt das Maximum des erreichbaren Nutzens nicht aufkommen. Bei langgestreckten und in schneller Folge wiederholten Kohlenhydrat-Kurperioden ist Mischung freilich unerläßlich (S. 458). Wenn man sich aber — wie gewöhnlich — auf 1—2 solcher Perioden beschränkt, liegt nach unseren reichen Erfahrungen kein Grund für Abwechslung innerhalb der Einzelperiode und damit für Verzicht auf das Erreichen maximalen Erfolges vor.

e) Ersatz der Hafersuppen und -breie durch **Haferbrot** ist unzweckmäßig, wie C. v. NOORDEN frühzeitig berichtete und wie L. BLUM, G. ROSENFELD, H. STRAUSS, ROTH, W. WOLFF u. a. bestätigten. Auf welcher chemischer Veränderung durch den Backprozeß dies beruht, ist unbekannt.

f) Die Hafer-Butter-Kost führt manchmal zu **Diarrhöen**. Beigabe von Pankreon (3 g) und Calcium carbonicum (5 g täglich), unter Umständen auch ein wenig Opium beseitigt dies.

g) Manche Diabetiker neigen an den Hafertagen zu **Ödem**. Zweifellos begünstigt Beigabe von Kochsalz und von Natrium bicarbonicum dies. Beides muß wegbleiben. Besteht dennoch Neigung zu Ödem fort, was bei Benutzung von Grünkern, Reis, Obst, Milch niemals vorkommt, so greife man zu kleinen Mengen Theocin. Es sei daran erinnert, daß Haferkost die Durchgängigkeit der Nieren beeinträchtigt (S. 435).

h) Hafer als **Nebenkost**. Aus dem Erfolg der Haferkuren übernahm die ärztliche Praxis vielfach die irrtümliche Meinung, Hafer sei im Gegensatz zu Brot, Kartoffeln, Mehl usw. so gut bekömmlich, daß man Hafersuppen und -breie beliebig, ohne Anrechnung auf Kohlenhydratwert jeder sonstigen Kostform ohne Nachteil zulegen dürfe, z. B. bei gewöhnlicher strenger Diät (S. 422). Dies ist grundfalsch. Hafer in solcher Anordnung ist durchaus nach seinem Stärke- bzw. Weißbrotwert zu berechnen (Tabelle, S. 394). Daher können wir auch das neue Bananen-Haferbrot (Marke Ba-Ha) nicht befürworten. Sein Amylumgehalt wirkt wie jegliches Amylum (Kohlenhydratgehalt = $62\,^0/_0$).

Ersatz des Hafers durch andere Kohlenhydratträger. Anfangs schien es, als ob dem Hafer eine spezifische Sonderwirkung unter den Kohlenhydratträgern zukomme. Obwohl dies in gewissem Sinne vielleicht der Fall ist (S. 438), war es doch insofern falsch, als man darauf zumindest nicht das Hauptgewicht zu legen berechtigt war. Sicher hatte besondere Eigenschaft der Haferstärke gar nichts mit dem günstigen Ausschlag der Haferkur zu tun (E. LAMPÉ, F. W. PAVY, A. MAGNUS-LEVY). Inzwischen erwiesen sich so gut wie alle Kohlenhydratträger, sogar reiner Traubenzucker, als gleichsinnig wirkend, wenn man sie in solcher Anordnung den Zuckerkranken darreicht, wie C. v. NOORDEN für Haferkuren vorschrieb. Gleichsinnig, aber keineswegs gleich vorteilhaft. Die Unterschiede beziehen sich z. T. auf rein praktische Zweckmäßigkeit, z. T. hängen sie offenbar ab von dem Gehalte der Kohlenhydratträger an sonstigen chemischen Bestandteilen.

Da die Eignung der verschiedensten Kohlenhydratträger zu gleichem Zwecke bekannt ist, beschränken wir uns hier nur auf kurze historische Übersicht.

Schon in der ersten, breit angelegten Arbeit über Haferkuren wertete E. LAMPÉ, gestützt auf die mit C. v. NOORDEN gemeinschaftlich behandelten Krankheitsfälle aus früheren Jahren: Gerstenmehl, Weizenmehl, Buchweizengrütze, Kartoffeln im Vergleich zu Hafer.

W. FALTA (aus C. v. NOORDEN's I. medizinischer Klinik in Wien): Milch, gemischte Cerealien, Weizenmehl.

Bananen (besonders gut abschneidend): C. v. NOORDEN in 5. Auflage dieses Buches (1910); später G. ROSENFELD, W. WEILAND, J. GROBER, H. SALOMON.

A. MAGNUS-LEVY: Gersten-, Weizen- und Roggenmehl.

L. BLUM: Weizenmehlsuppen und -breie.

Kartoffeln, sehr oft durchgeprüft: M. LABBÉ, W. WOLFF, H. STRAUSS, R. ROUBITSCHEK, und O. GAUPP, H. HOCHHAUS, G. ROSENFELD, A. v. TORAY.

Trockene Hülsenfrüchte: M. LABBÉ, J. SIGEL, LE GOFF.

Reis: F. Umber, C. v. Noorden und S. Isaac.
Traubenzucker: G. Klemperer.
Eigne Versuche C. v. Noorden's (teils in Frankfurt a. M., teils in Wien ausgeführt)
erstrecken sich auf Vergleich zwischen Hafer einerseits, anderseits Weizen grob geschrotet
und fein vermahlen, Gerste, Roggen, Reis, Hirse, Buchweizen, Maisgries und feines Maismehl; Linsenmehl, Trockenlinsen, junge Puffbohnen, Sojabohnenmehl; Kartoffel, Topinambur; Bananen, Äpfel, Kirschen, Milch, Reis mit Obst, Milch mit Obst.

Alle Erfahrungen zusammengenommen, eigneten sich für 1—2 je 3tägige
Kohlenhydratperioden: am besten Hafertage, und mindestens ebensogut
Bananen; ein Urteil, zu dem auch A. Magnus-Levy gelangte; für langgedehnte
und oft wiederholte Kohlenhydrat-Kurperioden: Wechsel zwischen verschiedenen Zerealien, unter Beigabe von etwas Obst, wie W. Falta zuerst aus
C. v. Noorden's Klinik beschrieb und wie er es später zur Mehlfruchtkur weiter
ausbaute. Für Einzeltage eignet sich weitaus am besten Obst (E. Lampé),
roh oder gekocht; ferner Reis (ca. 70 g) zusammen mit Obst (ca. 700—800 g).
Solche vereinzelte Obst-, bzw. Reis-Obst-Tage darf man bei Leichtdiabetikern
unbedingt, bei Schwerdiabetikern meist auch ohne vorbereitenden Entlastungstag
(Gemüse- bzw. Hungertag) in die Kost einschieben; beim Schwerdiabetiker muß
dann aber stets ein Entlastungstag folgen (Gemüsetag, fettarmer Eier-Salat-
Tag oder Fasttag). Von Rohobst bevorzugen wir Bananen, Äpfel, Erdbeeren,
Ananas. Zu Entwässerungszwecken sind Obst- oder Reis-Obst-Tage oder Milch-
Obst-Tage unbedingt das weitaus beste (C. v. Noorden und S. Isaac).
Die 3—4tägige Haferkur mit Gemüsetagen als Vor- und Nachläufern erwies
sich alles in allem durch ihre starke Senkung der Glykosurie und Acetonurie als
schnell und kräftig wirkende Schonkur. Neu war, daß etwa 160 g Amylum
(in 250 g Hafer) die Glykosurie nicht mächtig in die Höhe trieb. Dies beruht
zweifellos großenteils auf Art der Kostordnung, d. h. auf dem Vorschalten der
entlastenden Gemüsetage; ohne dieselben bleibt der Erfolg weit hinter dem Optimum zurück.
Jetzt, wo man allgemein — auch wir tuen es — die Kohlenhydrattage —
gleichgültig welcher Art — eiweißarm gestaltet und daneben auch die Fettzufuhr
wesentlich beschränkt bzw. z. B. an Obsttagen und an Reis-Obst-Tagen gänzlich
ausschaltet, ist es sehr einfach zu sagen: der Wegfall der von diesen beiden Nährstoffen ausstrahlenden Reize auf die Zuckerproduktion schafft freie Bahn für
ordnungsgemäße Verwendung der Kohlenhydrate in der Leber (Glykogenansatz
und -abbau). Da unzweifelhaft die Wirkung jeglicher Kohlenhydratkur durch
Eiweißarmut, weniger deutlich durch Fettfreiheit gefördert wird, steht nichts
im Wege bei Obstperioden, bei Reis-Obst-Perioden, bei reinen Hafertagen ohne
Zusatz und bei ähnlichen Kuren zur Deutung des Erfolges auf die Eiweiß- und
Fettarmut als ausschlaggebend zu verweisen. Dabei stehen zu bleiben wäre
aber ebenso bequem wie kurzsichtig. Man darf nicht vergessen, daß die ver-
blüffenden Ersterfolge, über die C. v. Noorden und E. Lampé berichteten, zumeist auf eine Kostform gegründet waren, die teils mit Weizenkleber, teils mit
Eiern und ferner mit Fett stark angereichert war. C. v. Noorden wies daher
schon frühzeitig in einer Aussprache, R. Kolisch gegenüber, darauf hin, daß
man mit Eiweißarmut das Geschehen nicht völlig erklären könne. Es machen
sich zumindest, ganz losgelöst von Menge, auch Qualitätsunterschiede bei
den Eiweißträgern geltend.
Daß im Gegensatze zu Weizenkleber und Eiern Zulage von Fleisch die Auswirkung der Hafertage gefährde, berichtete C. v. Noorden frühzeitig, ebenso
L. Blum. Einzelne Male traf dies nicht zu (G. Rosenfeld und nach mündlicher Mitteilung auch H. Salomon); wir selbst sahen gleiches als Ausnahme.
Bei erneuter Durchsicht einschlägiger Befunde stellte C. v. Noorden fest,

daß das Ausbleiben unterschiedlicher Ausschläge von Fleisch- und Käse-
belastung einerseits, Cerealien- und Eiereiweiß anderseits zusammenfielen mit
fettarmer Gestaltung der Kohlenhydrattage. Bei Fettreichtum der Kost,
wie es die ursprüngliche Haferkost war, besteht aber der betonte Unterschied
zu recht. Neue vergleichende Versuche bestätigten beides. Das ist, praktisch
genommen, von Belang. Es folgt ein Beispiel mit verhältnismäßig fettreicher
Kost.

Es handelte sich um einen Fall mittelschwerer Glykosurie (S. 114). An sämtlichen Gemüsetagen war die Kost nach Art und Menge völlig gleich; ebenso bestand die Haferkost an den
12 Hafertagen gleichmäßig aus je 200 g Hafergrütze + 125 g Butter. In der 2. Haferperiode
wurde je $^1/_3$ der in 100 g Weizenkleber enthaltenen N-Substanz dargereicht in Form von
Fleisch, Käse und Kleber (auf Grund vorausgegangener Analysen des Materials).

Gemüsetag	2,2 g Zucker	
3 Hafertage mit 100 g Kleber	4,9 g ,,	(Mittelwert)
Gemüsetag	0	
3 Hafertage mit Fleisch, Käse und Kleber (siehe oben)	29,8 g ,,	(Mittelwert)
Gemüsetag	3,8 g ,,	
3 Hafertage mit 100 g Kleber	3,2 g ,,	(Mittelwert)
Gemüsetag	0	
3 Hafertage mit 100 g Kleber	0	
Gemüsetag	0	

Die Periode mit gemischten Proteinträgern fiel nicht nur ungünstiger aus, sondern hatte
noch unerwünschte, erst in der 4. Haferperiode wieder ausgeglichene Nachwirkung.

Auf Grund zahlreicher gleichsinniger Beobachtungen, die bis in die früheste
Zeit der Haferkur zurückreichen, kam C. v. NOORDEN in letzter Auflage dieses
Buches (1917) zu folgendem Schluß:

Der Einfluß, welchen reichliche Kohlenhydratzufuhr (bei Kohlenhydratkuren
aller Art) auf Glykosurie und Acetonurie ausüben, wird zweifellos mitbeherrscht
durch den Proteingehalt, minder deutlich auch von dem Fettgehalte der
Kost. Aber nicht nur die Menge des Proteins als solches ist maßgebend, sondern
auch Menge und Art sonstiger Begleitstoffe, nicht nur solcher, welche in
etwaiger Nebenkost (z. B. Fleisch, Eiern, Gemüsen u. a.), sondern auch solcher,
welche in den verwendeten Kohlenhydratträgern selbst enthalten sind. Ob die
Einfluß gewinnenden, das Optimum des Erfolges mindernden Nebenstoffe nur
zu den N-haltigen Substanzen der Nahrung gehören oder auch zu den N-freien
oder gar zu den Mineralstoffen, ist noch ungeklärt. Da die Nahrungsmittelchemie
im wesentlichen nur einen ganz oberflächlichen Einblick in das zusammensetzende
Stoffgemisch erlaubt, über Einzelbestandteile uns bisher aber nur sehr wenig
aufgeklärt hat, muß die Erfahrung, nicht die Theorie entscheiden, welche Kohlenhydratträger und welche Nebenkost das Maximum des Erfolges verbürgen. Wir
fanden durchgängig, daß bei leichteren Diabetesformen eine Verschiedenheit der
Wirkung sich kaum verrät, bei dem viel empfindlicheren Zuckerhaushalte der
Schwerdiabetiker aber oft in sehr beachtenswertem Maße. So steht die Frage
auch heute noch. Wir können daher nicht mit W. FALTA übereinstimmen, der
sowohl in seiner Monographie über Mehlfruchtkuren, wie auch neuerdings wieder
in kleineren Arbeiten[1]) den „Zuckerwert" einer Kost (d. h. ihren Einfluß auf
den Zuckerhaushalt) in eine mathematische, nur den Kohlenhydrat- und Proteingehalt berücksichtigende Formel zwängt.

Es lag nahe, an das Vorhandensein spezifischer Stoffe zu denken, welche
bestimmten Kohlenhydratträgern günstigen Einfluß auf den Zuckerhaushalt
verschaffen. Da das Vorkommen solcher Substanzen (wenn auch schwach und

---

[1]) FALTA, W.: Über den Zuckerwert der Kost. Wien. klin. Wochenschr. 1925, Nr. 22;
Berechnung des Zuckerwertes verschiedener Kostformen. Wien. klin. Wochenschr. 1925,
Nr. 30; Über den Zuckerwert der Kost. Wien. klin. Wochenschr. 1925, Nr. 43.

ungenügend wirkender) in einzelnen Pflanzen bekannt ist, z. B. in Syzygium Jambulanum und in Vaccinium Myrtillus = Heidelbeere, S. 438), warum sollte es nicht für andere Pflanzen zutreffen? Die Aufmerksamkeit richtete sich naturgemäß am meisten auf den Hafer.

C. v. NOORDEN machte Versuche mit verschiedenen Extrakten, teils selbst hergestellten, teils aus chemischen Fabriken bezogenen. Er hatte einmal ein selbsthergestelltes Haferextrakt in Händen, das stark giftig war; seine Injektion verminderte die Glykosurie eines pankreas-diabetischen Hundes; das Tier ging aber ebenso wie die übrigen bald ein. Die Zuckerverminderung war vielleicht schon der Ausdruck des Verfalls. C. v. NOORDEN berichtete vor längerer Zeit kurz über diese Versuche (1909). Andere Forscher waren nicht glücklicher beim Aufsuchen eines den Zuckerhaushalt beeinflussenden Körpers im Hafer (A. MAGNUS-LEVY, G. ZÜLZER).

Vereinzelte anderslautende Angaben liegen allerdings vor: z. B. K. BÜRKER fand die Dextroseoxydation durch Zusatz von frisch bereitetem Haferextrakt wesentlich beeinflußt. W. HIS und JEANNERET sahen die Glykosurie bei Verabfolgen alkoholischen Haferextraktes deutlich sinken; nach H. BORUTTAU hält sich das Glykogen in dem künstlich durchbluteten Herzen pankreasloser Tiere besser und länger, wenn der Nahrung vorher Haferextrakt zugemischt war. Da man nach vorläufiger Mitteilung dieser Befunde nichts weiter über ihre Nutzanwendung hörte, scheinen die Autoren selbst sie als unfruchtbar aufgegeben zu haben.

Vor 2 Jahren beschrieben dann E. BODEN, P. NEUKIRCH und F. WANKELL (Klin. Wochenschr. 1924, Nr. 31) günstige Erfolge injizierten Haferextraktes; es schien insulinartige Wirkung erzielt zu werden. Offenbar erfüllten sich die anfänglichen Hoffnungen nicht; wenigstens verlautete nichts darüber. Eigne Nachprüfung mit Extrakten, die wir uns nach P. NEUKIRCH's Vorschrift bereiteten, ermunterten gleichfalls nicht.

Auf einen Trugerfolg der Haferkur, der freilich nur höchst selten eintritt (C. v. NOORDEN sah im ganzen viermal derartiges Vorkommnis), sei noch hingewiesen:

Während der Haferkur ward sehr wenig Zucker ausgeschieden, unmittelbar darauf aber, unter Grüngemüse-Eier-Fett-Diät erfolgte eine mächtige Zuckerausscheidung, z. B.:

An 2 Gemüsetagen: je 0 g Zucker, an 3 Hafertagen: je 0 g Zucker, an 3 folgenden Gemüsetagen: 96, 106, 22 g Zucker.

In solchen Fällen handelt es sich einfach um Zuckerretention. Ähnliches betrifft unter Haferwirkung auch den Harnstoff, wie C. v. NOORDEN schon in seiner ersten Haferarbeit beschrieb. Ob die Zuckerretention renal (H. BARRENSCHEEN) oder extrarenal bedingt ist, steht dahin. Die Einstellung des Nüchternwertes für Blutzucker (S. 435) scheint darzutun, daß in kleinem Maße mit solcher Retention während der Haferkuren häufig zu rechnen ist. Für die Gesamtwirkung ist sie unter Hunderten von Fällen kaum einmal ausschlaggebend.

4. Über Dauerkostformen.

Bisher besprachen wir Kostformen, die sich nur oder doch vorzugsweise für kurzbemessene Schonkur im strengeren Sinne des Wortes eignen. Aber auch die Dauerernährung des Diabetikers soll und muß den Charakter einer Schonkur wahren, wenn irgend möglich mit Auswirkung dahin, daß der Harn dauernd zuckerfrei bleibt. Wir betonten, daß nur dann wahre und dauernde Besserung bzw. mindestens Stillstand der Stoffwechselstörung zu erwarten sei; auf Ausnahmen wurde hingewiesen (S. 267). Die erstrebte Zuckerfreiheit war auf die Dauer bei Schwerdiabetikern früher höchst selten, bei mittelschweren Formen auch nur mit Mühe zu erreichen. Das Insulin zog eine große Anzahl von Diabetikern, aber leider doch nicht alle in die schon früher die Mehrzahl bildende Gruppe derjenigen Fälle hinüber, wo man die Glykosurie gänzlich fernhalten kann.

Von den im vorherigen Abschnitt beschriebenen Kostformen waren einige auch als wahre Dauerkost in Gebrauch: die gewöhnliche strenge kohlenhydratfreie Diät ohne und mit Beschränkung der Proteine (S. 422, 423); seltener die eiweißreiche, kohlenhydratarme BANTING-Kost. Auch Kostformen, die grundsätzlich der Haferkur nahestehen, sind zu nennen. Im großen und ganzen bediente man sich seit langem aller dieser Kostformen im Rahmen der Dauerkost, aber nur als gelegentlich oder periodisch eingeschalteter Teilstücke des ganzen Aufbaues.

Von Dauerkost muß man verlangen, daß sie unter Wahrung ihres schonenden Charakters allen Bedürfnissen des Körpers Rechnung trägt, sowohl in stofflicher wie in energetischer Hinsicht. Dies vermochte nach Theorie und Erfahrung unter den vorerwähnten Kostformen nur die kohlenhydratfreie Eiweiß-Fett-Kost. Sie vermochte es nicht nur bei Freigabe des Eiweißverzehrs (oben Kostform a), sondern auch bei mäßiger Beschränkung desselben (oben Kostform b). Aber sie forderte doch auf die Dauer allzu große Entsagung, und ihre mangelhafte Schutzkraft gegen Ketonurie ließ sie nur in einer beschränkten Zahl von Fällen zu. Alle anderen, vorerwähnten Kostformen, wenn sie auch gegen Acetonurie und gegen Glykosurie nachdrücklicher sich auswirkten, stoßen auf Bedenken, teils wegen zu geringen Protein- oder Caloriengehaltes, teils wegen zu großer Ansprüche an die Entsagungskraft des Patienten (letzteres namentlich bei der PETRÉN-Kost; S. 427).

Der Stoffwechselkundige wird heute keine Dauerkost mehr als vollwertig anerkennen, die gar keine oder nur gleichsam schattenhafte Reste von Kohlenhydratträgern zuführt. Wir durften und mußten auf langgestreckte Perioden solcher Kost bestehen, weil es das einzige Verfahren war, das einen zum Fortschreiten neigenden Diabetes einigermaßen im Zaume hielt und dem Patienten damit ein großes Stück Zukunft rettete. Wir brauchen dies jetzt nicht mehr zu tun und wir dürfen es nicht mehr, weil bei richtig geleiteter Diät-Insulin-Kur das Insulin eine beträchtliche Menge von Kohlenhydratzulage bekömmlich und unschädlich macht.

Die allgemeine ärztliche Praxis hat die von Kohlenhydratträgern völlig befreite Kostformen niemals aufgenommen (S. 375 ff.). Sie fügte stets einer eiweiß- und fettreichen Hauptkost beträchtliche Mengen von Kohlenhydrat zu. Hierdurch wurde viel geschadet, weil damit gerade die unglücklichste Kombination von Nährstoffen hergestellt wurde (s. unten). Sie führte u. a. anderen auch häufig zu unerwünschter und schädlicher Überernährung.

Fachärztlich ist schon lange erkannt und therapeutisch ausgenützt worden, daß die Erfolge weit günstiger sind, wenn nur 2 der Hauptnährstoffe in der Kost vorherrschen und der dritte nur als untergeordneter Begleiter hinzutritt. Diese Erkenntnis leitete sich aus den Erfahrungen über Kohlenhydratkuren her (S. 432) und führte zu „Wechselkost", die durch Einschaltung eiweißreicher Perioden die Nachteile kohlenhydratreicher Perioden auszuschalten strebt und umgekehrt.

Leitsätze. Ehe wir besprechen, wie einzelne Kostformen in den Rahmen einer Dauerkost sich fügen, müssen als führende Gesichtspunkte folgende Erfahrungstatsachen hingestellt werden, welche für die Gruppierung der einzelnen Nährstoffe (Zweinährstoffkost) maßgebend sind:

1. Viel Eiweiß + viel Fett läßt sowohl bei leichten wie namentlich bei schweren Formen des Diabetes am wenigsten Belastung mit Kohlenhydratträgern (Nebenkost, S. 393) zu.

2. Mäßige Mengen von Protein (etwa im Sinne B. NAUNYN's 0,9—1,0 g pro Tag und Kilogramm, S. 354) + viel Fett läßt zwar eine etwas reichere Beschickung mit Kohlenhydraten zu; aber voll befriedigend wirkt sich die Kombination der 3 Nährstoffe auch in dieser Form nicht auf Glykosurie und Acetonurie aus.

3. Wenig Eiweiß + viel Fett wirken zwar sehr günstig auf Glykosurie und Acetonurie (Gemüsetage, PETRÉN-Kost). Was man aber auf die Dauer daneben an Kohlenhydratträgern geben darf, ohne Glykosurie und Acetonurie zu erwecken oder zu steigern, ist nur sehr gering. Es erhebt sich kaum über die Zulage, welche Kombinationen 1 und 2 gestatten; oft steht die Toleranz da-

hinter zurück. Wir erblicken die Ursache in der überaus geringen Proteinzufuhr und deren schädigendem Einfluß auf die Hormonbildung (S. 355). Es dauert oft unendlich lange (Wochen und Monate), bis man durch ganz langsamen Anstieg der Protein- und der Kohlenhydratgaben eine merklich bessere Kohlenhydrattoleranz verzeichnen kann.

In kurzen Perioden (wenige Tage) gestattet die Kombination: sehr wenig Eiweiß + viel Fett starke Belastung mit Kohlenhydrat. Dies trat bei den Haferkuren und allen ihren Abarten deutlich hervor und konnte therapeutisch mit Erfolg ausgenützt werden. Der Lockreiz für Glykosurie ist gering, die Acetonurie wird zurückgedrängt, freilich entschieden nachdrücklicher, wenn der Fettreichtum der Kost mäßig oder nur sehr gering ist.

4. Eiweißträger allein, ergänzt durch gehaltarme Grüngemüse, unter Ausschluß von Fett (oder mit sehr wenig Fett) wirkt sich sowohl auf Glykosurie wie auf Ketonurie bedeutend günstiger aus, als gleiche Kost mit viel Fett (Nr. 1).

5. Fettarme Proteinkost (Nr. 4) läßt sich ohne nennenswerte Reizwirkung auf Zuckerproduktion mit sehr viel größeren Kohlenhydratmengen verbinden, als die vorerwähnten Kombinationen 1 und 2; sogar die Kombination 3, wenn sie sich über längere Zeiten erstreckt, steht dahinter zurück (Gründe s. oben). In kurzzeitigen Vergleichsperioden ist dies anders. Je nach Lage des Falles wird bei gleicher Kohlenhydratmenge die magere Eiweißkost oder die fettreiche eiweißarme Kost, zumeist wohl die letztere besser abschneiden. Wie alle kohlenhydratreichen Kostformen, welche die Glykosurie nicht stark in die Höhe treiben, macht sich die Kombination: fettarme Proteinkost + reichlich Kohlenhydrat auch in bezug auf Acetonurie vorteilhaft geltend. Auf die Calorienarmut dieser Kost, welche ihre Anwendungsbreite beschränkt, sei schon jetzt hingewiesen. Vgl. S. 448.

a) Die kohlenhydratfreie, fettreiche Vollkost.

Wir rechnen dazu die „strenge Diät" und die „halbe Fleischkost", welche unter Zeichen a und b beschrieben wurden (S. 422ff.). Dort ist auch über Auswahl zugehöriger Nahrungsmittel berichtet; Einzelheiten darüber in unserem Verordnungsbuch S. 60—66. Wir nennen beide Formen „Vollkost", weil sie sicher in bezug auf Calorien den Gesamtbedarf decken können und es erfahrungsgemäß auch tun. Die mäßige Beschränkung der Eiweißzufuhr in „halber Fleischkost" streicht letztere nicht aus der Gruppe „Vollkost"; denn die Proteinmenge liegt zwar an unterer Grenze, aber doch noch innerhalb normaler Breite des Eiweißverzehrs. Auch für Mineralstoffe und Vitamine ist genügend gesorgt (S. 383). Obwohl jetzt als wahre Dauerkost kaum noch gebräuchlich und meist nur als Einschiebsel benutzt, erweist sie sich in leichten und mittelschweren Fällen auch für etwas längere Zeit, z. B. für 1—2 Wochen, als brauchbar und vorteilhaft (s. unten). Dabei ist dann folgendes zu beachten:

Man beschränke solche längeren Perioden auf Patienten, die bei dieser Kost zuckerfrei bleiben und verwende sie nie bei acidose-bedrohten Kranken.

Der Eiweißgehalt der Kost soll nicht geringer sein als 0,9—1,0 g pro kg Körpergewicht.

Insulin darf während solcher Perioden nur gegeben werden, wenn sich die Patienten unter dauernder Aufsicht befinden (Anstaltsbehandlung). Die Gefahr hypoglykämischer Anfälle ist angesichts der Kohlenhydratarmut des Genossenen zu groß.

Geeignet sind nur Patienten, die bei dieser Kost nicht in steigendem Maße acetonurisch werden. Unter Leicht- und Mittelschwerdiabetikern ist dies immerhin die Mehrzahl. Vorübergehendes Auftreten von Aceton an den ersten Tagen solcher Kost ist unbedenklich (S. 194). Auch bei Gesunden trifft man es unter gleichen Umständen an.

Alkalien, die wir sonst möglichst vermeiden (S. 381), sind in mäßiger Menge zweckmäßig, um die Ausscheidung etwaiger saurer Ketonkörper zu erleichtern. Wir empfehlen entweder täglich 1 Flasche Fachinger oder 1 Flasche des kalireichen Omalkanwassers (S. 385).

Fette werden an den ersten 3—4 Tagen besser in nur kleinen Mengen gestattet, etwa entsprechend der Diabetiker-BANTING-Kost (S. 424), dann nach Bedarf langsam steigend. Dieses Vorgehen ist ein wesentlicher Schutz vor stärkerer Acetonurie. Beim Ansteigen der Fettzufuhr muß auf Acetonkörper im Harn geachtet werden. Daß gerade viel Eiweiß und viel Fett zusammen die Acidosis begünstigen kann, ward erwähnt (S. 378).

Mineralwasser-Trinkkuren nach Karlsbader, Mergentheimer, Neuenahrer Art soll man nicht mit strenger Diät verknüpfen.

Die strenge Diät aller Wochen mindestens einmal durch einen Kohlenhydrattag und einen nachfolgenden fettarmen Gemüse-Eier-Tag (S. 427) zu unterbrechen, ist zweckmäßig.

Weingenuß in mäßigen Mengen ist während der strengen Diät empfehlenswert.

Anstrengende Bäder (Solbäder, Schwitzbäder, elektrische Bäder u. dgl.) sind zu meiden.

Für regelmäßigen Stuhlgang muß gesorgt werden. Trotz reichlichen Gemüses bringt die mehl- und zuckerfreie Kost häufig Stuhlträgheit. Man scheue sich dann nicht vor milden Abführmitteln.

Werden die strengen Diätkuren unter Beachtung des eben Gesagten richtig durchgeführt, gelingt es bei genügender Fettzufuhr die Magendarmarbeit in Ordnung zu halten und die Calorienzufuhr auf die dem einzelnen angemessene Höhe einzustellen, so gehen die Patienten ausnahmslos wesentlich gekräftigt aus der Kur hervor. Daß strenge Diät den Körper schwäche, ist ein Märchen. Wahre Kontraindikationen sind jetzt, seit Entdeckung des Insulins, nur: Nicht-Verschwinden der Glykosurie durch strenge Diät, ferner Auftreten und Fortbestehen beachtenswerter Acetonurie. Wenn man trotz günstigen Verhaltens von Glykosurie, Blutzucker und Aceton jetzt zumeist auf langgedehnte Perioden dieser Kur verzichtet, so ist dies wesentlich darin begründet, daß man sowohl durch andere Kostformen wie unter Beihilfe des Insulins dem Diabetiker eine viel zweckmäßigere, kohlenhydrathaltige Ernährung verschaffen kann. Für Reisen ist strenge Diät, wenn überhaupt zulässig (siehe oben), oft die bequemste und gesundheitlich sicherste Kost, falls der Patient auf sie eingeschult ist.

Im Gegensatz zu früherer Gepflogenheit müssen wir jetzt nachdrücklich hervorheben, daß diese Kostform sich von allen, jemals bei Zuckerkrankheit empfohlenen Diäten am wenigsten zur Belastung mit Kohlenhydraten eignet (Leitsatz Nr. 1 und 2). Darauf beziehen sich auch die Warnungen in C. v. NOORDEN's Kongreß-Referat (1921) und die dort mitgeteilten Kostschemata für Wechseldiät. Nur bei unbedingt leichteren Fällen ist die Kombination dieser Kostform mit Kohlenhydrat-Nebenkost zulässig und bei schwächlichen, abgemagerten Patienten sogar empfehlenswert.

In der Regel benützen wir die Kombination mit Kohlenhydrat-Nebenkost nur bei einleitender Orientierung über die ganze Stoffwechsellage (S. 113), falls die Patienten vor Eintritt in Beobachtung und Behandlung ähnliche Kost genommen hatten. Umstellung auf andere Kost würde die Lage günstiger erscheinen lassen als sie ist.

b) Calorische Unterernährung (= Entfettungskost).

Wie früher auseinandergesetzt, halten wir Dauer-Unterernährung der Diabetiker für unerlaubt. Wir bezweifeln auch, daß sie praktisch tatsächlich in solchem Maße und Umfange durchgeführt worden ist, wie sie theoretisch erdacht und vorgeschrieben wurde. Wir reihen sie aber doch den Dauerkostformen ein, weil sie sich oft über lange Zeiten (Monate) erstreckt und erstrecken muß, wenn sie ihren Zweck erreichen soll, d. h. Zurückführen und Behaupten des Ernährungszustandes auf ein mit Leistungsfähigkeit, Widerstandsfähigkeit und Kraftgefühl gerade noch, aber dies mit zweifelloser Sicherheit, verträgliches Maß (S. 360). Dies ist namentlich für fettleibige Diabetiker von Belang (S. 358). Immer aufs neue gibt sich kund, daß es dem Sinn der Kur: Entlastung des Körpers, des gesamten Stoffwechsels, namentlich des Zuckerhaushaltes und der Kreislauforgane, unter Schutz und möglichst Zuwachs von Körperkraft, besser entspricht, wenn man langsam vorgeht, als wenn man stürmisch dem Ziele zueilt. Auf langsame Wirkung eingestellt, gewinnt die Unterernährung auf einige Zeit Rang der Dauerkost.

Wir erinnern daran, daß wir die Anzeige für Gewichtsentlastung keineswegs auf Zuckerkranke beschränken, die im landläufigen Sinne des Wortes „fettleibig“ sind. Man gedenke des Begriffes „relativer Fettleibigkeit“. Aber selbst darüber hinaus gibt es unter den Diabetikern, namentlich unter den Schwerdiabetikern viele, für die es zweckmäßig ist, den teilweise vom Massenbestand des Körpers abhängigen Gesamtstoffwechsel soweit herabzusetzen, wie es mit erfreulichem Kräftezustand verträglich ist. Dem Gesamtumsatz geht ja die Belastung des Zuckerhaushaltes stets einigermaßen parallel, ganz gleichgültig aus welchen Quellen (Nahrungskohlenhydrat, Eiweiß, Fettsäuren) der Verbrauchszucker letzten Endes stammt.

α) Banting-Kost. Gemäß der über mehr als 3 Jahrzehnte sich erstreckenden Erfahrungen C. v. Noorden's (auch in seiner Monographie über Fettsucht, 2. Aufl. Wien 1910 stark betont) sind bei allen schonungsbedürftigen Fettleibigen die eiweißreichen Entfettungs-Kostformen unbedingt vorzuziehen. Diese Erfahrung übertrugen wir auch auf Diabetiker, bei denen mindestens gleiche Vorsicht geboten ist wie bei den Anämisch-Fettleibigen. Dies führte uns naturgemäß auf die uralte Banting-Kost zurück.

Banting's Entfettungskost berechnet sich auf 172 g Eiweiß, 81 g Kohlenhydrat, 8 g Fett (1100 Calorien). W. Oertel stellte sie um auf 170 g Eiweiß, 120 g Kohlenhydrat, 45 g Fett (1600 Calorien), C. v. Noorden auf 120 g Eiweiß, 35 g Fett, 118 g Kohlenhydrat (1300 Calorien). Grundsätzliche Unterschiede bestehen zwischen den drei Schemata, die nur Durchschnittswerte angeben, nicht. Sie alle gipfeln in viel Eiweiß und erheblichem Zurückdrängen des Fettes im Vergleich zu den Kohlenhydraten. Es sei hier korrigierend erwähnt, daß auf der Tabelle S. 178 in dem erwähnten Buche C. v. Noorden's sich ein Druckfehler befindet: 35 g Kohlenhydrat und 118 g Fett statt 118 g Kohlenhydrat und 35 g Fett. Wie es richtig lauten sollte, geht aus den späteren Berechnungen (S. 188 jenes Werkes) deutlich hervor.

Zum Banting-Schema zurückgreifend (dem auch die Oertelsche und die Noordensche Entfettungs-Kostform nahestehen), erkannten wir sofort,

1. daß die proteinreiche Magerkost ohne Kohlenhydrate, ergänzt durch fettarm zubereitete Grüngemüse und Salate, nicht nur auf die Glykosurie, sondern auch auf die Acetonurie einen außerordentlich günstigen Einfluß ausübt, unbedingt sehr viel günstiger als die kohlenhydratfreie, fettreiche Vollkost. Vgl. Leitsatz 4 (S. 441). Dies steht in schroffem Gegensatz zu den Angaben W. Falta's, der den Eiweißreichtum der Kost für den bedeutsamsten Förderer der Acidosis hielt. Unsere Proteingaben schwankten bei dieser Kost zwischen 100—180 g täglich, überschritten aber doch nur ausnahmsweise 150 g.

2. daß wir diese kohlenhydratfreie Grundkost bei Leichtdiabetikern unbedingt, in der Regel auch bei Mittelschwer- und Schwerdiabetikern, ohne Nachteil für die Glykosurie, aber mit höchst vorteilhafter Auswirkung auf die Acetonurie mit mäßigen Mengen Kohlenhydratträgern belasten durften; entweder sofort oder nach 2—3 Tagen. Wir wählten dafür fast immer Obst und zwar gewöhnlich beginnend mit 400 g Apfelfleisch (= ca. 48 g Invertzucker = ca. 80 g WBW). Bei guter Bekömmlichkeit wurde damit etwas gestiegen.

Diese fettarme, entlastende Kostform nahmen wir daher auch schon in

1. Aufl. unseres Verordnungsbuches (1923) empfehlend auf. Inzwischen wurde sie weiter entwickelt. S. unten.

Wir sagten oben ausdrücklich, unter gegebenen Umständen sei Unterernährung auf „einige Zeit" berechtigt. Das können Wochen oder auch Monate sein. Wir meinen mit dem Worte „einige Zeit": bis derjenige Ernährungszustand erreicht ist, den man mit Rücksicht auf die Gesamtlage als erstrebenswert betrachtet (S. 361). Wenn dieser Punkt erreicht ist, hat Unterernährung keine Berechtigung mehr. Denn dann will und soll man erhalten, was man hat.

Man sollte den Begriff „Unterernährung" als leitenden Grundsatz für die Diabetikerkost ganz fallen lassen. Er hat schon Unheil genug angerichtet. Man spreche lieber von „Entfettungskost" (oder auch von „Entlastungskost"). Damit bezeichnet man richtiger, daß diese Kost ein bestimmtes Ziel hat, zu dessen Erreichung sie sich der Unterernährung bedient. Wenn man, am gesteckten Ziele angelangt, dem leitenden Grundsatz „Unterernährung" noch ein Recht zuerkennt, so zerstört man (S. 361).

Nur die Regel „langsam voran bei Entfettung Zuckerkranker" rechtfertigt es, die dazu dienende Unterernährung aus der Gruppe der für kürzere Zeiten berechneten strengeren Schonkuren (S. 421 ff.) herauszuheben und ihr auch den Rang „zeitweiliger Dauerkost" zuzuerkennen. In dieser Form spielt sie eine außerordentlich wichtige Rolle in der Diabetestherapie. Wie sie dann weiter zur „Erhaltungskost" und damit zu wahrer Dauerkost entwickelt wird, vgl. unten.

β) **Lacto-vegetabile Entfettungskost.** Wir halten aber noch eine zweite Form von Entfettungskost für Zuckerkranke bereit und zwar die lacto-vegetabile, da es doch immerhin Zuckerkranke gibt, denen man aus diesem oder jenem Sondergrunde die sehr eiweißreiche, u. a. auch fleischreiche Kost nicht geben will; z. B. bei begleitendem Gicht- oder Nierenleiden, bei manchen krankhaften Zuständen der Verdauungsorgane. Auch sträuben sich manche Zuckerkranke teils grundsätzlich, teils aus Geschmacksgründen gegen die hohen Fleischgaben. Die Kost ist eiweißarm; man kann sie durch Beigabe von Magerkäse und Eiern eiweißreicher gestalten; auch durch Butter oder Vollmilch calorienreicher. Aber mit beidem bedroht man die diabetische Stoffwechsellage. Das Wesen dieser lacto-vegetabilen Kost ist, wie bei Kohlenhydratkuren, hoher Gehalt an Kohlenhydrat und Sicherung der Bekömmlichkeit dieser ungewöhnlich hohen Gabe durch Eiweiß- und Fettarmut.

Im großen und ganzen können wir diese eiweißarme Entfettungskost bei Zuckerkranken nicht so warm empfehlen, wie die oben erwähnte. Sie wird aber wesentlich bekömmlicher und insbesondere weniger bedrohlich für den allgemeinen Kräftezustand, wenn man etwa zweimal wöchentlich je einen kohlenhydratfreien oder nur mit wenig Obst angereicherten Banting-Tag einschaltet. Bei Verzicht auf die eiweißreichen Banting-Tage leidet oft das Gesamtbefinden unter eiweißarmer, den Calorienbedarf nicht voll deckender Kost; meist nicht sofort erkennbar, sondern erst später sich offenbarend und dann lange nachwirkend. Wir hatten häufig Gelegenheit, dies bei Zuckerkranken zu sehen, die in vegetabil eingestellten Sanatorien und dann weiterhin zu Hause langgestreckte derartige Kuren durchgemacht hatten.

Kaffee ohne Zutat, Tee mit oder ohne Citronensaft, fettlose Gemüsebouillon.

Zweimal am Tage je 0,3 l Buttermilch oder Magermilch (Satten). Statt diese zu trinken, kann sie auch ganz oder teilweise zum Bereiten von Speisen verwendet werden.

Einmal am Tage 50 g gut ausgewaschener und dann abgepreßter frischer Sauermilchkäse (Quark).

120 g Grahambrot oder besser grobes rheinisches Schwarzbrot.

200 g Kartoffeln. Bei ihrer Zubereitung kann ein Teil der Milch verwendet werden.

250 g Äpfel oder Erdbeeren oder Birnen; oder 300 g Theinhardtsches eingemachtes Obst für Diabetiker.

400 g (zubereitet gewogen) fettfrei hergerichtetes Gemüse aus Tab. 1.

Salat von Kopf- und Endiviensalat, rote Rüben, Sellerie, Gurken, Tomaten, zusammen bis 200 g. Angemacht mit Essig, Salz und Pfeffer und höchstens 1 Teelöffel Öl. Einige Rettiche oder Radieschen.

15 g Butter auf den Tag verteilt.

Etwa 20 g Luftbrot.

Getränk nach besonderer ärztlicher Vorschrift; im ganzen wenig Flüssigkeit, daher salzarme Bereitung der Speisen. Womöglich keinerlei Alkoholica.

Natürlich setzt die lacto-vegetabile Kur voraus, daß keine Glykosurie daraus entspringt, und demgemäß ist sie nur für leichtere Fälle geeignet. Ob sie vom Standpunkt des Zuckerhaushaltes gut vertragen wird oder nicht, läßt sich nicht sofort beurteilen. Wir sahen Fälle, wo die Kost zunächst 3—4 Tage lang Glykosurie brachte; dann nahm diese aber schnell ab und der Kranke wurde aglykosurisch. Anderseits gibt es auch Fälle, selbst leichterer Art, wo die Glykosurie langsam aber sicher ansteigt. Dann muß die Kostform abgebrochen werden. Der Blutzucker ist ein guter, den Gang der Dinge schon im voraus ankündigender Wegweiser (S. 435). Insulin bietet bei diesen hohen Kohlenhydratgaben nur unzulängliche Hilfe.

γ) E. P. Joslins Kostordnung. Wir fügen hier noch Joslin's programmatische Kostordnung ein (Siehe Tabelle S. 446). Die erste Zahlengruppe (T.-D.) zeigt, wie er die Stoffwechsellage ausprobt (Test-Diet = Probekost). Wir empfehlen dies Vorgehen nicht, weil es in der Regel die Lage günstiger darstellt als sie ist. Wichtiger ist der zweite Teil, der Aufbau der „Erhaltungskost" (Maintenance-Diet), die von Nr. 7 an Kostformen enthält, die beim Streben nach Entfettung in Betracht kommen können. Die letzten 3 Nummern sind für viele Zuckerkranke schon Vollkost (Erhaltungskost); für manche allerdings, z. B. bei stärkerer körperlicher Arbeit bedeuten sie noch entschiedene Unterernährung. Die eine oder andere der Joslin'schen Kostformen läßt sich auf kürzere Zeit zu Entfettungszwecken benützen.

Die Nummern bei der II. Gruppe bedeuten nicht etwa den Kurtag, sondern nur die Ordnungszahl der sich erweiternden Kost. Wie lange man bei einer bestimmten Nummer bleiben soll, und ob man nicht von Zeit zu Zeit auf eine frühere Nummer wieder zurückgreifen muß, hängt von Lage des Falles ab. Das Schema ist zwar recht bequem, stößt aber wegen gänzlichen Mangels an Abwechslung bei diesen oft 3 Wochen und mehr beanspruchenden Kuren auf erhebliche Schwierigkeiten. Mit großem Vorteil hätte in diesem Schema ein Teil des Fettes durch reichere Eiweißgaben ersetzt werden können. — Die zwangsläufige Bindung von Protein und Fett ist unzweckmäßig. In der Tabelle bedeutet C = Kohlenhydrat, P = Protein, F = Fett. Die Ordnungsnummern bei C und bei PF ermöglichen es dem Arzte, mit kurzem Worte Verschiebungen der Teilstücke vorzunehmen, z. B. statt C7 + PF7 anzuordnen: C7 + PF3.

δ) Die **Milchkuren** gelten gewöhnlich als Sonderart der Kohlenhydratkuren; als wahre Dauerkost haben sie niemals gedient. Sie gehören zu den zeitweiligen Entlastungskuren; denn die Milchkur ist in solcher Form, wie sie gewöhnlich durchgeführt wird, d. h. ansteigend bis auf 2 l Milch als einzige Nahrung, im wesentlichen eine Unterernährungskur. In Auswirkung als solcher dürfte wohl sicher auch etwaiger günstiger Einfluß begründet sein. Mit ca. 32 g Protein, 35 g Fett, 45 g Milchzucker im Liter ist das Verhältnis der Kohlenhydrate zum Eiweiß zu eng und das Verhältnis der Kohlenhydratcalorien zum Gesamtcalorienwerte zu weit, um Milchkur als eigentliche Kohlenhydratkur zu charakterisieren.

Nach E. Külz wurde Milch zuerst von R. Morton planmäßig für Zuckerkranke empfohlen. Des weiteren knüpft sie sich aber an den Namen Donkin's. Er gab ausschließlich abgerahmte Milch als Nahrungsmittel und führte dies wochenlang durch (4—4,5 l täglich). Er beschreibt mehrere vortreffliche Erfolge.

Vorperiode	K. H. g	Protein g	Fett g	Calorien g	Gemüse¹) g	Orange g	Hafer g	Schrotbrot g	Kartoffeln g	Brot g	Eier g	Butter g	Speck g	Fleisch g	Fisch g	Milch g
T.-D. 1	189	89	15	1247	300	300	—	60	240	90	—	—	—	90	120	480
T.-D. 2	102	58	0	640	300	300	—	60	120	—	—	—	—	—	180	300
T.-D. 3	64	33	0	388	300	300	—	—	60	—	—	—	—	—	90	240
T.-D. 4	36	27	0	252	300	200	—	—	—	—	—	—	—	—	90	120
T.-D. 5	15	5	0	80	300	50	—	—	—	—	—	—	—	—	—	—
	Erhaltungsdiät				Kohlenhydrate (C)						Proteine und Fett (PF)					
C 1 + PF 1	10	11	6	138	300	—	—	—	—	—	1	—	—	—	—	—
C 2 + PF 2	22	13	18	302	300	100	—	—	—	—	1	10	—	—	—	—
C 3 + PF 3	32	24	24	440	600	100	—	—	—	—	2	10	—	—	—	—
C 4 + PF 4	42	29	39	635	600	200	—	—	—	—	2	10	30	—	—	—
C 5 + PF 5	52	32	53	813	600	200	15	—	—	—	2	25	30	—	—	—
C 6 + PF 6	63	43	65	1009	600	200	30	—	—	—	2	30	30	30	—	—
C 7 + PF 7	73	51	70	1126	600	300	30	—	—	—	2	30	30	60	—	—
C 8 + PF 8	83	60	88	1364	600	300	30	—	—	—	2	45	30	90	—	—
C 9 + PF 9	96	63	94	1482	600	300	30	30	—	—	2	50	30	90	—	—
C10 + PF10	107	64	94	1530	600	300	30	60	—	—	2	50	30	90	—	—
C11 + PF11	131	76	99	1719	600	300	30	60	120	—	2	50	30	120	—	—
C12 + PF12	155	80	99	1831	600	300	30	60	240	—	2	50	30	120	—	—

Einige andere stimmten zu, andere sahen keinen Vorteil, eher Nachteile davon (ältere Literatur bei E. Külz). E. Külz bemerkte darüber, das Abrahmen sei unnötig, da Fett die Glykosurie nicht anrege. Dies ist nach eignen Erfahrungen nicht ganz richtig, da zumindest der günstige Einfluß auf die Acidosis bedeutend besser ausfällt, wenn man aus der eiweißreichen Milchkost das Fett möglichst ausschaltet. Neu empfohlen wurde die Milchkur dann erheblich später von W. Oettinger, W. Winternitz und A. Strasser. Aber auch die Winternitz-Strassersche Form derselben ist, wie schon G. Rosenfeld hervorhob, in der Hauptsache eine Entfettungskur.

C. v. Noorden führte ziemlich häufig Milchkuren bei Diabetikern durch, namentlich da, wo schwere Appetitlosigkeit, Erkrankungen des Magens (Ulcus, Katarrh), starke Fettleibigkeit dazu anregten. Unser Gesamturteil lautet:

Calorisch hochwertige Milchkuren mit Vollmilch als einziger Nahrung, die über täglich 2 l hinausführen, bieten dem Diabetiker keinerlei Vorteil vor einer gemischten Kost gleichen Protein-, Fett-, Kohlenhydrat- und Caloriengehaltes. Größere Milchmengen (2,5—3 l) verschlechtern bei Schwerdiabetikern meist schon nach wenigen Tagen, bei Leichtdiabetikern meist schon nach 10—14 Tagen die Toleranz sehr deutlich. Das Einschalten von je 1—2 Gemüsetagen nach jedem 3.—4. Milchtage (also nach Art der Haferkuren, S. 432) bessert die Bekömmlichkeit der Milchkur für den Zuckerhaushalt wesentlich und bietet auch deshalb Vorteile, weil längere reine Milchkur dem Erwachsenen keine Vollkost liefert, Gemüse aber die Armut der Milch an manchen organischen und anorganischen Bestandteilen ausgleicht. Bei geeigneter Zubereitung des Materials lassen sich die Gemüsetage (mit 2—3 Eiern und 50—70 g Butter) sogar Magengeschwürkranken verabfolgen. Solcherart sind die für mancherlei Umstände doch sehr wünschenswerten Milchkuren sowohl längere Zeit hindurch wie auch mit einigermaßen zureichendem Calorienwerte gut durchführbar. Man sollte sich

---

¹) Es sind nur solche Gemüse gestattet, deren Kohlenhydratgehalt 5⁰/₀ nicht überschreitet; es wird bei der Berechnung ihres Kohlenhydratgehaltes angenommen, daß diese Kohlenhydrate nur zu 60⁰/₀ resorbiert wurden.

dessen häufiger erinnern, als gewöhnlich geschieht. Auch in Verbindung mit Insulin können Milchkuren dieser Form gute Dienste tun. Allerdings wird man unter den Zuckerkranken — wie schon von früher her bekannt — auch solche treffen, die auffallend ungünstig auf Milchkur ansprechen.

Kuren mit kleineren Milchgaben (etwa von 600 ccm langsam ansteigend bis 2 l), bei solcher Anordnung als KARELL-Kuren bekannt, eignen sich trefflichst zum Entwässern und Entfetten. Die ersten Tage sollten die Patienten im Bette verbringen. Längere Dauer der Milchkur als 10—12 Tage ist unzweckmäßig. Leichtdiabetiker bleiben dabei fast ausnahmslos, Schwerdiabetiker werden dabei recht oft zuckerfrei. Da bei letzteren aber nach Überschreitung von 800 bis 1000 g Milch die Glykosurie häufig zurückkehrt, unterbreche man lieber die Milchkur aller paar Tage durch Gemüsetage. Bei acetongefährdeten Kranken bevorzuge man abgerahmte Milch (siehe unten und S. 402), an Menge um etwa $^1/_2$ mehr als von Vollmilch. Die Milchkur wird abgeschlossen mittels eines Hunger-Bett-Tages oder eines verschärften Gemüsetages. Da dies alles scharfe Unterernährungskuren sind, beschränke man sich auf fettleibige und noch widerstandsfähige Leute.

Kuren mit abgerahmter Milch erlauben ein beträchtlich höheres Quantum als solche mit Vollmilch, haben aber unter allen Umständen — auch bei Anstieg auf 4 l täglich — unterernährenden Calorienwert. Statt ihrer sind Kuren mit Buttermilch (S. 402) unbedingt vorzuziehen. Der Gehalt an den Hauptnährstoffen ist bei beiden ungefähr gleich. Aber der Geschmack der einfachen Magermilch ist zu fade und widersteht bald. Da sowohl Butter- wie Magermilch reich an Eiweiß und an Kohlenhydrat sind, stehen derartige Kuren den Magerkost-Kohlenhydratkuren (s. unten) nahe.

Einzelne Milchtage, je nach Bedarf wöchentlich wiederkehrend, eignen sich vortrefflich für Patienten, die man entwässern bzw. vor Wasserstauung schützen will. Besser wählt man aber zu diesem Zwecke einzelne Buttermilchtage.

Um ihren Einfluß zu zeigen, folgen hier zwei Beispiele, das erste ohne Insulin, das zweite während der Insulinkur:

1. M. H., am Vor- und Nachtage fettarme Fleischkost mit je 80 g WBW; N-Umsatz aus Harn bestimmt = 16,9—17,5 g. Am eingeschalteten Buttermilchtag (1500 ccm) Zulage von 30 g Quarkkäse, ausgewaschen; Kohlenhydratgehalt der Kost = ca. 80 g.

Vortag: 10,6 g Harnzucker, 0,133 g Aceton.

Buttermilchtag: 3,2 g Harnzucker, 0,053 g Aceton. An diesem Tage nüchtern 160 mg-$^0/_0$ Blutzucker.

Nachtag: 15,6 g Harnzucker, 0,063 g Aceton. Blutzucker nüchtern (Einfluß des Buttermilchtages) = 145 mg-$^0/_0$.

2. R. H., am Vortag magere Fleischkost mit 120 g WBW mit 36 E. Insulin; am Nachtage dasselbe mit 34 E. Insulin. — Am Buttermilchtage: 1500 g Buttermilch, 2 Eßlöffel geriebener Parmesankäse zu Gemüsebouillon, 30 g ausgewaschener Quark.

Vortag: 1,5 g Harnzucker, 0,13 g Aceton.

Buttermilchtag: 0 Zucker, 0,29 g Aceton; an diesem Tage Blutzucker nüchtern = 190 mg-$^0/_0$.

Nachtag: 0,5 g Harnzucker, 0,12 g Aceton; 125 mg-$^0/_0$ Blutzucker (Auswirkung des Buttermilchtages). Vormittags hypoglykämische Anwandlung.

Milch als Zulage zu anderer Kost ist nicht anders zu bewerten wie sonstige Kohlenhydratträger und ist demgemäß nach der Äquivalententabelle zu berechnen (S. 394).

Insulin verträgt sich mit Unterernährungskuren, soweit sie Kohlenhydrate enthalten, grundsätzlich recht gut. Bei der sehr kohlenhydratreichen lacto-vegetabilen Kostform aber versagen kleinere Insulingaben in der Regel. Da gerade diese Kost nur für Leichtdiabetiker in Betracht kommen kann, tragen wir Bedenken, ihre Bekömmlichkeit durch sehr hohe Insulingaben zu erzwingen. Anders bei der mit Kohlenhydraten angereicherten BANTING-Kost. Da sollte man nicht darauf verzichten, wenn sich herausstellt, daß die bei solchen Kuren unentbehrlichen Kohlenhydratträger zu Glykosurie oder auch nur zu Anstieg des Blutzuckers führen. Lieber Insulin heranziehen, als die Kohlenhydrate weitestgehend zu beschränken! An kohlenhydratfreien Banting-Tagen kann Insulin oft unnötig sein oder auf kleine Mengen beschränkt werden.

c) Proteinreiche Magerkost mit Kohlenhydrat.

Wie oben bemerkt, benützten wir proteinreiche Magerkost, entweder für sich allein oder mit geringen Mengen Kohlenhydratträgern (Obst) angereichert, ursprünglich ausschließlich zu Entfettungszwecken oder, wegen ihrer günstigeren Auswirkung auf Acetonurie, als verbesserten Vertreter der früheren fettreichen kohlenhydratfreien strengen Diät; zu beiden Zwecken entweder in Form 1—2mal wöchentlich eingeschobener Einzeltage oder in Form kürzerer Perioden von 1—2 Wochen. Inzwischen zeigten die ausgedehnten Untersuchungen von D. ADLERSBERG und O. PORGES, daß diese Kost eine sehr viel reichere Beschickung mit Kohlenhydraten vertrage und in dieser Form dann auch als wahre Dauerkost sich eigne. Diese Erkenntnis ist sehr wichtig und wird vieles dazu beitragen, die Zuckerkranken aus dem Banne und Zwange der von uns stets beanstandeten weitgehenden Eiweißbeschränkung zu lösen.

PORGES selbst geht mit Gewähr von Kohlenhydratträgern als Zulage sehr weit (bis zu 200 und 300 g Weißbrotwert) und empfiehlt, durch entsprechend hohe, natürlich fallweise verschieden hohe Insulingaben die Bekömmlichkeit dieser ansehnlichen Gaben zu erzwingen. So hoch wir auch praktisch und theoretisch das PORGESsche Verfahren werten, gelangen wir doch auf Grund der eigenen Erfahrungen (bisher ca. 80 Fälle teils leichter teils schwerer Form) zu dem Urteil, daß wirklich hohe Kohlenhydratbelastung doch nur ausnahmsweise ratsam ist. Die wesentlichen Aufgaben dieser Kost: Unterdrückung von Glykosurie und Acetonurie werden schon gewährleistet, wenn man etwa 90 bis 100 g Kohlenhydrate zur ordnungsmäßigen Assimilation bringt (= etwa 150 bis 160 g Weißbrotwert). Man darf unbedenklich höher steigen, wenn dabei ohne Insulin kein Zucker im Harne erscheint, oder wenn man zur Behauptung von Aglykosurie nur mäßiger Mengen von Insulin bedarf (ca. 40—60 Einheiten, auf höchstens zweimal verteilt). In klinischer Behandlung, unter steter Aufsicht, sind vorübergehend höhere Gaben Kohlenhydrat und dementsprechend dann höhere Gaben Insulin zulässig (auch 3—4malige Injektion täglich), um zunächst einmal eine bedrohliche Acidosis mit voller Sicherheit zu beseitigen. Aber außerhalb des klinischen Betriebes, im Rahmen einer häuslichen Dauerkost, erkauft man den Vorteil höheren Kohlenhydratverzehrs und darauf bemessener sehr hoher Insulingaben doch zu teuer, d. h. mit steter Bedrohung durch hypoglykämische Zustände. Wenn daraus auch noch nicht in einem einzigen unserer Fälle wirkliche Gefahr entsprang, so wurden die Patienten doch öfters von ganz unerwarteten hypoglykämischen Anwandlungen befallen und zwar bei vollkommen gleicher Kost und vollkommen gleicher Insulingabe, die sie tagelang zuvor und dann auch tagelang später anstandslos vertrugen. Mehrfach kamen solche Anwandlungen auch während klinischer Behandlung vor, und die sofort ausgeführte Blutanalyse deckte ganz niedrige Zuckerwerte auf (60—80 mg-$\%$).

Eine fettarme Kost ist unter allen Umständen calorienarm. Aber im Gegensatz zu anderen (S. 361) suchen wir nicht in einfacher dynamischer Entlastung von Nahrungscalorien den Schwerpunkt ihrer guten Auswirkung, sondern in dem stofflichen Geschehen. In ähnlicher, wohl nicht ganz übereinstimmender Weise wie O. Porges, erklären wir die gute Bekömmlichkeit der mageren Eiweiß-Kohlenhydratkost aus weitgehender Entlastung der Leberzellen von der über Aminosäuren- und Kohlenhydratstoffwechsel hinausgehenden dritten ihnen zustehenden Aufgabe (Fettsäureabbau zum Zwecke der Zuckerbildung) und aus Wegfall der Fettinfiltration (S. 184). Der praktisch erreichte Verzehr von durchschnittlich 120 g Protein (s. unten) und von ca. 100 g vollausgenützten Kohlenhydrates liefert etwa 900 Calorien. Zur Entlastung des Fettumsatzes fügen wir bei stärkerem Calorienbedarf meist Wein hinzu mit 40—50 g Alkohol, was weitere 280—350 Calorien bringt, was auch die subjektive Erträglichkeit der Kost wesentlich erleichtert. Ferner enthält, wie C. v. Noorden in seiner Monographie über Fettsucht berechnete, selbst eine ausgeklügelt fettarme Kost immer noch ca. 30 g Fett, was weitere ca. 270 Calorien liefert. Man kommt also leicht auf ca. 1150 Calorien ohne Alkohol, auf ca. 1500 Calorien mit Alkohol. Es ist nicht auffallend, daß dabei zahlreiche Zuckerkranke nicht oder nur langsam abmagern; aber auf Abmagern kommt es uns nur an, wenn wir aus bestimmten Gründen Gewichtsentlastung anstreben (S. 359). Unerwünschter Abnahme wird dadurch gesteuert, daß man nach etwa 1 Woche weitestgehender Fettlosigkeit ganz allmählich wieder etwas Fett zulegt, etwa aller 2—3 Tage um je 10 g Butter oder Speck steigend, bis Vollkost (Erhaltungskost) erreicht ist. Jedenfalls ist die Ergänzung des Calorienbedarfs durch Fettabbau (sei es Körperfett, sei es Nahrungsfett) ungleich geringer, als bei allen anderen Dauerkostformen der Zuckerkranken. Wir kommen meist mit Zulage von 40—50 g Fett aus (ca. 370—460 Calorien), stellten aber fest, daß man nach längerer Periode fettarmer Kost — langsamen Anstieg vorausgesetzt — meist auch erheblich mehr Fett geben darf, ohne die Stoffwechsellage (Glykosurie und Acetonurie) wieder zu verschlechtern. Sollte letzteres doch der Fall sein, so müßte man eine Zeitlang wieder auf weit niedrigere Stufe der Fettzufuhr zurückkehren.

Über die Kohlenhydratmenge. Wie oben bemerkt, strebt O. Porges über die von uns hier als ausreichend bezeichnete Menge von ca. 150 g WBW hinaus. Wenn man — in leichteren Fällen wegen geringer Störung des Zuckerhaushaltes (ohne Insulin) und in schwereren Fällen unter Schutz der oben bezeichneten mäßigen Insulinmengen — ohne Rückkehr von Glykosurie weit höher gelangt, so bedeutet dies natürlich ein entsprechendes Zurückdrängen des Fettumsatzes und damit grundsätzlich die Entlastung einer Partiarfunktion der Leberzellen. Dies erleichtert den Glykogenansatz und es wirkt sich antiacidotisch aus. Es nähert damit den Stoffwechsel der Leberzellen dem normalen, was O. Porges mit dem Worte „kurative Schonkur" bezeichnet. Die dämpfende Kraft des erkrankten Inselsystems wird aber in höherem Maße beansprucht. Beim Schwerdiabetiker könnte man vielleicht durch sehr hohe Insulingaben, beim Leichtdiabetiker durch mäßige Insulinmengen das Pankreas genügend entlasten. Aber in beiden Fällen ist man vor Hypoglykämie nicht sicher; namentlich nicht beim Leichtdiabetiker, wo die pathologische Hyperglykämie noch sehr labil ist.

Über die Proteinmenge. Wir bestehen bei dieser Kost auf Verzehr von 100—120 g Protein. Wir überzeugten uns aber, daß es bei dieser Kost nicht von wesentlichem Belang ist, ob der am Harn gemessene Stickstoffumsatz 14—16 oder 16—18 oder 20—24 g oder gar noch mehr beträgt. Wir stellen daher dem Patienten den Verzehr der Eiweißträger frei, eine psychisch und geschmacklich bedeutsame Entlastung! Praktisch genommen pflegt der Diabetiker dann anfangs recht viel Eiweißträger zu verzehren (ca. 140—160 g Protein), aber sehr bald ermäßigt er ganz von selbst den Verzehr auf etwa 100—130 g, so daß wir im Harn bei Männern durchschnittlich 18—20, bei Frauen 15—18 g N fanden. Diese auffallende Eiweißunempfindlichkeit steht in schroffem und erfreulichem Gegensatz zu dem Verhalten solcher Zuckerkranker, die durch weitgehende Eiweißbeschränkung künstlich eiweißüberempfindlich gemacht worden sind (S. 361), aber auch zu dem Verhalten solcher, die durch Fettreichtum der Kost überernährt sind.

Über die Fettarmut. Wie bemerkt, enthält eine Kost, in der alles sichtbare Fett ausgeschaltet ist und bei der nur das in den Nahrungsmitteln versteckte Fett und das küchentechnisch unerläßliche Minimum in Rechnung zu stellen sind, immerhin noch ca. 30 g Fettsubstanz. Eine solche Kost wird vom Zuckerkranken nur kurze Zeit vertragen (etwa 8—10 Tage); dann stößt sie auf psychische und geschmackliche Widerstände. Dann ist die Zeit für langsames Wiederanreichern der Kost mit sichtbarem Fett gekommen (S. 449).

Über Alkohol. Wir möchten nicht so verstanden sein, daß wir das Einfügen alkoholischen Getränkes zu Nährzwecken für unerläßlich halten. Wir betrachten den Alkohol nur als ein bequemes und erlaubtes Mittel, die Calorienzufuhr da zu ergänzen und aufzufüllen, wo wir durch weitere Gabe von Hauptnährstoffen (Protein, Fett, Kohlenhydrat) Hemmung und Nachteile für die Wiederordnung des Zuckerhaushaltes befürchten müssen, anderseits aber auf Mehrung der Calorienzufuhr nicht verzichten wollen und dürfen. Die Ordnung des Zuckerhaushaltes ist zunächst die Hauptsache. Nach dieser Richtung ist vom Alkohol nicht nur nichts Schlechtes, sondern unter Umständen (Acetongefahr) sogar positiv Günstiges zu erwarten. Später, wenn die Hauptnährstoffe wieder besser vertragen werden, fällt der hier erwähnte therapeutische Gesichtspunkt weg, und man wird die Alkoholfrage so beurteilen wie bei jedem anderen Zuckerkranken (S. 386). Natürlich gibt es körperliche Zustände, die jeglichen Alkohol verbieten.

Bestandteile der Magerkost. Als Magerkost dienen in der Hauptsache:

Mageres Fleisch: entsprechende Teile von Ochs, Kalb, Hammel. Mageres gekochtes Schinkenfleisch (von Jungtieren). Wildschwein (ohne Fettschwarte), Ochsenzunge (vordere Teile!). Reh, Hase, Hirsch. Brustfleisch von nicht gemästeten jungen Hühnern und Hähnen, Fasan, Taube, Rebhuhn, Wildente. Kalbsmilcher (Thymus). — Sichtbares Fett und fettdurchzogene Krusten werden überall entfernt.

Magere Fische: Hecht, Schellfisch, Dorsch, Flußbarsch, echte Seezunge, Rotzunge, Heilbutt, Seehecht, Forelle, Lachsforelle, Schleie, Zander. — Hummer (ohne aufliegende Fettschicht), Krebsfleisch, Miesmuscheln, Austern (nicht gemästet). Sardellen. Zu den Fischen: am besten Tomatentunke oder ganz wenig Butter. Sehr zweckmäßig auch, die Fische mit Panierung zu braten und dann nach Entfernen der Panierung mit Citrone zu essen.

Fleischbrühe (Fett abgeschöpft), auch Schildkrötensuppe und Gemüsebouillon.

Grüngemüse und Salate aus Tabelle I.

Magerkäse: Harzer (S. 403), ausgewaschener Quark, Buttermilch (milchzuckerhaltig! S. 402).

Gelatine: Agar-Agar.

Tee, Kaffee, Wein (S. 407).

Kohlenhydratträger: Brot (am besten grobe Sorten aus Weizen oder Roggen); Kartoffeln in der Schale gebacken; Buttermilch (S. 447). Obst roh und gekocht. Zum Brotbestrich zuckerarme Marmeladen (S. 407).

Wir stellen bei dieser Kost in der Regel zunächst ca. 10—12 g Butter oder sonstiges Fett zur Verfügung; sonst kein sichtbares Fett.

Zumeist unterbrechen wir die mit Kohlenhydrat belastete Magerkost wöchentlich durch je einen fettreichen Gemüsetag (S. 426, Form a). Dies hat sich gut bewährt und entspricht der alten, durch K. Petrén erweiterten Erfahrung, daß wenig Eiweiß + viel Fett ohne Kohlenhydratträger gut miteinander harmonieren (S. 440). Am Frühmorgen nach dem Gemüsetage ist häufig der Blutzucker erhöht, ohne daß Glykosurie auftritt. Dieser Anstieg des Blutzuckers gleicht sich schon bis zum folgenden Tage aus. Bei fettreicher Kostform (s. unten, Gruppe d) ist gewöhnlich nach eingeschaltetem Gemüsetag der Blutzucker gesenkt.

Es folgen hier einige Beispiele über unmittelbare Auswirkung der fettarmen Kost. Wir machen auch auf das Verhalten des Blutzuckers aufmerksam. In der Regel sinkt er. Ausnahmen kommen vor; namentlich bei sehr lang bestehender Zuckerkrankheit.

1. Herr D. D., 56 Jahre alt, fettleibig, seit 6 Jahren Diabetiker. Alljährlich Vichy-Kur. Glykosurie stark schwankend, seit 2 Jahren merklich geringer. Aufnahme 9. Oktober 1926.

Bei strenger Diät mit gewohntem Protein- und Fettverzehr (Harn-N = 12 g im Mittel) + 120 g Weißbrot: 6—7 g Zucker in 24 Stunden, 6—7 cg Aceton; Gewicht 94,5 kg. Blutzucker nüchtern 180 und 190 mg-%.

Nach 1 Hungertag beginnt Magerkost. Fleisch wird trotz Freigabe nur mäßig verzehrt. N im Harn steigt auf 14—15 g. Kohlenhydrat: 100—120 g Weißbrotwert. In jeder Woche ein magerer Reis-Obst-Tag mit WBW = 180—200 g.

Glykosurie verschwindet am 2. Tage der Magerkost. Blutzucker am 7. Tag der Magerkost = 125, am 14. Tag der Magerkost = 112. Gewicht am 21. Behandlungstage = 90 kg.

In diesem Falle von Leichtdiabetes bei einem Fettleibigen zielte die Ernährung vorwiegend und bedacht auf Entfettung hin.

2. Herr J. K., 51 Jahre, uns seit Jahren als Diabetiker mit hohem Blutzucker und starker Neigung zu Acetonurie bekannt. Ein halbes Jahr zuvor bei täglich 46 E. Insulin, fettreicher strenger Kost + 100 g WBW: Zucker nur in wenigen Einzelportionen des Tagesharns, Aceton 0,3—0,5 g, Blutzucker 150—160 nüchtern. Im September 1926 bei etwa gleicher Kost und 20 E. Insulin: Harnzucker minimal; Blutzucker 200—210; Aceton 0,24 g. Bei gleicher Insulingabe Umstellung auf Magerkost (N-Umsatz = 16—21 g) + 160 g WBW; schon nach wenigen Tagen: Harn zuckerfrei, Aceton 0,02 g, Blutzucker = 140 mg nüchtern. Nach erhaltenem Bericht ist Befund Ende November unverändert. Gewicht dauernd zwischen 80 und 81 kg. Treffliches Allgemeinbefinden bei anstrengendster Arbeit.

3. R. A. Sch. Seit 2 Jahren Diabetes. Mehrfache Neuenahrkuren; nie ganz zuckerfrei. Fettleibig. Anfangs bei 20 E. Insulin, fettreicher strenger Kost + 100 g WBW (gewohnte Kost- und Behandlungsform): 6—22 g Zucker, 0,1 g Aceton, 210—230 mg Blutzucker nüchtern; 11 g N-Umsatz im Mittel. — Nach Umstellung auf Magerkost mit gleicher Insulin- und Kohlenhydratmenge sind erreicht: 0 Zucker, 0,1 g Aceton, Blutzucker = 130 mg-$^0/_0$, N-Umsatz = 15,8—17,0 g; Gewicht unbeeinflußt (116 kg).

4. Herr L. G., 47 Jahre, Diabetes seit 10 Jahren, seit 1925 verschlimmert und insulinbedürftig. Neigung zu Acetonurie. Mitte August 1926 bei halber Fleischkost (N-Umsatz = ca. 11 g) + 40—60 g WBW und 80 E. Insulin: 2—11 g Zucker im Harn, 0,17—0,27 g Aceton; Blutzucker nüchtern = 190 mg-$^0/_0$.

Nach Umstellung auf Magerkost mit allmählichem Anstieg der Buttermenge auf 40 g wurde binnen 3 Wochen erreicht: Insulin = 54 E., Harnzucker 2—5 g, Aceton 0,02—0,04 g, Blutzucker = 160—180 g, N-Umsatz = 13—18 g. Kohlenhydrat dabei = 150 g WBW, manchmal etwas mehr. Die bedeutend herabgesetzten Insulingaben bringen trotz viel kohlenhydratreicherer Kost öfters hypoglykämische Anwandlungen, was schärferes Vorgehen einstweilen zu verschieben zwang. Stoffwechsellage bis Ende Oktober unverändert. Gewicht stets im gleichen, ca. 72 kg.

5. Herr M. H., 51 Jahre, Glykosurie vor 20 Jahren entdeckt; in ersten 15 Jahren immer nur transitorisch bei freier Hauskost ohne Süßigkeiten. Seit 1 Jahr wesentliche Verschlimmerung. Pruritus. Zuckerwerte je nach Kost 0,6—4,0$^0/_0$; öfters Eisenchloridreaktion. Beginnende Katarakt.

Bei gewohnter fettreicher Kost mit 100 g WBW: 26—27 g Zucker; 0,12—0,17 g Aceton; im Mittel 13 g N-Umsatz; Gewicht = 72,4 kg; Blutzucker nüchtern 200—208 mg-$^0/_0$.

Nach 1 Hungertag: Magerkost mit anfangs 60, nach 4 Tagen 100 g WBW. Dabei an folgenden 8 Tagen (dann mußte Behandlung aus familiären Gründen vorläufig abgebrochen werden):

Zucker, g: 8,4;	7,3;	4,8;	10,0;	3,2;	15,6;	3,2;	1,2
Aceton, g: 0,16;	0,08;	0,18;	0,13;	0,05;	0,06;	0,09;	?

Blutzucker
nüchtern, mg-$^0/_0$: —   —   150;   —   160;   145;   —   135

N-Umsatz bei dieser Kost im Mittel 16,5 g. Endgewicht = 71,1 kg. Allgemeinbefinden außerordentlich gebessert.

d) Die fettreiche Dauerkost mit Kohlenhydratträgern.

Historisches. Es war bekanntlich altüblich, Zuckerkranke einerseits auf die kohlenhydratfreien (bzw. kohlenhydratärmsten) Nahrungsmittel der Tab. 1 (S. 389) als Hauptkost zu verweisen und ihnen daneben eine gewisse Menge von Kohlenhydratträgern als Nebenkost zu gestatten (meist Grahambrot, Obst und etwas Milch). Dabei ergab sich in der allgemeinen ärztlichen Praxis eine durchschnittliche Zufuhr von Kohlenhydratträgern entsprechend dem Amylumgehalte von 120—180 g Weißbrot. Diese Form der Diät wurde, mit kleinen Schwankungen nach oben und unten, zur Dauerkost erhoben. Sie stellte eine Durchschnittsbehandlung dar, welche gewissen Fällen vollkommen angemessen war, der Lage des Einzelfalles aber zumeist keineswegs entsprach. Der Proteingehalt dieser Kost war in früherer Zeit unbegrenzt; später strebte man — namentlich nach Vorgang B. Naunyn's — wesentliche Beschränkung an (S. 354). Daß sich dies über die Kreise der Fachärzte für Stoffwechselkrankheiten hinaus in die allgemeine Praxis übertrug, ist aber doch erst jüngeren Datums, aber bei weitem noch nicht allgemein durchgeführt. Wenigstens stießen wir und stoßen auch heute noch auf zahlreiche Zuckerkranke, die unter gewöhnlicher hausärztlicher Behandlung, in Verbindung mit genannter Nebenkost, nach Maßgabe des N-Gehaltes im 24stündigen Urin etwa 150 g Eiweiß täglich aufnehmen (Männer und Frauen!). Fett wurde stets reichlich, oft übertrieben reichlich gewährt und empfohlen. Jährlich eingeschaltete 3—4wöchige Behandlung in Kurorten (Karlsbad usw.) wirkten im Sinne von Schonkuren (S. 421), konnten sich aber nicht voll auswirken, da sie alsbald wieder von dem häuslichen Durchschnittsschlendrian abgelöst wurden.

Eine außerordentliche Besserung der therapeutischen Methodik bedeutete es, als die Zuteilung der Kohlenhydrate erst auf Grund vorausgegangener Toleranzbestimmungen (S. 116) und meist in Anschluß an vorausgeschickte strengere Schonkur dieser oder jener Art erfolgte, und als gleichzeitig verlangt wurde, daß die auf die Persönlichkeit zugeschnittene, Aglykosurie oder mindestens möglichst geringe Glykosurie anstrebende Kost in das tägliche Leben übertragen werde. Damit gelangte man zu einer Dauerkost schonenden Charakters, im Gegensatz zu dem obengeschilderten Durchschnittsverfahren. Das Verhüten von Eiweiß- und Calorienüberfütterung ward anfangs nicht genügend gewertet, setzte sich aber seit Anfang dieses Jahrhunderts immer mehr durch. Obwohl diese mit persönlicher Note gestempelte diätetische Dauerbehandlung, die je nach Gang der Dinge von Zeit zu Zeit umgeformt wurde, schon in älteren Werken über Diabetes (A. Cantani, E. W. Pavy, A. Bouchardat u. a.) und in frühen Schriften B. Naunyn's als einzig richtige gefordert war, wurde sie erst praktisch ausnutzbar, als E. Külz zeigte, wie wichtig es sei, die Zuckerkranken unter klinischer Beobachtung und fortlaufender Kontrolle eine Art diätetischen Unterrichtskursus durchmachen zu lassen. Diätvorschriften in der Sprechstunde und das Überreichen von Kostzetteln genügte, wie die Erfahrung bewies, nicht; es hatte zu wenig erzieherischen Wert und lehrte die Patienten nicht, der vielfachen Schwierigkeiten Herr zu werden, welche sachgemäße Kost mit sich brachte. Das Külzsche Verfahren („individualisierende Diätbehandlung") ward später von C. v. Noorden aufgenommen (bereits in 1. Auflage dieses Buches, 1895), auch mannigfach erweitert und vervollkommnet. Dann wurde es Gemeingut aller Fachärzte.

Angaben über Anordnung von Hauptkost und Nebenkost finden sich in einem früheren Abschnitte (S. 116ff.); dort ist auch ein schematisches Beispiel, abgestimmt auf 100 g WBW, unter dem Namen „Mittelkost" beschrieben. Ob Insulin die Kost begleiten soll, muß fallweise entschieden werden.

Die Kost sichert unbedingt genügende Eiweißzufuhr. Sie stellt auch, entsprechend den bisherigen, in der allgemeinen Praxis durchaus üblichen und auch von Fachärzten noch vielfach festgehaltenen Gepflogenheiten den Fettverzehr ziemlich weitgehenden Maßes der Willkür frei. Daß dies nicht zweckmäßig ist, und daß der wesentlich auf reichlichem Fettverzehr fußenden, unbedingt schädlichen Überfütterung der Diabetiker nachdrücklichst gesteuert werden muß, ist an vielen Stellen dieses Buches besprochen worden.

Auf Grund der neueren günstigen Erfahrungen über Gestaltung des Zuckerhaushaltes unter fettärmerer Kost (s. oben, Nr. c) ist es fraglich, ob man die bisherige liberale Handhabung der Fettzufuhr in „Hauptkost" beibehalten darf. Es erscheint uns besser, den Fettgehalt dieser Kost grundsätzlich zu beschränken und nur fallweise, den Ansprüchen der Gesamternährung entsprechend zu erweitern. Von diesem Gesichtspunkte werden auch die Ratschläge über den Aufbau der Dauerkost ausgehen (S. 439).

e) Wechselkost.

Es hat sich schon in früherer Zeit, dann noch viel deutlicher nach gründlichem Ausbau der individualisierenden Diätbehandlung als äußerst zweckmäßig herausgestellt, daß der Zuckerkranke nicht dauernd, Tag für Tag, die gleiche Kostform beibehält, gleichgültig ob sie unterhalb oder oberhalb des Punktes liegt, der zur Glykosurie führt.

In ursprünglicher, einfachster Form bestand die Wechselkost darin, die Kombination: Hauptkost + Nebenkost (s. oben) durch Einzeltage ohne Nebenkost oder durch vereinzelte, gleichzeitig eiweißbeschränkende Gemüsetage oder durch einzelne Hungertage zu unterbrechen. Die beiden ersteren Formen wurden manchmal zu 1—2 wöchigen Perioden ausgebaut. Das Verfahren hat sich als Hilfsmittel zur Behauptung und Hebung der bestehenden Toleranz trefflich bewährt. Es wirkt als entlastende Schonkur.

Verwickelter wurde die Wechselkost, als man den wohltätigen, insbesondere acetonmindernden Einfluß eingeschobener kurzer Kohlenhydratperioden kennenlernte. Sie wurden in schwereren Fällen zu einem unentbehrlichen

Rüstzeug. Über den Aufbau solcher Einschiebsel S. 432 ff. Sie erlaubten, die zwischenliegenden Zeiträume kohlenhydratärmer und damit schonender für den Zuckerhaushalt auszustatten.

Erst recht bedeutsam wurde die Wechselkost, als man seit 20—25 Jahren zu immer eiweißärmerer und dafür kohlenhydratreicherer Kost griff. Dies stützte sich teils auf die Arbeiten von R. KOLISCH (S. 354), größtenteils aber auf die Erfahrungen über Haferkuren und deren Abarten. Das natürliche Gegengewicht gegen etwaige Nachteile langgestreckter eiweißarmer, meist gleichzeitig sehr fettreicher Kost war das Einschalten proteinreicher Tage bzw. kurzer Perioden, und dies führte C. v. NOORDEN schon von Beginn der eiweißärmeren Kostformen an in seinen Kliniken praktisch durch. Reinliche Scheidung von proteinreicher, kohlenhydratfreier Kost einerseits und proteinarmer, kohlenhydratbelasteter Kost andererseits wurde die Losung. Wie oft und mit welcher Dauer Kost ersterer Form in Perioden der zweiten Kostform eingeschaltet werden mußte, war fallweise verschieden. Auch das weitestgehende Verfahren der kohlenhydratreichen Dauerkost (W. FALTA'S „Mehlfruchtkur", s. unten) mußte sich nach diesem Grundsatz richten, den C. v. NOORDEN in seinem Kongreß-Referate scharf formulierte (1921). Ursprünglich waren nicht nur die eiweißarmen, mit Kohlenhydrat ausgestatteten Tage, sondern auch die proteinreichen Einschiebsel fettreich. Wie bemerkt (S. 443) gestalteten wir sie schon seit geraumer Zeit fettarm.

Ein neuer Schritt zur günstigen Auswirkung der Wechselkost war die Einschaltung vereinzelter Kohlenhydrattage in Perioden eiweißreicher Dauerkost. Äußerst wirksam in bezug auf Glykosurie und namentlich Acetonurie bedeuteten sie eine wesentliche Erleichterung gegenüber den nach Art der Haferkur aufgebauten Kohlenhydratperioden. Wir gestalteten diese Einschiebsel von vornherein äußerst eiweiß- und fettarm, womöglich fettfrei. E. LAMPÉ berichtete darüber (Obst und Obst-Reis-Tage) aus C. v. NOORDEN's Klinik (S. 437). Dies wirkt sich dann in bezug auf Acetonurie trefflich aus. Je nach Lage des Falles darf man dann sofort wieder zu der sonstigen Kost zurückkehren oder man muß einen eiweiß- und fettarmen Gemüsetag folgen lassen. Auf die geschilderte gute Auswirkung einzelner fettfreier Tage hatte auch R. UHLMANN mit Recht hingewiesen. Beispiele am Schluß dieses Abschnittes.

Jegliche Art des Aufbaues der Dauerkost, welche sich der periodischen Einschaltung von „Schontagen oder -tagesgruppen" bedient, fällt begrifflich unter das System der „Wechselkost", auf die C. v. NOORDEN seit ca. 25 Jahren höchstens in ganz leichten Fällen völlig verzichtete, und deren Vorteile für die diabetische Stoffwechsellage im großen und ganzen mit Schwere des Zustandes wächst. Es werden hier nur einzelne Beispiele für Aufbau der Wechselkost herausgegriffen. Im Einzelfalle muß man sich der jeweiligen Lage anschmiegen und je nach Umständen eine neue passende Form wählen. Dies ist nicht schwer, wenn man an dem Grundgedanken festhält, daß die Einschiebsel Übererregung der Zuckerproduktion ausschalten, also im gleichen Sinne wie Pankreashormon wirken sollen. Man beachte das 2-Nährstoff-Prinzip!

Wochenschema I.

3 Tage: Strenge Diät (S. 422) + Kohlenhydrat (z. B. 100 g Brot).
1 Tag: Gemüsekost mit 4 Eiern (S. 426); fettarm.
2 Tage: Strenge Diät + Kohlenhydrat (wie oben).
1 Tag: Gemüsekost (wie oben).

Wochenschema II.

3 Tage: Gemüsekost mit Eiern; Fett nach Bedarf (S. 426, 427).
1 Tag: Fettarme Fleischkost (S. 424).
2 Tage: Gemüsekost (wie oben).
1 Tag: Fettarme Fischkost (S. 425).

Wochenschema III.

6 Tage: Strenge Diät (Eiweißgehalt besonders zu regeln) + Kohlenhydrat (Menge nach Lage des Falles).

1 Tag: Verschärfte, fett- und eiweißarme Gemüsekost oder Hunger-Bett-Tag.

Wochenschema IV.

6 Tage: Strenge Diät (Eiweißgehalt besonders zu regeln, im allgemeinen nicht weniger als 1 g pro kg Gewicht).

1 Tag: Kohlenhydratkost (Hafer, Bananen, Obst-Reis, gemischte Amylaceen usw. — s. 432ff.); fettarm.

Wochenschema V.

5 Tage: Strenge Diät (Eiweißgehalt besonders zu regeln) + Kohlenhydrat je nach Sachlage.

1 Tag: Kohlenhydratkost (meist Obst oder Obst-Reis); fettfrei.

1 Tag: Gemüsekost oder Eier-Salat-Kost oder Hungerkur (in bestimmtem Turnus abwechselnd). Der Turnus beginnt von neuem.

2-Wochenschema VI für Wechselkost.

Erste Woche.	Zweite Woche.
1. Strenge Diät.	1. Eiweißarme Kost + Kohlenhydrat.
2. Eiweißarme Kost + Kohlenhydrat.	2. Strenge Diät.
3. Strenge Diät.	3. Eiweißarme Kost + Kohlenhydrat.
4. Eiweißarme Kost + Kohlenhydrat.	4. Strenge Diät.
5. Strenge Diät.	5. Eiweißarme Kost + Kohlenhydrat.
6. Kohlenhydrattag.	6. Kohlenhydrattag.
7. Hungertag oder verschärfter Gemüsetag (fettarm).	7. Eier-Salat-Tag (fettarm oder Hunger-Bett-Tag.
Die Reihe beginnt von neuem.	

Wochenschema für längere Kohlenhydratkuren VII.

1 Tag: Gemüse-Eier-Kost.

3 Tage: Kohlenhydratkost (aus Gruppe der Haferkuren und ihrer Abarten).

1 Tag: Gemüse-Eier-Kost oder fettarmer Eier-Salat-Tag oder Hunger-Bett-Tag (je nach Umständen, abwechselnd).

2 Tage: Strenge Diät (mit vorgeschriebener Eiweißmegne). Turnus beginnt von neuem.

Im großen und ganzen hat die Bedeutung des Wechselkost seit Einführung des Insulins in die Therapie bedeutend abgenommen. Wir haben sie aber auch im Verlaufe von Insulinkuren in abgeschwächter Form häufig herangezogen, namentlich in Form der Wochenschemata I und IV und zwar mit wesentlichem Vorteil für die Gesamtwirkung der Kur (S. 505).

Auch die Kombination: proteinreiche Magerkost mit Kohlenhydraten bedarf der Wechselkost nicht in gleichem Maße, wie die Vergesellschaftung von Hauptkost + Nebenkost mit viel Fett. Wie ober erwähnt, beschränken wir uns meist auf periodisches Einschalten einzelner fettbeladener, eiweißarmer Gemüsetage (S. 426); aber auch einzelne fettarme Kohlenhydrattage können nützlich sein.

Das wesentliche Anwendungsgebiet sind jetzt alle Fälle von Diabetes, die man ohne Insulin behandeln will, mit Ausnahme der allerleichtesten. Das Wechseln verschiedener Kostformen und vielleicht noch besser das periodische Einschalten kurzer (ein-, zweitägiger) ganz abweichend aufgebauter Kostform in die gewöhnliche Dauerkost entlastet die Zuckerwerkstatt der Leber nach einer Richtung, belastet sie nach anderer Richtung, und gerade dieser Wechsel ist günstig. Wir möchten in nicht-insulin-behandelten Fällen auf dieses trefflichst bewährte Verfahren nicht mehr verzichten.

In den folgenden Beispielen wird der Einfluß einzelner Wechseltage auf das Verhalten des Zuckerhaushaltes und zwar vor allem auf den Nüchtern-Blutzucker des darauf folgenden Tages gezeigt. Es sind alles Fälle, wo der Zuckerhaushalt durch vorausgegangene Behandlung einigermaßen oder nahezu vollständig geordnet war, und wo nunmehr periodische Einschiebsel integrierendes Teilstück der Dauerkost werden sollten. Wir wählten als Beispiel vorwiegend Kohlenhydrattage, weil über deren Wirkung und Verwendung in dieser Form und im Rahmen des vorliegenden Zweckes noch wenig bekannt ist, während man über die Wirkung von Gemüsetagen, Hungertagen usw. kaum etwas Neues vorbringen könnte. Dem eingeschobenen Tage folgte sofort wieder die vorausgegangene Kost.

1. Leichter Diabetes eines Fettleibigen. Blutzucker anfangs $= 190$ mg-$^0/_0$. Durch fettfreie Kost mit 100 g WBW zuckerfrei geworden. Abnahme in $2^1/_2$ Wochen $= 4,5$ kg. Aceton 0,03—0,04 g. — Am Morgen eines Bananentages (700 g Bananenfleisch, 2 Eier, Kaffee) Blutzucker $= 112$ mg-$^0/_0$, am nächsten Morgen $= 103$ mg. 0 Harnzucker. 700 g Abnahme am Obsttag.

2. V. B., 34 Jahre. Leichte Form der Glykosurie (1 Jahr später mittelschwere Form). Mäßig fettleibig. Bei strenger Kost (ohne Fettbeschränkung) $+ 100$ g WBW: 1—2,5 g Harnzucker, 0,08 g Aceton, 240 mg-$^0/_0$ Nüchternblutzucker. Nach gleicher Kost am Morgen eines Reis (75 g)- Obst (750 g)- Tages: Blutzucker $= 228$ mg-$^0/_0$; an diesem Tage 2,4 g Harnzucker, 0,02 g Aceton. Am nächsten Morgen 150 mg-$^0/_0$ Blutzucker. Gewichtsabnahme am Reis-Obst-Tage $= 500$ g.

3. Frau M. C., 60 Jahre. Hypertonie mit stets mehr als 200 mm Hg-Druck. Spur Albuminurie. Hoher Blutzucker, stets 175—180 mg-$^0/_0$ mit nur Spuren von Zucker im Harn, 0 Aceton.

Nach Magerkost (N-Umsatz $= 14$ g) $+ 100$ g WBW nüchtern $= 179$ mg Blutzucker. Derselbe sinkt nach 1 Tag mit 70 g Reis $+ 560$ g Bananenfleisch $+$ einigen Roh-Tomaten auf 158 mg-$^0/_0$, bleibt dann 1 Woche bei gleicher Kost wie an den Vortagen auf gleicher Höhe.

Ein halbes Jahr später erzielt ein Reis-Bananentag unter sonst gleichen Verhältnissen Absturz des Nüchtern-Blutzuckers von 180 auf 138 mg-$^0/_0$.

An den Kohlenhydraten 0 Zucker.

4. C. M., $4^1/_2$ Jahre. Bei strenger Diät mit reichlich Fleisch (N-Umsatz im Mittel zweier Tage 11 g), mäßig Fett und 60 g WBW am Vortage: 28 g Harnzucker, 0,85 g Aceton, Eisenchlorid stark positiv. Am nächsten Morgen 120 mg-$^0/_0$ Blutzucker. Dann 420 g Bananenfleisch $+ 15$ Walnüsse: Harnzucker 2,1 g, Aceton 0,11 g. Am nächsten Morgen 125 mg Blutzucker. Also außerordentlicher Absturz der Glykosurie und Acetonurie ohne Veränderung des Blutzuckers.

5. Herr J. St., 24 Jahre. Zucker entdeckt vor 3 Wochen. Bei strenger Diät $+ 100$ g WBW: 139 g Harnzucker, 2,0 g Aceton, 285 mg-$^0/_0$ Nüchtern-Blutzucker. 56,8 kg Gewicht.

Nach 3 Wochen bei proteinreicher Magerkost mit 100—106 g WBW und Insulin (morgens 36, vor Abendessen 20 Einheiten): Harn-Spuren in einzelnen Portionen, 0,08 g Aceton, 235 mg-$^0/_0$ Nüchtern-Blutzucker. Gewicht $= 59,6$ kg.

Einschaltung eines Gemüsetages mit 100 g Fett und 18 E. Insulin vor Frühstück: Spur Harnzucker, Aceton $= 0,2$ g. Am nächsten Morgen Blutzucker $= 199$ mg-$^0/_0$.

f) PETRÉN-Diät als Dauerkost.

Wir verweisen auf Früheres (S. 427). Um Einheitlichkeit der Darstellung zu wahren, werteten wir dort auch die Eignung dieser Diätform als Dauerkost. Wir konnten uns nicht davon überzeugen, daß man bei uns zu Lande außerhalb klinischer Behandlung mit ihr durchdringt. Abneigung und Widerstreben reizen zu Unfolgsamkeit und erschüttern die Tragkraft des ärztlichen Gebotes. Wir verkennen nicht ihre Brauchbarkeit für vorbereitende und für eingeschaltete Schonkuren unter klinischer Aufsicht und ebensowenig die theoretische Bedeutung des Nachweises, daß überaus kleine Eiweißgaben im Rahmen dieser Kost zur Behauptung des N-Gleichgewichtes genügen, und daß solche kleinen Eiweißgaben die ketogene Wirkung starken Fettverzehrs ausschalten. Das Insulin hat der PETRÉN-Diät als Dauerkost den Boden vollends entzogen. Es ist für den Patienten sowohl angenehmer wie auch sicherer, wenn er unter Schutz von Insulin eine abwechslungsreichere Kost nehmen darf, die ihm auch Kohlenhydratträger und größere Mengen von Eiweißträgern gestattet, als wenn er ohne Insulin an eine Kost gebunden ist, zu deren Verzehr er sich täglich neu zwingen muß.

g) Kohlenhydratkuren als Dauerkost.

Unter Kohlenhydratkuren im weiteren Sinne des Wortes und insbesondere für Zwecke der Dauerkost verstehen wir alle Diätformen, die unter weitgehendem Verdrängen der Eiweißträger (zumal des Fleisches), unter Umständen auch des Fettes, die Zufuhr der Kohlenhydratträger so hoch wie möglich einzustellen bestrebt sind. Zielbewußt trat dies zuerst in den Arbeiten von R. KOLISCH hervor; aber doch mehr die Richtung bezeichnend, praktisch noch nicht zu überzeugender Wirkungskraft entwickelt. Sowohl dies wie auch die mangelhafte theoretische Begründung war die Ursache, weshalb die Arbeiten von KOLISCH zunächst keinen Einfluß auf die Entwicklung der Diabeteskost gewannen und erst viel später richtig gewürdigt wurden. Weniger klar, aber praktisch sich im gleichen Sinne auswirkend, war dieser Grundsatz schon enthalten in der diätetischen Behandlungsmethode von A. v. DÜRING (1868).

α) A. v. DÜRINGS Reiskur. Dieser in der Literatur gebräuchliche Name ist nicht ganz gerechtfertigt. Denn die Kur stellt sehr verschiedene Kohlenhydratträger, vorzugsweise aus der Mehlfrüchtegruppe, zur Wahl. Wir entnehmen, was mindestens historisch interessant ist, dem A. v. DÜRINGschen Buche (3. Auflage) die wichtigsten Vorschriften:

Die 3 bis höchstens 4 Mahlzeiten des Tages sollen bestehen aus 80—120 g Reis, Grieß, Graupen oder Buchweizengrütze, seltener Hafergrütze, weil diese leicht sauer wird; Fleisch bis zu 250 g; Kompott von getrockneten Äpfeln, Pflaumen oder Kirschen (keine Birnen) in mäßiger Quantität. Eier, wenn der Zustand des Magens es gestattet. Es folgen dann noch einige Angaben über die Zubereitung dieser Nahrungsmittel. Als Frühstück dient neben dieser Kost in der Regel Milch mit wenig Kaffee und nach Belieben altes Weißbrot.

Es war v. DÜRING schon bekannt, was auch neuerdings bei den Erörterungen über Mehlkuren öfters betont wurde, daß Brot vielfach schlechter vertragen wird als gekochte Mehlspeisen. Darauf nimmt der folgende Tages-Speisezettel Rücksicht:

Morgens: Milch mit Kalkwasser und trockenem Weißbrot; statt dessen auch Suppe von Reis, Buchweizen, Graupen ohne Butter.

Vormittags: Ein Butterbrot von altbackenem Weißbrot; dazu bei manchen Kranken 1 weichgekochtes Ei; $^1/_2$ Glas Rotwein mit Wasser verdünnt; besser wird meist ein Teller dünner Reis- oder Grießsuppe, mit oder ohne Milch bereitet, vertragen.

Mittags: Reis weich gekocht; gebratenes Fleisch bis 250 g ohne Fett und zubereitete Tunken, während der abgefettete Bratensaft gestattet ist; in einigen Fällen Mus von trockenen Erbsen oder weißen Bohnen; Gemüse wie Spargel, Schnittbohnen, Karotten, Blumenkohl, Blätterkohl, alles sehr weich nur mit Wasser und Salz gekocht; getrocknetes Obst (Äpfel, Pflaumen, Prunellen, Kirschen); in einigen Fällen auch rohe Äpfel oder Kirschen in mäßigen Mengen — ein kleines Glas Rotwein.

Abends: Reis-, Buchweizen- oder Graupenwassersuppe mit etwas Butter, ohne Salz, durchgetrieben. Bei einigen Patienten mit Milch und Kalkwasser zubereitet.

Wir begegnen in diesen Vorschriften folgenden Grundsätzen:

1. Die Kost ist im ganzen kärglich (Diaeta parca). Der Verfasser verteidigt diesen Grundsatz ausdrücklich gegen verschiedene Angriffe.

2. Sie enthält mittlere Mengen von Eiweiß (etwa 65 bis maximal 80 g), zumeist in sehr leicht resorbierbarer Form.

3. Sie ist fettarm. Aus einigen Kostvorschriften, die A. v. DÜRING noch mit eigener Hand ad personam niedergeschrieben hatte, berechnete C. v. NOORDEN einen Fettgehalt von 50—80 g. Die Fettarmut ist Ursache der Calorienarmut (Diaeta parca) und war empirisch begründet.

4. Ihr Schwerpunkt liegt bei den Kohlenhydratträgern, auf deren gründliches Kochen größtes Gewicht gelegt wird. Andere Formen der Zubereitung werden nur ausnahmsweise gestattet.

Wenn wir vom Ausmaß der Fettzufuhr absehen, die ja sowieso sich dem Ernährungszustand und dem Calorienbedarf des einzelnen anschmiegen muß, und für deren Höhe keine allgemeingültige Zahl aufgestellt werden kann, entspricht die v. DÜRINGsche Diät einer gemischten Amylaceenkost. Sie ist aber weit fett- und calorienärmer als die ihr grundsätzlich gleichgerichtete FALTA-Kost; dagegen ist sie als ganzes genommen nicht so proteinarm wie diese.

C. v. NOORDEN hat die v. DÜRINGsche Diabetikerkost in einer Anzahl von Fällen genau nach der Originalvorschrift durchgeprobt, wobei der Kohlenhydrat der Gesamtkost auf

120—180 g (= 200—300 Weißbrotwert) eingestellt wurde. Sie erwies sich brauchbar und nützlich:

1. In sieben leichten Fällen, wo bis dahin eine ganz ungeordnete und entschieden viel zu üppige Lebensweise geführt war, und wo die Kranken neben dem Diabetes den Eindruck „plethorisch Fettleibiger" erweckten, machte sie nach 6—10 Tagen den Harn zuckerfrei und ließ die Patienten gleichzeitig ziemlich stark abmagern. Nach einiger Zeit, über kurz oder lang, kehrte aber in sämtlichen Fällen die Glykosurie zurück. Wöchentlich zweimaliges Einschalten eines kohlenhydratfreien Tages stellte zunächst wieder Aglykosurie her; aber nach 1—2 Wochen versagte auch dieses Verfahren. Offenbar überwog mit der Zeit doch der Nachteil des Kohlenhydratreizes über den Vorteil der Eiweiß- und Fettarmut. In anderen, von vornherein anscheinend gleichartig liegenden Fällen trat dieser ungünstige Einfluß schon sogleich hervor.

Ein offenbarer Fehler v. DÜRING'S war, seine Kostform — obwohl er selbst vor sklavischem Festhalten daran warnte — als Einheitsmethode für alle Fälle von Diabetes zu empfehlen: und das war sicher einer der Gründe für ihre Ablehnung und für die Vergessenheit, der sie anheimfiel. Sie war für die große Mehrzahl der Diabetesfälle doch bei weitem zu kohlenhydratreich.

2. In einigen Fällen von Schwerdiabetes bewährte sich die v. DÜRINGsche Diätform als gleichmäßige Dauerkost durchaus nicht, obwohl sie ausnahmslos zunächst die Acetonurie etwas — bald mehr, bald weniger — herabdrückte. Dies war zu erwarten. Wohl aber wurde sie den Erfordernissen acetonbedrohter schwerer Krankheitszustände gerecht, wenn man sie aller 3 Tage durch einen Gemüse-Eier-Fett-Tag oder gelegentlich auch durch einen Fasttag unterbrach, d. h. sie nach Art der Haferkuren aufbaute (S. 432).

Der Vorteil der A. v. DÜRINGschen Kur für komabedrohte Schwerdiabetiker, die man vor dem Insulin zwar eine Zeitlang über Wasser halten aber nicht retten konnte, lag in der Annehmlichkeit breiter Abwechslung, die später W. FALTA in seiner „gemischten Amylaceen- oder Mehlfruchtkur" nicht in gleichem Umfange ausnützte, wie sein vergessener Vorgänger. Ein zweifelloser Nachteil sowohl für leichte wie für schwere Fälle war, daß A. v. DÜRING die Kohlenhydratträger noch nicht quantitativ bewertete und die Massenwirkung derselben nicht klar erkannte. Das konnte erst geschehen, als die Nahrungsmittelchemie eine breitere Grundlage dafür zur Verfügung stellte. Hätte man mehr den Vorteilen als den Nachteilen Rechnung getragen, so hätten die Kohlenhydratkuren in eingangs erwähntem Sinne und die Diaeta parca schon um Jahrzehnte früher ihr Bürgerrecht in der Diabetestherapie errungen.

β) ALBUS vegetabile Kur. In gewissem Sinne, aber nicht ganz mit Recht reiht man dieser Gruppe auch das Verfahren ein, welches A. ALBU als „vegetabile Kur" beschrieb.

Die Kohlenhydrate werden dabei hauptsächlich in Form von Obst dargereicht. Dies ist, wenn die Patienten geneigt sind, zugunsten des Obstes auf mehlhaltige Gerichte zu verzichten, an und für sich sehr zweckmäßig (S. 437) und kann im Rahmen von Insulinkuren sogar erforderlich sein (S. 505). In der Hauptsache ist das ALBU-Verfahren nichts als eine fleischfreie, eiweißarme, fettreiche Kost, die sich nicht weit von den alten „Gemüsetagen" mit Zulage mäßiger Mengen von Kohlenhydrat entfernt, also einem Schema, wie es früher schon oft empfohlen wurde. (Im Mittel etwa 70—80 g Eiweiß, 210—230 g Fett, 80—90 g Kohlenhydrat.) Der Wert der ALBUschen Schrift liegt bei den genaueren Anweisungen über solche Kostformen, die aber dem Bedürfnis des Einzelfalles angepaßt werden müssen. Eine Kost, die Sahne, Speck, Eier, Butter, Käse enthält, kann man doch eigentlich nicht als „vegetarische" bezeichnen. Anderseits ist das quantitative Verhältnis zwischen Kohlenhydraten und Protein zu eng, um die Bezeichnung „Kohlenhydratkur" zu rechtfertigen.

Von der früher erwähnten „lacto-vegetabilen Entfettungskost" (S. 444) unterscheidet sich die ALBU-Kost durch weit höheren Calorien-, weit geringeren Kohlenhydratwert.

γ) A. MOSSÉS Kartoffelkur stammt aus dem gleichen Jahre wie die Haferkur (1902). Obwohl sie niemals allgemeinere Bedeutung erlangte, lohnt es sich, einiges darüber zu berichten.

Ihr Urheber ging davon aus, Brot durch Kartoffeln gleichen Stärkegehalts zu ersetzen (Verhältnis 1 : 3), weil es für die Kranken angenehmer sei, größere Gewichtsmengen der stark sättigenden, mannigfachster Bereitungsform zugänglichen, als Beikost höchst willkommenen Kartoffel, als dreifach kleinere Gewichtsmengen von Brot verspeisen zu dürfen.

In diesem Sinne ward die Kartoffel schon lange vorher Zuckerkranken empfohlen. Mossé fand nun aber, daß der Einfluß der Kartoffel auf die Glykosurie öfters geringer war als ihrem Brotwert entsprach. Diese Beobachtung ist zweifellos richtig, wenn auch nicht allgemeingültig. Sein Befund veranlaßte Mossé, im verstärkten Maße die Kartoffeln in den Vordergrund, das Brot in den Hintergrund der diätetischen Verordnungen zu schieben. Er gelangte zu solchen Kartoffelmengen (1000—1500 g und mehr), daß sie den vorherrschenden Bestandteil der Gesamtkost bildeten. Es kamen aber keine reinen „Kartoffelkuren" zustande, wo Kartoffeln neben Fett die einzige Nahrung ausmachten; die übrigen Kohlenhydratträger wurden auch nicht völlig ausgeschaltet, sondern nur in den Hintergrund gedrängt. Es gehört daher die Mossésche Kartoffelkur gewissermaßen in die Gruppe der „gemischten Kohlenhydratkuren" (wenig Eiweiß; viel Kohlenhydrate, letztere vorwiegend, aber nicht ausschließlich aus Kartoffeln bezogen).

Mossé stellt sich theoretisch durchaus auf den Standpunkt, daß die zu verordnende Kartoffelmenge nach der Toleranz des Patienten für Kohlenhydrat sich richten solle. Nach Maßgabe der Krankengeschichten geschah dies aber in Wirklichkeit nicht. Unannehmbar ist sein Versuch, die Indikationen der Kartoffelkur nach ätiologisch geschiedenen Gruppen zu ordnen („Diabète arthritique", D. maigre ou pancréatique, D. nerveux ou de cause indéterminée). Nur die jeweilige Stoffwechsellage darf maßgebend sein. Auch G. Rosenfeld übt an den Krankengeschichten und den hieraus gezogenen Schlüssen Mossé's berechtigte Kritik (1912). Immerhin darf man es Mossé nicht in die Schuhe schieben, wenn manche Ärzte sowohl seines Vaterlandes wie anderer Länder den Schluß ableiteten, Kartoffel sei ein durchaus bekömmliches und jedem Diabetiker zuträgliches Nahrungsmittel, dessen Zufuhr man nicht zu beaufsichtigen brauche. In größerem Umfang noch als mit der Haferkur wurde damit grober Mißbrauch getrieben, und das ist wohl die Ursache, warum man im ersten Dezennium dieses Jahrhunderts doch viele recht üble Ergebnisse der „Kartoffelkur" zu sehen bekam und die Freude an ihr bald verlor. Zu breiterer Anerkennung gelangte die Kartoffelkur nicht.

Den Vorteil der Kartoffel erklärt Mossé durch ihre alkalisierende Wirkung, die auf dem hohen Kaligehalt beruht. Er nennt sie „cure alcaline", was in der Tat zutrifft, und weist darauf hin, auch Ch. Bouchard habe das in Kartoffeln reichlich vertretene Kali öfters dem Natron bei Diabetikern vorgezogen (S. 384).

Natürlich gaben Mossé's Mitteilungen auch Anlaß, die Wirkung einseitiger Kartoffelkost mit der einseitigen Haferkost zu vergleichen. Es liegen darüber Berichte von C. v. Noorden, W. Falta, E. Lampé, G. Rosenfeld, W. Wolff, R. Roubitschek und O. Gaupp u. a. vor. Daß grundsätzlich Kartoffel- und andere Mehlkuren sich vertreten können, steht fest. Die Ausschläge fielen teils zugunsten des einen, teils zugunsten des anderen Kohlenhydratträgers aus. Wie früher bemerkt, wird man je nach den Erfahrungen am Einzelfalle die Auswahl treffen müssen (S. 436).

Am weitesten ist H. Hochhaus gegangen. Er reichte bis zu 1000 g Trockenkartoffeln (getrocknet nach dem sog. Kölner Verfahren) als einzige Nahrung neben Butter, einigen Eiern und etwas grünem Gemüse. Dies entspricht 4000 g frischer Kartoffeln! Anhaltspunkte für die Indikation solch riesiger Mengen ergaben sich aus den Mitteilungen nicht. Was an Kohlenhydrat durch die Faeces verloren ging, ward nicht bestimmt; es wäre bei der Sachlage nötig gewesen. Günstige Resorption vorausgesetzt, dürfte wohl Trockenware kaum anders zu beurteilen sein wie Frischkartoffeln. Das Verfahren von H. Hochhaus war nur der „Kriegskost" angepaßt und fand niemals breitere Anwendung.

d) **Die gemischte Amylaceen-bzw. Mehlfruchtkur W. Faltas** nahm ihren Ausgang unmittelbar von der C. v. Noordenschen Haferkur und ist nach deren Grundsätzen aufgebaut. Je mehr W. Falta dazu überging, die Kohlenhydratkur als Hauptstück für Dauerkost zu benutzen, desto mehr drängte sich die Notwendigkeit auf, dem Patienten eine breite Auswahl unter den Kohlenhydratträgern zur Verfügung zu stellen. Falta hält sich vollkommen an Mehlträger, nur bei Kostform d) eine kaum ins Gewicht fallende Menge Obst gestattend. Dies halten wir bei Dauerkost nicht für zweckmäßig. Sein hoher Genußwert und sein Lävulosegehalt verlangt stärkere Berücksichtigung des Obstes. Mehr Obst, weniger Mehl würde Sinn und Wirkungskraft des Systems nicht umstoßen.

Die Formen a) und b) führen, je nach Wahl der Mehle usw., etwa 140—160 g Kohlenhydrat täglich zu (durchschnittlich entsprechend etwa 250 g Weißbrot), die Kostformen c) und d) etwa 15% weniger.

a) Die Suppenkost. 7 Suppen von verschiedenen mehlhaltigen Stoffen und zwar je 30 g Weizenmehl, Hafermehl, Haferflocken, Grünkern, Reis, Grieß, Graupen, Erbsenmehl, Bohnenmehl, Linsenmehl, Maismehl, Hirse oder Tapioka oder 100 g Kartoffel. Alle Mehlstoffe werden roh gewogen. Sie werden in Fleischbrühe oder in Salzwasser (evtl. Zusatz von Fleischextrakt) weichgekocht, zum Schluß werden 15—30 g Butter eingelassen. Butter im ganzen 220 g.

Reichlich Getränke: Wein, Kaffee, Tee, Fleischbrühe, Kognak usw. 30 g Luftbrot.

b) Mehlspeisenkost. 7 Portionen Mehlstoffe (davon 3 als Suppen, 4 in Form von Brei, Teig- oder Backwaren).

Als 1 Portion Mehlstoff gilt:

= 30 g Weizenmehl, Hafermehl usw. wie bei a),

= 30 g getrocknete Linsen, Erbsen usw. als Püree,

= 30 g Reis für Reisbrei (mit einigen Pilzen und sehr wenig Parmesankäse),

= 30 g Nudeln oder Makkaroni,

= 30 g Mais für Polenta (Maisgrütze),

= 100 g Kartoffel gekocht oder als Püree oder Bratkartoffel,

= 40 g Semmel,

= 50 g Schrotbrot,

Butter im ganzen 220 g, reichlich Getränke wie bei a),

Ferner: 30 g Luftbrot.

Die Mehlstoffe werden auf den ganzen Tag verteilt, wie folgendes Beispiel Falta's zeigt:

1. Frühstück: Kaffee oder Tee (ohne Rahm) mit 25 g Schrotbrot und Butter.

2. Frühstück: Eine Suppe von 30 g Mehl, Luftbrot und Butter, 1 Glas Wein.

Mittagessen: 1 Tasse Fleischbrühe, $^{1}/_{2}$ Std. später eine Suppe von 30 g Mehl, ferner Reisbrei von 30 g Reis, 1 Glas Wein, Luftbrot und Butter, 1 Täßchen schwarzen Kaffee.

4 Uhr: Kaffe oder Tee mit 25 g Schrotbrot und Butter.

6 Uhr: Eine Suppe von 30 g Mehl, 1 Gläschen Kognak.

7 Uhr: Ein Mus von 30 g Hülsenfrüchten.

8 Uhr: 100 g Bratkartoffeln mit Butter, $^{1}/_{4}$ l Wein.

c) Mehlstoff-Gemüsekost. 5 Portionen Mehlstoffe (davon 2 als Suppen, 2 Portionen von Hülsenfrüchten). Größe der Einzelportion wie bei a) und b).

Gemüse aus Tab. 1 (S. 389).

Butter im ganzen 220 g.

Getränke wie bei a).

30 g Luftbrot.

Folgende Verteilung wird empfohlen.

1. Frühstück: Kaffee oder Tee mit 25 g Schrotbrot und Butter.

2. Frühstück: Eine Suppe von 30 g Hülsenfrüchtenmehl, Luftbrot und Butter, ein Glas Wein.

Mittagessen: Eine Suppe mit 15 g Hülsenfrüchtenmehl, eine Gemüseplatte, Reisbrei von 30 g Reis, Luftbrot und Butter, 1 Glas Wein, schwarzer Kaffee.

Nachmittags: Kaffee oder Tee mit 25 g Schrotbrot und Butter.

Abends: Eine Suppe mit 15 g Hülsenfrüchtenmehl, Gemüse mit 100 g Kartoffel, Luftbrot und Butter, 1 Gläschen Kognak, 0,25 l Wein.

Es ist darauf zu achten, daß die Menge der Gemüse 600 g (roh) nicht übersteigt und daß nur wenig oder gar keine eiweißreichen Gemüsesorten verabreicht werden.

d) Mehlstoff-Gemüse-Rahm-Obstkost. 5 Portionen Amylaceen (davon 2 als Suppen).

Gemüse wie bei Kost c).

$^{1}/_{3}$ l Rahm.

200 g Preißelbeeren oder unreife Stachelbeeren.

150 g Obst, Äpfel, Erdbeeren, Pfirsiche.

125—150 g Butter.

30 g Luftbrot.

Getränke wie bei a).

Die Kohlenhydrattage (Kostform a—d) werden zu 2—4 tägigen Gruppen vereint. Zwischen diesen Gruppen werden Gemüsetage oder auch Hungertage, andere Male auch fleischhaltige Kost, etwa in Art der altbekannten „halben Fleischkost" eingeschaltet.

Auch W. Falta benutzt also, wie es seit längerer Zeit in der Spezialbehandlung des Diabetes üblich war, zur Wechselkost (S. 452) die verschiedensten

Kostformen, für deren Auswahl und Verteilung natürlich die Lage des Einzelfalles maßgebend sein muß. Wir finden bei ihm die „strenge, kohlenhydratfreie Diät" in ihren verschiedenen Stufen, die Hungertage, die gemischte Kost, die Kohlenhydratkuren; diese nach Form der Haferkuren aufgebaut, aber — was nur ernährungstechnische, aber keine grundsätzliche Bedeutung hat — unter Benutzung eines Gemisches von Mehlträgern.

In allen diesem lag nichts Neues. Weder in dem allgemeinen Aufbau der Dauerkost, noch in den Sonderberichten über die Behandlung einzelner Fälle sind Kostpläne zu finden, die in geeigneten Fällen nicht schon früher benutzt worden wären. Seltsamerweise wurde in einigen Referaten über FALTA's Buch hervorgehoben, die von ihm erwähnte „intermittierende Behandlung" sei etwas Neues. Das ist aber nur ein anderes Wort für die altbewährte Wechselkost, welche sich bereits fallweise und den Umständen entsprechend der Einschaltung von strenger Diät, Gemüsetagen, Hungertagen, Kohlenhydrattagen und- Perioden bediente. Die Eigenart des FALTAschen Verfahrens besteht darin, daß er von den eiweißreicheren Formen „strenger Diät" erheblich geringeren Gebrauch macht als sonst üblich war. Schon bei den mittelschweren oder Übergangsformen erscheinen Perioden strenger Diät mit normaler Eiweißzufuhr nur als seltene und kurze Perioden, und bei den wirklich schweren Fällen verschwinden sie so gut wie ganz. Im übrigen setzt sich die FALTAsche Dauerkost, in schweren Fällen die Lage sogar völlig beherrschend, zusammen aus zwei bekannten Verfahren:

1. Gemüse-Amylaceen-Kost mit durchschnittlich 10 g N, welche sich — abgesehen vom höheren Fett- und demgemäß auch Caloriengehalte — in ihren wesentlichen Stücken mit R. KOLISCH's Vorschriften für alle nicht ganz leichten Formen von Diabetes deckt, sich in bezug auf Fleischverzicht und auf reichen Fettgehalt auch der ALBU-Kost anlehnt und aus der v. DÜRINGschen Kost die Mischung verschiedenster Mehlträger übernommen hat.

2. Kohlenhydratkuren, nach Muster der Haferkuren angeordnet und häufiger hintereinandergeschaltet als bisher üblich war. Diese Kost enthält durchschnittlich 7 g N.

So entsteht da, wo nicht öfters strenge Diät mit normalem Eiweißgehalt als Schaltstück zwischengeschoben wird — und dies ist in der Richtung von leichten zu schweren Formen der Glykosurie immer weniger der Fall —, eine eiweiß-arme kohlenhydratreiche Dauerkost. Da der Stickstoff bei dieser Dauerkost fast ausschließlich in Vegetabilien enthalten ist, muß man auf mindestens 20 bis 25 % Verlust durch den Kot rechnen, bei vielen Menschen sogar auf noch mehr; denn diese Verluste schwanken sehr stark. So wie die Gesamtkost (mit ihrem Wechsel von Einzelform zu Einzelform) in praxi bei Schwerdiabetikern durchgeführt wird, liefert sie in dem Harn durchschnittlich 6—7 g N = 37—43 g Eiweißumsatz (eigene Untersuchungen).

Mit Recht sagt FALTA, er habe durch den Übergang von einheitlichen Kohlenhydratträgern zur Amylaceenkost es ermöglicht, die „letzten Konsequenzen" aus den Errungenschaften der Haferkur zu ziehen, d. h. die Kohlenhydratkuren in lange Reihen zu ordnen. Genaue Ratschläge dafür wurden erteilt. Dies muß als Verdienst gebucht werden.

Es darf aber nicht übersehen werden, daß die gemischte Amylaceenkost FALTA's größere Ansprüche an die Leistungsfähigkeit und Exaktheit der Küche stellt als Hafermehl-, Weizenmehl- und Linsenmehltage und gar Obsttage. In der Küche muß bei den Gemischkuren das Material für jedes einzelne Gericht besonders abgewogen und es müssen die dabei nötigen Zutaten gleichfalls besonders berechnet und abgewogen werden. Daß hierin eine ergiebige Quelle für unexakte Durchführung der gegebenen Vorschriften liegt, ist klar. In der in Mehlspeisen hervorragenden Wiener Küche mögen die Schwierigkeiten gering sein. Daß sie aber, trotz besten Willens in deutschen Haushaltungen nicht immer überwunden werden und zu groben Überschreitungen und Ungenauigkeiten geführt haben, ist ebenso sicher.

h) Allgemeine Wertung der Kohlenhydratkuren.

Es ist nun zu erörtern, inwieweit es ratsam ist, im Sinne W. Falta's die „letzten Konsequenzen" zu ziehen, d. h. die proteinarme, fettreiche Kohlenhydratdiät in die Dauerkost aufzunehmen. Drei Fragen kommen in Betracht: die geringe Eiweißzufuhr, der hohe Kohlenhydratgehalt der Dauerkost und die Auswahl der Kohlenhydratträger.

Daß wir für lange Zeitdauer — W. Falta rechnet mit Monaten und Jahren — so geringe Eiweißzufuhr nicht für zweckmäßig halten, ward früher besprochen (S. 355).

Man könnte vielleicht sagen, für eine mäßige Anreicherung mit Protein wären alle Einzelformen der Falta-Kost tragfähig. Mit solcher Anreicherung würde aber der ganze Sinn der Kost umgestoßen, der sich auf die Lehre gründet, daß die Gefahr der Acidosis und die Nicht-Bekömmlichkeit der Kohlenhydrate zwangsläufig mit dem Anstieg der Eiweißgaben verknüpft sei, und tatsächlich wirkt sich jede nennenswerte Zulage von Proteinträgern bei der Falta-Kost auch in diesem Sinne aus.

Falta nimmt es daher mit dem Eiweißgehalt theoretisch und praktisch sehr ernst und streng, arbeitete sogar eine mathematische Formel für den „Kohlenhydratwert der Eiweißkörper" aus, die er als notwendige Ergänzung zu seiner Kostordnung betrachtet. Die Formel wurde von keiner Seite anerkannt. S. 133.

Die Eiweißempfindlichkeit liegt im Charakter der Kost, indem sich die Kombination „viel Kohlenhydrat + viel Fett" auf die Dauer nur mit überaus starkem Zurückweichen der Proteingaben verträgt (S. 440). Daß insbesondere die Kost des Diabetikers um so eiweißärmer sein muß, je fettreicher sie ist, zeigte im großen ja K. Petrén. Daß daneben die Überempfindlichkeit gegen Eiweiß häufig ein Kunstprodukt ist, bedingt durch die geringen Eiweißgaben, ward auch schon mehrfach erwähnt (S. 165, 361). Es gibt andere Kostformen, die trotz auskömmlicher Kohlenhydratgaben reichliche Eiweißzufuhr gestatten (S. 448).

Gegen die hohe Belastung mit Kohlenhydratträgern ist grundsätzlich nichts einzuwenden, wenn gewisse Voraussetzungen erfüllt sind. Die Kohlenhydratkuren richteten sich sinngemäß vorzugsweise gegen die Acidosis (S. 434). Bei leichten und mittelschweren Formen des Diabetes, selbst bis in das Gebiet der schweren aber nicht hoffnungslos zu schnellem Fortschreiten neigenden Krankheitsformen, konnte man auch mit weit kohlenhydratärmeren Kostformen die Ketonkörperbildung genügend im Zaume halten. Daß hierbei einleitende und periodisch wiederkehrende Gruppen von Kohlenhydrattagen hervorragende Dienste leisteten, hatte das Haferkurverfahren C. v. Noorden's bewiesen; für andere Formen entsprechender Kur gilt das gleiche (S. 456).

Man wird ferner auch unbedingt dem Zuckerkranken gerne so viel Kohlenhydrat bewilligen, wie er verträgt. Dieses letzte Wort bedingt:

1. Der Kohlenhydratgehalt einer Kost — gleichgültig welcher Kostform, und quantitativ sicher verschieden je nach Kostform — soll auf die Dauer wenn irgend möglich nicht so hoch sein, daß Glykosurie fortbesteht. Er muß sogar unter dem Schwellenwert der Glykosurie bleiben. Jedes Abweichen von diesem Grundsatz begünstigt das Sinken der Toleranz.

2. Wenn dauernde Glykosurie nicht erreicht werden kann, so soll wenigstens ein möglichst tiefer Stand der Glykosurie erreicht und für zeitweilige Perioden der Aglykosurie gesorgt werden.

3. Entsprechende diätetische Maßnahmen dürfen aber niemals so weit gehen, daß darunter der Gesamtkräftezustand gefährdet wird.

Von diesen Gesichtspunkten aus bedeutet die eiweißarme, fettreiche, kohlenhydratbeladene Kost für Leicht- und für Mittelschwerdiabetiker als Dauerkost eine Gefahr. Für diese Formen der Krankheit ist sie daher auch allseitig abgelehnt worden.

Indem wir die FALTA-Kost für diese Formen der Krankheit ablehnen, sei daran erinnert, daß als vorübergehende Schonungsmaßnahmen mit Heilzweck in diesem Buche von seiner ersten Auflage vor 30 Jahren an sowohl für leichtere wie für schwerere Fälle hart zugreifende Entlastungskuren jeder nur denkbaren Art auf das nachdrücklichste empfohlen wurden. Maßnahmen, die teils in Beschränkung einzelner Nährstoffe, teils in Beschränkung der Gesamtkost bestanden; jede neu sich bietende Form wurde willig aufgenommen und gewertet. Wenn aber die Maßnahmen auf lange Sicht (Monate und Jahre) berechnet werden, müssen wir anders urteilen. Das ablehnende Urteil gilt keineswegs allein für die FALTA-Kost, sondern für jegliche Kohlenhydratkur, die durch begleitende Unterernährung oder Eiweißarmut die Bekömmlichkeit der reichen Kohlenhydratgabe auf die Dauer erkaufen will.

Anders darf das Verhalten sein in sehr schweren, dauernd aceton- und komabedrohten Fällen. Hier mußte man reichlichere Mengen von Kohlenhydrat heranziehen, getreu dem alten Grundsatze: strenge Maßnahmen, größtmögliche Schonung des Zuckerstoffwechsels, wo man durch Vorsicht die Zukunft noch retten und sichern kann, größere Freiheit da, wo dies nicht mehr möglich ist. Für solche Fälle ist das FALTAsche Verfahren brauchbar. Im allgemeinen halten wir es aber für angezeigt, in vorgeschrittenen Fällen, deren weitere Verschlimmerung doch nicht zu verhüten ist, jede zwangsmäßige Ernährung, u. a. auch die doch sehr entbehrungsreiche Amylaceen-Gemüse-Kost u. dgl. fallen zu lassen. Man sollte sehr liberal sein. Jede Kost ist dann die richtige, welche dem Kranken geschmacklich liegt und dabei doch grobe Überlastungen mit diesen oder jenen Nährstoffen ausschaltet. Natürlich gilt es dabei, den Takt zu wahren und die Patienten nicht fühlen zu lassen, daß man sie aufgibt und aus diesem Grunde die Freiheiten gestattet. Sachlich aber braucht man nur an das augenblickliche Behagen zu denken und nicht für die Zukunft zu sorgen. Denn solche Kranke haben keine Zukunft. Wöchentlich eingeschaltete Bett- und Fasttage pflegen auch diesen in dauernder Gefahr schwebenden Kranken meist sehr gut zu bekommen.

Was die Auswahl der Kohlenhydratträger betrifft, so beanstanden wir die starke Vernachlässigung des Obstes, zumindest bei den Formen a—c. Sowohl vom ernährungstechnischen Standpunkte, wie im Hinblick auf seine besonderen Eigenschaften müßte es viel stärker herangezogen werden.

Wie in vorstehender Kritik äußerte sich C. v. NOORDEN bereits in seinem Referate auf der Tagung der Deutschen Gesellschaft für innere Medizin (1921), und bei dieser letzten großen Aussprache über Diabetestherapie vor Entdeckung des Insulins wurde dem allgemein zugestimmt.

So standen die Dinge vor Eintritt des Insulins in die Therapie. Jetzt ist die Sachlage gründlich geändert. Das Insulin ist ein viel kräftigeres und sicheres Mittel zur Verhütung und Bekämpfung gefahrdrohender Acidosis, als selbst die weitestgehenden eiweißarmen Kohlenhydratkuren es je gewesen sind oder zu sein beanspruchten. Auch die Insulintherapie schaltet deren gelegentliche Mithilfe keineswegs aus, sie zieht sogar oft bemerkenswerte Vorteile daraus. Aber doch nur gelegentlich, nicht als Vorherrscher bei Dauerkost sind die eiweißarmen Kohlenhydratkuren bei insulinbedürftigen Diabetikern nützlich. Insulinbedürftig sind alle Schwerdiabetiker, also gerade diejenigen, für welche die FALTA-Diät als Dauerkost abgestimmt war. In viel geringerem Maße als ohne Insulin hängt der Ausschlag einer Insulinkur davon ab, ob die Kost etwas eiweißreicher ist oder nicht; sogar recht ansehnliche Unterschiede des Eiweißverzehrs wirken sich im Gesamterfolge der Kur zumeist kaum merkbar aus. Gerade wir, die wir **weitgehende Proteinbeschränkung in der Diabetiker-Dauerkost von jeher als bedauerlichen Mißgriff** bekämpften, begrüßen es mit besonderer Genugtuung, daß jetzt die eiweißarme Dauerkost der Schwerdiabetiker als überwunden gelten darf. Es gibt nur wenige Fälle, wo man ihrer zum Niederhalten von Glykosurie und Acetonurie trotz Insulins bedarf. Das aber sind Fälle, gegen die auch das Insulin in Verbindung mit ausgeklügeltester Kost einen vergeblichen Kampf führt.

i) Gesamtaufbau der Kost.

Ein Überblick über das gesamte Vorgehen, das letzten Endes zu einer vorläufigen Dauerkost führt, ist zweckmäßig. Der aufgestellte Plan setzt voraus, daß genügend Zeit für gründliches Durcharbeiten des Falles besteht, und daß nicht die Krankheitslage das Handeln sofort zwangsmäßig in bestimmte Richtung drängt, z. B. bei drohendem Koma.

1. Zunächst 2 Tage der letzthin gewohnten Kost, damit man nicht in Gefahr kommt, eine durch Koständerung **künstlich** geänderte Stoffwechsellage zu beurteilen.

2. Sodann Einstellung auf eine **mittlere Diät**, die zum Vergleich mit anderen Fällen und gewissermaßen zur Eichung des Sonderfalles dient. Eine solche Kost wurde auf S. 121 erwähnt und als Probekost vorgeschlagen. Diese Einschaltung erübrigt sich, wenn die ursprüngliche Kost (Nr. 1) ihr gleich war oder nahestand. Der Kundige wird meist jetzt schon aus Verhalten des Harnzuckers, des Blutzuckers und der Acetonurie erkennen, ob Insulinkur nötig sein wird oder nicht.

3. **Ausgiebige Schonkur,** weitaus am besten eingeleitet durch einen **Hungertag.** Der Aufbau der Schonkur aus dem Hungertage erfolge langsam; unbedingt erforderlich ist zunächst **calorienarme Kost** (Unterernährung). Welche besondere Form der Schonkuren (S. 421) man wählt, hängt von Lage des Falles ab. Bei ernstlicher Acidosis verdienen die kohlenhydratreichen Formen, unter Vermeidung grösserer Fettmengen zunächst den Vorzug.

4. Während der eigentlichen Schonkur darf und soll die **Gesamtnahrung den Calorienbedarf des Körpers nicht decken.** Auch gegen spärlichste Proteingaben ist während der beschränkten Dauer der strengen Schonkuren kein Einwand zu erheben.

5. Gegen **Ende der Schonkur ist auf eine Kost hinzuzielen, die** — wenigstens eine Zeitlang — **als Dauerkost** dienen kann und sowohl den Ansprüchen des Körpers auf Nährwert und Eiweiß, wie auch den äußeren Umständen gerecht wird (S. 439). Daß sie gegebenen Falles auf langsamen Gewichtsverlust (bis zu einem gewissen Punkte) hinstreben darf, andere Male aber Gewichtsanstieg anstreben muß, ward erwähnt.

6. Die **Dauerkost** soll womöglich **völlige Aglykosurie und Anacetonurie** gewährleisten. Dies sofort zu erreichen, ist manchmal auch mit Zugabe von Insulin nicht möglich und muß dann auf spätere Zeit verschoben werden.

7. Schon während der strengen Schonkur, oft sofort, spätestens bei Erweiterung der Schonkost zu brauchbarer Dauerkost ergibt sich mit voller Sicherheit, ob die Stoffwechsellage **insulinbedürftig** ist. Dies ist allemal der Fall, wenn man nicht völlige Aglykosurie und Acetonurie bei einer Kost erreicht, die bei auskömmlicher Protein- und Calorienzufuhr mindestens den Kohlenhydratgehalt von 100 g Weißbrotwert (S. 393) besitzt (abgesehen von einzelnen eingeschalteten Extra-Schontagen).

8. **Unter den Möglichkeiten der Dauerkostformen** bevorzugen wir im allgemeinen solche, welche ohne Bewirkung von Glykosurie (oder höchstens mit sehr geringer nur stundenweise auftretender Glykosurie) **so viel Kohlenhydrat enthalten, daß damit Acetonurie vergütet wird.**

a) Das kann die **Wechselkost** sein, von der wir einige Beispiele beschrieben. Sie strebt an, allzu weitgehende Eiweißarmut der Gesamtkost zu verhüten.

b) Das kann die **eiweißarme** Kost sein, von der die FALTA-Kost mit viel Amylaceen und die PETRÉN-Kost mit viel Fett die bezeichnendsten Beispiele sind (S. 458, 427). Wir beanstandeten aber beide, sowohl wegen ihrer Eiweißarmut, wie aus anderen Gründen (S. 461, 455).

c) Das kann die **chronische Unterernährung** sein. Wir beanstandeten sie grundsätzlich als auf die Dauer nicht unbedenklich. Sie sowohl, wie die vorstehende, führt oft künstlich zu erhöhter „Eiweißempfindlichkeit" (S. 361) und auch zu erhöhter Insulinempfindlichkeit (S. 511).

d) Das kann die **eiweißreiche Magerkost** sein, die wir nach neueren Erfahrungen gerade wegen ihres Eiweißreichtums in grundsätzlicher aber praktisch doch nicht gänzlicher Übereinstimmung mit O. PORGES und D. ADLERSBERG bevorzugen und die im Einklang mit alten Versuchen dartut, daß dem Eiweiß eine grundsätzlich ketogene Wirkung (im Sinne W. FALTA'S) durchaus nicht zukommt.

Weil noch wenig bekannt, sei der Aufbau dieser Kost hier kurz skizziert: Sie beginnt mit etwa 70—100 g Protein und ca. 40—80 g Weißbrotwert unter möglichstem Ausschluß allen Fettes. Beide Hauptnährstoffe steigen dann in kurzen Abständen bis ca. 120 g Protein (maximum 150 g) und 120—150 g Weißbrotwert. Sobald Zucker im Harn erscheint, tritt Insulin in die Bresche. Nach frühestens einer Woche, vom Beginn an gerechnet, vorsichtiges Einschieben von Fett; unter Umständen auch von Alkohol zum Auffüllen des zuerkannten Calorienwertes der Gesamtkost (S. 448ff.).

9. Man schiebe womöglich in die Dauerkost Einzeltage mit anderer Kost ein (aus der Gruppe strengerer Schonkost, S. 422ff.). Diese Schalttage sollen möglichst weit abweichen von dem Charakter der gewöhnlichen Kost, z. B. sehr eiweiß- und fettarm sein, wenn die sonstige Kost eiweiß- bzw. fettreich ist usw. Dies gilt auch für Insulinkuren.

10. Öftere scharfe Kontrollen der Stoffwechsellage sind nötig, da die Stoffwechsellage keineswegs dauernd dieselbe zu bleiben pflegt und da es im häuslichen und beruflichen Leben nicht immer möglich ist, Entgleisungen zu vermeiden. Sehr oft, namentlich in mittelschweren und leichteren Fällen findet man bei Nachkontrolle eine wesentliche Verbesserung der Lage.

11. Sowohl die einleitenden Prüfungen der Stoffwechsellage und die einleitende Schonkur, wie auch die großer Exaktheit bedürftigen Kontrollen werden weitaus am besten unter klinischer Obhut vorgenommen (S. 472).

IX. Allgemeine hygienische Maßnahmen.

Wir haben manches, was hierher gehört, schon an anderer Stelle vorwegnehmen müssen. Was dort gesagt ist, soll hier nur der Vollständigkeit halber kurz gestreift werden; anderes ist ausführlicher zu erörtern.

1. Psychische Behandlung.

Der Diabetiker ist in der Regel Pessimist, er macht sich gern trübe Gedanken über sein Schicksal, verzweifelt an der Zukunft und verliert damit die Freude an der Gegenwart und nur allzu häufig — auch wenn die Kräfte noch vorhanden wären — die Schaffenslust und die Energie des Willens. Der Energieverlust wirkt sich nur allzu oft in lässiger Gleichgültigkeit bei Erfüllung ärztlicher Vorschriften aus; sie würden ja doch nichts nützen, meint der Kranke. Hier zu bessern, ist eine wichtige Aufgabe, und der Erfolg wird vom Patienten und den Angehörigen wärmer anerkannt als das Verdrängen einiger Teile Zuckers aus dem Urin. Das Ziel ist, den Patienten das Selbstvertrauen wiederzugeben. Sie wollen dem Arzte kaum glauben, wenn er in einem besonderen Fall Aussicht auf Heilung eröffnet. Vor allem gilt es, die Vorstellung zu bannen, als treibe der Diabetiker — weil er nicht völlig heilbar sei — raschen Schrittes dem offenen Grabe zu, und ferner die Vorstellung, daß jedes Prozentteilchen Zucker mehr im Harn den Todesmarsch beschleunige. Es ist ein böses Verhängnis, wenn die Patienten in hypochondrischer Weise anfangen, die Laune und das subjektive Allgemeinbefinden in Abhängigkeit zu stellen von der letzten Harnanalyse des Arztes, des Apothekers usw., statt vorurteilslos das eigene Kraftgefühl zum Gradmesser zu wählen.

Wie man der gemütlichen Verstimmung und der Mutlosigkeit des Kranken Herr werden soll, läßt sich garnicht allgemein beantworten. Ermunternde Worte, Sorge für Schlaf, Wiederaufnahme der Beschäftigung, Änderung derselben, in anderen Fällen Ausspannung, Wechsel der Umgebung, Aufenthalt in einer Heilanstalt, Reisen oder Trink-, Bade-, Kaltwasserkuren u. dgl., vor allem auch der deutliche, in die Augen springende und an der Wage und an den körperlichen Leistungen ablesbare Erfolg einer vernünftigen Diätetik — das und vieles andere sind Kräfte, die in den Dienst der Aufgabe gestellt werden können. Hier mit schnellem und sicherem Blick die Individualität des Kranken durchschauend, die richtige Auswahl zu treffen, sich mehr von den persönlichen, körperlichen und vor allem geistigen Bedürfnissen des Patienten als von einer therapeutischen Schablone leiten zu lassen, ist von hervorragender Bedeutung. Sehr oft hilft die pessimistische Beurteilung des eigenen Zustandes der Hinweis auf Wiedergewinn und Behauptung der Leistungsfähigkeit und des Gesundheitsgefühles anderer Zuckerkranker verdrängen. Wir konnten dies in zahlreichen erfreulichen Beispielen bei unserer klinischen Behandlung der Diabetiker feststellen. Aus solchen Beispielen, die sie selbst sehen und verfolgen, schöpfen die Entmutigten Energie und Willenskraft, die Erfordernisse der Krankheit gewissenhaft zu erfüllen.

Den übermäßig ängstlichen stehen die allzu optimistischen Diabetiker gegenüber. Sie finden sich vor allem unter den wohlhabenden Ständen großer Städte. Spärliche Zuckerausscheidung wird kaum als Zeichen echten Diabetes angesehen, sondern nur als natürliche und weitverbreitete Folge üppiger und anstrengender Geselligkeit; Nachbar X und Nachbar Y hätten auch schon lange Zucker im Harn, ohne daß es ihnen geschadet hätte; was der Winter verdirbt, werde eine Karlsbader Kur im Sommer schon wieder gut machen (S. 476). Solche Ansichten hört man vielfach, und sie werden von der Beruhigungspolitik gutmütiger, aber oberflächlich denkender Hausärzte oft unterstützt. Gewiß ist Wahres daran, sowohl was die Einschätzung der Schädlichkeiten, als was die Hoffnung auf Besserung betrifft. Aber die Gesamtlage wird damit doch ganz falsch beurteilt. Jenem Optimismus, der sich kritiklos auf das Schicksal anderer beruft und der schon an Leichtsinn streift, muß der Arzt entgegentreten; der Optimismus ist kritiklos, weil er sich fast immer auf den Verlauf bei solchen Zuckerkranken stützt, deren Krankheit eine ganz andere, vielleicht eine ganz harmlose ist (S. 259), und dessen laxere Beurteilung der eigenen Lage vielleicht tatsächlich nicht viel schadet.

Nicht der Patient, wohl aber der Arzt soll stets der Zukunft gedenken. Es ist freilich ein hartes Los, wenn wir vom Diabetiker, der sich noch völlig wohlfühlt, verlangen müssen, daß er sich mit Vorsichtsmaßregeln umpanzern und jeden Bissen, den man ihm vorsetzt, mißtrauisch betrachten soll. Er muß für die Gegenwart entsagen, um für die Zukunft zu gewinnen. Das läßt sich nicht umgehen; er lernt es, wenn man es ihm richtig lehrt, in bezug auf Kost und in bezug auf sonstige Lebensweise, und aus dem, was anfangs Kampf und Selbstüberwindung kostete, wird mit der Zeit selbstverständliche Gewohnheit. Der in die Zukunft schauende Arzt vermeide, nur die augenblicklichen Lust- und Unlustgefühle des Patienten sich zur Richtschnur dienen zu lassen. Viel psychotherapeutische Arbeit ist hierbei zu leisten. Wenn dies richtig geschieht, wird der Patient den Eingriff in seine liebgewonnenen Gewohnheiten und ein strafferes Anspannen der Zügel nicht als unbequeme Last, sondern als weise Wohltat empfinden.

Sehr viel Gutes hat natürlich in psychotherapeutischer Hinsicht die Entdeckung des Insulins geleistet. Obwohl die Insulintherapie dem Zuckerkranken neue Unbequemlichkeiten brachte, hat das neue Verfahren doch die Zuversicht aller Zuckerkranken mächtig gehoben. Es hat viele veranlaßt, sich mit vollem Ernste planmäßiger Behandlung zu unterwerfen, was sie früher nicht taten, weil sie der Macht alleiniger Diätbehandlung nicht trauten. Die Insulinbehandlung kann schon jetzt so überzeugende Resultate aufzeigen, daß der Arzt eine viel nachdrücklichere Waffe als früher in der Hand hat, wenn er darauf verweist. Freilich gibt es auch unverbesserliche Optimisten unter den Zuckerkranken, die sich auf den Standpunkt stellen, jetzt könnten sie leben, wie sie wollten. Erwüchse einmal Gefahr dadurch, so würde ihnen das Insulin schon heraushelfen. Wie sehr sie sich darin täuschen, weiß jeder Arzt. Aber alles in allem: das Insulin verspricht dem Diabetiker eine Zukunft, und diese Verheißung ist gewaltigen psychotherapeutischen Belanges.

2. Muskelbewegung.

Es ist Trousseau's und Zimmer's Verdienst, nachdrücklich auf den Vorteil der Muskelarbeit bei Diabetikern hingewiesen zu haben. Später wurde die Frage eingehender geprüft, auch unter Berücksichtigung des Blutzuckers (S. 134). In vielen Fällen wird durch Muskelarbeit die Glykosurie vermindert, in anderen Fällen trat das Gegenteil ein. Die Sache liegt offenbar so, daß man in sorgfältiger Weise die Muskelarbeit der individuellen Leistungsfähigkeit anpassen muß. Der Diabetiker darf nie übermüdet werden; zahlreiche Erfahrungen warnen davor, z. B. betont F. Th. v. Frerichs die Häufigkeit tödlicher Herzschwäche und selbst von Koma diabeticum nach erschöpfenden Leistungen; letzteres scheint freilich den Bestand starker Acidosis vorauszusetzen. Ähnliche Beispiele wurden von uns erwähnt (vgl. S. 333). Wo der Muskelarbeit kein ungeordneter, unmäßiger Anstieg der Zuckermobilisierung folgt (vgl. S. 134), kann die nicht übermüdende Tätigkeit nur vorteilhaft sein. Zur Energieentfaltung bedürfen die Muskeln viel Zucker, ihre einzige Kraftquelle. Demgemäß braucht weniger Pankreashormon zur Dämpfung der erregten Zuckerproduktion geliefert zu werden. Muskelarbeit wirkt daher schonend auf das Inselsystem. Je stärker aber die Spannung zwischen Produktion und Produktionsreiz wird (S. 136; Schwerdiabetes!), desto eher kann Muskelarbeit die Produktion von Zucker ungebührlich erregen, ebenso wie andere Reize es tun, und dann wird Muskelarbeit schaden (C. v. Noorden).

Günstige Dosierung vorausgesetzt, ist Muskelarbeit der beste Schutz gegen körperliche Kraftlosigkeit und geistige Energielosigkeit, und dürfte nach Maßgabe des eben Gesagten wohl imstande sein, die Regulatoren des Zuckerhaushaltes — wenn sie gar zu schwer getroffen sind — in schonender Weise zu üben und zu kräftigen. Man sieht in der Tat oftmals durch vorsichtig gesteigerte Muskelarbeit nicht nur während derselben die Toleranz für Kohlenhydrate erheblich sich bessern, sondern auch Wochen und Monate später den günstigen Stand behaupten. Freilich ist es schwer, den Nutzen, welchen Muskelarbeit lieferte, scharf von dem Gewinn zu sondern, den andere gleichzeitig in Dienst gestellte Kräfte (Trinkkuren, Badekuren, Aufenthalt in frischer Luft, Diät usw.) bringen. Ein Teil des Gewinnes steht aber sicher auf Rechnung der Muskelarbeit, ganz abgesehen von dem zweifellosen Vorteil, den diese dem Kreislauf, der Darmtätigkeit und dem Selbstvertrauen des Patienten leistet.

Aus dem Gesagten geht hervor, daß in leichten Graden von Glykosurie und da, wo Muskelkraft und Herzkraft in gutem Zustande, von Muskelübung am ausgiebigsten Gebrauch zu machen ist. Je stärker die Glykosurie, je dürftiger der Ernährungszustand, je schwieriger der Ersatz des bei der Arbeit geopferten Materials durch reichliche Nahrungszufuhr, je bedenklicher der Zustand des Herzens, je rascher die Ermüdung und je anhaltender die nachfolgende Abspannung, desto vorsichtiger und zurückhaltender sei der Arzt mit dem Verordnen der Muskelarbeit.

Vor allem möchten wir hier warnen, sich nicht durch etwaigen Fettreichtum des Kranken zur Empfehlung anstrengender Arbeit verleiten zu lassen. Nur wenn jener mit kräftiger Muskulatur sich verbindet, ist sie am Platze. In allen anderen Fällen heißt die Losung: Vorsicht und langsames Gewöhnen. Gerade bei fettleibigen, aber muskelschwachen Diabetikern (vorzugsweise Frauen) ist schwer bekämpfbare Ermattung des Herzens nach Überanstrengung nichts Seltenes. Sehr beachtenswert ist die Erfahrung, daß in Zeiten, wo eine Insulininjektion sich in Hypoglykämie auswirken kann, stärkere Muskelarbeit bedenklich ist. Die Sperrung des Glykogenabbaues durch Insulin und die starke Entnahme von Zucker aus dem Blute können sich zu schädlichem Sinken des Blutzuckers vereinen. Namentlich der Herzmuskel ist dann gefährdet (S. 307, 293).

Bei Diabetikern mit Acidosis kann Muskelarbeit die Acetonproduktion wesentlich steigern (C. v. NOORDEN), offenbar weil die schwere Arbeit die Leber ihrer letzten Glykogenvorräte schnell beraubt und das gleichzeitig mobilisierte Fett zur ergiebigen Quelle für Acetonkörper wird. Sehr überzeugend gestalten sich die Dinge bei schwerem Diabetes an Hungertagen; wenn man da die Patienten nicht ruhen läßt (S. 429), sondern einigermaßen anstrengende Muskeltätigkeit gestattet, steigt alsbald die Ketonurie deutlich an. Es ist interessant, daß G. FORSSNER und L. PRETI Ähnliches bereits bei gesunden, ohne Kohlenhydrat ernährten Menschen sahen.

Neuerdings häufen sich glücklicherweise die Warnungen vor starker Muskelarbeit bei schwerem Diabetes (F. G. BENEDICT und E. P. JOSLIN, A. MAGNUS-LEVY).

Was die Form der Arbeit betrifft, so ist Gehen auf ebener Erde und Bergsteigen jedenfalls das naturgemäßeste und empfehlenswerteste. Am besten werden die Morgenstunden benutzt, und dem Marsch folgt dann eine längere Ruhe. Außerdem ist Reiten beliebt. Es ist eine passive Bewegung, die zweifellos dem Kreislauf und vor allem auch der Darmarbeit wesentlich zugute kommt. Dagegen knüpfen wir mit Rücksicht auf die fettleibigen Diabetiker die Bemerkung an, daß die Ansicht, Reiten mache mager, entschieden falsch ist. Mager wird nur das Pferd, aber nicht der Reiter. Reiten begünstigt eher den Fettansatz, indem es die Eßlust mächtig anregt.

Sportliche Übungen sind, wenn sie zu Überanstrengungen reizen, zu untersagen; mit Maß ausgeführt, dagegen sehr zu empfehlen (Rudern — die gesundeste der sportlichen Übungen — Turnen, Fahrrad, Spiele im Freien).

Wo die Gelegenheit zu naturgemäßer Bewegung fehlt oder die Kräfte nicht ausreichen — aber auch nur unter diesen Umständen — können mediko-mechanische Gymnastik und im Notfalle sogar Massage herangezogen werden. Ihre Wirkung zu überschätzen, liegt im Geiste der Zeit. Die Rückwirkung auf das Selbstvertrauen und die Erfrischung des Nervensystems gehen ihnen ab oder stehen doch weit zurück gegen den belebenden Einfluß einer Wanderung über Berg und Tal. Natürlich können besondere Zustände Massage dringend erfordern und unersetzlich machen, z. B. bei Paresen nach diabetischer Neuritis. Auch herzschwachen Zuckerkranken ist tägliche allgemeine Muskelmassage meist nützlich. Im Gegensatz zu anderen Angaben fand R. SEICHTER keinen Einfluß der Massage auf die Glykosurie. Nach dieser Richtung erwarte man nichts von ihr; es bleiben andere dankbare Aufgaben für sie übrig.

3. Hautpflege, Bäder.

Hautpflege soll in der Behandlung eine hervorragende Stelle einnehmen. Auf die Folgen ihrer Vernachlässigung ward mehrfach hingewiesen (S. 276). Wo Pruritus zum Kratzen reizt, ist die Gefahr besonders groß. Ekzeme, Acne, Furunculosis drohen; Erysipel und gangräneszierende Entzündungen können sich anschließen. Das alles sind vermeidbare Dinge; Reinlichkeit arbeitet ihnen entgegen. Häufiger Wechsel der Leibwäsche ist dringend geboten. Wo dem natürlichen Reinlichkeitstriebe der Kranken nicht zu trauen ist, soll das ärztliche Gebot der nassen Abreibungen und mindestens zweier Bäder per Woche zu Hilfe kommen. Wenn irgend durchführbar, empfehle man den Zuckerkranken tägliche Bäder, genau wie bei gesunden Personen. Bezüglich der Temperatur von Abreibungen und Bädern muß die Erfahrung im einzelnen Fall Ausschlag geben, da manche niedere Temperatur gut, andere sie sehr schlecht vertragen (S. 141).

An Badeorten treten, schon um des psychischen Eindrucks willen, die eigentlichen medizinischen Bäder an Stelle der gewöhnlichen indifferenten Wannenbäder. Auf die Form kommt wenig an. Enthält das Wasser etwas Eisen, Lithion, Jodsalze, Schwefel, werden Fichtennadel-, Moor- usw. Extrakte zugesetzt, so schadet es nichts; oft bedient man sich dieser Zusätze, die dem Bade eine gewisse Reizwirkung verleihen, mit großem Nutzen. Wir wiesen schon an anderer Stelle auf die besonderen Indikationen der Radium- und Kohlensäurebäder hin (S. 275). Stärkere Solen, auch Bäder in kalten Flüssen und Meeren eignen sich nur für wenige Diabetiker. Bei Pruritus universalis sind Zusätze von Teerpräparaten zum Bade, manchmal auch Schwefelbäder heilsam. Auch Zusatz von Calcium carbonicum (2 kg) bewährte sich uns. Bei neurasthenischen Zuckerkranken und ebenso bei verschiedenen nervösen Komplikationen des Diabetes (Parästhesien, Neuralgien, Pruritus universalis, Dolores vagi usw.) greift man gern zu elektrischen Bädern und vor allem auch Radiumbädern (Kreuznach!).

Diabetischer Ekzeme wegen die Bäder zu verbieten, ist nicht gerechtfertigt. Die Wasserscheu mancher Hautärzte ist hier sicher nicht am Platze.

4. Bekämpfung der Stuhlträgheit.

Viele Diabetiker haben durchaus geregelten Stuhlgang; wenige neigen zu Durchfall, viele zur Verstopfung. Sie zu bekämpfen ist wichtig, da sonst Eßlust und Nahrungsaufnahme und mit ihnen der Ernährungszustand notleiden.

Verstopfung von mehreren Tagen wird hier, wie in allen anderen Fällen, am besten durch eine tüchtige Dosis Ricinusöl, Kalomel, Infusum Sennae compositum u. dgl. bekämpft. Diese Mittel dürfen aber nur ausnahmsweise zur Anwendung gelangen. Die Kunst besteht darin, es gar nicht zu mehrtägiger Verstopfung kommen zu lassen. Wo Brot in größeren Mengen noch erlaubt werden kann, bildet sich selten stärkere Stuhlträgheit aus, wenn man die Patienten mehr auf das ganz grobe Schrotbrot als auf Weißbrot, Aleuronatbrot, Konglutinbrot usw. hinweist. Das oft unvermeidliche Ausschalten von Brot und Obst ist meist die Ursache der Stuhlträgheit. Man soll sich durch Klagen über Stuhlträgheit aber nicht zu höherer Gewähr von Brot und anderen Kohlenhydratträgern, die wegen ihres Schlackenreichtums gute Stuhlförderer sind, verleiten lassen, als man der ganzen Stoffwechsellage gegenüber verantworten kann.

Meist tun geordnete Lebensführung, körperliche Bewegung, planmäßiges Gewöhnen an Defäkation zu bestimmter Zeit ausreichende Dienste; vor allem aber reichliches Einstellen von Gemüsen und — wenn angängig — von rohem Obst (S. 399) in die Kost. Man weise die Patienten besonders auf Sauerkraut hin. Manchmal verordnen wir mit Erfolg richtige „Sauerkrautkuren" gegen die Stuhlträgheit (täglich 500—600 g). Noch besser wirken die aus ungekochtem Sauerkraut und nach gleicher Art vergorenem Rotkraut bereiteten Salate; sie werden freilich nicht von jedem gern gegessen und auch nicht von jedem vertragen.

So ungern wir bei Nichtdiabetikern eigentliche Abführmittel verordnen, so wenig scheuen wir bei Diabetikern davor zurück, wenn wir vor der Wahl stehen: Abführmittel oder Zubilligung von Kohlenhydratträgern, die wir des Diabetes wegen für zu groß halten.

Zeitweise darf man zu Trinkkuren mit salinischen, alkalisch-salinischen, alkalisch-sulfatischen Mineralwässern greifen. Die meist gebräuchlichen, wie Kissinger Rakoczy, Homburger Elisabethbrunnen, die daraus gewonnenen Salze und ihre Lösungen, selbst das Karlsbader Sprudelsalz und das künstliche Karlsbader Salz sind überaus kochsalzreich. Bedenkt man, daß der Diabetiker angesichts seiner etwas einförmigen Kost sowieso geneigt ist, die Speisen stark mit Salz zu würzen, so erscheint es nicht ratsam, ihm zwecks regelmäßigen Gebrauchs Mineralwässer und Salzgemische zu verordnen, die die Kochsalzzufuhr zwangsmäßig erhöhen. Auch die natürlichen Bitterwässer sind noch zu kochsalzreich.

Unter den abführenden Neutralsalzen bevorzugen wir — rein empirisch — das Magnesiumsulfat; immerhin nur dann, wenn man über 3proz. Konzentration nicht hinauszugehen braucht. Dies genügt meist (200—300 ccm morgens früh); regelmäßige Wirkung stellt sich öfters erst nach 2—3 Tagen fortgesetzten Gebrauches ein.

Die Magnesiumpräparate in den Vordergrund zu schieben, ist besonders aus dem Grunde empfehlenswert, weil diese Salez nur in kleinsten Mengen resorbiert werden, und weil es möglichst vermieden werden sollte, bei einem so chronischen Leiden in steter Wiederkehr Drogen und Chemikalien zu geben, die infolge ihrer Resorption über den Darm hinaus Blut und Organe beeinflussen. Gewisse pflanzliche Abführmittel, wie z. B. Cortex Frangulae, Cascara Sagrada (einschließlich des Regulins), sind nicht ganz harmlos für die Nieren; namentlich bei Kindern, deren Nieren empfindlicher sind als die der Erwachsenen, kommt es nach längerem Gebrauch jener Drogen öfters zu transitorischer Albuminurie.

Sehr zweckmäßig ist auch das Normacol, ein an quellbaren Hemicellulosen und Pentosanen (nicht zuckerbildend) reiches Präparat; es gibt davon eine Sondermarke für Zuckerkranke. Auch Paraffinum liquidum erfreut sich großer Beliebtheit, wirkt aber in bequemen kleineren Mengen nicht bei jedem; es gibt davon zahlreiche, sehr reine Präparate.

Zum vorübergehenden Gebrauch (2—3 Wochen) ist Glycerinlimonade sehr zweckmäßig (Aqu. font. 200, Glycerini 6, Acidi citrici 1). Doch ist Vorsicht geboten; in schwereren Fällen erhöht Glycerin die Zuckerausscheidung (s. S. 10; G. Rosenfeld u. a.).

Auch eine morgendliche Gabe von 2 Eßlöffel Lebertran (oder Sesamöl) in den nüchternen Magen, $^1/_4$ Stunde später von $^1/_4$ Liter kalten Mineralwassers (Selters usw.) gefolgt, erweist sich als ausgezeichnetes Stuhlgangförderndes und gleichzeitig gut nährendes Mittel. Man kann hiervon oft wochen- und monatelang Gebrauch machen.

Bei höheren Graden der Stuhlträgheit ist folgende Rhabarbermischung recht zweckmäßig; sie ist meist fortschreitenden Steigerns nicht bedürftig:

Pulv. Rad. Rhei 20,0

Natr. bicarb. 10,0

Sulf. flor. 10,0

Vor dem Schlafengehen $^1/_2$—1 Teelöffel. Statt 10 g Natr. bic. auch 10 g MgO.

Wir ziehen diese alte Vorschrift den meisten neueren Abführmitteln vor, auch den Phenolphthaleinpräparaten, der Cascara sagrada und auch dem Regulin, das ja in der Hauptsache auch nur durch seinen Cascaragehalt wirkt. Der Förderung des Stuhlganges und dem Bedürfnis nach Alkali gleichzeitig dient das vortreffliche Magnesiumperhydrol (abends und morgens je einen Teelöffel in Wasser verrührt). Doch wird man den Eigentümlichkeiten des Individuums Rechnung tragen müssen. Für den Darm gilt wie für den Gaumen: De gustibus non est disputandum.

5. Reisen.

Weitaus die meisten Zuckerkranken verbringen den größten Teil des Jahres zu Hause. Wenn sie durch vorausgegangene Schonkuren und durch sorgfältige Ermittlung der Stoffwechsellage genügend vorbereitet und geschult sind (S. 421, 116), fällt es nicht schwer, die häusliche Kost richtig einzustellen und durchzuführen.

Viel schwieriger ist das Innehalten der richtigen Kost auf Reisen. Viele Zuckerkranke wollen, sollen oder müssen reisen. Oft ist das Reisen Berufszwang.

Erholungs- und Vergnügungsreisen kann sich nicht jeder leisten. Wo es aber möglich ist, soll der Arzt sie befürworten. Namentlich zuckerkranke Geistesarbeiter bedürfen dessen; sie ziehen an Frische und Arbeitskraft reichen Gewinn daraus. Unbedingt nötig ist mehrfaches Ausspannen auch für zuckerkranke Hausfrauen, die meist durch ihre häuslichen Pflichten, große und kleine Sorgen überlastet sind, für andere zuckerkranke Familienmitglieder aufopfernd sorgen würden, für sich selbst es aber meist nur ungenügend tun. Solche Zuckerkranke, bei denen die Muskelarbeit im Vordergrund beruflicher Tätigkeit steht, bedürfen zwar erfahrungsgemäß meist nicht in gleichem Umfange wie überlastete Geistesarbeiter (Wissenschaftler, Ärzte, Lehrer, Beamte, Büroarbeiter, Kaufleute usw.), aber gleichfalls unbedingt jährlich mehrwöchiger Ausspannung.

Das gleiche unterschiedliche Verhalten des Erholungsbedürfnisses nach körperlicher Ermüdung und nach überlastender Hirnarbeit (intellektuell, seelisch; Schlafmangel) begegnet uns ja auch beim Gesunden. Die rein körperliche Ermüdung wird schnell behoben; sie hinterläßt kein nachwirkendes Ermüdungsgefühl. Die geistige Ermüdung trägt als wesentlichen Stempel das Ermüdungsgefühl, und zwar mit der Eigenart, daß sich dieses Gefühl noch lange Zeit weiterspinnt, auch wenn die ermüdende Ursache weggefallen ist. Ablenkung von den abspannenden Ursachen ist dann Grundlage für die Erholung. Dazu gehören Reisen mit fesselnden, angenehmen Eindrücken, auch wenn die Gewinnung dieser Eindrücke körperliche Ermüdung bringt. Denn körperliche Ermüdung verscheucht oft die geistige. Natürlich finden sich unter den Zuckerkranken viele, die wegen Muskelschwäche oder Begleitkrankheiten auch durch geistige Arbeit stark körperlich ermüdet sind, und unter den zuckerkranken Muskelarbeitern viele, die auch seelisch erschöpft sind. Alle Übergänge zwischen den beiden Gruppen, die wir oben kennzeichneten, kommen vor.

Wohin soll der Zuckerkranke reisen? Hierfür sind die wirtschaftlichen Verhältnisse stark maßgebend.

Der mit geringen Mitteln ausgestattete Zuckerkranke ist auf Reisen stets in schwierigster Lage. Die Sonderansprüche seiner Kost belasten den Geldbeutel stark. Es fehlt auch oft an der Gewandtheit, die Wünsche nach besonderer Kost so durchzusetzen, wie es sein sollte. In Kurorten findet er sich nicht so leicht zurecht wie andere Reiseerfahrenere. Beamte und Arbeiter, die von ihren Krankenkassen in Kurorte gesandt werden, kommen wohl immer einigermaßen erholt, aber doch — genau besehen — mit überaus bescheidenem Gewinn nach Hause zurück. Es ist dringendes Bedürfnis, besondere Kuranstalten für minderbemittelte Zuckerkranke zu errichten, wo sie alles finden, was sie bedürfen. Solche Anstalten brauchen durchaus nicht in bekannten „Diabetiker-Kurorten“ zu liegen (S. 472ff.). Über kohlensaure Sol- oder Stahlbäder sollte der Ort verfügen; sie bringen den meisten Menschen wohltätige Erfrischung. Einstweilen lassen sich minderbemittelte Zuckerkranke am besten in solche Krankenhäuser einweisen, wo man auf planmäßige Diätkuren gut eingerichtet ist (vgl. Anstaltsbehandlung, S. 472).

Für Wohlhabende ist genügend gesorgt. Oft ist vor Übertreibung, vor Herumhasten von Ort zu Ort und von Kur zu Kur zu warnen. Die Auswahl geeigneter Aufenthaltsorte ist groß. Patienten, auf deren Gewissenhaftigkeit in bezug auf Essen und Trinken der Arzt sich nicht verlassen kann oder die in diätetischen Dingen unerfahren oder ungewandt sind, wird man natürlich am besten in Kuranstalten und Kurorte (S. 476) senden, wo sie unter hinreichender Aufsicht stehen. Günstiger liegen die Dinge für Zuckerkranke, die planmäßig geschult sind, genau gelernt und begriffen haben, wie sie sich beköstigen sollen, und von denen der Arzt weiß, daß sie entsprechend handeln. Zu solchen „geschulten“ sollten eigentlich alle Diabetiker gehören! Es bietet natürlich ganz außerordentliche Vorteile, wenn man auch bei Reisen die Verantwortung für richtige Kost dem Verständnis des Zuckerkranken selbst überlassen darf. Er ist freier beweglich; er kann sich überall zurechtfinden. Bei Wahl eines Erholungsortes oder Bestimmung einer Badekur usw. kann sich dann der Arzt von etwaigen anderen somatischen Erfordernissen und von Rücksichten auf Psyche der Kranken leiten lassen. Wie oft wurden und werden Zuckerkranke in die sog. Diabetiker-Kurorte gesandt, auch wenn Organleiden dieser oder jener Art, Verhalten des Nervensystems, persönliche Neigungen, familiäre Rücksichten usw. eine ganz andere Wahl nahegelegt hätten!

Sowohl für längeren Aufenthalt in der Fremde (wo auch immer es sein mag), wie für kurze Reisen, die bei manchen Berufen sich oft Schlag auf Schlag häufen, und für Eisenbahnfahrten, Seereisen, Vergnügungsausflüge muß man meistens den Zuckerkranken besondere Reisekost vorschreiben, die sich natürlich ebenso wie die häusliche Kost in ganz bestimmtem, dem Einzelfalle angepaßtem Rahmen zu halten hat, die aber doch der Verpflegung in Wirtschaften angepaßt sein muß. Die Vorschriften seien einfach und klar durchsichtig; andernfalls sind Irrtümer unvermeidlich. Die Vorschriften müssen bequem durchführbar sein und sich auch nach dem Reiseziel richten. Man kann dem gleichen Zuckerkranken gut angepaßte Vorschriften geben für Eisenbahnfahrten, Seereisen, für Großstädte, für Strand- Land- und Gebirgsaufenthalt, für südliche Länder usw. Aber wie verschieden müssen sie doch sein, um sich den örtlichen Möglichkeiten und Gepflogenheiten anzupassen! Der reiseerfahrene Arzt ist dabei natürlich im Vorteil.

Nach gewisser Richtung ist Reisekost fast immer gebunden: die Eiweißträger dürfen nicht weitgehend untersagt werden. Denn in allen Ländern, in

Stadt und Land, ist der Fremde, wenn er nicht reichlich Kohlenhydratträger
verzehren darf, in Gasthäusern sehr stark auf Eiweißträger angewiesen. Der
Zuckerkranke wird zwar bei längerem Aufenthalte an ein und derselben Stelle
es sich vielleicht anders einrichten können (sowohl in Gasthäusern, wie in Pen-
sionen und Familien), höchst selten aber bei häufigem Ortswechsel. Bei weitgehendem Verbot der Eiweißträger werden die sonstigen erlaubten Nahrungsmittel kaum zur Aufrechterhaltung der Kräfte ausreichen. Der Arzt muß immer
damit rechnen, daß Reisekost mindestens 100 g Protein enthält. Vorschriften,
die wesentlich geringeren Eiweißverzehr fordern, stehen nur auf dem Papier; so
spricht die Erfahrung. In bezug auf Kohlenhydratträger ist Zuckerkranken
auf Reisen am besten gedient, wenn man sie zum Frühstück eine gewisse, dem
Einzelfalle angepaßte Menge Brot und eine gewisse Menge Milch gestattet
(beides der Lage des Einzelfalles angepaßt), im übrigen aber sie auf Genuß bestimmter Mengen und Arten rohen Obstes hinweist (Menge nach Lage des Falles;
Art je nach Jahreszeit und Reiseziel). Nüsse und Mandeln bieten stets angenehme
Ergänzung der Reisekost. Für Auswahl und Menge der Gemüse, Salate, Fette,
Weine gelten die üblichen Regeln.

Reisen vertragen sich trefflich mit weiterer Durchführung gewohnter Insulinkuren. Darüber besteht schon breite Erfahrung, insbesondere auch bei
Zuckerkranken, die berufsmäßig fast andauernd und mit stetem Ortswechsel
unterwegs sind (Reisende für Handel und Industrie, zahlreiche Regierungs- und
Bankbeamte, Agenten usw.).

6. Klinische Behandlung.

Mögen nun auch die verschiedenen Kurorte für die Behandlung von Diabetikern geeignet sein, so läßt sich doch behaupten, daß die meisten Zuckerkranken von einem zeitweisen Aufenthalt in einer geschlossenen, für klinische
Beobachtung und Behandlung dieser Kranken fachmäßig eingerichteten Anstalt
größeren und dauernden Gewinn davontragen. Hierauf wurde schon an verschiedenen Stellen des Buches hingewiesen.

Häufig wird von Ärzten und Patienten gefragt, ob es für den Kranken besser
sei, eine diätetische Anstalt zwecks klinischer Behandlung aufzusuchen oder in
einem Kurorte eine Trinkkur durchzumachen. Die Frage ist nicht richtig for-
muliert. In dem langgestreckten Verlauf des Diabetes finden beide Kurmittel
geeignete Stellen. Wenn nur das eine von beiden in Betracht kommen soll und
kann, so ist zweifellos die klinische Behandlung vorzuziehen (2—6 Wochen).

Jeder Diabetiker sollte sich des Vorteils nicht begeben, den ihm
zeitweilige klinische Behandlung bietet. Der Aufenthalt braucht in
vielen Fällen nur ein einmaliger und kurzdauernder zu sein, in anderen Fällen
muß öftere Wiederholung und längeres Verweilen empfohlen werden. Die Dinge
liegen ähnlich wie beim Phthisiker. Gleich dem Phthisiker hat der Zuckerkranke
eine Anzahl von Kleinigkeiten zu beachten, wenn er den Gefahren entgehen
soll. Gleich dem Phthisiker soll der Zuckerkranke in der Anstalt lernen, wie er
leben, essen und trinken muß, um leistungsfähig zu bleiben. Es ist das große
Verdienst des verstorbenen Külz, schon in jungen Jahren und als erster den
bedeutsamen Wert der Beobachtung, Belehrung und Schulung des Diabetikers
unter klinischer Aufsicht praktisch erwiesen zu haben.

Der erzieherische Einfluß und die Stärkung des Selbstvertrauens, die aus dem
diätetischen Lehrkursus sich ergeben, sind von unschätzbarem Werte. Der Patient, dem nach sorgfältiger Prüfung der individuellen Verhältnisse leicht verständliche und genaue Vorschriften auf den Weg gegeben sind, und dem durch
den diätetischen Erziehungskursus ein Verständnis dafür aufgegangen ist, worauf

es eigentlich bei der Auswahl der Kost für ihn (nicht für den Diabetiker im allgemeinen) ankommt, weiß sich in allen Lebenslagen zurechtzufinden und überwindet spielend Schwierigkeiten, die anderen zu gefährlichen Klippen werden (S. 375ff.). Der Vorteil, den er zieht, beschränkt sich also nicht (wie bei den Bade- und Trinkkuren) auf den kurzen Aufenthalt in der diätetischen Anstalt, er wird ihm zu einer Richtschnur und zu einem Gewinn für das ganze Leben. Ein großer Unterschied in der Zweckmäßigkeit des Verhaltens bei „geschulten" und „nicht-geschulten" oder, wie wir sie nennen, „wilden" Diabetikern! Auch H. Lüthje und F. Umber wiesen nachdrücklich darauf hin.

Die Methode klinischer Behandlung Zuckerkranker ist durchaus in Deutschland entstanden und großgewachsen. Neben E. Külz war es ursprünglich nur B. Naunyn, der sie planmäßig an seiner Klinik durchführte. Nach Külz' Tode entstand dann die von C. v. Noorden und E. Lampé gegründete Frankfurter Privatklinik, anfangs nur für Spezialbehandlung Zuckerkranker gedacht und geführt. Sie blieb jahrzehntelang die einzige Spezialanstalt, nicht nur in Deutschland, sondern überhaupt. Wie wenig man außerhalb Deutschlands auf klinisch-diätetische Schulung und Behandlung eingerichtet war, erlebte C. v. Noorden in Österreich-Ungarn, als er in Wien (im Jahre 1906) die I. medizinische Lehrkanzel übernahm. Die klinische Behandlungsmethode war damals dort noch vollkommen unbekannt. In Schweden führte K. Petrén sie mit großem Erfolge ein. In England und Holland und in bescheidenem Umfange auch in Italien setzte sie sich erst seit kurzem durch. In den übrigen europäischen Ländern sind nur Anfänge gemacht. In Nordamerika war in den Jahren 1905 und 1912, als C. v. Noorden das Land in längeren Reisen besuchte, klinische Behandlung in kaum nennenswerten Maße üblich. Dann aber begann sie, und die bewundernswerte Energie, mit der die Amerikaner alles als gut Erkannte durchführen, baute sie, namentlich unter Führung von F. M. Allen und E. P. Joslin zu einem großzügigen Heilfaktor aus. Über das ganze Land verbreitet finden sich zahlreiche, fachkundig geführte Abteilungen für Zuckerkranke in öffentlichen und in privaten Krankenanstalten.

In Deutschland haben wir den Grund zu dieser Form der Diabethestherapie gelegt; mit besonderem Nachdruck tat es C. v. Noorden. Es ist so wahr, daß es nicht unbescheiden klingt, wenn wir sagen, daß die C. v. Noordensche Privatklinik in Frankfurt (und zeitweilig in Wien) auf die Entwicklung der praktischen Diabetestherapie und insbesondere auf ihre Überleitung zur klinischen Behandlungsform einen maßgebenden Einfluß gehabt hat. Und doch ist es fast beschämend, wie wenig Anklang diese Behandlungsform bei den deutschen Ärzten fand. Von den zahlreichen Zuckerkranken, die C. v. Noorden's Privatklinik zugewiesen wurden, waren (sowohl in Frankfurt, wie später in Wien und dann wieder in Frankfurt) bis zum Ausbruche des Krieges weitaus die meisten: Ausländer. Das Versagen unserer Ärzte in bezug auf die neue Therapie ist um so beschämender und unverständlicher, als wir jetzt das amerikanische Beispiel vor Augen haben. Der Boden war dort bei weitem nicht so gut vorbereitet wie bei uns. Und doch gewann sie, längst vor der Insulinperiode, gleichsam im Sturm die volle Anerkenntnis nicht nur der gesamten Ärzteschaft, sondern der Gesamtbevölkerung. In kurzer Zeit wurden gewaltige Summen aufgebracht, um womöglich auch mindestbemittelten Zuckerkranken die Wohltat klinischer Behandlung zuteil werden zu lassen.

Wir sprechen ausdrücklich von „klinischer Behandlung", nicht einfach von Anstalts- oder Sanatoriumsbehandlung. Unter klinischer Behandlung verstehen wir, daß die ärztlichen Leiter der Anstalt in wissenschaftlicher und in praktischer Hinsicht mit den Eigenarten der Krankheit und mit ihren therapeutischen Erfordernissen auf das genaueste vertraut sind. Sowohl die Hilfsärzte wie das Pflegepersonal müssen entsprechend geschult sein. Die Küche muß den verschiedensten Kostformen, welche bei Zuckerkranken in Betracht kommen und welche beim Einzelkranken je nach augenblicklicher Lage des Falles und je nach Behandlungsplan wechseln, auf das genaueste und gewissenhafteste Rechnung tragen können. Die Ärzte müssen die Leistungen der Küche zu kontrollieren verstehen und sie wirklich fortlaufend kontrollieren. Es müssen alle technischen Hilfsmittel für diagnostische und therapeutische Belange zur Verfügung stehen. Insbesondere muß auch das Laboratorium sehr leistungsfähig sein. Die klinische Beobachtung hat nur einen Zweck, wenn sie sich über jede kleine Wendung und Besonderheit der Stoffwechsellage unterrichtet. Man stößt ja fast bei jedem einzelnen Zuckerkranken auf Besonderheiten, welche sich bei anderen Patienten gleicher Stoffwechsellage nicht finden (z. B. eigenartige Reaktion auf einzelne Nahrungsmittel oder Nahrungsmittelgemische; verschiedene Reaktion auf gleiche Kost zu verschiedenen Tageszeiten u. a.). Oft läuft die eigenartig-persönliche Reaktion innerhalb weniger Stunden ab. Man muß das alles kennen, wenn man verantwortungsvoll den weiteren Kostplan für kommende Wochen und Monate aufbauen will. Zweimal tägliche Harnanalyse verlangt jede klinische Behandlung; sehr oft sind viel mehr Einzelanalysen nötig. Gleiches gilt für den Blutzucker. Gelegentliche Bestimmungen lehren wenig. Es gehört zur klinischen Beobachtung und Behandlung, daß der Arzt mit dem Blutzucker gewissermaßen dauernd in Fühlung bleibt. Die Ausscheidung der Acetonkörper, die Reaktion der Acetonkörperbildung auf diese und jene Kostform usw. muß genau bekannt sein. Die wirksamsten Formen der Schon- und Entlastungskuren, welchen die diätetische Behandlung der Zuckerkranken die allergrößten Erfolge verdankt, und deren sachkundige Anwendung die Prognose nicht nur der schweren, sondern auch der leichteren Fälle wesentlich gebessert hat, sind überhaupt nicht ohne mehrmals tägliche genaue Kontrolle, sind überhaupt nicht außerhalb klinischer Behandlung mit optimaler Auswirkung und dennoch gefahrlos durchführbar; vor allem nicht, wenn man sie mit Insulinkur verbindet, woran man in schwereren Fällen gar nicht vorbeikommt, ohne eine Unterlassungssünde zu begehen.

Neue-Anforderungen brachte die Insulinbehandlung. Die unbedingt erforderliche optimale Einstellung der kombinierten Diät-Insulin-Kur läßt sich außerhalb klinischer Behandlung nur höchst selten erreichen.

Wenn man die umfassenden Aufgaben bedenkt, welche bei allen Zuckerkranken mit planmäßiger, auswertender und therapeutischer Durcharbeitung des Einzelfalles verbunden sind, versteht man, warum nicht jedes Krankenhaus, nicht jedes Sanatorium, selbst nicht jede medizinische Universitätsklinik den berechtigten Anforderungen an klinische Behandlung Zuckerkranker gerecht werden kann. Alte und neue Tatsachen bezeugen dies; und jetzt in der Insulinperiode häufen sich die bekundenden Tatsachen. Wo auch immer der Zuckerkranke sich außerhalb der Häuslichkeit in Kuranstalten beköstigt, wird er mit weit größerer Sicherheit als in Wirtschaften angemessene Kost erhalten, vorausgesetzt, daß er nicht in Anstalten gerät, die alle Zuckerkranken nach festgelegten diätetischen Methoden verpflegen, statt sich von der Sonderlage des Einzelfalles leiten zu lassen.

Die Zwecke der klinischen Behandlung, wie wir sie verstehen, greifen aber weit über angemessene Verpflegung hinaus:

Wenn nicht Gefahr im Verzuge, beginnt die klinische Behandlung mit Feststellung der augenblicklichen Stoffwechsellage. Die entsprechenden Toleranzprüfungen (S. 116) sollen zwar möglichst abgekürzt werden; aber man verzichte womöglich nicht darauf, weil man sich sonst wertvoller Unterlagen für Beurteilung des Einzelfalles und namentlich auch für kritische Wertung der eigenen therapeutischen Leistung beraubt.

Eine Schonkur folgt, um die krankhafte Übererregung der Zuckerproduktion, unter Umständen auch der Acetonproduktion zu dämpfen (S. 421ff.). Die Schonkuren sind immer Entziehungskuren, wobei die Entziehung bzw. Beschränkung sich je nach Sachlage auf die Gesamtkost oder auch nur auf einzelne Teilstücke (Kohlenhydrate, Protein, Fett, Alkohol, unter Umständen auch Wasser und Salz) erstreckt. Die Schonkur soll unbedingt zur Aglykosurie führen und tut es bei richtigem Vorgehen auch ausnahmslos innerhalb 1—2 Tagen. Das Verhalten des Blutzuckers, der Acetonurie, des Allgemeinbefindens ist bei diesen Schonkuren sorgfältig zu beachten; gerade die Rückwirkung auf das Allgemeinbefinden ist wichtig. Die Schonkuren sollen sich zwar völlig auswirken, aber jede Übertreibung ist bedenklich. Von richtiger Auswahl, Folge und Dauer hängt vieles ab, namentlich die Schnelligkeit und Gründlichkeit des Gesamterfolges.

Der Auswirkung der Schonkuren (im engeren Sinne des Wortes, S. 421), folgt Wiederaufbau der Kost, und zwar soll derselbe von vornherein eine Richtung nehmen, die mühelos überleitet zur Kost des betreffenden Zuckerkranken in seinem Alltagsleben. Dies bedingt, daß schon zu dieser Zeit sowohl Auswahl der Nahrungsmittel wie Einteilung der Mahlzeiten (also nicht nur die quantitative Zuteilung von Calorien und der chemischen Körper: Kohlenhydrate, Proteine, Fett) sich der einzelnen Persönlichkeit und ihren Lebensgewohnheiten möglichst anpaßt. Damit wird sowohl Zeit gewonnen, wie auch das Verständnis des Zuckerkranken für die diätetischen Vorschriften geschult.

Ob man Insulin in die Behandlung einführen soll oder nicht, entscheide man womöglich erst dann, wenn man sich darüber klar ist, ob die Schonkuren allein den Zuckerkranken zu einer erträglichen und bekömmlichen Dauerkost führen können oder nicht. Letzteren Falles ist Insulin unbedingt nötig. Andernfalls wird man je nach Umständen entscheiden müssen.

Natürlich ist während der klinischen Kur das Gesamtverhalten des Zuckerkranken und das Verhalten und die Leistungsfähigkeit aller Organsysteme auf das sorgsamste diagnostisch und therapeutisch zu berücksichtigen. Oft ergeben sich daraus Gesichtspunkte, welche auch das diätetische Vorgehen stark beeinflussen.

Wir legten immer großes Gewicht darauf, den Zuckerkranken so weit wie irgend möglich über den Sinn der therapeutischen, insbesondere der diätetischen Maßnahmen und über die erzielten Auswirkungen auf dem laufenden zu halten. Nur dann lernt der Zuckerkranke, worauf es ankommt. Die Geheimnistuerei ist ein Hemmschuh für das Lernen.

Wenn auch die klinische Behandlung mit ihrer Möglichkeit, die entlastenden Schonkuren ohne jeden Nachteil für den Kranken sich mit voller Wucht auswirken zu lassen, überragend gute unmittelbare Resultate bringt, ist doch mindestens ebenso hoch ihr Zweck einzuschätzen, den Zuckerkranken zu lehren, welche Erfordernisse bei ihm, und zwar gerade bei ihm, abweichend von vielleicht vielen anderen Fällen, die Krankheit an seine Lebens- und Ernährungsweise stellt, und ihn in dieser Hinsicht so zu schulen, daß er in allen äußeren Lebenslagen sich diätetisch zurechtfinden kann. Inwieweit dies Ziel erreicht wird, hängt natürlich nicht nur vom Lehrer, sondern auch von Intelligenz und Willenskraft des Lernenden ab.

Der Eintritt des Insulins in die Therapie des Diabetes hat die zeitweilige Mithilfe klinischer Behandlung dringender als je notwendig gemacht. Ohne solche Mithilfe können die Zuckerkranken den Segen der Insulintherapie nicht voll ausnützen. Die deutsche Ärzteschaft sollte mit größtem Nachdrucke zu erreichen suchen, daß auch den minderbemittelten und unbemittelten Zuckerkranken die Möglichkeit sachgemäßer klinischer Behandlung und fortlaufender Aufsicht verschafft wird. Die Tuberkulosefürsorge hat Wunderbares erreicht. Planmäßige Zuckerkrankenfürsorge würde es gleichfalls tun. Leistungsfähigkeit und Leben unendlich vieler würden damit gesichert werden.

X. Behandlung mit Mineralwässern. Kurorte.

Scharen von Zuckerkranken wandern jedes Jahr nach bekannten Sammelpunkten für Zuckerkranke: Karlsbad, Mergentheim, Neuenahr, Vichy, ferner auch nach Homburg, Kissingen, Marienbad, Rohitsch u. a. Daß Günstiges erreicht wird, steht außer Frage. Mode allein kann nicht einen solchen, immer erneuten Zusammenfluß von Patienten erklären. Wir erinnern an ein Wort LINCOLN's:

> You may fool all the people some time,
> You may fool some people all the time,
> But you cannot fool all the people all the time.

Es kommen wesentlich in Betracht:

1. Einfache alkalische Wässer, wie Aßmannshausen, Neuenahr, Salzbrunn, Vichy u. a.

2. Alkalisch-sulfatische Wässer, wie Bertrich, Karlsbad, Marienbad, Mergentheim, Rohitsch, Tarasp u. a.

3. Kochsalzquellen, wie Homburg, Kissingen, Salzschlirf u. a.

Die beiden ersten Gruppen stehen am häufigsten in Gebrauch, die Kochsalzquellen — vielleicht mit Unrecht — seltener. An diesen Kurorten vereinigen sich heitere Umgebung, reichlicher Aufenthalt in frischer Luft, Entfernung aus den Mühen des Alltags, Beschränkung der Kohlenhydrate, geeignete körperliche Bewegung mit dem kurgemäßen Gebrauch der Mineralquellen. Tatsache ist, daß bei vielen Diabetikern durch die genannten Kuren die Toleranz für Kohlenhydrat bedeutend steigt, so daß sie — nach Hause zurückkehrend — auf gleiche Mengen Kohlenhydrat mit viel geringerer Glykosurie reagieren als vorher.

Wirklich strenge Diätkuren werden im Rahmen des gewöhnlichen Kurortlebens in der Regel nicht durchgeführt; mit vollem Recht, weil ihre Verbindung mit Trinkkur doch zu anstrengend, für Magen und Darm nicht bekömmlich wäre, und weil die ärztliche Beaufsichtigung nicht genügt, um die Einleitung einer strengen Diätkur zu verantworten. Man hat die Erfolge der Trinkkuren angezweifelt, weil eine deutliche Wirkung der zur Verwendung kommenden Quellen auf die Intensität der Glykosurie im klinischen Experimente ausblieb. Karlsbader Wasser, zu Hause getrunken, sollte gar keinen Einfluß auf die Glykosurien haben (KRATSCHMER, L. RIESS, H. SENATOR, J. v. MERING u. a.); nur vereinzelte klinische Experimente fielen einigermaßen günstig aus (E. KÜLZ, E. ALLARD).

Manche erklären die Fehlresultate damit, daß die Zusammensetzung der Wässer an der Quelle doch anders sei als nach längerem Transport und Lagern (NAUNYN). J. GLAX meint, man lasse das Karlsbader Wasser zu Hause nicht heiß genug trinken, und beruft sich auf seine Beobachtung, daß man schon durch das methodische Trinken von gewöhnlichem sehr heißem Wasser (50—60⁰ C) die Glykosurie vermindern könne. C. v. NOORDEN stellte daraufhin einige Versuche über den häuslichen Genuß von Karlsbader Wasser an, von denen einige günstiger ausfielen als frühere, während freilich die Mehrzahl das gleiche wohlbekannte, negative Resultat ergab — obwohl die Temperatur des Wassers so hoch genommen wurde, daß es gerade noch in kleinen Zügen getrunken werden konnte.

Die günstigste Beobachtung möge hier Platz finden; sie betraf einen 50jährigen Mann, der außer den Speisen der strengsten Diät täglich morgens und abends je 50 g von O. RADEMANN's Diabetiker-Weißbrot (entsprechend etwa 20—25 g gewöhnlichem Weißbrötchen) und zweimal am Tage je 40 ccm Schlagrahm zum Tee nahm. Er schied aus:

> vor dem Brunnen (Durchschnitt aus 4 Tagen): 45,2 g,
> an den vier ersten Tagen des Brunnens (900 ccm) im Durchschnitt: 43,0 g,
> an den zweiten vier Tagen des Brunnens im Durchschnitt: 31,8 g,
> an den dritten vier Tagen des Brunnens im Durchschnitt: 20,9 g,
> an den ersten vier Tagen nach dem Brunnen im Durchschnitt: 22,2 g,
> an den zweiten vier Tagen nach dem Brunnen im Durchschnitt: 18,7 g.

In der Regel befriedigen die Resultate weit weniger, und C. v. Noordeh möchte sich entschieden dagegen verwahren, daß dieses ein e Beispiel — wie es geschehen ist — verallgemeinert wird.

Mögen die häuslichen Versuche ausfallen wie sie wollen, betrachtet man alles in allem, nimmt man die Karlsbader usw. Kur als ganzes, so kommt man zu einem im allgemeinen günstigen Urteil.

Um einiges Material zur Beurteilung der strittigen Frage zu verschaffen, ließ C. v. Noorden öfters Patienten unmittelbar, ehe sie den Kurort aufsuchten, und etwa 8—10 Tage nach Rückkehr je einen „Probetag“ bei absolut gleicher Diät durchmachen. Es mußte sich bei diesen vergleichenden Beobachtungen, denen die Patienten selbst mit dem größten Interesse folgten, natürlich ergeben, was die Kur an Regulationskräften dem Kranken zurückerobert hatte[1]).

An einem Probetag mit 100 g Weißbrötchen und sonst strenger (qualitativ und quantihat gleichbleibender) Diät wurden ausgeschieden:

		Vor der Kur	Nach der Kur	Kurort
1. Schwerer Fall		81 g	93 g	Karlsbad
2. ,, ,,		46 g	45 g	,,
3. ,, .,		102 g	124 g	Neuenahr
4. ,, ,,		72 g	61 g	,,
5. ,, ,,		85 g	51 g	,,
6. ,, ,,		67 g	43 g	Homburg
7. ,, ,,		47 g	67 g	Karlsban
8. Leichter Fall		25 g	8 g	,,
9. ,, ,,		11 g	2 g	,,
10. ,, ,,		18 g	20 g	,,
11. ,, ,,		24 g	0	,,
12. ,, ,,		10 g	0	Neuenahr
13. ,, ,,		13 g	0	Homburg
14. ,, ,,		4 g	11 g	Karlsbad
15. ,, ,,		14 g	19 g	Neuenahr
16. ,, ,,		0	Spur	Karlsbad
17. ,, ,,		17 g	16 g	Tarasp
18. ,, ,,		18 g	1 g	Marienbad
19. ,, ,,		20 g	0	Homburg
20. ,, ,,		15 g	2 g	Marienbad
21. ,, ,,		34 g	10 g	Neuenahr

Aus der Zusammenstellung erhellt, daß einige Male der Erfolg ausgezeichnet war, andere Male unbedeutend ausfiel und mehrere Male in völligen Mißerfolg umschlug. Spätere gleichartige Kontrollen (10 Fälle) ergaben dasselbe Resultat: in schweren Fällen kaum beachtenswerte Besserung der Stoffwechsellage, in leichteren wechselnde, manchmal sehr erfreuliche, andere Male sehr unbefriedigende Ausschläge.

Natürlich können derartige Beobachtungen nicht als exakte Toleranzbestimmungen gelten, aber sie genügen doch, um die Richtung zu kennzeichnen, in welche die Toleranz durch die Trinkkur und alles, was drum und dran hängt, geführt worden ist.

Es mag vielleicht überraschen, daß die Resultate, auch in den leichten Fällen, nicht ganz so günstig sind, wie man gewöhnlich annimmt. Zur Erklärung bemerkte C. v. Noorden, daß es sich ausnahmslos um Patienten handelte, die schon längere Zeit unter genau geregelter Diät standen und bei denen strenge Diätkuren schon vieles gebessert hatten. Daß Hinzutritt der Trinkkur bei diesen bereits geschulten Patienten geringeren Ausschlag geben muß als bei diätetisch völlig ungeschulten Patienten — und das sind doch leider die meisten, die in die Badeorte kommen — ist wohl begreiflich. Zum Studium des wahren Einflusses,

---

[1]) Lenné bestreitet die Zuverlässigkeit dieser Versuchsanordnung; seine Einwände wären richtig, wenn die Patienten vor den „Probetagen“ eine ganz willkürliche und unbekannte Kost zu sich genommen hätten. Das war aber bei keinem der Fall. Es waren alles Patienten, deren Diät sehr genau bekannt war. Der eine nahm täglich vielleicht 20 g, der andere 50 g, der dritte 8o g Brot oder dessen Äquivalente — jeder aber vor oder nach der Kur genau dasselbe. Beobachtungen, wo die Diät vor oder nach der Kur verschieden war, sind in der Tabelle nicht vertreten.

den die Kur ausübte, sind diätetisch gut geschulte Patienten aber natürlich viel geeigneter; denn bei den anderen, diätetisch nicht geschulten, die zu Hause ziemlich ungebunden leben und ihre ganze Hoffnung auf die Badereise setzen, kann man kaum beurteilen, wieviel des Erfolges von der Bade- und Trinkkur, wieviel von der strengeren und vernünftigeren Lebensweise abhängt.

Ähnliche Versuche, wie die vorstehenden, die immerhin nur ein Übersichtsergebnis zeitigen, wurden inzwischen mehrfach angestellt. Zuerst von H. Boruttau, der an einem pankreasdiabetischen Hunde arbeitete und mittels des alkalisch-sulfatischen Lullusbrunnens immerhin eine Abnahme des Zuckers von 33 auf 23 g und von 28 auf 22 g erreichte. Sein an einer diabetischen Patientin angestellter Versuch ist nicht beweiskräftig, wie schon H. Lüthje hervorhob. Gewichtiger ist die Arbeit von C. Maase und P. Salecker, die unter guter Aufsicht und mit streng wissenschaftlichen Methoden den Verlauf der Stoffwechselstörung während einer Neuenahrer Kur bei 12 Patienten verfolgten. Ihre Schlußfolgerungen lauten:

1. Die Neuenahrer Brunnenkur scheint auf die schwersten, mit Acidose komplizierten Formen von Diabetes keinen wesentlichen Einfluß auszuüben. Auf schwere juvenile Diabetesformen kann sie sogar direkt ungünstig wirken.

Dagegen bildet die Kur ein wirksames Unterstützungsmittel in der Behandlung der mittelschweren und leichten Fälle. Wir glauben behaupten zu dürfen, daß selbst unter den günstigen Verhältnissen klinischer Behandlung gleiche Erfolge, namentlich in so kurzer Zeit, nicht zu erzielen sind.

2. Von besonderer Bedeutung erscheint uns die Tatsache, daß die Wirkung der Kur nicht mit ihrer Beendigung aufhört, sondern auch unter ungünstigen äußeren Verhältnissen sich über eine längere Zeit erstreckt.

Trotz der zweifellos sehr genauen Beobachtung besitzen die Versuche durchaus nicht die Beweiskraft eines naturwissenschaftlichen Experimentes; die Versuchsanordnung läßt bindende Schlüsse nicht zu. Einige Punkte seien hervorgehoben.

1. Es läßt sich nicht erkennen, welcher Teil der Erfolge auf die Trinkkur, welcher Teil auf die günstigen und scharf beaufsichtigten Ernährungsverhältnisse entfällt.

2. Die Behandlung in Neuenahr entsprach einer Klinik- bzw. Sanatoriumbehandlung. So anstrebenswert eine derartige Behandlung von Zuckerkranken in Kurorten auch ist die Entscheidung, ob der Kurort als solcher mit seinen spezifischen Hilfsmitteln, insbesondere der Trinkkur, den Erfolg verbürgte, wird dadurch erschwert. Diese Art kombinierter Behandlung (Trinkkur + Sanatorium) kommt höchstens für 1% der gewöhnlichen Kurgäste in Betracht.

3. Es war nicht vorher geprüft, was man durch gleichartige, d. h. streng beaufsichtigte und dem Einzelfall angepaßte klinische Behandlung ohne Trinkkur hätte erreichen können.

4. Die Erfolge in den leichteren Fällen waren gewiß erfreulich. Bei genauerer Durchsicht der Tabellen wird aber kein Arzt, der über individualisierende klinische Diabetesbehandlung eine wirklich breite Erfahrung hat, den Schluß mitziehen, daß die Erfolge überraschend gut und durch klinische Behandlung allein nicht in gleichem Ausmaße erreichbar gewesen wären. Wir gelangen nach eigenen Erfahrungen eher zum gegenteiligen Schluß: daß nicht alles erreicht wurde, was sorgsame klinische Behandlung zu leisten vermag.

Es soll den Verfassern aus der Unzulänglichkeit des Beweismaterials kein Vorwurf gemacht werden. Sie waren vor eine Aufgabe gestellt, die sie mit der ihnen vorgeschriebenen Methodik nicht lösen konnten. Das Ergebnis mußte, gleichgültig wie es ausfiel, mit einem „non liquet" enden. Ein sehr wichtiger Heilfaktor ist in jenen Versuchen von Maase und Salecker auch übersehen: der Einfluß der Kurdauer. Wenn man die Stoffwechsellage zu Anfang einer vernünftig geleiteten Kur mit der in späterer Zeit vergleicht, wird man in der Regel eine wesentliche Besserung finden. C. v. Noorden sagte darüber auf der I. Tagung über Verdauungs- und Stoffwechselkrankheiten (1914):

„Man kann nicht ohne weiteres sagen: weil ein bestimmtes Regime am Orte A eine Glykosurie von x Gramm brachte, am Kurorte B dann eine Glykosurie von x — y Gramm, so ist der zweite Ort der günstigere. Die Zeitwirkung ist dabei vergessen; und diese Zeitwirkung wäre vielleicht auch zutage getreten, wenn man in umgekehrter Richtung die Glykosurie zuerst in einem Kurorte mit bestimmter Diät bekämpft und dann die zweite Versuchsreihe in eine Fabrikstadt verlegt hätte."

Nachdem wir jetzt wissen, daß der molekulare und elektrolytische Aufbau mancher Mineral-Trinkquellen in dem frisch entsprudelnden Wasser ein anderer ist als in dem auf Flaschen gezogenen und längere Zeit konservierten, liegen neue Versuche in den Kurorten selbst nahe, wie solche ja bereits von C. Maase und P. Salecker eingeleitet wurden. Die Interessenten und Freunde der betreffenden Kurorte dürfen nicht allzu viel Neues und praktisch Wichtiges davon erwarten. Die fachärztliche Erfahrung ist groß genug, um die Tragweite entsprechender Kuren für Diabetiker endgültig zu beurteilen. Aus neuen Versuchen werden sich vielleicht wirklich kleine Vorteile ergeben. Aber sicher wird das verschwindend klein sein gegenüber Gewinnen anderer Art, die aus den Kuren als Gesamtheit entspringen, und deren Zusammenhänge wir ohne weiteres verstehen (s. unten).

Wie schon längere Zeit vorher H. Lüthje, unterzog sich vor 4 Jahren O. Minkowski der dankenswerten, aber schwierigen Arbeit, zusammenzustellen, was unsere neuen Kenntnisse über die chemisch-physikalische Struktur der Mineralwässer zur Klärung ihrer therapeutischen Erfolge beitragen könnten. Das Ergebnis war sehr dürftig und gipfelte nur in Darlegung von Möglichkeiten und Arbeitshypothesen.

Minkowski erörtert u. a., die Umwandlung der Dextrose in eine reaktionsfähige Form werde beherrscht durch Änderungen des Elektrolytgleichgewichts, und es könnten wirksame Änderungen der Ionen- und Elektrolytkonzentration in den Säften unter Einfluß der Mineralwässer zustande kommen. Er erwähnt auch, daß nach W. Arnoldi's Deutung die Hyperglykämie bedingt sei durch verringerte Permeabilität der zellulären Oberflächen, und daß Verschiebung im Verhältnis der Kationen (K, Na, Ca) die kolloidchemische Struktur der Zellgrenzen abändere; die Mineralwässer könnten auf solches Geschehen Einfluß gewinnen. W. Arnoldi und R. Roubitschek verfolgten diesen Gedankengang weiter. Sie fanden unter dem Einflusse des Karlsbader Wassers Senkung des Blutzuckerspiegels bei Zuckerkranken und deuteten dies als Verbesserung des Zuckerabflusses in die Gewebe (Zunahme der Oberflächen-Permeabilität). Nach einer zweiten Arbeit der gleichen Autoren erhöht Karlsbader Wasser die Alkalireserve des Blutplasmas. O. Minkowski erhebt „schwere Bedenken gegen manche auf diesem Gebiete geäußerte Ansichten." Wir müssen uns dem anschließen. Auf Radioaktivität des Wassers darf man sich nicht beziehen. Das Trinken kleiner, großer und sehr großer Mengen von Radiumemanation und von Thorium-x-Lösung beeinflußt die Glykosurie nicht. Wir selbst verfügen über eine ziemlich große Zahl solcher vergeblicher Versuche.

Daß auch Trinken von Karlsbader Wasser den Blutzuckerspiegel nicht zu beeinflussen vermag, zeigen folgende Beispiele:

	Karlsb. Wasser 300 ccm 50° C warm langsam getrunken	Gewöhnliches Wasser	Karlsbader Wasser
		Blutzucker mg-$^0/_0$	
Pat. A. nüchtern	177	180	167
30 Min. später	177	177	167
60 „ „	170	177	167
90 „ „	170	150	150
120 „ „	165	130	150
Pat. S. nüchtern	174	155	160
30 Min. später	170	160	160
60 „ „	170	160	146
90 „ „	168	130	150
120 „ „	170	130	150

Alle wissenschaftlichen Forschungen über Einfluß von Mineralwässern und -salzen auf den intermediären Stoffwechsel und insbesondere auf den Ablauf der Zuckerproduktion und -verwendung sind natürlich äußerst wichtig und hochwillkommen. Man muß sich aber dagegen verwahren, daß kümmerliche Bruchstücke der Erkenntnis zu uferlosen Theorien hinleiten, daß sie Einfluß auf das praktische Handeln gewinnen und, wie es leider auch geschehen ist, hurtig für dieses oder jenes Quellwasser reklamehaft ausgeschlachtet werden. Niemand wird bestreiten, daß jedes Milligramm eines Kations, das aufgenommen wird, einen Stoß auf das ganze Elektrolytensystem des Körpers ausübt und Gegenstoß erweckt. Das gilt aber ebenso von den Kationen der Nahrungsmittel. Durch Gestaltung der Kost üben wir unabsichtlich und absichtlich ganz gewaltige derartige Stöße aus, und diese Stöße, mit denen sich der Organismus nach jeder einzelnen Mahlzeit regulierend abzufinden hat, sind sicher viel kräftiger als diejenigen, welche die üblichen Mengen Mineralwassers hervorrufen.

Ähnlich wie mit Glykosurie, die doch nur ein Teil dessen ist, was man beim Zuckerkranken zu beachten hat, verhält es sich mit Beeinflussung des Allgemeinbefindens. Viele kehren aus berühmten Badeorten gekräftigt zurück, andere bringen trotz sorgfältigster Behandlung Ermattung, nervöse Erregtheit, Schlaflosigkeit, Verdauungsstörungen nach Hause. Es ist nicht möglich, nach bestimmter Formel die Einwirkung der Trinkkur auf das allgemeine Befinden, auf einzelne Symptome und auf Glykosurie vorauszusagen, darnach diesen oder jenen Kurort auswählend, oder auf solche Behandlung überhaupt verzichtend. Persönliche Erfahrung des Arztes, seine eigene Kenntnis der Kurortverhältnisse, richtige Beurteilung der gesamten somatischen und psychischen Belange seines Patienten geben besseren Anhaltspunkt, als doktrinäre Grundsätze (vgl. „Vorbedingungen“, S. 485).

Zur Wertung der Mineralwasser-Trinkkuren muß man sich klar machen — und alle Fachärzte gehen darin wohl einig — daß der alte Ruhm der betreffenden Kurorte auf den Erfolgen bei solchen Zuckerkranken fußt, die im häuslichen Leben ohne besondere Schulung zwar gewisse, aber durchaus unzulängliche, auf durchschnittliche Verhältnisse vielleicht leidlich Rücksicht nehmende, auf die Persönlichkeit aber nicht zugeschnittene, schematische Kostvorschriften befolgten oder auch nicht befolgten. Dazu gehört auch jetzt noch leider die größte Mehrzahl der Diabetiker, wenn sich das Prozentverhältnis auch allmählich bessert. Für diese Kranken bedeutete und bedeutet die Trinkkur mit allem, was drum und dran hängt, eine wahre diätetische Schonkur. Für diese Kranken wird in den Kurorten die Diät in bezug auf Kohlenhydrate, Eiweißträger, Masse und Regelmäßigkeit zumeist viel straffer gezogen sein und vor allem viel gewissenhafter befolgt werden, als zu Hause. Der Badearzt verordnet dem in Gasthäusern wohnenden, dem in Wirtschaften speisenden Zuckerkranken zwar niemals oder nur höchst selten wahrhaft „strenge, kohlenhydratfreie Kost“, aber alles in allem eine Kost, die gegenüber der häuslichen den Rang einer Entlastungskost behauptet. Diese Entlastungskost entspricht freilich nicht den Ansprüchen, die der Facharzt heutzutage zur Erreichung maximalen Erfolges an Schonkuren für den Zuckerhaushalt stellt (S. 421). Sie genügt aber für eine große Zahl milder Fälle oder tut zumindest annehmbare Dienste.

Auch manche Kranke, bei denen man schon von mittelschwerer und gar schwerer Glykosurie sprechen muß, ziehen Vorteil daraus, vorausgesetzt, daß es sich um Leute guten Kräfte- und Ernährungszustandes handelt. Vor allem — und hierauf beruht sicher ein ganz großer, vielleicht der weitaus größte Teil unmittelbaren und nachwirkenden Erfolges — wird den Zuckerkranken das Zuvielessen und calorische Überfüttern abgewöhnt. Jetzt ist ja allgemein anerkannt, und wir besprachen es mehrfach (S. 358, 344), wie schädlich das gutgemeinte Überfüttern ist. Mit einigermaßen ernst genommenen Trinkkuren verträgt es sich durchaus nicht. Magen- und Darmstörungen, allgemeines Unbehagen würden folgen. Wie schwerwiegend der Wegfall des Überfütterns bei den Mineralwasser-Trinkkuren in die Wagschale fällt, erhellt aus der ganz alten und auch in diesem Buche von der 1. Auflage an betonten Erfahrung, daß fettleibige Diabetiker (Überfütterungsfettsucht!) in den Kurorten weitaus am besten abschneiden und auch den errungenen Vorteil am längsten bewahren. Minderung des Körpergewichtes wird bei ihnen fast immer angestrebt und erreicht.

Gewiß wirken noch viele andere, gesundheitlich bedeutsame Einflüsse mit.

Wir wollen aber die modernen, chemisch-physikalischen Betrachtungen lieber ganz beiseite stellen (S. 479).

Von wichtigen Nebenwirkungen der Mineralwässer heben wir hervor den oft sehr günstigen Einfluß auf die Verdauungsorgane, teils auf Magen, teils auf Darm, unter Umständen auch auf andere Organe, wie Nieren, Harn- und Gallenwege. Das kommt vielen Zuckerkranken zugute. Von Bädern, die ja fast immer die Trinkkur begleiten, können wir, je nach Gestaltung derselben (Dauer, Temperatur, Salz- und Gasgehalt usw.) teils anregend-erfrischenden, teils beruhigenden Einfluß auf das gesamte Nervensystem erwarten und erlangen. Bei Kreislaufstörungen verschiedenster Art bringen sie oft entscheidenden Vorteil. Die Entfernung vom Alltage, angenehme Eindrücke der Umwelt, reichlicher Aufenthalt in freier, guter Luft, ärztlich zugeteiltes Maß körperlicher Bewegung (Gymnastik, Spaziergänge, Bergsteigen usw.), regelmäßige Lebensweise, in anderen Fällen einfaches Ausruhen, Regelmäßigkeit der ganzen Lebensführung und der Verteilung von Schlaf und Wachen und vieles andere mehr treten in Dienst der Gesamtaufgabe. Sicher schaltet eine von verständiger ärztlicher Fürsorge geleitete Brunnenkur, als Ganzes genommen, zahlreiche Nervenreize aus, die durch Erregung des Sympathicus-Nebennierensystems über die Tragweite pankreatischer Insuffizienz hinaus die Stoffwechsellage zu verschlimmern drohen (S. 345).

Solche Nebenwirkungen des Kuraufenthaltes als Ganzes genommen, die jedem Kurorte eigen sind, wirken alles in allem als Schon- und Erholungskur für den Gesamtorganismus, seelisch und körperlich unlösbar miteinander verbunden. Und das ist oft der schönste Erfolg. Daß Erholung des ganzen Körpers auch einzelnen Organen zugute kommt, sehen wir oft. Wir dürfen es auch erwarten für das Inselsystem als anatomischen Sitz der Zuckerkrankheit. Aber allzu viel Vertrauen bringe man dem nicht entgegen. Ebenso wie der anatomisch erkrankte Magen und Darm (wir sehen ab von den Neurosen dieser Organe), bessert sich das Inselsystem trotz allergünstigster Gestaltung der Umwelt in mindestens der überwiegenden Mehrzahl der Fälle nicht ohne zweckentsprechende Diätmaßnahmen. Auch nicht im allergeringsten Maße könnten Mineralwasser-Trinkkuren den Verzicht auf diese wettmachen. Gerade die Erfahrungen an Kurorten beweisen es (vgl. unten).

Die besprochenen Nebenwirkungen des Kuraufenthaltes hoch bewertend, legen wir den Schwerpunkt des Erfolges für Gestaltung des Zuckerhaushaltes doch auf die durch die besonderen Verhältnisse solcher Kuren erzwungene Mäßigkeit in Essen und Trinken. Das Maßhalten bezieht sich nicht nur auf die Kohlenhydratträger, sondern auf die Gesamtkost. In ihrem Rahmen ist es sogar oft erlaubt, mit den Kohlenhydratträgern höher zu steigen, als es bei ungezügelter häuslicher Gesamtkost vernünftig und erträglich gewesen wäre. Es ist ein Ruhmestitel für die Kurorte, daß gerade ein Badearzt, R. KOLISCH, dies klarer und nachwirkender zum Ausdruck brachte als frühere Schriften über Diabetes. Nicht aus theoretischen, sondern aus rein empirischen Gründen erwarten wir von der Trinkkur nur Nebenwirkungen, die unter gewissen Umständen (z. B. bei begleitenden Darmstörungen; s. oben) sehr erwünscht sind. In der überwiegenden Mehrzahl der Fälle aber erschöpft sich der wahre Nutzen der Brunnenkur darin, daß sie die auf Regelmäßigkeit und Mäßigkeit hinzielenden Vorschriften des Arztes mit der Wucht starker Suggestion umgibt, ihre Durchführung damit erleichternd und sichernd. Mit diesem Suggestivmittel an der Hand ist der Brunnenarzt von alters her besser gestellt gewesen als der Hausarzt, und er erzielte Erfolge, die letzterem versagt blieben.

Wir stützen uns bei diesem Urteil auf Erfahrungstatsachen. Wie weit stehen doch die Mineralwässer der hauptsächlichsten, von Zuckerkranken besuchten Kurorte voneinander ab! Die rein alkalischen wie Neuenahr und Vichy (den Vichy-Quellen steht das Fachinger Wasser ganz nahe!); die alkalisch-sulphatischen wie Homburg, Karlsbad, Marienbad, Rohitsch, Tarasp; die muratischen wie Homburg, Kissingen; dann Mergentheim mit seiner Karlsquelle, die eine Mittelstufe zwischen den beiden letztgenannten Gruppen einnimmt. Dazu kommen seit Jahrzehnten als erfolgreiche Wettbewerber einige Stahlbäder wie Rippoldsau und Langenschwalbach, ferner zahlreiche Höhenkurorte. Des weiteren diätetische Kuranstalten und Kliniken, die schon lange vor der Insulinperiode das therapeutisch erreichbare Höchstmaß des Erfolges bei Zuckerkranken aufwiesen (S. 472).

Nicht von dieser oder jener Kationenkonzentration in diesem oder jenem Quellwasser hängt der Erfolg der Trink- und Badekuren für den Zuckerhaushalt ab, sondern davon, wie die diätetische und allgemeine Entlastungskur geleitet werden kann und tatsächlich geleitet wird.

Indem wir bei Brunnenkuren die **diätetische Entlastung als Hauptstück** werten, reihen wir, wie es C. v. NOORDEN schon getan, die Brunnenkuren ein in die große Gruppe der **Stoffwechsel-Schonkuren** (S. 421) und sichern ihnen damit eine berechtigte Anwendungsbreite. Von dieser Wertung aus sind ihre Vorteile, aber auch gewisse Fehlschläge und Schattenseiten verständlich. Auf die wichtigsten Punkte gehen wir hier ein, zum Teil auf früheres verweisend.

1. **Eine richtig geleitete Trink- und Badekur** wird allemal unmittelbare und nachwirkende Vorteile bringen gegenüber **unzulänglich geregelter** häuslicher Kostordnung, mag deren Unzulänglichkeit beruhen auf verständnislosen ärztlichen Vorschriften, auf Nachlässigkeit des Kranken, auf Ungunst äußerer Umstände usw. Bei solcher Lage der Dinge wird sich der Vorteil nicht nur auf leichtere Fälle beschränken, sondern auch bei schwereren sich auswirken.

2. Bei Zuckerkranken, die im Alltagleben sich **überfütterten**, — sei es allgemein (d. h. calorisch), sei es einseitig in bezug auf Proteine, Fett, Kohlenhydrate oder auch Alkohol — wird der Erfolg am klarsten zutage treten. Daher die altgerühmten Erfolge bei Komplikation mit Fettleibigkeit und Gicht.

3. Bei Zuckerkranken, die schon **vorher diätetisch gut geschult** waren, und deren Kost- und Lebensordnung den individuellen Notwendigkeiten entsprach, wird der Kurort in diätetischer Hinsicht kaum wesentlich besseres leisten als die häusliche Kost. Von den **Nebenwirkungen** der kurörtlichen Behandlung (S. 481) sind aber je nach Lage des Einzelfalles Vorteile zu erwarten (vgl. S. 481).

4. **Schwerdiabetiker mit Acidosis** zogen, wie man längst weiß und auch allgemein anerkennt, aus der altersüblichen Behandlung mit Brunnenkuren keinen wesentlichen Vorteil. Zum großen Teil ist dies daraus zu erklären, daß Schwerdiabetiker schon seit langer Zeit im Alltagleben mit viel größerer diätetischer Sorgfalt betreut werden als Leichtkranke (vgl. Punkt 3). Aus den Brunnenkuren konnten sogar Nachteile erwachsen, wenn sie in allzu großem Vertrauen auf die Heilkraft des Wassers übertrieben wurden; ein früher sehr häufiges, auch heute noch nicht überwundenes Vorkommnis! Je größer der allgemeine **Kräfteverfall**, desto vorsichtiger muß man sein. Der einsichtige Badearzt begnügt sich dann oft mit einer Art Scheinkur; d. h. er richtet das Augenmerk auf die allgemeine Erholungsbedürftigkeit und läßt daneben ein wenig Mineralwasser in harmlosen Mengen trinken. Er schickt die Kranken nicht geradezu weg, weil ihnen dies alle Hoffnung nähme. Der Fehler lag bei dem Arzte, der den Kranken zur Trinkkur bestimmte, nicht beim Arzte des Kurortes. Ob dann nicht die Wahl einer anderen Kur, abseits des Quellenortes, viel mehr geleistet hätte?

5. **Kinder und Jugendliche** gehören durchaus nicht in Diabetiker-Kurorte. Vor allem nicht in die internationalen Weltbäder! Man muß den Begriff „jugendlich" ziemlich weit ziehen. Weniger das Alter bezeichnet die Grenze, sondern klares Verständnis für das Kranksein und für die Pflichten, die es auferlegt.

6. Ein wesentlicher Vorteil der sog. Diabetiker-Kurorte lag von alters her darin, daß sich die **Küchen der Gasthäuser** auf mehl- und zuckerfreie Bereitung der Speisen eingestellt hatten. Es lag also die Möglichkeit vor, nach dieser Richtung den Ansprüchen der Zuckerkranken zu genügen und durch ärztliche Vorschriften über zulässige Mengen von Gebäck, Kartoffeln, Obst usw. auch die **Kohlenhydratzufuhr** einigermaßen zu beherrschen. Völlige Zuverlässigkeit wird dadurch freilich nicht gewährleistet; es kommt alles auf die Zuverlässigkeit der Küche an. Mit zahlreichen Fehlern muß gerechnet werden, da die Küche vorzugsweise auf möglichste Schmackhaftigkeit der Speisen Bedacht nimmt und da die großen Speisewirtschaften der Kurorte ja nicht nur Diabetiker, sondern auch zahlreiche andere Kranke versorgen, für welche quantitative Beachtung von Kohlenhydratträgern als Zutaten durchaus nicht nötig ist. Alles in allem aber war und ist die Möglichkeit, zweckmäßig zubereitete Kost zu erlangen, in Kurorten, wo zahlreiche Diabetiker zusammenströmen, größer und auch bequemer als anderswo.

Viel weniger sicher war die ärztliche Kontrolle über die **Menge der Gesamtnahrungsaufnahme.** In dieser Hinsicht sind die bedenklichsten Überschreitungen vorgekommen, und zwar, im Gegensatze zu früherer Zeit, seitdem sich Orte wie Karlsbad, Vichy u. a. zu internationalen Luxusbädern entwickelten mit einem sehr üppigen gesellschaftlichen Leben. Natürlich betraf dies nur einen Teil, aber immerhin einen ansehnlichen Teil der Kurgäste. Daß hierdurch der Charakter der Entlastungskur in Frage gestellt wurde, daß solche Sitten dem Ernst der Kur Abbruch taten, daß die Erfolge unsicherer wurden, lag auf der Hand und konnte dem aufmerksamen Beobachter nicht entgehen. Wenn den früher fast alleinherrschenden beiden Kurorten Karlsbad und Vichy seit etwa 25 Jahren Neuenahr mit schnellem und gewaltigem Aufschwunge, seit etwa 5 Jahren mit noch weit überraschenderer Entwicklung Bad Mergentheim zu mächtigen Konkurrenten erwuchsen, so ist dies ganz wesentlich darauf zurückzuführen, daß unter einfacheren, aber doch reizvollen und angenehmen Verhältnissen von vornherein der strenge Ernst der Kur viel besser gewahrt wurde. Zielbewußtes Zusammenarbeiten von Ärzten, Gasthäusern und Kurverwaltungen bewirkte dies. Die engeren Verhältnisse erlaubten den Ärzten, viel nachdrücklicheren Einfluß auf die Kostordnung ihrer Kranken zu gewinnen und zu behaupten. Die Patienten haben ein sehr feines Empfinden für solche Dinge. Die großen Weltkurorte haben von dem jähen Aufschwunge der kleineren Kurorte vieles lernen können und auch manches gelernt. Jedenfalls ist erfreulicherweise der ordnende Einfluß der Ärzte auf die Kost ihrer Zuckerkranken, der mindestens einem Teil der Ärzte entglitten war, wieder kräftig in Zunahme.

7. Die Errichtung von **Sanatorien in Kurorten** hat starken und guten Einfluß gewonnen auf die Verpflegungsverhältnisse außerhalb derselben (in Gasthäusern). Die weit besseren Erfolge in den Kuranstalten drängten ganz von selbst dazu. Maßgebend für die Erfolge ist die Eigenart der **klinischen Behandlung unter fachkundiger Leitung.** Der Einfluß der Trinkkur auf den Stoffwechsel verschwindet daneben bis zur Unkenntlichkeit. Wenn die Ärzte der Anstalt ihr Sonderfach umfassend beherrschen und wenn die Küche ihre Schuldigkeit tut, ist die Beeinflussung des Zuckerhaushaltes — wie tägliche Erfahrung zeigt — ganz unabhängig davon, ob sie an einem Orte mit alkalisch-

sulfatisch-muriatischen, eisenhaltigen oder gar keinen Mineralquellen stattfindet. Die Mineralwässer dienen entweder Nebenzwecken oder nur als Deko-
ration (S. 481). Die Sanatorien machen auch manchem Zuckerkranken den
Aufenthalt in Diabetiker-Kurorten möglich und ersprießlich, die man zu ambulanter Behandlung nicht gerne dorthin weisen möchte.

Obwohl die Sanatorien in den Trink- und Badekurorten die genaue Durchführung der Kostvorschriften wesentlich erleichtert, gesichert und damit die
Erfolge verstärkt haben, können sie zumeist doch nicht die der klinischen
Behandlung eigenen Vorteile voll und ganz ausnützen. Sie können sich von
dem Genius loci nicht ganz frei machen. Sie müssen weitgehende Rücksicht
nehmen auf das verständliche Verlangen ihrer Kurgäste, von den ortsspezifischen
Kurmitteln, wie Brunnenkur und Bädern, gleichzeitig Gebrauch zu machen und
sich an den allgemeinen Gepflogenheiten der Lebensführung in Kurorten be
teiligen. Dies behindert die Freiheit der Kostwahl und schließt manche Kostformen,
die gerade die mächtigsten Hilfsmittel klinischer Behandlung darstellen, nahezu
aus; zumindest verengt es deren Anwendungsbreite. Die Sanatoriumsbehandlung
in solchen Kurorten ist daher bisher ein Mittelding geblieben zwischen der dort
früher alleinherrschenden ambulatorischen Behandlung und der eigentlichen
klinischen Behandlung. Bei weitgehender Überlegenheit über erstere konnte sie
die volle Auswirkung der letzteren nicht erreichen. Der Genius loci wirkt als
Hemmnis.

8. Die Überwertung der Mineralwasser-Trinkkuren in Badeorten hat manches Unheil für die Entwicklung der Diabetestherapie gebracht. Seit fast einem Jahrhundert wissen wir, und seit den letzten
4—5 Jahrzehnten haben es mit steigendem Nachdruck alle anerkannten Diabetesforscher wiederholt, daß wir nur dann auf die Krankheit wahrhaft heilsamen
Einfluß ausüben, wenn sich die Kostordnung dauernd den jeweiligen Erfordernissen des Einzelfalles anschmiegt. Das Heil der Kranken und damit ihre
ganze Zukunft hängen nicht davon ab, ob sie 3—4 Wochen lang im
Jahre an diesem oder jenem Orte neben Befolgen der dort üblichen Lebens- und Ernährungsweise ein Mineralwasser schlürfen,
sondern davon, wie sie in den übrigen 11 Monaten des Jahres leben
und sich ernähren. Aus dem Kuraufenthalt hätte Gutes und Nachwirkendes
entspringen können, wenn entsprechende, während der Kurzeit durchgeführte
und dort als nützlich erwiesene Ernährungsweise später zu Hause dauernd durchgeführt worden wäre. Natürlich sind Ansätze dazu gemacht; der Versuch, damit
durchzudringen, ist auch von namhaften Badeärzten alter und späterer Zeit
immer wieder gemacht worden. Aber praktisch genommen waren dies in der
überwiegenden Mehrzahl der Fälle Fehlschläge. Es ist auch kaum möglich, aus
der ambulanten Behandlung in Kurorten und ihren dortigen Erfolgen Dauer-
vorschriften für das ganz abweichende außer-kurortliche Leben abzuleiten; selbst
aus der Sanatoriumsbehandlung in Kurorten dies zu tun, ist nicht leicht und
setzt besonders starke Überzeugungskraft einer sachkundigen und welterfahre-
nen ärztlichen Persönlichkeit voraus. Gewöhnlich verpuffen die aus dem Bade-
ort heimgebrachten Ratschläge alsbald. Und der Hausarzt, der darüber wachen
müßte? Er hat, mindestens in vergangener Zeit, gemeint, alles Nötige getan zu
haben, wenn er den Zuckerkranken nach dem Zauberorte Karlsbad usw. sandte.
In überaus zahlreichen anderen Fällen glaubt der Zuckerkranke, den hausärztlichen Rat in bezug auf Kostordnung weiterhin entbehren zu können. So kam
es, und dies hat Jahrzehnte und abermals Jahrzehnte lang gedauert und ist
noch nicht ganz überwunden, daß unendlich viele Zuckerkranke außerhalb der
kurzen Perioden in Kurorten sich diätetisch mehr oder weniger vernachlässigten

oder zumindest nicht diejenige Ernährungsweise durchführten, welche den jeweiligen persönlichen Erfordernissen entsprach. Dies wandte sich erst zum Besseren, als die klinische Behandlung Zuckerkranker sich Eingang verschaffte (S. 472).

Wir stehen nicht an zu behaupten, daß die grenzenlose Überschätzung der Karlsbader Kuren usw., die durch das Trägheitsgesetz des Althergebrachten sich ergibt und die der Genius loci den Patienten einimpft, ein Unglück für zahlreiche Diabetiker geworden ist, viele zu beklagenswertem Leichtsinn zu Hause verführt hat, und daß diesem Umstand allein in überaus zahlreichen Fällen die progressive Verschlimmerung der nach solchem Brauche behandelten Glykosurien in die Schuhe zu schieben ist. Die meisten Fälle von Diabetes sind von Haus aus gar nicht so progressiv, wie sie durch allzu großen Verlaß auf die Heilkraft gewisser Quellen künstlich gemacht werden.

Insulinkuren passen im allgemeinen nicht in den Rahmen der Trinkkurbehandlung. Zumindest gilt dies — von Komagefahr abgesehen — für erste Einleitung einer Insulinkur und zwar mit vollster Schärfe für Errichtung einer Insulinkur bei ambulanter Behandlung. Das Einleiten einer Insulinkur ist immer ein ernstes und verantwortungsvolles Beginnen, und jeder, der die Tragweite des Beginnens aus breiter Erfahrung kennt, weiß, daß die Verantwortung für sachgemäße Durchführung unter ambulanter Behandlung bei den eigenartigen und einmal gegebenen Verhältnissen des Kurortlebens selbst von dem kundigsten Arzte nicht übernommen werden kann und darf. Scheinkuren mit unzulänglichen Gaben, welche die Auswirkung aller sonstigen diätetischer und allgemein-hygienischer Maßnahmen nicht im geringsten beeinflussen, können freilich gefahrlos durchgeführt werden. Das ist aber schweres Unrecht; leider ist es gar nicht selten vorgekommen. Die Eröffnung einer Insulinkur in geschlossener Anstalt ist natürlich theoretisch nicht zu beanstanden. In leichten Fällen ist sie unnötig. In schwereren Fällen verlangen wirklich ernste Insulinkuren während der ersten 1—2 Wochen derartige Daueraufsicht in bezug auf Kost und Lebensweise, daß Konflikte mit sonstigen ortspezifischen Heilfaktoren (Trinkkur, Bäder, Spaziergänge u. a.; S. 481) kaum vermeidbar sind.

Anders, wenn der Zuckerkranke bereits an Insulin gewöhnt und auf bestimmte Gaben eingestellt ist und irgendwelche anstrebenswerte Nebenwirkungen den Aufenthalt im Kurorte veranlassen (s. unten). Dann steht nichts im Wege, die Insulinkur fortzusetzen, sowohl in Sanatorien wie ambulant. Aber scharfe Aufsicht ist doch erforderlich. Denn das Umstellen der ganzen Lebensweise ändert oft die Auswirkung des Insulins nach oben oder nach unten hin ab.

Bei jeglicher Behandlung Zuckerkranker in Kurorten sind die hauptsächlichen Bedingungen für gute Auswirkung:

Sachkundiger, gewissenhafter Arzt.

Gewähr für solche Kost, wie sie der Sachlage des Einzelfalles frommt. Die ärztliche Überwachung der Kost muß gesichert sein.

Die verfügbaren Kurmittel müssen nicht nur den Ansprüchen des Zuckerhaushaltes, sondern auch allen sonstigen, von Fall zu Fall verschiedenen therapeutischen Erfordernissen, also etwaigen Komplikationen dieser und jener Art, gerecht werden (Nebenwirkungen der Gesamtkur; S. 481).

Angenehme, den persönlichen Neigungen entsprechende allgemeine Lebensverhältnisse.

Sympathische Umwelt. Hierzu gehören u. a. Art der landschaftlichen Umgebung (bergiges Land, Höhenlage, Wald oder Strand, Klima, Verkehr, Anschluß an Freunde, Zerstreuungen, Kunstgenüsse usw.).

Es darf der Wahn nicht aufkommen, daß mit der Trinkkur den Erfordernissen der Krankheit Genüge getan sei (S. 482). Die mit ihr verbundene diätetische Schonung ist wertvoll und brauchbar (S. 480). Der Schwerpunkt liegt aber beim diätetischen Verhalten im Alltage.

Von diesen Gesichtspunkten aus bestimme der Arzt die Wahl eines Kur-

und Erholungsortes. Rücksichtnahme auf psychische Einstellung des Patienten darf niemals vernachlässigt werden. Sehr oft wird die Wahl eines der bekannteren Diabetiker-Kurorte gerade aus psychischen Gründen erfolgen (altüberkommenes Vertrauen als mächtiges Suggestionsmittel). Der Arzt aber braucht sich, mit Rücksicht auf den Zuckerhaushalt selbst, in keiner Weise durch die Analyse der Trinkquelle und die sich daran knüpfenden alten Wundersagen beeinflussen zu lassen. Das ist gänzlich Nebensache. Er wird daher oft und gern einen Höhen- oder Strandaufenthalt bevorzugen, wo Begleitkrankheiten (z. B. des Kreislaufs, S. 292, oder der Atmungsorgane, wie Katarrhe oder Tuberkulose, S. 290, oder wahre rheumatische Leiden der Muskeln und Gelenke usw.) Rechnung getragen wird. Freilich, die oben erwähnten hauptsächlichen Bedingungen müssen erfüllt sein. Da sich dann aber der Zuckerkranke mit seinen diätetischen Erfordernissen in Sonderstellung befindet, ist Sanatoriumsbehandlung ratsam. Klinisch geschulte Diabetiker wissen sich allerdings auch bei freier Kostwahl in Gasthäusern zurechtzufinden.

XI. Behandlung mit Arzneimitteln.

Die letzte Auflage enthielt einen ziemlich umfangreichen Abschnitt über Arzneibehandlung des Diabetes (7. Aufl., S. 356—361 und 373—384); nicht etwa, weil C. v. NOORDEN Nützliches darüber melden konnte, er kam vielmehr zu beinahe völlig ablehnendem Urteil. Aber damals herrschte bei Ärzten und Patienten eine geradezu krankhafte Sucht nach Arzneimitteln, deren Gebrauch die Kost des Diabetikers zu erweitern gestatten könne. Diese Sucht war Wasser auf die Mühle zahlreicher kleiner industrieller Unternehmer, und es fanden sich immer Ärzte, die auf Grund von Einzelbeobachtungen und unkritisch begutachteten Scheinerfolgen neue ,,Antidiabetica‘‘ verführerisch anpriesen, was dann mit hemmungsloser und teilweise schamloser Reklame ausgenützt wurde. Dies alles gab damals Anlaß, alle alten und sehr zahlreiche neue sog. Antidiabetica eingehend und kritisch zu besprechen, großenteils auf Grund eigener Nachprüfung. Die damals gegebene Übersicht hat immerhin historisches Interesse. Doch widerstrebt es uns, in einem Augenblicke, wo die Arzneitherapie des Diabetes vollkommen unter dem frischen Eindrucke der Insulinerfolge steht, die teilweise sehr ernsten, größtenteils aber sehr mangelhaften, oft sogar schwindlerischen, alles in allem aber fruchtlosen Versuche früherer Zeit dem Leser wieder vollständig vorzuführen. Wer Interesse dafür hat, wird alles Wichtige an zitierter Stelle finden. Auch sei auf M. KAUFMANN's ältere umfassende Arbeit aus C. v. NOORDEN's Klinik und auf ,,Nostrums and Quackery‘‘ verwiesen.

Hielten sich die Empfehler neuer ,,Antidiabetica‘‘ an diejenigen Bedingungen, denen jeder Naturforscher beim Anstellen und Beurteilen wissenschaftlicher Experimente pflichtig ist, so blieben sie selbst und es blieben die praktischen Ärzte sowohl wie die Kranken vor vielen bitteren Enttäuschungen bewahrt. Für die Beurteilung von Medikamenten bei Zuckerkranken gibt es viel sicherere Kriterien als bei den meisten anderen Krankheiten. Nur allzu oft wurde und wird der Fehler gemacht, zwei Größen unbekannter Wirkung in die Gleichung einzusetzen, das Medikament als Prüfling und Diätvorschriften. Letztere werden sehr oft für eine Größe bekannter Wirkung gehalten. Das ist irrig. Bei verschiedenen Kranken und beim Einzelkranken je nach Einstellung des ganzen Zuckerhaushaltes, je nach der vorausgegangenen Kost, je nach Lage des gesamten körperlichen Zustandes usw. wirken gleiche Kostvorschriften ganz verschieden. Nie dürfen die Ausschläge einzelner Tage maßgebend sein, immer nur längerer Perioden, zumindest einwöchiger Dauer, am besten so, daß bei stets völlig gleicher Kost und unter Gleichbleiben aller sonstigen Umstände der Prüfling (das Medikament) während einer einwöchigen Mittelperiode verabfolgt wird, die von je einer einwöchigen Vor- und Nachperiode ohne das Medikament eingeschlossen und dadurch vor unberechenbaren Einflüssen geschützt ist. Wie selten werden solche Maßnahmen gegen Irrtümer innegehalten!

Hier seien nur wenige Präparate kurz besprochen, die eine Zeitlang berechtigte Beachtung fanden, und ferner einige noch jetzt übliche und auch etliche neu angepriesene.

Über **Insulin** und seine Vorläufer S. 489; über Synthalin S. 492.

Von **Organextrakten** hat sich keines, außer dem Pankreashormon (Insulin) bewährt. Daß man mit Thyreoidin in jeglicher Form bei Zuckerkranken höchst vorsichtig sein muß, ward an anderer Stelle erwähnt (S. 44). Antithyreoidin (Möbius-Merck) ist unter Umständen sehr brauchbar, freilich nicht zwecks unmittelbarer Einwirkung auf die diabetische Stoffwechsellage, wohl aber bei unbequemer Übererregbarkeit des Herzens, die man namentlich bei jugendlichen Diabetikern häufig antrifft. Wir benützten es früher viel und mit Erfolg (60—75 Tropfen täglich), neuerdings weniger, da Chinin (0,2—0,3 g täglich) meist besser wirkt. Bei deutlich thyreotoxischem Einschlage (S. 318) ist Antithyreoidin aber durchaus am Platze; in solchen Fällen tritt es auch der oft beunruhigenden Abmagerung entgegen.

Hefepräparate der verschiedensten Art, seit langem immer aufs neue empfohlen, auch jetzt noch stark in Gebrauch und durch neue vermehrt, haben sich uns in keiner Weise bewährt. Die nie verstummenden warmen Empfehlungen, die ihnen von anderer Seite zuteil wurden, veranlaßten uns zu immer neuen Versuchen. Alles umsonst! Welche einigermaßen bemerkenswerte Theorie des diabetischen Zuckerhaushaltes man auch zu Rat zieht, es gibt keine, die die Anwendung von Hefe rechtfertigen würde.

Ergotoxin (M. Miculicich) hat eine gewisses theoretisches Interesse, da es einen hemmenden Einfluß auf sympathische und chromaffinogene Erregung der Zuckerproduktion ausübt. Im Diabetes des Menschen, wo der Ausfall des Pankreashormons die Lage beherrscht, liegen die Dinge viel verwickelter. Greifbare Erfolge sind nicht bekannt geworden.

Opiate, früher das einzige Medikament, von dem sich im scharf eingestellten klinischen Experimente ein gewisser Einfluß auf die Glykosurie nachweisen ließ, ist mit Recht immer mehr zurückgedrängt worden. J. v. Mering berichtete, Opium sei besonders wirksam in Fällen, wo die Kost keine Kohlenhydrate enthielte und wo dann nur Eiweiß und Fett als Zuckerquelle in Betracht kommen. Dies können wir bestätigen, und im Bestreben nach Aglykosurie benützten wir Opium unter solchen Umständen öfters zum Verdrängen restlicher Glykosurie. Das Gelingen war natürlich zunächst nur ein augenblicklicher Erfolg, aber wie jede irgendwie erzielte Aglykosurie blieb er meist nicht ohne brauchbare Nachwirkung. Der Vorteil der Opiumtherapie (5mal täglich 3—5 cg) lag darin, daß man mit milderen Diätvorschriften Aglykosurie erreichte als ohne Opium. Wir gaben letzteres immer nur kürzere Zeit hindurch (meist an 4—5 Tagen, nie länger als 2—3 Wochen). Langwährende Opiumbehandlung, vor etwa 30 Jahren noch vielfach ausgeübt, war schon seit ein Vierteljahrhundert nirgends mehr gebräuchlich. Auch bei der geschilderten abgekürzten Behandlungsform mußte man manche Unannehmlichkeiten mit in den Kauf nehmen (Stuhlträgheit u. a.). Alle Fälle, wo man früher zum Opium griff, sind nach heutiger Erkenntnis insulinpflichtig und damit ist wohl jetzt der alten Opiumtherapie dauernd der Boden entzogen. — Die klinischen Erfahrungen über Opium stimmen nicht ganz mit den Ergebnissen der Pharmakologie überein, worauf wir schon hinwiesen (S. 53). Es hängt dies wohl damit zusammen, daß die Angriffspunkte des Opium überaus mannigfaltige sind und die Wirkungen auf die Erfolgsorgane in bezug auf das Endergebnis (Glykosurie) sich teilweise aufheben. Daß die Reaktionen auf Opium bei verschiedensten Krankheiten (somatischen und psychischen) ganz anders sind wie beim Gesunden, und daß sie von jeweiliger Reizempfänglichkeit des nervösen Zentralorganes und des vegetativen Nervensystems stark beeinflußt werden, ist altbekannt. Die Indikationen für Opium liegen heute nur noch ebenso wie bei Nichtdiabetikern.

Die mit einer Art subnarkotischer Wirkung ausgestattete **Salizylsäure** vermag auch die Glykosurie ein wenig herabzudrücken; ebenso **Antipyrin.** Auch diese kleinen Hilfsmittel, die hier und da gute Dienste taten, verloren durch das Insulin ihre Berechtigung.

Ganz abgesehen von unmittelbarer Wirkung auf die Glykosurie sind **Sedativa** bei Diabetikern häufig erwünscht oder gar notwendig (S. 347, 430). Wenn keine Sonderanzeigen für dieses oder jenes Medikament vorliegen, benützen wir gewöhnlich ein Gemisch von Aspirin oder Antipyrin 0,3; Luminal 0,025 bis 0,03; Chinin muriaticum 0,06—0,08, zwei bis dreimal täglich.

Zyzygium jambulanum wurde einst sehr gerühmt. Hier und da schien es kleine Wirkung auf die Intensität der Glykosurie zu haben. Die umfassenden Versuche, die C. v. NOORDEN mit verschiedensten Präparaten bei mehr als 50 Zuckerkranken durchführte, veranlaßten ihn zu dem Urteil, daß Jambul niemals eine von der Diät unabhängige entscheidende Wendung zum Guten bringe. Jambul war ein wesentlicher Bestandteil zahlreicher, als „Antidiabetica" in den Handel gebrachter, aber längst wieder vergessener Geheimmittel.

Zahlreiche **Teeaufgüsse** und **Dekokte** verschiedenster Blätter und Wurzeln gelten als „Volksheilmittel" gegen Zuckerkrankheiten; u. a. Erbsensamenschalen (Semen pisi sativi), Bohnenhülsentee (Phaseolus), Leinsamentee (Linum), Heidelbeerblättertee (Fol. Myrthilli), Abkochungen von Knoblauch (Allium sativum), Ginseng-Wurzel (Radix Ginseng). Wie leicht es zu irrigem Urteil über ihre Wirksamkeit kommen kann, schilderte C. v. NOORDEN in letzter Auflage dieses Buches (dort S. 380, 381). Genauerer Prüfung hielt keines der Mittel stand. Neuerdings ist wieder von einigen solcher pflanzlichen Medikamente die Rede, neubelebt durch den Nachweis, daß insulinartig wirksame Substanzen auch im Pflanzenreiche weit verbreitet sind (S. 492), und man hoffte eine Pflanzenart zu finden, die Stoffe insulinartiger Wirkung vom Verdauungskanal aus dem Blute zuführe.

Sicher nachgewiesen ist solche Substanz in den Heidelbeerblättern (Myrthillus). Bis zur Wirksamkeit auf den Blutzucker konzentriert, entfaltet sie aber toxische Eigenschaft (S. 492). Neue Versuche von E. KAUFMANN mit den meisten der genannten Extrakte hatten kein eindeutiges Ergebnis.

Roter Knoblauch soll manchmal Glykosurie und Acetonurie günstig beeinflussen (MAHLER und PASTERNY, R. v. JAKSCH, A. GIGON). Frühere Versuche von C. v. NOORDEN ergaben Fehlschläge (7. Aufl. des Buches, S. 380).

Polygonum aviculare (Vogelknöterich), eines der „Volksheilmittel" ward von VAN LEERSUM und von HIJMANS V. D. BERGH geprüft und verworfen. Neuerdings bestätigt auch J. BROEKMEIJER seine völlige Unwirksamkeit.

Von **Schwermetallen** machte früher Uran viel von sich reden. Der „Vin Urané PESQUI" war ein in Frankreich viel gebrauchtes Geheimmittel. Nach „Nostrums and Quackery": Bordeauxwein, von dem die Einzelgabe = 30 g je 5,5 mg Uran enthielt. C. v. NOORDEN sah nicht den geringsten Erfolg davon. Andere radioaktive Substanzen wie Radium und Thorium-X sind zwar für manche Begleitstörungen des Diabetes brauchbar (S. 275, 339), beeinflussen aber die Stoffwechselstörung selbst in keiner Weise. Über Uran vgl. S. 67.

Neuerdings melden E. Schilling und R. Arnold Sinken des Blutzuckers nach intravenösen Injektionen von Elektroferrol, Kollargol, Fulmargin, Novasurol u. a. Obwohl sie den Eindruck günstiger Beeinflussung mancher Diabetesfälle hatten, bieten die berichteten Versuche bisher keine genügende Grundlage für eine therapeutische Methode.

Über senkenden Einfluß von Schwefelpräparaten auf den Blutzucker und Begünstigung der Glykogenstapelung bei Tieren nach Fütterung mit Schinznacher Schwefelwasser und kolloidalem Schwefel berichtete jüngst T. Gordonoff. Versuche am Menschen liegen jedoch noch nicht vor.

Dem Mädchen für alles, der modernen **Proteinkörpertherapie** konnte auch der Diabetes nicht entgehen. G. Singer berichtete mehrfach über günstige Wirkung von Kaseosan-Injektionen auf die Glykosurie, insbesondere auch über gute Erfolge bei diabetischer Gangrän und Phlegmone. Letzteres muß aus der Beurteilung ausscheiden, da es ein Teilstück der für septische Prozesse aller Art manchmal, aber keineswegs immer gesehenen Proteinkörperwirkung ist, gleichgültig ob es sich um Diabetiker oder Nichtdiabetiker handelt. M. Grossmann und J. Sandor stimmen G. Singer zu. Genauere Nachprüfung der Singerschen Versuche ließen W. Falta und F. Högler die Proteinkörpertherapie des Diabetes als völlig wertlos erkennen; sie warnen, damit kostbare Zeit zu verlieren. E. Schilling und H. Hippe äußern sich ähnlich. Sowohl beim pankreasdiabetischen Hunde wie beim diabetischen Menschen setzen Kaseosan-Injektionen die Hyperglykämie manchmal vorübergehend etwas herab (keineswegs immer! eigene Versuche), aber man erreicht damit keine Erhöhung der Kohlenhydrattoleranz (F. Högler, F. Bertram). Gleichzeitige Injektion von Insulin und Kaseosan (in gleicher Spritze vereinigt) soll die Wirkung des Insulins etwas verstärken und verlängern (F. Bertram). Allgemeingültig ist dies nicht (eigene Versuche). Neuere Mitteilungen und Aussprachen wenden sich übereinstimmend gegen G. Singer (Wien. klin. Wochenschr. 1926, Nr. 51). Er steht in bezug auf Wertung des Kaseosans allein da. Weder aus den bisher vorliegenden Veröffentlichungen, noch aus eigenem Erleben konnten wir die Überzeugung gewinnen, daß mit Kaseosan Erfolge erreicht wurden, welche sich über die Auswirkung der gleichzeitigen Diätbehandlung erheben. Selbst bei septischen Begleitkrankheiten sahen wir nichts, was man unbedingt dem Kaseosan zugute schreiben müßte. Von Gleichwertung oder gar Höherwertung der Kaseosantherapie gegenüber der Insulintherapie kann erst recht nicht die Rede sein. In bedrohlichen Fällen Kaseosan anzuwenden und auf Insulin zu verzichten, wäre geradezu ein Kunstfehler.

Eine Sonderart der Proteinkörpertherapie ist die mehrfache intramuskuläre Injektion von Eigenblut des Kranken (C. Funck, F. Külbs). Die Methode zu bewerten, ist noch nicht möglich.

XII. Die Insulinbehandlung.

1. Historisches.

Seit Entdeckung des experimentellen Pankreasdiabetes durch J. v. Mering und O. Minkowski im Jahre 1889 hat es nicht an Versuchen gefehlt, die Zuckerkrankheit des Menschen durch Pankreaspräparate zu beeinflussen. Minkowski selbst, später E. Gley, J. Thiroloix, E. Hedon, W. Hale White, N. Tiberti und A. Franchetti, Pariset u. v. a. erzielten nur Fehlschläge mit den von ihnen hergestellten Extrakten. Die positiven Resultate, welche andere Forscher in neuerer Zeit bei diabetischen Menschen und Tieren nach Injektion von Pankreaspräparaten hatten, (z. B. Battistini, E. L. Scott, J. R. Murlin und

B. Kramer, J. S. Kleiner) waren zu schwankend und nicht eindeutig genug, um allgemeines Interesse zu finden. Die von G. Zülzer und seinen Mitarbeitern M. Dohrn und A. Marxer hergestellten eiweißfreien Pankreasextrakte verminderten zwar nach intravenöser Injektion sowohl bei pankreaslosen Hunden wie auch bei diabetischen Menschen die Glykosurie, aber die toxischen Nebenwirkungen seiner Extrakte waren, wie J. Forschbach im Jahre 1912 auf der Minkowskischen Klinik zeigte, so stark, daß von einer Fortsetzung der Versuche Abstand genommen werden mußte.

Die Schwierigkeit, wirksame Extrakte zu erhalten, lag wohl hauptsächlich darin begründet, daß bei ihrer Herstellung das eigentliche Hormon der Inseln durch die proteolytischen Fermente der Pankreasdrüse zerstört wird. Um dieses zu vermeiden, stellte C. H. Best mit F. G. Banting in Macleod's Institut zu Toronto wässerige Extrakte aus dem verödeten Pankreas von Hunden dar, deren pankreatische Ausführungsgänge längere Zeit unterbunden waren. Diese eiweißarmen und von toxischen Nebenwirkungen freien Extrakte hatten alle die Wirkungen auf den Zuckerstoffwechsel, welche dem Pankreashormon auf Grund der bisherigen Kenntnisse zugeschrieben werden mußten (s. S. 224). Bald gelang es den Forschern der Torontoer Schule, auch in größerem Maßstabe wirksame Extrakte aus dem ganzen Pankreas großer Schlachttiere darzustellen und damit die Einführung in die Therapie zu ermöglichen. Diese Extrakte erhielten den Namen Insulin. Die Erfinder haben das unvergängliche Verdienst, tatsächliche Begründer der Hormontherapie des Diabetes geworden zu sein und damit eine medizinische Großtat von unübersehbarer Bedeutung vollbracht zu haben. Sie hat die lang gehegte Hoffnung verwirklicht, durch Darreichung wirksamen Pankreasextraktes den beim Zuckerkranken bestehenden Hormonmangel zu kompensieren und auch bei dieser Erkrankung eine Substitutionstherapie zu ermöglichen — ähnlich wie sie beim Myxödem durch Behandlung mit Schilddrüsensubstanz seit 30 Jahren erfolgreich ausgeübt wird. Trotz der kurzen Zeit, die seit allgemeiner Einführung (1923) der Insulinbehandlung verflossen, kann man auf Grund der in der ganzen Welt gemachten Erfahrungen bereits das Urteil fällen, daß sie einen epochemachenden Fortschritt in der Diabetesbehandlung bedeutet. Neben die diätetische Therapie ist jetzt die Substitutionstherapie mit Insulin getreten, aber nicht als selbständiges Verfahren, sondern als ergänzendes Stück der Therapie, unentbehrlich in den Fällen, wo die alten Methoden nicht zum Ziele führen, sehr erwünscht, wo es sich nur um Milderung des Zwanges diätetischer Maßnahmen handeln kann und soll.

2. Darstellung, Eichung, Chemisch-physikalische Eigenschaften und Vorkommen des Insulins.

Darstellung. Das Verfahren von J. B. Collip war die erste brauchbare Methode, um in größerem Maßstabe Insulin zu gewinnen, und es bildete die Grundlage für die meisten späteren Modifikationen. Das frische Pankreas wird mit dem gleichen Volumen 95 proz. Alkohol versetzt und mehrere Stunden extrahiert. Durch weiteren Zusatz von Alkohol werden in Lösung gegangene Eiweißkörper ausgefällt, dann das eiweißfreie Filtrat im Vakuum eingeengt. Durch Ausschütteln mit Äther werden darauf die Lipoide entfernt und die Lösung wird im Vakuum weiter bis zu pastöser Konsistenz eingeengt. Der Rückstand wird nun in 80 proz. Alkohol übergeführt und zentrifugiert. Die abzentrifugierte alkoholische Lösung, welche das Insulin enthält, wird mit absolutem Alkohol versetzt, worauf die wirksame Substanz ausfällt. Letztere wird durch ein Berkefeld-Filter filtriert. Durch Eindampfen der wässerigen Lösung kann die gewünschte Konzentration erhalten werden.

Diese Collipsche Methode ward durch J. B. Collip selbst später wesentlich verbessert. Andere Darstellungsverfahren wurden von E. A. Doisy, M. Somogyi und P. A. Shaffer, R. S. Allen, C. P. Kimbal, J. R. Murlin und H. A. Piper, F. Fenger und R. S. Wilson, H. W. Dudley und Starling u. a. angegeben. (Vgl. H. Staub sowie J. Grevenstuk und E. Laqueur.)

Wertigkeitsbestimmung. Zur Beurteilung der Wirkungsstärke des Insulins dient die sog. Kanincheneinheit. Ursprünglich wurde sie definiert als diejenige Menge Insulin, welche gerade ausreicht, um nach subcutaner Injektion bei einem seit 24 Std. hungernden Kaninchen den Blutzucker innerhalb 4 Std. auf 0,045°/$_0$ herabzusetzen (F. G. BANTIHG und C. H. BEST, sog. alte Toronto-Einheit). Die sog. klinische oder Lilly-Einheit beträgt $^1/_3$ dieser Kanincheneinheit. Später hat man diese Einheit noch um etwa 40°/$_0$ verstärkt. In der Folge hat sich das Problem der Eichung der Insulinpräparate viel komplizierter, als man ursprünglich dachte, erwiesen. Viele Forscher haben sich darum bemüht, zuverlässige Maßstäbe zu gewinnen (vgl. bes. bei A. GREVENSTUK und A. LAQUEUR). Neuerdings ist vom Insulinkomitee in Toronto ein Trockeninsulin T von konstanter Wirksamkeit als Testpräparat hergestellt worden, das allen Insulin herstellenden Ländern zur Verfügung gestellt wurde, und nach dem die Einstellung vollzogen werden kann. Trotzdem hat es sich als notwendig erwiesen, die im Tierversuch standardisierten Präparate einer klinischen Nacheichung zu unterziehen, da eine völlige Übereinstimmung zwischen biologischer und klinischer Wirkungsstärke nicht besteht. Durch Einhalten bestimmter Versuchsbedingungen haben aber H. H. DALE und seine Mitarbeiter neuerdings sehr konstante Resultate bei der Vergleichung verschiedener Präparate an Menschen und Tieren erhalten. Es ist zu erwarten, daß mit fortschreitender Vervollkommnung der Darstellungsmethoden die Eichung immer zuverlässiger werden wird. Auf Grund großer eigener Erfahrung können wir sagen, daß die im Handel befindlichen Präparate zuverlässiger Fabriken uns keine Schwierigkeiten hinsichtlich der Dosierung bereiteten.

Neuerdings ward, was sehr zu begrüßen ist, ein internationales Übereinkommen erzielt, nach dem $^1/_8$ mg des erwähnten Torontoer Standardpräparates als klinische Einheit bezeichnet werden soll.

Chemisch-physikalische Eigenschaften des Insulins. Über die physikalisch-chemischen Eigenschaften des Insulins ist bisher folgendes bekannt: Das nach J. B. COLLIP hergestellte Präparat ist ein weißes, hygroskopisches Pulver, das leicht in Wasser und in 80proz. Alkohol löslich ist. Mäßige Hitzeeinwirkung schwächt seine Wirksamkeit nicht ab. Auch bei 10 Minuten langem Stehen auf dem Wasserbade verliert es nicht merklich an Wirksamkeit; aber durch 3 Min. langes Kochen wird es zerstört. Geringer Alkalizusatz zerstört das Insulin nicht, ebensowenig leichte Säuregrade ($p_H = 5$—6). In saurer Lösung wird Insulin durch Kaolin und Kohle adsorbiert. Durch kolloide Membranen diffundiert Insulin nicht; durch das Berkefeldfilter wird es anscheinend zurückgehalten. Über die chemische Natur ist bis jetzt nichts bekannt. Vielleicht ist es ein komplexes Eiweißderivat. Dafür spricht seine Empfindlichkeit nicht nur gegenüber Trypsin, sondern gegen Pepsin (W. H. DUDLEY). Der gleiche Forscher fand auch, daß Pikrinsäure in Insulinlösungen einen Niederschlag erzeugt, der das ganze Insulin enthält.

Das von DOISY, SOMOGYI und SHAFFER hergestellte und weitgehend gereinigte Präparat enthält 14°/$_0$ N, aber keinen Phosphor. Es gibt die Biuretreaktion und Millonreaktion. Es genügten davon 0,25 mg, um beim Kaninchen hypoglykämische Krämpfe hervorzurufen. Nach J. J. ABEL und E. GEILING soll Insulin eine labile Schwefelverbindung enthalten.

Nach H. LANGECKER und W. WIECHOWSKI wird bei den heute üblichen Darstellungsverfahren ein Produkt gewonnen, welches ein Gemenge verschiedener Albumosen darstellt. Auch das reine Pankreashormon deutete man als eine höher molekulare Albumose. Man soll aus dem Albumosengemenge den blutzuckersenkenden Anteil durch milchsaures Kali ausfällen können. Durch weitere Behandlung mit starken Mineralsäuren gelangt man zu einer Substanz, welche 20—40 Einheiten in 1 mg enthält.

Ganz kürzlich teilte J. J. ABEL mit, daß ihm und seinen Mitarbeitern gelungen sei, Insulin in krystallinischem Zustand zu erhalten. Das nach verschiedenen Reinigungsprozeduren gewonnene Produkt zeigt hexagonal-rhomboedrische Krystalle, die bei 223° schmelzen. Es löst sich nicht in Wasser, wohl aber in schwachen Alkalien, und läßt sich durch Säurezusatz wieder ausfällen. Der positive Ausfall der Biuretreaktion, der Gehalt an leicht abspaltbarem Schwefel sowie die leichte Angreifbarkeit durch proteolytische Fermente sprechen für peptidartige Natur des Insulins. Die physiologische Wirsamkeit des Krystallinsulins ist eine außerordentliche, denn 1 mg entsprechen 100—125 Kanincheneinheiten.

Vorkommen des Insulins. Soweit bis jetzt bekannt, findet sich das Hormon der Inseln im Pankreas aller Wirbeltiere. Auch aus dem Pankreas junger Kalbsföten, das noch kein Trypsin enthält, dessen Inselapparat aber schon angelegt ist, konnte Insulin gewonnen werden. Sehr leicht gestaltet sich die Gewinnung von Hormon bei Knochenfischen, bes. Myxocephalus und Lophius, deren Inselorgan vom übrigen Pankreas getrennt an der Porta hepatis liegt. Mittels vervollkommneter Methoden konnten C. H. BEST, R. SMITH und D. A. SCOTT auch aus anderen Organen, wie Leber, Muskel, Milz und Schilddrüse Insulin darstellen, allerdings in einer Menge, die weit hinter der im Pankreas enthaltenen zurückbleibt. Während aus 100 g Pankreas wenigstens 21,5 Einheiten erhalten werden können, sind die entsprechenden Durchschnittszahlen für die anderen Gewebe folgende: Blut 2,93 Einh.,

Leber 2,07 Einh., Muskel 1,68 Einh., Herzmuskel 2,7 Einh. pro 100 g Substanz. Die in einem Kilogramm trockenen Pankreas enthaltene Menge an Reininsulin läßt sich nach neuesten Angaben von J. J. ABEL auf etwa 0,2 g veranschlagen.

Das in den Geweben aufgefundene Insulin scheint mit dem Pankreasinsulin identisch zu sein. Wahrscheinlich enthält jede Zelle, welche Kohlenhydrat in ihrem Stoffwechsel umsetzt, Insulin. Einige amerikanische Forscher nehmen an, es könne dort auch gebildet werden.

Theoretisch von größtem Interesse ist das Verhalten des Insulins in den Geweben diabetischer Tiere. Bei pankreasdiabetischen Hunden fanden die genannten Torontoer Forscher in den einzelnen Organen im allgemeinen einen geringeren Insulingehalt als bei normalen Hunden, die Muskeln diabetischer Tiere enthielten bemerkenswerterweise sogar mehr Insulin als diejenigen gesunder Tiere. Im Gegensatz dazu meldet aber M. NOTHMANN, daß nach Exstirpation des Pankreas Insulin aus allen Organen mit Ausnahme der Leber verschwinde. Worauf diese abweichenden Befunde beruhen, bedarf noch der Aufklärung. Die Frage ist aber von größter Wichtigkeit. Sollte nämlich, wie die amerikanischen Forscher annehmen, Insulin in gewissem Umfange in allen Organen, besonders auch in den Muskeln gebildet werden, so wäre erklärt, warum auch der Schwerdiabetiker die Fähigkeit ordnungsmäßiger Verwendung der Kohlenhydrate nicht völlig verliert. Kürzlich berichtete auch TH. BRUGSCH, es sei ihm und seinen Mitarbeitern gelungen, in den Muskeln apankreatischer Tiere noch geraume Zeit nach der Entfernung des Pankreas einen beträchtlichen Gehalt an Insulin zu finden.

Insulinartige Substanzen wurden zuerst von J. B. COLLIP auch aus Hefe, Lattich, Zwiebeln und anderen Pflanzen hergestellt: er nannte sie Glucokinine. Ihre Wirkung ist aber von der des eigentlichen Insulins verschieden. Die Senkung des Blutzuckers tritt hier erst einige Tage nach der Injektion ein und soll dann längere Zeit anhalten. Etwas Abschließendes läßt sich über die Wirkung dieser Stoffe noch nicht sagen.

Später haben auch zahlreiche andere Autoren Glucokinine aus den verschiedensten Pflanzen isoliert (z. B. aus Sellerie, Bohnen, Orangen, Kornstengeln). C. H. BEST und D. A. SCOTT fanden insulinartige Substanzen auch in Kartoffeln und Reis.

TH. BRUGSCH konnte größere Mengen von Insulin auch aus Eicheln, Roggen, Mais und Weizen gewinnen. Kürzlich stellten H. EPPINGER, R. E. MARCK und R. J. WAGNER auch aus Heidelbeerblättern einen blutzuckerherabsetzenden Stoff, Myrrtillin, dar. Da bei einzelnen Tieren nach seiner Injektion schwere Leberveränderungen auftraten, beruht seine Hypoglykämie erzeugende Wirkung wohl sicher auf toxischer Leberschädigung. Auch in den Brennesselblättern findet sich eine den Blutzucker herabsetzende Substanz (V. A. MARX und E. ADLER).

Jedenfalls scheinen insulinartige Stoffe, wie man aus ihrer weiten Verbreitung im Pflanzenreich schließen kann, auch für den Ablauf des Kohlenhydratstoffwechsels in der Pflanze von großer Bedeutung zu sein. Nach J. B. COLLIP kommen sie überall vor, wo Auf- und Abbau von Stärke oder verwandten Polysacchariden stattfindet. Eine Identität von tierischem und pflanzlichem Insulin scheint jedoch nicht vorhanden zu sein. (Literatur bei M. NOTHMANN, Klin. Wochenschr. 1926, S. 297).

Hier sei auch kurz erwähnt, daß, wie M. WATANABE zuerst fand, Guanidin eine starke blutzuckersenkende Wirkung hat. E. FRANK, A. WAGNER und M. NOTHMANN haben die Hypoglykämie erzeugende Wirkung der Guanidinverbindungen eingehend studiert. Es ist aber sehr fraglich, ob Pankreasinsulin in seiner chemischen Konstitution dem Guanidin nahesteht, da gewaltige Unterschiede in Größe der wirksamen Dosis bei Insulin und Guanidin bestehen.

Ganz kürzlich berichteten E. FRANK, M. NOTHMANN und A. WAGNER, daß es ihnen gelungen sei, ein Guanidinderivat herzustellen, das oral verabreicht, in leichteren Fällen von Diabetes imstande sei, mäßige Glykosurie zu beseitigen. Auch ein günstiger Einfluß auf die Acidosis wurde von ihnen beschrieben. F. UMBER, H. STRAUSS sowie G. KLEMPERER äußerten sich in bestätigendem Sinne. Auch wir haben bereits dieses, Synthalin genannte Präparat, in einer Reihe von Fällen angewandt. Bei einigen Diabetikern sahen wir einen vermindernden Einfluß auf die Glykosurie; ihnen steht aber eine größere Zahl von Beobachtungen gegenüber, in denen das Mittel versagte. Dazu gehören auch leichtere Fälle, wie z. B. der folgende:

Ein 37 jähriger Diabetiker stand während der ganzen Dauer der Beobachtung unter völlig gleicher Kost, d. h. strenger Diät mit Zulage von 100 g Brot. Ohne Synthalin hatte er am 6.—8. XII. eine durchschnittliche Zuckerausscheidung von 23 g; am 9. XII.: 20 mg Synthalin, am 11. XII.: 30 mg, am 12. XII.: 10 mg, am 14. und 15. XII.: je 40 mg, am 17. XII.: 45 mg. Zuckerausscheidung vom 9.—17. XII.: 34, 28, 27, 40, 26, 33, 33, 39, 19 g. Blutzuckerwerte nüchtern waren am 10. XII.: 201 mg.-%, am 14. XII.: 200, am 15. XII.: 186, am

17. XII.: 205. Am 18. XII. Übelkeit, Brechreiz und Appetitlosigkeit. Als nach einigen Tagen Pause das Mittel wieder angewandt wurde, waren die Resultate nicht wesentlich anders.

In der Mehrzahl der Fälle begegneten wir Nebenerscheinungen wie Appetitlosigkeit, Durchfälle, Magendrücken und allgemeines Unbehagen. Auch W. FALTA u. a. äußern sich sehr eingeschränkt. R. WAGNER warnt vor Anwendung in Fällen von schwerem kindlichen Diabetes. Ein abschließendes Urteil über die Brauchbarkeit des Synthalins wäre verfrüht. Wir raten aber, bei Wertung des Synthalins sehr vorsichtig und kritisch zu sein.

3. Gebrauchsformen des Insulins.

Das Insulin wird zum Gebrauche beim Patienten in sterilen Lösungen in den Handel gebracht. Die Messung seiner Wirkungsstärke geschieht nach den neuen klinischen Einheiten (s. S. 491). Die Dosierung nach klinischen Einheiten ist jetzt im großen und ganzen soweit zuverlässig, wie dies bei biologischer Standardisierung eines als chemisches Individuum noch nicht faßbaren Körpers überhaupt möglich ist. Starke Unterschiede in Wirkungskraft der einzelnen Präparate, soweit sie aus anerkannten Fabriken stammen, trafen wir im Gegensatz zu früher nicht mehr an.

Das Insulin wird in Ampullen bzw. Fläschchen geliefert. Erstere enthalten je 10 Einheiten in 1 ccm, letztere meist 100 Einheiten in 5 ccm. Manche Fabriken (z. B. Sandoz, Dänisches Insulin, Allen und Hanburys Ltd.) liefern auch stärkere Konzentrationen, nämlich Fläschchen mit 200 Einheiten in 5 ccm. Der Kubikzentimeter enthält dann 40 Einheiten. Dieses stärkere Insulin empfiehlt sich in allen Fällen mit größerem täglichen Insulinbedarf, weil die geringere zu injizierende Flüssigkeitsmenge mit weniger Beschwerden bei der Injektion verbunden ist.

Für den Gebrauch auf klinischen Krankenstationen bringen amerikanische und englische Fabriken auch sog. Klinikpackungen mit 500 Einheiten in einem Behälter in den Handel. Die käuflichen Behälter sind nach amerikanischem Vorbild mit einer Gummikappe überzogen, durch welche nach vorherigem Betupfen mit Alkohol oder Jodtinktur mit der Injektionsnadel hindurchgestochen wird, so daß die Entnahme ohne Öffnung der Flasche vorgenommen werden kann. Bei besonders empfindlichen Patienten ist es zweckmäßig, für Entnahme des Insulins und für Einspritzung je eine besondere Kanüle bereitzuhalten, weil die Spitze der Nadel bei häufigem Durchstechen der Gummikappe schnell an Schärfe verliert.

Trotz Möglichkeit steriler Entnahme wähle man für den Einzelfall Gefäße, deren Inhalt auf längstens 2—3 Tage berechnet ist. Das einmal angezapfte Fläschchen ist kühl aufzubewahren.

Die Wirksamkeit der Insulinlösungen vermindert sich bei längerem Lagern. Länger als 3 Monate nach Bezug der Lösung sollte man dieselbe nicht benutzen. Um ein Präparat von konstantem Wirkungswert zu schaffen, hat die Firma C. A. F. KAHLBAUM in Berlin neuerdings ein sog. Trockeninsulin hergestellt, welches erst unmittelbar vor der Injektion gelöst wird. Das Trockeninsulin befindet sich in einem den übrigen Insulinpackungen ähnlichen Fläschchen. Im Flaschenhals unter der Gummikappe befindet sich ein kleines Glasröhrchen mit pulverisiertem Insulin, das vor Bedarf durch leichten Druck auf die Gummikappe in die sterile Lösungsflüssigkeit hineingestoßen wird. Es soll sich bei klinischer Anwendung bewährt haben (J. PREUSS und A. JACOBY). Noch zweckmäßiger ist eine gleichsinnige Konstruktion von PHARMAGANS.

Die von manchen Fabriken hergestellten, von Injektion zu Injektion in sterilem Wasser aufzulösenden Insulintabletten können wir trotz etwas billigeren Preises für die häusliche Praxis nicht empfehlen. Die Gefahr, daß schädliche Keime in das die Tabletten beherbergende Röhrchen fallen und an den Tabletten haften, ist doch zu groß. Was etwaige septische Infektion bei Zuckerkranken bedeutet, weiß jeder.

Insulinpräparate. Von den zahlreichen im Handel befindlichen Insulinpräparaten seien hier folgende aufgeführt:

J. Lilly, Indianapolis.
J. Toronto, Kanada.
J. Allen und Hanburys Ltd., London (Brand A.B.).
J. Burroughs Wellcome, London.
Diasulin, Kopenhagen.
Insulin Leo, Kopenhagen.
Insulin Novo, Kopenhagen (in Deutschland bei Sachsse, Berlin).
Insulin der holl. Fabrik N. V. Organon in Oss.

Iloglandol, Chem. Fabrik Grenzach.
Insulin Norgine, Prag.
Insulin der Chem. Fabrik Chemosan, Wien.
Von deutschen Präparaten seien erwähnt:
  J. Bayer, Elberfeld und Höchster Farbwerke (I-G. Farbenindustrie).
  J. Schering-Kahlbaum.
  J. Sandoz, Augsberger in Nürnberg (identisch mit Sandoz-Insulin, Basel).
  Insulin-Fresenius (in England von Allen und Hanburys Ltd. hergestellt und in Deutsch-
    land auf Flaschen gefüllt; identisch mit Brand A. B.).
  J. Pharmagans, Oberursel bei Frankfurt.

Die Insuline gleichen Eichungswertes sind in Wirklichkeit nicht alle gleichwertig. Daher sollte sich der Einzelarzt möglichst an eine einzelne, ihm ver-
traute Marke halten. Solcher Art verfahren wir auch in unserer Klinik und
Privatklinik, mit großem Vorteil für die Beurteilung der Erfolge. Wir sind
schon seit längerer Zeit ganz zu dem Insulin A. B.-Brand der Firma Allen und
Hanburys Ltd. übergegangen, dessen unentwegt gleichmäßige und kräftige
Wirkung, unter Wegfall aller Nebenstörungen, wir rühmen dürfen.

4. Anwendungsweise des Insulins.

Praktisch genommen kommt bisher nur die subcutane bzw. intramuskuläre
Injektion in Frage. Die besten Körperstellen dafür sind Glutäen und Oberschenkel, wo die Haut locker auf der Fascie sitzt. Die Arme sollten zur Injektion nicht benützt werden. Man sticht am besten mit der Nadel auf dem kürze-
sten Wege, also senkrecht zur Haut, ein. Es ist erstaunlich, wie wenig die entsprechenden Körperstellen trotz oft mehrmals täglicher, zahlloser Injektionen
leiden. Gelegentlich sich ausbildende Verhärtungen pflegen bei Schonung der
betreffenden Stellen nach kurzer Zeit wieder zu verschwinden. Bezüglich allergischer Reaktionen an den Injektionsstellen siehe unten. Wenn der Patient sich
selbst die Injektionen machen oder sie durch nichtärztliche Personen empfangen soll, ist natürlich sorgsamste Belehrung über Technik und insbesondere
aseptisches Vorgehen Voraussetzung. Es genügt, die Hautstelle durch Abreiben
am besten mit Alkohol oder durch Bestreichen mit Jodbenzin zu desinfizieren.
Bei den neueren Präparaten haben wir Abscesse oder Infektionen nie beobachtet.
Es scheint, daß Insulin das Auftreten von Infektionen an der Injektionsstelle
nicht begünstigt.

Allergische Reaktionen. Reaktionen, die zwar von der Injektion abhängen,
aber nichts mit spezifischer Insulinwirkung zu tun haben, fehlen zwar überwiegend häufig und sind bei den besten Präparaten überaus selten geworden.
Man muß sie kennen. Sie sind verschiedener Art und Quelle.

Unmittelbar nach der Injektion kann ein mäßiger lokaler Schmerz eintreten,
abhängig vom leichten Säuregehalt der Lösung. Er dauert nicht lange. Kühle Aufschläge
lindern ihn. Diese Nebenwirkung ist sehr selten geworden.

Alsbald nach Injektion kann um die Injektionsstelle eine urticariaartige, bald kleine,
bald größere Quaddel auftreten. Dies erfolgt, wenn ein Teil der Injektionsflüssigkeit intra-
cutan haften blieb, beruht also auf fehlerhafter Technik. Auch hier nützen kühlende Umschläge mit dünner Borsäurelösung.

Verzögerte lokale Reaktion in Form einer nach 3—5 Std. sowohl nach subcutaner
wie nach intramuskulärer Injektion auftretenden prallen, mehr lästigen als schmerzhaften
Schwellung, die nach ca. 12 Std. ihren Höhepunkt erreicht und nach 36 Std. meist wieder verschwunden ist, kommt bei Frauen besonders zur Zeit der Menstruation viel häufiger
vor als bei Männern. Einzelne Autoren berichten, sie bei nahe $^1/_3$ aller Injektionen gesehen
zu haben. Wir sahen sie neuerdings sehr selten.

Allgemeine anaphylaktische Reaktionen mit Urticaria, Fieber, manchmal Erbrechen, zwischen 5 und 12 Std. nach der Injektion auftretend, sind selten. Während der
eigentliche diabetische Pruritus bei wirksamer Insulinkur, ebenso wie von erfolgreicher
Diätkur seit langem bekannt war, schnell schwindet, sahen wir einzelne Male im Verlaufe
der Insulinbehandlung quälenden allgemeinen Juckreiz (ohne und mit Urticaria) auftreten.

In zwei Fällen hing dies sicher von Nebenstoffen ab, da das Jucken nach Übergang zu anderer Marke sofort verschwand. In anderen Fällen verband sich der Juckreiz mit schnellem Gewichtsanstieg und schien uns eine Folge von Gewebsquellung zu sein, da 2 salzfreie Tage, die starke Wasserausschüttung und Gewichtsverlust brachten, das Jucken schnell verscheuchten.

Mit Ausnahme der ersterwähnten lokalen Säurereaktion und des Quellungspruritus sind alle diese Formen zweifellos durch anhängende Spuren von Protein bedingt und als anaphylaktische zu deuten.

Im Anfange der Insulinära waren sie viel häufiger als jetzt. Man vermutete, daß Gehalt an Schweinepankreasextrakt ihr Auftreten begünstigte; auf Schweineprotein reagiert der Mensch weit empfindlicher als auf Rinderprotein. Wir selbst konnten die Zugehörigkeit der lästigen lokalen Reaktionen zu Präparaten bestimmter Fabriken nicht bestätigen. Dagegen brachten hier und da einzelne Serien aus dieser oder jener Fabrik, im Gegensatz zu der überwiegenden Masse von Serien gleicher Herkunft, uns gehäuftes Auftreten allergischer Reaktion. Dies bezieht sich sowohl auf ausländische wie inländische Präparate. Allergische Reaktion hängt aber nicht nur von der Beschaffenheit des einzelnen Präparates, sondern auch stark von der Empfindlichkeit der einzelnen Persönlichkeit ab. Wenn bei einem Kranken sich die Reaktion unter Gebrauch eines bestimmten Präparates öfters wiederholt, bleibt nichts übrig als das Präparat zu wechseln. Gewöhnlich schwächen sich übrigens die Reaktionen allmählich ab. So starke Reaktionen, daß sie zum Abbrechen der Insulinkur zwangen, sahen wir noch nie. Zum Vorbeugen und Abschwächen der allergischen Reaktionen dient außer den oben erwähnten örtlichen Maßnahmen innerlicher Gebrauch von Calciumpräparaten, besser einige intravenöse Afenilinjektionen.

Die intravenöse Injektion kommt nur in Fällen von ausgebrochenem Koma, wo schnellstes Eingreifen notwendig, in Betracht (s. S. 514).

Die intracutane Injektion von Insulin soll nach Untersuchungen von E. F. Müller einen stärkeren blutzuckersenkenden Einfluß als die subcutane ausüben, nach seiner hypothetischen Annahme durch Stimulierung vegetativer Nervenendigungen. Abgesehen davon, daß die Angabe Müller's bisher noch nicht bestätigt wurde (R. Ahlenstiel), verbietet sich die intracutane Insulininjektion beim Menschen, weil sie leicht zu lokaler Reizung führt (s. oben).

Man hat auch die intramuskuläre Injektion des Insulins in öliger Emulsion empfohlen, weil es in solcher langsamer als in wässeriger Lösung resorbiert wird, und seine blutzuckerherabsetzende Wirkung infolgedessen länger anhält. (E. Hedvall). Aber die Unterschiede gegenüber der gebräuchlichen Anwendung sind nicht groß genug, um letztere zu verdrängen. Es ist auch nicht möglich, in Fällen, in denen Insulin mehrfach am Tage eingespritzt werden muß, die mehrfachen Injektionen durch eine einzige Ölinjektion zu ersetzen.

Man hat natürlich versucht, auch auf andere Weise als durch lästige Injektion Insulin im Organismus zur Wirkung zu bringen. Die stomachale Einverleibung erwies sich aber als wirkungslos, weil offenbar die proteolytischen Fermente des Verdauungskanals das Insulin zerstören oder schwächen. Nur unter besonderen Versuchsbedingungen scheint Insulin, wenn es per os eingeführt wird, in gewissen Grenzen wirksam zu sein. So fanden J. R. Murlin, C. Sutter, R. S. Allen und H. A. Piper, daß Rohinsulin in 0,1 proz. HCl-Lösung direkt ins Duodenum eingebracht, deutliche Wirkung auf den Blutzucker ausübe. Auch nach Darreichung von Insulin in Öl (4 Tabletten Insulin Leo in 30 ccm Olivenöl) wurde Senkung des Blutzuckerspiegels beobachtet (E. B. Salen).

Die perlinguale Darreichung eines Insulintrockenpräparates, wie sie B. Mendel, E. Wolffenstein und A. Wittgenstein empfahlen, ist auch bei Anwendung großer Dosen unsicher (H. Staub, M. Rosenberg, L. Blum, eigene Beobachtungen).

Auch rectale Anwendung war wirkungslos (S. Peskind, J. M. Rogoff, und G. N. Stewart, Th. Stenström).

Die intratracheale Zufuhr von Insulin ist wohl im Tierexperiment wirksam (H. H. Dale und Blumgart, A. Laqueur und Grevenstuk, W. Heubner), sie ist aber beim Menschen nicht durchführbar, weil die Insulindosierung bei der Inhalation unsicher und unökonomisch ist (W. Roubitschek).

Alle diese Verfahren, von denen das eine oder andere vielleicht einmal brauchbar wird, sind noch nicht über die ersten Anfänge hinaus und können für ernsthafte Behandlung nicht empfohlen werden.

5. Allgemeines über Dosierung des Insulins.

Die Dosierung des Insulins ist nicht ganz einfach, auch wenn man über gut ausgewertete Präparate verfügt. Das Insulin aber richtig zu dosieren, ist von großer Wichtigkeit, weil weniger Insulin zu geben, als die augenblickliche Stoffwechsellage erfordert, wertlos ist; es verpufft gleichsam, ohne zu wirken. Mehr zu geben als nötig, ist bedenklich; es kommen dann plötzliche Abstürze des Blutzuckers mit ihrer schädlichen Wirkung auf Muskeln und Nerven vor. Eine allgemein gültige Formel, nach welcher die Dosierung für jeden einzelnen Fall bestimmt werden kann, gibt es überhaupt nicht. Im allgemeinen ist der Bedarf des Diabetikers an Insulin, wie schon von den amerikanischen Autoren hervorgehoben wurde, im wesentlichen von 2 Faktoren abhängig: einmal von der Größe der im Körper noch gebildeten Insulinmenge, zum andern von den Anforderungen, welche die alimentäre Belastung an die Belieferung mit Insulin stellt. Je größer nämlich die Quantität der genossenen Kohlenhydrate, aber auch je höher die Gesamtcalorienmenge der Kost ist, desto mehr Insulin ist erforderlich. Wir möchten aber nicht so weit gehen wie die amerikanischen Forscher, und annehmen, daß zwischen Insulinmenge und Kohlenhydratausnützung eine gesetzmäßige Proportionalität bestehe, etwa derart, daß jede Einheit Insulin die Glykosetoleranz um einen bestimmten Wert, nämlich entsprechend 1—1,5 g Dextrose, erhöhe. Wir haben dies schon nach unseren ersten Versuchen mit Insulin ablehnen müssen. Auch O. MINKOWSKI bestreitet, daß das Kohlenhydratäquivalent einer Insulineinheit eine konstante Größe sei; selbst bei Verwendung der besten Präparate stehe die Wirkung auf den Kohlenhydratumsatz nicht in einem bestimmten festen Verhältnis zur zugeführten Insulinmenge. Abgesehen von der Schwere der Stoffwechselstörung, d. h. vom Grade der Leistungsfähigkeit der Bauchspeicheldrüse und der Zusammensetzung der Diät, hängt nach unseren Beobachtungen die im einzelnen Falle benötigte Insulinmenge auch von der individuellen Reaktion auf Insulin ab, die sogar beim einzelnen Patienten im Laufe der Behandlung wechseln kann. Wir können daher auch nicht empfehlen, bei Festsetzung der Insulindosis die Größe der Zuckerausscheidung oder den Gehalt der Nahrung an Kohlenhydraten zugrunde zu legen, sondern rein empirisch der Individualität des Falles entsprechend vorzugehen.

Dementsprechend schwankt die Höhe der notwendigen Tagesdosis in weiten Grenzen. Als mittlere Dosen können 20—40 Einheiten betrachtet werden. In schweren und schwersten Fällen muß man zur Erzielung optimaler Erfolge bis auf 100 Einheiten und mehr heraufgehen. Bei Komatösen sind zur Beseitigung des gefährlichen Zustandes manchmal 300 Einheiten und mehr in 24 Std. notwendig (S. 514).

Meist kann man in leichteren, oft auch in schwereren Fällen im Laufe der Behandlung, bei gleichbleibender Kohlenhydrat- und Gesamtcalorienzufuhr, die ursprüngliche Insulindosis herabsetzen (S. 517).

Das Insulin soll uns helfen bei einer Gesamtkost, die den Kräftezustand sichert und wenn nötig hebt, trotz verhältnismäßig reichlicher Kohlenhydratzufuhr den Harn zuckerfrei zu machen und zu halten. Sofern hier nicht allzu hohe Gaben (mehr als 100 Einheiten) erforderlich sind, soll die Aglykosurie in jedem Falle angestrebt werden, schon mit Rücksicht auf die dadurch zu erwartende Besserung der Toleranz. Es ist aber anderseits nichts dagegen einzuwenden, in einzelnen schweren Fällen zunächst einen gewissen Grad von Zuckerausscheidung bestehen zu lassen, wenn es vor allem darauf ankommt, den Ernährungszustand durch reichlichere Kost zu heben. Auch braucht man sich nicht immer durch vorübergehendes Auftreten von Zucker im Harn zu einer

Erhöhung der Dosis veranlaßt zu sehen; wir sahen oft, ohne daß Diät oder Insulinmenge verändert wurde, solche vorübergehende Zuckerausscheidungen wieder von selbst verschwanden. In allen Fällen, wo eine dauernde Überwachung des Patienten, wie bei häuslicher Behandlung, nicht möglich ist, kann es manchmal sogar zweckmäßig sein, nicht auf völlige Zuckerfreiheit auszugehen, weil man auf diese Weise am ehesten die durch Hypoglykämie bedingten Überwirkungen des Mittels vermeidet.

Von großer Bedeutung ist die Wahl des Zeitpunktes und die Häufigkeit der Injektionen während des Tages. Wenn nicht schwerwiegende Gründe dagegen sprechen, empfehlen wir, die Injektionen knapp (längstens 15 Minuten) vor die Mahlzeiten zu verlegen. Die resorbierten Nährstoffe treffen dann eine schon in Entwicklung befindliche Dämpfung der Zuckerproduktion in der Leber an.

Folgt das Insulin erst einige Zeit nach der Mahlzeit, so wird es zwar vom Augenblick seiner Wirkung an auch den Blutzucker und die Glykosurie günstig beeinflussen. Aber eine schädliche Übererregung der übererreglichen zuckerbildenden Leberzellen ist bereits erfolgt; das ist nachteilig. Das später folgende Insulin löscht gleichsam den Brand, das vorausgeschickte kann ihn verhüten.

Man beachte aber, daß in einzelnen Fällen die Patienten besser vor hypoglykämischen Zuständen geschützt sind, wenn das Insulin der Mahlzeit um 1—2 Std. folgt, und in einzelnen anderen Fällen, wenn das Insulin der Mahlzeit um 30—60 Minuten vorausgeht.

Sind größere Insulinmengen zum Erzielen von Aglykosurie nötig, so werden die Injektionen auf 3 Dosen entsprechend den 3 Hauptmahlzeiten verteilt. Ob man bei jeder Injektion die gleiche Menge verabfolgt, hängt von der Eigenart des Falles und auch von der Verteilung der Kohlenhydrate auf die einzelnen Mahlzeiten ab. In schweren Fällen muß man oft die morgendliche Dosis am höchsten wählen, weil erfahrungsgemäß der Blutzucker während der Nacht ansteigt und am frühen Morgen den höchsten Wert erreicht. Um zu richtiger Verteilung der Insulinmenge zu kommen, ist es unbedingt nötig, wenigstens während einiger Zeit den Harn in einzelnen Portionen (am besten in 3 Portionen: mittags vor dem Essen, abends vor der Abendmahlzeit und den Nachturin) zu untersuchen. Auch bei dreimaliger Gabe läßt sich nicht immer der Nachturin zuckerfrei halten. In schweren Fällen und besonders bei Kindern wird in den frühen Morgenstunden wieder Zucker ausgeschieden. Man kann auch dies meist verhüten, wenn man um 6 Uhr früh eine kleine Insulindosis, etwa 10 Einheiten, injiziert. Wenig empfehlenswert wegen der Gefahr nächtlich auftretender Hypoglykämie ist das Verabfolgen einer vierten Dosis am späten Abend. Im allgemeinen ist die Gefahr größer als der Vorteil, auch für diese wenigen Stunden den Patienten zuckerfrei zu halten.

Im übrigen gibt es zwischen solchen schweren Fällen und den leichteren alle Übergänge. So kann man recht häufig mit 2 Dosen am Morgen und Abend auskommen, wenn man die Mittagsmahlzeit kohlenhydratfrei hält. In anderen Fällen wieder genügt eine einzige größere morgendliche Dosis, wenn der Kohlenhydratgehalt der beiden anderen Mahlzeiten niedrig bleibt. Wir erreichten dies in leichten bis mittelschweren Fällen meist dadurch, daß wir fortschreitend für je 2 Einheiten, die abends ausfielen, je 1 Einheit morgens zufügten. Solche Umstellung von 2 auf 1 tägliche Injektion erfordert stets längere Zeit (8—14 Tage). Für die Patienten bedeutet Verzicht auf die II. Injektion natürlich große Erleichterung.

In leichteren Fällen ohne Neigung zu Acetonurie darf man es wagen, einzelne insulinfreie Tage einzuschalten; dieselben bleiben kohlenhydratfrei; z. B. jeder III. und VI. Wochentag. Auch dies erleichtert den Patienten die Insulinkur wesentlich (S. 505).

Über die sog. intermittierende Insulinbehandlung vgl. S. 506.

Es sei hier noch ausdrücklich auf die große Gefahr plötzlichen Abbrechens der Insulinzufuhr bei einigermaßen schweren Diabetesfällen hingewiesen. Dies könnte zu jähestem Ausbruch gewaltiger Ketonämie und Koma führen und hängt unzweifelhaft zusammen mit plötzlicher Freigabe des Weges: Fettsäure zur Oxybuttersäure. Die Gefahr ist besonders groß bei Diabetikern, welche bereits ein Koma durchgemacht haben. Solche Kranke dürfen im allgemeinen überhaupt nicht mit dem Insulin aussetzen (S. 517).

6. Allgemeine Indikationen für die Anwendung des Insulins.

Die individualisierende Behandlung, welche schon vor Entdeckung des Insulins das damals Bestmögliche leistete, hat aus dem Insulin außerordentliche Vorteile gezogen; einstweilen freilich noch wenig für leichte Formen der Glykosurie, wobei mehr als etwa 100 g Brot neben sonst kohlenhydratfreier Kost mittleren Proteingehaltes und auf angemessenen Ernährungszustand (nicht zu mager, nicht zu fett) zugeschnittenen Caloriengehaltes, ohne Glykosurie und Acetonurie und bei niedrigem Stande des Nüchternblutzuckers gut vertragen werden. Falls in solchen Fällen die Toleranz bei sachgemäßer Diätkur nicht zum Sinken strebt, steht die Unbequemlichkeit der Insulinkur außer Verhältnis zu ihrem Vorteil. Manche Autoren, bes. F. UMBER fordern allerdings auch die Insulinbehandlung solcher Leichtkranken zur Entlastung des Inselapparates und Unterstützung seiner Regeneration. Wie weit dies möglich, ist aber noch umstritten. Nach eignem Eindruck überwiegen die Nachteile bedeutend den wirklichen Vorteil. Nur etwaige Komplikationen nekrotisch-entzündlicher Art und die Notwendigkeit größerer Operationen, ferner akute Infektionskrankheiten fordern auch in solchen Fällen dringend zu sofortigem Insulingebrauche auf. Trotz eines negativen Harnbefundes sollte man zu Insulin greifen, wenn der Blutzucker nüchtern (bei mehrfach wiederholter Untersuchung!) wesentlich erhöht ist (mehr als 160 bis 180 mg-$^0/_0$), zum Steigen neigt, und wenn auch — wie es unter solchen Umständen meist der Fall ist — Hypertonie besteht. Ob man den Blutzucker damit wesentlich herabdrückt, ist von Fall zu Fall verschieden, vor Ablauf einiger Wochen sogar unwahrscheinlich; die Hypertonie pflegt aber meistens nachzulassen, und das ist von Vorteil. Eine weitere Indikation für Insulin bei jenen leichteren Formen der Glykosurie ist fortschreitendes Sinken der Kohlenhydrattoleranz, wie es am häufigsten bei Kindern und Jugendlichen vorkommt, und wobei es sich zwar um zunächst leichte Glykosurie, aber um schweren, gefahrdrohenden Diabetes handelt. Insulin verlangsamt dann zumindest fast ausnahmslos ganz bedeutend den Toleranzschwund.

Je mehr sich die Kohlenhydrattoleranz, unter den angegebenen sonstigen Ernährungsbedingungen, 100 g Brot nähert oder gar darunter steht, ferner in allen mittelschweren Fällen und schweren Formen der Glykosurie, wo man bei geringer Kohlenhydratzufuhr stets auf Ketonämie gefaßt sein muß, und wo man früher oft zu recht verwickeltem Kostplane greifen mußte, um sich zwischen hohen Zuckerwerten und Acetonurie durchzuwinden, wurde das Insulin zum Erlöser. Nicht, daß man auf Kostformen, welche an und für sich den spezifisch-diabetischen Stoffwechsel stark entlasten, ganz verzichten könnte (Fleischtage, Fischtage, Eiertage, Gemüsetage, Hungertage, Hafertage usw.). In einer von Fall zu Fall verschiedenen periodischen Wiederkehr erwiesen sie sich uns sogar als unschätzbares Mittel, starke Erfolge zu erzielen und festzuhalten (C. v. NOORDEN und S. ISAAC); aber es sind doch aus früheren entsagungsreichen längeren Perioden nur Einzeltage geworden! Im übrigen ward der diätetische Panzer ungleich bequemer. Man wird unter dem Schutze von Insulin bei der überwiegenden Mehrzahl von Fällen mindestens 100 g Brot (oder Brotwerte) der

Kost einverleiben können, wobei der Harn acetonfrei bleibt und entweder gar keinen oder nur stundenweise, im ganzen aber sehr wenig Zucker enthält.

Das Erreichen von Aglykosurie bei Verzehr von 100 g Weißbrot oder Äquivalenten bei reichlicher Proteinzufuhr halten wir für das Minimum eines wahrhaft befriedigenden Erfolges. Höhere Kohlenhydratwerte, die sehr erwünscht sind, sind in einigermaßen schwereren Fällen nur erzielbar entweder bei eiweißarmer oder bei fettarmer Beschaffenheit der Gesamtkost, wovon letzteres vorzuziehen ist (vgl. Aufbau S. 500).

Wo nun nicht unabwendbar, entsprechend der histologischen Natur des Leidens, die endokrine Leistungsfähigkeit des Pankreas der Neige zueilt, läßt sich dann — freilich oft nur durch sehr hohe Gaben Insulin (80—120 Einheiten täglich) — ein vortrefflicher Zustand behaupten, sehr oft unter allmählicher Verminderung der Gaben und, wie E. P. Joslin neuerdings hervorhebt, wohl auch Wiederaufbau von Inselgewebe erzielen. Wir betrachten es als besonderen Vorteil der Insulinbehandlung, daß sie vielleicht nicht im Beginne, jedoch später eine Proteinzufuhr gestattet, die weit über das hinausgeht, was manche neuere, fälschlich für „Methoden" gehaltene Kostformen (S. 354) den Patienten gewährten. Wir erkannten es auch für richtig, in den späteren Zeiten der Insulinkur nicht an dem sehr engen Verhältnis zwischen Fett und Kohlenhydraten festzuhalten, wie es E. P. Joslin, R. T. Woodyatt, Ph. A. Shaffer und R. M. Wilder u. a. noch immer tun; wir geben dann Fett so viel, wie wir zur Wahrung oder Gewinnung erwünschten Ernährungszustandes brauchen. Niemals darf durch zu karge Kost (fortdauernde Unterernährung, S. 359) der Kräftezustand leiden; das Bekämpfen der Glykosurie ist nicht Selbstzweck (S. 368), es ist nur in dem Maße erlaubt, wie es dem Gesamtwohle der Gegenwart und der Zukunft frommt.

In ganz schweren bzw. den schwersten Formen zueilenden Fällen lassen sich oft noch Glykosurie und Acetonurie zwar nicht völlig fernhalten, aber doch einigermaßen bändigen. Dazu bedurften wir monatelang sehr großer Insulinmengen (120—180 Einheiten täglich). Es bestand dabei völlige Euphorie. Wir verzeichneten Erfolge, die sich turmhoch über alles früher Erreichbare erhoben. Plötzliches Aussetzen und Vermindern des Insulins in solchen Fällen ist höchst gefährlich. Das beachte man genau.

Die dringendste Indikation für Insulin stellt beginnendes oder ausgebrochenes Koma dar. Das ist jetzt so bekannt, daß wir nicht weiter darauf einzugehen brauchen (s. auch S. 514).

7. Diät bei der Insulinbehandlung.

Die Insulinbehandlung setzt ein durchaus planmäßiges diätetisches Vorgehen voraus. Sie schiebt dem Arzte eine größere Verantwortung zu und fordert vom Patienten größere Gewissenhaftigkeit in der Befolgung der diätetischen Vorschriften als die frühere, weniger leistungsfähige, rein diätetische Behandlungsweise. Die Art der zu verabfolgenden Diät wechselt in den verschiedenen Stadien der Behandlung. Wir unterscheiden die der eigentlichen Insulinkur unmittelbar vorausgehende, vorbereitende Diät, die diätetischen Maßnahmen im Beginn der Insulinbehandlung mit dem Zwecke, Insulindosis und Diät aufeinander einzustellen, und schließlich die Dauerdiät unter dem Schutze des Insulins.

a) Vorbereitung.

Wir zielen bei jeder kombinierten Insulindiätkur darauf hin, eine Toleranz von mindestens 100 g Weißbrot zu gewinnen. Deshalb prüfen wir zunächst, wie sich Glykosurie, Acetonurie und Blutzucker einstellen bei einer Kost, welche calorisch auskömmlich ist, etwa 80 g Protein und von Kohlenhydratträgern 100 g Weißbrotwerte über den Tag verteilt enthält. Nach wenigen Tagen haben Glykosurie, Acetonurie und Blutzuckernüchternwert annähernd konstante Größe erreicht. Unbedingt, wenn Glykosurie oder Acetonurie oder beide hochgradig sind, meist auch in leichteren Fällen folgt dann ein Hungertag (S. 428) mit gleichzeitiger Bettruhe. Von der letzten Mahlzeit am Vorabend an dauert es — von allerschwersten Fällen abgesehen — in der Regel 12—20 Std. bis zum Erscheinen des ersten zuckerfreien Harns. Das Fasten dauert bis zum Morgen oder Mittag des Folgetages. Während der Hungerperiode wird nur dünner Tee mit etwas Zitronensaft, ferner 100—150 ccm Branntwein mit Wasser gereicht; daneben am Fasttag selbst 3—4 mal je 1 Tablette Somnacetin.

Wir halten die weitgehende Entlastung des Stoffwechsels durch die vorausgeschickte kurze Hungerperiode für ein Verfahren, das die Wirkung der nachfolgenden Insulin-Diätkur wesentlich unterstützt und beschleunigt, auch das Auffinden der optimalen Gaben erleichtert. Wir möchten nicht mehr darauf verzichten.

b) Aufbau der Diät bei der Insulinkur.

Wie nach Hungertagen immer, beginnt der Wiederaufbau der Ernährung mit sehr knapper Kost, knapp sowohl in bezug auf Kohlenhydrate wie auf Eiweiß und Fett. Während der nächsten 6 Tage wird sie von 2 zu 2 Tagen fortschreitend etwas erweitert. In der Folge unterbrechen wir öfters die Erweiterung der Kost zweimal wöchentlich durch je 1—2 Tage ohne Kohlenhydrate, hierzu meist sehr eiweißreiche Kostformen wählend (reichlich Fleisch oder Fisch mit Eiern, grünem Gemüse, Salat, Luftbrot, wenig Fett; vgl. unser „Verordnungsbuch". III/IV. Aufl. Berlin 1926, Kostformen C. 2 und 3).

Diese fleischreichen Tage sind bei den Patienten sehr beliebt. In nicht allzu schweren Fällen bleibt der Urin an diesen Tagen zuckerfrei, wenn man morgens $^1/_2$—$^2/_3$ derjenigen Insulindosis gibt, die man an den zwischenliegenden Tagen verabfolgte. Weniger beliebt sind eingeschaltete fettarme Gemüse-Eiertage (Verordnungsbuch: Kostform E), zu denen wir nur greifen, wenn und solange die Fleisch- bzw. Fischtage den Harn nicht zuckerfrei belassen. Fortbestehen stärkerer Acetonurie fordert andere Vorschriften (siehe unten).

Die Verabfolgung von Insulin während des Kostaufbaues gestaltet sich dann in folgender Weise: Die erste Insulingabe erfolgt vor der Abendmahlzeit des ersten dem Fasten folgenden Tages, und zwar in Höhe von 5—15 Einheiten; schon vom nächsten Tage an wird Insulin (5—15 Einheiten) zweimal injiziert (meist vor dem Frühstück und vor dem Abendessen). Während der ganzen Zeit des Insulin- und Kostaufbaues lehren mindestens 3 mal tägliche Untersuchungen des Urins (8—12, 12—9, 9—8 Uhr), ob die verabfolgte Insulingabe für die jeweilige Kost genügt. Dies ist der Fall, wenn der Urin zuckerfrei bleibt und die etwaige Acetonurie sinkt. Gleichzeitig belehren Blutanalysen zu verschiedenen Zeiten des Tages bzw. in später Abendstunde, ob und zu welcher Tageszeit die Insulingaben den Blutzucker bedenklich senken.

Wie sich nun weiterhin Kost und Insulin aufeinander einstellen müssen, ist von Fall zu Fall verschieden. Es lassen sich hier nur Typen hervorheben. Mancherlei Möglichkeiten liegen vor:

Leichtere Fälle. Bei den zum Anfang tastend gegebenen Insulinmengen bleibt der Harn zuckerfrei und bleibt es auch, wenn wir die Kost allmählich anreichern, zunächst mit Kohlenhydratträgern und etwas Fett, dann auch mit Eiweiß. Auf etwaige geringe Acetonurie braucht keine Rücksicht genommen zu werden, wenn sie, wie in diesen Fällen gewöhnlich, sinkende Tendenz hat. Bis die Kohlenhydratmenge 60 g Weißbrotwert erreicht hat, verteilen wir sie in der

Regel auf morgens und abends, d. h. wir verlegen sie auf die Zeit unmittelbar nach den Insulingaben. Weitere Kohlenhydratzulagen verteilt man besser auf vormittags und mittags oder auf mittags und nachmittags, Obst dabei vorziehend. Immerhin ist diese Verteilung kein Gesetz. Die Lage des Einzelfalles entscheidet. So gelangen wir allmählich, d. h. in etwa 2 Wochen nach dem einleitenden Hungertage und meist 2mal wöchentlich den kohlenhydratfreien Tag einschiebend, zurück zu der Ausgangskost (mit 100 g Weißbrotwert), wie in der Vorbereitungsperiode (s. oben); jedoch mit dem Unterschied, daß der Urin jetzt unter Schutz des Insulins zuckerfrei ist. Die Lage ist günstig. Über weiteres Vorgehen S. 503.

Schwerere Fälle. Unter Wirkung der anfänglichen kleinen Insulingaben bleibt trotz der knappen Kost der Urin nicht zuckerfrei oder ist es nur an den eingeschalteten kohlenhydratfreien Tagen oder auch dann nicht. Wir stellen zunächst fest, ob der Zuckergehalt sich über den ganzen Tag hinzieht oder ausschließlich bzw. vorzugsweise sich auf gewisse Stunden beschränkt, z. B. vormittags, nachmittags, nachts. Letzteren Falles genügt Verstärkung der zuständigen Insulingabe. Oft darf man dabei gleichzeitig oder kurz darauf die anderen Tageszeiten etwas stärker mit Kohlenhydraten belasten, so daß man mit Ausbau der Kost doch weiterkommt. Ungünstiger ist ununterbrochene, wenn auch gemäßigte Glykosurie. Sie verlangt unbedingt das Einschieben einer dritten Insulininjektion vor der Mittagsmahlzeit. Die Höhe der 3 Insulingaben richtet sich nun ganz nach dem weiteren Erfolge. In der Regel tasten wir zunächst einmal die Insulinmenge aus, welche bei bestimmter Kosthöhe den Harn zuckerfrei macht. Dann wird die Kost vorsichtig erweitert. Tritt trotzdem kein Zucker auf, so setzen wir dies fort. Tritt aber bei einem Kostanstieg Zucker auf (oft erst am 3.—4. Tage der erreichten Kosthöhe!), so wird mehr Insulin gegeben; und so geht es umschichtig weiter mit Kosterweiterung und Insulinvermehrung — womöglich niemals beides zu gleicher Zeit! — bis wir auf der Kosthöhe der Vorbereitungsperiode angelangt sind und dabei auf so viel Insulin, daß der Urin zuckerfrei bleibt. Ob dies der Fall, entscheiden nicht die ersten Tage. Erst wenn mindestens 8—10 Tage lang alle Einzelportionen des Urins zuckerfrei geblieben sind, darf man die Zuversicht haben, mit der Insulingabe der augenblicklichen Stoffwechsellage gerecht geworden zu sein. Das Einschieben der wöchentlich zweimaligen kohlenhydratfreien, eiweißreichen Tage trägt vieles dazu bei, den Erfolg zu sichern, und auch vieles, den Kräftezustand zu heben (S. 505). Oft lehren die späteren Tage oder gar Wochen, daß die Insulingaben doch etwas zu knapp bemessen sind und noch etwas erhöht werden müssen. Häufiger als bei der des ersten Typs hat man auf die Acetonurie besondere Rücksicht zu nehmen.

Wenn während des Aufbaues der Insulin-Diättherapie die meist schnell sinkende Acetonurie in beunruhigender Weise fortbesteht, so unterbrechen wir die Kost zeitweilig durch 1—3 Kohlenhydrattage; am liebsten Hafertage mit etwa 150 g Hafer und 60—180 g Fett, besser 70 g Reis ohne Fett und etwa 700—800 g Obst, und gleichzeitig je 6—15 Einheiten Insulin mit den 5 Einzelmahlzeiten verbindend. Dem schließt sich ein Fasttag an mit 1—2 Gaben von etwa 10 Einheiten. Während der ganzen Zeit Bettruhe. Der Einfluß auf die Acetonurie ist meist durchschlagend und nachwirkend dauerhaft. Wir kehren dann zwar nicht sofort, aber doch binnen 3—4 Tagen zur früheren Höhe der Kost und des Insulins zurück.

Die folgende Tabelle zeigt die Art unseres Vorgehens in einem Falle von sehr schwerem Diabetes. Das Vorgehen zielte darauf hin, zunächst einmal die Acetonurie zu vertreiben.

34jähriger Mann, Bergmann von Beruf. In der Familie kein Diabetes. 1921 im November wurde Zucker festgestellt. Er war damals schon sehr stark abgemagert. In kurzer Zeit hatte er 22 kg verloren. Seit der Entdeckung des Zuckers wird er ärztlich behandelt. Durchschnittlich schied er bei einem Genusse von 250 g Brot $2^1/_2^0/_0$ Zucker aus. Am 24. Oktober 1923 Aufnahme in die Klinik. Sehr stark abgemagerter Mann. Körpergewicht 64 kg gegenüber einem früheren Höchstgewicht von 90 kg.

Die Tabelle zeigt die Schwere des Falles mit seiner starken Glykosurie und hochgradigen Acetonurie. Zuckerausscheidung und Acetonurie werden durch einen Hungertag günstig beeinflußt und es gelingt dann bei vorsichtigem Aufbau der Diät, den Patienten zuckerfrei zu bekommen. Am Schlusse der infolge äußerer Umstände nur kurzen Behandlung wird er mit der Kost, die 2000 Calorien und 30 g Brot enthält, und einer Insulindosis von 30 Einheiten pro Tag nach Hause entlassen, um zunächst in dieser Weise weiterzuleben.

Datum	Harn-menge g	Zucker g	Fe Cl$_3$-Reaktion	Aceton g	Nahrung: Diät g	Brot-zulage g	Calorien ungefähr	Insulin-Einheiten	Blut-zucker mg. %, nüchtern	Kör-per-ge-wicht kg
24. X.	4300	146,1		6,23	Strenge Diät	100	2000		257	64,0
25. X.	4300	121,3		6,06						
26. X.	2400	18,6		2,47	Hungertag 100 Kognak		—			
27. X.	1500	3,6		1,44	300 Gemüse 50 Butter 2 Eier		740	mitt. 10 abd. 10	217	
28. X.	1300	0,6	positiv	0,49	600 Gemüse 70 Butter 2 Eier	mitt. 15 abd. 15	1020			
29. X.	1450	0,2		0,72	600 Gemüse 90 Butter 3 Eier		1250		188	63,1
30. X.	1600	0,3		0,64	600 Gemüse 150 Butter 3 Eier		1700		194	
31. X.	2600	3,4		0,57	150 Butter	150 Hafer		morg. 10 mitt. 10 abd. 10	12^h 205 3^h 200	65,0
1. XI.	1600	0	schwach	0,13	600 Gemüse 180 Butter 3 Eier		2000			
2. XI.	1200	1,0		0,09						65,1
3. XI.	1900	1,0		—	1000 Gemüse 180 Butter 3 Eier 50 Fleisch	mitt. 15 abd. 15				66,6
4. XI.	1900	0	negativ	—			2200			
5. XI.	1300	0		—	1000 Gemüse 180 Butter 3 Eier 90 Fleisch					66,0

Infolge der Kürze der Behandlung konnte der Patient nur mit einer an Kohlenhydraten wenig reichen Kost entlassen werden.

Der Aufbau der Insulindiät bei Magerkost erfordert anderes Vorgehen. Hierbei muß das Bestreben darauf gerichtet sein, mindestens die Aufnahme von 150 Brot (bzw. Äquivalente) ohne Glykosurie und Acetonurie zu erreichen. Wenn man übermäßig große Mengen Insulin vermeiden will, was dringend erwünscht ist, kommt man in einigermaßen schweren Fällen nur allmählich zu diesem Ziele.

Das Vorschalten eines Hungertages ist auch bei diesem Verfahren eine starke Hilfe. Wir reichen dann in Fällen, wo wir schon im voraus die Notwendigkeit der Insulinbehandlung erkannt haben, sofort eiweißreiche Magerkost (S. 448), die wenig angenehme und manchmal auch kräftezehrende knappe, eiweißarme Übergangsperiode überspringend. Calorienarm ist die Kost freilich wegen des Fettmangels. Manchmal bleiben wir dabei 1—2 Tage ohne begleitende Kohlenhydratträger; andere Male (bei Acidosisgefahr, auch aus psychischen Gründen) statten wir sie sofort nach dem Hungertage mit etwas Obst oder Obst und Brot aus, dies schnell auf 100 g Brotwert steigernd. Nachdem man ermittelt hat, wieviel Insulin man dabei braucht, um die Glykosurie und Acetonurie zu unterdrücken, steigt man langsam mit Kohlenhydrat und des weiteren mit Fettzulage, besser abwechselnd mit einem oder dem anderen, nicht mit beiden gleichzeitig. Der angestrebte Wert von 150 g Brot wird vorsichtigerweise erst nach Wochen erreicht. Hierzu 3 Beispiele (a—c).

a) Frau A. W., 37 Jahre. Gewohnte Kost: Strenge Diät mit sehr wenig Fleisch, Fett nach Belieben, 200 g Bauern-Roggenbrot. Dabei Mittelwerte: 60 g Harnzucker, 0,05 g Aceton, 170 mg-$\%$ Nüchtern-Blutzucker, 76 kg Gewicht, 170 mm Hg Blutdruck.

Nach 1 Hungertag: Eiweißreiche Magerkost (Fleisch zubereitet = 250 g) mit 450 g Äpfel ohne Insulin; N-Umsatz 16—19 g. Harnzucker im Mittel = 12 g, Aceton 6—7 cg. Dann 2 Tage mit 70—90 g Weißbrotwert und 16 E. Insulin AB. Blutzucker fällt auf 118 mg-$\%$ nüchtern. Dann 2 Tage noch je 100 g und 4 Tage je 120 g Weißbrotwerte mit 20 E. Insulin. Zucker in dieser ganzen Zeit = 0 bis Spuren, Aceton = 2—3 cg. Blutzucker = 112 mg-$\%$. Gewicht = 76,3 kg. Während der Insulingabe war Fleischverzehr auf 350 g gesteigert, Fettverzehr auf 30—35 g.

Patientin wird mit gleichen Vorschriften entlassen, stellt sich nach 4 Wochen vor mit: 0 Harnzucker, 117 mg Nüchternblutzucker, Gewicht 74,6 kg, Blutdruck = 150 mm Hg. Die Kost wird etwas erweitert.

b) Frau J. B., 49 Jahre, bisher nicht mit Insulin behandelt. Gewohnte Kost: Strenge Diät mit wenig Fleisch, Fett nach Belieben, 100 g Weißbrotwerte (teils in Form von Brot, teils von Obst). Dabei Mittelwerte: 55 g Harnzucker, 0,6 g Aceton, Acetessigsäure positiv Blutzucker nüchtern 245 mg-$\%$, Gewicht = 68,6 kg, Blutdruck = 140 mm Hg.

Nach 1 Hungertag: Eiweißreiche Magerkost (250 g Fleisch) + 90 g Grahambrot und 1 Apfel (WBW. = 100 g) und morgens 20, abends 16 E. Insulin AB. Harnzucker: 4—4,5 g täglich, Aceton 0,07—0,02, Blutzucker $\leftrightharpoons$ 200 mg-$\%$. — Erweiterung des Kohlenhydrats um 20—36 g Weißbrotwert.

Nach 3 Wochen bei gleicher Kost und morgens 22, abends 10 Einheiten: 0 Harnzucker, 2—6 cg Aceton, Blutzucker nüchtern = 138 mg-$\%$. Gewicht 67 kg, Blutdruck = 130 mm Hg. Die Entlassungskost enthielt 40 g Butter.

c) R. G., Arzt, 30 Jahre, hatte lange Periode höchst eiweißarmer Diät, auch Mehlfruchtkuren hinter sich, stand zuletzt bei einer Kost mit 100 g Fleisch, 2 Eiern, Gemüse, 100 g Butter und dreimal täglich je 20 g Brot; gleichzeitig 3mal täglich je 30 E. Insulin. Dabei hier Urin teils zuckerfrei, teils 0,2—0,6^0/$_0$ Zucker, 0,2 g Aceton, 190 mg-$\%$ Blutzucker, Gewicht 65 kg.

Ohne Hungertag, auf den wegen schlechten Kräftezustandes verzichtet wurde, Übergang zu eiweißreicher Magerkost (mit 200 g Fleisch) und 120 g Weißbrotwerten. Fleisch allmählich auf 350 g steigend, N-Umsatz erreichte 20—23 g. Auf besonderen Wunsch wurde nicht mit Kohlenhydratträgern weiter gestiegen, da sie dem Patienten genügten, sondern auf Abbau des Insulins hingearbeitet.

Endergebnis nach $3^1/_2$ Wochen: Harnzucker 0—Spuren, Aceton = 5—6 cg, Blutzucker = 135 mg-$\%$, Gewicht 64,4 kg. Dabei Insulin = 66 E. Man beachte, daß dies erzielt wurde bei doppelter Menge Kohlenhydrat und 2—$2^1/_2$mal so viel Protein wie bei der früheren Kost; dabei 24 E. Insulin weniger auf 2 statt wie früher auf 3mal verteilt. Kräftezustand außerordentlich gehoben.

c) Dauerbehandlung.

Es dauert meist 2—3 Wochen, in schweren Fällen häufig auch länger, bis für den Einzelfall die richtige Einstellung von Insulin und Diät gesichert ist. Inzwischen kann es gelungen sein, unmittelbare Gefahren zu beseitigen. Man soll die Einstellung aber nicht als abgeschlossen betrachten, bevor bei entsprechender Insulinmenge die Kost den an Dauerkost zu stellenden Anforderungen genügt. Die Dauerdiät bei gleichzeitiger Insulinverabfolgung sei so bemessen, daß pro 1 kg Körpergewicht 30—35 Calorien gegeben werden und mindestens 1 g Protein. Bei dauernder Protein- und Calorien-Unterernährung, d. h. durch Daueranleihe an Behagen und Kräftezustand den Diabetiker zuckerfrei zu halten, ist keine Kunst oder besser eine verwerfliche Kunst. Der Kohlenhydratgehalt soll mindestens 100 Weißbrot entsprechen. Höher mit Kohlenhydraten zu steigen, würde oft eine zu große Insulinmenge erfordern. Eine Kost mit einem Gehalt von Kohlenhydrat im Werte von 100 g Brot (die in den erlaubten Gemüsen enthaltenen nicht eingerechnet) entspricht bereits den von Schmackhaftigkeit und Bekömmlichkeit zu stellenden Anforderungen. Nur in schweren Fällen begnügen wir uns einstweilen damit, den Brotwert der Kost auf 60—80 g zu beschränken, aber stets mit dem Plane, diesen Wert baldigst zu erhöhen.

Es wird am Ende der, am besten in einer Klinik durchgeführten Einstellungsperiode in vielen Fällen gelungen sein, die anfänglich benötigten Insulinmengen zu erniedrigen und vor allem, was praktisch wichtig ist, etwaige vielfache Injektionen auf die beiden bequemsten Tageszeiten, morgens und abends oder gar nur morgens zu beschränken. Darüber oben, S. 496.

Die der Dauerkost entsprechende Insulinmenge schwankt meist zwischen 20—80 Einheiten je nach Lage des Falles. Es ist öfters die Frage aufgeworfen worden, ob es besser sei, unter stärksten Diätbeschränkungen mit möglichst kleinen Insulindosen auszukommen, oder unter Zufuhr von entsprechend großen Insulindosen die Belastung mit Kohlenhydraten nach Möglichkeit zu steigern. Besonders K. PETRÉN ist für ersteres eingetreten, scheint aber jetzt aus praktischen Gesichtspunkten auch eine mildere Diät zu gestatten. Einer fettarmen, aber eiweiß- und kohlenhydratreichen Kost mit entsprechend großen Insulindosen reden D. ADLERSBERG und O. PORGES das Wort. Weniger weitgehend als diese, tuen wir dies auch (S. 448, 507).

Es ist sicher nicht richtig, die gestellte Frage allgemeingültig nach der einen oder der anderen Richtung zu entscheiden. In der Einstellungsperiode muß man die wunderbare Wirkungskraft des Insulins zu vollster Geltung kommen lassen; man darf und soll unter Umständen zu diesem Zwecke die Kost als Ganzes oder in einzelnen Stücken weitgehend, bis weit unter den Wert der Erhaltungskost einschränken, wie dies auch als allgemeingültig für alte und neue einleitende Schonkuren strengerer Art beschrieben wurde (S. 421). Bei Dauer-Insulinkuren ist dies ebenso anders, wie es für Dauerkost ohne Insulin war (S. 439). Auf die Dauer ist die Kostfrage die Hauptsache, und das Insulin muß sich nach ihr richten. Die Kost, nicht das Insulin, ist die Quelle der Kraft, der Widerstandsfähigkeit, des Leistungsvermögens, ist Grundlage für den Bestand des Körpers. Das Insulin macht die Kost nur für die Sonderverhältnisse des diabetischen Stoffwechsels bekömmlicher und ausnützbarer. Entkräftigende Kost, wozu wir sowohl allgemeine chronische Unterernährung, wie hochgradige Eiweißarmut, wie auch einseitige, die Einfuhr aller erforderlichen Einzelstücke nicht voll gewährleistende Kost rechnen, ist in Verbindung mit Insulin ebenso bedenklich wie ohne Insulin (S. 352 ff.). Sie ruft auch mit Insulin Überempfindlichkeit gegen Eiweiß, Fett, calorische Belastung und selbst gegen Insulin (S. 511) hervor.

An den Grundgeboten der diätetischen Diabetesbehandlung, die wir früher darlegten (S. 352 ff.), hat das Insulin nichts geändert. Es hat in ihrem Rahmen aber den Kohlenhydratträgern einen weit größeren Spielraum errungen. Als leitende Gesichtspunkte für Dauerkost bleiben bestehen:

1. Die Kost erreiche einen durchschnittlichen Eiweißgehalt von mindestens 0,9—1,0 g pro Kilogramm.

2. Der Calorienwert der Kost sei derart, daß der Kräftezustand erhalten und womöglich gebessert werde; je nach Umständen soll er auf Zunahme, auf Gleichbleiben oder auf langsame Abnahme des stofflichen Bestandes (in erster Linie des Körperfettes) abgestimmt sein (S. 358). Er passe sich vor allem auch dem energetischen Leistungszuwachs, also der Lebensweise an.

3. Die Kostordnung ermögliche breite Abwechslung.

4. Die Kostordnung und -auswahl nehme auf Geschmacksrichtung und Bequem-

lichkeit möglichste Richtung. Sonst wird sie sicher nicht nach Vorschrift durchgeführt (S. 352).

5. Man übertreibe nicht den Zwang mathematischer Auswertung der Kost (S. 362).

6. Normalen Fettgehalt der Kost vorausgesetzt, vereine man reichlichere Zufuhr von Kohlenhydraten mit eiweißärmerer Kost; eiweißreiche Tage und Perioden, als Einschiebsel, sollen kohlenhydratarm sein.

7. Bei starker Beschränkung des Fettes verliert der vorstehende Satz seine Gültigkeit. Solche Kost gestattet und verlangt reichlichen Eiweißverzehr neben Kohlenhydraten (S. 448).

Wenn auf diese Grundsätze hin das Insulin in der einleitenden Vorperiode richtig eingestellt ist, so werden sich die Patienten am wohlsten fühlen, arbeits- und leistungsfähig, vor Gefahren geschützt bleiben.

Daß wir darnach streben, auch bei Dauerkost wöchentlich 1—2 insulinfreie oder wenigstens insulinarme Tage einzustellen und an Insulintagen möglichst mit einer oder zwei Injektionen auszukommen, ward erwähnt. Jenseits einer gewissen Schwere des Falles ist dies aber nicht mehr möglich.

Es folgen hier zwei Wochenschemata, die bei 2 Kranken den Harn dauernd frei von Zucker und Aceton hielten, während im Beginne die gleiche Kostordnung durchschnittlich 50 g bzw. 42 g Zucker und mehrere Dezigramm Aceton in den Harn geliefert hatte:

Beispiel I (Wechselkost).

3 Tage: Ca. 80 g Eiweiß, 120 g Fett, Kohlenhydrate im Werte von 100 g Weißbrot. — Insulin morgens 36, abends 20 Einheiten.

1 Tag: Ca. 125 g Eiweiß, 50 g Fett, Kohlenhydrate nur soweit als sie in kohlenhydratärmsten Gemüsen und in 25 g Luftbrot enthalten sind. Das Eiweiß wesentlich in Form von Fleisch und Eiern, wenig Käse. — 0 Insulin.

2 Tage: Kost und Insulin wie an Tagen 1—3.

1 Tag: Kost wie an Tag 4; aber Fisch statt Fleisch. — 0 Insulin.

Beispiel II (Wechselkost).

I., III., V. Tag: Kost wie in Beispiel I an den Tagen 1—3 und 5—6. Insulin: morgens 28 Einh., abends 20 Einh.

II., IV., VI. Tag: Kost wie in Beispiel I an den Tagen 4 und 7; darunter an 1 Tage Fisch statt Fleisch. Täglich 2 Eier. Insulin: morgens 16 Einheiten.

VII. Tag: Gemüsetag mit 4 Eiern und 40 g Luftbrot, 60 g Fett. Insulin = 0.

Es gibt natürlich zahlreiche andere Möglichkeiten des Kostaufbaues.

Z. B. schieben wir gerne, wenn die Bekömmlichkeit in bezug auf Glykosurie, Acetonurie und Verhütung hypoglykämischer Anfälle vorher ausgeprobt und erwiesen ist, gelegentlich 8—10 tägige Perioden strenger, eiweißreicher, fettarmer, mit mäßigen Mengen Obst angereicherte Perioden ein (BANTING-Kost, S. 443). Dabei häufen wir die Eiweißträger (Fleisch, Fisch, Käse, Eier) möglichst auf morgens und abends und lassen mittags nur Fleischbrühe, Gemüse, Salat, 2 Eier verzehren. Das Obst (200—400 g Äpfel, Sauerkirschen, Pfirsich) wird dem Insulin nachgeschaltet.

Insulin je nach Bedarf morgens 12—24 Einheiten (selten mehr nötig in den für diese Kost geeigneten Fällen); abends, wenn angängig, = 0; im Bedarfsfalle reicht gewöhnlich die Hälfte der morgendlichen Gabe aus.

Diese Kost findet namentlich bei stark angestrengten, etwas fettleibigen Geistesarbeitern großen Beifall. Sie hat nur Zweck, wenn der Urin dabei zuckerfrei bleibt.

Bei wahren Schwerdiabetikern und meist auch bei milderen Glykosurieformen des jugendlichen Alters und besonders bei Kindern ist das Einschalten insulinfreier Tage nicht unbedenklich und darf nur nach sorgfältiger Beobachtung und unzweifelhafter Feststellung der Bekömmlichkeit verordnet werden, da diese Fälle auf Fortlassen des Insulins häufig mit plötzlichem Ansteigen der Glykosurie und vor allem der Ketonurie reagieren. Auf die große Gefahr plötzlichen Abbrechens der Insulinzufuhr bei einigermaßen schweren Diabetesfällen wurde schon früher hingewiesen. Es könnte zu jähestem Ausbruch gewaltiger Ketonämie und Koma führen; es hängt dies offenbar zusammen mit plötzlicher Freigabe des Weges: Fettsäure zur Oxybuttersäure.

In einigermaßen schweren Fällen, in denen absolute Indikation zur Insulinbehandlung bestand, wird man nur selten im weiteren Verlaufe ganz auf Insulin verzichten können, trotz zweifelloser Besserung der Toleranz. Manchmal kann man sich damit begnügen, besonders bei Zwang durch äußere Lage, Insulin intermittierend zu geben, d. h. insulinfreie Perioden von kürzerer oder längerer Dauer einzuschalten. Der Abbau muß aber langsam erfolgen und erfordert stets sorgsame Überwachung. Bei leichten und mittelschweren Formen des Diabetes ohne autochtone Tendenz zu fortschreitender Verschlimmerung machte uns der Abbau des Insulins niemals besondere Schwierigkeiten.

Wir führen hier 3 Fälle von gänzlichem Insulinabbau an, von denen der erste eine von vornherein sehr ungünstig erscheinende Stoffwechsellage betrifft, der dritte beträchtlichen Anstieg wahrer Toleranz durch eine kurze Insulinkur dartut:

a) Frau E. K., 55 Jahre, bedurfte im März 1925, um bei 100 g Weißbrot zucker- und acetonfrei zu bleiben, 40—50 E. Insulin; bis Ende Juni konnten dieselben auf 10—15 E. herabgesetzt werden. Im Juni 1926 konnte diese Menge durch langsamen Abbau auf 0 herabgesetzt werden. Sicher zuckerfrei blieb sie allerdings nur, wenn die Brotmenge 70 g am Tage nicht überstieg. Im August 1926 erwies eine Nachkontrolle, daß das Weglassen des Insulins die Bekömmlichkeit der genannten Kohlenhydratmenge und der übrigen stets gleich gebliebenen Kost nicht geschädigt hatte.

Die ursprünglichen Werte bei 100 g Brot und sonst gleicher Kost waren gewesen: 37—57 g Harnzucker, 1,0—1,5 g Aceton, starke Eisenchlorid-Reaktion, Blutzucker = 235 mg-$\%$ nüchtern, also doch eine recht ernste Lage.

b) Frau J. B., 50 Jahre. Im November 1925 machten bei 80 g Brot und N-Umsatz von 9—11 g 40—50 E. Insulin die Patientin zwar aceton-, aber nicht ganz zuckerfrei. Im November 1925 war die Sachlage noch unverändert. Von Anfang 1926 an konnte in ambulanter Behandlung, mit höchst langsamem Senken des Insulins letzteres allmählich abgebaut werden. Anfangs Oktober erschienen nach 8 E. Insulin täglich bei 80 g Brot noch in einzelnen Harnproben kleine Zuckermengen, später bei 100 g Brot ebenso (z. B. in einer Harnportion = 300 ccm Nachmittag 0,4$\%$; sonstiger Urin zuckerfrei; aller Urin acetonfrei). Einen Monat später ließ sich unter Gleichbleiben der Stoffwechsellage das Insulin ganz entziehen. Treffliches Allgemeinbefinden.

c) Frau O. A., 68 Jahre, schied im September bei 80—100 g Brot 10—20 g Zucker aus, Blutzucker nüchtern 290 mg-$\%$, 0 Aceton. 12—16 E. Insulin machten den Harn bald zuckerfrei. Die Kohlenhydratmenge wurde allmählich erhöht auf 140—150 g Brot. Nachdem dies erreicht, wurde Insulin langsam innerhalb 2 Wochen auf 0 abgebaut. Bei gleicher Kost (150 g Brotwert) und wöchentlich einmal eingeschaltetem kohlenhydratfreien und fettarmen Tage blieb die Patientin ohne Insulin zuckerfrei.

Im vorstehenden haben wir die Art der Diätkur bei gleichzeitiger Insulinbehandlung beschrieben, wie wir sie zu handhaben pflegen. Unsere Diätbehandlung beruht auf den alten Grundsätzen der diätetischen Diabetestherapie, die ohne strengen Schematismus rein empirisch die zu verabfolgende Nahrung der Individualität des einzelnen Falles anpaßt. Es braucht nicht besonders betont zu werden, daß unser Verfahren nur eines der möglichen ist. Es ist klar, daß die zum Erfolg führenden Wege sehr verschieden sein können. Wir verzichten daher, hier die von den einzelnen Autoren geübte Art des Vorgehens im einzelnen zu beschreiben. So viel wir sehen, weicht, wenigstens in Europa, die Diätkur bei gleichzeitiger Insulinbehandlung nicht wesentlich von der unserigen ab. In Amerika allerdings ist man noch vielfach bestrebt, auf Grund von Formeln die Diät hinsichtlich der Gesamtcalorienmenge und des Verhältnisses von ketogenen zu antiketogenen Nahrungsbestandteilen rechnerisch zu finden (s. S. 198). Wir lehnen das grundsätzlich ab, ebenso wie es auch O. MINKOWSKI, F. UMBER, K. PETRÉN und zahlreiche andere Autoren tun.

Besondere Bemerkungen heischt noch die fettarme, Protein und Kohlenhydrat in den Vordergrund schiebende Kost. Auch diese unterbrechen wir gern durch je 1 bis (seltener) 2 andersgerichtete Kosttage. Wir wählen dafür in der Regel eiweißarme Gemüse-Fett-Tage (mit 4—5 Eiern und Freigabe des Fettverzehrs, ohne Kohlenhydratträger (Kostform a auf S. 426).

Dies ist willkommene Abwechslung, aber auch vom calorischen und wohl auch vom vitaministischen Standpunkte aus von Bedeutung (Vitamine der Fette!). Ob und wieviel Insulin an diesen Tagen verabfolgt wird, ist von Fall zu Fall verschieden. Jedenfalls sei es nur wenig.

O. Porges und D. Adlersberg suchen die Magerkost ganz außerordentlich mit Kohlenhydrat anzureichern, dessen Bekömmlichkeit unter den Schutz großer und sehr großer Insulingaben stellend. Wir konnten uns bisher nicht davon überzeugen, daß dies zweckmäßig sei. Wir beschränken uns auf die Dauer lieber mit ca. 150 g Weißbrotwert oder wenig mehr und ziehen es vor, nach Erreichung dieses Zieles (bei Aglykosurie und Anaceturie) die Kost langsam (S. 448) mit Fett anzureichern. Unsere Gründe sind:

1. 150 g Brotwerte ermöglichen eine sehr schmackhafte, angenehme Kost.

2. 150 g Brotwerte genügen, die Acidosis zu unterdrücken, wenn sie den Harn zuckerfrei belassen oder nur gelegentlich minimale Glykosurie bringen; gleichgültig ob dies ohne oder mit Insulin erreicht wird.

3. Je mehr Kohlenhydratträger sich häufen, desto stärker wird die Fettgier. Die Patienten leiden geradezu darunter. Es sei an die Kriegskost erinnert.

4. Die Fettgier verführt — praktisch genommen und durch tatsächliche Erfahrungen belegt — die Patienten gar zu leicht zu unzweckmäßig großem, ärztlich nicht kontrolliertem Fettverzehr. Folge: unerwünschter Gewichtszuwachs und Durchbrechung des Lehrsatzes, daß nur relative Fettarmut die Gruppierung viel Eiweiß + viel Kohlenhydrat gestattet (S. 440).

8. Verhalten von Zuckerausscheidung und Blutzucker bei klinischer Insulinbehandlung.

Bei richtigem Verhältnis der Insulingabe zur Diät sahen wir in allen Fällen von Diabetes einen ausgesprochenen Einfluß auf die Glykosurie. Genügend große Dosen vorausgesetzt, geht auch in schweren Fällen der Harnzucker schon nach wenigen Tagen auf ganz niedrige Werte zurück oder schwindet völlig. Einzelne Fälle, auch solche des höheren Lebensalters mit sehr langer Dauer des Diabetes, widerstehen gelegentlich hartnäckiger gegenüber der Entzuckerung. (Bezüglich der sogenannten insulin-refraktären Fälle vgl. S. 535.)

Häufig findet man bei portionsweise durchgeführter Untersuchung des Harns in der ersten Morgenportion noch längere Zeit geringe Mengen Zuckers, während sonst der Harn zuckerfrei ist. Es kommt dies daher, daß während der Nacht nach Abklingen der Insulinwirkung der Blutzucker allmählich wieder ansteigt und schließlich in den Morgenstunden so hohe Werte erreichen kann, daß Glykosurie eintritt (s. unten). Dieser meist geringfügige Zuckerverlust ist für den Organismus bedeutungslos; es wäre grundsätzlich natürlich erwünscht, ihn zu beseitigen, da sich in der morgendlichen Hyperglykämie und Glykosurie immerhin eine zeitweilige Übererregung der Zuckerproduktion kundgibt, d. h. trotz Insulins Rückfall in die spezifisch diabetische Stoffwechselstörung. Aber es wären zu wirksamer Bekämpfung oft so große spätabendliche oder statt dessen schlafstörende nächtliche Injektionen nötig, daß der Nachteil den Vorteil übertrifft. Bei starker Hartnäckigkeit bleibt daher oft nichts anderes übrig, als die morgendliche Glykosurie einstweilen zu dulden. Im weiteren Verlauf verschwindet sie übrigens oft ohne Änderung der Kost und der Insulingaben. Wie es scheint, läßt sich die morgendliche Glykosurie durch nächtliches Einnehmen von 1—2 Synthalinkapseln eindämmen.

Manchmal werden bei gleichbleibender Ernährung und Insulindosis längere aglykosurische Perioden durch vorübergehendes Erscheinen von Zucker unterbrochen. Meist sind dann leichte Infekte (z. B. Schnupfen, Angina usw.) oder Eintreten der Menses u. a. dafür verantwortlich zu machen. Öfters läßt sich auch kein Grund für diese transitorischen Glykosurien finden.

Das Verschwinden der Glykosurie ist Folge des senkenden Einflusses, den Insulin auf den Blutzuckerspiegel ausübt. Bei der Betrachtung des Verhaltens des Blutzuckers muß zwischen Blutzuckernüchternwert und Tageskurve des Blutzuckers unterschieden werden. Was ersteren anlangt, so sehen wir fast immer bei insulinbehandelten Patienten mehr oder weniger hohe Blutzuckerwerte in nüchternem Zustande, auch während längerer Perioden völliger Zuckerfreiheit. Zwar gelingt es, in leichteren Fällen durch Insulinbehandlung ein annähernd normales Niveau im Laufe der Behandlung zu erzielen, auch läßt sich in schwereren Fällen eine so niedrige Einstellung des Blutzuckernüchternwertes erreichen, wie es ohne Insulin nur bei strengsten diätetischen Maßnahmen möglich ist, also auf Werte zwischen 150 und 180 mg-$^0/_0$ (s. Abb. 22), aber in schweren Fällen und besonders bei Kindern bleiben die Werte trotz völliger Aglykosurie oft überraschend hoch. So fanden wir bei jugendlichen Diabetikern nicht selten Nüchternwerte von 250 bis 300 mg-$^0/_0$ bei bestem Allgemeinbefinden und gänzlicher Aglykosurie. Der Einwand, daß dies etwa an zu reichlicher Kost und unzulänglicher Insulindosierung liege, ist nicht zutreffend, da ähnliches von vielen Seiten, auch amerikanischen Autoren (G. F. BANTING, F. M. ALLEN u. a.) trotz weitestgehender Einschränkung der Gesamtkost berichtet wird.

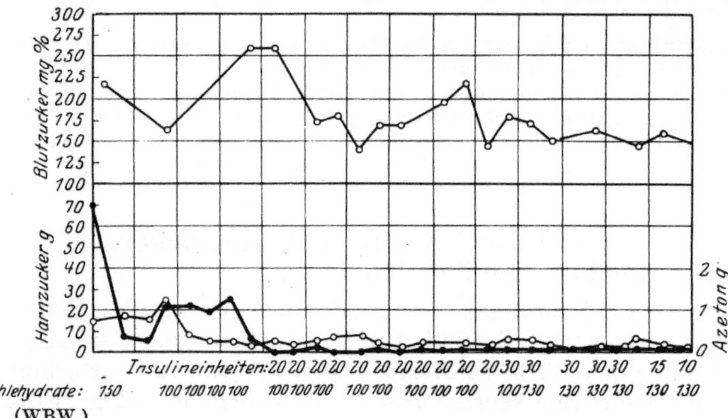

(WBW.)

Abb. 22. Verlauf der Nüchternkurve des Blutzuckers unter Insulin bei Zuckerfreiheit des Harns (50jähr. Diabetiker).

E. P. JOSLIN sagt, daß es ihm kaum gelungen sei, in schweren Fällen durch Insulinbehandlung die Nüchternwerte auf normaler Höhe zu halten. In der Nacht steigt nämlich der Blutzucker wieder an und zwar höher, als es früher bei karger Diät ohne Insulin der Fall zu sein pflegte (s. Kurve 23). Es ist das gewissermaßen eine „Reaktion" auf das gewaltsame Niederdrücken der Zuckerproduktion durch Insulin. Freilich ist das Wort Reaktion mehr Umschreibung als Erklärung für den Vorgang.

Es macht uns den Eindruck, daß bei Magerkost (S. 448) niedrige Nüchternwerte leichter zu erhalten sind, als bei jeglicher Form fettreicher Kost (Beispiele S. 503).

Die Bestimmung der Nüchternwerte allein gibt daher kein klares Bild der Insulinwirkung auf die diabetische Hyperglykämie. Dazu bedarf es der Verfolgung der Tageskurve des Blutzuckers. Diese zeigt nun, daß sich im Laufe des Tages der Blutzucker auf einem beträchtlich niedrigeren Niveau halten läßt, als dies unter gleichen Bedingungen ohne Insulin der Fall wäre. Kurve 23 zeigt, wie auch die Tageskurve des nicht unter Insulin stehenden Diabetikers eine gewisse Tendenz hat, im Laufe des Tages zu sinken, weil der Einfluß der Ernährung sich am ausgesprochensten nach dem ersten Frühstück, weniger oder gar nicht nach der Mittags- und Abendmahlzeit äußert, aber das Sinken ist ohne Insulin nicht beträchtlich. (S. auch S. 150.) Die Tageskurve wird nun durch Insulin wesentlich abgeändert, und zwar lassen sich verschiedene Typen unterscheiden, je nachdem Insulin in mehreren Dosen über den Tag verteilt oder in einer größeren Einzeldosis verabfolgt wird. In ersterem Falle kann bei richtiger Einstellung von Insulin und Diät die Blutzuckerkurve so beeinflußt werden, daß sie kontinuierlich absinkt und gegen Abend annähernd normale Werte erreicht. Bei Verabfolgung einer einmaligen großen Dosis am Morgen verläuft die Kurve häufig entgegengesetzt: zunächst sehr starke Senkung mit darauffolgenden, durch die Mahlzeiten bedingten Erhebungen. In beiden Grenzfällen wird aber während des ganzen Tages das Blutzuckerniveau außerordentlich viel niedriger gehalten, als es ceteris paribus bei rein diätetischer Behandlung im allgemeinen möglich war (s. Kurve 23). Die Vorteile für den Organismus liegen klar zutage; der Blutzucker erreicht nicht mehr so hohe Werte, daß es zu Ausscheidung von Zucker kommt.

Man sieht auch aus der Abbildung, wie der Blutzucker während der Nacht hoch ansteigt, um am Morgen wieder seinen alten Stand zu erreichen.

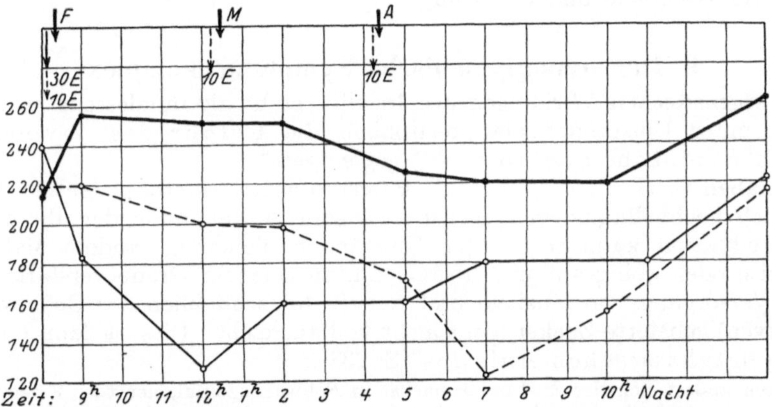

——— Ohne Insulin ——— Einmal 30 Einheiten — — — Dreimal 10 Einheiten.
Jede Mahlzeit (F.M.A.) bestand aus 70 g Fett, 13 g Eiweiß, 12 g Kohlenhydrat.
Abb. 23. Tageskurven des Blutzuckers ohne Insulin und mit Insulin bei verschiedener Verteilung. (Nach WILDER u. BOOTHBY: Journ. of metabolic research Bd. 2, S. 709. 1923.)

Interessant und wichtig ist auch der Verlauf der Blutzuckerkurven bei gleichzeitiger Zufuhr von Zucker und Insulin. Es haben sich dabei deutliche Unterschiede zwischen den einzelnen Zuckerarten ergeben. Nach Verabfolgung von Dextrose und Insulin steigt zwar die glykämische Kurve nicht so steil an und kehrt schneller zum Ausgangspunkt zurück, als es ohne Insulin der Fall wäre. Aber bemerkenswerterweise läßt sich, wenn man nicht gerade unverhältnismäßig große Insulindosen anwendet, das Auftreten von Hyperglykämie nicht vermeiden. Ganz anders verhält sich in dieser Beziehung Lävulose. Hier kommt es, selbst wenn kleine Insulinmengen bei größeren Lävulosegaben verabfolgt werden, auch beim Diabetiker nicht zur Hyperglykämie, der Blutzucker sinkt vielmehr kontinuierlich ab (R. M. WILDER, W. M. BOOTHBY, JOSLIN u. a.). Entsprechend diesem Verlaufe der Blutzuckerkurven zeigt auch der Respiratorische Quotient nach Lävulose einen unmittelbaren und steilen Anstieg, während seine Erhebung nach Dextrose langsamer und in nicht so hohem Ausmaße erfolgt.

Das gleiche wie bei der Lävulose kann man nun auch beim Ketozucker der 3. Kohlenstoffreihe, dem Dioxyaceton (Oxantin Höchst) feststellen. Bei Verabfolgung dieser Substanz tritt, wenn vorher Insulin verabfolgt wurde, ein rapider Sturz des Blutzuckers ein. (S. ISAAC.) Auch dieser Zucker wird unter dem Einflusse des Insulins sehr schnell in den Stoffwechsel einbezogen.

Dies unterschiedliche Verhalten der einzelnen Zucker erklärt auch, warum bei Bekämpfung hypoglykämischer Reaktionen dieselben nicht gleichwertig sind und die Dextrose an erster Stelle steht (s. S. 513). Auch in anderer therapeutischer Hinsicht ist das verschiedene Verhalten der einzelnen Zucker von Bedeutung. In sehr schweren Fällen, besonders wenn Komplikationen irgendwelcher Art (Infektionen usw.) vorliegen und die Bekämpfung der Glykosurie und auch der Ketonurie Schwierigkeiten bereitet, haben wir uns oft des Oxantins mit Vorteil bedient. Es war, wenn man letzteres als alleiniges Nahrungskohlenhydrat gab, weit weniger Insulin nötig, um Zucker und Aceton zu beseitigen; auch führte oft das Verabfolgen des Oxantins noch zum Ziele, wenn auf andere Weise trotz ausgiebiger Insulindarreichung Glykosurie und Acidosis beängstigende Grade erreichten (S. 526).

Etwa 5 g Dextrose, intravenös injiziert, wie dies bei Herzmuskelschwäche empfehlenswert ist (S. 306), haben weder mit noch ohne Insulin nennenswerten Einfluß auf Glykämie und Glykosurie.

9. Der hypoglykämische Symptomenkomplex.

Den segensreichen Wirkungen des Insulins steht als mindestens höchst unbequem, unter Umständen aber bedrohlich die Gefahr des „hypoglykämischen Symptomenkomplexes" gegenüber.

Ihn haben C. H. BEST und F. G. BANTING sofort richtig gedeutet. Die für gewöhnlich hochwillkommene, höchst segensreiche Hemmung der übermäßigen Zuckerproduktion kann sich unter Umständen chokartig, andere Male auch schubweise oder wellig auf und absteigend, zu solchem Grade verstärken, daß der für Versorgung von Muskeln und Nerven (einschließlich der Gefäßmuskeln und -nerven) gelieferte Zucker nicht mehr voll ausreicht. Dies ist dann Ursache des hypoglykämischen Anfalles (S. 238).

Klinisch äußert sich der Zustand zunächst in Schwächegefühl, nervöser Erregung und Reizbarkeit, Parästhesien der Zunge, Schweißausbruch, Schwindel, Zittern, Hungergefühl, das bis zu Heißhunger sich steigern kann, Übelkeit, Ermüdungsgefühl in den Muskeln, Bedürfnis sich hinzulegen, Weich- und Kleinwerden der Pulswelle, oft Pulsbeschleunigung, manchmal auch Verlangsamung. Die Gruppierung der Symptome ist nicht bei allen Zuckerkranken die gleiche, beim einzelnen aber meist in allen Anfällen sehr gleichförmig, so daß der Kranke aus den allerersten kleinen Zeichen die Wiederkehr des Zustandes erkennt. Manchmal ist dessen Entwicklung allmählich, andere Male überraschend schnell, sogar plötzlich. Wird nicht eingegriffen, so kann es zu Aphasie, Dysarthrie, Verwirrtheit, Muskelkrämpfen, schließlich Bewußtlosigkeit und sogar Tod kommen.

Der Beginn des Anfalles liegt zwischen $^1/_2$—5 Std. nach der ihn auslösenden Gabe Insulin, selten später. In allen schwereren Anfällen findet man starkes Absinken des Blutzuckerspiegels. Die Hypoglykämie kann bis hinab auf 60 und 50 mg-$^0/_0$ führen, also weit unter die normalen Werte. Andere Male erfolgt zwar nicht solcher Tiefsturz, aber doch ein jäher Niedergang von sehr hohen zu niedrigeren, immerhin noch übernormalen Werten, z. B. von 300 auf 120 mg-$^0/_0$.

Für das Auftreten wahrer Hypoglykämie, d. h. von unternormalen Blutzuckerwerten, ist die Höhe des Blutzuckerausgangswertes in erster Linie von Bedeutung, d. h. je niedriger dieser, desto leichter kann Hypoglykämie mit ihren Folgeerscheinungen eintreten (C. ST. RADOSLAV; eigne Befunde). Unter sonst gleichen Bedingungen führen größere Dosen leichter zu Blutzuckersenkung als kleinere. Weiterhin spielt eine große Rolle der Vorrat an leicht assimilierbarem Kohlenhydrat. Daher ist die Gefahr des Auftretens von Hypoglykämie besonders dann gegeben, wenn der Kohlenhydratgehalt der Nahrung im Verhältnis zur gewählten Insulindosis zu klein ist. An kohlenhydratfreien oder Hungertagen ist deshalb besondere Vorsicht mit Insulin geboten. Aber auch der Füllungszustand der Kohlenhydratspeicher mit mobilisierbarem Reservekohlenhydrat spielt eine Rolle. Die Art der vorausgegangenen Ernährung verdient daher ebenfalls Berücksichtigung. Bei Kranken, die längere Zeit mit calorienarmer Kost ernährt wurden, genügen oft schon kleinste Dosen (1—2 Einheiten pro Tag), um stärkste Senkung des Blutzuckers bis zum hypoglykämischen Kollaps hervorzurufen. (F. M. Allen.)

Die folgenden Kurven, eigener Beobachtung entnommen, beleuchten gleichfalls den Einfluß der Ernährung.

Sie stammen von einer 17jährigen, 45 kg schweren Patientin mit Diabetes gravis. Kurve 1 zeigt den Blutzuckerverlauf des Schlußtages einer Periode, während derer sie 2000 Calorien mit 50 g Eiweiß und 60 g Brotwert erhielt. Die 3 anderen Kurven stammen von den folgenden Tagen, an denen die Patientin nur 1100 Calorien mit 25 g Eiweiß und 60 g Brotwert erhielt. Die Nahrung war gleichmäßig auf die 3 Hauptmahlzeiten verteilt, vor denen die Patientin Insulin bekam. Am ersten Tage der calorienarmen Kost zeigte sich kein wesentlicher Unterschied im Verlauf der Blutzuckerkurve. Am 2. und 3. Tage jedoch folgt schon der ersten Injektion ein außerordentlich starker Abfall des Blutzuckers bis zu Werten von 80 mg.

Wir sehen also, daß, je mehr die Calorienzufuhr eingeschränkt wird, desto intensiver die Insulinwirkung auf den Blutzucker ist (äußerste Glykogenarmut? mangelhafte Adrenalinwirkung?).

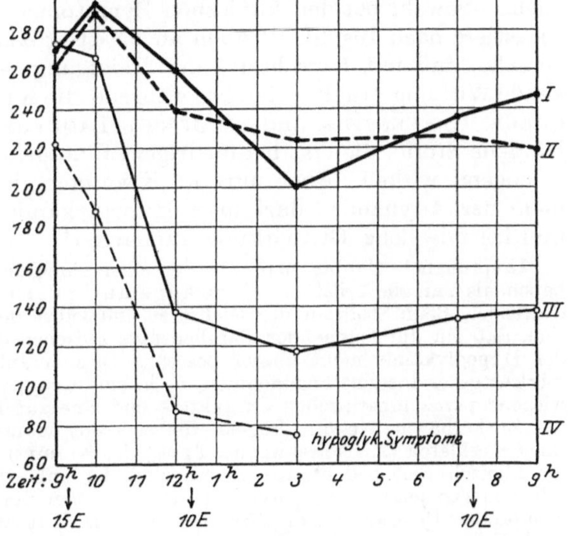

Abb. 24. Tageskurven des Blutzuckers' bei verschiedener Ernährung.

Weiter verdient Beachtung, daß körperliche Arbeit ebenso wie profuse Durchfälle das Auftreten des hypoglykämischen Zustandes begünstigen (E. P. Joslin, H. Gray und H. F. Root). In letzteren Fällen verläßt eben ein Teil der Nahrung ungenutzt den Darm. Auch in nicht immer übersehbaren Unregelmäßigkeiten der Resorption der Nahrung ist offenbar oftmals die Ursache für Auftreten von Hypoglykämie zu suchen (A. A. Fletscher und W. R. Campbell). Daher beugt, was klinisch wichtig ist, der schnell resorbierbare Zucker der Obstsäfte dem Anfall besser vor als die Stärke des Brotes usw. (S. 513).

Oben wurde schon hervorgehoben, daß hypoglykämische Erscheinungen keineswegs immer bei bestimmter Höhe des Blutzuckers sich bemerkbar machen. Wir selbst ebenso wie viele andere fanden mehr oder weniger ausgesprochene auf Hypoglykämie zu beziehende Zustände schon bei Werten, die als normale oder übernormale zu bezeichnen sind. Sicher spielen in das Entstehen des hypoglykämischen Symptomenkomplexes außer der absoluten Höhe des Blutzuckers gelegentlich noch sonstige Umstände mit hinein, wie Störungen in der gegenseitigen Korrelation der am Kohlenhydratstoffwechsel beteiligten anderen Blutdrüsen und vor allem die wechselnde individuelle Empfindlichkeit der nervösen Zentren für Blutzuckerstürze (R. Priesel und R. Wagner). Wahrscheinlich ist Schnelligkeit des Blutzuckerabfalls für das Entstehen des Insultes von Belang, derart, daß das an hohe Konzentration des Blutzuckers gewöhnte Nerven- und Muskelsystem auf rasche Senkung desselben abnorm reagiert. Dabei lassen wir Fälle außer Betracht, wo sich eine Art „Hypoglykämiephobie" entwickelt hatte und wo dann nach vorausgegangenen wahren Insulten schon mäßige Blutzuckersenkungen nach Insulingaben den gleichen, wesentlich psychisch bedingten Symptomenkomplex auslösten.

Es ist noch strittig, ob bei der Insulinhypoglykämie der niedrige Stand des Blutzuckers an sich die Erscheinungen, insbesondere die Krämpfe hervorruft. Sowohl bei anderen zu Blutzuckersenkungen führenden Vergiftungen, aber auch bei der langsamen Entzuckerung des Blutes durch Fasten (z. B. in 36 Stunden von 250 auf 80 mg-$^0/_0$) sieht man nie etwas, was dem hypoglykämischen Insulte gliche. Sowohl bei den klinischen Symptomen wie bei den Krämpfen der Versuchstiere nach Insulin ist auch an positiv toxische Wirkung zu denken. Dafür spräche, daß mit fortschreitender Reinigung der Präparate die blutzuckersenkende Wirkung erhalten bleibt, während die Krämpfe seltener werden. (A. LAQUEUR, GREVENSTUK und DE JONG.) LAQUEUR denkt auch an im Körper vorhandene Stoffe, die erst bei niedrigem Blutzuckerspiegel im Organismus krampferzeugend wirken. Aber nur für Krämpfe, nicht für die aufdringlichen Merkmale der Adynamie, darf man Hypoglykämie als Ursache in Zweifel ziehen und irgendwelche Giftwirkung annehmen!

Ursprünglich glaubte man insofern einen einheitlichen Symptomenkomplex vor sich zu haben, als man alle Teilstücke als zwangsläufig verbundene Folge der Hypoglykämie deutete. Beim Studium der leichteren und selbst der mittelschweren Anfälle aber ergab sich, daß ein durchstehender Parallelismus zwischen den klinischen Merkmalen und Grad der Hypoglykämie nicht immer besteht. Dies veranlaßte, eine koordinierte Doppelwirkung des Insulins anzunehmen, d. h. eine Gruppe neurovasculärer Reizsymptome vorwiegend parasympathischen Charakters und eine zur Hypoglykämie führende Abänderung des Zuckerhaushaltes mit Folgen, die sich aus mangelnder Versorgung der·Gewebe mit Zucker erklären (Muskelschwäche, Asphyxie, Krampf). Daß die Folgen der Hypoglykämie die klinisch weit bedeutungsvolleren sind, ist unbestreitbar. Aber vielleicht — und wir selbst neigen jetzt im Gegensatz zu früher diesem Standpunkte zu — sind doch sämtliche Symptome Folgen einer für den augenblicklichen Stand der Stoffwechsel- und Erregbarkeitslage ungünstigen Senkung des Blutzuckerspiegels. Selbst extreme, auch von uns gesehene Gegensätze, wie starke Hypoglykämie (60 mg. $^0/_0$) ohne nennenswerte klinische Symptome einerseits, ziemlich starke klinische Symptome bei mäßiger Senkung des Blutzuckers andererseits, können sich aus der dauernd oder temporär verschiedenen Reaktionslage der einzelnen Persönlichkeit erklären. Dies stimmt damit überein, daß die Toleranz für Insulin, d. h. die Grenze, unterhalb derer das Insulin einwandfrei gut vertragen wird, ungemein verschieden ist und keineswegs der Schwere der Stoffwechselstörung parallel geht; ebenso wird die Tragweite der Reaktionslage durch die Angabe F. M. ALLEN's dargetan, daß bei Patienten (Schwerdiabetiker), die längere Zeit mit sehr calorienarmer Kost ernährt waren, oft schon kleinste Gaben (1—2 Insulineinheiten pro Tag) hinreichten, um stärksten Abfall des Blutzuckers und hypoglykämischen Kollaps hervorzurufen (S. 511).

Im ganzen dürfen die Gefahren der Hypoglykämie bei der Insulinbehandlung nicht überschätzt werden. Uns ebenso wie anderen Autoren sind schwere Symptome außer bei Kindern (s. unten) nicht begegnet. Auftreten bedrohlicher Symptome wurde u. a. von A. BORNSTEIN, O. FISCHER gemeldet.

Immerhin ist es gelegentlich vorgekommen, daß Patienten im hypoglykämischen Komplex trotz Anwendung von Zuckerinfusion und Adrenalin zugrunde gingen (WOODYATT, W. BECK und andere). Man muß hier wohl an plötzliches Versagen des Herzens denken, zumal es sich um Kranke handelte, die entweder schwer unterernährt waren oder gerade einen Komaanfall überstanden hatten. Unklar bleiben auch 2 von L. JONAS sowie H. S. PEMBERTON mitgeteilte Fälle, wo Patienten nach Aussetzen des Insulins in einen hypoglykämischen Zustand verfielen, aus dem sie nicht mehr gerettet werden konnten. W. FALTA glaubt, daß gelegentlich Insulinüberempfindlichkeit auf Ausbleiben der Gegenregulation, d. h. auf Insuffizienz der Nebennieren beruhen könne, die bei bestehender Kachexie sich entwickele. Addisonkranke sind sehr empfindlich (G. MARAÑON). Die hohe Insulinresistenz der Tauben beruht wahrscheinlich auf der bei diesen Tieren nach Insulin sich einstellenden Vergrößerung der Nebennieren mit Mehrproduktion von Adrenalin (O. RIDDEL und Mitarbeiter). Bei Kachektischen sollte man mit großen Insulindosen jedenfalls vorsichtig sein. Auch länger dauernde starke Unterernährung, ohne eigentliche Kachexie, erhöht die Gefahren (s. oben).

Bei Kindern ist ohne Zweifel die hypoglykämische Reaktion viel häufiger als bei Erwachsenen und sie stellt gelegentlich den Arzt bei Leitung der Insulinbehandlung vor schwierigste Aufgaben. Denn optimale Wirkungsstärke und Gefahrenpunkt liegen hier oft dicht beieinander. Nur bei Kindern haben wir bisher wahrhaft bedrohliche Erscheinungen gesehen.

In dem einen Falle, es handelte sich um ein 8 jähriges Mädchen, trat kurze Zeit nach der Insulininjektion ganz plötzlich Bewußtlosigkeit ein; nach intravenöser Injektion weniger Gramm einer hypertonischen Traubenzuckerlösung kehrte das Bewußtsein wieder, und das Kind war wieder ganz normal.

In dem zweiten Falle, der ein 11 jähriges, seit 2 Jahren mit Insulin behandeltes Mädchen betraf, konnten die Erscheinungen eingehender beobachtet werden, weil der Anfall sich außerhalb der Klinik abspielte und die zu seiner Bekämpfung nötigen Mittel erst nach einiger Zeit angewandt werden konnten. Beim Eintreffen des Arztes befand sich das Kind gerade im Stadium abklingender Allgemeinkrämpfe epileptiformer Art. Das Bewußtsein war völlig erloschen. Puls leicht beschleunigt, aber durchaus regelmäßig, Atmung der Norm entsprechend. Der vor dem Anfall gelassene Urin war zuckerfrei. Der hinzugerufene Arzt versuchte erst ein Traubenzuckerklysma ohne Erfolg. Erst durch die Injektion von $^{1}/_{2}$ mg Adrenalin und durch subcutane Infusion von isotonischer Dextroselösung gelang es, die Krämpfe zu beseitigen und die Rückkehr des Bewußtseins herbeizuführen. Es schloß sich dann ein Stadium an, in welchem starke Apathie mit Erregtheit wechselte. Das Bewußtsein war immerhin noch etwas getrübt, wie sich z. B. aus dem Verkennen Angehöriger ergab. Gegen 8 Uhr abends — der Anfall begann um 4 Uhr nachmittags — schlief das Kind ruhig ein. Die Nacht verlief ungestört. Am anderen Morgen war bei dem Kinde von den Ereignissen des Vortages nichts mehr zu merken.

In einem anderen Falle — er betraf ein 22 Monate altes Kind — äußerten sich öfters auftretende leichte hypoglykämische Zustände durch eigenartige Unruhe und unmotiviertes Schreien. Einmal kam es spät abends zu einem bedrohlichen Anfall von Hypoglykämie. Es stellten sich Erbrechen, alsdann Bewußtlosigkeit und schließlich klonische Krämpfe ein. Nach subcutaner Injektion von 0,3 mg Adrenalin und rectaler Infusion von 25 ccm 25 proz. Dextroselösung kam das Kind wieder zu sich und verfiel alsbald in ruhigen Schlaf. Solche Zustände wiederholten sich öfters.

Derartige Erfahrungen sind eine Mahnung, bei Kindern hypoglykämische Reaktionen unter allen Umständen zu vermeiden. Denn nicht immer scheint man es hier in der Hand zu haben, den tödlichen Ausgang auch bei schneller und sachgemäßer Anwendung von Gegenmaßregeln abzuwenden. So berichteten kürzlich A. HEIMANN-TROSIEN und H. HIRSCH-KAUFMANN über den im hypoglykämischen Kollaps erfolgten Tod eines 4 jährigen Knaben. Die Sektion ergab keinen Aufschluß, weshalb die Hypoglykämie zum Tode führte (s. S. 512).

Bekämpfung der Hypoglykämie. Daß beim ersten Ausbruche hypoglykämischer Zeichen etwas Zucker genommen werden soll, ist bekannt. 10 g genügen fast immer. Daneben ruhiges Sichhinlegen. Am schnellsten wirkt Traubenzucker; Lävulose steht dagegen zurück (Festlegung als Glykogen, Abriegeln der Zuckerbildung); Rohrzucker wirkt unter Umständen zu langsam (Verzögerung der Invertierung). Sehr zweckmäßig ist der Saft von 1—2 Orangen, ebenso Honig, die Invertzucker, ein Gemisch von Dextrose und Lävulose, enthalten. Jedenfalls sei das Material schnell resorbierbar; daher keine Amylazeen zu gedachtem Zwecke! Wer Insulin spritzt, soll geeignetes Material stets bei sich führen.

Wenn ein Anfall schwersten Grades sich erst einmal voll entwickelt hat, hilft nur, aber dann in der Regel sofort, Injektion von Dextrose (subcutan 5 proz., intravenös 10 proz.), am besten verbunden mit $^{1}/_{2}$—1 mg Adrenalin; letzteres allein wirkt nur, wenn mobilisierbares Glykogen in der Leber liegt, was man nicht im voraus weiß.

Bei Anfällen mittleren bis schwereren Grades weichen wir stets mit der Insulinmenge etwas zurück, steigern sie aber schon nach 1—2 Tagen wieder zur alten Höhe, nachdem die zugehörige Mahlzeit (eventuell auf Kosten anderer Mahlzeiten) mit etwas schnell resorbierbarem Kohlenhydrat angereichert ist (gewöhnlich Obstsaft oder gekochtes Obst). Mahnungen und ganz leichte Anfälle veranlassen uns nicht ohne weiteres zum Abändern der Insulinkur, sondern nur zu anderer Zuteilung und Verteilung der Kohlenhydratträger. Was das zweckmäßigste ist, lehrt nur das Ausprobieren am Einzelfalle. Fortlaufende Gaben von Calcium (3mal täglich je 2—3 g Calcium lacticum) schwächen anscheinend die Neigung zu Hypoglykämie ab (A. McPhedran und F. G. Banting).

Über vorbeugende Maßnahmen zur Verhütung der Hypoglykämie bei Kindern vgl. S. 529). Über Theorie der hypoglykämischen Insulte vgl. auch S. 238.

10. Einwirkung des Insulins auf die Ketonurie.

Der außerordentliche Einfluß des Insulins auf die Acetonkörperbildung im Sinne einer Herabsetzung derselben bedingt in schweren Fällen seine oft lebensrettende Wirkung, die am deutlichsten bei beginnendem oder schon ausgebrochnem Koma in die Erscheinung tritt. Wir sahen meist, schon bevor völlige Zuckerfreiheit eintritt, als sofortige Folge der Insulinwirkung starkes Absinken der Acetonwerte im Harn. Die Tabelle S. 502 zeigt, wie bei schwerer Ketonurie schon geringe Dosen von Insulin dieselbe sofort vermindern und nach wenigen Tagen zum völligen Schwinden brachten. A. Gigon berichtet, es werde vorwiegend die Harnacidosis von Insulin herabgedrückt, während die Acetonausscheidung in der Ausatmungsluft resistenter sei.

Ebenso schnell wie die Acidosis weicht auch die Lipämie der Insulinbehandlung (K. Petrén, eigene Beobachtungen). (s. S. 209.)

Entsprechend der Verminderung der Acetonkörperbildung steigt auch das Kohlensäurebindungsvermögen des Blutes rasch an und kehrt alsbald zur Norm zurück. (Bezüglich Koma s. unten.) Oxybuttersäure schwindet aus dem Blute bei durchgreifender Insulinwirkung fast schlagartig (K. Petrén).

Auch die nichtdiabetische Acidosis wird durch Insulin sofort beseitigt (K. Herzberg, S. J. Thannhauser).

Bei acetonanämischem Erbrechen der Kinder kann Insulin ebenfalls mit Erfolg verwandt werden.

Dies alles weist auf Hemmung pathologischen Fettabbaues hin (S. 236).

11. Die Insulinbehandlung des Koma diabeticum.

Das beginnende und voll entwickelte Koma diabeticum gibt eine unbedingte Indikation zur Insulinbehandlung. Bei drohendem oder gar schon ausgebrochenem Koma auf Insulin zu verzichten, wäre heute ein Kunstfehler. Die früher erwähnte mächtige hemmende Wirkung des Insulins auf die Acetonkörperbildung macht die überraschende Beeinflussung des komatösen Zustandes verständlich. In der Behandlung des Komas hat daher die Insulintherapie auch ihren größten Triumph gefeiert.

Bei völlig komatösen Kranken braucht man sehr große Insulingaben, um den gefährlichen Zustand zu beseitigen, oft bis zu 300 Einheiten und mehr in den ersten 24 Stunden. Man beginne bei bewußtlosen Kranken mit 80—100 Einheiten, zum Teil intravenös, zum Teil subcutan, und verabfolge des weiteren 1- bis 2stündlich je 20—30 Einheiten. Inzwischen liefert Zucker- und Acetongehalt der einzelnen, eventuell mit dem Katheter entnommenen Harnportionen, vor allem aber das gesamte klinische Bild einen hinreichenden Anhaltspunkt für Größe und Verteilung weiterer Gaben.

Von besonderer Wichtigkeit ist die Frage, welche anderen Maßnahmen die Insulintherapie unterstützen sollen. In erster Linie steht hier die Verabfolgung von Kohlenhydrat. Bei bewußtlosen Kranken kommt nur intravenöse oder rectale Einfuhr von Zuckerlösungen in Betracht. Man hat zuerst von amerikanischer Seite (W. R. Campbell) aus zweierlei Gründen dazu geraten: einmal, um bei den großen Insulingaben dem Eintreten von Hypoglykämie vorzubeugen, zweitens, um die Verbrennung der Ketonkörper in den Geweben zu erleichtern. Bei Anwendung der erwähnten Riesendosen besteht theoretisch zweifellos die Gefahr der Hypoglykämie. Ganz sicher ist sie nur durch fortlaufende Bestimmung des Blutzuckers in kurzen Zeitabständen zu vermeiden, was allerdings nur in besonders darauf eingerichteten Kliniken möglich ist. Aber die bedeutende Hyperglykämie, die in allen Fällen echten diabetischen Komas fortbesteht, so lange dies andauert, spendet eine Art automatischen Schutzes gegen hypoglykämische Gefahr.

Ein Übergang des echten Komas in ein Koma hypoglykaemicum ist auch um so weniger zu fürchten, als selbst bei großen Insulindosen der Blutzucker nicht schlagartig sinkt, sondern erst im Verlaufe einiger Stunden (J. P. Joslin, H. Staub). Auch reichen Blut- und Gewebszucker vorläufig zur Bedienung der Gewebe aus. Immerhin fanden wir es zweckdienlich, den Schutz dadurch zu verstärken, daß wir Zucker verabfolgten.

Allerdings halten wir es nach eignen Erfahrungen für unnötig und sogar bedenklich, so große Mengen zu geben, wie es manche amerikanische Autoren empfehlen, d. h. Lösungen von 150—200 g Zucker in die Vene zu infundieren. Schon um die gefährdeten Kreislauforgane nicht noch mehr zu belasten, begnügten wir uns immer mit der Injektion kleiner Mengen, 10—20 g in einer Dosis. Solch geringe Mengen von Dextrose pflegen trotz Insulin beim Diabetiker den Blutzucker genügend zu erhöhen, bzw. eine zu starke Senkung desselben zu verhüten. Es handelt sich da offenbar nicht nur um eine Beschickung des Blutes mit dem injizierten Zucker, sondern gleichzeitig um einen kräftigen Reiz zu neuer Zuckerbildung aus gestautem Glykogen. Gerade wegen dieser starken Reizwirkung scheint uns die Verwendung großer Dextrosemengen nicht zweckmäßig.

Wir bevorzugten zur Injektion Lävulose oder Oxantin (S. Isaac), womit man nicht zu sparen braucht. Zugabe von einigen Gramm Dextrose ist zweckmäßig. Dextrose allein ist nicht zweckmäßig.

Kann der Patient noch schlucken, so lassen wir jeder Insulingabe 10 g Lävulose bzw. Oxantin oder 100 g des gleichfalls lävulosereichen Orangensaftes folgen. Mehrfach erlaubten uns Zuckertropfklistiere in leichteren Fällen von Insulin-Überwirkung auf intravenöse Zufuhr zu verzichten. Immerhin ist ihre Wirkung unsicherer.

Die Ansichten der einzelnen Autoren über die Notwendigkeit von Zuckerzufuhr neben sehr hohen, komawidrigen Insulingaben sind geteilt. F. Umber und M. Rosenberg, H. Strauss, E. Forster u. a. halten dieselbe für unbedingt notwendig, während die Minkowskische Klinik (Bucka, A. Wagner) ohne jede Beigabe von Zucker auskommt. Wir selbst urteilen nach Lage des Einzelfalles.

Von großer praktischer Bedeutung ist es auch, wie man sich hinsichtlich der früher üblichen Alkalizufuhr verhalten soll. Im beginnenden Koma sind Alkalien sicher entbehrlich, bei voll ausgebildetem Koma kann man derselben oft nicht entraten. Abgesehen von erleichterter Ausschwemmung der im Organismus reichlich gestauten Säuren kommt noch folgendes in Betracht. Es handelt sich beim Koma zwar nicht um eine echte Säurevergiftung im phy-

33*

sikalisch-chemischen Sinne (s. S. 199), deshalb kann der Zweck der Alkalizufuhr auch nicht in Neutralisation der in Blut und Geweben befindlichen Säuren bestehen. Aber trotz Verminderung der Ketonkörper unter Insulinwirkung kann in manchen Fällen das CO_2-Bindungsvermögen des Blutes, also die Alkalireserve, niedrig bleiben (W. R. CAMPBELL) und hier vermag, wie auch E. HÉDON an einem komatösen pankreasdiabetischen Hunde zeigte, Insulin allein nicht mehr, sondern nur in Verbindung mit Alkalien das Koma zu beseitigen. Alkalizufuhr ist dann zum Abwenden der Gefahr geradezu notwendig. Da meist nicht die Möglichkeit besteht, Bestimmungen der Alkalireserve auszuführen, so soll man jedenfalls Alkalien einführen, wenn trotz der übrigen Therapie der Zustand nicht alsbald gefahrlos wird. Sollte man rectal nicht genügende Mengen beibringen können, so injiziere man 2—300 ccm 3 proz. Sodalösung in die Vene. Daß man bei beginnendem Koma auf Alkali verzichten könne, hatte schon C. v. NOORDEN gelehrt, als er die Hunger-Alkohol-Therapie bei Koma empfahl (S. 429).

Der Zufuhr von reichlicher Flüssigkeit, per os, oder wenn dies nicht angängig, in Form von Tröpfelklystieren, mißt besonders N. R. FOSTER große Bedeutung bei, weil er in der Wasserverarmung des Organismus eine der deletärsten Folgen der Acidosis sieht. Ob gerade dieser Gedankengang theoretisch richtig ist, steht dahin. Praktisch genommen ist aber genügende Wasserversorgung wichtig. Bei Unbesinnlichen, aber auch wegen Hyperästhesie und wegen häufigen Versagens der Motilität des Magens (Parese, Pylorospasmus, Erbrechen) ist Tropfklistier vorzuziehen.

Nicht genug kann betont werden, daß auch bei der Insulinbehandlung des Komas der Stärkung der Herzkraft die größte Aufmerksamkeit zu schenken ist. In keinem Falle sollte auf Anwendung von Campher, besonders Cardiazol, Coffein oder Spartein verzichtet werden. Dieselben müssen nach Bedarf sogar stündlich verabfolgt werden; kein Strophantin! Ist die kardiovasculäre Insuffizienz zu weit fortgeschritten, so vermag auch Insulin keine Rettung mehr zu bringen.

Bei drohendem Koma reichen gewöhnlich erheblich kleinere Insulinmengen aus, den gefahrvollen Zustand zu beseitigen. In solchen Fällen pflegen wir anfangs 20—30 Einheiten subcutan zu verabfolgen und diese Dosis an demselben Tage noch 2—3 mal zu wiederholen. Da die Kranken schlucken können, geben wir zugleich mit Insulin 10—15 g Oxantin in Zitronenwasser und später etwas Hafer. Man soll aber die Flüssigkeit langsam und in kleinen Mengen trinken lassen, da infolge von Magenhyperästhesie leicht Erbrechen erfolgt.

Nachbehandlung. Nach Abwehr der unmittelbaren Gefahr verordnen wir jetzt am liebsten unter weiterer Verabfolgung von Insulin etwa 3 Hafertage (steigend von 80—150 g am Tage); Zusatz von 30—50 g Lecithineiweiß schadet nichts; Fett werde an diesen Tagen besser vermieden. Später folgt nach einem knappen, fettarmen Gemüse-Eiertage aufsteigende Ernährung wie bei gewöhnlicher Insulinkur. Meist ist es möglich, sobald Zuckerfreiheit des Harnes eingetreten ist, schrittweise mit dem Abbau des Insulins zu beginnen. Siehe folgende Kurve.

Unser Vorgehen in einem Falle von Präkoma mag durch nebenstehende Kurve erläutert werden (Abb. 25).

Es handelte sich um eine 30 jährige unverheiratete Patientin, die, seit einigen Monaten zuckerkrank, nie sachgemäß behandelt worden war. Sie wurde im Zustand des Präkoma eingeliefert. Starke Dyspnoe, aber Bewußtsein erhalten. Im Harn neben Zucker starke Eisenchloridreaktion. Das Weitere ergibt sich aus der Kurve. Am 7. Tage nach der Aufnahme war der Harn zuckerfrei. Bei dauernder Aglykosurie und völlig auskömmlicher Ernährung gelang es, im Laufe eines Monats die Insulindosis von 70 Einheiten auf 25 zu reduzieren.

Nach Überwindung des Komas sahen wir in manchen Fällen, besonders bei jugendlichen Diabetikern mit noch kurzer Krankheitsdauer, überraschend schnellen Anstieg der Kohlenhydrattoleranz, so daß die Dosis des Insulins stark vermindert oder letzteres sogar ganz fortgelassen werden konnte (E. LANG und P. MAHLER, M. LAURITZEN, B. ENOCKSSON u. a.). Es handelt sich hier jedoch wohl nur um vorübergehende Besserungen, wie man sie auch vor Einführung des Insulins gelegentlich sah. Man soll sich dadurch nicht veranlaßt sehen, die Insulindosis zu sehr zu vermindern oder auf Insulin ganz zu verzichten, da dadurch die Gefahr erneuten Komas zu leicht heraufbeschworen wird.

Seit Einführung des Insulins hat sich die Prognose des Komas, wie schon erwähnt, ganz außerordentlich gebessert. Schon vor dieser Zeit gelang es zwar, die Vorstufen des Komas bzw. die Anfangsstadien der Bewußtlosigkeit durch

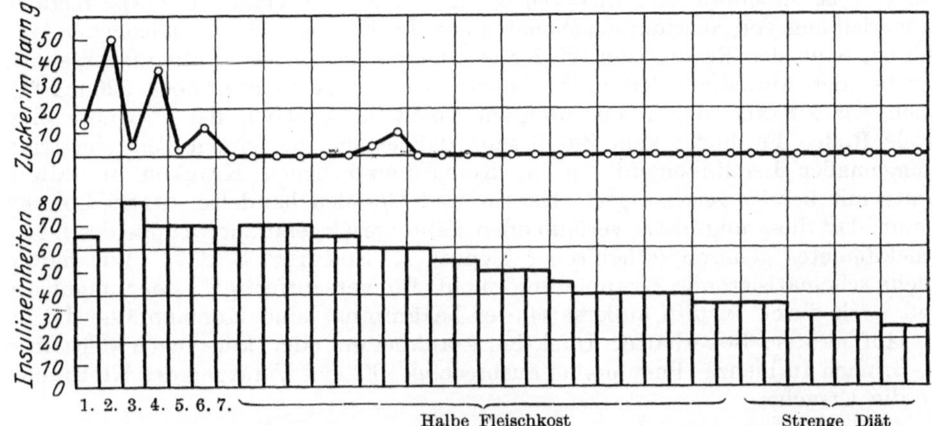

1. 30 g Oxantin, 30 g Hafer. — 2. 10 g Oxantin, 100 g Hafer, 2 Eier. — 3. 130 g Hafer, 2 Eier. — 4. 60 g Hafer, 20 g Brot, 60 g Kartoffeln, 200 g Kompott, 2 Eier, 100 g Fleisch. — 5. 6. 7. Das gleiche und 300 g Gemüse. Abb. 25. Behandlung des Präkoma. Allmähliche Verminderung der Insulindosis nach Überwindung eines präkomatösen Zustandes.

völlige Nahrungsentziehung, große Alkoholgaben, unter Umständen große Alkaligaben sehr erfolgreich zu bekämpfen, jedoch war bei voll ausgebildetem Koma meist alle Mühe vergeblich. Freilich sah man auch in hoffnungslosen Fällen öfters nach intravenöser Alkaliinfusion das Bewußtsein auf Stunden wiederkehren. Man nahm aber vom Krankenbett nie den Eindruck mit, dadurch dem Kranken eine Wohltat erwiesen zu haben. Oftmals brachten diese lichten Stunden erst dem ruhig in toxische Narkose verfallenen Kranken die Erkenntnis der Lage und des drohenden Endes. Wie schlecht die Aussichten waren, geht u. a. aus einer Angabe F. UMBER's hervor, der von den letzten 48 vor Beginn der Insulinära von ihm beobachteten Komakranken nur 3 vorübergehend am Leben erhalten konnte. Während früher 60% aller Todesfälle an Diabetes durch Koma verursacht bedingt waren, ist die Sterblichkeit an Koma jetzt erheblich zurückgegangen. Folgende kleine Statistik mag dafür als Beleg dienen:

Autor:	Zahl der Komafälle	Wiederhergestellt
W. R. CAMPBELL	14	7
F. M. ALLEN-SHERILL	9	4
W. SANSUM-BLATHERWICK	5	2
A. V. BOCK	7	5
L. BLUM-SCHWAB	6	4
O. FISCHER	27	23
J. St. LORANT	21	10
K. PETRÉN	24	20
E. UMBER	44	32

Demnach konnten etwa $^2/_3$ der Fälle gerettet werden, immerhin ein bemerkenswertes Resultat. Trotzdem bleibt die Prognose des einzelnen Falles ernst. Sie hängt in erster Linie von der Zeit ab, die vom Eintritt des Komas bis zum therapeutischen Eingreifen verflossen ist. Je länger dieser Zeitraum ist und je tiefer dementsprechend die Bewußtlosigkeit, desto schlechter sind die Aussichten. 6 Stunden nach Einsetzen des voll ausgebildeten Komas kann die durch Acetonkörpervergiftung hervorgerufene Schädigung des Organismus kaum noch durch Insulin rückgängig gemacht werden. (F. UMBER). Auch wir verloren kürzlich einen 20jährigen Diabetiker, der noch nie mit Insulin behandelt war und etwa 6 Stunden nach Eintreten des Komas in völliger Bewußtlosigkeit eingeliefert wurde. Trotz Verabfolgens von 180 Einheiten Insulin teils intravenös, teils subcutan und intravenöser Infusion von Oxantin sowie rectaler Einverleibung von Natriumbicarbonat starb der Kranke 3 Stunden nach der Aufnahme, ohne das Bewußtsein wieder erlangt zu haben. Der Blutzuckergehalt, der bei der Aufnahme 600 mg-$^0/_0$ betrug, war 2 Std. später noch 520 mg-$^0/_0$. Auch der Zustand der Kreislauforgane spielt hinsichtlich der Prognose eine große Rolle. Es dürfte kein Zufall sein, daß es sich bei einem Teile der trotz sachgemäßer Insulinbehandlung im Koma verstorbenen Kranken um ältere Leute mit bereits geschädigten Herzen und Gefäßen handelte. J. ST. LORANT meint, daß diese ungünstig verlaufenden Fälle vorwiegend zur Gruppe des Überdruckdiabetes gehören (sthenischer Typus; R. SCHMIDT, S. 257). Wir halten solche schematisierende Gruppierung nicht für gerechtfertigt. Sehr ungünstig und auch durch Insulin äußerst schwer bekämpfbar sind Komaanfälle, die im Verlauf akuter, fieberhafter Infektionskrankheiten oder kurz nach denselben (z. B. nach Influenza, Pneumonie) ausbrechen. Frühes Versagen des Kreislaufes ist die Ursache.

Einen Fall mit Hypertonie verloren wir vor kurzem durch Koma. Es handelt sich um eine 62jährige, schon längere Zeit an hohem Blutdruck leidende Frau. Der Diabetes soll erst in den letzten Monaten entdeckt worden sein. Sie wurde mittags um 12 Uhr ins Krankenhaus eingeliefert, weil sie seit einigen Stunden — wie lange, konnte nicht festgestellt werden — bewußtlos war. Sie reagierte noch auf Anruf und konnte schlucken. Den weiteren Verlauf zeigt folgende Tabelle:

Zeit Uhr Min.	Blut- zucker mg-$^0/_0$	Blut- druck mm Hg	Harn	Bemerkungen
12 30	612	230		
1 00				60 Einheiten Insulin intravenös 10 g Oxantin per os
4 00	398	230		20 Einheiten Insulin subcutan 10 g Oxantin per os
6 30	380	230	500 ccm mit 2$^0/_0$ = 10 g Zucker. Fe$_2$Cl$_3$ +++	60 Einheiten Insulin 5 g Oxantin (schluckt sehr schlecht)
8 00		230		Puls wird trotz ausgieb. Verabfolgung von Herzmitteln schlechter
8 30				30 Einheiten Insulin 5 g Dextrose intravenös
10 30	86	125		Puls sehr schlecht. Cheyne-Stokessche Atmung. Völlig bewußtlos.
3 00				Exitus

Trotzdem der Blutzucker zur Norm gebracht werden konnte, gelang es nicht, die Kranke zu retten. Das Versagen des Kreislaufs drückt sich in dem rapiden, in der Zeit zwischen 8 und 10 Uhr erfolgenden Sinken des Blutdruckes aus. Bei der Autopsie fand sich Herzhypertrophie, das Pankreas bot maskrokopisch nichts Besonderes, im Gehirn keine Blutungen.

Von besonderer Bedeutung ist auch die Frage nach den Dauerresultaten, d. h. nach dem weiteren Schicksal derjenigen Kranken, die einen Komaanfall überstanden haben. Sie ist im Augenblick noch nicht befriedigend zu beantworten. O. FISCHER verlor von seinen 23 derartigen Kranken nachträglich noch 15, und zwar meist an komplizierenden Krankheiten. Von 14 Fällen P. F. RICHTER's starben später 6, davon 4 in einem erneuten Komaanfalle. Das sind recht unbefriedigende Dauerresultate. Erneute Komaanfälle sind oftmals durch die äußeren Verhältnisse der Patienten bedingt, die ihnen nicht erlauben, Insulin in genügender Weise zu beschaffen oder die entsprechende Diät einzuhalten. Unsere eigenen Ergebnisse sind daher, soweit es sich um Kranke aus sozial günstig gestellten Kreisen handelte, wesentlich besser. Oft wird auch fortschreitender Charakter des Inselleidens Ursache des Todes sein. Nicht befremdlich ist, daß einzelne Kranke nach Erwachen aus dem Koma unter fortdauernder Insulinbehandlung erneut bewußtlos wurden und starben, obschon sie nicht mehr acetonämisch und auch nicht hypoglykämisch waren (G. KLEMPERER, A. P. THOMSON u. a.). Man bedenke, daß Koma doch nicht nur eine Säure- bzw. Oxybuttersäurevergiftung ist, sondern auch Folge vorausgegangenen gewaltigen Alkaliverlustes und schwerer Ernährungsstörung des Gehirns und der vasomotorischen Zentren. Man darf wohl sagen: den Ketonsäureanteil des Koma überwindet das Insulin ziemlich sicher. Man weiß aber niemals, ob lebenswichtige nervöse Zentren unwiderruflichen Schaden genommen haben.

A. THOMSON berichtet, er habe einen Kranken, der nach Erwachen aus Koma wieder komatös wurde, dadurch gerettet, daß er 20 ccm Liquor cerebrospinalis abzapfte und dann 5 ccm Insulinlösung mit 10 ccm physiol. Salzlösung in den Lumbalkanal injizierte. Da war offenbar vorher die Insulinwirkung unvollständig.

12. Insulinbehandlung bei Diabetes mit Lungentuberkulose.

Bei dem häufigen Zusammentreffen von Lungentuberkulose und Diabetes verdient die Insulintherapie bei dieser Komplikation des Diabetes eine besondere Besprechung. Sie bietet jetzt die Möglichkeit, auch diesen Kranken zu einer Besserung des Ernährungszustandes zu verhelfen, und damit auch die Lunge günstig zu beeinflussen, so weit dies nach Charakter und Ausdehnung des Lungenprozesses möglich ist (F. G. BANTING, W. R. CAMPBELL, U. A. A. FLETSCHER, F. M. ALLEN und J. W. SHERRIL, Z. P. FERNANDEY u. a.).

Die Ansichten der deutschen Autoren über den Wert der Insulinbehandlung bei Tuberkulose der Lungen gehen noch auseinander. Manche behandeln schwere Fälle überhaupt nicht mit Insulin und reservieren dies nur für leichtere Fälle (z. B. H. STRAUSS und M. SIMON). Doch stehen dem auch günstige Erfahrungen selbst bei fortgeschrittenen Fällen gegenüber (H. UMBER und M. ROSENBERG, E. FRÄNKEL und A. BENATT, H. WESKOTT). Wir selbst haben eine Reihe von Fällen behandelt, wo durch Insulin Besserung der Stoffwechsellage erzielt und vielleicht auch Fortschreiten der Erkrankung verhütet wurde. In manchen Fällen gelingt dies überraschend leicht, wie folgende Krankengeschichte zeigt.

Es handelt sich um einen 45jährigen Mann, der am 5. Februar 1925 in Behandlung kam. Seit 3 Jahren magerte er ständig ab. Das Körpergewicht beträgt jetzt 58 kg gegenüber 73 kg in früheren Jahren. Zucker wurde erst vor 2 Wochen festgestellt. Seit 2 Monaten zeitweise Fieber. Über der linken Lungenspitze Dämpfung und reichlich Rasselgeräusche. Im Röntgenbilde findet sich intensive Beschattung der oberen Partien des linken Lungenfeldes. Auch im rechten Lungenfeld einige Schattenherde. Im Auswurf reichlich Tuberkelbacillen. Das Weitere ergibt sich aus umstehender Kurve (Abb. 26).

Es gelang also mit kleinen Dosen von Insulin sofort Entzuckerung herbeizuführen. Das Körpergewicht stieg innerhalb 7 Wochen von 57,8 kg auf 65 kg. Der Auswurf verschwand

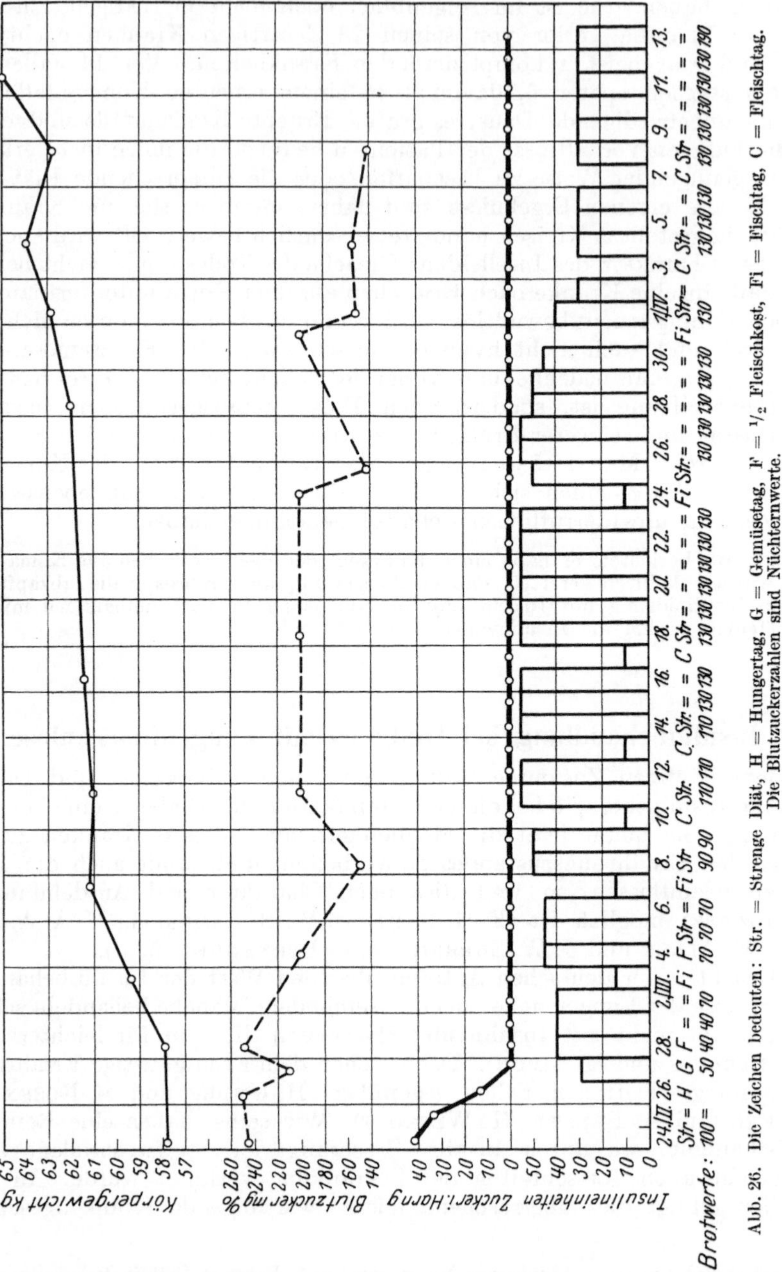

Abb. 26. Die Zeichen bedeuten: Str. = Strenge Diät, H = Hungertag, G = Gemüsetag, F = ¹/₂ Fleischkost, Fi = Fischtag, C = Fleischtag. Die Blutzuckerzahlen sind Nüchternwerte.

fast ganz; der physikalische Befund war zuletzt, was die Geräusche betraf, entschieden besser.

In anderen Fällen ist die Glykosurie hartnäckiger und erst durch relativ große Insulindosen zum Verschwinden zu bringen. Auf die Insulinresistenz der tuberkulösen Diabetiker haben bereits R. v. JAKSCH, O. MINKOWSKI u. a. hin-

gewiesen. Es zeigt dies auch folgende Beobachtung eines 45jährigen, seit 10 Jahren
an Diabetes leidenden Mannes, bei dem sich im letzten Halbjahr vor Eintritt
in unsere Behandlung Lungentuberkulose entwickelt hatte. Bei geringem physikalischen Befunde ergab die Röntgenaufnahme in beiden oberen Lungenpartien
produktive und cirrhotische Veränderungen. Im Auswurf Tuberkelbacillen. Es
besteht kein Fieber und auch keine Acidosis. Durch große Insulindosen konnte
schließlich Zuckerfreiheit erzielt werden. Der Patient befand sich auch mehrere
Monate nach der Entlassung bei 65 Einheiten Insulin und 100 Brotwerten noch
zuckerfrei und bei gutem Allgemeinbefinden (Abb. 27).

Manchmal erweist sich weniger die Glykosurie als die Ketonurie trotz Insulinbehandlung als sehr resistent. Fälle mit ausgesprochener Neigung zu Aci-

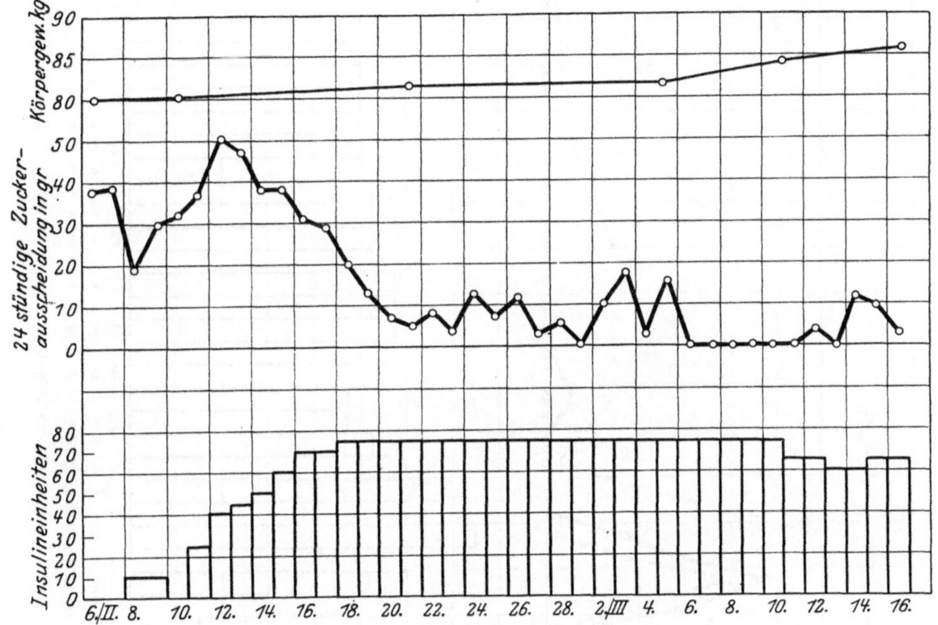

Abb. 27. Die Kost bestand in strenger Diät und 100 Brotwerten.

dosis müssen in prognostischer Beziehung ernster beurteilt werden, auch wenn
vorübergehend durch Insulin Besserung erzielt wird.

Folgende Krankengeschichte zeigt, wie vorsichtig man in der Beurteilung
der Lage in solchen Fällen sein muß.

Die 32jährige Frau kam im Januar 1925 zur Aufnahme. Sie stammt aus diabetischer
Familie. Seit Jahren arthritische Prozesse. 1920 Diabetes festgestellt. Seit Oktober 1923
Lungentuberkulose. Wurde dann $^3/_4$ Jahr mit Insulin behandelt. Gewichtszunahme um
16 Pfund, Verschwinden des Hustens und des Fiebers. Später wieder reichlich Zucker und
Gewichtsabnahme. Jetzt: Gewicht 60 kg. Über r. Oberlappen Dämpfung und vereinzelte
kleinblasige Rasselgeräusche. Röntgenbild: Starke Schrumpfung des rechten Lungenfeldes.
Knotige und strangförmige Verdichtungen bes. in seinen oberen Teilen. Starke Verdichtung
beider Hili. Kein Auswurf. Leichte Temperaturen.

Wie die Kurve (Abb. 28) zeigt, besteht mäßiggradige Acidosis. Bei relativ kleinen Insulindosen
verschwindet die Glykosurie, während Ketonurie fortbesteht. Unter Anstieg der Temperatur nach einigen Tagen Wiederauftreten der Glykosurie und so starke Ketonurie, daß
Pat. einen präkomatösen Eindruck macht. Lungenbefund nicht verändert. Erst durch große
Insulinmengen (150 Einheiten) gelingt es, Zucker- und Acetonfreiheit zu erzielen. Hierauf
völliges Wohlbefinden, so daß Pat. Anfang März eine Lungenheilanstalt aufsuchen
kann. Hier weitere Besserung. Bei einer Nachuntersuchung Anfang April hat sich die Stoff-

wechsellage so gebessert, daß sie bei 40 Einheiten Insulin und 140 Brotwerten frei von Zucker und Aceton ist. Trotzdem Gewichtszunahme nur gering (im ganzen 2 kg). Schon 14 Tage nach ihrer Rückkehr nach Hause wieder Auftreten von Glykosurie, die auch durch große

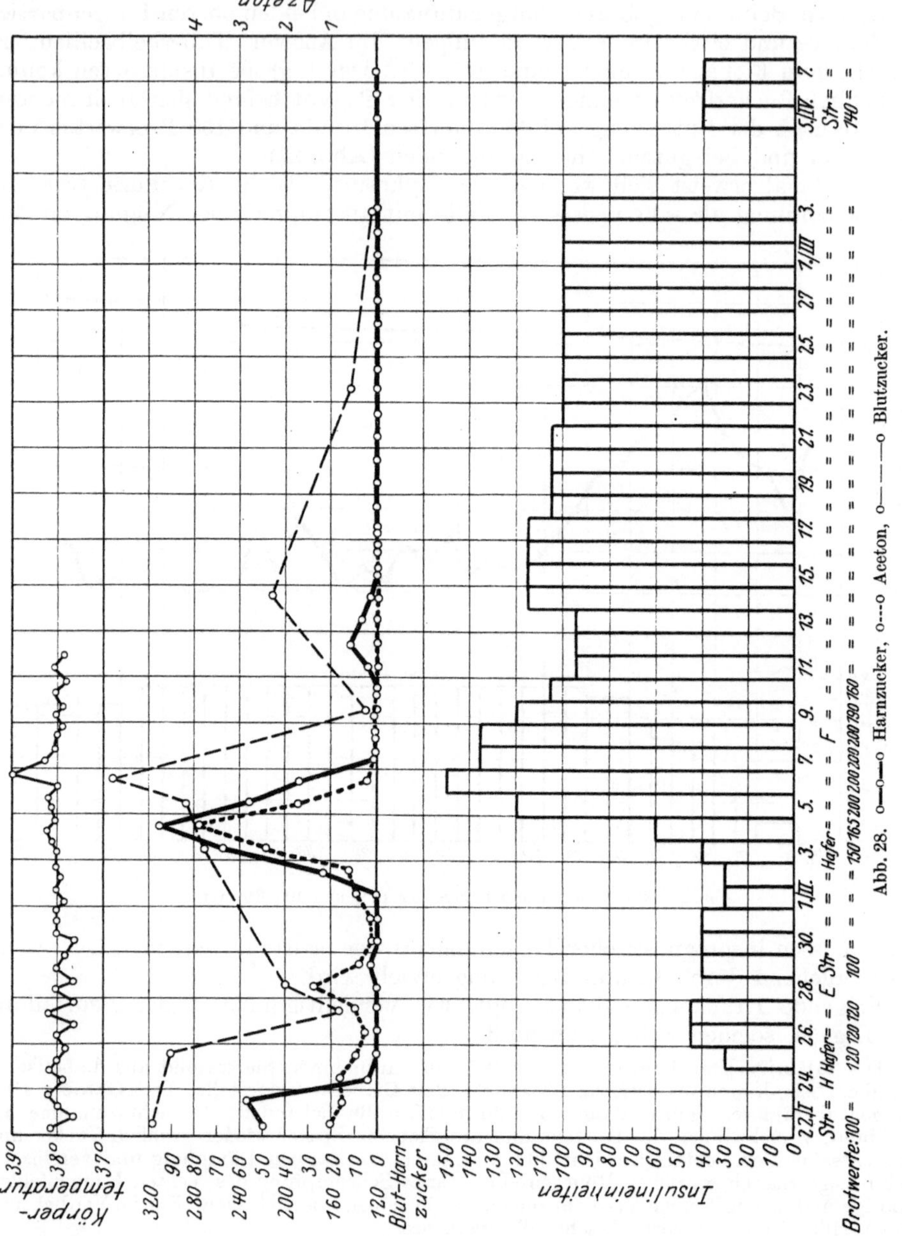

Abb. 28.

Insulindosen nicht zu bekämpfen ist, dabei Fieber und fortschreitender Lungenprozeß. Anfang Juni exitus letalis.

Besonders ungünstig scheint der Verlauf des durch Tuberkulose komplizierten kindlichen Diabetes zu sein. Wir hatten Gelegenheit, einen solchen Fall zu beobachten:

Bei der 14jährigen Patientin, deren Mutter an Tuberkulose starb, wurde im August 1924 zuerst Zucker festgestellt, nachdem schon $1/4$ Jahr vorher Abmagerung und Durst bemerkt waren. Vom 2. September bis Anfang Oktober erste Aufnahme in unsere Klinik. Blasses Mädchen von asthenischem Habitus, 38 kg schwer. Über den Lungen physikalisch nichts sicheres nachweisbar. Im Röntgenbilde aber doppelseitige knotige und indurierende Spitzentuberkulose. Im Harn 7 % Zucker und 3 g Aceton in 24 Std. Entzuckerung auch mit Insulin schwierig. Ende Oktober 1924 mit Diät ($1/2$ Fleischkost und 80 g Brotwert) und 45 Einh. Insulin entlassen. Körpergewicht 44,2 kg. Dann leidliches Wohlbefinden. Nur zeitweise geringe Glykosurie. Ende Mai plötzlich Gewichtsabnahme. Kein Fieber. Husten mit etwas Auswurf. Anfang Juni Aufnahme in die Klinik. Gewicht 45 kg. Über der linken Spitze Schallverkürzung mit einzelnen Rasselgeräuschen. Röntgenbefund: Vorwiegend cirrhotische und cavernöse, teils auch nodöse Tuberkulose der linken Lunge. Deutliche Verschlechterung seit letzter Aufnahme. Verhalten des Stoffwechsels s. Abb. 29. Schallverkürzung mit einzelnen Rasselgeräuschen. Keine Fiebertemperaturen. Röntgenbefund:

Die Kurve zeigt, wie auch trotz hoher Insulingabe (100 Einh.) Glykosurie und Ketonurie fortbestehen. Auch der Blutzucker ist dauernd sehr hoch. Einige Monate nach der Entlassung erfolgte der Tod.

Nachteilige Wirkungen des Insulins haben wir bei tuberkulösen Diabetikern durchaus nicht gesehen. Wie weit die von einzelnen Beobachtern (L. BLUM und H. SCHWAB, VEIEL, E. FRÄNKEL, LAQUEUR, H. WESKOTT, RICHTER u. a.) berichteten Verschlechterungen auf Rechnung des Insulins zu setzen sind, läßt sich aus ihren Berichten schwer beurteilen.

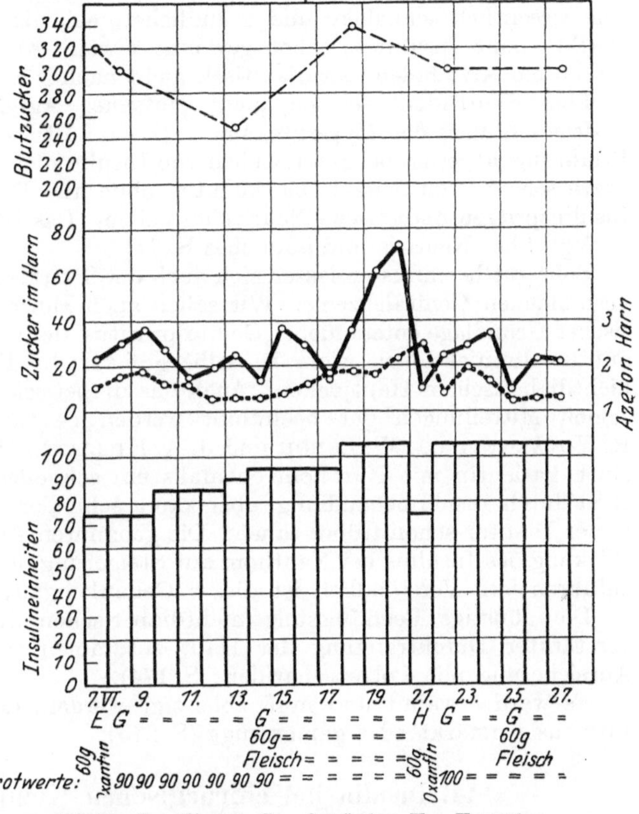

Abb. 29. E = Eiertag, G = Gemüsetag, H = Hungertag.

Die gelegentlich auftretenden, von uns kaum beobachteten Allgemein- und Lokalreaktionen sind wohl auf den Eiweißgehalt der Präparate zu beziehen und als unspezifische Eiweißreaktionen aufzufassen. Gesetzmäßigkeiten zwischen Höhe der Insulindosis und Auftreten der Reaktionen scheinen nicht zu bestehen. Manchmal erzeugen kleine Dosen lokale oder allgemeine Reaktionen, während in vielen anderen Fällen auch größere Dosen in dieser Beziehung ganz ohne Einfluß sind. Zweckmäßig wird man zur Vermeidung unerwünschter Nebenwirkungen mit nicht zu großen Dosen beginnen.

Daß unter dem Schutze des Insulins jetzt auch besondere therapeutische Eingriffe, wie Anlegung eines Pneumothorax, die früher bei tuberkulösen Diabetikern meist abgelehnt wurde, mit Erfolg durchgeführt werden können, zeigte M. ROSENBERG.

Bei einer Erkrankung, die, wie Tuberkulose, auch ohne Komplikation

mit Diabetes zu so außerordentlich wechselvollem Verlaufe neigt, wäre es natürlich heute noch verfrüht, ein allgemeines Urteil darüber abzugeben, welchen
Einfluß das Insulin auf die Prognose der Kombination: Diabetes-Tuberkulose
haben wird. Vgl. über Diabetes + Tuberkulose auch S. 290, 554.

13. Insulin bei Komplikationen von seiten des Nervensystems und der Haut.

Die neuritischen Schmerzen der Diabetiker lassen sich meist durch
erfolgreiche Insulin-Diät-Kuren beseitigen, bald schon recht schnell, bald erst
nach längerer Dauer. Wir haben nicht den Eindruck, daß diese Auswirkung
eine wesentlich schnellere und gründlichere sei, als wir es bei erfolgreicher
Diätkur ohne Insulin zu sehen gewohnt waren. Abweichendes Urteil wird natürlich ein Arzt fällen, der diätetisch nicht nachdrücklich genug vorging. Hartnäckige Neuritiden weichen nicht einfacher Aglykosurie, sondern heischen
kräftiges Sinken der Hyperglykämie. Das ist altbekannt (H. SALOMON, eigene
Erfahrungen); es ist bei Heranziehen von Insulin nicht anders geworden. Manche
Ärzte scheinen zu denken, sie könnten ohne alle Diätrücksichten durch einige
Insulinspritzen diabetische Neuritiden heilen. Das ist natürlich grundfalsch.

Vgl. über Neuritis und ähnliches S. 341.

Sehr gut beeinflussen lassen sich auch der Pruritus vulvae und die damit
verbundenen Genitalekzeme. Wir sahen auch Einzelfälle, wo auf nicht diabetischer Grundlage entstandener Genitalpruritus, der allen übrigen Mitteln trotzte,
auf Insulininjektionen wich. Dasselbe gilt für die Fälle von diabetischem wie
nichtdiabetischem Hautjucken. Auch das diabetische Xanthom soll nach einzelnen Mitteilungen gut beeinflußt werden (A. CHAUFFARD, P. BRODIN und
R. YOVANOWITSCH, W. LOUGH und J. A. KILLIAN). Wir selbst beobachteten bei
einer Patientin mit Xanthom ebenfalls ein schnelles Verschwinden der Knöt-
chen durch Insulinbehandlung, aber kaum schneller, als wir es bei erfolgreicher
reiner Diätkur schon früher sahen. Die genannten Autoren nehmen an, daß die
Wirkung des Insulins bei Xanthom auf Steigerung des Fettstoffwechsels zurückzuführen ist. Verständlich ist dieser Gedankengang nicht!

Die günstige Beeinflussung nichtdiabetischen Juckreizes hängt wohl mit
verstärkter Durchtränkung der Haut zusammen (verstärkte Quellung durch
Anreicherung mit Polysacchariden; S. 174).

Es ward erwähnt und muß beherzigt werden, daß Insulin manchmal den
Pruritus verstärkt oder gar erzeugt (S. 275).

14. Insulin bei chirurgischen Komplikationen.

Ebenso wie Komagefahr heischen dringende Operationen beim Diabetiker
die Mithilfe von Insulin. Durch letzteres können jetzt die Gefahren vermindert
oder ganz beseitigt werden, welche durch die Narkose oder schlechte Heilungstendenz der Wunden bedingt werden. Die chirurgisch kritische Form des schweren Diabetes kann virtuell in eine leichte, für das chirurgische Handeln unbedenkliche überführt werden (E. MELCHIOR und A. WAGNER). Die unter dem Schutze
des Insulins gegebene Möglichkeit ausreichender Ernährung setzt auch den
schweren Diabetiker in den Stand, umfangreiche Gewebsreparationen zu leisten,
wie sie nach Oberschenkelamputationen oder Exstirpation großer Karbunkel
nötig sind. Ob wir es mit spezifischer Förderung der Heilungsvorgänge durch
Insulin zu tun haben, oder ob nur die schnellere und gründlichere Besserung
der Stoffwechsellage den Ausschlag gibt, läßt sich noch nicht entscheiden. Uns
scheint letzteres im Vordergrund zu stehen.

Ist ein chirurgischer Eingriff unaufschiebbar, so muß Insulin ohne besondere

Vorbereitung gegeben werden. Wir geben in dringlichen Fällen unmittelbar vor der Operation 50—60 Einheiten, evtl. unter gleichzeitiger Zufuhr von 30 g Traubenzucker. Die durch Narkose hervorgerufene Steigerung der Hyperglykämie wirkt freilich schon an sich einer unerwünschten Senkung des Blutzuckers entgegen (H. S. Pemberton und L. Cunningham). Wenn irgend möglich, wird man aber derartige Kranke einer Vorbehandlung in der üblichen Weise unterziehen und sie schon vor der Operation zucker- und acetonfrei machen.

Der Nachbehandlung mit Insulin ist größte Aufmerksamkeit zu schenken. Man beschränke sich bei dem des Insulins Ungewohnten auf kleine Mengen, besonders wenn die Lage (z. B. nach Bauchoperationen) Nahrungsaufnahme verbietet. Wir pflegen in solchen Fällen in den ersten Tagen Fruchtsäfte, evtl. unter Zusatz von Lävulose oder Oxantin zu geben oder auch Hafersuppe in kleinen Einzelgaben. Der weitere Aufbau der Nahrung unter Schutz des Insulins vollzieht sich ganz wie früher besprochen. Die Resultate der Operationen bei Diabetikern sind seit Einführung des Insulins als durchaus günstig zu bezeichnen. Mit unseren eigenen guten Erfahrungen decken sich auch diejenigen von F. Umber und M. Rosenberg, O. Minkowski, H. Staub, V. Schmieden, G. Düttmann, E. Melchior und A. Wagner, A. W. Fischer u. v. a.

Wir haben seit Einführung des Insulins eine ganze Reihe chirurgischer Fälle beobachten können, die wir ohne die schnelle Mithilfe des Insulins für unrettbar verloren erachtet hätten. So sahen wir kürzlich einen 33 jährigen Diabetiker, der seit $1^1/_2$ Jahren ständig Insulin nimmt und nun wegen einer perforativen Appendicitis operiert werden mußte. (Prof. Schmieden). Es handelte sich um den bei Diabetikern bekannten besonders bösartigen Verlauf. Noch am dritten Tage post operationem fehlte jede Neigung des Peritoneum zur Verklebung. Obwohl im weiteren Verlaufe Thrombophlebitis und metastatische Pneumonie sich einstellten, genas der Kranke.

Bemerkenswert ist auch der Fall einer 72 jährigen Dame, die wegen eines seit vielen Jahren bestehenden mittelschweren Diabetes in letzter Zeit Insulinbehandlung durchmachte. Anfang Februar 1926 entwickelte sich ein schwerer Ikterus. Nach vierwöchigem Bestehen desselben wurde unter der Diagnose „Choledochusverschluß durch Stein" die Laparotomie ausgeführt (Dr. Altschüler). Es wurde ein großer Stein entfernt und die Gallenwege drainiert. Der weitere Verlauf und die Wundheilung waren ungestört, so daß die Pat. einige Wochen später als geheilt entlassen werden konnte.

Inwieweit die Prognose von Karbunkeln und Gangrän durch Insulin gebessert wird, läßt sich nicht allgemein beantworten, da doch alles auf Lage des Einzelfalles ankommt. Wo keine unbesiegbare Sepsis eingetreten war, sahen wir schon vor der Insulinära Karbunkel und ausgedehnte Phlegmonen nach ausgiebigen Incisionen oder Exstirpationen glatt heilen. Wie schwer sich aber gelegentlich bei großen Karbunkeln der Krankheitsverlauf, was den Diabetes betrifft, trotz ausgiebiger Insulinanwendung gestalten kann, möge folgende Beobachtung zeigen:

Es handelte sich um einen 37 jährigen Mann, der seit 10 Jahren an Diabetes leidet. Seit Oktober 1923 nimmt er Insulin, im Anschluß an beginnendes Koma. Am 19. August 1924 entwickelte sich wieder ein komatöser Zustand, der durch einen Nackenkarbunkel ausgelöst war. Es bestand zwar keine Bewußtlosigkeit, wohl aber „große Atmung" mit zeitweisen Erregungszuständen. Durch Verabfolgen von fast 500 Einh. Insulin im Verlaufe von 60 Std. gelang es, die augenblickliche Gefahr zu beseitigen und den Kranken, der außerhalb wohnte, in die Klinik zu überführen. Der weitere Verlauf war folgender:

Datum	24 stünd. Zuckerausscheidung	Blutzucker mg%	Gesamtaceton g	Körpertemperatur		Insulin Einh.	Nahrung
				morgens	abends		
22. VIII	87,7		1,84			75	50 g Brot 40 g Hafer 200 g Obst 90 g Fleisch

Datum	24stünd. Zucker- ausscheidung	Blut- zucker mg%	Gesamt- aceton g	Körpertemperatur		Insulin Einh.	Nahrung
				morgens	abends		
							3 Eier Gemüse 60 g Butter
23.VIII.	98,9	312	3,90		36,5	85	desgl.
24.VIII.	108,0		5,33	36,5	36,8	70	desgl.
25.VIII.	77,0		5,01	36,8	37,8	160	desgl.
26.VIII.	50,0		3,10	37,4	38,0	170	desgl.
27.VIII.	103,2	195	4,03	37,0	37,8	170	desgl.

Wegen des gefahrdrohenden Zustandes und der trotz großer Insulindosen nicht beherrschbaren Acidosis entschlossen wir uns, den bisher konservativ behandelten Karbunkel operativ anzugehen. Am 28. August, abends 9 Uhr wurde, nachdem der Patient kurz vor der Operation noch 60 Einh. Insulin erhalten hatte, in Äthernarkose durch Herrn Prof. KLOSE der außerordentlich tief sitzende Karbunkel breit im gesunden Gewebe exstirpiert. Der Verlauf ergibt sich aus nachstehender Tabelle:

Datum	24 stündige Zucker- aus- schei- dung	Blutzucker mg-%	Gesamt- aceton	Insulin- Einheiten	Nahrung
29. VIII.	49,9		4,8	8^h: 40 10^h: 30 1^h: 40 4^h: 40 } 230 7^h: 40 10^h: 40	20 g Oxantin in Citronenwasser 15 g ,, 15 g ,, 15 g ,, 15 g ,, 15 g ,, Außerdem Kaffee, Kognak
30. VIII.	0		0,85	desgl.	desgl.
31. VIII.	0		1,10	8^h: 40 10^h: — 1^h: 40 4^h: — } 140 7^h: 40 10^h: 20	20 g Oxantin Kaffee 10 g ,, Bouillon 15 g ,, Gemüse 10 g ,, 4 Eier 15 g ,, 15 g ,,
1. IX.	24,0		1,72	desgl.	desgl. desgl.
2. IX.	43,9		2,86	8^h: 40 1^h: 40 } 120 8^h: 40	30 g Hafer Kaffee 15 g ,, Bouillon 15 g ,, Gemüse 4 Eier
3. IX.	62,1		5,0	desgl.	desgl. desgl.
4. IX.	79,2		9,75	8^h: 40 1^h: 40 8^h: 50 } 145 10^h: 15	desgl. desgl.
5. IX.	68,4		8,80	8^h: 40 1^h: 40 8^h: 40 } 150 10^h: 30	desgl. desgl. . 10 g Oxantin
6. IX.	56,1		3,59	8^h: 40 10^h: — 1^h: 40 4^h: — } 160 7^h: 40 10^h: 40	20 g Oxantin desgl. 10 g ,, 15 g ,, 10 g ,, 15 g ,, 15 g ,,
7. IX.	58,8		3,02	8^b: 40 10^h: 30 1^h: 40 4^h: — } 180 7^h: 40 10^h: 30	20 g Oxantin desgl. 15 g ,, 15 g ,, 10 g ,, o15 g ,, 10 g ,,
8. IX.	24,9		0,64	desgl.	desgl. desgl.
9. IX.	29,4		0,32	desgl.	desgl. desgl.
10. IX.	0,7		0,18	desgl.	desgl. desgl. 1 Ei 50 g Fleisch

Datum	24 stündige Zucker-ausschei-dung	Blutzucker mg-%	Gesamt-aceton	Insulin-Einheiten	Nahrung	
11. IX.	5,6	nüchtern 190 12^h: 330 5^h: 190 9^h: 200	0,96	8^h: 40 10^h: 30 1^h: 40 4^h: — } 160 7^h: 30 10^h: 20	20 g Oxantin 15 g ,, 15 g ,, 10 g ,, 15 g ,, 10 g ,,	Bouillon, Kaffee, Kognak 600 g Gemüse 100 g Fett, 100 g Rahm 3 Eier 60 g Fleisch
12. IX.	22,8	217	0,06	desgl.	desgl.	
13. IX.	12,2		—	desgl.	desgl.	desgl.
14. IX.	2,1		0,06	desgl.	desgl.	desgl.
15. IX.	30,0		0,06	desgl.	desgl.	desgl.
16. IX.	0	140	0,04	desgl.	desgl.	desgl.
17. IX.	7,2	227	—	desgl.	desgl.	desgl.
18. IX.	0,6		0,09	150	60 g Oxantin	desgl. + 30 g Fleisch
19. IX.	0	nüchtern 215 12^h: 216 5^h: 105 7^h: 130	0,09	desgl.	desgl.	desgl.
20. IX.	0		0,11	125	30 g Oxantin u. 60 g Brot	desgl.
21. IX.	0		0,14	105	desgl.	desgl.
22. IX.	0		0,10	105	desgl.	desgl.
23. IX.	0	nüchtern 155 12^h: 147 5^h: 112 7^h: 110	0,11	105	desgl.	desgl.

Bemerkenswert an diesem Verlaufe ist, daß trotz großer Dosen von Insulin es am 6. Tage nach der Operation wieder zu beträchtlichem Ansteigen der Ketonurie kam, die an den beiden folgenden Tagen Werte erreichte, wie man sie kaum im Koma zu sehen gewohnt ist. Ob dies durch Resorption toxischer Substanzen aus der großen Wundhöhle bedingt war, läßt sich nicht sicher sagen. Jedenfalls bestand kein Fieber. Durch Steigerung der Insulindosis und durch Verabfolgung von Oxantin gelang es auch diese Gefahr zu beseitigen. Der Patient wurde Ende Oktober geheilt entlassen. Er stellte sich einige Monate später wieder vor und war bei 100 Einh. und etwa 80 Brotwerten zuckerfrei. Die große Wundhöhle war indessen völlig zugranuliert.

Was die Gangrän der unteren Extremitäten betrifft, so sahen wir oberflächliche Gangrän sich ohne Defekt wieder zurückbilden. In mehreren anderen Fällen kam der Prozeß zum Stillstand, so daß nach einiger Zeit die Absetzung einer oder mehrerer Zehen erfolgen konnte. In einem Falle schwerer gangräneszierender Entzündung, die, als sie in unsere Behandlung kam, bereits einen großen Teil des Fußes ergriffen hatte, konnte trotz vollständiger Freiheit des Harnes von Zucker und Aceton ein Stillstand des Prozesses nicht erzielt werden. Bei der Amputation des Oberschenkels zeigte sich die Arteria femoralis in ihrem ganzen Verlaufe durch einen festen Thrombus verschlossen. In solchen Fällen steht eben die Gefäßerkrankung ganz im Vordergrunde, und diese ist durch Insulin nicht zu beeinflussen. In derartig schweren Fällen sollte man daher im Vertrauen auf die Insulinwirkung mit der hohen Amputation nicht zu lange zögern. Bei Fußgangrän erweist sich die durch Insulin oft hervorgerufene Wasseransammlung ungünstig. Wir pflegen überstarker wässeriger Durchtränkung der Gewebe durch kochsalzarme Nahrung, am besten in Form der Eiertage (vgl. unser Verordnungsbuch S. 72) vorzubeugen.

15. Insulin bei Komplikationen seitens der Augen.

A. Wagner berichtet über Heilung bzw. Besserung einer Cataracta diabetica bei einem 14jährigen Mädchen. Bei älteren Diabetikern haben wir auch bei beginnendem Star keinen Einfluß von Insulin im Sinne einer Rückbildung der Linsentrübungen beobachten können. Offenbar spielen hier noch andere, nicht

mit der diabetischen Stoffwechselstörung in unmittelbarem Zusammenhang
stehende Umstände mit, welche durch Insulin nicht zu beeinflussen sind. Ebenso
sahen wir in vielen Fällen keine Besserung retinitischer Prozesse durch Insulin.
Da beim Entstehen der Retinitis meist irreparable Gefäßveränderungen mitwirken (s. S. 323), war Besserung von vornherein unwahrscheinlich. Doch gibt
es sicher Fälle von spezifisch-diabetischen Netzhautveränderungen, welche durch
Insulin gebessert werden können. So beschreiben A. CHAUFFARD, A. GRIGAUT
und M. NIDA einen Fall von Retinitis diabetica mit Bildung gelblich-weißer
Flecken hinter den Netzhautgefäßen, ohne daß Hypertonie und Veränderungen
der Retinalgefäße vorhanden waren. Hier führte Insulin zum Verschwinden der
retinitischen Erscheinungen und zu Besserung des Sehvermögens. Vielleicht
handelte es sich um Lipoidablagerungen in der Netzhaut, die zugleich mit der
Stoffwechselstörung beseitigt wurden. — Genaueres über Augenstörungen bei
Diabetes, auch über Einfluß der Therapie auf dieselben S. 319 ff.

16. Insulinbehandlung bei Diabetes der Kinder und Jugendlichen.

Die meist bösartigen Formen des kindlichen Diabetes bedürfen unter allen
Umständen der Behandlung mit Insulin. Denn nur so ist es möglich, das früher
trostlose Schicksal zuckerkranker Kinder günstiger zu gestalten.

Das einzuschlagende Verfahren unterscheidet sich im Prinzip nicht von dem
oben für die erwachsenen Diabetiker beschriebenen. Im allgemeinen gelingt es,
wenn Kinder und Jugendliche in früheren Stadien der Erkrankung zur Behandlung kommen, überraschend schnell und leicht Zucker- und Acetonfreiheit des
Harns zu erreichen.

Bei Kindern läßt sich oft mit kleineren Dosen als bei Erwachsenen auskommen; jedoch besteht keine Abhängigkeit von der Höhe des Körpergewichts
wie sonst bei anderen starken Arzneimitteln. Auch bei ganz jugendlichen Individuen muß sich die erforderliche Insulinmenge im wesentlichen nach der Schwere
des Falles richten. So lehrt der im Nachstehenden aufgeführte Fall, wie bei
Jugendlichen schon erstmalige Insulinbehandlung relativ kurze Zeit nach Entdeckung des Zuckers große Mengen des Medikaments verlangen kann, um den
Zucker zum Verschwinden zu bringen.

E. M., 17 Jahre, Gymnasiast. Aufgenommen 11. Juli 1924. Familienanamnese o. B.
Diabetes seit März 1923 bestehend. Diätetisch behandelt, trotzdem zunehmende Verschlechterung. Befund: Noch ganz unentwickelt, auffallender Rubor faciei, leichte Xanthosis.

Auch nachdem Zuckerfreiheit erreicht war, gestaltete sich die weitere Behandlung sehr
schwierig. Öfters traten ohne besondere Veranlassung und ohne Änderungen von Diät und
Insulindosis an einzelnen Tagen große Zuckermengen im Harn auf. Der Patient mußte
$1^1/_2$ Jahre später noch dauernd 85 Einh. erhalten, ohne daß damit Aglykosurie erhalten
werden konnte. Trotzdem war sein Befinden gut. Im März 1926 betrug das Körpergewicht
46 kg. (Tabelle S. 529.)

Auch in dem folgenden Falle, der ein noch nicht 2 Jahre altes Kind betraf,
wurden relativ große Insulindosen benötigt. Auch hier war es schwer, den Zucker
zum Verschwinden zu bringen. (Tabelle S. 530.)

22 Monate altes Mädchen. Entwickelte sich seit der Geburt geistig und körperlich in
normaler Weise. Heredität: Urgroßvater mütterlicherseits hatte Diabetes, ebenso eine
Tochter dieses Mannes (Tante der Mutter). In der Familie von Vater und Mutter des Kindes
mehrere Fälle von Fettsucht. Das Kind hatte keinerlei Krankheit außer Keuchhusten im
Sommer 1925. Anfang Oktober 1925 fiel das Kind aus seinem Sportwagen mit dem Kopf
auf das Straßenpflaster; etwa 12 Std. später einmal Erbrechen. Seit dieser Zeit fiel das veränderte Wesen des Kindes auf; es war mürrisch und schrie viel. Starker Durst und auffallend viel Urin. Keine Gewichtsabnahme. Ende Oktober wurde Zucker im Harn festgestellt, ebenso Aceton und Acetessigsäure. Die tägliche Zuckerausscheidung schwankte
zwischen 45 und 70 g. Nach einem präkomatösen Zustande wurde das Kind am 2. November
in eine auswärtige Kinderklinik aufgenommen. Hier stellte sich doppelseitige Otitis media
ein, die Paracentese nötig machte. Bei Diät (60 g Hafer, 50 g Butter, 1 Eigelb, 300 g Gemüse,

Datum	Zuckerausscheidung g	Gesamtaceton g	Fe$_2$Cl$_3$	Blutzukker mg%	Körpergewicht kg	Diät Grundkost	Brotwert	Insulin-Einheiten
1924								
11. VII.	150,0	2,3	pos.		36,6	Strenge Diät	100	—
12. VII.	70,0	2,2	pos.	340		desgl.	100	—
14. VII.	48,3	1,5	pos.	260		300 Gemüse 2 Eier 50 Rahm 20 Butter	mitt. u. abd. je 100 g Obst	—
15. VII.	30,0	1,3	pos.	250		desgl. + 300 Gemüse 40 Butter 90 Fleisch	mitt. 25 g Brot abd. 25 g Brot	mitt.15 abds.15 } 30
16. VII.	68,6	1,1	pos.			desgl. + 50 g Speck	desgl.	morg.15 mitt. 15 abds. 15 } 45
17. VII.	73,3	0,75	pos.			desgl.	desgl. + 25 g Brot	morg.20 mitt. 15 abds. 20 } 55
18. VII.	16,1	0,9	pos.			Eiertag	35 g Luftbrot	morg.15
19. VII.	91,1	0,20	schw.	222		wie am 17. VII.		morg.20 mitt. 15 abds. 20 } 55
22. VII.	15,3	0,03	neg.	260		600 Gemüse 90 Fleisch 60 Butter 2 Eier	60 g Hafer	morg.20 mitt. 20 abds. 30 } 70
23. VII.	7,9	0,12	neg.		38,3	desgl.	desgl.	desgl.
24. VII.	26,7	0,15	neg.	144	37,5	desgl.	75 g Hafer	desgl.
25. VII.	35,5	0,05	neg.			desgl.	desgl.	morg.20 mitt. 30 abds. 30 } 80
26. VII.	1,05	0,05	neg.	250		Eiertag	35 g Luftbrot	morg.20
27. VII.	0,03	0	neg.	186	37,4	wie am 22. VII.	75 g Hafer	morg.20 mitt. 30 abds. 30 } 80
29. VII.	0	0	neg.	178		desgl.	desgl.	desgl.

30 g Fleisch und 300 g Obst) und 45 Einh. Insulin (2 tägl. Injektionen) Wohlbefinden und leichte Gewichtszunahme. Die Glykosurie schwankte zwischen 4 und 11 g in 24 Std. Einmal hypoglykämsicher Anfall.

Am 7. Januar 1926 Aufnahme in unsere Privatklinik. Gut entwickeltes, seinem Alter entsprechendes Kind. Etwas blaß. Das Weitere ergibt sich aus der Tabelle, die Ausschnitte aus der dreimonatigen Beobachtungszeit enthält. Tabelle S. 530.

Bei Kindern ist besondere Sorgfalt in der Dosierung des Insulins nötig, da sie leichter als Erwachsene zu Hypoglykämie neigen, und die Gefahr eines daraus entstehenden hypoglykämischen Kollapses besonders groß ist. Die Kenntnis der Tagesschwankungen des Blutzuckers ist erwünscht, um zu einem Optimum der Insulindosierung zu gelangen, d. h. einerseits Aglykosurie zu erlangen, andererseits zu starkes Absinken des Blutzuckers zu vermeiden. In einigermaßen schweren Fällen ist der Blutzuckerspiegel in den Morgenstunden am höchsten. Deshalb muß man die Morgendosis relativ hoch wählen. Da unter ihrem Einfluß um die Mittagszeit das Blutzuckerniveau gewöhnlich seinen tiefsten Stand erreicht hat, soll die um diese Zeit zu verabfolgende Insulindosis kleiner sein. Die Abenddosis kann ungefähr der Morgendosis entsprechen, weil um diese Zeit der Blutzucker gewöhnlich zu steigen begonnen hat. Vielleicht nicht nur wegen der Höhe, sondern auch wegen einer besonderen, noch nicht völlig erklärten Hartnäckigkeit der morgendlichen Hyperglykämie gelingt es immer am schwer-

Datum	Harn-menge	Zucker g	Aceton g	Blut-zuk-ker	Insulin-Einheiten	Diät	
						Grundkost	Kohlenhydrate
8. I. 26	610	5,04	0,03	300	8ʰ: 18 6ʰ: 10	400 g Gemüse 50 g Butter 30 g Fleisch 1 Eidotter	8ʰ 20 g Hafer 100 g Apfel 10ʰ 20 g Hafer 80 g Apfelsine mitt. 100 g Apfel 3½ʰ: 20 g Hafer 100 g Apfelsine abds. 20 g Hafer 150 g Apfel }150 BW
15. I.	450	8,75	0,12		8ʰ: 18 12ʰ: 10 7ʰ: 18	desgl.	8ʰ: 20 g Hafer 10ʰ:100 g Kompott mitt. 150 g Obst abds. 25 g Gries 150 g Kompott }100 BW
18. I.	120 70 150 —— 340	1,8 0 0 —— 1,8	0,03		8ʰ: 20 12ʰ: 10 7ʰ: 20	desgl.	desgl.
31. I. 8—12ʰ 12—4ʰ 4—7ʰ nachts	70 100 80 50 —— 300	2,03 0 0 0 —— 3,53	—		8ʰ: 12 12ʰ: 12 7ʰ: 10	400 g Gemüse 50 g Butter 100 g Rahm 2 Eidotter	Wie am 15. I. Statt Gries Hafer
24. II.	340	8,14	—	400	8ʰ: 24 12ʰ: 6 7ʰ: 16	Wie am 8. I.	Wie am 8. I.
7. III. 8—12ʰ 12—4ʰ 4—7ʰ nachts[1])	30 40 90 80 —— 240	0 0 1,1 0 —— 1,1	—		8ʰ: 24 12ʰ: 6 7ʰ: 18	desgl. + 1 Ei	desgl.
8. III.	290	2,01	—		8ʰ: 20 12ʰ: 6 12ʰ: 12	desgl.	desgl.
4. IV.	330	0	—		8ʰ: 16 12ʰ: 4 7ʰ: 12	desgl.	desgl.

sten, den in den Morgenstunden gelassenen Urin zuckerfrei zu bekommen. Wo fortlaufende Blutzuckeruntersuchungen nicht gemacht werden können, sollte man wenigstens den Harn in 3 Tagesportionen sammeln und analysieren, um festzustellen, welche Insulindosis verstärkt werden muß.

Wir verabfolgen in schwereren Fällen nach Beseitigung der unmittelbaren Gefahr, um den Erfolg zu sichern, zunächst 3 Injektionen und streben dann unter schrittweisem Abbau der Mittagsspritze darauf hin, uns auf 2 Injektionen täglich zu beschränken. Wir bleiben auch dabei, wenn im Laufe des Tages noch geringe Zuckermengen ausgeschieden werden. Auch nach Erfahrungen von R. Priesel und R. Wagner an der v. Pirquetschen Klinik stellen 2 tägliche Injektionen, in 12stündigem Intervall gegeben, die wünschenswerteste Insulinverteilung dar,

---

[1]) Abends 9 Uhr 30 Min.: Kind wird unruhig. Schreit. Wegen Verdachts auf Hypoglykämie Saft von 1½ Apfelsinen. Danach Erbrechen, dann Bewußtlosigkeit und klonische Krämpfe. 0,0003 Adrenalin subcutan und 25 ccm Dextroselösung (25%) rectal Langsame Besserung. Schlaf.

weil dadurch am ehesten Hypoglykämie vermieden wird. Leider ist es nicht in allen Fällen möglich, mit 2 Insulindosen auszukommen. Es ist auch selbstverständlich, daß interkurrente Erkrankungen dazu nötigen können, für einige Zeit zu 3 Injektionen zurückzukehren. In schweren Fällen, wo selbst bei 3 täglichen Injektionen der Morgenharn nicht zuckerfrei wird, empfehlen PRIESEL und WAGNER, die erste Spritze sehr früh am Morgen, etwa um 5 Uhr, zu geben, um der Frühhyperglykämie zu begegnen, ein Verfahren, dessen wir uns auch gelegentlich mit Erfolg bedient haben, das aber mit großen Belästigungen für die Patienten verbunden ist. Während wir bei Erwachsenen in der Dauerbehandlung womöglich 1—2 insulinfreie Tage mit anders eingestellter Kost einschalten (S. 505), fanden wir dies bei Kindern nur ganz ausnahmsweise tunlich. Solche Tage lassen bei ihnen die Acidosis allzustark ansteigen.

Folgende Beobachtung mag als Beispiel für den allmählichen Abbau des Insulins und Einstellung auf 2 Injektionen dienen. Der Urin blieb dann bisher bei gleicher Kost und Insulingabe zuckerfrei.

12jähriges Mädchen. Aufgenommen Anfang April 1926. Diabetes vor einem Vierteljahr entdeckt.

Datum	Glykosurie absolute Mengen	Gesamtaceton in 24 Std.	Blutzucker mg-$\%$	Gewicht kg	Insulin-Einheiten	Diät	
						Grundkost	Kohlenhydrate
13. IV. 8—12^h	20,0	3,21 g	265	40,6	—	Strenge Diät	90 Brotwerte
12—7^h	21,0						
nachts	74,1						
14. IV. 8—12^h	21,2	¯0,97			1^h: 20	desgl.	1^h: 30 g Hafer
12—8^h	17,0				4^h: 20		4^h: 30 g „
nachts	0				7^h: 20		7^h: 35 g „
18. IV. 8—1^h	1,5	0,1			8^h: 30	100 g Butter	8^h: 30 g Hafer
1—7^h	0				1^h: 20	3 Eier	12^h: 50 g „
nachts	0				7^h: 24	Salat	7^h: 50 g „
25. IV. 8—1^h	0,9	0,06		43,1	8^h: 30	desgl.	8^h: 30 g Hafer
1—7^h	0,9				1^h: 12	100 g Fisch	12^h: 60 g Kartoffeln
nachts	0				7^h: 20		150 g Obst
						60 g Fleisch	7^h: 40 g Brot
27. IV. 8—1^h	6,3	0,07	250		8^h: 34	$^1/_2$	8^h: 30 g Hafer
2—7^h	0				12^h: 8	Fleischkost	10^h: 150 g Obst
nachts	0				7^h: 20		12^h: 60 g Kartoffeln
							7^h: 40 g Brot
28. IV. 8—1^h	0,45	0,05			8^h: 34	desgl.	desgl.
1—7^h	0,3				7^h: 6		
nachts	3,0				7^h: 22		
29. IV. 8—1^h	1,8	0,03			8^h: 36	desgl.	desgl.
1—7^h	0				12^h: 4		
nachts	0				7^h: 22		
30. IV. 8—1^h	3,6	0,04			8^h: 36	desgl.	8^h: 30 g Hafer
1—7^h	0						10^h: 150 g Obst
nachts	0,45				7^h: 24		7^h: 40 g Brot
							150 g Obst

Fortsetzung der Tabelle von Seite 531.

Datum	Glykos-urie absolute Mengen	Gesamt-aceton in 24 Std.	Blut-zuk-ker mg-%	Ge-wicht kg	Insulin-Einheiten	Diät	
						Grundkost	Kohlenhydrate
5. V.							
8—1^h	1,2	0,02	229	43,3	8^h: 40	desgl.	desgl.
1—7^h	0				7^h: 26		
nachts	0						
15. V.							
8—1^h	0	0,07	175	43,4	8^h: 40	desgl.	desgl.
1—7^h	0				7^h: 16		
nachts	0						

Seit Einführung des Insulins haben wir etwa 30 diabetische Kinder und Jugendliche behandelt. Von diesen sind bis jetzt 2 Kinder im Alter von 9 und 12 Jahren gestorben. Ferner starb ein 17jähriges Mädchen, welches aber zu Hause Insulinbehandlung und Diät in unzureichender Weise durchführte. In den beiden ersteren Fällen führten interkurrente Krankheiten, deren Natur wir nicht mit Sicherheit erfahren konnten, zum Tode. In allen anderen Fällen entwickelten sich bisher die Kinder unter dem Schutze des Insulins in normaler Weise. Gleiches wird von allen Ärzten, die über größere Erfahrungen in der Insulinbehandlung des kindlichen Diabetes verfügen, berichtet (H. GEYLIN, G. HARROP, M. MURRAY und E. CORVIN, P. LEREBOUILLET, R. PRIESEL und R. WAGNER u. a.).

Es scheint für das Wohlbefinden der Kinder nicht von sehr wesentlichem Belang zu sein, wenn dauernd ein geringer Grad von Glykosurie besteht. Aber auch wo Zuckerfreiheit vorhanden, bleiben doch meist sehr hohe Nüchtern-werte des Blutzuckers bestehen. Sie sind daher kein Maßstab für den einstweiligen Erfolg der Behandlung. Wir richten uns zur Beurteilung desselben nach Gesamthöhe der täglichen Zuckerausscheidung, wie dies auch von anderen Autoren (MAJOR und DAVIS, PRIESEL und WAGNER u. a.) empfohlen wird. Wir müssen aber dem Dauerbestand hoher Blutzuckerwerte die Mahnung entnehmen, den einstweiligen Erfolg (betreffs Glykosurie, Kräftigung, günstige Allgemeinentwicklung) prognostisch nicht zu überwerten. Wir halten es für wahrscheinlich, daß bei Kindern und Jugendlichen günstige allgemeine Prognose des Diabetes in weit höherem Maße als beim Erwachsenen sich in Rückkehr zu normalem Blutzuckerstand (Nüchternwert) widerspiegeln muß.

Was den Insulinbedarf der kindlichen und jugendlichen Diabetiker betrifft, so ist uns bisher kein schwererer Fall begegnet, wo wir im Laufe der Zeit die nach einleitender erster Kur benötigte Insulinmenge wesentlich vermindern oder Insulin ganz weglassen konnten. Meist mußte allmählich sogar zu höheren Dosen gegriffen werden. In den folgenden Tabellen sind die Dauerresultate bei einigen kindlichen Diabetesfällen zusammengestellt, welche sich zum Teil seit Beginn der Insulinära dauernd in unserer Kontrolle befinden. Die in kurzen Zeitabständen eingeschalteten Perioden klinischer Beobachtung geben einen fortlaufenden Überblick über Insulinbedarf, Glykosurie, Verhalten des Blutzuckers und des Körpergewichts. Die in den Tabellen verzeichneten Zahlen sind die Durchschnittswerte der jeweiligen Beobachtungsperiode.

Pat. S., Mädchen, kam im September 1922 zum ersten Male im Alter von 8 Jahren in unsere Klinik, nachdem der Diabetes seit einigen Monaten bestand. Insulinbehandlung wurde erstmals im Sommer 1923 eingeleitet. Die in der Tabelle verzeichneten Zahlen sind Durchschnittswerte der jedesmaligen Beobachtungsperiode.

Jahr	Monat	24-stünd. Zuckerausscheid.	Gesamtaceton 24 Stunden	$Fe_2\text{-}Cl_3$	N-Ausscheidung	Blutzucker nüchtern mg-$\%$	Körpergewicht kg	Diät		
								Grundkost	Brotwert	Insulin-Einheiten
1922	IX.	12,6	0,15	neg.	12,4	120	30,6	$^1/_2$ Fleischkost	50	
1923	I.	0	0,17	schw.	8,9	150	33,0	$^1/_2$ Fleischkost	35	
	IV.	40,7	1,9	pos.	10,3	130	31,4	$^1/_2$ Fleischkost	35	
	VI.	0	0,12	neg.	7,2	200	31,1	90 g Fleisch 3 Eier 120 g Fett 600 g Gemüse	50	30 3 × tgl. 10
	X.[1]	0	0,24	schw.	9,5	230	30,6	desgl.	45	30 3 × tgl. 10
1924	II.	26,0	0,38	schw.	13,7	320	33,8	desgl.	65	35 morg. 15 mitt. 10 abds. 10
	VI.	3,5	0,06	neg.	8,5	160	35,0	desgl.	80	75 3 × tgl. 25
	VIII.	7,0	0,15	neg.	4,0	160	33,1	desgl., nur 40 g Fleisch 1 Ei	60	80
	XI.	1,7	0,03	neg.	6,5	280	38,8	wie früher	85	75
1925	IV.	4,9	0,07	neg.	11,0	340	41,0	desgl.	95	85
	VIII.	11,3	0,05	neg.	10,0	370	41,7	desgl.	120	60
	XI.	7,7	0,10	neg.	10,3	300	45,1	$^1/_2$ Fleischkost	120	48
1926	V.	7,5	0,03	neg.	—	350	45,0	desgl.	120	46 morg. 20 mitt. 10 abds. 16

H. L. kam als 7 jähriges Kind im November 1923 zum ersten Male in unsere Behandlung. Juli 1923 hatte das Kind sich bei einem Ausfluge erkältet. Hatte einige Tage Fieber. Seitdem immer elend, viel Durst, wenig Appetit, allmähliche Gewichtsabnahme von 22 auf 20 kg. Der weitere Verlauf ergibt sich aus der Tabelle.

Jahr	Monat	24 stünd. Zuckerausscheidung	Aceton	Fe_2Cl_3	Blutzukker mg-$\%$	Körpergew. kg	Brotwert der Kost	Insulin-Einheit.	Bemerkungen
1923	XI.	43,0	1,5	pos.	200	22,3	100	—	
	XII.	0	0,5	schw.	184	24,6	40	30	
1925	IV.	0,7	0,05	neg.	200	26,0	80	40	Im Juli 1924 Scharlach
1925	VIII.	7,2	0,2	schw.	280	29,2	70	35	Ende August 1925 Masern
1926	III.	1,5	0,28	neg.			70	50	

P. F., 9 Jahre alt. Erste Beobachtung. Anfang Juli 1925. Vor 2 Wochen erste Auftreten diabetischer Erscheinungen.

Jahr	Monat	24 std. Zuckerausscheid.	Gesamtaceton	Fe_2Cl_3	Blutzucker nücht. mg-$\%$	Körpergewicht kg	Brotwert der Kost	Insulin	Bemerkungen
1925	VI.	85,0	1,2	pos.	290	30,1	100	—	
	VII.	0	0,05	neg.	198	32,0	100	18 ⎰ morg. 8 ⎱ abds. 10	

[1] Im Juli und August wegen Mangels an Insulin ungenügende Zufuhr desselben; daher im August präkomatöser Zustand. Nachdem wieder reichlicher Insulin gegeben werden konnte, schließlich Besserung der Stoffwechsellage.

Fortsetzung der Tabelle von Seite 533.

Jahr	Monat	24std. Zucker-ausscheid.	Ge-samt-aceton	Fe_2Cl_3	Blut-zucker nücht. mg-%	Kör-perge-wicht kg	Brot-wert der Kost	Insulin	Bemerkungen
1925	XII.	1,7	0	neg.	—	32,7	100	100 {morg. 40 mitt. 40 abds. 30	Im Herbst zunehmende Verschlechterung, so daß bis zu 110 E. gegeben werden mußten
1926	VI.	5,0	0	neg.	—	34,4	160	50 {morg. 25 abds. 25	

A. H., 13 Jahre. Aufgenommen Oktober 1924. Ein Bruder des Pat. im Alter von 6 Jahren an Diabetes gestorben. Seit 3 Monaten Bettnässen, deshalb vor einigen Wochen Harn untersucht, wobei Zucker gefunden wurde. Bei einer Untersuchung vor 2 Jahren war der Harn zuckerfrei.

Jahr	Datum	Zucker-ausschei-dung in 24 Std.	Aceton	Blut-zucker mg-%	Körper-gewicht kg	Insu-lin-Ein-heiten	Diät Grundkost	Brot-wert
1924	31. X.	24,7	0,46	200	46,0	—	$^1/_2$ Fleischkost	50
	9. XI.	0	0,19	155	46,3	10	desgl.	100
1925	3. XI.	0,9	0,05	184	50,2	10	desgl.	100
1926	6. II.	0	0,02	142	50,9	16	desgl.	100
	IV.	0	—	135	52,0	16	desgl.	100

Aus den Tabellen ersieht man zunächst als Ausdruck befriedigender Entwicklung der Kinder die stete Zunahme des Körpergewichts; auch das Längenwachstum ist normal. Infektionskrankheiten des Kindesalters werden unter dem Schutze des Insulins ohne Störungen durchgemacht. Die Acidosis läßt sich dauernd unterdrücken, jedoch ist völlige Beseitigung der Glykosurie auf die Dauer schwer, wenn nicht die Kinder unerträglichen diätetischen Beschränkungen unterworfen werden sollen. Eine erhebliche Besserung der Stoffwechsellage ist nicht zu erzielen, zeitweise tritt sogar eine leichte Neigung zur Verschlechterung derselben hervor. Nur im zuletzt genannten, offenbar leichteren Falle ist es gelungen, seit $1^1/_2$ Jahren mit kleinen Insulindosen fast dauernd Aglykosurie zu erzielen und auch den Nüchternwert des Blutzuckers allmählich seinem Normalwert zu nähern. Letzthin sind unsere Erfolge günstiger.

Wie sich das weitere Schicksal der diabetischen Kinder gestalten wird, darüber läßt sich bei der Kürze der bisherigen Beobachtung noch nichts Sicheres sagen. Es bleibt auch abzuwarten, in welchem Sinne die Pubertätsentwicklung die Stoffwechsellage beeinflussen wird. Jedenfalls muß es heute schon als großer Erfolg der Insulinbehandlung angesehen werden, daß diese Kinder, die wahrscheinlich alle ohne Insulin kaum mehr am Leben wären, sich unter dem Schutze des Insulins so gut entwickelten, daß sie nicht mehr als krank auffallen. Seien wir einstweilen nicht zu optimistisch! Wie C. v. NOORDEN noch in letzter Auflage dieses Werkes (1917) berichtete, haben sich schon vor der Insulinperiode mehrjährige erstaunliche Erfolge der reinen Diätkur schließlich doch als trügerisch erwiesen. Aber gerade bei Kindern dürfen wir wohl doch mit besonders starker Regenerationskraft aller Gewebe rechnen und erwarten, daß dieselbe sich durchringt, wenn wir den Kindern über die gefährdete Zeit mit Insulin durchhelfen.

Eine ausgezeichnete monographische Bearbeitung der Pathologie des kindlichen Diabetes und seiner Behandlung mit Insulin haben soeben R. PRIESEL und R. WAGNER auf Grund ihrer Erfahrungen an der C. PIRQUETschen Klinik veröffentlicht[1]). Auf sie sei bezüglich aller den Diabetes der Kinder betreffenden Fragen besonders hingewiesen.

17. Insulinödeme.

Insulin begünstigt die Wasserbindung im Körper. Dies kann zu Ödem führen (S. 233). Die bei Schwerdiabetikern in der ersten Zeit einer Insulinkur oft erfolgenden starken und jähen Gewichtsanstiege beruhen zum großen Teil auf Wasserretention (C. v. NOORDEN und S. ISAAC, F. UMBER, H. C. HAGEDORN, WANDEL u. v. a.). Der Wassergehalt des Blutes selbst erfährt bei kurzdauernder Insulinbehandlung keine Veränderung, höchstens zeigt sich eine geringgradige Bluteindickung (WANDEL und SCHMÖGER, J. A. COLLAZO und M. HÄNDEL, O. KLEIN). Bei längere Zeit fortgesetzter Insulinbehandlung findet sich dagegen öfters Verdünnung, d. h. eine Wasseranreicherung auch des Blutes. Sie ist der unter Insulinwirkung stattfindenden Wasseranreicherung der Gewebe gleichzusetzen, an welcher das Blut sich in letzter Linie beteiligt (O. KLEIN).

Diese erhöhte Wasserbindung durch die Gewebe wurde von E. FRANK mit ihrer wiedererlangten Fähigkeit zur Kohlenhydratverbrennung in Beziehung gebracht. Wahrscheinlicher ist, daß Leber und Muskeln nach Wiedererlangung ihres Vermögens, Glykogen zu speichern, auch wieder ein normales Wasserbindungsvermögen erlangen, das allerdings im Anfange über das Ziel hinausschießt (O. KLEIN). Die oben erwähnte Bluteindickung (d. h. Abstrom von Wasser aus dem Blut in die Gewebe) unmittelbar nach Injektion von Insulin geht nach O. KLEIN gleichzeitig mit dem Sinken des Blutzuckers, d. h. Aufbau von Glykogen einher. Vielleicht kommt außerdem noch eine spezifische Hormonwirkung mit in Betracht. Es wäre dann anzunehmen, daß dem Insulin unter den den Wasserhaushalt beeinflussenden Hormonen eine wichtige Rolle zukommt, indem es das Quellungsvermögen der Kolloide erhöht. Immerhin muß auch ohne spezifisch-hormonalen Einfluß auf Wasserbindung die einfache Speicherung von Glykogen und anderen Polymerisationsprodukten der Monosaccharide vermöge ihrer kolloidalen Struktur Wasseranreicherung der Zellen bzw. Gewebe erzwingen (S. 233).

O. KLEIN hat eine gewisse Gruppe von Diabetesfällen herausgehoben, welche sich gegenüber der Insulinwirkung refraktär verhalten sollen und dementsprechend auch die Beeinflussung des Wasserstoffwechsels durch Insulin vermissen lassen. Es soll sich in diesen Fällen nicht um pankreatogene Störung, sondern um Störungen in der Koordination verschiedener innersekretorischer Drüsen handeln (sog. pluriglandulärer Diabetes). Hier, wo die Förderung des Glykogenaufbaues durch Insulin wegfiele, fände auch keine Wasserabgabe vom Blut an die Gewebe statt, sondern es trete zumeist sogar unmittelbar nach der Insulininjektion Blutverdünnung ein. Diese wurde von O. KLEIN auch bei Leberkranken beobachtet und von ihm teils auf Versagen der wasserregulierenden Funktion der Leber, teils auf Störungen der Glykogenbildung zurückgeführt.

Vorbeugend gegen Insulinödeme wirken Kochsalzarmut der Kost und Verzicht auf Natr. bicarb., wie wir schon vor längerem berichteten. Als Natronersatz kann Kalium bicarb. dienen bzw. als alkalisches Tafelgetränk das kalireiche Omalkanwasser (Frankfurter Hirschapotheke). Ein einziger kochsalzfreier Tag kann selbst ansehnliche Insulinödeme vertreiben.

18. Kontraindikationen der Insulinbehandlung und insulinrefraktäre Fälle.

Kontraindikationen für Anwendung von Insulin gibt es bei voll entwickeltem pankreatischen Diabetes nicht. Anders ist es bei normoglykämischem

---

[1]) Ergebn. d. inn. Med. u. Kinderheilk. Bd. 30, S. 536. 1926.

Diabetes (auch „renaler“ Diabetes genannt; S. 68). Hier könnte Insulin wegen Nähe des hypoglykämischen Gefahrpunktes sogar schädlich wirken. F. Umber und M. Rosenberg haben gemeint, daß Fälle mit innocenter Glykosurie insulinrefraktär seien und die angeblich schlechte Ansprechbarkeit auf Insulin sogar als differentialdiagnostisches Kriterium hingestellt. Dies halten wir für zu weitgehend.

Wir fanden, ebenso wie W. Falta, E. Frank u. a., daß sog. renaler Diabetes im allgemeinen ebenso auf Insulin reagiert wie der gesunde Organismus. Das Insulin wirkt sich aber oft nicht in völliger Aglykosurie aus; man nimmt an, weil die Vorgänge, welche Zuckerausscheidung schon unterhalb des physiologischen Schwellenwertes bedingen, vom Insulin nicht beeinflußt werden.

Dies führt zur Frage, ob es überhaupt insulinrefraktäre Fälle gibt, d. h. Fälle von echtem hyperglykämischem Diabetes, die auf Insulin nicht oder nur unvollkommen ansprechen. Wir müssen hier unterscheiden zwischen Fällen mit vorübergehenden Perioden erhöhter Insulinresistenz („insulinresistente Phasen“, E. Frank) und solchen, bei denen diese dauernd vorhanden ist. Bezüglich der ersteren Fälle haben schon C. v. Noorden und S. Isaac darauf hingewiesen, daß manche Patienten zu gewissen Zeiten von Insulin schwerer zu beeinflussen sind als zu anderen Zeiten. Diese temporäre Insulinresistenz beruht zum Teil darauf, daß die Stoffwechsellage sich verschlechtert aus Gründen, die nicht immer ersichtlich sind. Häufig sind Infektionen oder andere Erkrankungen im Spiel. Diese Wirkung von Infektionen könnte entweder darauf beruhen, daß unter dem Einfluß des Infektes bzw. des begleitenden Fiebers die Insulinproduktion des Pankreas sich vermindert oder daß das injizierte Insulin in den Erfolgsorganen, bes. der Leber, nicht zur vollen Wirksamkeit gelangt. O. Minkowski denkt auf Grund von Versuchen seiner Schüler F. Rosenthal und Behrendt auch an autolytische insulinzerstörende Fermente als Ursache vorübergehender Insulinresistenz bei Infektionen. Es ist klar, daß in solchen Fällen von Insulinresistenz im eigentlichen Sinne des Wortes nicht gesprochen werden kann. Denn mit Nachlassen des Infektes bzw. des Fiebers kehrt bei gleicher Dosis und Diät von selbst wieder Aglykosurie zurück. Folgende Beobachtung zeigt dies:

Es handelte sich um einen 50jährigen Diabetiker, der wegen einer fieberhaften Bronchitis mit bronchopneumonischen Herden in die Behandlung kam. Nebenstehende Kurve zeigt, wie mit Nachlassen des Fiebers und der Lungenerscheinungen bei gleichbleibender Nahrung (strenge Diät und 100 Brotwerte) und Insulinmenge der Harn zuckerfrei wurde. Solche vorübergehende Schwankungen der Stoffwechsellage unter Einfluß fieberhafter Krankheiten beschrieb schon L. Mohr eingehend aus C. v. Noordens Klinik. (Abb. 30, S. 537.)

Dauernde echte Resistenz gegenüber Insulin, d. h. Fälle, wo die Fortdauer der Glykosurie auf ungenügender Beeinflußbarkeit des Blutzuckers beruht, haben wir unter vielen hundert insulinbehandelten Diabetikern kaum beobachtet. Immer ließ sich durch genügend hohe Dosen in Verbindung mit entsprechender Diät Zuckerfreiheit erzielen. In manchen Fällen bedarf es hierzu allerdings längerer Zeit und starker diätetischer Beschränkungen. Wo dies trotzdem nicht gelang, handelte es sich um so schwere Stoffwechselstörung, daß völliges Darniederliegen der Insulinproduktion seitens des Körpers angenommen werden mußte. Fälle, wo man wegen gefährlicher Nachbarschaft des optimalen Wirkungspunktes und des Gefahrenpunktes nicht zu vollem Erfolge gelangen kann, darf man nicht als refraktär bezeichnen. Dazu gehören die allerschwersten Formen, wo ohne Insulin das Leben überhaupt nicht möglich wäre. Selbst wenn wir durch Injektionen dem Körper ebensoviel Pankreashormon zuführen könnten, wie das normale Pankreas unter gegebenen Ernährungsumständen liefern würde, die feine Abstufung automatischer Regulation könnten wir doch nicht erreichen. Das plötzliche Überschütten des Körpers mit Insulin ist ein unendlich grobes Verfahren im Vergleich zum physiologischen Geschehen. Daher die Gefahr zeitweiliger Überdosierung und das Versagen der Insulintherapie bei künstlich, durch Insulin „überlebenden" Diabetikern.

Häufig wird refraktäres Verhalten vorgetäuscht durch die schon erwähnte Eigentümlichkeit, daß nach abendlicher Insulingabe gerade morgens die Hyperglykämie besonders hochsteigt und dann Zucker in den Harn liefert (S. 507). Nach der morgendlichen Insulingabe wird der Harn dann allmählich zuckerfrei und bleibt es den ganzen Tag über. Der in 3—5 Morgenstunden entleerte zuckerhaltige Urin, dem Tagesharn beigemengt, läßt den Fall dann als refraktär erscheinen. Spätnächtliche Insulininjektion, gegen die wir Bedenken äußerten, würde die morgendliche Glykosurie unterdrücken.

Wir lassen es einstweilen offen, wie weit es sich in den in der Literatur mitgeteilten vereinzelten Fällen um echte Insulinresistenz handelt. Auffallen

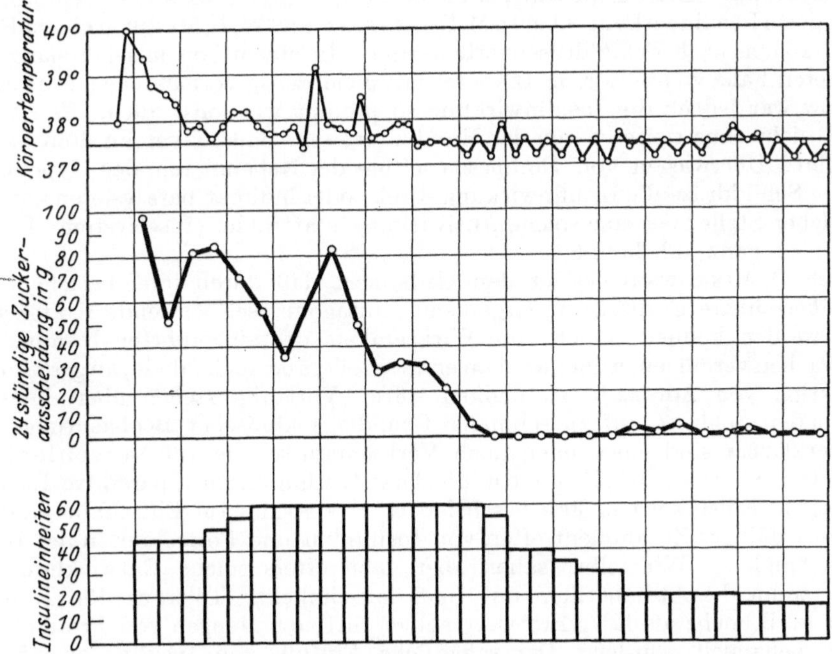

Abb. 30. Verhalten der Glykosurie während einer fieberhaften Erkrankung.

muß, daß F. Umber und M. Rosenberg allein über 10 Fälle von insulinrefraktärem echten Diabetes berichten. Sie bezeichnen diese Fälle, welche alle typisch diabetischen Symptome aufwiesen, deren Zuckerausscheidung aber von der Kohlenhydratzufuhr relativ unabhängig war, als „Zwischenstufen mit paradoxer Glykosurie", die einen Übergang zwischen Diabetes innocens und echter Glykosurie darstellen sollen. Möglicherweise wären diese Patienten, wenn sie länger und mit ausreichenden Dosen behandelt worden wären, schließlich doch zuckerfrei geworden. Ob solche Fälle von Insulinresistenz, wo gleichzeitig gesteigerte Zuckerbildung und abnorme Durchlässigkeit der Nieren vorhanden, wie E. Frank meint, einen neuen Typus von Diabetes, den „neuro-renalen" Diabetes darstellen, müssen weitere Beobachtungen lehren. Man muß mit Abgrenzung derartiger neuer „Typen" recht vorsichtig sein!

Wir haben auch nicht gesehen, daß der Diabetes bei Komplikation mit schwerer Arteriosklerose durch Insulin schlechter als sonst zu beeinflussen wäre.

Im Gegenteil, wir verfügen über mehrere Fälle von schwerer Gangrän der Extremitäten mit zweifellosem Atherom der Arterien, wo die Beseitigung von Glykosurie und Ketonurie mit relativ kleinen Dosen ohne Mühe gelang.

Inwieweit es Fälle gibt, in denen der Diabetes nicht auf einer pankreatischen Störung beruht, sondern auf Erkrankung anderer Hormondrüsen mit allgemein geänderter hormonaler Einstellung, wodurch verminderte Wirksamkeit von Insulin verständlich werden könnte, bedarf noch der Klärung. Besonders R. v. JAKSCH und seine Schüler P. MAHLER und K. PASTERNY befürworten den Begriff des sog. „pluriglandulären" Diabetes, der sich gegen Insulin refraktär verhalten soll. O. KLEIN will hier auch die typische Reaktion des Wasserstoffwechsels auf Insulin vermißt haben (s. S. 535). Auch W. FALTA berichtet über einen insulinrefraktären Fall, der zugleich mit Fettsucht und Hypophysenerkrankung kompliziert war. L. POLLAK sah bei gleichzeitigen thyreotoxischen Symptomen verminderte Insulinwirkung, ebenso M. ROSENBERG und W. B. MEIER in einem Falle von Myxödem nach Schilddrüsenverfütterung. In einem von uns jahrelang beobachteten Falle von schwerem Diabetes mit gleichzeitig vorhandenem schwerem Basedow war jedoch die Insulinwirkung so prompt wie sonst auch. Es ist natürlich nicht ohne weiteres von der Hand zu weisen, daß in vereinzelten Fällen besonderes Überwiegen von Einflüssen seitens der Nebennieren, der Hypophyse oder der Schilddrüse die Insulinwirkung direkt oder indirekt paralysieren könnte. An welcher Stelle aber eine solche Antiwirkung stattfindet (Inselsystem? Leberzellen?) ist ganz unbekannt.

Auch O. MINKOWSKI erwägt den Gedanken, daß durch irgendwelche noch nicht übersehbare Einflüsse im Organismus antagonistisch wirkende Kräfte ausgelöst werden können, welche die Wirksamkeit des eingeführten Insulins abzuschwächen vermögen, wobei wohl an erster Stelle, aber nicht allein, an gesteigerte Produktion von Adrenalin zu denken wäre. Vorläufig stehen aber die entsprechenden Schlüsse auf zu schmaler Grundlage klinischer Beobachtung.

Unerklärbar sind einstweilen noch Vorkommnisse, die auf Verschlechterung der Stoffwechsellage durch Insulin hinweisen („paradoxe Insulinwirkung"). Einen solchen Fall beschrieb E. FOERSTER. Im Einzelfalle kann es sich um zufälliges Zusammentreffen von Insulinkur und Fortschreiten des Inselleidens handeln. Wir selbst sahen aber doch öfters solche Entwicklung der Dinge, wenn Leichtdiabetiker mit noch ansehnlicher Toleranz für Kohlenhydrat (z. B. mehr als 125 g Brotwert neben mittleren Mengen von Protein) mit Insulin behandelt wurden. Der schädliche Einfluß von Insulin scheint uns häufig genug vorzukommen, um unsere schon mehrfach ausgesprochene Warnung vor Insulinbehandlung der ganz leichten Fälle zu rechtfertigen (C. v. NOORDEN und S. ISAAC). Möglich, daß das Insulin zu einer Art Verwöhnung und damit Erschlaffung des Inselsystems führt.

19. Prognose des Diabetes unter Einfluß der Insulinbehandlung.

Die Insulinbehandlung ist, wie schon mehrfach hervorgehoben, eine Substitutionstherapie. Insulin ist kein Heilmittel des Diabetes. Seine unmittelbare Wirkung auf die Stoffwechselvorgänge hält nur so lange an, als es im Körper kreist. Offenbar verschwindet es nach kurzer Zeit, sei es, daß es zerstört wird oder zur Ausscheidung gelangt. Seine segensreiche Wirkung beruht deshalb in erster Linie darauf, daß es dem Schwerdiabetiker ermöglicht, unter seinem Schutze Kohlenhydrat in genügender Menge einzunehmen und zu verwerten und damit die mannigfachen, aus krankhaft verändertem Zuckerhaushalte entspringenden Störungen zu beseitigen. Die mit richtig geleiteter Insulin-Diätkur Hand in Hand gehende Hebung des Allgemeinbefindens und der körperlichen Leistungsfähigkeit pflegt besonders bei den Schwerdiabetikern in die Augen zu fallen. Kranke, die bereits dem Siechtum verfallen sind und ohne Insulin sicherem und baldigem Tode entgegeneilen, werden wieder fähig, ihrem Berufe nachzugehen. Kinder, die zum Skelett abgemagert sind, blühen unter dem Einfluß der Insulinbehandlung in kurzer Zeit auf, so daß sie nicht von gesunden Kindern gleichen Alters zu unterscheiden sind. Es darf nicht unerwähnt bleiben, daß die sehr einschneidenden Diätmaßnahmen, die zum Erlangen optimalen Gesamterfolges bei Insulinkuren oft nötig sind, die Kräfte der Kranken manchmal zunächst stark mitnehmen, und daß die wahre Erholung dann erst nach mehreren Wochen eintritt. Aber gerade diese verspäteten Erholungen erwiesen sich uns oft als die dauerhaftesten. So kann man denn ohne Übertreibung sagen, daß Insulin in der Diabetesbehandlung eine Umwälzung hervorgerufen hat, der an Großartigkeit kaum etwas anderes auf therapeutischem Gebiete an die Seite zu setzen ist. R. v. JAKSCH hat sich sogar zu dem Ausspruch verstiegen, daß der Diabetes jetzt für die meisten daran Erkrankten nicht mehr eine Krankheit, sondern nur eine bloße Unannehmlichkeit darstelle. Für Leichtdiabetiker ohne progressive Tendenz (S. 258) war das schon früher der Fall. Aber in bezug auf schwerere Fälle kann auch jetzt davon doch keine Rede sein, wenn man berücksichtigt, daß Schwerdiabetiker, die unbedingt insulinbedürftig sind, schon bei kurzdauerndem, eintägigem Aussetzen des Mittels in schwere Lebensgefahr kommen. Die Zeit ist noch zu kurz, um irgendwie ein Urteil über das fernere Schicksal insulinbehandelter Diabetiker zu haben. Wir kennen aber eine große Zahl von Schwerdiabetikern, sowohl Kinder wie Erwachsene, die zu Beginn der Insulinära, zum Teil in komatösem oder präkomatösem Zustande in unsere Behandlung kamen und denen wir früher trotz aller diätetischen Kunst und bester Pflege nur noch eine auf Monate beschränkte Lebensdauer zuzumessen hatten und die sich jetzt, nach 3 Jahren, noch des besten Wohlbefindens, allerdings bei dauernder Insulinzufuhr, erfreuen (S. 533).

Alles in allem scheint es nach den bisherigen Erfahrungen bei Schwerdiabetikern nur ausnahmsweise möglich zu sein, die Insulindosis wesentlich zu reduzieren, oder das Mittel ganz wegzulassen, ohne einen Rückschlag in die frühere bedrohliche Stoffwechsellage oder gar in eine noch bedrohlichere zu gewärtigen. D. h. es gelingt im allgemeinen nicht, mit Insulin dem Pankreas auf die Dauer eine befriedigende Leistungskraft zurückzuerobern. Wohl sahen wir, daß in vorher unbehandelten Fällen die ursprüngliche Insulingabe allmählich herabgesetzt werden konnte, weil offenbar der unter dem Einfluß der unzweckmäßigen Lebensweise über Gebühr angestrengte funktionsfähige Rest des Pankreas sich wieder bis zu einem gewissen Grade erholte. Derartige Beobachtungen sind auch aus der Vorinsulinära bei rein diätetischer Behandlung wohlbekannt. Auch hier wurde, wenn Kohlenhydratzufuhr und Leistungsfähigkeit des Pankreas in Einklang gebracht wurden, in allerdings nicht häufigen Fällen ebenfalls eine auf Hebung der Funktionsfähigkeit des Inselsystems zu beziehende weitgehende Besserung der Toleranz erzielt. Im allgemeinen bewegte sich diese in engen Grenzen. Darin stimmen die Ergebnisse der rein diätetischen Behandlung und der Insulintherapie bis zu einem gewissen Grade überein.

Beide bewirken eine Schonung der Pankreasfunktion. Man muß sich vorstellen, daß durch Insulin diese Schonung eine weit ausgiebigere ist, als es bei reiner Diätkur auf die Dauer möglich war. Aber scheinbar wird nur noch das an Funktion erhalten, was vorher nicht vollkommen zerstört war. Man könnte denken, daß die Störung der innersekretorischen Tätigkeit des Pankreas in manchen Fällen, die ganz im Beginne der Erkrankung in Behandlung kommen, rein funktionell und noch nicht anatomisch sei und daher durch die Schontherapie dauernd wiederhergestellt werden könnte. Aber die Erfahrungen z. B. an kindlichen Fällen, die unmittelbar nach Ausbruch der ersten klinischen Symptome zur Behandlung kamen, lehrten bisher, daß dies nicht möglich ist, trotz der dem kindlichen Alter eignenden größeren Regenerationsfähigkeit seiner Gewebe.

Bisher liegen histologische Untersuchungen, welche auf eine Regeneration der Langerhansschen Inseln unter dem Einfluß der Insulinwirkung schließen lassen, kaum vor. In einem von G. L. BOYD und W. L. ROBINSON in Toronto mitgeteilten Fall, der einen 9jährigen, seit einem Jahre mit Insulin behandelten Knaben betraf, welcher wenige Stunden nach einer tödlichen Verletzung obduziert wurde, fanden sich bei der mikroskopischen Untersuchung des Pankreas Merkmale einer Neubildung und Hypertrophie von Inselgewebe. Wie weit solche anatomischen Befunde auch auf die Funktion der Inselzellen einen Schluß zulassen, steht noch dahin.

Es kann aber schon als gewaltiges Resultat der Insulinbehandlung angesehen werden, wenn es mit ihrer Hilfe gelingt, ein Fortschreiten der Erkrankung in stärkerem Maße und mit größerer Sicherheit zu verhindern, als es früher möglich war. Dies läßt sich natürlich bei Schwerdiabetikern viel besser beurteilen als in leichteren Fällen. Und das Urteil steht heute schon fest: es ist möglich! Dem Verlauf des Schwerdiabetes legt die kombinierte Insulin-Diät-Behandlung, unter Gewähr guten Kräftezustandes einen Hemmschuh an, der das Fortschreiten des Verfalles zumindest stark verzögert, häufig vollkommen ausschaltet. Mit Ausnahme einiger Fälle kindlicher Zuckerkrankheit konnten wir bisher, selbst in äußerst schweren Fällen, durch sachgemäße Insulin-Diät-Behandlung die Störung des Zuckerhaushaltes derart im Zaume halten, daß es nicht zu schlimmer Wendung der Krankheit kam. Wir sehen hier ab von vorübergehenden Verschlechterungen (durch interkurrente Infekte u. a.), von Todesfällen durch Nebenkrankheiten, die auch dem Nichtdiabetiker gefährlich gewesen wären, und von dem nicht ganz seltenen Geschehen, daß uns Sterbende eingeliefert wurden, mit dem Ansinnen, wir sollten sie noch durch eine Insulinkur retten.

Günstiger liegen zweifellos die Dinge bei weniger weit vorgeschrittener Krankheit. Wir haben dabei die überaus große Gruppe im Auge, die sich von der Grenze des Schwer- und Mittelschwer-Diabetes durch die breite Masse der Mittelschwer-Fälle zu solchen erstrecken, die einstweilen noch den Charakter der leichteren Glykosurie tragen, von denen man aber nach Gang der Toleranz das Ausarten in schlimmere Form befürchten muß. Dabei konnten wir nicht nur weiteres Fortschreiten verhüten, sondern auch jegliche Neigung zu Acetonurie unterdrücken, die anfänglichen Insulingaben bedeutend herabsetzen, oftmals das Insulin zeitweilig fortlassen und uns überzeugen, daß dann die Toleranz für Erreger der Zuckerproduktion deutlich gebessert blieb. Aber über eine gewisse, die Kostordnung immerhin stark erleichternde Besserung kommt man auch in solchen Fällen nicht hinaus.

Es erhebt sich nun die wichtige Frage, ob die Erfolge der Insulinbehandlung hinsichtlich der Pankreasfunktion nicht noch gesteigert werden können. Viele, besonders amerikanische Autoren vertreten den Standpunkt, daß jede noch so geringfügige Erhebung des Blutzuckers über seinen normalen Wert eine funktionelle Überlastung des Pankreas hervorrufe. Es ist daher der Vorschlag gemacht worden, sich nicht damit zu begnügen, den Patienten aglykosurisch zu halten, sondern Insulin und Diät so auszubalanzieren, daß auch der Blutzucker dauernd in normalen Grenzen bleibt. Gleiches war auch das Ziel der alten Diättherapie. In schweren Fällen wird dies immer nur bei einem gewissen Grade von Unterernährung möglich sein. Erfahrungen, die man mit chronischer Unterernährung gemacht hat, mahnen, mit derartigen Experimenten vorsichtig zu sein.

Mit Rücksicht auf die beschämend zahlreichen Fehler, die immer noch gemacht werden, müssen wir auch an dieser Stelle hervorheben, daß zwar in komabedrohter Lage die Insulinbehandlung als solche, in weitgehender Unabhängigkeit von der Diät die Prognose gewaltig gebessert hat, daß aber in allen übrigen Fällen von Diabetes die Besserung der Prognose, im Vergleich zu früher, an gleichzeitigen **sachgemäßen Ausbau der Diät** gebunden ist. Insulin ohne entsprechende Diät ist machtlos. Wir möchten sogar weitergehen und sagen: es ist bedenklich. Es läßt sich dies schwer für den Einzelfall beweisen. Aber wir vertrauen hinlänglich auf unser geschultes klinisches Urteil, um diese Warnung aussprechen zu dürfen.

Bezüglich Prognose des Koma s. S. 517.

20. Unterstützung der Insulinwirkung durch andere Medikamente.

1. Alkalien. Verabreichung von Alkalien während der Insulinbehandlung ist im allgemeinen überflüssig. Bei Koma kann in einzelnen Fällen bei starke rVerarmung des Organismus an Alkali dessen Ergänzung notwendig sein (S. 516).

2. Ergotamin. A. GIGON berichtet, daß bei 3mal täglicher Gabe von 15 Tropfen Ergotamin (Gynergen-Sandoz) neben Insulin der Harnzucker in einzelnen Fällen schneller schwand als durch Insulin allein. Auch während der Insulinbehandlung auftretende Tachykardie konnte er durch Gynergen mit Erfolg bekämpfen. Eigene Erfahrung darüber fehlt uns.

3. Opium. Bekanntlich wurde früher schon Opium bei Diabetikern zur Bekämpfung der Glykosurie häufig angewandt (s. S. 487). Jetzt empfiehlt es J. ARNETH wieder zur Unterstützung des Insulins. Wenn, wie es öfters vorkommt, die letzten Reste von Zucker sich mit entsprechenden Dosen von Insulin nicht beseitigen lassen, verabfolgt er 3mal täglich 5—25 Tropfen Opiumtinktur. Wir selbst haben dies Mittel auch gelegentlich angewandt, ohne uns jedoch von seiner besonderen Besserung des Insulinerfolges überzeugen zu können.

4. Verstärkung der Insulinwirkung durch Eiweißkörper. F. BERTRAM hat die interessante Tatsache mitgeteilt, daß Vermischung des Insulins mit Caseosan in der Injektionsspritze deutliche Verstärkung und Verlängerung der Insulinwirkung auf den Blutzucker zur Folge hat. Die getrennte Injektion von Insulin und Eiweißkörper steigerte die Wirkung des Insulins nicht. Daß alleinige Caseosanbehandlung die Insulinkur nicht ersetzen kann, wurde berichtet (S. 489). Bei der Mischung von Insulin mit Caseosan entsteht in der Spritze Ausfällung eines weißen flockigen Niederschlags. Um Verstopfung der Kanüle zu vermeiden, muß die Mischung am Krankenbett unmittelbar vor der Injektion erfolgen. Irgendwelche schädliche Reaktionen nach Injektion dieses Gemisches wurden nicht beobachtet. Uns brachte das BERTRAMsche Verfahren keine ermunternde Vorteile. Im gleichen Sinne berichtet neuerdings F. UMBER (Mischung von Insulin mit Eigenserum und Proteinkörpern).

Ob man einen Teil des Insulins unbedenklich durch Synthalin ersetzen kann, steht noch dahin (S. 492).

21. Andere Wirkungen des Insulins.

Von großem Interesse ist die Frage, ob die durch Insulin bedingte Blutzuckersenkung Änderungen im Ablauf der Erregungsvorgänge im Herzen hervorruft. Tatsächlich zeigten sich im Elektrokardiogramm deutliche Veränderungen. Die sog. T-Zacke wird unter dem Einfluß der Insulininjektion immer flacher, um bei starker Hypoglykämie sogar negativ zu werden (A. WITTGENSTEIN und

B. MENDEL). Über die Bedeutung dieser Änderungen im Elektrokardiogramm, die bei hypoglykämischen Hunden stärker als beim menschlichen Diabetiker hervortreten, läßt sich noch nichts Bestimmtes aussagen. Auch E. HAYNAL fand beim Menschen eine Verkleinerung der Nachschwankung. Am überlebenden Froschherzen bewirkt Insulin eine Verlangsamung des Herzschlages und Verstärkung der Systole (H. CITRON, V. M. KOGAN). Große Dosen können das isolierte Warmblüterherz zu momentanem Stillstand bringen. Bei großen Dosen scheint auch eine deutliche Wirkung auf die Gefäße hervorzutreten. Bei Hunden tritt im Stadium der Hypoglykämie starker Abfall des Blutdrucks ein (D. J. EDWARDS und J. H. PAGE). Auch beim Menschen bringt intravenöse Injektion regelmäßig Blutdrucksenkung um ca. 20 mm Hg (P. KLEMPERER und R. STRISOWER, A. GIGON). Subcutane Injektion wirkt gleichsinnig, aber nicht so deutlich; auch dann, wenn keine Hypertonie vorhanden ist (W. WEINBERGER und A. HOLZMANN). Die Adrenalinwirkung am Herzen wird durch Insulin aufgehoben (V. M. KOGAN), ebenso bleibt bei Zufuhr von Insulin die Erhöhung des Blutdrucks durch Adrenalin aus (W. REDISCH). Bei capillarmikroskopischer Untersuchung findet sich eine Beschleunigung der Capillarströmung der Haut, die nach 4—6 Stunden abklingt und dann von einer Erweiterung der Capillaren gefolgt ist (W. REDISCH, E. JÜRGENSEN und K. H. V. NOORDEN jun.). Im einzelnen bedarf die Insulinwirkung auf Herz und Gefäße noch weiterer Bearbeitung. Uns scheinen die Vorgänge an Herz und Gefäßsystem darauf hinzuweisen, daß Sinken des Blutzuckers und Unzugänglichkeit der Glykogenvorräte (Insulinwirkung, S. 234) die Leistung der Muskulatur schwächt.

Man hat auch die Einwirkung des Insulins auf die Tätigkeit der Verdauungsdrüsen untersucht. Bei Hunden mit Magenfistel oder Pawlowschem Blindsack fanden J. A. COLLAZO und M. DOBREFF schon nach geringer Insulindosis eine Abnahme der Saftsekretion. Im Gegensatz dazu berichten L. DETRE und R. SIVO über Anstieg der Salzsäureproduktion des Magens beim Menschen, schon nach einmaliger Injektion.

Steigerung der Gallenproduktion berichten M. DOBREFF sowie TH. BRUGSCH und H. HORSTERS.

Über Vermehrung der Bauchspeichelsekretion berichten COLLAZO und DOBREFF, was aber von M. LAMBERT und H. HERMANN bestritten wird.

Der Einfluß auf die Milchsekretion wurde von J. NITESCU und G. NICOLAU untersucht. Es zeigte sich kein wesentlicher Einfluß. Bemerkenswerterweise nahm auch bei starker Hypoglykämie der Gehalt an Milchzucker nicht ab. Wir haben es bei der Milchzuckerproduktion ja auch mit einem ganz anderen Vorgang zu tun, wie beim Entstehen von Dextrose aus Glykogen und Fettsäuren!

Der günstige Einfluß des Insulins auf Gewichtsanstieg bei Diabetikern ist unverkennbar. Es sei aber nicht vergessen — es scheint fast vergessen zu sein(!) —, daß das gleiche auch bei erfolgreicher reiner Diätkur stets gesehen wurde, wenn nicht gewaltsame Calorienbeschränkung dem vorbeugte. Die massiven frühzeitigen Gewichtszunahmen bei Insulinkuren beruhen großenteils auf Wasserretention (S. 535). Sehr wahrscheinlich begünstigt Insulin auch bei heruntergekommenen mageren Nichtdiabetikern die Glykogenstapelung in den Zellen und damit schnellen Gewichtsanstieg. Das sind aber Scheinerfolge. Ob sonstiger wahrer Stoffansatz bei Nichtdiabetikern (S. 232) durch Insulin erfolgt oder begünstigt wird, ist noch fraglich. Unmöglich ist es ja nicht, daß die primäre Anreicherung der Zellen mit Glykogen und Wasser den Stoffansatz erleichtert. Dies zu erhärten, könnte nur durch feine Einstellung des Stoffwechselversuches, des Gaswechselversuches und durch biochemische Zellforschung erreicht werden.

In dieser Hinsicht sind beachtenswert Befunde von A. K. Noyons und Mitarbeitern. Bei Kaninchen sank nach Insulin die Wärmeproduktion. F. Rosenthal, H. Licht und H. Freund bestätigten diese Wirkung: Insulin sei das kräftigste abkühlende Hormon. Arnstein versuchte das Insulin als Antipyretikum bei Tuberkulösen zu verwenden. Ob die verhältnismäßig kleinen Insulinmengen, worauf man sich zu „Mastzwecken" bei normoglykämischen Nichtdiabetikern mit Recht beschränkte, gleiche Wirkung haben, steht dahin.

Im allgemeinen scheint uns — praktisch genommen — nach bisherigen Erfahrungen die Zuhilfenahme des Insulins zu einfachen Mastzwecken nichts Besseres zu leisten als sachgemäße Ernährungstherapie alten Stiles.

XIII. Einfluß von Begleitkrankheiten auf die Therapie.

Fast nur beim schweren Diabetes der Kinder und Jugendlichen beschränkt sich das Kranksein im wesentlichen auf Insuffizienz des Inselsystemes und auf die davon abhängigen spezifisch-diabetischen Stoffwechselstörungen. Nur von ihnen droht dann Gefahr. Je weiter das Krankheitsbild von diesem „reinen Diabetes" abrückt, desto häufiger finden wir Begleitkrankheiten, welche teils als unmittelbare Folgen der langwährenden Abartung des Chemismus (Neuritiden, Amblyopien, Dystrophien verschiedener Art u. a.), teils als koordinierte Folgen gemeinsamer Ursache zu deuten sind (z. B. Diabetes und Nierenschrumpfung aus Arteriosklerose); teils sind es krankhafte Veränderungen, die schon beim Entstehen des Diabetes eine Rolle spielten (Fettleibigkeit S. 87, Arteriosklerose S. 93); teils sind es krankhafte Zustände anderer endokriner Drüsen (z. B. Schilddrüse) oder anderer Chemismen (z. B. harnsaure Gicht); teils sind es zufällig erworbene Schäden (Trauma, Infektionen, Intoxikationen, Abnutzung). Gleichgültig welchen Ursprunges, zumeist beeinflussen diabetische Stoffwechselstörungen und Begleitkrankheiten einander in ungünstigem Sinne; vor allem in dem Sinne, daß der diabetisch erkrankte Körper hinzutretenden Schädlichkeiten gegenüber anfälliger ist und entstandene Schäden schwerer überwindet. So kommt es, daß man es nach langem Bestehen der Zuckerkrankheit und ganz allgemein bei älteren Diabetikern nur selten mit rein diabetischer Stoffwechselstörung zu tun hat, sondern meist mit einem Organismus, der darüber hinaus an diesem oder jenem Teilstücke, oft an verschiedenen Organen oder Organsystemen Schaden erlitten hat, und bei dem auch die Therapie auf diese Begleitkrankheiten Rücksicht zu nehmen hat. Dies kommt bei der Todesstatistik deutlich zum Ausdruck. Alle älteren Statistiken zeigten, daß jugendliche Diabetiker — von seltenen Ausnahmen abgesehen (besonders Tuberkulose!) — an spezifisch diabetischer Intoxikation zugrunde gingen. Etwa von der 2. Hälfte des V. Dezenniums an wendet sich dies. Von da an treten, zunehmend mit dem Lebensalter, Komplikationen als stark mitwirkende Gefahrpunkte und Todesursachen in den Vordergrund. Sehr häufig wäre nach durchschnittlicher Erfahrung die mitwirkende Nebenkrankheit an sich weit ungefährlicher gewesen, wenn der Diabetes nicht den Körper geschwächt und widerstandsunfähiger gemacht hätte. Schon planmäßige Diätbehandlung trug vieles bei, die spezifisch-diabetische Autointoxikation seltener zu machen und mindestens weit hinauszuschieben; sie trug auch dazu bei, spezifisch-diabetischen Komplikationen vorzubeugen. Aber starke Abschwächung der Widerstandskraft, Erhöhung der Gefahr bei jeglicher zufälligen Komplikation blieb bestehen. Ganz allgemein gesagt, führte dies dazu, daß Diabetiker mehr durch gleiche Krankheiten bedroht und getötet wurden wie Nichtdiabetiker, daß aber diese Krankheiten ihnen gefährlicher waren als Nichtdiabetikern. Der Eintritt des Insulins in die Therapie wird zweifellos bewirken, daß gegenüber der spezifisch-diabetischen Gefahr das Leben der Zuckerkranken weit länger als bisher verteidigt werden kann.

Infolgedessen wird zwangsläufig eine größere Zahl von Diabetikern als bisher von anderen Krankheiten und Todesursachen betroffen werden. Es ist ein erklärlicher Optimismus, wenn man heute hofft und glaubt, daß unter dem Schutze des Insulins der Diabetiker in Zukunft krankmachenden und todbringenden endogenen und exogenen Angriffen nicht schlechter gewappnet gegenüberstehe als der Nichtdiabetiker. Wir dürfen uns aber nicht darüber täuschen, daß dies einstweilen nur eine Hoffnung ist. Frühestens nach 10 Jahren Insulinära wird man darüber ein empirisch begründetes Urteil abgeben können.

Vgl. zu diesem Abschnitte S. 273 ff.

Komplikationen sind im wesentlichen nach den von ihnen selbst gestellten Indikationen zu behandeln; insbesondere gilt dies dort, wo chirurgische Eingriffe in Frage kommen. Doch behalte man ganz allgemein im Auge, daß die Prophylaxis und Therapie der meisten Komplikationen durch zweckmäßiges antidiabetisches Vorgehen wesentlich gefördert werden. Im großen und ganzen ändern daher Komplikationen nichts an den bereits aufgestellten Regeln, sondern fordern nur zu ihrer sorgfältigeren und schärferen Durchführung auf. Man wird sich durch gehäuftes Auftreten von Komplikationen, welche vom Grundübel abhängig zu sein scheinen, unter Umständen veranlaßt sehen, selbst bei leichten Glykosurien energischere Maßnahmen zu ergreifen als sonst nötig wären. Insbesondere können hartnäckige und trotz peinlicher Reinlichkeit und sorgfältiger Lokalbehandlung nicht heilende Ekzeme, Furunkel, schlecht heilende Wunden, Sehstörungen, Neuralgien und Entzündungen der peripherischen Nerven, Neigung zu Gangrän u. a. die Therapie zu strengerem Vorgehen treiben.

Wir sehen dann oft Erfolge, die alles durch Arzneimittel, Elektrizität, Massage u. dgl. Erreichbare weit in Schatten stellen. Dies ist den Spezialärzten (Augen, Nerven, Haut, Zähne usw.) leider immer noch nicht genügend bekannt. Indem wir zum Bekämpfen von Komplikationen der Hyperglykämie entgegentreten und vor allem die Kost nach früher erörterten Gesichtspunkten regeln, stellen wir uns auf rein empirische, aber durchaus sichere Basis.

Die Behandlung mancher Komplikationen ist schon kurz, aber ausreichend besprochen. Wir fügten die therapeutischen Bemerkungen z. T. an die Schilderung der Krankheitszustände selbst an (Kap. 7). Einiges bedarf besonderer Besprechung, anderes kurzen Hinweises auf Früheres.

1. Fettleibigkeit.

Das Entstehen und Bestehen von Fettleibigkeit beim Diabetiker kann auf koordinierter Hypothyreosis als beherrschender Ursache beruhen (endogene Fettsucht); sei es, daß diese eine primäre, sei es, daß sie eine von Hypophyse oder Sexualorgan ausgelöste sekundäre Zustandsänderung der Schilddrüse darstellt. Alles in allem ist solche Kombination aber selten (S. 87). Wir sahen sie einige Male bei Diabetes, der sich bei Mädchen im Pubertätsalter entwickelte, häufiger bei Frauen und Männern, wenn Diabetes und Fettsucht gleichzeitig nach etwa dem V. Dezennium entstand.

Weitaus am häufigsten handelt es sich um Fälle, wo vom III. oder IV. Dezennium an im wesentlichen durch calorische Überfütterung das Gewicht langsam und stetig zunahm, manchmal auf kurze Zeit durch Entfettungskuren unterbrochen. Muskelträgheit spielt bei Männern eine untergeordnete Rolle, bei Frauen viel häufiger. Sowohl die Überfütterungs- wie die Trägheitsfettsucht gehört zu den exogenen Formen. Daß häufig ein leichter, aber nicht-beherrschender thyreogener Einschlag mitwirkt, ist mindestens wahrscheinlich. Er ist bei diesen weitaus häufigsten Kombinationsfällen nicht stark genug, um diätetisches Vorbeugen und Bekämpfen der Fettleibigkeit wesentlich zu erschweren oder gar unmöglich zu machen. Der Diabetes wird, wenn es sich um leichtere Form handelt, meist erst entdeckt, nachdem die Fettleibigkeit 10, 15 und mehr Jahre bestanden hat. Die Anamnese lehrt aber sehr häufig, daß schon früher gelegentlich einzelne Harnanalysen Anwesenheit von Zucker ergaben, und auch planmäßig ausgeführte Belastungsproben lassen öfters schon frühzeitig erkennen, daß Neigung zu alimentärer Glykosurie und Hyperglykämie besteht (S. 90). Solche Warnungssignale müßten viel stärker beachtet werden, als meist geschieht. Man könnte sicher oft den Ausbruch des Diabetes verhüten oder mindestens wesentlich verzögern (S. 344. — C. v. Noorden).

Es wurde bereits besprochen, warum man mit Rücksicht auf die diabetische Stoffwechsellage bei Zuckerkranken das Entstehen von Fettleibigkeit verhindern und bestehende Fettleibigkeit bekämpfen soll (S. 344, 358). Das Ausschalten der Überfütterung allein und die Wiederherstellung des normalen Körpergewichtes entlasten oft den Zuckerhaushalt schon dermaßen, daß frühere Glykosurie ohne sonstige qualitative Einschränkung der Kost vorläufig verschwindet. Man darf sich damit aber nicht beruhigen, was leider nur allzu häufig geschieht. In Fällen solcher Art ist der Diabetes noch ein ganz leichter; es ist ohne unbequeme Maßnahmen gar nicht schwer, durch sorgfältiges Einstellen auf eine Kost, welche den Harn sicher zuckerfrei und den Blutzucker auf niedriger Höhe beläßt, Stillstand oder gar Rückbildung der pankreatischen Inselstörung zu erzielen. Wenn man dies versäumt, was früher in der allgemeinen Praxis die Regel war, wovor aber alle Diabetesforscher seit langem warnten, wird sich mit einer an Sicherheit grenzenden Wahrscheinlichkeit über kurz oder lang ein fortschreitender wahrer Diabetes entwickeln.

Die Glykosurien der Fettleibigen werden leider von alters her meistens vom Arzt und Patient gering geachtet; man verläßt sich darauf, die nächste Trinkkur werde das bißchen Zucker schon wieder aus dem Harn vertreiben, und tatsächlich ist das auch meist der Fall. Damit ist aber wenig genützt, denn der Leichtdiabetiker kann und soll dauernd zuckerfrei sein. Es ist unverantwortlich, dieses Ziel nicht anzustreben und zu erreichen. Zur Gefährdung der Stoffwechsellage tritt die Bedrohung durch Komplikationen. Gerade die fettleibigen Diabetiker, die jahrelang mit ihrer geringfügigen Glykosurie gleichsam gespielt haben, stellen das Hauptkontingent für Arteriosklerose, für arteriosklerotische Schrumpfniere, für Hirnblutungen, Linsentrübungen, Furunculose, langwierige Ekzeme und für die schreckliche Gangrän. Wie oft muß man sich fragen, wenn man den vollausgebildeten Komplikationen gegenübersteht, ob es nicht durch vorsichtigere Beachtung der geringschätzig behandelten Glykosurie möglich gewesen wäre, die sekundären Störungen fernzuhalten und das Leben zu verlängern!

Die Fettleibigkeit erschwert das Beherrschen der diabetischen Stoffwechsellage derart, daß sie von der Therapie auch dann in Betracht gezogen werden muß, wenn es sich nur um geringe Grade handelt, die man bei Nichtdiabetikern und bei sonst gesunden Organen als unbedenklich dulden würde („Relative Fettleibigkeit" C. v. Noorden; S. 360). Bei allen höheren Graden der Fettleibigkeit kommt hinzu, daß man bei der Kombination: Diabetes + Fettleibigkeit fast ausnahmslos Verlust an Widerstandskraft des Herzmuskels befürchten muß (siehe unten). Daher fordert oft, ganz abgesehen von der Lage des Stoffwechsels, die Gefährdung des Herzens gebieterisch, mit übermäßigem Fettreichtum aufzuräumen. Immerhin sollte nur Rücksicht auf den körperlichen Zustand, auf augenblickliche und künftige Gefahren, niemals kosmetische Rücksicht für das Vorgehen maßgebend sein, während wir für vollgesunde Fettleibige auch die Berechtigung kosmetischer Gründe anerkennen (C. v. Noorden).

Unter allen Umständen ist große Vorsicht geboten. Es ist eine alte und immer neue Erfahrung, daß Zuckerkranke unbedacht und eilig durchgeführte Entfettungskuren schlecht vertragen. Anfangs fühlen sie sich wohl; wir sahen manche vergnügt und erfrischt aus Kissinger und Marienbader Schnellkuren nach Hause zurückkehren. Aber etliche Wochen oder Monate später meldeten sich allerlei früher nicht gekannte Beschwerden: große Abspannung, Schwächezustände des Herzens, Schlaflosigkeit und merkwürdigerweise auch häufig Albuminurie. Es ist sehr bemerkens- und beachtenswert, wie oft fettleibige Diabetiker, die vorher beträchtlicher körperlicher und geistiger Arbeit, geschäftlichen Aufregungen, reichlichem Alkohol- und Tabakgenuß, selbst ausschweifendem Leben gewachsen waren, nach scharfen Entfettungs-Schnellkuren geradezu verfallen und sich gar nicht oder erst nach langer Zeit erholen können. Es ist ganz unberechenbar, ob solche Folgen eintreten. Wir sahen, daß fettleibige Zuckerkranke einige Male derartige Schnellkuren ohne Nachteil durchmachten, dann aber durch eine nächstfolgende auf das schwerste geschädigt wurden.

Die Schäden rühren nicht von der Fettabgabe her. Der ganz vortreffliche Erfolg richtig geleiteter Entfettungskuren für Allgemeinbefinden, Kräftezustand, Leistungsfähigkeit, Erstarken des Herzens, aber auch ungemein häufig für die ganze diabetische Stoffwechsellage spricht dagegen. Die Schäden rühren nur von allzu schnellem und unbedachtem Vorgehen her. Der Patient will deutliche und schlagende Erfolge an der Wage ablesen, und nur gar zu oft läßt sich der Arzt herbei, diesem Streben zu schmeicheln. Das gilt nicht nur für Entfettungskurorte, sondern auch für manche Sanatorien. In den paar Wochen der Kurort- oder Sanatoriumsbehandlung Endgültiges erreichen zu wollen, ist geradezu vermessen. Diese Kuren sollen die Erfolge nur einleiten; sie sollen dem fettleibigen Diabetiker vor allem ein Wegweiser sein, wie er weiterlebe, um langsam und gefahrlos das vorgesteckte Ziel zu erreichen. Es kommt also auf richtige überzeugende, nachwirkende Belehrung an.

Wir haben im Laufe langer Jahre soviel Unheil von überhasteten und vor allem schlecht beaufsichtigten Entfettungskuren fettleibiger Diabetiker gesehen und anderseits so umfangreiche eigne Erfahrung über solche Kuren gesammelt, daß wir auf die Behandlung dieser vielleicht wichtigsten und jedenfalls häufigsten Komplikation genauer eingehen müssen.

Wie bei sonstigen Entfettungskuren auch, steht sowohl Anregung der Oxydationen durch Muskelarbeit wie Beschränkung der Nährwertsummen zur Verfügung. Wie auch sonst, kann selten die Muskelarbeit so weit gesteigert werden, daß ihr die Hauptwirkung zufiele. Gerade beim Diabetiker sei man besonders vorsichtig! Das Herz des fettleibigen Diabetikers ist viel anfälliger, als das des fettleibigen Nichtdiabetikers. Viele fettleibige Diabetiker, die sich früher in Karlsbad, Marienbad, Kissingen zuviel zumuteten, mußten später Stammgäste Nauheims werden!

Diätetische Entfettungsmaßnahmen sind nicht zu entbehren. Wenn irgend tunlich, verlege man die ersten 3—4 Wochen der Behandlung in eine dafür zuständige Kuranstalt. Bei jeder Form ambulanter Behandlung sind die Gefahrpunkte viel schwerer zu vermeiden.

Wir beginnen fast immer mit Entfernung überschüssigen Wassers; daran sind die Gewebe des fettleibigen Diabetikers meist sehr reich. 2—3 möglichst kochsalzarme Tage führen zum Ziele. Selbst ohne wesentliche Beschränkung des calorischen Nährwertes sinkt dann das Gewicht um mehrere Pfund. Zu Novasurol u. dgl. sollte man bei Diabetikern zwecks Entwässerns nicht greifen.

Für die Errichtung der weiteren Kost verzichten wir auf die Anhaltspunkte, welche etwa Messung des calorischen Grundumsatzes geben könnte (S. 362). Denn nicht die mathematische Formel kann, sondern nur die klinische Wertung des Allgemeinbefindens und aller Einzelheiten darf und muß Führer sein; sie gibt dem aufmerksamen und erfahrenen Arzte weit besseren und vollauf genügenden Anhalt, wie schnell und wie weit er sich mit entfettender Unterernährung vorwagen darf.

Beschränkung der Fettzufuhr ist immer das Wichtigste. Da der Fettgehalt maßgebendsten Einflusses auf den Nährwert der menschlichen Kost ist, läßt sich mit Beschränkung der Fettzufuhr der Calorienwert der Nahrung bequem und nach Wunsch mäßig oder weitgehend herabdrücken. Mit fettloser Kost kann man trotz reichlicher Gabe von Proteinen und Kohlenhydraten den Calorienbedarf des gesunden erwachsenen Menschen kaum decken.

Es sei hier die allgemeine Bemerkung eingeschaltet, daß auch alle Entfettungskuren bei Nichtdiabetikern am sichersten und harmlosesten voranschreiten, wenn man die beschränkenden Vorschriften in der Hauptsache auf Fett konzentriert; namentlich die BANTING-HARVEYsche und die C. v. NOORDENschen Entfettungsvorschriften halten sich an diesen Grundsatz. Ganz so weit wie BANTING-HARVEY (8—10 g Fett in der Tageskost) sollte man freilich nicht gehen; nicht etwa wegen zu geringer Menge des eigentlichen Fettes, sondern mit Rücksicht darauf, daß die Fette (namentlich Butter) wichtige Träger unentbehrlicher Nebenstoffe sind (Vitamine!). Wir meinen, daß die üblen Erfahrungen mit der alten BANTING-Kost im wesentlichen auf Vitaminmangel beruhen. C. v. NOORDEN gestattete als durchschnittliche Tagesmenge ca. 35 g Fett bei allerstrengster Entfettungskost („Entfettungskost III. Grades); das genügt erfahrungsgemäß. Beim Diabetiker kommen so scharfe Kuren nur ausnahmsweise in Betracht.

Daß die vorzugsweise oder gar einseitige Beschränkung gerade der Fette bei Entfettung am harmlosesten ist, hängt offenbar damit zusammen, daß der Fettleibige jederzeit seinen wahren Fettbedarf aus eigenen Vorräten decken kann, und gerade diese überschüssigen Vorräte zu verringern, ist ein wesentlicher Zweck der Entfettungskuren. Beim Diabetiker ist es besonders wichtig, einerseits seinen Bestand an N-Substanz zu schützen und ihn anderseits so ausgiebig mit Glykogenbildnern zu versehen, wie es die Lage des Zuckerhaushaltes vernünftigerweise erlaubt. Zwei Wege stehen zur Verfügung:

1. Man geht nach Muster der alten BANTING-Kost **mit reichlichen Mengen fettarmer Eiweißträger und kohlenhydratarmer Gemüse** vor (im Sinne der „strengen Diabetikerkost", S. 424) und ergänzt diese Nahrungsmittel durch soviel **Obst**, wie es die diabetische Stoffwechsellage irgendwie erlaubt. Durchschnittliche Fettmenge ca. 35—40 g täglich. Die sehr eiweißreiche Kost wird zweckmäßigerweise wöchentlich einmal durch einen Obst-Reis-Tag und nachfolgenden fettarmen Gemüse-Eier-Tag unterbrochen. Vgl. Kostform γ, S. 427 und unser Verordnungsbuch.

2. Man verordnet eine eiweiß- und gleichzeitig **fettarme lactovegetabile Kost**, die man wegen ihrer Proteinarmut mit reichlich **Kohlenhydratträgern** versehen kann. Die Kost wird ein- bis zweimal wöchentlich durch eine kohlenhydratfreie, eiweißreiche, höchst salzarme Kostform unterbrochen. Ohne solches Vorgehen wird diese Kost schlecht vertragen. Vgl. hierzu S. 444 und unser Verordnungsbuch. (S. 81, 3. Auflage).

Welche der beiden Kostformen den Vorzug verdient, ist von Fall zu Fall verschieden. Nichts steht im Wege, zwischen den beiden Methoden von Zeit zu Zeit abzuwechseln.

Wir heben ausdrücklich hervor, daß wir bei den eigentlichen, strengeren Entfettungskuren beiderlei Form kein nachdrückliches Gewicht darauf legen, daß während dieser Kur dauernd völlige Aglykosurie besteht. Namentlich bei fettleibigen Schwerdiabetikern und bei älteren Personen muß man oft fürs erste auf Aglykosurie verzichten. Der Verzehr verhältnismäßig reichlicher Mengen Kohlenhydrat ist zunächst wichtiger als das sofortige Anstreben von Aglykosurie. Womöglich verzichten wir während der Entfettungskur auch auf

Insulin. Nur etwaiges Auftreten von Acidosis, was aber nur selten vorkommt, nötigt zu seinem Gebrauche. Die Einstellung auf eine Kost, die den Urin von jeglichem Zucker befreit (mit oder ohne Insulin), kann bis zum vorläufigen Ende eröffnender, energischerer Entfettungskur verschoben werden.

Abgesehen von dem Gewichtsverluste, den die vorausgegangene Entwässerung bringt (also ein Vorgang, der mit eigentlicher Entfettung gar nichts zu tun hat), darf man mittels solcher Kostvorschriften unter klinischer Aufsicht innerhalb ca. 4 Wochen das Körpergewicht um 4—5 kg herabdrücken. Indem wir je nach allgemeinem Befinden die Kost vorübergehend erweiterten, einschränkten oder umstellten, nach Bedarf auch $^1/_3$—$^1/_2$ l Wein gestatteten, gelangten wir stets zu voll befriedigendem Erfolge ohne jegliche ungünstige Nachwirkung.

Über den genannten Gewichtsverlust hinaus sollte man die eigentliche Entfettungskur bei Zuckerkranken nicht treiben. Wenn der Harn nicht schon vorher dauerhaft zuckerfrei geworden war, muß man dies nunmehr durchsetzen, wenn nötig mit Hilfe von Insulin (siehe oben). Die inzwischen gewonnenen Erfahrungen geben dazu genügenden Anhalt und ferner auch dafür, wie die Kost einzurichten ist, um das Gewicht zunächst im Gleichen zu halten oder nur sehr langsam weiter zu senken. Die Kost muß zu diesem Zwecke etwas calorienreicher sein, als während der eigentlichen Entfettungskur. Wöchentliches Einschalten eines bis zweier Tage mit calorisch sehr knapper und möglichst kochsalzarmer Kost ist zweckmäßig (je nach den Umständen eiweißarm oder eiweißreich; auch KARELL-Milchtag oder Reis-Obst-Tag; S. 437; vgl. auch unser Verordnungsbuch Kostformen C, G, I, L 5 und 6). Bei solcher Kost, die auf das häusliche Leben eingestellt wird, darf das Gewicht monatlich höchstens um 500—1000 g sinken. Andere Male ist es günstiger, die häusliche Ernährung auf volle Erhaltungskost einzustellen und nach einigen Monaten wieder eine planmäßige strengere Entfettungskur zu wiederholen. Niemals darf man dem Patienten selbst das Recht einräumen, durch Verminderung der Nahrungsaufnahme beliebig sich zu entfetten. Ärztliche Überwachung ist unentbehrlich.

Schilddrüsenpräparate sind bei Zuckerkranken grundsätzlich zu beanstanden, da Thyreoidin lähmend auf das pankreatische Inselsystem einwirkt (S. 220). Immerhin bedingen einzelne Fälle Ausnahme; nämlich dann, wenn ganz unzweifelhaft aus dem Versagen diätetischer Maßnahmen, aus dem gesamten Krankheitsbilde und aus den dann unentbehrlichen Bestimmungen des respiratorischen Gaswechsels hervorgeht, daß erhebliche Minderwertigkeit der Schilddrüse die Lage beherrscht. Aber größte Vorsicht ist geboten. Es scheint uns, daß unter solchen Umständen 3—4tägige Perioden reichlicher Schilddrüsengabe (ca. 1 g trockener Schafschilddrüse entsprechend, als Tagesgabe), mit Intervallen von 2—3 Wochen weit nützlicher und harmloser sind als fortgesetzte kleine Gaben. Jodpräparate vertragen solche Patienten sehr schlecht.

Bei Herzmuskelschwäche fettleibiger Diabetiker bewährten sich uns Kuren mit kohlensauren Bädern recht gut (am besten in Sanatorien). Aber wir empfehlen dringend die Entfettungskur und die Bäderkur nicht sofort miteinander zu verbinden. Die besten Erfolge sahen wir, wenn wir eine Entwässerungs- und mäßige Entfettungskur vorausschickten und dann erst die Patienten der Bäderkur überwiesen. Vgl. S. 306.

2. Harnsaure Gicht.

Zuckerkrankheit und Gicht gleichzeitig zu berücksichtigen, ist für die Diätetik nicht schwer. Theoretisch sollte man bei komplizierender Gicht (S. 91), deren Anfänge meist viel früher liegen als das Aufkommen des Diabetes, nur die Albuminate der Eier, der Milch und der Vegetabilien gestatten, auch diese nur in mäßiger Menge, Fleisch aber möglichst vermeiden, weil aus seinen Nucleinsubstanzen Harnsäure gebildet wird. Wir sahen aber keinen Vorteil, sondern nur Nachteile davon, wenn man dies auf die Dauer durchzuführen suchte. Denn bei solcher Vorschrift kommen die meisten Diabetiker allmählich zu einer sehr stark verminderten Eiweißzufuhr und meist auch stark verringerten Gesamtnahrung, und sie werden mit der Zeit dann recht geschwächt. Im gleichen Sinne äußerten sich auch F. Umber und L. Lichtwitz, C. v. Noorden zustimmend. Glücklicherweise hat man es bei der Kombination Gicht und Diabetes fast immer mit nur leichten Äußerungen beider Stoffwechselanomalien zu tun (S. 91), so daß weder eine sehr weitgehende Beschränkung der Kohlenhydrate, noch eine allzu weitgehende Beschränkung des Fleisches nötig wird. Wenn die eine der beiden Krankheiten sich verstärkt, so pflegt oft die andere in den Hintergrund zu treten (S. 91), und dann kann die diätetische Behandlung zeitweilig der sich verstärkenden Anomalie Rechnung tragen. Häufiger ist es der Diabetes, der Vorstöße macht, während die Gicht zum Schweigen kommt. Wir kennen zahlreiche Diabetiker, die aus früherer Zeit noch deutliche Harnsäureablagerungen (Tophi) haben, aber seit Jahren und Jahrzehnten sind weder Gichtparoxysmen noch neuere Harnsäureablagerungen hinzugekommen, trotz dauernden Fleischgenusses in durchschnittlich üblicher Menge. Solche Patienten sind in praktischer Hinsicht nur als Diabetiker aufzufassen und zu behandeln.

Dies zu betonen ist recht wichtig, da nur allzu oft der umgekehrte Weg eingeschlagen wird; d. h. man gestattet aus Furcht vor den gichtfördernden Fleischgerichten und sonstigen Albuminaten sehr viel Kohlenhydrat, und man verschlechtert damit die diabetische Stoffwechsellage. Dem von C. v. Noorden aufgestellten Satze, daß in der Regel die diätetische Behandlung mehr dem Diabetes als der Gicht gelten solle, schlossen sich F. Umber, W. Weintraud in der Aussprache und neuerdings L. Lichtwitz an. Bemerkenswert ist, daß bei gichtkranken Diabetikern die Hyperglykämie die Glykosurie ungemein lange überdauert, und daß man überhaupt bei solchen Kranken, auch wenn sie keinerlei Zeichen von Nephritis darbieten, sehr hohe Grade von Hyperglykämie antrifft. Ferner ist, wie F. Hirschfeld im Anschluß daran mitteilte, und wie die Durchsicht unserer Krankengeschichten bestätigt, häufig die Harnmenge verhältnismäßig gering, oft die Norm gar nicht überbietend (Diabetes decipiens, S. 172).

Hier sei aber ausdrücklich auf den Unfug hingewiesen, schmerzhafte Erkrankungen des Diabetikers kurzerhand als „gichtisch" zu bezeichnen und die Patienten daraufhin Badekuren (Thermalbäder, Solbäder usw.) und andere physikalische Heilverfahren durchmachen zu lassen, schroffe Verbote des Fleischverzehres zu erlassen und etwaige kleine Mengen Harnzuckers als unwesentlich zu übergehen. Wenn auch etwas abgeschwächt, blüht solcher Unfug immer noch, meist sich stützend auf etwas abgeändertes Verhältnis zwischen Harnsäure und Harnstoff im Urin. Ohne genaueste Kenntnis der Nahrung beweist die Gestaltung dieses Verhältnisses gar nichts für oder gegen Gicht, und selbst bei genauer Kenntnis der Kost ist sie trügerisch. Unter den schmerzhaften diabetogenen Leiden wie Neuritis, Neuralgie, Dolores musculorum vagi usw. möchten wir die Aufmerksamkeit auch lenken auf Schmerzen in Umgebung großer Gelenke ohne die geringsten objektiv nachweisbaren Veränderungen an Knochen, Knorpeln, Kapsel (palpatorisch und röntgenologisch). Gerade diese Schmerzen, zweifellos neuritischer Natur, werden oft mit langwierigen, völlig nutzlosen Bäderkuren behandelt, während sie ebenso wie die übrigen diabetogenen schmerzhaften Leiden durch planmäßige antidiabetische Behandlung meist schnell und nachwirkend geheilt werden. Man kann als sicher hinstellen, daß wenigstens bei uns zulande 15 Fällen schmerzhafter Leiden diabetischen Ursprunges höchstens 1 Fall echt gichtischer Schmerzzustände gegenübersteht. Selbst bei zweifelloser Kombination echter Gicht und Zuckerkrankheit wird man Schmerzen aller Art, die nicht ein wahrhaft gichtisch befallenes Gelenk betreffen, meist mit größerem Rechte auf den Diabetes als auf die Gicht zurückführen dürfen. Daß man bei Diabetikern auch mit der Diagnose „rheumatische Schmerzen" höchst vorsichtig sein muß, und daß es sich in jedem solchen Falle lohnt, zunächst einmal den Diabetes therapeutisch anzugehen, darf als genügend bekannt vorausgesetzt werden.

Aber auch da, wo wirklich Gicht besteht, d. h. wo dieselbe durch Gichtanfälle, Tophi, erhöhten Harnsäurespiegel des Blutes, Auswertung der Purinkörpertoleranz (C. v. NOORDEN und L. SCHLIEP) einwandfrei erwiesen ist, bleibt planmäßige Behandlung des Diabetes mit Anstreben von Aglykosurie und Absinken der Hyperglykämie die unbedingte Voraussetzung für endgültiges Ausheilen von Neuritiden und verwandten Störungen. Meist ist es dabei gar nicht erforderlich, die Patienten auf Fleisch verzichten zu lassen, wenn man auch ungebührlichen Mengen sich stets widersetzen wird.

Wir bemerkten oben, man solle das Fleisch nicht grundsätzlich auf längere Zeit verbieten. Seiner zeitweisen Ausschaltung steht aber nichts im Wege; namentlich im Beginn der Behandlung wird strenge aber zugleich fleischfreie Kost recht nützlich sein (etwa 10—14 Tage lang). Man bedient sich dazu der Gemüse-Eierkost (S. 426) oder der PETRÉN-Kost, mit gelegentlicherEinschaltung eines Kohlenhydrattages, etwa aller 4 Tage einmal; vgl. unten. Später genügt es meist, wöchentlich 1—2 fleischlose Tage und monatlich eine 5—7 tägige fleischlose Periode in die der diabetischen Stoffwechsellage angepaßte Kost einzuschalten.

Was die Auswahl der Fleischspeisen betrifft, so wird man natürlich die kernreichen inneren Teile der Tiere verbieten (Thymus, Leber, Niere usw.). Man wird Fisch, wenn in guter Ware erhältlich, und wenn der Patient ihn gerne ißt, auf Kosten des Fleisches in den Vordergrund schieben; denn Fisch enthält in der Gewichtseinheit um 25—40% weniger harnsäurebildendes Material als das Fleisch der Schlachttiere und Vögel. Einen Unterschied zwischen weißem und dunklem Fleisch zu machen, ist Unsinn. Auf diesem, von C. v. NOORDEN, TH. R. OFFER und E. ROSENQVIST schon vor langer Zeit begründeten Standpunkt stehen jetzt alle Stoffwechselpathologen. Dunkles und weißes Fleisch sind gleich reich an Nucleinstoffen; das weiße Fleisch der jungen Tiere enthält manchmal sogar mehr davon, als das dunkle Fleisch der älteren.

Wenn die Glykosurie beseitigt ist und man Kohlenhydrate wieder gestatten will, richtet sich deren Menge nach der jeweiligen Toleranz, während die Fettzufuhr vom allgemeinen Ernährungszustand vorgeschrieben wird.

Man wird bei gichtkranken Diabetikern sich auch der früher beschriebenen Kohlenhydratkuren erinnern (S. 432ff.). Jede Form derselben ist zulässig, wenn man nur nicht versäumt, immer aufs neue kohlenhydratfreie Tage oder mehrtägige Perioden einzuschalten. Wo gleichzeitig Fettleibigkeit vorliegt, sind zeitweilige Milch-KARELL-Kuren zweckmäßig oder auch die beschriebene lactovegetabile Entfettungskost mit öfterer Einschaltung einiger eiweißreicheren Tage (Eier, Käse reichlich; daneben Gemüse). (S. 445, 444.)

Mit Alkohol sei man bei gichtkranken Diabetikern überaus zurückhaltend; als Genußmittel scheidet er am besten ganz aus; höchstens sollte man 1—2 Glas leichten Weißwein gestatten. Im übrigen bediene man sich des Alkohols nur da, wo positive Indikationen vorliegen (Störungen von Magen und Darm, Schwächezustände des Herzens).

Ohne Medikamente wird man der gichtischen Begleiterscheinungen und der Überlastung des Blutes mit Harnsäure oft nicht Herr. Der Gichtiker erhält daher monatelang wöchentlich an 2 Tagen 4 Gaben von je 0,5 g Atophan, Novatophan oder Hexophan. Dies genügt meist als Prophylaktikum gegen neue Anfälle; man kann auch am Harnsäurespiegel des Blutes, auf dessen dauernde Kontrolle man bei Behandlung von Gichtikern kaum noch verzichtet, den Erfolg, d. h. das allmähliche Absinken der Blutharnsäure ablesen. Bei Neuaufflammen gichtischer Entzündungen bewährt sich am besten eine Kombination von Novatophan, Kalksalz und Santalöl, auf deren treffliche entzündungswidrige Eigenschaften E. Starkenstein zuerst hinwies. Colchicumpräparate werden von gichtkranken Diabetikern nicht immer gut vertragen; selbst nach kleinen Gaben sahen wir schwere Appetitlosigkeit, Übelkeit, Erbrechen, Durchfälle, beschleunigte und schwache Herztätigkeit. In erhöhtem Maße gilt das für den viel Unheil stiftenden Liqueur Laville.

Die Indikationen der Insulinbehandlung des Diabetes werden durch begleitende Gicht in keiner Weise abgeändert. Im großen und ganzen wird Insulin selten nötig sein, da es sich ja meist um leichtere Formen diabetischer Stoffwechselstörung handelt. Immerhin kann ein schwerer Gichtanfall, der sich in den Verlauf des Diabetes einschiebt, ebenso wie hinzutretende akute Infektionskrankheit, Acidosisgefahr bringen (F. Umber). Solches Geschehen fordert natürlich gebieterisch Insulin.

Alkalische Tafelwässer sind erlaubt; doch lasse man nicht immer ein und dasselbe trinken. Kalkhaltige Mineralwässer verdienen im allgemeinen den Vorzug, zeitweise auch kalireiche Mischungen (Omalkanwasser, S. 384). Auf reichliche Getränkeaufnahme ist um so mehr Gewicht zu legen, als gichtkranke Diabetiker oft nur kleine Harnmengen haben (S. 172) und gutes Durchspülen zur besseren Entfernung der Harnsäure erwünscht ist.

Als Kurorte stehen zur Auswahl: Aßmannshausen, Homburg, Karlsbad, Kissingen, Marienbad, Mergentheim, Neuenahr, Salzschlirf, Vichy.

Man beachte, daß sich unter den gichtkranken Diabetikern viele mit geschwächtem Herzen finden. Daher Vorsicht mit Tabak und Vorsicht mit Belastung der Muskulatur! Sehr oft sind kohlensaure Solbäder ratsam.

Bei harnsauren Nierenkonkrementen kann die diätetische Therapie sich durchaus an die oben für Gicht erteilten Vorschriften halten.

3. Erkrankungen der Nieren.

a) Nicht jede Albuminurie bei Zuckerkranken ist als Nephritis zu werten. Sie kann Jahre und Jahrzehnte lang bestehen, ohne daß die klinische Betrachtung des Falles das Recht gibt, von Nephritis zu reden, wenn auch der pathologische Anatom dann wohl stets vasculäre oder parenchymatöse Veränderungen in den Nieren wird nachweisen können. Solange sonstige Zeichen der Nephritis im Harn, im Ausscheidungsvermögen der Niere, an den Kreislauforganen fehlen, genügt es, nierenreizende Gewürze, unmäßige Belastung mit Proteinen und Kochsalz auszuschalten, im übrigen aber so vorzugehen, wie es die diabetische Stoffwechsellage heischt. Dann mindert sich oder es verschwindet gar die Albuminurie oft ganz von selbst. In einigen Fällen schien uns die Behandlung mit Insulin das Verschwinden solcher Albuminurie wesentlich zu beschleunigen.

b) Das Auftreten akuter Nephritis, ein nicht gerade häufiges, aber auch nicht ganz seltenes Vorkommnis, veranlaßte uns stets, die Rücksicht auf die erkrankte Niere vollkommen in den Vordergrund zu stellen. Wie C. v. Noorden zuerst nachdrücklich empfahl (1902, 1906, 1913; vgl. auch C. v. Dapper 1918), und wie später F. Volhard zwar nicht schärfer, aber ausführlicher begründete, werden zur Entlastung der Niere zunächst feste Nahrung und Flüssigkeit auf das äußerste beschränkt bzw. ausgeschaltet; dann wird ebenso wie bei Nichtdiabetikern mit Dextrose-Tropfklistieren, mit Zuckerwasser und mit Obstsäften als Getränk wieder begonnen; daran schließen sich dann Reis-Obst-Kost oder auch Hafer und andere Amylaceen in Breiform. Nach 5—6 Tagen werden Gemüse mit wenig Fett und kleinen Mengen von Eiweißträgern (Milch, Ei) hinzugefügt. Die Zucker- und Obstsaftkost bedeutet eine noch weitergehende Schonung für die Niere als Fasten, da der N-Umsatz dadurch erniedrigt wird. Der niedrige N-Umsatz erzwingt in allen leichten und sogar auch in mittelschweren Fällen

Aglykosurie. In wirklich schweren Fällen wird man an Insulin denken. Ohne schon jetzt endgültiges Urteil abgeben zu wollen, möchten wir auf Grund von Einzelbeobachtungen in Frage stellen, ob Insulintherapie bei akuter Nephritis angebracht ist. Bereits vor der Insulinperiode gelang es uns, mittels berichteter Schonungstherapie jedes Anfalles akuter Nephritis bei Zuckerkranken Herr zu werden.

c) Bei allen chronischen Nephropathien (chronische Nephritis und Nephrosklerose = vasculäre Hypertonie) ist vor endgültiger Ordnung der Kost Prüfung der renalen Eliminationskraft für Harnstoff, Kochsalz und Wasser dringend anzuraten. Man erhält dadurch sicherere Unterlage. Sonst kommt man leicht in Gefahr, im Bestreben, die Niere möglichst zu schonen, den Kreis der erlaubten Nahrungsmittel allseitig zu eng zu ziehen und damit dem Gesamtorganismus zu schaden. Es gingen uns oft nephropathische Diabetiker zu, die viele Monate lang eine an Proteinen und an Kochsalz überaus arme Kost genommen hatten; sie wurde ohne jedes Lustgefühl und nur mit Widerstreben pflichtgemäß verzehrt, schädigte die Eßlust und den Kräftezustand. Auch die Nieren ziehen aus so kümmerlicher, langgedehnter Kost keinen Vorteil, eher Nachteil. C. v. NOORDEN wies schon in früheren Arbeiten auf den Unfug solcher Übertreibung hin; jetzt warnen alle Lehrbücher davor. Wir müssen aber die Warnung trotzdem stark betonen, weil uns bis in die neueste Zeit der alte Fehler unbedachter, nur auf die Nieren hinstarrender, den Gesamtorganismus vernachlässigender, engstbegrenzter Kostvorschriften bei nicht-diabetischen und bei diabetischen Nephropathien begegnen.

Natürlich wird man bei allen chronischen Nephropathien mit Auswahl der Gewürze sehr vorsichtig sein, sich dabei nach den bei chronischer Nephritis allgemeingültigen Regeln richtend. Man wird alkoholisches Getränk nur in bescheidensten Mengen, nur als Medikament, nicht als Genußmittel erlauben. Man wird bei der chronischen Nephritis wegen meist bestehender Hypochlorhydrie den durchschnittlichen Kochsalzverbrauch auf 2—3 g beschränken und nur bei zweifellos nachgewiesener Orthochlorhydrie soviel Kochsalz gestatten, daß durchschnittlich etwa 5 g im Harn erscheint. Man wird bei der vasculärhypertonischen Form chronischer Nephropathie Kochsalz aber schon deshalb stark beschränken, weil die Gesamtflüssigkeitsmenge 1,25—1,5 l nicht überschreiten soll, um Überlastung der Gefäße zu vermeiden. Insoweit dienen die Vorsichtsmaßregeln sowohl der Zucker- wie der Nierenkrankheit, ohne Gefahrpunkte einzuschließen.

Schwieriger ist die Frage des Eiweißverzehrs. Wir vertraten den Standpunkt, daß der Diabetiker in seiner Dauerkost möglichst nicht weniger als 0,9—1,0 g Protein pro kg täglich erhalte (S. 356). Manche neuzeitlichen Kostformen sind weit eiweißärmer (S. 354). Es liegt nahe und es ist auch empfohlen, solche bei Komplikationen mit chronischen Nephropathien auf die Dauer zu bevorzugen. Wir können nicht raten, sich dazu verleiten zu lassen. Ebenso wie bei Zuckerkrankheit ohne Nephropathie und wie bei chronischen Nephropathien ohne Zuckerkrankheit, schadet bei Verbindung beider Zustände weitergehende Eiweißbeschränkung dem Organismus als Ganzem, ohne an den krankhaften Prozessen selbst sich therapeutisch wesentlich auszuwirken. C. v. NOORDEN wies seit langem immer wieder darauf hin; E. P. JOSLIN und bei L. LICHTWITZ vertreten in ihren neuen Werken gleiche Ratschläge. Auch wenn man sich diesem Standpunkt anschließt, kann man fehlgreifen und schaden durch einseitiges Festhalten an bestimmten Eiweißträgern unter Ausschluß aller anderen; z. B. durch gänzlichen Ausschluß von Fleisch. Bei sonst freier Kostwahl kann der Mensch, kann die Menschheit, kann der Gesunde und der Kranke ebenso gut gedeihen mit Fleisch wie ohne Fleisch. Je mehr man aber die Nährstoffe (Proteine, Kohlenhydrate, Fette) quantitativ beschränken muß — und das trifft gerade bei Verbindung von Diabetes mit Nierenleiden doch in hohem Maße zu —, desto freier sei die Auswahl unter den Nährstoffträgern (Nahrungsmitteln), damit Einseitigkeit und damit Mangel an diesen oder jenen wichtigen Ergänzungsstoffen verhütet werde. Dadurch, daß ein Teil der bei Nierenleiden bevorzugten Milch- und Pflanzenproteine durch Fleisch irgendwelchen Tieres, durch Fisch und durch Eier nach Wunsch und Wahl ersetzt wurden, hat man noch keinem chronisch Nierenkranken und noch keinem Diabetiker geschadet.

Ganz anders steht es mit eiweißarmen bzw. fleischfreien kürzeren Perioden und Tagen. Davon soll man unbedingt Gebrauch machen. Indem man sich nach dem Stande des Zuckerstoffwechsels richtet, stehen dafür Gemüsekost-, Gemüse-Fett-Kost, Milchkur, die verschiedensten Formen der Kohlenhydratkuren zur Verfügung. Von öfters eingeschalteten 2—3 wöchigen Perioden dieser Art sieht man oft größten Vorteil sowohl für Albuminurie wie für Hypertonie; nach solcher Zeit aber erschöpft sich die Wirkung. Wir stellen auch, stets sich wiederholend, in die Dauerkost aller Wochen 1—2 solcher Tage ein, bald zu dieser, bald zu jener Form greifend; oder auch in Form einer Wechselkost, wobei ein sehr eiweißarmer Tag einen eiweißreicheren Tag umschichtig ablöst.

Sehr beachtenswerterweise wächst sowohl bei chronischer Nephritis, wie der chronischen vasculär-hypertonischen Nephropathie häufig die Kohlenhydrattoleranz allmählich, so daß sehr viel mehr (oft ein Vielfaches mehr) an Kohlenhydrat verzehrt werden kann als früher, bevor Zucker in den Harn übertritt (S. 141). Man erklärt dies gewöhnlich mit Abnahme der renalen Ausscheidungskraft für Zucker. Damit würde übereinstimmen, daß in solchen Fällen der Blutzucker oft ungewöhnlich hoch ist und auf solcher Höhe fixiert bleibt. Diese Erklärung reicht aber nicht aus. Die wahren Zusammenhänge sind noch dunkel.

Während bei der Dauerkost Zuckerkranker im allgemeinen die Kohlenhydrattoleranz möglichst nicht vollkommen ausgenutzt werden sollte (S. 366), gibt uns die Verbindung mit chronischen Nephropathien Anlaß, dies doch möglichst vollständig zu tun. Sowohl für das Allgemeinbefinden solcher Kranken ist dies günstiger, wie auch für die Nieren. Weiterhin kommt in Betracht, worauf E. P. JOSLIN mit Recht hinweist, daß Diabetiker mit Nephropathien (und übrigens auch viele mit Hypertonie ohne deutliche renale Komponente) stärker als andere Zuckerkranke mit diabetischer Stoffwechselstörung gleicher Größenordnung zu Acidosis und Acetonurie neigen. Auch hier liegen die Gründe nicht klar; die Tatsache aber verlangt Berücksichtigung.

Man bleibe aber womöglich mit Kohlenhydraten und sonstiger Kost unterhalb der Grenze, wobei Zucker in den Harn übertritt. Der Urin ist hier maßgebend, nicht das Verhalten des Blutzuckers. Auf dessen Höhe wirkt bei begleitender chronischer Nephropathie die Gestaltung der Kost viel weniger ein als beim reinen Diabetes. Auch Insulin ändert daran nicht viel. Das Insulin trägt bei begleitender Nephropathie vieles dazu bei, die Schwelle für das Erscheinen von Zucker im Harn zu erhöhen und Acetonurie zu verhüten, aber wir fanden, daß dazu merkwürdigerweise oft höhere Gaben nötig sind, als wir nach durchschnittlicher Erfahrung bei ähnlicher Lage des Zuckerhaushalts in Fällen ohne Nephropathie bedurft hätten.

Alles in allem beherzige man, daß chronische Nephropathie niemals Anlaß geben darf, den Diabetes zu vernachlässigen. Man würde sonst beiden krankhaften Vorgängen, dem diabetischen und dem renalen schaden.

Über sonstige diätetische Maßnahmen ist nur noch weniges hinzuzufügen. Kaffee und Tee grundsätzlich auszuschalten ist nicht berechtigt. Ob ihr bekannter Einfluß auf Kreislauforgane und Nervensystem erwünscht ist oder nicht, hängt von der Lage des Einzelfalles ab. Auf das Verhalten des Wasserhaushaltes ist sorgsam zu achten. Bei nephropathischen Diabetikern kann es gelegentlich zu Wasserstauungen kommen, namentlich zur Zeit von Insulinkuren. Einzelne zwischengeschobene, völlig salzfreie Tage beseitigen die Stauung fast ausnahmslos ohne Zuhilfenahme von Medikamenten.

Mit dem Gebrauche von Mineralwässern sei man bei begleitender Nephropathie sehr vorsichtig. Man wähle die kochsalzärmsten. Unter den Kurorten, die Zuckerkranke aufzusuchen pflegen, besitzt Neuenahr die kochsalzärmsten Trinkquellen.

Von Kurorten erweisen sich sonnige Höhen (mittlere Höhen, nicht Hochgebirge!) und warme Seeküsten oft von trefflichem Einflusse auf Allgemeinbefinden, auf Kräftezustand und auf seelisches Behagen. Das Verhalten des Herzens und des gesamten Kreislaufes bessert sich bei Kuren nach Nauheimer Art oft in überraschender Weise. Im Hinblick auf die schwierige Beköstigung empfehlen wir allerdings meist Sanatoriumsbehandlung während der Badekur.

Sorge für regelmäßigen Stuhlgang ist unerläßlich. Meist kommt man durch richtige Auswahl der Gemüse, der Cerealien und der Obstfrüchte ohne Medikamente aus.

Vgl. zu diesem Abschnitte S. 308 ff.

4. Tuberkulose.

In den letzten Jahren ward mehrfach berichtet, begleitende Lungentuberkulose schiene die Schwere der diabetischen Stoffwechselstörung zu mildern (S. 291). E. LUNDBERG nimmt das Vorkommen einer insulinartigen Substanz (Parainsulin) in tuberkulösem Gewebe an. Trotz der mannigfachen Mitteilungen über Besserung des Diabetes bei Phthisis pulmonum ist es sehr schwer, einstweilen sogar noch unmöglich, klaren Einblick in die Zusammenhänge zu bekommen. Häufig dürfte geringe Nahrungsaufnahme, fortschreitende Abmagerung, alles in allem Entlastung des Gesamtstoffwechsels sich im Sinne einer Entlastung des Zuckerhaushaltes auswirken (E. P. JOSLIN). In den zahlreichen Fällen, wo dies nicht zutrifft, und wo die Tuberkulose unter sachgemäßer Behandlung gebessert wird oder zum Stillstand kommt, müssen wir den günstigen Einfluß geordneter, planmäßiger Anstaltsbehandlung als eine bestimmende, gemeinsame Ursache für erfreuliche Wendung sowohl des tuberkulösen wie des diabetischen Prozesses ansehen. Ob darüber hinaus unter Umständen eine spezifisch-antidiabetische Wirkung von tuberkulösen Herden auf die Stätten des Zuckerhaushaltes ausstrahlen kann, müssen wir offen lassen. Man könnte daran denken, daß tuberkulöse Herde dauernd das Blut parenteral mit Protein und dessen Abbauprodukten beschicken. Vgl. zu diesem Abschnitte S. 519.

Eigne Erfahrung zu Rate ziehend, müssen wir — praktisch genommen — die Verknüpfung von Tuberkulose mit Diabetes doch als eine sehr unglückliche ansehen; sie bringt allemal weit größere Gefahr und stellt auch höhere Ansprüche an sorgsamste Behandlung an das eine ohne das andere. Daß es gut gehen kann, daß Wachsamkeit, gewissenhafte Pflege, zweckmäßigste, dem Einzelfalle angepaßte Diät usw. dem bedrohten Kranken nach zwiefacher Richtung zugute kommt, steht außer Frage. Bei nicht-maligner Art der einen oder der anderen Krankheit ist der tuberkulöse Diabetiker sogar in gewisser Hinsicht bessergestellt, als der nicht-tuberkulöse es früher war; er stand monate- und jahrelang unter Obhut, unter diätetischem und allgemein-hygienischem Drill der Heilanstalt oder sonstiger, seit Jahrzehnten üblich gewordener strenger Fürsorge für Tuberkulöse; der nicht-tuberkulöse Diabetiker verdarb oft genug, nach kurzen, nur halbe Erfolge bringenden Kurort- oder Anstaltsbehandlungen, nach kurzen Anläufen zu gewissenhafter häuslicher Kost durch Rückkehr zu altem Schlendrian alles, was er bisher erreicht hatte, und gefährdete damit seine Toleranz und seine Zukunft.

Die eignen Erfahrungen drängen dazu, bei Komplikation mit Tuberkulose zunächst mit allen Mitteln der Kunst die diabetische Stoffwechsellage dem bestmöglichen Stande zuzuführen, eine möglichst hohe Toleranz zu erzielen und dann unter Aufrechterhaltung der gleichen Gesichtspunkte die Behandlung in geeigneten Spezialanstalten für Lungentuberkulose fortzusetzen. Daß hierbei richtig geleitete Insulinkur, die weit höhere Gaben von Kohlenhydrat gestattet, als mächtiges Hilfsmittel eingreife, war von vornherein zu erwarten, und inzwischen gewonnene Erfahrung bestätigt uns dies. Komplikation mit Tuberkulose ist für uns ein Antrieb, den Diabetes mit verstärktem Nachdruck zu behandeln. Wir würden es für einen bedauerlichen und unverständlichen Rückschritt halten, wenn sich die von anderer Seite geäußerte Ansicht durchsetzte: bei Kombination von Tuberkulose mit Diabetes bedeute die Tuberkulose alles, der Diabetes nichts.

5. Chirurgische Eingriffe: Gangrän.

C. v. NOORDEN verlangte schon in letzter Auflage des Buches, also viele Jahre vor der Insulinperiode, daß die Indikationen zu chirurgischen Eingriffen beim Diabetiker nach gleichen Grundsätzen gestellt würden wie beim Nichtdiabetiker; Operationen, die nicht unbedingt nötig seien, solle man aber lieber vermeiden, da die jeglicher Operation anhaftenden Gefahrpunkte beim Zuckerkranken immerhin verstärkt seien. Diese besondere Gefahren erblickte man einmal in der geringeren Widerstandskraft der Gewebe und ihrer geringeren Heilungstendenz, dann aber vor allem in der diabetischen Acidose, die sich im Anschluß an Operationen nicht selten zu gefahrdrohender Höhe, sogar bis zum Koma steigern kann. Wenn genügend Zeit zur Verfügung, verlangten Internist und Chirurg mit Recht, daß der Diabetiker durch diätetische Vorbereitung, wenn irgend möglich, aglykosurisch und acetonfrei gemacht werde. Das war, selbst beim Schwerdiabetiker, mittels diätetischen Verfahrens, fast immer möglich.

Der beste Weg war kurze Hungerkur, dann kurz vor der Operation und in der nächstfolgenden Zeit Haferkur: beides zusammengenommen das vor der Insulinzeit weitaus mächtigste Mittel zur Bekämpfung der Acidosis. Bei diesem Verfahren gefährdeten Operationen jeder Art den Zuckerkranken kaum mehr als den Nichtdiabetiker gleichen Kräftezustandes.

Die Gefahr bei der Operation und unmittelbar danach ist weit weniger von der Hyperglykämie als von der Acidosis abhängig. Auf diese letztere hat die Narkose verstärkenden Einfluß, Chloroformnarkose anscheinend mehr als Ätherrausch. Narkosen bringen bei Acidosis Komagefahr. Womöglich sollte daher unter Lokal- oder Lumbalanästhesie operiert werden. Das oben beschriebene diätetische Verfahren erweist sich vielleicht wohl gerade deshalb als besonders günstig, weil es einen gewissen Glykogenansatz schafft und geordneteren Glykogenabbau ermöglicht. Es steht noch der Nachweis aus, ob und wie Chloroform usw. das Entstehen von Acetonkörpern aus Fettsäuren direkt oder indirekt begünstigt.

Wir sind jetzt in der Lage, durch Zuhilfenahme von Insulin mit viel größerer Sicherheit und Schnelligkeit die Acidosis zu bekämpfen und den Urin auch bei solchen Kranken zucker- und acetonfrei zu machen, wo es früher schwer oder gar nicht möglich war. Womöglich gehe kombinierte Diät-Insulin-Vorbereitungskur der Operation voraus. Wo Gefahr der Lage zu schnellem chirurgischen Handeln drängt, kann Insulin innerhalb kurzer Zeit, oft innerhalb einer halben Stunde, den Kranken vor dem Entstehen gefährlicher Acidosis hinlänglich schützen. Die oben aufgestellten Regeln für die Diät vor und nach Operationen sollten auch bei Anwendung von Insulin beibehalten werden. Natürlich muß auf richtige diätetische und spezifisch-antidiabetische (Insulin!) Nachbehandlung größte Sorgfalt verwendet werden. Wir erwähnen dies ausdrücklich, weil wir bereits mehrfach Gelegenheit hatten, festzustellen, daß man glaubte, mit Fortsetzung der Insulininjektionen das wesentliche Stück der Nachbehandlung zu leisten und der Mithilfe sorgsam abgestimmter Diätkur entraten zu können.

Bei Gangrän, die ja weitaus am häufigsten von irgendeiner Stelle des Fußes den Ausgang nimmt (S. 295), stelle sich der Arzt, wenn irgendmöglich, auf abwartenden Standpunkt. Häufiger als bei Nichtdiabetikern kommt es selbst da noch zu einer Demarkation und zur Abstoßung gangränöser Teile, wo man es zunächst gar nicht erwartet hätte. Namentlich ganz oberflächliche Gangrän, welche im wesentlichen die Haut erfaßt hat, kann überraschend schnell solch günstigen Ausgang nehmen. Auf irgendwelche Einzelvorschriften für chirurgisches Handeln gehen wir hier nicht ein, da sie sich doch ganz nach Lage des Einzelfalles richten müssen. Dies gilt insbesondere auch für das Absetzen von Gliedern und Gliedteilen bei Gangrän.

Alle diese Gesichtspunkte galten schon vor der Insulinbehandlung. Jetzt haben sie noch höhere Geltung gewonnen, nachdem die Prognose für den diabetisch erkrankten Organismus als Ganzes und für befriedigenden Ausgang lokaler chirurgischer Eingriffe durch die Beihilfe des Insulins sehr viel günstiger geworden ist.

Vgl. zu diesem Abschnitte S. 296.

6. Magen- und Darmkatarrhe.

Akute Magendarmkatarrhe sind für alle Zuckerkranken, wenn es sich nicht um ganz leichte Störung des Stoffwechsels handelt, ein ernstes Ereignis; natürlich bei schweren Formen des Diabetes am meisten. Jede Verschleppung ist zu vermeiden. Da bei allen solchen akuten Katarrhen Fasten bzw. kargste Kost das beste und schnellstwirkende Heilmittel ist, und da man anderseits beim Diabetes kurze Hungerkuren geradezu als heilsam erkannt hat, könnte es scheinen, daß die Gefahr nicht groß sei. Doch ist akuter Katarrh mit entsprechender Nahrungsentziehung nicht gleichwertig dem einfachen Fasten. Es gesellt sich toxische Bedrohung hinzu, und deren Folge dürfte es wohl sein, daß auch bei beträchtlichem Abfalle, ja völligem Schwinden der Glykosurie sehr oft die Acidosis stark und schnell, sogar bis zur Komagefahr anschwillt.

Unsere Therapie bestand früher in sofortiger Anordnung eines oder zweier Hungertage, wobei nur schluckweise etwas verdünnter, warmer Rotwein verabfolgt wurde. Dann schloß sich in vorsichtig steigendem Maße Ernährung mit Haferschleimsuppen an. Die gute Bekömmlichkeit derselben, in bezug auf Glykosurie und Acetonurie, führte seinerzeit zur Entdeckung der Haferkuren (S. 432). Nach Überwindung der akuten Komplikation wurde aus der Haferkost die gewöhnliche Diabetikerkost langsam wieder entwickelt. Das Insulin hat daran nicht viel geändert, erleichtert und sichert aber unter Umständen das therapeutische Handeln. Es unbedingt heranzuziehen, liegt kein Grund vor. Wenn die erwähnte Behandlungsform zur Aglykosurie führt und trotz des vorausgehenden Fastens und trotz der dann folgenden Kost keine Acidosis bringt, ist Insulin ganz überflüssig. Es soll aber jede einzelne Harnportion mit Eisenchlorid geprüft werden. Das erste Auftreten positiver Reaktion sei das Signal für Beginn der Insulintherapie. Die Einzelgabe sei aber klein (6—10 Einheiten), weil die Kranken unter den erwähnten Umständen zu raschem Absturze des Blutzuckers neigen. Zwei- bis dreistündliche Wiederholung der kleinen Gaben bis zum Wiederverschwinden der Eisenchloridreaktion wurde in allen bisher gesehenen Fällen gut vertragen. Regelmäßige Kontrolle des Blutzuckers gewährt natürlich noch größere Sicherheit.

Auch bei weniger akuten Katarrhen folge man im allgemeinen dem gleichen Schema: 1—2 Hungertage, dann Hafer- oder sonstige Amylaceenkost. Von unterstützenden Medikamenten pflegt sich Pankreon am besten zu bewähren. Man gebe aber ansehnliche Mengen (3—4mal täglich je 1 g), am besten in Verbindung mit etwas Calcium carbonicum.

Bei chronisch-diarrhoischen Zuständen, bei Ulcus ventriculi et duodeni und bei anderen selbständigen Erkrankungen des Magen-Darm-Apparates kommt man meist nicht daran vorbei, zunächst einmal die Rücksicht auf den Diabetes etwas in den Hintergrund zu schieben und mit allen Mitteln, die aus der Therapie der Verdauungskrankheiten bekannt sind, Magen und Darm in Ordnung zu bringen; sonst hat man mit immer neuen Hemmungen von seiten der Begleitkrankheit zu tun. Lieber scharfe, schnellwirkende Maßnahmen als laues, unvollständiges Handeln! Es gelang uns so, recht lästiger Komplikationen mit chronischen gärungs- oder fäulnisdyspeptischen Zuständen Herr zu werden. Betreffs der Methode sei verwiesen auf C. v. NOORDEN-AD. SCHMIDT: Klinik der Darmkrankheiten, 2. Auflage. Beim Durchführen der erforderlichen Maßnahmen tuen zur Verhütung der Acidosis und stärkerer Glykosurie Insulin und öfters eingeschobene Fasttage treffliche Dienste. Jeder Fall stellt besondere Ansprüche. Daher müssen diese allgemeinen Hinweise genügen.

Die Behandlung diarrhoischer Zustände mit Drastica zu schneller Säuberung und Desinfektion des Darmes, namentlich mittels Kalomel, ist bei Zuckerkranken bedenklich. Kalomel gefährdet bei allen Diabetikern das Zahnfleisch; andere Drastica sind höchstens bei sehr widerstandsfähigen Patienten mit leichterer Diabetesform erlaubt. Opiate, die man bei Diarrhöen möglichst vermeiden soll, sind vom Standpunkt des Diabetes aus unbedenklich. Bismutpräparate und Pankreon tuen oft gute Hilfsdienste.

Über Steatorrhoe vgl. S. 286.

Über Stuhlträgheit vgl. S. 468.

Literaturverzeichnis.

1. Größere Werke über Diabetes.

ALLEN, F. M.: Glycosuria and Diabetes. Boston 1913.

BERNARD, CLAUDE: Vorlesungen über Diabetes. Berlin 1878.

BOUCHARDAT: De la glycosurie ou diabete sucré. Paris 1875.

BRUGSCH, HORSTERS u. SEELIG: Diabetes in KRAUS-BRUGSCH: Spez. Path. u. Ther. Ergänzungsband 1926.

CANTANI: Diabetes mellitus. Deutsch von S. HAHN. Berlin 1880.

CHARCOT: Maladies des vieillards. Paris 1874.

EBSTEIN: Die Zuckerharnruhr, ihre Theorie und Praxis. Wiesbaden 1887.

— Lebensweise der Zuckerkranken. Wiesbaden 1898.

FALTA: Mehlfrüchtekur bei Diabetes. Wien 1920.

FRERICHS: Über den Diabetes. Berlin 1884.

GRUBE: Diätetische Behandlung der Zuckerkrankheit. Bonn 1898.

HEIBERG: Die Krankheiten des Pankreas. Wiesbaden 1914.

HIJMANS V. D. BERGH: Vorlesungen über die Zuckerkrankheit. Berlin 1926.

HIRSCHFELD: Die Zuckerkrankheit. Leipzig 1902.

KÜLZ, E.: Beiträge zur Pathologie und Therapie des Diabetes mellitus. Marburg 1874 und 1875.

— Klinische Erfahrungen über Diabetes mellitus. Herausg. von TH. RUMPF. Jena 1899.

JOSLIN, E. P.: The treatment of diabetes. Philadelphia u. New York 1923.

LABBÉ, M.: Le diabète sucré. Paris 1920.

LECORCHÉ: Traité du diabète. Paris 1877.

LENNÉ: Die Zuckerkrankheit. Berlin 1898.

LÉPINE: Le diabète sucré. Paris 1909.

LICHTWITZ, L.: Diabetes in Handb. d. inn. Med. von G. v. BERGMANN und R. STÄHELIN. Bd. IV. 1. 2. Aufl. 1926.

LUSK: Metabolism in diabetes, in „The elements of the science of nutrition". 2. Aufl. Philadelphia 1909. S. 271—311.

MAGNUS-LEVY: Diabetes mellitus in KRAUS-BRUGSCH, Spez. Pathol. u. Ther. Bd. I. Wien 1913.

v. MERING: Behandlung des Diabetes mellitus im Handb. d. spez. Ther. von PENTZOLDT und STINTZING. 1895 und 1898.

NAUNYN: Diabetes mellitus in NOTHNAGELS Handb. d. spez. Pathol. u. Ther. Bd. VII. 2. Aufl. 1906.

v. NOORDEN: Diabetes mellitus in v. LEYDENS Handb. d. Ernährungstherapie. Bd. II. 1899. 2. Aufl.

— Diabetes mellitus its pathology, chemistry and therapy. New York 1905 (E. B. Treat a. Co.)

— Diabetes mellitus im Handb. d. Pathol. d. Stoffw. Bd. II. Berlin 1907.

— Diabetes mellitus in GARRÉ-KRAUSES Lehrb. d. spez. Ther. Bd. II. 2. Aufl. 1937.

— New aspects of diabetes. New York 1912.

— Hausärztliche Behandlung der Zuckerkrankheit. Berlin 1923 (II. Aufl. 1925).

— und S. ISAAC: Verordnungsbuch und diätetischer Leitfaden für Zuckerkranke. III. und IV. Aufl. Berlin 1926.

PAVY: On diabetes. London 1869. — Physiologie der Kohlenhydrate. Wien und Leipzig 1895.

PETRÉN: Studies on Diabetes. Merristown 1924.

ROSENBERGER: Die Ursachen der Glykurie. München 1911.

SAUNDBY: Lectures on renal and urinary diseases. London 1896.

SEEGEN: Der Diabetes mellitus. 1. Aufl. 1870, 3. Aufl. 1893. Berlin.

SENATOR: Diabetes mellitus im Handb. d. spez. Pathol. u. Ther. von ZIEMSSEN. Bd. XIII. Leipzig 1876 und 1879.

UMBER, F.: Diabetes mellitus in „Ernährung u. Stoffwechselkrankheiten". 3. Aufl. Berlin 1925.

WILLIAMSON: Diabetes mellitus. London 1899.

2. Nahrungskohlenhydrate und ihre Resorption.

BINGEL, A.: Über Salz- und Zuckerfieber. Arch. f. exp. Pathol. u. Pharmakol. **64**, 1. 1910.
KARRER, P.: Der Aufbau der polymeren Kohlenhydrate. Ergebn. d. Physiol. **20**. 1922.
PRINGSHEIM: Polysaccharide. OPPENHEIMERS Handbuch der Biochemie II. Aufl. Bd. 1. 1924.
— Die Beziehungen d. Blutzuckers zum Glykogen. Biochem. Zeitschr. **156**, 109. 1925.
VOIT: Verhalten der verschiedenen Zuckerarten im menschlichen Organismus nach subcutaner Injektion. Arch. f. klin. Med. **58**, 523. 1897.

3. Glykogenbildung.

ARNOLD, J.: Über Plasmastrukturen und ihre funktionelle Bedeutung. Jena: Gustav Fischer 1914.
BANG, J.: Der Blutzucker. Wiesbaden 1913.
BARRENSCHEEN, H.: Über Glykogen- und Zuckerbildung in der isolierten Warmblüterleber. Biochem. Zeitschr. **58**, 277. 1913.
BERNARD, C.: l. c.
CREMER, M.: Über das Verhalten einiger Zuckerarten im tierischen Organismus. Zeitschr. f. Biol. **29**, 484. 1892.
— Sind Milchzucker und Galaktose echte Glykogenbildner. Arch. f. exp. Pathol. u. Pharmakol. **31**, 398. 1893.
Über Glykogenbildung siehe das vortreffliche Referat von M. CREMER in Ergebn. d. Physiol. I. Erster Teil. S. 803. 1902 (ältere Literatur).
DRAUDT, L.: Über Verwertung von Laktose und Galaktose nach partieller Leberausschaltung. Arch. f. exp. Pathol. u. Pharmakol. **72**. 1913.
FREUND, E. und H. POPPER: Leberglykogenbildung bei intravenöser Zuckerinjektion. Biochem. Zeitschr. **41**, 56. 1912.
GEELMUYDEN, J. C.: Die Neubildung von Kohlenhydrat im Tierkörper. Ergebn. d. Physiol. **21**, 1, 274 u. **22**, 1. 1923.
GOTTSCHALK, A.: Glykogenkonstitution u. Diabetesproblem. Zeitschr. f. d. ges. exp. Med. **50**, 42. 1926.
GRUBE, K.: Bildung des Glykogens i. d. Leber. Pflügers Arch. f. d. ges. Physiol. **118**, 1. 1907 und **121**, 636. 1908.
— Glykogenbildung aus Formaldehyd. Pflügers Arch. f. d. ges. Physiol. **139**, 428. 1911.
HOESSLIN, H., u. H. PRINGSHEIM: Zur Physiologie der Polyamylosen, Glykogenbildung u. tier. Verbrennung. Zeitschr. f. physiol. Chem. **131**, 168. 1923.
ISAAC, S.: Über Umwandlung von Lävulose in Dextrose in der künstlich durchströmten Leber. Zeitschr. f. physiol. Chem. **89**, 78. 1914.
ISHIMORI, K.: Über die Aufspeicherung und Abgabe des Glykogens. Biochem. Zeitschr. **48**, 332. 1913.
KÜLZ, E.: Beiträge zur Kenntnis des Glykogens. Marburg 1890.
LESSER, E. J.: Wechselbeziehungen zwischen Traubenzucker und Glykogen in der Leberzelle. Ergebn. d. inn. Med. **16**, 279. 1918.
NEUBERG, C. und P. MAYER: Über Glykogenbildung aus Mannosen. Zeitschr. f. physiol. Chem. **37**, 530. 1903.
— und J. WOHLGEMUTH: Glykogenbildung aus Pentosen. Zeitschr. f. physiol. Chem. **35**, 41. 1902.
OTTO, J.: Zit. nach E. PFLÜGER.
PARNAS, J.: Über Bildung von Glykogen aus Glycerinaldehyd. Zentralbl. f. Physiol. **26**, 671. 1912.
PARNAS, J. und J. BAER: Über Zuckerabbau und Zuckeraufbau im Organismus. Biochem. Zeitschr. **41**, 386. 1912.
PAVY, J. W.: On carbohydrate metabolism. London 1906.
PFLÜGER, E.: Das Glykogen. Bonn 1905. 2. Aufl.
POLLAK, L.: Über Unterschiede im Verhalten des aus Lävulose bzw. Glykose gebildeten Leberglykogens bei Adrenalinanwendung. Arch. f. exp. Pathol. u. Pharmokol. **61**, 149. 1909.
SCHÖNDORFF und GREBE: Glykogenbildung aus Formaldehyd. Pflügers Arch. f. d. ges. Physiol. **138**, 525. 1911.

4. Glykogenabbau und Glykogenschwund.

EMBDEN, G. und F. KRAUS: Milchsäurebildung in der künstl. durchbluteten Leber. **45**, 1. 1912.
EMBDEN, G. und Mitarbeiter: Zahlreiche Arbeiten in Hofmeisters Beiträgen, in der Biochem. Zeitschr. u. Zeitschr. f. physiol. Chem. 1906—1914.
LESSER: l. c. Lit. Nr. 3.
LUSK, G.: The elements of the science of nutrition. Philadelphia 1917.
PFLÜGER: l. c. Lit. Nr. 3.

5. Intermediäre Synthese und Vorstufen des Zuckers.

BALDES, K. und E. SILBERSTEIN: Zuckerbildung in der überleb. Leber. Zeitschr. f. physiol. Chem. **91**, 251. 1914.

DAKIN, H. D. und H. W. DUDLEY: Fate of l-Alanin. Journ. of biol. chem. **17**, 451. 1914 und **15**, 127. 1913.

— — Glyoxalase. Journ. of biol. chem. **14**, 423. 1913.

EMBDEN, G. und H. SALOMON: Fütterungsversuche a. pankreaslosen Hunde. Hofm. Beitr. **6**, 63. 1906.

— und W. GRIESBACH: Zucker- u. Milchsäurebildung in d. isol. Leber. Zeitschr. f. physiol. Chem. **91**, 251. 1914.

— E. SCHMITZ und M. WITTENBERG: Über synthet. Zuckerbildung in der Leber. Zeitschr. f. physiol. Chem. **88**, 210. 1913.

ISAAC, S. und E. ADLER: Über das Verhalten des Dioxyacetons im Stoffwechsel. Klin. Wochenschr. 1924, S. 1208.

LÜTHJE, H.: Zuckerbildung aus Glycerin. Arch. f. klin. Med. **80**, 98. 1904.

MAGNUS-LEVY, A.: Die Kohlenhydrate im Stoffwechsel. Oppenheimers Handb. d. Biochemie. IX. 2. Aufl. (Ausführl. Literatur.)

MAYER, P.: Zuckerbildung aus Brenztraubensäure. Biochem. Zeitschr. **40**, 441. 1912.

MOSTOWSKI, ST.: Glykogenbildung aus Dioxyaceton. C. R. **152**. 1276. 1911.

NEUBERG, C. und L. LANGSTEIN: Über Desamidierung. Arch. f. Anat .u .Physiol. Physiol. Abt. 1903, 514.

v. NOORDEN, C. und G. EMBDEN: Einige Probleme d. intermediären Stoffwechsels. Zentralbl. f. Stoffw. **1**, 2. 1906.

RINGER, A. J. und E. M. FRANKL: Glukose from dioxyacetone. Journ. of biol. chem. **18**, 233. 1914.

— — und U. L. JONAS: Pyruvic acid in metabolism. Journ. of biol. chem. **15**, 177. 1913.

— und G. LUSK: Bildung von Dextrose aus Aminosäuren. Zeitschr. f. physiol. Chem. **56**, 106. 1910.

SANSUM, W. D. und R. T. WOODYATT: Zuckerbildung aus Aldehyden. Journ. of biol. chem. **24**, 327. 1916.

6. Zuckerbildung aus Eiweiß.

DAKIN: Intermediary metabolism of aminoacids. Journ. of biol. chem. **14**, 321. 1919.

EMBDEN und SALOMON: Über Alaninfütterungsversuche am pankreaslosen Hunde. Hofmeisters Beitr. **5**, 507. 1904 und **6**, 63. 1904.

— und ALMAGIA: Über Zuckerausscheidung pankreasloser Hunde nach Alanindarreichung. Hofmeisters Beitr. **7**, 298. 1905.

FALTA: Studien über den Eiweißstoffwechsel. Dtsch. Arch. f. klin. Med. **86**, 517. 1906.

— Über die Gesetze der Zuckerausscheidung beim Diabetes mellitus. I. Mitteilung. Zeitschr. f. klin. Med. **61**, 297. 1907. VI. Mitteilung. Ebendas. **65**, 463. 1908.

FRANK und ISAAC: Beiträge zur Theorie experimenteller Diabetesformen. Arch. f. exp. Pathol. u. Pharmakol. **64**, 293. 1911.

GIGON: Die Menge des aus Eiweiß entstehenden Zuckers beim Diabetes. Arch. f. klin. Med. **97**, 376. 1909.

GRAFE und WOLF: Zur Pathologie und Therapie schwerer Diabetesfälle. Arch. f. klin. Med. **107**, 201. 1912.

JANNEY, N. W.: Protein and Glucose. Journ. of biol. chem. **20**, 321. 1915.

JANNEY-CSONKA-BLATHERWICK: Metabolic relationship of proteins to glycose. Journ. of biol. chem. **22**, 203. 1915 und **23**, 77. 1915.

JUNKERSDORF, P.: Muttersubstanzen des Glykogens. Pflügers Arch. **131**, 201. 1909.

KÜLZ: Beiträge zur Kenntnis des Glykogens. Marburger Festschrift für C. Ludwig. 1890, S. 69.

LANDERGREEN: Beitr. zur Diabeteslehre. Nord. med. Arkiv. **43**, Nr. 10. 1910.

LÜTHJE: Stoffwechselversuch an einem Diabetiker. Zeitschr. f. klin. Med. **39**, 397. 1900.

— Kasuistisches zur Klinik und zum Stoffwechsel des Diabetes. Zeitschr. f. klin. Med. **43**, 225. 1901.

LUSK: Metabolism in diabetes. Journ. of the Americ. med. assoc. 17. Dez. 1910.

— Phloridzinglykosurie. Ergebn. d. Physiol. **12**, 315. 1912.

MOHR: Über die Zuckerbildung aus Eiweiß. Zeitschr. f. exp. Pathol. u. Therapie. **2**, 467. 1906.

NEBELTHAU: Zur Lehre von der Zuckerbildung. Münch. med. Wochenschr. 1902, 917.

PFLÜGER: Über die Muttersubstanzen des Glykogens. Pflügers Arch. **131**, 201. 1910.

— Das Glykogen und seine Beziehungen zur Zuckerkrankheit. Bonn 1905. 2. Aufl. (Dort sind die zahlreichen früheren Arbeiten PFLÜGERS und seiner Gegner zitiert und besprochen.)

RINGER: The rôle of pyruric acid in the interm. metab. of alanine. Journ. of biol. chem. 15, 145. 1913.
— und LUSK: Entstehung von Dextrose aus Aminosäuren. Zeitschr. f. phys. Chem. 66, 106. 1910.
RUBNER: Die Gesetze des Energieverbrauchs. S. 383. Leipzig 1902.

7. Zuckerbildung aus Fett.

ABDERHALDEN: Physiologische Chemie. S. 213, 246ff. Wien 1914.
— und RONA: Bildung von Zucker aus Fett. Zeitschr. f. phys. Chem. 41, 303. 1904.
BERNSTEIN, BOLAFFIO, v. WESTENRIJK: Über die Gesetze der Zuckerausscheidung beim Diabetes mellitus. Zeitschr. f. klin. Med. 66, 378. 1908.
BÜRGER: Wirkung der Arbeit auf den Zuckergehalt des Blutes. Zeitschr. f. exp. Med. 5, 125. 1916.
BUNGE: Lehrbuch der physiologischen Chemie. Leipzig 1901.
EMBDEN, SCHMITZ, WITTENBERG: Über synthetische Zuckerbildung in der künstlich durchbluteten Leber. Zeitschr. f. phys. Chem. 88, 210. 1913.
FALTA: Über die Gesetze der Zuckerausscheidung beim Diabetes mellitus. Zeitschr. f. klin. Med. 65, 489. 1908 und 66, 401. 1908.
FRIEDMANN, E.: Synthese der Azetessigsäure bei der Leberdurchblutung. Hofmeisters Beiträge. 11, 202. 1908.
GEELMUYDEN, L.: Zit. Lit. Nr. 3.
GOTTSCHALK, A.: Fettabbau u. Fettumbau bei schwerem Diabetes. Zeitschr. f. d. ges. exp. Med. 35, 159. 1923.
HESSE: Über Eiweißumsatz und Zuckerausscheidung des schweren Diabetikers. Zeitschr. f. klin. Med. 45, 237. 1902.
JOSLIN: Arch. of internal med. Ref. Berl. klin. Wochenschr. 1916, S. 17.
LICHTWITZ: Einfluß der Muskelarbeit auf den Gehalt des Blutes an Zucker. Berl. klin. Wochenschr. 1914, Nr. 22.
LUEG und FLASCHENTRÄGER: Einseitige Ernährung mit Fett. Klin. Wochenschr. 1925, S. 694.
LUSK: Energiequelle bei der Muskelarbeit. Biochem. Zeitschr. 156, 334. 1925.
MEYERHOF, O.: Ibid. 158, 218. 1925.
MOHR: Zur Frage der Zuckerbildung aus Fett. Berlin. klin. Wochenschr. 1901, S. 919.
v. MORACZEWSKI: Einfluß der Nahrung auf d. Blutzucker. Biochem. Zeitschr. 71, 268. 1915.
NEUBERG, C. und B. ARINSTEIN: Vom Wesen der Buttersäure usw. — Gärung. Biochem. Zeitschr. 117, 269. 1921.
VON NOORDEN: Diabetes mellitus in VON NOORDENs Handb. d. Pathol. d. Stoffwechsels. Bd. II, S. 33. 1907.
PFLÜGER, E.: Das Glykogen. Bonn 1905.
REACH: Studien über den Kohlenhydratstoffwechsel. Zeitschr. f. Biochem. 33, 436. 1911.
ROSENQVIST: Zur Frage der Zuckerbildung aus Fett. Berlin. klin. Wochenschr. 1899, S. 612.
RUMPF: Eiweißumsatz und Zuckerausscheidung beim Diabetes mellitus. Berlin. klin. Wochenschr. 1899, Nr. 185.
SEEGEN, J.: Die Zuckerbildung im Tierkörper. Berlin 1900 und zahlreiche frühere Arbeiten, die dort zitiert sind.
THERMAN: Akad. Afh. Helsingfors 1904, S. 80; zit. nach LANDERGREEN, Beiträge zur Diabeteslehre. Nord. med. Arkiv. 1910, Abt. II, Nr. 10, S. 68.
UMBER: Verhalten von Zucker- und N-Ausscheidung beim Eiweißzerfall im Diabetes. Therapie d. Gegenw. 1901. Oktoberheft.
VELICH: Beitr. z. Experimentalstudien von Nebennieren. Virchows Arch. 184. 1906.
VERZÁR: Verbrennung des Zuckers im Pankreasdiabetes. Biochem. Zeitschr. 66, 48. 1914.
WEILAND: Über den Einfluß ermüdender Muskelarbeit auf den Blutzucker. Dtsch. Arch. f. klin. Med. 92, 223. 1908.
WEINTRAUD: Die diabetische Stoffwechselstörung und ihre Behandlung. Dtsch. Klinik. 12, 162ff. 1909.
WEISS: Über die Bildung von Zucker aus Fett. Zeitschr. f. physiol. Chem. 24, 542. 1898.
WHITNEY: Über die Gesetze der Zuckerausscheidung beim Diabetes mellitus. Zeitschr. f. klin. Med. 65, 476. 1908.

8. Intermediärer Abbau des Zuckers.

EMBDEN und KRAUS: l. c. Lit. Nr. 4.
EMBDEN, BALDES und SCHMITZ: Chemismus d. Milchsäurebildung aus Traubenzucker i. Tierkörper. Biochem. Zeitschr. 45, 108. 1912.
— und M. OPPENHEIMER: Verhalten der Brenztraubensäure im Tierkörper. Biochem. Zeitschr. 55, 335. 1913.

Fellner, H.: Synthet. Bildung von Aminosäuren i. d. Leber. Biochem. Zeitschr. 38, 414. 1912.
Fries, H.: Verhalten d. Milchsäure im menschl. Blute. Biochem. Zeitschr. 35, 368. 1911. (Literatur!)
Griesbach: Milchsäurebildung im Blute. Biochem. Zeitschr. 50, 457. 1913.
— und S. Oppenheimer: Milchsäurebildung im Blute. Ibid. 55, 323. 1913.
Isaac, S.: Klin. u. Theor. z. Stellung d. Lävulose im Stoffw. Med. Klinik. 1920, S. 1211.
Kondo, K.: Milchsäurebildung. Biochem. Zeitschr. 45, 63. 1912.
Kraske, B.: Milchsäurebildung im Blute. Biochem. Zeitschr. 45, 81. 1912.
Landsberg, G.: Alkoholgehalt tier. Organe. Zeitschr. f. physiol. Chem. 41. 505. 1904.
Levene und Meyer: Action of leucocytes on some hexoses. Journ. of biol. chem. 14, 149. 1913.
Magnus-Levy: Säurebildung bei d. Autolyse d. Leber. Hofmeisters Beitr. 2, 261. 1904.
Masuda, N.: Auftreten von Aldehyd bei Leberdurchblutung. Biochem. Zeitschr. 45, 140. 1912.
Mayer, P.: Unters. über Kohlenhydratsäuren. Zeitschr. f. klin. Med. 47, 68. 1902.
Neuberg, C.: Zuckerumsatz in der pflanzlichen Zelle. Oppenheimers Handb. d. Biochem. 2. Aufl.
— und Gottschalk: Eingreifen von Insulin in Abbauvorgänge d. tier. Zelle. Dtsch. med. Wochenschr. 1923, S. 1407.
v. Noorden jr.: Milchsäurebildung im Blute. Biochem. Zeitschr. 45, 94. 1912.
Oppenheimer, S.: Milchsäurebildung i. d. künstlich durchströmten Leber. Biochem. Zeitschr. 45, 31. 1912.
Schweisheimer: Alkoholgehalt des Blutes. Arch. f. klin. Med. 109, 271. 1913.
Slosse: Asept. Glykolyse im Blute. Arch. internat. de physiol. 11, 154. 1911.
Stepp, W. und Feulgen: Identifizierung aldehydartiger Substanzen im Harn von Diabetikern als Acetaldehyd. Verhandl. d. dtsch. Kongr. f. inn. Med. 1921, S. 288.

9. Rückblick auf Zuckerauf- und -abbau.

Embden, G.: Wege des Kohlehydratabbaues im Tierkörper. Klin. Wochenschr. 1922, S. 401.
Gottschalk, A.: Der Kohlenhydratumsatz in tierischen Zellen. Monographie. Jena 1925.
Isaac, S.: Beiträge zur Kenntnis des intermediären Stoffw. bei d. exp. Phosphorvergift. Zeitschr. f. physiol. Chem. 100. 1917.
Knoop, F.: Wie werden unsere Hauptnährstoffe im Organismus verbrannt und ineinander übergeführt? Klin. Wochenschr. 1923, S. 60.
Knoop u. Jost: Milchsäureausscheidung im Harn. Zeitschr. f. physiol. Chem. 130, 338. 1923 u. 141, 55. 1924.
Laquer, F. und P. Meyer: Abbau d. Kohlenhydrate im quergestreiften Muskel. Zeitschr. f. physiol. Chem. 124, 211. 1923.
Meyerhof, O.: Atmung und Anaërobiose des Muskels. Handb. d. normalen u. path. Physiol. Bd. VIII, 1, 476. 1925.
v. Noorden und Embden: loc. c. Lit. Nr. 5.
Warburg, O. und M. Yabusoe: Oxydation von Fructose in Phosphatlösungen. Biochem. Zeitschr. 146, 380. 1924.

10. Schicksale der Kohlenhydrate in Abhängigkeit von der Größe der Zufuhr.

Benedict und Carpenter: Carnegie Institution of Washington 1910.
Bornstein und Holm: Respir. Stoffwechsel bei alimentärer Hyperglykämie. Biochem. Zeitschr. 130, 209. 1922.
Gigon, A.: Aufbau und Abbau der Kohlenhydrate im Organismus. Acta chim. Helvetica 8, 35. 1925.
Johansson: Unters. über den Kohlenhydratstoffwechsel. Skand. Arch. f. Physiol. 21, 30. 1908.

11. Der Blutzucker.

Abel, Rowntree und Turner: On the removal of diffusible substances from circulating blood. Journ. of pharmacol. a. exp. therapeut. 5, 275. 1914.
Asher, L.: Über das physikalisch-chemische Verhalten des Zuckers im Blute. Zentralbl. f. Physiol. 1905, S. 449.
Bang, J.: Der Blutzucker. Wiesbaden 1913.
Bergmark: Blutzucker bei Kindern. Jahrb. f. Kinderheilk. 80, 373. 1914.
Bierry und Rathery: Foie, plasma sanguin et sucr eprotéidique. Cpt. R. hebdom. des séances de l'acad. des sciences. 172, 1445. 1921.

BLEYER, B. und H. SCHMIDT: Studien üb. d. Verhalten d. wichtigsten Kohlenhydrate usw. Biochem. Zeitschr. 135, 138 und 141. 1924.

BÖNNIGER, M.: Über d. Gehalt d. rot. Blutkörp. a. Traubenzucker. Biochem. Zeitschr. 122, 258. 1921.

BRANN, M.: Enthalten d. rot. Blutkörperch. b. Menschen Traubenzucker? Klin. Wochenschr. 1922, S. 1103.

BRINKMANN, R. und E. VAN DAM: Physiol. Verteilung des Zuckers auf Plasma u. Körperchen. Biochem. Zeitschr. 105, 93 und 108, 1. 1920.

VAN CREVELD, S. und J. DE HAAN: Frage d. gebundenen Zuckers. Biochem. Zeitschr. 123, 190. 1921.

DASTRE: Sur le sucre et le glycogene de la lymphe. Arch. de physiol. 1895, S. 532.

DENIS, W. und M. ALDRICH: Preservation of specimens of blood for blood sugar determination. Journ. of biol. chem. 44, 203. 1920.

EGE, R.: Verteilung d. Glucose zw. roten Blutkörp. u. Plasma. Biochem. Zeitschr. 114, 188. 1921.

DE FILIPPI: Kohlenhydratstoffwechsel b. Hunden mit Eckscher Fistel. Zeitschr. f. Biol. 50, 38. 1907.

FOLIN, O. und H. BERGLUND: Blutzucker. Journ. of biol. chem. 51, 209. 1922 und 61, 241. 1922.

FOSTER: Studies on carbohydrate metabolism. Journ. of. biol. chem. 55, 291. 1923.

FRANK, E.: Über einige Grundtatsächen aus der Physiologie des Blutzuckers. Zeitschr. f. physiol. Chem. 79, 129. 1910.

— und A. BRETSCHNEIDER: Zur Frage der Restreduction des Blutes nach Vergärung. Ibid. 71, 157. 1911.

GIGON, A.: Die Kohlenhydrate des Blutes und ihre Verarbeitung im Organismus. Ergebn. d. Physiol. 24, 196. 1925.

— Zur Kenntnis des Zuckerstoffwechsels. Zeitschr. f. klin. Med. 101, 17. 1924.

HAGEDORN, H. C.: Mikrobestimmung des Blutzuckers. Biochem. Zeitschr. 135, 46 und 137, 92. 1923.

— Studies concerning the regulation of blood sugar. Copenhagen 1926.

HANSEN, K. M.: Unters. über d. Blutzucker beim Menschen. Acta med. scandinav. Suppl. 4. I. 1923.

HÖBER: Über Verteilung des Blutzuckers auf Körperchen und Plasma. Biochem. Zeitschr. 45, 207. 1912.

HÖGLER, F. und K. ÜBERROCK: Über den Zuckergehalt der Blutkörperchen. Biochem. Zeitschr. 155, 123. 1925.

HOLLINGER: Über die Verteilung des Zuckers im Blute. Biochem. Zeitschr. 17, 1. 1909.

HOLST: Zuckergehalt des Haut- u. Venenblutes. Referat in Kongr.Zentralbl. 25, 485. 1922.

HUPPERT: Über das Vorkommen von Glykogen im Blut und Eiter. Zeitschr. f. physiol. Chem. 18, 144. 1893.

LÉPINE: l. c. Nr. 1.

LIEFMANN, E. und R. STERN: Über Glykämie und Glykosurie. Biochem. Zeitschr. 1, 229. 1906.

LOEB, A.: Beziehungen zw. Zuckergehalt d. Erythrocyten u. Glykolyse. Biochem. Zeitschr. 49, 413. 1913.

LOEWI: Untersuchungen zur Physiologie und Pharmakologie der Nierenfunktion. Arch. f. exp. Pathol. u. Pharmakol. 48, 410. 1902.

LYTTKENS und SANDGREN: Verteilung d. reduzier. Subst. i. Kaninchenblut. Biochem. Zeitschr. 36, 261. 1911.

MICHAELIS, L. und P. RONA: Unters. üb. d. Blutzucker. Biochem. Zeitschr. 14, 476. 1908.

MASING, E.: Verteilung von Traubenzucker im Menschenblut. Pflügers Arch. f. d. ges. Physiol. 156, 401. 1914.

MERING, J. v.: Abzugswege des Zuckers aus der Darmhöhle. Arch. f. Physiol. u. Anat. 1887.

MERTZ, A. und E. ROMINGER: Blutzucker bei Kindern. 69, 81. 1921.

MOGWITZ: Blutzucker bei Kindern. Monatsschr. f. Kinderheilk. 12, 569. 1914.

MOZOTOWSKI, W.: Sur la nature du sucre sanguin. Cpt. rend. des séances de la soc. de biol. 90, 311. 1924.

NIEMANN, A.: Blutzucker bei Kindern. Jahrb. f. Kinderheilk. 80, 373. 1914.

OPPLER und RONA: Unters. üb. d. Blutzucker. Biochem. Zeitschr. 13, 121, 1908.

POLIMANTI: Über Glykogen im Blut. Biochem. Zeitschr. 64, 190. 1914.

POLLAK, L.: Physiol. u. Pathol. d. Blutzuckerregulation. Ergebn. d. inn. Med. u. Kinderheilk. 23, 337. 1923.

PUNSCHEL, A.: Der Blutzucker im höheren Lebensalter unter Berücksichtigung der Hyperglykämie. Zeitschr. f. klin. Med. 96, 253. 1923.

RONA, P. und DÖBLIN: Unters. üb. d. Blutzucker. Biochem. Zeitschr. **31**, 215. 1911.

RUSZNYÁK, ST. und G. HETÉNYI: Der Zustand des Zuckers im Serum. Biochem. Zeitschr. **121**, 125. 1921.

SAKAGUSHI: Warum die Toleranz d. Diabetesfälle beim Frühstück am niedrigsten? Mitt. d. med. Fakultät zu Tokio. **20**, 439. 1918.

SCHENK: Über d. Verh. d. Traubenzuckers zu d. Eiweißkörpern. Pflügers Arch. f. d. ges. Physiol. **40**, 607. 1891.

STEPP, W.: Über einige d. Blutzucker betreffende Fragen im Lichte neuerer Forschung. Ergebn. d. Physiol. **20**, 108. 1922.

THANNHAUSER und JENKE: Über das Verhalten der b-Glukose im menschl. Organismus. Münch. med. Wochenschr. 1924, S. 196.

TURBAN: Blutzuckergehalt d. art. und venösen Gefäßsystems. Zeitschr. f. physiol. Chem. **119**, 4. 1922.

WIECHMANN, E.: Zur Frage der Permeabilität der roten Blutkörperchen unter besonderer Berücksichtignug des Diabetes. Zeitschr. f. d. ges. exp. Med. **41**, 462. 1924.

WINTER und SMITH: Chem. Beschaffenheit des im Blute vorhandenen Zuckers. Journ. of physiol. **57**, 100. 1922 und Brit. med. journ. 1923, Nr. 3236.

12. Die alimentäre Hyperglykämie und Glykosurie.

BAISCH: Über die Natur der Kohlenhydrate des normalén Harns. Zeitschr. f. physikal. Chem. **19**, 339 und **20**, 249. 1895.

BAUDOUIN: Etudes sur quelques glycémies. Thèse de Paris 1908.

BENEDICT und OSTERBERG: Sugar excretion. Journ. of biol. chem. **34**, 217. 1918.

BERGMARK: Blutzucker bei Kindern. Jahrb. f. Kinderheilk. **80**, 373. 1914.

BING, H. J. und B. JACOBSEN: Blutzuckerunters. unter normalen und patholog. Verhältnissen. Dtsch. Arch. f. klin. Med. **113**, 571. 1914.

BORNSTEIN und HOLM: Resp. Stoffw. b. alim. Glykämie. Biochem. Zeitschr. **130**, 209. 1922.

BREUL: Kann der Zuckergehalt des Harns durch einseitige Ernährungsweise gesteigert werden? Arch. f. exp. Pathol. u. Pharmakol. **40**, 1. 1897.

EISNER, G. und O. FORSTER: Zur alimentären Hyperglykämie und Glykosurie. Berlin. klin. Wochenschr. 1921, S. 839.

ELIAS, H.: Bedeutung des Säurehaushaltes u. seiner Störungen. Ergebn. d. inn. Med. **25**, 192. 1925.

FOSTER, G. L.: Studies on carbohydrate metabolism. Journ. of biol. chem. **55**, 291. 1923.

FRANK: Weitere Beiträge zur Physiologie des Blutzuckers. Zeitschr. f. physiol. Chem., **70**, 291. 1911.

FUJIMAKI, Y.: Bezieh. d. exp. Hyperglykämie z. Reservealkali. Arch. f. exp. Pathol. u. Pharmakol. **102**, 236. 1924.

GEHRICH, H.: Kohlenhydratreiche Nahrungsmittel u. Glykämie. Verhandl. d. dtsch. Kongr. f. inn. Med. 1922. S. 143.

GRAY, H.: Blood sugar standards. Arch. of internat. med. **31**, 241. 1923.

GRÜNTHAL, P.: Blutzuckerkurven. J. D. Breslau 1920.

HAMBURGER, H. J.: Unters. üb. d. Permeabilität d. Glomerulusmembran f. stereoisomere Zucker. Biochem. Zeitschr. **128**, 185. 1924.

HAMMAN und HIRSCHMANN: Blutzuckerstudien. Arch. of internat. med. **19**, 777. 1917.

HANSEN, K. M.: Untersuchungen über den Blutzucker beim Menschen. Acta med. scandinav. Suppl. 4, 1. 1923.

JACOBSEN, A.: Über alimentäre Hyperglycämie. Biochem. Zeitschr. **51**, 443. 1913.

ISAAC, S.: Klin. u. Theor. z. Stellung der Lävulose im Stoffwechsel. Med. Klinik. 1920, S. 1207.

— und E. ADLER: Sterische Umwandlung von Hexosen durch Organe u. Zellen. Zeitschr. f. physiol. Chem. **115**, 105. 1921.

KAHLER und MACHOLD: Verh. d. Blutzucker nach Einnahme von Galaktose. Wien. klin. Wochenschr. 1922, S. 414.

AF KLERCKER, O.: Einwirk. d. Opiumalkaloide auf gewisse Hyperglykämien. Biochem. Zeitschr. **62**, 11. 1914.

LABBÉ und THEODORESCU: Beitrag zum Studium der den Blutzucker verändernden Faktoren. Ann. de méd. 14, 67. 1923.

LÉPINE: Le sucre du sang. Paris 1921.

LIEFMANN und STERN: vgl. Lit. Nr. 11.

LÖFFLER, W.: Verhalten des Blutzuckers in verschied. Altersstufen nach Einnahme von Glucose per os. Biochem. Zeitschr. **127**, 316. 1922.

LOHNSTEIN: Vorkommen von Traubenzucker im Harn bei Nichtdiabetikern. Med. Zentralzeitung. 1900, Nr. 30.

MACLEAN und DE WESSELOW: Estimation of sugar tolerance. Quart. journ. of med. 14, 103. 1921.

MORITZ: Über die Kupferoxyd reduzierenden Substanzen des Harns. Arch. f. klin. Med. 46, 217. 1890.

NEUWIRTH, J.: Urinary sugar. Journ. of biol. chem. 51, 11. 1921.

VON NOORDEN: Handb. d. Pathol. d. Stoffwechsels. Bd. II, S. 7. 1907.

PETRÉN, K.: Studien über die Faktoren, welche einen Einfluß auf die Blutzuckerkurve ausüben. Arch. f. exp. Pathol. u. Pharmakol. 99, 53. 1923.

POLLAK, L.: l. c. Lit. Nr. 11.

RAPHAEL: Untersuchungen über alimentäre Glykosurien. Zeitschr. f. klin. Med. 37, 19. 1899.

ROSENBERG, M.: Bedeutung d. alimentären Hyperglykämiekurve. Klin. Wochenschr. 1922, S. 360.

RUBINO und VARELA: Reactive Hypoglykämie durch parenterale Zuckerzufuhr. Klin. Wochenschr. 1922, S. 2370.

SPENCE und BRETT: The use of laevulose as a test for hepatic insufficiency. Lancet 1921. S. 1362.

STAUB, H.: Über d. Verhalten d. Blutzuckers nach Verabfolgung kleiner Glukosemengen. Zeitschr. f. klin. Med. 91, 44. 1921.

— Unters. üb. d. Zuckerstoffw. Mitteil. II u. III. Ibid. 93, 89. 1922.

STRAUSS, J.: Untersuchungen über alimentäre, spontane und diabetische Glykosurien. Zeitschr. f. klin. Med. 39, 202. 1900.

TACHAU: Über alimentäre Hyperglykämie. Arch. f. klin. Med. 104, 37. 1911.

TAYLOR, A. E. und F. HULTON: Assimilation of glucose. Journ. of biol. chem. 25, 173. 1916.

TRAUGOTT, C.: Über d. Verhalten d. Blutzuckerspiegels bei wiederholter Zuckerzufuhr. Klin. Wochenschr. 1922, S. 892.

WELZ, A.: Verhalten des Blutzuckers nach Stärkenahrung. Arch. f. exp. Pathol. u. Pharmakol. 73, 159. 1913.

13. Puerperale Lactosurie.

BINGEL: vgl. Lit. Nr. 2.

v. GUSNAR, P.: Zur Laktosurie der Wöchnerinnen. Dissert. Halle 1895.

HOFMEISTER: Über Laktosurie. Zeitschr. f. physiol. Chem. 1, 101. 1877.

JOHANNOWSKY: Über den Zuckergehalt des Harns der Wöchnerinnen. Arch. f. Gynäkol. 12, 448. 1877.

KALTENBACH: Laktosurie der Wöchnerinnen. Zeitschr. f. phys. Chem. 2, 360. 1878.

LEOPOLD und v. REUSS: Milchzuckerausscheidung nach subkutanen Injektionen. Monatsschr. f. Kinderheilk. 8, Nr. 8. 1909.

NAUNYN: Diabetes mellitus. 1906, S. 39.

NEY: Über das Vorkommen von Zucker im Harn der Schwangeren. Arch. f. Gynäkol. 35, 239. 1889.

PORCHER: Über die Entstehung des Milchzuckers. Biochem. Zeitschr. 23, 370. 1910.

SEMAINE: Über das Vorkommen von Milchzucker im Harn von Wöchnerinnen. Zeitschr. f. physiol. Chem. 21, 442. 1896.

VOIT: vgl. Lit. Nr. 2.

ZÜLZER: Über alimentäre Glykosurie in Krankheiten und über puerperale Lactosurie in VON NOORDEN's Beiträge zur Lehre vom Stoffwechsel. Bd. II, 46. Berlin 1894.

14. Fieberhafte Krankheiten.

v. BLEIWEISS: Über alimentäre Glykosurie bei fieberhaften Infektionskrankheiten. Zentralbl. f. klin. Med. 1900, Nr. 2.

CAMPAGNOLE: Versuche über alimentäre Glykosurie im Fieber. Arch. f. klin. Med. 60, 188. 1898.

FREUND und MARCHAND: Über d. Verhalten d. Blutzuckers im Fieber. Arch. f. klin. Med. 110, 120. 1913.

HOLLINGER: Über Hyperglykämie im Fieber. Arch. f. klin. Med. 92, 217. 1908.

LÖHR, H. W.: Blutzucker u. alimentäre Glykosurie bei Proteinkörpertherapie. Zeitschr. f. d. ges. exp. Med. 31, 19. 1923.

LÖWY, J.: Beiträge zur Blutzuckerfrage. Arch. f. klin. Med. 120, 133. 1916.

PATON, N.: Contribution to the study of the influence of fever on hepatic glycogenesis. Journ. of physiol. 22, 121. 1897.

POLL: Alimentäre Glykosurie bei Fiebernden. Fortschr. d. Med. 1896. S. 501.

RICHTER, P. F.: Über Temperatursteigerung u. alimentäre Glykosurie. Fortschr. d. Med. 1898. S. 321.

ROLLY und OPPERMANN: Der Blutzucker bei fieberhaften u. dyspnoischen Zuständen des Menschen. Biochem. Zeitschr. 48, 258. 1913.
SENATOR: Über den Einfluß d. Körpertemperatur auf den Zuckergehalt des Blutes. Zeitschr. f. klin. Med. 67, 253. 1909.

15. Leberkrankheiten.

BAUER, R.: Über alimentäre Galactosurie. Dtsch. med. Wochenschr. 1908, S. 1505 und Wien. klin. Wochenschr. 1912, Nr. 24, sowie Wien. Arch. f. inn. Med. 6, 9. 1923.
FALK und SAXL: Zur funktionellen Leberdiagnostik. Zeitschr. f. klin. Med. 73, 131 und 325. 1911.
FEJER und G. HETÉNYI: Zuckerstoffwechsel der Leberkranken. Zeitschr. f. d. ges. exp. Med. 42, 670. 1924.
FRANK, E.: Weitere Beiträge z. Physiol. d. Blutzuckers. Zeitschr. f. physiol. Chem. 70, 291. 1911.
HIROSE: Alimentäre Galactosurie bei Leberkranken. Dtsch. med. Wochenschr. 1912, S. 414.
HOHLWEG: Zur funktionellen Leberdiagnostik. Arch. f. klin. Med. 97, 443. 1909.
ISAAC, S.: Zur Stoffwechselpathologie d. Leber. Berlin. klin. Wochenschr. 1919, S. 940.
— Die klinischen Funktionsstörungen der Leber und ihre Diagnose. Ergebn. d. inn. Med. 27, 423. 1925.
MERTZ und ROMINGER: l. c. Lit. Nr. 11.
NEUBAUER, E.: Ist das Verhalten d. Glykogenbildung aus Lävulose bzw. Dextrose beim Diabetiker für diesen charakteristisch? Arch. f. exp. Pathol. u. Pharmakol. 61, 174. 1909.
REISS, E. und W. JEHN: Alimentäre Galaktosurie bei Leberkrankheiten. Arch. f. klin. Med. 108, 187. 1912.
v. REUSS: Alimentäre Saccharosurie bei darmkranken Säuglingen. Wien. klin. Wochenschr. 1908, Nr. 15.
SCHIROKAUER, H.: Zur Funktionsprüfung der Leber. Zeitschr. f. klin. Med. 78, 462. 1913.
STRAUSS, H.: Zur Funktionsprüfung d. Leber. Dtsch. med. Wochenschr. 1913, S. 1780.
THANNHAUSER, S. J. und H. PFITZER: Über experimentelle Hyperglykämie beim Menschen durch intravenöse Zuckerinjektion. Münch. med. Wochenschr. 1913, S. 2155.

16. Thyreogene Hyperglykämie und Glykosurie.

ABELIN, J. und J. JAFFÉ: Über den Einfluß d. proteinogenen Amine auf den Kohlenhydratstoffw. d. Leber. Biochem. Zeitschr. 102, 39. 1920.
ASCHENHEIM: Zuckeraussch. im Kindesalter. Gesellsch. f. Kinderh. 26, 178. 1909.
BOE, G.: Bedeutung d. Schilddrüse f. d. Kohlenhydratstoffw. Biochem. Zeitschr. 64, 450. 1914.
EPPINGER, H.: Zur Path. d. visceralen Nervensystems. Zeitschr. f. klin. Med. 68, 231. 1909.
— W. FALTA und K. RUDINGER: Üb. d. Wechselbeziehungen d. Drüsen mit innerer Secretion. Zeitschr. f. klin. Med. 66, 1, 1908 u. 67, 380.
EWALD: Erkrankungen d. Schilddrüse. II. Aufl. Wien 1909.
FALTA, NEWBURGH und NOBEL: Wechselbeziehungen der Drüsen m. inn. Secretion. Zeitschr. f. klin. Med. 72, 97, 1911.
FLESCH, M.: Blutzuckergehalt bei Morbus Basedowii. Bruns Beitr. z. klin. Chirurg. 82, 236. 1912.
FONTANE und GRASELLI: Aziona della tiriodina sul ricambio organico di un diabetico. Gazz. med. di Torino. 48, 34. 1897.
FORSCHBACH, J. und J. SEVERIN: Verhalten d. Kohlenhydratstoffw. bei Erkrank. von Drüsen m. innerer Secretion. Arch. f. exp. Pathol. u. Pharmokol. 75, 168. 1914.
GARDINER-HILL, H., P. C. BRETT und J. FOREST SMITH: Carbohydrate tolerance in myxoedema. Quart. journ. of med. 18, 327. 1925.
GEYELIN, H. R.: Carbohydrate metabolism in hyperthyreoidism. Arch. of internal. med. 16, 975. 1915.
GRAWITZ, E.: Morbus Basedowii compliziert m. Diabetes mell. 1897, Nr. 22.
HAHN und OFFENBACHER: Bedeutung des Alimentärversuchs f. d. funktionelle Prüfung des Zuckerstoffw. Arch. f. Verdauungskrankh. 29, 193. 1920.
HIRSCH, R.: Schilddrüse u. Glykosurie. Zeitschr. f. exp. Pathol. u. Therapie. 3, 393. 1906 und 5, 233. 1909.
HIRSCHL, J.: Beitrag z. Kenntn. d. Morb. Basedowii. Jahrb. d. Psychiatrie u. Neurol. 22, 197. 1902.
JANNEY, N. W. und V. J. ISAACSON: The blood sugar in thyroid diseases. Arch. of internal. med. 22, 160. 1918.
JANNEY und HENDERSON: Zur Diagnose u. Behandl. d. Hyperthyreoidismus. Arch. of internal med. 26, 297. 1920.

KAHLER, H.: Verh. d. Blutzuckers bei hypoplastischer Konstitution u. Morb. Basedow. Zeitschr. f. angew. Anat. u. Konstitutionslehre. 1, 432. 1914.

KILIAN, J. A.: Studies in the diastatic activity of the blood, and blood sugar curves indicating an decreased carbohydrate tolerance in hyperthyreoidism. Proc. of the soc. f. exp. biol. a. med. New York. 17, 91. 1920.

KRAUSE und CRAMER: Effects of thyreoid feeding on carbohydrates metabolism. Journ. of phys. 44. Proc. 23. 1912.

KURYAMA, S.: Influence of thyreoid feeding upon carbohydrate metabolism. Americ. journ. of physiol. 43, 481. 1917.

v. NOORDEN: Beitr. z. Schilddrüsenther. Zeitschr. f. prakt. Ärzte. 1896, Nr. 1.

PORT, F.: Hypertension u. Blutzucker. Dtsch. med. Wochenschr. 1913, S. 69.

RITTER, F. und W. WEILAND: Kohlenhydratstoffwechsel b. Erkrankungen d. Drüsen m. inn. Sekretion. Zeitschr. f. exp. Pathol. u. Therapie. 19, 118. 1917.

ROSENBERG, M.: Praktische Bedeutung der alimentären Hyperglykämiekurve. Klin. Wochenschr. 1922, S. 360.

SANGER, B. J.: The glucose mobilisation rate in hyperthyreoidism. Proc. of the soc. f. exp. biol. a. med. New York. 18, 117. 1921.

UNDERHILL and HILDITCH: Certain aspects of carbohydrate metabolism in relation of the complete removal of the thyreoids and partial parathyrodectomie. Americ. journ. of physiol. 5, 25, 66. 1909 und 27, 331. 1911.

— und T. SAIKI: Influence of thyreodectomie and thyreoid feeding upon intermediary metabolism. Journ. of biol. chem. 5, 225. 1908.

17. Hypophysäre Hyperglykämie und Glykosurie.

ASCHNER: Demonstration von Hunden nach Exstirpation d. Hypophyse. Wien. klin. Wochenschr. 1909, S. 1730.

— Über d. Funktion d. Hypophyse. Pflügers Arch. f. d. ges. Physiol. 146, 1. 1912.

BLEIBTREU, R.: Beitrag z. hypophysären Theorie d. Diabetes mellitus. Münch. med. Wochenschrift 1921, S. 1153.

BORCHARDT, L.: Hypophysenglykosurie u. ihre Beziehung z. Diabetes bei d. Akromegalie. Zeitschr. f. klin. Med. 66, 332. 1908.

— Funktion u. funktionelle Erkrank. d. Hypophyse. Ergebn. d. inn. Med. 3, 288. 1909.

BRUGSCH: Diabetes in organätiologischer Beziehung. Zeitschr. f. exp. Pathol. u. Therapie. 18, 269. 1916.

CAMUS und ROUSSY: Exp. researches on the pituitary body. Endocrinology 4, 507. 1920.

FALTA, W.: Erkrankungen d. Blutdrüsen. Berlin 1913.

FRANCHINI, G.: Funktion d. Hypophyse. Berlin. klin. Wochenschr. 1910, Nr. 14.

FREUND, H.: Fall von gleichzeitig bestehendem Diabetes mellitus u. insipidus. Klin. Wochenschrift. 1922, S. 1780.

FRY, H. B.: The pituitary gland in diabetes mellitus and disorders of glands of internal secretion. Quart. journ of med. 8, 177. 1915.

GOETSCH, E., H. CUSHING, and C. JACOBSON: Carbohydrate tolerance and the posterior lobe of hypophysis cerebri. Bull. of Johns Hopkins hosp. 22, 243. 1911.

JANNEY, N. W. und V. I. ISAACSON: The blood sugar in thyreoid and other endocrine diseases. Arch. of internal. med. 22, 160. 1918.

KEETON, R. W. und F. C. BECHT: Relation of hypophysis to glykogenolysis. Americ. jounr. of physiol. 49, 248. 1919.

KRAUS, E. J.: Morphol. Veränderungen d. endocrinen Drüsen bei Diabetes. Zentralbl. f. Pathol. 33, 230. 1923.

LEGROUX: Diabetes insipidus in mellitus übergehend. Gaz. des hôp. civ. et milit. 1870, Nr. 19.

LIPSCHITZ, W.: Diabetes insipidus u. Diabetes mellitus. Inaug.-Diss. Berlin 1916.

MILLER, J. L.: Frequency of exp. glycosuria following injection of extracts of the hypophysis. Arch. of internal. med. 9, 601. 1912.

v. NOORDEN: Diabetes mell. im Handb. d. Path. d. Stoffw. Bd. II, S. 45. 1907.

PARTOS, A. und F. KATZ-KLEIN: Einfluß d. Pituitrins auf den Blutzucker. Zeitschr. f. d. ges. exp. Med. 25, 98. 1921.

SENATOR: Kombination von Diabetes insipidus u. mellitus. Dtsch. med. Wochenschr. 1897, Nr. 24.

STEENSTRÖM: Pituitrin- und Adrenalinglykosurie. Biochem. Zeitschr. 58, 472. 1914.

STEIGER: Fünf Fälle von Akromegalie in ihrer Beziehung zu Hypophyse und anderen endocrinen Drüsen. Zeitschr. f. klin. Med. 84, 287. 1917.

WEED, L. H., H. CUSHING und C. JACOBSON: Further studies on the role of the hypophysis in the metabolism of the carbohydrates. Americ. journ. of physiol. 31, Proc. XIII, 1913.

18. Krankheiten des Nervensystems.

Experimentelles.

BORBERG, N. C.: Das chromaffine Gewebe. Skandinav. Arch. f. Physiol. **28**, 91. 1912.

v. BRÜCKE, E. Th.: Z. Kenntnis der Piqûre-Glykosurie. Münch. med. Wochenschr. 1911, Nr. 26.

BRUGSCH, Th., K. DRESEL und E. H. LEWY: Beitr. z. Stoffwechselneurologie. Zeitschr. f. d. ges. exp. Med. **21**, 358. 1920.

DRESEL: Unters. z. Anatomie u. Physiol. d. vegetat. Nervensystems. Zeitschr. f. d. ges. exp. Med. **37**, 373. 1923.

— und F. H. LEWY: Die Zuckerregulation bei Paralysis-Agitans-Kranken. Zeitschr. f. d. ges. exp. Med. **26**, 95. 1922.

FREUND und MARCHAND: Wirkung d. Zuckerstichs nach Nebennierenexstirpation. Arch. f. exp. Pathol. u. Pharmakol. **76**, 324. 1914.

JARISCH: Mechanismus d. Piqûre-Glykosurie. Pflügers Arch. **158**, 477. 1914.

KAHN, R. H.: Über d. nach zentraler Reizung zur Störung d. Kohlenhydratstoffw. führenden Vorgänge. Pflügers Arch. f. d. ges. Physiol. **169**, 326. 1917.

KARPLUS, J. P. und A. KRIEDL: Gehirn u. Sympathicus. Pflügers Arch. **135**, 401. 1910.

MARAÑON: Dtsch. med. Wochenschr. 1919, S. 1001.

MORITA: Zuckertreibende Wirkung adrenalinähnl. Substanzen. Arch. f. exp. Pathol. u. Pharmakol. **78**, 188. 1915.

POLLAK, L.: Physiol. u. Path. d. Blutzuckerregulation. Ergebn. d. inn. Med. **23**, 337. 1923.

STEWART, G. N. und J. M. ROGOFF: The alleged relation to the epinephrin secretion to certain exp. hyperglycemias. Americ. journ. of physiol. **44**, 543. 1917.

TRENDELENBURG und FLEISCHHAUER: Einfluß d. Zuckerstichs auf d. Adrenalinsecretion d. Nebennieren. Zeitschr. f. d. ges. exp. Med. **1**, 369. 1913.

Klinisches.

ALLERS, R.: Stoffwechsel b. progr. Paralyse. Zeitschr. f. d. ges. Neurol. u. Psychiatrie. Ref. **17**, 18, 19. 1920.

ASCHENHEIM: Zuckerausscheidung im Kindesalter. Zeitschr. f. Kinderheilk. **26**, 178. 1909.

BOND: The reaction of diabetes to insanity. Brit. med. journ. 1895, S. 777.

FRERICHS: Diabetes. Berlin 1884.

HAEDKE: Metatraumatische alimentäre Glykosurie. Dtsch. med. Wochenschr. 1900, S. 501.

HEIDEMA: Zeitschr. f. d. ges. Neurol. u. Psychiatrie. Orig. **48**, 111.

HOFFMANN: Diabetes mellitus. Verhandl. d. dtsch. Kongr. f. inn. Med. **5**, 159. 1886.

KONJETNY, G. E. und W. WEILAND: Glykosurie bei chirurg. Erkrankungen. Grenzgeb. d. Med. u. Chirurgie. **28**, 860. 1915.

SCHULTZE und KNAUER: Störungen d. Kohlenhydratstoffw. bei Geisteskranken. Allg. Zeitschr. f. Psychiatrie u. psych.-gerichtl. Med. **66**, 253, 729. 1909.

SIEGMUND: Zur Lehre d. Urinveränderung bei Geisteskranken. Zeitschr. f. Psychol. u. Physiol. d. Sinnesorg. **51**, H. 3. 1895.

STRAUSS, H.: Über neurogene Glykosurie. Arch. f. klin. Med. **65**, 588. 1900.

STRAUSS, J.: Über alimentäre usw. Glykosurien. Zeitschr. f. klin. Med. **39**, 202. 1900.

STRÜMPELL: Z. Ätiologie d. Glykosurien. Berlin. klin. Wochenschr. 1896, Nr. 46.

19. Experimentelle Hyperglykämie durch Pharmak. und Gifte.

ANDERSSON: Biochem. Zeitschr. **12**, 1. 1908.

ARNDT, M.: Aliment. Glykosurie bei Gehirnkrankheiten. Zeitschr. f. Nervenheilk. **10**, 419. 1887.

BANG, J.: Der Blutzucker. Wiesbaden 1913.

BOCK und HOFFMANN: Experimentalstudien über Diabetes. Berlin 1874.

ELIAS, H.: Zahlreiche Arbeiten. Zusammenfassung in Ergebn. d. inn. Med. **25**, 192. 1924.

ERLANDSEN: Biochem. Zeitschr. **23**, 329. 1910.

FRÖHLICH und POLLAK: Zuckerabgabe d. überlebenden Froschleber. Arch. f. exp. Pathol. u. Pharmakol. **77**, 265. 1914.

JACOBIJ, C.: Über künstl. Nierendiabetes. Arch. f. exp. Pathol. u. Pharmakol. **35**, 213. 1895.

JACOBSEN: Einfluß d. Chloralhydrats auf exp. Glykämieformen. Biochem. Zeitschr. **51**, 443. 1913.

KEETON und ROSS: Mechanism of ether hyperglycaemia. Americ. journ. of physiol. **48**, 146. 1919.

KELLAWAY, C. H.: Hyperglycaemia of asphyxie. Journ. of physiol. **53**, 211. 1919.

AF KLERKER: l. c. Lit. Nr. 12.

LANGENDORFF: Du Bois Reymonds Arch. 1886. Suppl. B. S. 269.

LOEWI, O.: Arzneimittel u. Gifte in ihrem Einfluß auf d. Stoffw. v. Noordens Handb. d. Pathol. d. Stoffw. Bd. II, 662. 1907.

LÖWY: Beiträge z. Blutzuckerfrage. Dtsch. Arch. f. klin. Med. 120, 131. 1916.

MACLEOD: Studies in exp. glycosuria. Americ. journ. of physiol. 22—29.

MICULICICH, M.: Glykosuriehemmung. Arch. f. exp. Pathol. u. Pharmakol. 69, 128. 1912.

NEUBAUER, E.: Wirkung antiglykosurischer Mittel. Biochem. Zeitschr. 42, 335. 1912.

NISHI: Über d. Mechanismus d. Diuretinglykosurie. Arch. f. exp. Pathol. u. Pharmakol. 61, 401. 1909.

— Über d. Mechanismus d. Blutzuckerregulation. Ibid. 61, 186. 1909.

OPPERMANN, E.: Kohlenhydratstoffw. in der Narkose. Zeitschr. f. Nervenheilk. 47,48, 590. 1913.

POLLAK: l. c. Lit. Nr. 11 u. Klassifikation d. Glycosurien. Arch. f. exp. Pathol. 61, 376. 1909.

RICHTER, P. F.: Diuretica u. Glykosurie. Zeitschr. f. klin. Med. 35, 463. 1898.

RINDERSPAKER: Biochem. Zeitschr. 27, 61. 1910.

ROSE, U.: Blutzuckergehalt des Kaninchens, seine Erhöhung durch Aderlaß usw. Arch. f. exp. Pathol. u. Pharmakol. 50, 15. 1903.

SCHENK: Zuckergehalt d. Blutes nach Blutentziehung. Pflügers Arch. 57, 553. 1894.

STARKENSTEIN, E.: Der Mechanismus d. Adrenalinwirkung. Zeitschr. f. exp. Pathol. u. Therapie. 10, 78. 1911.

UNDERHILL, E. P. und O. E. CLOSSON: Mechanism of salt glycosuria. Americ. journ. of physiol. 15, 321. 1906.

YAMAKAMI: Amer. journ. of physiol. 50, 17. 1919.

20. Adrenalin-Hyperglykämie.

AGADSCHANIANZ, R.: Über d. Einfluß d. Adrenalins auf das in d. Leber enthaltene Glykogen. Biochem. Zeitschr. 2, 148. 1907.

BAINDBRIDGE: Some clinical aspects of internal secretion. Endocrinology 3, 387. 1919.

BARGER, G. und H. H. DALE: Chemical structure and sympathomimetric action of amines. Journ. of physiol. 41, 19. 1910.

BILLIGHEIMER: Wirkungsweise d. probatorischen Adrenalininjektion. Dtsch. Arch. f. klin. Med. 136, 1. 1921.

— Einfluß d. Ernährung auf Funktionen d. vegetativen Nervensystems. Verhandl. d. dtsch. Kongr. f.-inn. Med. 1922, S. 194.

BLUM: Über Nebennierendiabetes. Dtsch. Arch. f. klin. Med. 71, 146. 1901.

— Weitere Mitteilungen zur Lehre von dem Nebennierendiabetes. Pflügers Arch. f. d. ges. Physiol. 90, 516. 1902.

BRÖSAMLEN: Über Adrenalinhyperglykämie. Dtsch. Arch. f. klin. Med. 137, 299. 1921.

BURTON-OPITZ, R.: The vascularity of the liver. Quart. journ. of exp. physiol. 5, 309. 1912.

DRESEL: Über den Einfluß von 'Extrakten aus Drüsen mit innerer Sekretion. Zeitschr. f. exp. Pathol. u. Therapie. 16, 365. 1914.

— und PEIPER: Beeinflussung der Zuckermobilisation durch Adrenalin und Pankreasextrakt in der künstlich durchbluteten Leber. Zeitschr. f. exp. Pathol. u. Therapie. 16, 327. 1914.

EHRMANN: Über eine physiologische Wertbestimmung des Adrenalins und seinen Nachweis im Blute. Arch. f. exp. Pathol. u. Pharmakol. 53, 97. 1904.

ELIAS: l. c. Lit. Nr. 19.

EPPINGER: Zur Pathologie des viszeralen Nervensystems. Zeitschr. f. klin. Med. 67, 345. 1909.

— FALTA und RUDINGER: vgl. Lit. Nr. 16.

FALTA und IVCOVIC: Über die Wirkungsweise des Adrenalins bei verschiedener Applikation. Wien. klin. Wochenschr. 1909, Nr. 51.

— und PRIESTLEY: Regulation von Blutdruck und Kohlenhydratstoffwechsel durch das chromaffine System. Berlin. klin. Wochenschr. 1911, Nr. 47.

— NEWBURGH, NOBEL: Über die Wechselbeziehungen der Drüsen mit innerer Sekretion. IV. Zeitschr. f. klin. Med. 72, 97. 1911.

FORNET, B.: Gefäßwirkung d. Adrenalins beim Menschen. Arch. f exp. Pathol. u. Pharmakol. 92, 165. 1922.

FRANK, E. u. S. ISAAC: Bedeutung des Adrenalins und Cholins f. d. Erforschung des Zuckerstoffw. Zeitschr. f. exp. Pathol. u. Therapie. 7, 326. 1909.

— — Zur Theorie exp. Diabetesformen. Arch. f. exp. Pathol. u. Pharmakol. 64, 293. 1911.

FRÖHLICH und POLLAK: Über Zuckermobilisierung in der überlebenden Kaltblüterleber. Arch. f. exp. Pathol. u. Pharmakol. 77, 265, 1914.

v. FÜRTH: Zur Kenntnis des Suprarenins. Hofmeisters Beitr. 1, 243. 1901.

— und SCHWARZ: Über die Hemmung der Adrenalinglykosurie durch Pankreaspräparate. Wien. klin. Wochenschr. 1911, Nr. 4 und (ausführlicher) Biochem. Zeitschr. 31, 113. 1911.

GATIN-GRUZEWSKA, J.: Influence de la dilutation des solutions d'adrenalin sur la disparition du glycogene dans le foie et dans les muscles. Cpt. rend. Soc. Biol. 60, 940. 1906.

GOTTSCHALK, A. und E. POHLE: Unters. üb. d. Mechanismus d. Adrenalinhyperglykämie. Arch. f. exp. Pathol. u. Pharmakol. 95, 65. 1922.

HÉDON: Influence de la piqûre du plancher. Arch. de physiol. 1894, 269.

HERTER und RICHARDS: Note on glycosuria following experim. injection of adrenalin. Med. news. 1901. 1. Febr.

HESS, F. O.: Zur Adrenalinfrage. Münch. med. Wochenschr. 1922. S. 1297.

HOFMEISTER, F.: Probleme d. Kohlenhydratstoffw. Nothnagel-Vorlesung. 1912.

KAHN: Zur Frage nach der inneren Sekretion des chromaffinen Gewebes. Pflügers Arch. f. d. ges. Physiol. 128, 519. 1909.

LOEWI und WESELKO: Über den Kohlenhydratumsatz des isolierten Herzens normaler und diabetischer Tiere. Pflügers Arch. f. d. ges. Physiol. 158, 155. 1914.

METZGER: Zur Lehre vom Nebennierendiabetes. Münch. med. Wochenschr. 1902, Nr. 12.

MICULICICH: Über Glykosuriehemmung. Arch. f. exp. Pathol. u. Pharmakol. 69, 128. 1912.

MORITA: Über die zuckertreibende Wirkung adrenalinähnlicher Substanzen. Arch. f. exp. Pathol. u. Pharmakol. 78, 244. 1915.

NEUBAUER, E.: Durchblutung d. Leber unter d. Einfluß verschiedener Agentien. Biochem. Zeitschr. 52, 118. 1913.

NISHI: Über den Mechanismus der Diuretinglykosurie. Arch. f. exp. Pathol. u. Pharmakol. 61. 401. 1909.

PETÉNYI und LAX: Wirkung des Adrenalins auf den Blutzucker. Biochem. Zeitschr. 125, 27 2. 1921.

POLLAK: Experimentelle Studien über Adrenalindiabetes. Arch. f. exp. Pathol. u. Pharmakol. 61, 149. 1909.

RITZMANN, H.: Mechanismus d. Adrenalinglykosurie. Arch. f. exp. Pathol. u. Pharmakol. 61, 231. 1909.

SCHENK, P. und A. HEIMANN-TROISEN: Wirkung d. Adrenalins auf d. menschl. Blutdruck bei verschied. Anwendungsart. Zeitschr. f. d. ges. exp. Med. 29, 401. 1922.

STOLZ: Synthese d. wirks. Substanz d. Nebennieren. Pharmazeut. Zeit. 1906, Nr. 80.

STRAUB, W.: Mechanismus d. Adrenalinglykosurie. Münch. med. Wochenschr. 1909, S. 493.

TAKAMINE: Adrenalin, the active principle of the suprarenal gland. Americ. journ. of pharmacy. 73, Nov. 1901.

VELICH, A.: Beitrag z. Experimentalstudium von Nebennieren. Virchows Arch. 184. 1906.

WEINBERG: Adrenalinwirkung auf Blutdruck u. Blutzucker bei verschiedener Konzentration u. Applikation. Verhandl. d. dtsch. Kongr. f. inn. Med. 1922, S. 406.

WILENKO: Ursache d. Adrenalindiabetes. Arch. f. exp. Pathol. u. Pharmakol. 71, 261. 1913.

ZÜLZER: Exp. Unters. üb. d. Diabetes. Berlin. klin. Wochenschr. 1907, S. 474.

21. Hyperglykämie durch Erregungsgifte des parasympathischen Nervensystems.

BORNSTEIN, A. und R. VOGEL: Parasymapathicusgifte u. Blutzucker. Biochem. Zeitschr. 122, 274. 1921.

HORNEMANN, K.: Wirkung d. Pilocarpins auf d. Glvkogengehalt d. Organe. Biochem. Zeitschr. 122, 269. 1921.

22. Experimenteller Pankreasdiabetes.

ALLEN, F. M.: Glykosuria and Diabetes. Monographie 1913; sowie zahlreiche Arbeiten im Journ. of metabolic research und Journ. of exp. med.

ALDEHOFF, G.: Pankreasdiabetes b. Kaltblütern. Zeitschr. f. Biol. 28, 293. 1894.

BARRENSCHEEN: Über Glykogen- und Zuckerbildung in der isolierten Warmblüterleber. Biochem. Zeitschr. 58, 277. 1914.

BENDIX und BICKEL: Experimentelle kritische Beiträge zur Lehre von der Glykolyse. Zeitschr. f. klin. Med. 48, 79. 1903.

BIEDL: Über eine neue Form des experimentellen Diabetes. Zentralbl. f. Physiol. 12, 624. 1898.

— und OFFER: Beziehungen der Duktuslymphe zum Zuckerhaushalt. Wien. klin. Wochenschrift. 1907, Nr. 49.

BLUMENTHAL: Glykolyse. Real-Enzykl. Bd. V. S. 866. 1909.

BÜRGER, M.: Untersuchungen über Hämoglykolyse I. u. II. Zeitschr. f. d. ges. exp. Med. 31, 1. 1923.

CAPARELLI, A.: Sur le diabète pancréatique experimental. Arch. ital. de biol. 21, 398. 1894.

CLAUS und EMBDEN: Pankreas und Glykolyse. Hofmeisters Beitr. 6, 214 und 343. 1905.
COHNHEIM: Die Kohlenhydratverbrennung in den Muskeln und ihre Beeinflussung durch
das Pankreas. Zeitschr. f. physiol. Chem. 39, 336. 1903; 42, 401 und 43, 547. 1905.
DIAMARE, V.: Zur vergleichenden Physiologie des Pankreas. Zentralbl. f. Physiol. 19, 545.
1905.
DE DOMINICIS: Studii sperim. intorno agli effetti delle estirpazione del pancreas. Giorn.
int. delle sc. med. 1889, 801.
DOYON, MORELL und KAREFF: Action de l'adrenalin sur la glycogène du foie. Journ. de
physiol. et de pathol. gén. 7, 998. 1906.
EMBDEN und S. ISAAC: Über die Bildung von Milchsäure und Azetessigsäure in der diabe-
tischen Leber. Zeitschr. f. physiol. Chem. 99, 297. 1917.
EPSTEIN und BAEHR: Studies in experimental diabetes after pancreatectomy. Journ. of
biol. chem. 24, 1. 1916.
FALTA: Diskussion in Wiener Ges. d. Ärzte. Wien. klin. Wochenschr. 1907, Nr. 47.
— Erkrankungen der Blutdrüsen. S. 420. Berlin 1913. (Duktuslymphe.)
— und WITNEY: Eiweiß- und Mineralstoffwechsel pankreasdiabetischer Hunde. Hof-
meisters Beitr. 11, 224. 1908.
— GROTE, STÄHELIN: Über Stoffwechsel und Energieverbrauch bei pankreaslosen Hunden.
II. Mitt. Hofmeisters Beitr. 10, 199. 1907.
FORSCHBACH, J.: Zur Pathogenese des Pankreasdiabetes. Arch. f. exp. Pathol. u. Pharmakol.
60, 131. 1908.
LA FRANCA: Über den respiratorischen Stoffwechsel bei experimenteller Glykosurie. Zeitschr.
f. exp. Pathol. u. Pharmakol. 6, 1. 1909.
FRANK, E. u. S. ISAAC: Beiträge zur Theorie experimenteller Diabetesformen. Arch. f. exp.
Pathol. u. Pharmakol. 64, 293. 1911.
FRÖHLICH, A. und L. POLLAK: Arch. f. exp. Pathol. u. Pharmakol. 77, 265. 1914.
HEDON, E.: Zahlreiche Arbeiten in Cpt. rend. des séances de la soc. de biol. 1893 bis 1912.
HIRSCH: Beitrag zur Lehre von der Glykolyse. Hofmeister's Beitr. 4, 535. 1904.
KAUFMANN: Sur le diabète pancréatique et le mécanisme de la régulation de la glycémie
normale. Arch. de physiol. 1895, 209.
— Mode d action du système nerveux dans la production de l'hyperglycémie. Arch. de
physiol. 1895, 266.
KAUSCH: Über den Diabetes der Vögel nach Pankreasexstirpation. Arch. f. exp. Pathol.
u. Pharmakol. 37, 274. 1896.
KOCHMANN: Zur Frage der Herstellung eines antipankreatischen Serums. Dtsch. med.
Wochenschr. 1910, S. 2025.
KRAUS: Über die Zuckerumsetzung im menschlichen Blute außerhalb des Gefäßsystems.
Zeitschr. f. klin. Med. 21, 315. 1892.
LÉPINE: Die zerstreuten Mitteilungen Lépines sind zusammengefaßt in den Schriften: Die
Beziehungen des Diabetes zu Pankreaserkrankungen. Wien. med. Presse. 1893, Nr. 27—32.
— De la glycolyse dans ses rapports avec le diabète sucré. Sem. méd. 1903. 2. dec.
— Le diabète sucré. Paris 1909.
LESSER, E. J.: Die Wechselbeziehungen zwischen Glykogen und Traubenzucker in der
Leberzelle und ihre Bedeutung für die Lehre vom Pankreasdiabetes. Ergebn. d. inn.
Med. u. Kinderheilk. 16, 279. 1919.
— Über das Wesen des Pankreasdiabetes. Biochem. Zeitschr. 103, 1. 1920.
LOMBROSO, U.: Die Gewebselemente, welche die innere Funktion des Pankreas besorgen.
Ergebn. d. Physiol. 9, 1. 1910.
MAGNUS-LEVY: Chylurie und Diabetes. Zeitschr. f. klin. Med. 67, 524. 1909.
MARKUSE: Über die Bedeutung der Leber für das Zustandekommen des Pankreasdiabetes.
Zeitschr. f. klin. Med. 26, 225. 1894.
v. MERING und MINKOWSKI: Diabetes nach Pankreasexstirpation. Zentralbl. f. klin. Med.
1889, 393; Arch. f. exp. Pathol. u. Pharmakol. 26, 371. 1889.
DE MEYER, J.: La sécrétion interne du pancréas. Thèse de Liège. 1910.
MINKOWSKI: Diabetes nach Pankreasaffektion. Berlin. klin. Wochenschr. 1890, Nr. 8.
— Untersuchungen über den Diabetes mellitus nach Exstirpation des Pankreas. Leipzig 1893.
— Störung des Pankreas als Krankheitsursache. Ergebn. d. Pathol. Bd. I, S. 69. 1896.
— Diskussion zwischen MINKOWSKI und PFLÜGER. Lit. bei PFLÜGER, Das Glykogen.
2. Aufl. Bonn 1905.
— Zur Kenntnis der Funktion des Pankreas beim Zuckerverbrauch. Arch. f. exp. Pathol.
u. Pharmakol. Suppl. Schmiedeberg-Festschr. 1908, 395.
MOHR: Untersuchungen über Diabetes mellitus. Zeitschr. f. exp. Pathol. u. Pharmakol. 4, 910.
1907.
MONTUORI: Sull' importenza del fegato nel diabete pancreatico. Gazz. d. osped. e. d. clin.
1895, Nr. 16.

MURLIN and KRAMER: Infl. of pancreatic and duodenal extracts on the glycosuria and the respir. metabolism of depancreatized dogs. Journ. of biol. chem. **15**, 365. 1913.

NAUNYN: Diabetes mellitus. Wien 1906.

VON NOORDEN: Handb. d. Pathol. d. Stoffwechsels. Bd. II, S. 41ff. 1907. (Ausführliche Literatur.)

OPIE: On the relation of chronic interstit. pancreatitis to the islands of Langerhans. Journ. of exp. med. **5**, 398 u. 527. 1901.

SANDMEYER: Über die Folgen der partiellen Pankreasexstirpation beim Hunde. Zeitschr. f. Biol. **31**, 12. 1894.

SSOBELEW: Zur normalen und pathologischen Morphologie der inneren Sekretion der Bauchspeicheldrüse. Virchow's Arch. f. pathol. Anat. u. Physiol. **168**, 91. 1902.

STAWRAKI: Zur Frage nach der fermentativen Tätigkeit des Blutes und der Organgewebe bei Pankreasexstirpation. Biochem. Zeitschr. **69**, 363 und 370. 1915.

VANDEPUT: Etudes sur la glycolyse. Arch. of internal de physiol. **9**, 292. 1910.

23. Verschiedene Formen der Hypoglykämie.

BÖNNIGER, M.: l. c. Lit. Nr. 11.

BRÖSAMLEN und STERKEL: Einfluß von Muskelarbeit auf den Blutzucker. Dtsch. Arch. f. klin. Med. **130**, 358. 1921.

BURGER, G. C. E. und J. C. MARTENS: Blutzucker bei Muskelarbeit. Klin. Wochenschr. 1924, S. 1860.

BÜRGER, M.: Wirkung d. Arbeit auf d. Zuckergehalt d. menschl. Blutes. Zeitschr. f. d. ges. exp. Med. **5**, 125. 1916.

CAESAR und SCHAAL: Verhalten von Blutzucker bei sportl. Leistungen. Zeitschr. f. klin. Med. **98**, 96. 1924.

ELIAS, H., POPESCU und RADOSLAV: Wirkung des Phosphorsäureions auf d. Kohlenhydratstoffw. Biochem. Zeitschr. **138**, 279. 1923.

FISCHLER, R.: Physiol. u. Path. d. Leber. 2. Aufl. Berlin 1924.

FRANK, E.: l. c. Nr. 12.

— und S. ISAAC: Über d. Wesen d. gestörten Stoffw. bei d. exp. Phosphorvergiftung. Arch. f. exp. Pathol. u. Pharmakol. **64**, 274. 1911.

— — Beiträge z. Theorie exp. Diabetesformen. Ibid. **64**, 293. 1911.

GROTE, L. R.: Über d. Beziehung d. Muskelarbeit zum Blutzucker. Halle 1918.

ISAAC, S.: Beiträge zur Kenntnis d. intermediären Stoffw. bei d. exp. Phosphorvergiftung. Zeitschr. f. physiol. Chem. 1917.

LEVINE, S. A., B. GORDON und CL. DERICK: Some changes in the constituents of blood following a marathon race with special reference to the development of hypoglycaemia. Journ. of the Americ. med. assoc. **82**, 1778. 1924.

LICHTWITZ, L.: Üb. d. Einfluß der Muskelarbeit auf d. Gehalt d. Blutes an Zucker u. Milchsäure. Berlin. klin. Wochenschr. 1814, Nr. 22.

MACLEOD, J. J. R. und R. G. PEARCE: The sugar consumption in normal and diabetic dogs after evisceration. Americ. journ. of physiol. **32**, 104. 1913.

MANN, F. C. und TH. B. MAGATH: The effect of the removal of the liver on blood sugar level. Arch. of internal med. **30**, 73. 1922.

MINKOWSKI, O.: Einfluß d. Leberexstirpation auf d. Stoffw. Arch. f. exp. Pathol. u. Pharmakol. **21**, 41. 1886.

V. MORACZEWSKI: Einfluß d. Nahrung und d. Bewegung auf d. Blutzucker. Biochem. Zeitschr. **71**, 269. 1916.

PAVY und SIAU: Influence of ablation of liver on the sugar contents of the blood. Journ. of physiol. **29**, 375. 1903.

REACH: Studien über den Kohlenhydratstoffwechsel. Biochem. Zeitschr. **33**, 436. 1911.

UNDERHILL, F. P.: The Influence of Hydrazine upon intermediary metabolism. Journ. of biol. chem. **10**, 159. 1911.

— Studies on carbohydrate metabolism. Ibid. **25**, 463. 1916 und **29**. 1917.

24. Phloridzindiabetes.

Zum Einblick in den heutigen Stand der Phloridzinglykosuriefragen dienen die beiden Referate: LUSK, G.: Phloridzinglykosurie. Ergebn. d. Physiol. **12**, 315. 1912 und GIGON, A.: Neuere Diabetesforschungen. Ergebn. d. inn. Med. **9**, 206. 1912.

BAER und BLUM: Über die Einwirkung chemischer Substanzen auf die Zuckerausscheidung. Hofmeister's Beitr. **10**, 80. 1907 und **11**, 101. 1908 und Arch. f. exp. Pathol. **65**, 1. 1911.

BAUER, J. und R. KERTI: Die Phlorrhizinglykosurie bei Leberkranken. Klin. Wochenschr. 1923, S. 927.

CREMER und RICHTER: Zeitschr. f. Biol. **28**, 459. 1892.

EPPINGER, FALTA, RUDINGER: 1. c. Lit. Nr. 16.

EPSTEIN und BAEHR: The effect of phloridzin on the formation of glycogen in the liver. Journ. of biol. chem. **24**, 17. 1916.

ERLANDSEN: Experimentelle Untersuchungen über den Phloridzindiabetes. Biochem. Zeitschr. **23**, 329. 1910. (Hier ist die Literatur über die Phloridzinhypoglykämie und über den Mechanismus der Phloridzinglykosurie sehr klar und ausführlich besprochen.)

FILIPI: Ric. sopra il selenio e i suoi composti. Lo sperimentale. **67**, 565. 1913.

FRANK und ISAAC: Beiträge zur Theorie experimenteller Diabetesformen. Arch. f. exp. Pathol. u. Pharmokol. **64**, 293. 1911.

GALAMBOS und SCHILL: Über das Wesen der Phloridzinwirkung. Zeitschr. f. exp. Pathol. u. Pharmokol. **16**, 425. 1914.

GRUBE: Untersuchungen über die Phloridzinwirkung. Pflügers Arch. f. d. ges. Physiol. **128**, 118. 1909 und **139**, 165. 1911.

HALSEY: Über Phloridzindiabetes bei Hunden. Naturw. Ges. Marburg. 1899, Nr. 5.

HARTOGH und SCHUMM: Zur Frage der Zuckerbildung aus Fett. Arch. f. exp. Pathol. u. Pharmakol. **45**, 11. 1900. Mit Nachtrag von RUMPF: Pflügers Arch. **97**, 98. 1903.

ISAAC: Beitrag zur Kenntnis des intermediären Stoffwechsels bei experimenteller Phosphorvergiftung. Zeitschr. f. physiol. Chem. **100**, 1. 1917.

JUNKERSDORF: Über die Bildung von Kohlenhydraten aus Fett im Organismus. Pflügers Arch. f. d. ges. Physiol. **137**, 269. 1910.

— Untersuchungen über Phlorrhizinglykosurie I, II, III. Pflügers Arch. f. d. ges. Physiol. **197**, 500 u. **200**, 443. 1923; **204**, 127. 1924.

KLEMPERER: Über regulatorische Glykosurie und renalen Diabetes. Berlin. Ver. f. innere Med. 1896. 18. Mai.

KOLISCH und BUBER: Zur Kasuistik des Diabetes decipiens. Wien. klin. Wochenschr. 1897, S. 553.

KUMAGAWA und HAYASHI: Zur Frage der Zuckerbildung aus Fett. Du Bois' Arch. 1898, 431.

LÉPINE: Sur la question du diabète rénale. Berlin. klin. Wochenschr. Ewald-Festnummer. 1905, S. 20.

LOMMEL: Zur Frage der Zuckerbildung aus Fett im Phloridzindiabetes. Arch. f. exp. Pathol. u. Pharmakol. **63**, 1. 1910.

LÜTHJE: Beitrag zur Frage des renalen Diabetes. Münch. med. Wochenschr. 1901, Nr. 38.

LUSK: Über Phloridzindiabetes. Zeitschr. f. Biol. **42**, 31. 1901.

— The influence of cold and mechanical exercise on the sugar excretion in phloridzin glykosuria. Americ. journ. of physiol. 1. june 1908.

LUZZATTO: Die Glykosurie bei experimentellen Nephritiden. Zeitschr. f. exp. Pathol. u. Pharmakol. **16**, 18. 1914.

MAGNUS-LEVY: Verh. d. Ver. f. innere Med. Berlin. 1896. 18. Mai.

MARCUSE: Gibt es einen klinischen renalen Diabetes? Allg. med. Zentral-Zeit. 1896, Nr. 49.

v. MERING: Über experimentellen Diabetes. V. Kongr. f. inn. Med. 1886, S. 185.

— Über Diabetes mellitus. Zeitschr. f. klin. Med. **14**, 405. 1888 und **16**, 431. 1889.

NISHI: Über die Glykogenbildung in der Leber pankreasdiabetischer Schildkröten. Arch. f. exp. Pathol. u. Pharmakol. **62**, 173. 1910.

VON NOORDEN: Handb. d. Pathol. d. Stoffwechsels. (Erörterung über Nierendiabetes, mit Besprechung der Literatur.) Bd. II, S. 3. 1907

PAVY, BRODIE, SIAU: On the mechanism of phloridzin glycosuria. Journ. of physiol. **29**, 467. 1903.

POLLAK: Experimentelle Studien über Adrenalindiabetes. Arch. f. exp. Pathol. u. Pharmakol. **61**, 149. 1909.

— Über renale Glykosurie. Arch. f. exp. Pathol. u. Pharmakol. **64**, 415. 1911.

RICHTER: Über die Beziehungen zwischen Nieren und Glykosurie. Zeitschr. f. klin. Med. **41**, 160. 1900 (und frühere Arbeiten, dort zitiert).

— Zur Frage des Nierendiabetes. Dtsch. med. Wochenschr. 1899, Nr. 51. Ausführlicher: Zeitschr. f. klin. Med. **41**, 160. 1900.

ROSENBERG, M.: Über die wechselseitige Beeinflussung von Blut- und Harnzucker bei Zucker- und Nierenkranken durch Phlorizin. Klin. Wochenschr. 1922, S. 342.

ROSENOW, G.: Erhöhte Phlorhizinempfindlichkeit bei Leberkranken. Klin. Wochenschr. 1923, S. 1166.

UNDERHILL: A study of the mechanism of phloridzin diabetes. Journ. of biol. chem. **13**, 15. 1912.

WILENKO: Zur Kenntnis der Glutarsäurewirkung auf den Phloridzindiabetes. Dtsch. med. Wochenschr. 1908, S. 1385.

25. Renale Form der Glykosurie beim Menschen.

BÖNNIGER: Beitrag zur Frage des Nierendiabetes. Berlin. klin. Wochenschr. 1908, Nr. 18.
BRUGSCH, TH. und K. DRESEL: Med. Klinik 1919.
FABER, K. und A. NORGAARD: Chron. renale Glycosurie. Acta med. scandinav. Bd. 53 u. 54.
—·— Zwei Fälle von chronischer renaler Glykósurie. Kongr. Zentralbl. 12, 40. 1920.
FRANK: Über experimentelle und klinische Glykosurien renalen Ursprungs. Arch. f. exp.
Pathol. u. Pharmokol. 72, 387. 1913.
— Der renale Diabetes der Menschen und Tiere. Verhand. d. dtsch. Kongr. f. inn. Med.
30, 166. 1913. (Mit Diskussion.)
— Über harmlose Formen der Zuckerkrankheit bei jüngeren Menschen. Therapie d. Gegenw.
1914, S. 439.
— Der renale Diabetes und seine Bedeutung für die Therapie der Zuckerkranken. Therapie
d. Gegenw. 1921, S. 167 und Verhandl. d. dtsch. Kongr. f. inn. Med. 1921, S. 240.
GALAMBOS: Über den renalen Diabetes. Dtsch. med. Wochenschr. 1904, Nr. 26.
— A.: Transitorische Glykosurien mit renalem Typus. Dtsch. med. Wochenschr. 1920,
Nr. 22.
GOTO, K. und N. KUNO: Studies on renal thresold for glucose. Arch. of internal med.
27, 224. 1921.
HOLST, J. E.: Ein Fall von Glycosurie kombinierter Art. Kongr. Zentralbl. f. d. ges. inn.
Med. 23, 315. 1922.
— Untersuchungen über leichte Glycosurien. Acta med. scandinav. 57, 188. 1922.
JOËL, E.: Beitrag zur Frage des renalen Diabetes. Therapie d. Gegenw. 1922, S. 323.
LABBÉ, MARCEL: Le diabète rénal. Paris méd. Jg. 14, Nr. 18, S. 417—423. 1924.
DE LANGEN: Zur Kasuistik des renalen Diabetes. Berlin. klin. Wochenschr. 1914, Nr. 45.
LAURITZEN: Blutzuckerbestimmungen bei Diabetikern und ihre klinische Bedeutung.
Therapie d. Gegenw. 1915, S. 8.
LEWIS, D. S.: Renal glycosuria. Arch. of internal med. 29, 418. 1922.
MOTZFELDT, K.: Schwangerschaftsglycosurie und der sogen. renale Diabetes. Kongr.
Zentralbl. f. d. ges. inn. Med. 25, 486. 1923.
ROSENFELD: Über Diabetes innocuus. Berlin. klin. Wochenschr. 1916, Nr. 40.
SALOMON: Über den Diabetes innocens der Jugendlichen. Dtsch. med. Wochenschr.
1914, Nr. 5.
— Weitere Erfahrungen über Diabetes innocens. Wien. klin. Wochenschr. 1919.
STROUSE, S.: Renal Glycosuria. Arch. of internal med. 26, 768. 1920.
TACHAU: Beitrag zum Studium des Nierendiabetes. Dtsch. Arch. f. klin. Med. 104, 448. 1911.
TRAUGOTT, C.: Die Unterscheidung von innocenten und diabetischen Glykosurien durch
eine neue Methode. Zeitschr. f. d. ges. exp. Med. 31, 282. 1923.
UEDINGHOFF, B.: Ein Fall von renalem Diabetes. Klin. Wochenschr. 1922, S. 126.
UMBER, F. und M. ROSENBERG: Zur Diagnose und Prognose der Glykosuria innocens.
Zeitschr. f. klin. Med. 100, 655. 1924.
WEILAND: Über einige ätiologisch bemerkenswerte Formen des Diabetes. Dtsch. Arch.
f. klin. Med. 102, 167. 1911.
WYNHAUSEN, O. J. und M. ELZAS: Diabetes innocens. Arch. f. Verdauungskrankh. 26, 33.
1920.

26. Renale Glykosurie der Schwangeren.

ADLERSBERG und PORGES: Ist die Glykosurie der Schwangeren eine diabetische Stoffwechsel-
störung? Dtsch. med. Wochenschr. 1926, Nr. 16.
BAUER, A. W.: Über artifizielle Glycosurie e saccharo in der Schwangerschaft. Zentralbl. f.
Gynäkol. 1922, S. 1413.
BURGER: Der Wert der Phloridzinprobe in der Diagnostik der Schwangerschaft. Zentralbl.
f. Gynäkol. 1923, S. 260.
FRANK, E. und M. NOTHMANN: Über die Verwertbarkeit der renalen Schwangerschafts-
glykosurie zur Frühdiagnose der Schwangerschaft. Münch. med. Wochenschr. 1920,
S. 1433.
GOTTSCHALK, A.: Über die Funktion der Leber u. Niere in der Schwangerschaft. Zeitschr.
f. d. ges. exp. Med. 26, 34. 1922.
— und J. STRECKER: Zur Pathogenese u. praktischen Verwertbarkeit der Schwanger-
schaftsglykosurie. Klin. Wochenschr. 1922, S. 2467.
GRÜNTHAL, P.: Beiträge zur Frage des renalen Ursprungs der Schwangerschaftsglykosurie.
Dissert. Breslau 1920.
HARNIK, M.: Zur praktischen Wertung der Phloridzinglykosurie für die Schwangerschafts-
diagnose. Wien. klin. Wochenschr. 1924, S. 647.
HELLMUTH, K.: Über künstlich erzeugte Glykosurien und ihre Bewertung in der Frühdiagnose der Gravidität in der Praxis. Klin. Wochenschr. 1922, S. 1152.

HETÉNYI, G. und S. LIEBMANN: Die Funktionsprüfung der Leber in der Gravidität, zugleich ein Beitrag zur Frage der renalen Schwangerschaftsglykosurie. Klin. Wochenschr. 1922. S. 1204.

HOFBAUER, J.: Die alimentäre Glykosurie als diagnostische Probe. Zentralbl. f. Gynäkol. 1922, S. 348.

KAMNITZER und JOSEPH: Ein neues Verfahren zur Feststellung der intra- und extrauterinen Gravidität. Med. Klinik. 1922, S. 396.

KLEIN und RISCHAWY: Zur Frage der Störung des Kohlenhydratstoffwechsels in der Schwangerschaft. Arch. f. klin. Med. 148, 195. 1925.

KÖSTER, P.: Über Phloridzin als Schwangerschaftsdiagnostikum. Dtsch. med. Wochenschr. 1923, S. 182.

KÜSTNER, H.: Die Bedeutung der Funktion der weiblichen Geschlechtsorgane für den renalen Diabetes. Arch. f. Gynäkol. 117, 158. 1922.

LEMBKE, H. und P. LINDIG: Die Beziehungen der Schwangerschaft zur erzeugten Glykosurie. Monatsschr. f. Geburtsh. u. Gynäkol. 56, 283. 1922.

LEWIN, L.: Zur Frühdiagnose der Schwangerschaft mit Maturin. Dtsch. med. Wochenschr. 1923, S. 117.

MANN: Die Schwangerschaftsglykosurie. Zeitschr. f. klin. Med. 78, 488. 1913.

VON NOORDEN: Über Ätiologie, Theorie und Behandlung des Diabetes mellitus. Vereeniging secties voor wetenschappeliken Arbeid. Vortrag Nr. 19. (14. X. 1914.) Amsterdamer Vortrag.

— Hausärztliche Behandlung der Zuckerkrankheit. Berlin 1923.

— und KAMINER: Krankheiten und Ehe. 2. Aufl. 1916, S. 194.

NÜRNBERGER, L.: Über die Verwendbarkeit der renalen Schwangerschaftsglykosurie zur Frühdiagnose der Schwangerschaft. Dtsch. med. Wochenschr. 1921, S. 1124.

PORGES und NOVAK: Über die Ursache der Azetonurie bei Schwangeren. Berlin. klin. Wochenschr. 1911, S. 1757.

— — und STRISOWER: Über Nierendiabetes in der Gravidität. Berlin. klin. Wochenschr. 1912, Nr. 40 und Zeitschr. f. klin. Med. 1913, 78, 413.

ROUBITSCHEK, R.: Die renale Schwangerschaftsglykosurie als Frühsymptom. Klin. Wochenschrift. 1922, S. 220.

RYSER: Der Blutzucker während der Schwangerschaft usw. Dtsch. Arch. f. klin. Med. 118, 408. 1916.

SCHILLING, E. und M. GÖBEL: Zur Diagnostik der Schwangerschaft mit Phloridzin. Klin. Wochenschr. 1922, S. 889.

SEITZ, A. und F. JESS: Über die Bedeutung der renalen Schwangerschaftsglykosurie für die Diagnose der Schwangerschaft. Münch. med. Wochenschr. 1922, S. 6.

WELZ, W. E. und A. E. VAN NEST: Sugar test in pregnancy. Americ. journ. of obstetr. a. gynäcol. 5, 33. 1923.

27. Landschaft und Ernährungsweise.

ANDERS, J. M. und H. L. JAMESON: Adiposity and other etiol. factors in diabetes. Americ journ. of the med. sciences 170, 313. 1925.

BARRINGER: The incidence of glycosuria and Diabetes in New York city. Arch. of med. May 1909.

CAROE: Mortalité par diabète en Danemark. Rev. de méd. 1896, S. 521.

EMERSON, H. und L. D. LARIMORE: zit. nach JOSLIN.

HARE, H. A.: The increasing frequency of Diabetes mellitus. The med. News. 1897, 12. Juni.

HEIBERG: Beitrag zur Kenntnis von der Ausbreitung der Zuckerkrankheit. Nord. med. Arkiv. 1912, H. 7, S. 1.

JOSLIN, E. P.: Treatment of Diabetes. New York 1923. (Zahlreiche statist. Angaben.)

DE LANGEN EN LICHTENSTEIN: Leerboek der tropische Geneeskunde (zit. nach HIJMANS V. D. BERGH).

LÉPINE: Sur la distribution géographique du diabète. Rev. de méd. 1895, S. 1036.

MAGNUS-LEVY: Artikel Diabetes in KRAUS-BRUGSCH's Handbuch. Bd. I, S. 1. 1913.

NEUMANN: Über den Wert unserer statistischen Zusammenstellungen bei Diabetes mellitus. Zentralbl. f. Stoffw. 1903, Nr. 2/3.

PIRQUET, C.: Statistische Untersuchungen über Diabetes mellitus in England. Wien. klin. Wochenschr. 1924, Nr. 50.

PRASAD: Experiences in Diabetes mellitus in the East. Internat. med. Congr. 1913. Sekt. VI.

PRINZING, FR.: Nimmt die Zuckerkrankheit an Häufigkeit zu? Wochenschr. f. soziale Med. 29. Nov. 1906.

WATERS: Diabetes, its causation and treatment with special reference to India. Calcutta 1917.
WILLIAMSON: The geographical distribution of Diabetes mellitus. The med. chronicle. July 1909.

Rassen.
WALLACH: Notiz zur Diabetessterblichkeit in Frankfurt. Dtsch. med. Wochenschr. 1893, Nr. 32

Geschlecht und Alter.
BEGLARIAN, M. M.: Über Diabetes mellitus im Kindesalter. Diss. Zürich 1895.
KÜLZ, E.: GERHARDT's Handb. d. Kinderkrankh. III. 1878.
LANGAKER: Fünf Todesfälle an Diabetes mellitus bei Geschwistern. Dtsch. med. Wochenschr. 1911, Nr. 5.
VON NOORDEN: Diabetes mellitus in PFAUNDLER und SCHLOSSMANN's Handbuch der Kinderheilkunde. Leipzig 1910. 2. Aufl. 3, 117.
SAUNDBY: Lectures on renal and urinary diseases. 1896, S. 245.
STERN, C.: Diabetes mellitus bei Kindern. Diss. Berlin 1889.
WEGELI: Kasuistische Beiträge zur Kenntnis des Diabetes mellitus im Kindesalter. (Reichhaltige Literaturangaben.) Diss. Marburg 1895.

Heredität.
GROBER: Bedeutung der Ahnentafel usw. Arch. f. Rassen- u. Gesellschaftsbiol. 1, 664. 1904.
HANSEN, S.: Über die Vererbung des Diabetes mellitus. Acta med. scandinav. 62, 85. 1925.
HEIBERG: Der gegenwärtige Stand der Pathologie und Prophylaxe des Diabetes. Halle a. S. 1914.
HIS, W.: Diathesen in der inneren Medizin. Verhandl. d. dtsch. Kongr. f. inn. Med. 1911.
MARTIUS: Konstitution und Vererbung. Berlin 1914.
NEUMANN: Das gehäufte Auftreten von Diabetes in einer Familie. Dtsch. med. Wochenschr. 1916, 466.
VON NOORDEN: Über Ätiologie, Theorie und Behandlung des Diabetes mellitus. Vortr. in der verein. Sekt. f. wissensch. Arbeiten. H. 19. Amsterdam, 14. Okt. 1913.
— Stoffwechselkrankheiten und Ehe in VON NOORDEN und KAMINER, Krankheiten und Ehe. Leipzig 1916; u. hausärztliche Behandlung Lit. Nr. 1.
PFAUNDLER, M.: Konstitutionsanomalien und Stoffwechselkrankheiten in FEER's Lehrbuch d. Kinderkrankh. 1920.
PICK: Über Vererbung von Krankheiten. Dtsch. med. Wochenschr. 1911, Nr. 5 und 1912, Nr. 11.
SECKEL, H.: Beobachtungen über heredofamiliäre und konstitutionelle Häufung von Stoffwechselleiden bei Diabetes mellitus. Zeitschr. f. klin. Med. 102, 195. 1925.
UMBER, F.: Ernährung u. Stoffwechselkrankheiten. 3. Aufl. Berlin 1925.

Ansteckung.
MÜLLER: Allgemeine Pathologie der Ernährung. v. LEYDENs Handb. d. Ernährungsther. Bd. I, S. 226. 1903.
OPPLER und C. KÜLZ: Berlin. klin. Wochenschr. 1896, Nr. 26, 27. (Hier findet sich die gesamte ältere Literatur verzeichnet.)
SCHMITZ, R.: Prognose und Therapie der Zuckerkrankheiten. Bonn 1892.
SENATOR: Die Zuckerkrankheit bei Eheleuten. Berlin. klin. Wochenschr. 1908, Nr. 4. (Hier vollständige ältere Literaturangaben.)

Beschäftigung.
ECCLES: Darwinism and diabetes. Med. record. 1908. 9. May. 8. August.
WORMS: Sur le diabète. Sem. méd. 1895, 310.

28. Infektion und Diabetes.
ALLEN, F. M.: The pathology of diabetes. Journ. of med. research 1, 251. 1922.
ALBU: Beiträge zur Diagnostik der Pankreaserkrankungen. Halle a. S. 1911.
BRASCH: Beobachtungen an fiebernden Diabetikern. Dtsch. Arch. f. klin. Med. 97, 508. 1909.
CARNOT, P. und P. HARVIER: Diabète syphilitique par pancreatite scléro-gommeuse. Bull. et mém. de la soc. méd. des hôp. de Paris. 1920, S. 71.
CORDIER, V. und DECHAUME: Diabète syphilitique et glycosurie de la période tertiaire. Ann. de dermatol. et de syphiligr. 1, 17. 1920.
EHRMANN: Über schweren Diabetes infolge syphilitischer Infektion. Dtsch. med. Wochenschrift. 1908, Nr. 30.

EICHHORST: Diabetes mellitus im Anschluß an Vakzination. Med. Klinik. 1915, Nr. 11. (Mit Recht kritisiert bei L. VOIGT, Dtsch. med. Wochenschr. 1915, Nr. 15.)

GALLUS, E.: Ein eigenartiges klinisches Bild des Diabetes syphiliticus. Med. Klinik. 1920, S. 1010.

HERXHEIMER: Pankreas und Diabetes. Dtsch. med. Wochenschr. 1906, Nr. 21.

— Zur Pathologie des Pankreas. Verhandl. d. dtsch. pathol. Ges. 1909, 276.

HIRSCHFELD: Über infektiöse Entstehung der chronischen Pankreatitis und des Diabetes. Berlin. klin. Wochenschr. 1908, Nr. 11.

— Zur Entstehung des Diabetes. Dtsch. med. Wochenschr. 1909, Nr. 4.

— Zur Prognose der Glykosurie und des Diabetes. Berlin. klin. Wochenschr. 1900, S. 550.

HOLSTI: Ein Fall von Diabetes mit ungewöhnlichem Verlauf. Zeitschr. f. klin. Med. 20, 272. 1892.

JACOBSEN: Malaria und Diabetes. Inaug.-Diss. Kiel 1896.

JAMES: Clinical lectures on diabetes. Edinburg med. journ. 1896.

JOSLIN, E. P.: Treatment of Diabetes. New York 1923.

LABBÉ, M.: Loc. cit. Lit. Nr. 1.

LEMANN, J. J.: Diabetes mellitus, syphilis and the negro. Am. J. of Med. Sc. 162, 226. 1921.

MAGNUS-LEVY, HEIBERG: Lit. Nr. 1.

MOHR: Über den Einfluß fieberhafter Erkrankungen auf die Glykosurie beim Diabetes. Zeitschr. f. klin. Med. 42, 402. 1901.

VON NOORDEN: Frühere Auflagen dieses Buches.

— Diabetes mellitus in PFAUNDLER und SCHLOSSMANN's Handbuch der Kinderheilkunde. 2, 124. 1910.

— Über Ätiologie, Theorie und Behandlung des Diabetes mellitus. Amsterdam 1913.

— Über die Beeinflussung des Diabetes durch den Krieg. Schmidt's Jahrb. 1916. Bd. 324, S. 179. (Siehe auch anschließende Aussprache.)

PAULLIN, J. E. und H. M. BOWCOCK: Treatment of syphilis coexistent with a condition simulating Diabetes. Journ. of the americ. med. assoc. 82, 702. 1924.

PINARD, M. und VELLUOT, L'origine syphilitique du diabete. Bull. et mém. de la soc. méd. des hôp. de Paris. 1921, S. 760.

ROSENBLOOM, J.: A study of the relation between syphilis and Diabetes. Americ. journ. of syphilis. 5, 634. 1921.

SARRA: La frequenza del diabete tra i sifilitici. Gaz. d. osped. 1909, Nr. 69. (Zahlr. Literaturangaben.)

SIMMONDS, M.: Diabetes und Syphilis. Arch. f. Dermatol. u. Syphilis. 132, 235. 1921.

STÄUBLI: Beitrag zur Pathologie und Therapie des Diabetes mellitus. Dtsch. Arch. f. klin. Med. 93, 107. 1908.

v. STARCK: Üker Diabetes im Anschluß an Pertussis. Münch. med. Wochenschr. 1912, Nr. 24.

UMBER: F.: Zur visceralen Syphilis und ihrer Heilung durch Salvarsan. Münch. med. Wochenschr. 1911, S. 2499.

WELS: Das Erysipel in der Ätiologie des Diabetes mellitus. Münch. med. Wochenschr. 1914, Nr. 8.

WILLIAMSON: Diabetes mellitus. London 1899, S. 113.

29. Fettleibigkeit.

ARNOLDI, W.: Untersuchungen über den Stoffwechsel bei der Fettsucht. Zeitschr. f. klin. Med. 94, H. 4—6. 1922.

BEELER, C. und R. FITZ: Observations on glycemia, glycuresis and water ercretion in obesity. Arch. of internal med. 28, 804. 1921.

HANSEMANN: Verh. d. Berl. med. Gesellschaft. Berlin. klin. Wochenschr. 1897, S. 1107.

HAUSLEITER: Über den Gaswechsel verschiedener Formen von Fettsucht. Zeitschr. f. exp. Pathol. u. Ther.. 17, 413. 1915.

KISCH: Die Fettleibigkeit. Stuttgart 1888.

— Zur lipogenen Ätiologie des Diabetes. Wien. med. Wochenschr. 1909, Nr. 16.

— Lipogener Diabetes. Münch. med. Wochenschr. 1911, Nr. 13.

KREHL: Pathologische Physiologie. 3. Aufl. 1904, S. 423.

LEUBE: Über Stoffwechselstörungen und ihre Bekämpfung. S. 19. Würzburg 1896.

VON NOORDEN: Die Fettsucht. 2. Aufl. S. 124. Wien 1910.

PAULLIN, J. E. und H. C. SAULS: A study of the glucose tolerance test in the obese. Southern med. journ. 15, 249. 1922.

30. Gicht.

BADT: Über die Reaktion der Gichtkranken auf Traubenzucker. Zentralbl. f. Physiol. u. Pathol. d. Stoffwechsels. Bd. I, S. 289. 1906.

GRUBE: Zur Ätiologie des sog. Diabetes mellitus. Zeitschr. f. klin. Med. **27**, 465. 1895.
VON NOORDEN: Gicht und Diabetes. Boas' Arch. **22**, 201. 1916; UMBER in der Aussprache.
Ebendas. S. 220.
— Handb. d. Pathol. d. Stoffwechsels. Bd. II. 1907. Kapitel: Gicht.

31. Pankreaserkrankung.

ALLEN, F. M.: The pathology of Diabetes. Zahlr. Arbeiten im Journ. of metabolic research
1. 1922.
CECIL: A study of the pathology anatomy of the pancreas in 90 cases of diabetes mellitus.
Journ. of exp. med. **11**, 266. 1909.
FISCHER: Pankreas und Diabetes. Frankfurt. Zeitschr. f. Pathol. **17**, 218. 1915.
HEIBERG: Die Krankheiten des Pankreas. Wiesbaden 1914.
HERXHEIMER: Zur Frage des Verhaltens der Langerhans'schen Inseln beim Diabetes mel-
litus. Festschr. f. J. ORTH. 1903.
— Pankreas und Diabetes. Dtsch. med. Wochenschr. 1906, Nr. 21.
— Zur Pathologie des Pankreas. Verhandl. d. dtsch. pathol. Ges. 1909, S. 276.
— Der jetzige Stand der Pathogenese des Diabetes mit besonderer Berücksichtigung des
Pankreas. Dtsch. med. Wochenschr. 1920, S. 522 und Diabetes von anat. Gesichts-
punkten, Vortrag beim ärztl. Fortbildungskurs Wiesbaden. Berlin 1926.
HOPPE-SEYLER: Über chronische Veränderungen des Pankreas bei Arteriosklerose. Dtsch.
Arch. f. klin. Med. **81**, 119. 1904.
— K. HEESCH und H. WALLER: Pankreaserkrankungen mit Diabetes. Dtsch. Arch. f. klin.
Med. **146**, 187. 1925.
KISCH, HANSEMANN: Lit. Nr. 29.
LOMBROSO, U.: Die Gewebselemente, welche die innere Funktion des Pankreas besorgen.
Ergebn. d. Physiol. 9, 1. 1910.
SAUERBECK: Die Langerhans'schen Inseln des Pankreas und ihre Beziehungen zum Diabetes
mellitus. Ergebn. d. Pathol. 8, 2. Abt., 538. 1904.
SEYFARTH, C.: Neue Beitr. z. Kenntn. d. Langerhans'schen Inseln beim menschl. Diabetes.
Jena 1920.
— Pankreas u. Diabetes mellitus. Klin. Wochenschr. 1924, S. 1085.
WEICHSELBANN, A.: Die Veränderungen des Pankreas beim Diabetes mellitus. Wien 1910.

32. Nervenkrankheiten; traumatischer Diabetes.

ASCHNER: Zur Physiologie des Zwischenhirnes. Wien. klin. Wochenschr. 1912, Nr. 27.
BONDI: The relation of diabetes to insanity. Brit. med. journ. 1895, S. 777.
BRUGSCH: Lit. Nr. 18.
HOFFMANN: Über Diabetes mellitus. V. Kongr. f. inn. Med. 1886, S. 159.
KARPLUS-KREIDL: Gehirn und Sympathikus. Pflügers Arch. f. d. ges. Physiol. **129**, 138. 1909
und **135**, 401. 1910.
KAUFMANN, M.: Über Diabetes und Psychose. Münch. med. Wochenschr. 1908, S. 621.
KAUSCH: Trauma und Diabetes. Zeitschr. f. klin. Med. **55**, 413. 1904.
LAUDENHEIMER: Diabetes und Geistesstörung. Berl. klin. Wochenschr. 1898, Nr. 21.
MARTIUS: Konstitution und Vererbung. Berlin 1914.
VON NOORDEN: Über die Beeinflussung des Diabetes mellitus durch den Krieg. Schmidts
Jahrb. **324**, 176. 1916. (Kölner Vortrag mit Diskussion.) Dasselbe ohne Diskussion.
Med. Klinik 1916, Nr. 38.
— Stoffwechselkrankheiten im Vortragszyklus über militärärztliche Sachverständigentätig-
keit. (Berl. Vortr. 4. 12. 1916.) 2, 116. Jena 1917.
— Diabetes und Gicht, Sammlung „Dienstbeschädigung und Rentenversorgung", S. 192.
Jena 1919.
— Hausärztl. Behandlung d. Zuckerkrankheit. Berlin 1923.
ROSENBERGER: Ursachen d. Glykosurie. München 1911.
SCHULTZE und KNAUER: Lit. Nr. 18.
SIEGMUND: Zur Lehre der Urinveränderung bei Geisteskranken. Allg. Zeitschr. f. Psychiatrie
u. psychisch-gerichtl. Med. **51**, H. 3. 1895.
STEIGER: Fünf Fälle von Akromegalie in ihrer Beziehung zur Hypophyse und zu anderen
endokrinen Drüsen. Zeitschr. f. klin. Med. **84**, 287. 1917.
STRAUSS: Untersuchungen über alimentäre, spontane und diabetische Glykosurie usw.
Zeitschr. f. klin. Med. **39**, 273ff. 1900. (Ausführliche Literatur.)
WELZ: Über den Einfluß von Traumen auf die Entstehung von Glykosurie und Diabetes.
Monatsschr. f. Unfallheilk. u. Invalidenw. **22**, Nr. 9. 1915.
Außer den oben erwähnten Schriften über neurogenen und traumatischen Diabetes siehe:
ALBU: Krieg und Diabetes. Dtsch. med. Wochenschr. 1916, Nr. 33.

BECKER, L.: Lehrbuch der ärztl. Sachverständigentätigkeit. Berlin 1895.
DE CRINIS: Epilepsie in KRAUS-BRUGSCH, Spez. Path. u. Ther. Bd. X, 3, S. 323. 1924.
FÜRST, M. und F. WINDSCHEID: Der Arzt als Begutachter. Handb. d. soz. Med. 8, T. 1.
    Jena 1905.
GOTTSTEIN und UMBER: Diabetes und Krieg. Dtsch. med. Wochenschr. 1916, Nr. 43.
HEYN: Ein Fall von tödlichem Diabetes traumaticus nach Balgerei. Zeitschr. f. Medizinal-
    beamte u. Krankenhausärzte. 33, 108. 1920.
HIRSCHFELD, F.: Unfall und Diabetes. Dtsch. med. Wochenschr. 1901, Nr. 34.
HURST: Medical diseases of the war. London 1918.
JOSLIN: l. c. Lit. Nr. 1.
KONJETZNY, G. E. und W. WEILAND: Glykosurie und Diabetes bei chirurgischen Erkran-
    kungen. I. Mitt. Frakturen und Glykosurie. Mitt. a. d. Grenzgeb. d. Med. u. Chir. 28,
    860. 1915.
KOOPMANN: Geneesk. Tijdschr. d. Rijksverzekeringsbank. 9, 411. 1924 (zit. nach HIJMANS
    V. D. BERGH, Lit. Nr. 1).
LENNÉ: Zur Behandlung der Kriegsdiabetiker. Dtsch. med. Wochenschr. 1917, Nr. 20.
— Kriegsdiabetiker? Münch. med. Wochenschr. 1917, Nr. 10, S. 340.
RINGS, A.: Diabetes und Trauma. Med. Klinik. 1915, Nr. 16.
SCHWERINER und SELBERG: Sind die nach Unfällen auftretenden Glykosurien diabetisch?
    Beobachtungen an abgestürzten Fliegern. Münch. med. Wochenschr. 1919, S. 561.
STERN und SCHMID: Traumatische Entstehung innerer Krankheiten. Jena 1907—1913.
STRAUSS, H.: Feststellungen zur Diabetesätiologie. Klin. Wochenschr. 1922, S. 885.
THIEM, C.: Handbuch der Unfallerkrankungen. II. Aufl. 1, 516 ff. 1909.
UMBER: Ernährung und Stoffwechselkrankheiten. III. Aufl. 1925.

33. Abhängigkeit der Glykosurie von der Art der Kohlenhydrate.

BOUCHARDAT: De la glycosurie ou diabète sucré. Paris 1875.
KOMANOS: Die Verdauung des Inulins. Diss. Straßburg 1875.
KÜLZ: Beiträge zur Pathologie und Therapie des Diabetes mellitus. Marburg 1874 u. 1875.
— Klinische Erfahrungen über Diabetes mellitus. Herausg. v. Th. Rumpf. Jena 1899.
VON NOORDEN: Handb. d. Pathol. d. Stoffw. Bd. II, S. 52. 1907; bei NAUNYN, Diabetes
    mellitus; W. FALTA, Die Therapie des Diabetes mellitus. Ergebn. d. inn. Med. u. d.
    Kinderheilk. Bd. II, S. 93. 1908. (In diesen Schriften die ältere Literatur.)
ROSENFELD: Kohlenhydratkuren bei Diabetes. Internat. med. Kongr. Sekt. VI. London
    1913. S. auch Lit. Nr. 37.
STRAUSS: Inulinkuren bei Diabetes. Berlin. klin. Wochenschr. 1912, Nr. 49.

34. Abhängigkeit der Glykosurie von der Kalorienzufuhr.

ALLEN, F. M.: Protein diets and undernutrition intreatment of diabetes. Journ. of the
    amer. med. assoc. 74, 571. 1920.
— The internal pancreatic function inrelation to body mass and metabolism. Ibid. 161,
    16. 1921.
— Clinical observations on treatment in diabetes. Journ. of metabolic research. 1, 377. 1922.
FALTA, W.: Mehlfrüchtekur bei Diabetes. Berlin-Wien 1920.
JOSLIN, E. P.: Treatment of diabetes. Philadelphia 1923.
ISAAC, S.: Über Unterernährung beim Diabetes. Klin. Wochenschr. 1923, S. 212.
WEINTRAUD, W.: Unters. üb. d. Stoffw. im Diabetes. Biblioth. med. D. I. 1, H. 18. 1893.

35. Einfluß des Fettes auf die Glykosurie.

ADLER, E.: Über den Einfluß verschiedener Faktoren auf die Blutzuckerkurve, die Gly-
    kosurie und die Acetonkörperausscheidung bei Diabetikern. Verhandl. d. dtsch. Ges.
    f. inn. Med. 1924, S. 108.
ALLEN, F. M. und Mitarbeiter: Treatment and progress in diabetes. Journ. of metabolic
    research. 1, 377. 1922.
BERNSTEIN, S., BOLAFFIO, V. WESTENRIJK: Über die Gesetze der Zuckerausscheidung bei
    Diabetes mellitus. Zeitschr. f. klin. Med. 66, 378. 1908.
BONDI und RUDINGER: Über die Beeinflussung der Zuckerausscheidung durch Fettzufuhr.
    Wien. klin. Wochenschr. 1906, Nr. 34.
FALTA: Die Therapie des Diabetes mellitus. Ergebn. d. inn. Med. 2, 119. 1908. (Ausführ-
    liche Literatur.)
— und GIGON: Die Gesetze der Zuckerausscheidung. Zeitschr. f. klin. Med. 65, 313. 1908.
HIRSCHFELD: Über eine neue klinische Form des Diabetes. Zeitschr. f. klin. Med. 19, 294.
    1891.

HÜBNER: Hat das Fett einen Einfluß auf die Zuckerausscheidung? Zeitschr. f. physikal.
    u. diätet. Therapie. 7, 662. 1904.
LECLERCQ, F. S.: Overnutrition with fat in severe diabetes. Journ. of metabolic research.
    1, 307. 1922.
v. LENGYEL: Die Eiweißentziehung als diätetisches Heilmittel bei Diabetes mellitus. Ungar.
    med. Presse. 1898, Nr. 41. (Aus C. v. NOORDEN's Klinik.)
LÜTHJE: Stoffwechselversuch an einem Diabetiker. Zeitschr. f. klin. Med. 39, 397. 1900.
MOHR und LOEB: Zur Frage der diabetischen Azidosis. Zentralbl. f. Stoffwechsel. 1902, 193.
NEWBURGH, L. und PH. L. MARSH: The use of high fat diet in the treatment of diabetes.
    Arch. of internal med. Bd. 26 u. 27. 1920.
VON NOORDEN: Handb. d. Pathol. d. Stoffw. Bd. II, S. 33. 1907.
PETREN, K.: Diabetes Studier. Kopenhagen 1925.
POLLAK, L.: Über den Einfluß von Aminosäuren und Fettsäuren auf die Blutzuckerregulation.
    Biochem. Zeitschr. 127, 120. 1922.
SCHWARZ: Untersuchungen über Diabetes. Dtsch. Arch. f. klin. Med. 76, 233. 1903.
WEINTRAUD: Stoffwechsel im Diabetes mellitus. Kassel 1893.

36. Alkohol und Glykosurie.

ALLEN, F. M. und M. B. WISHART: Alcohol in the diabetic diet. Journ. of metabolic research.
    1, 281. 1922.
BENEDICT und TÖRÖK: Der Alkohol in der Ernährung der Zuckerkranken. Zeitschr. f. klin.
    Med. 60, 329. 1906.
FULLER, L. S.: The immediate influence of alcohol ingestion upon diabetic glycosuria and
    blood sugar. Journ. of metabolic research. 1, 609. 1922.
HETÉNYI, G.: Der Einfluß des Alkohols auf die Blutzuckerregulation. Zeitschr. f. d. ges.
    exp. Med. 40, 261. 1924.
HIRSCHFELD: Anwendung des Alkohols bei den Zuckerkranken. Berlin. klin. Wochenschr.
    1895, Nr. 5.
KÜLZ: Beiträge usw., l. c. Lit. Nr. 1.
LECLERCQ, F. S.: Overnutrition with alcohol and fat in severe diabetes. Journ. of metabolic
    research. 1, 307. 1922.
NEUBAUER: Über die Wirkung des Alkohols auf die Ausscheidung der Azetonkörper. Münch.
    med. Wochenschr. 1906, Nr. 17.
ROSENFELD: Wandlungen in der Behandlung des Diabetes. Boas' Archiv. 22, 113. 1915.
TÖGEL, O., E. BREZINA und A. DURIG: Über die kohlenhydratsparende Wirkung des Al-
    kohols. Biochem. Zeitschr. 50, 296. 1913.

37. Abhängigkeit der Glykosurie von der Eiweißzufuhr.

Die in diesem Abschnitt erwähnten Arbeiten finden sich nebst einigen anderen, ergänzenden
    Publikationen, vollständig zitiert und kritisch besprochen in dem Referat von W. FALTA,
    Die Therapie des Diabetes mellitus. Ergebn. d. inn. Med. u. Kinderheilk. Bd. II, S. 99ff.
    Berlin 1908. (Ältere Literatur.)
BENEDICT und JOSLIN: Metabolism in diabetes mellitus. S. 209. Washington 1910.
BLUM: Über Verwendung von Pflanzeneiweiß in der Behandlung des Diabetes. Berlin.
    klin. Wochenschr. 1911, S. 1413.
— Neuere Untersuchungen über Pathogenese und Therapie des Diabetes. Dtsch. Klinik.
    14, 639. 1913.
FALTA: Berechnung des Zuckerwertes verschiedener Kostformen b. Diabetes. Wien. klin.
    Wochenschr. 1925, Nr. 22 u. 30.
JACOBSEN: Über den Einfluß verschiedener Nahrungsmittel auf den Blutzucker. Biochem.
    Zeitschr. 56, 471. 1913.
KOLISCH, R.: Die Reiztheorie und die modernen Behandlungsmethoden des Diabetes.
    Berlin und Wien 1918.
LAMPÉ und H. STRASSNER: Blutzuckerwerte bei verschiedenen Diätformen im Diabetes.
    Med. Klinik. 1913, Nr. 36.
VON NOORDEN: New aspects on diabetes. New York 1912. S. 17 u. 85.
RATHÉRY und LIENARD: Influence de la viande sur la glycosurie dans le diabète simple.
    Bull. et mém. de la soc. méd. des hôp. de Paris. 1913, S. 961.
REACH: cf. Lit. Nr. 7.
ROLLY: Zur Theorie und Therapie des Diabetes mellitus. Dtsch. Arch. f. klin. Med. 105,
    494. 1912.
— und OPPERMANN: Der Blutzucker bei Diabetes mellitus. Biochem. Zeitschr. 49, 278. 1913.
ROSENFELD: Über Kohlenhydratkuren bei Diabetes. Halle a. S. 1912.
ROTH: Über Mehltage bei Diabetes. Wien. klin. Wochenschr. 1912, S. 1864.
SALOMON: Über Kohlenhydratkuren bei Diabetes. Therap. Monatshefte. 1916, S. 277.

38. Abhängigkeit der Glykosurie von Muskelarbeit.

BROESAMLEN und STERKEL: Der Einfluß von Muskelarbeit auf den Blutzuckergehalt. Dtsch. Arch. f. klin. Med. **130**, 358. 1921.
BURGER, G. C. E. und J. C. MARTENS: Der Blutzuckergehalt bei Muskelarbeit. (Vorl. Mitt.) Klin. Wochenschr. Jg. 3, S. 1860—1861. 1924.
BÜRGER, M.: Wirkung der Arbeit auf den Zuckergehalt des menschlichen Blutes. Zeitschr. f. d. ges. exp. Med. **5**, 125. 1916.
— Wirk. d. Muskelarbeit b. Diabetes. Arch. f. exp. Pathol. u. Pharmakol. **87**, 233. 1920.
— Über die Wirkung der intravenösen Injektion hypertonischer Zuckerlösungen auf den respir. Gaswechsel des Hundes. Biochem. Zeitschr. **124**, 1. 1921.
— Die experimentellen Grundlagen einer Arbeitstherapie des Diabetes. Verhandl. d. dtsch. Ges. f. inn. Med. 1922, S. 303.
CÄSAR und SCHAAL: Beitrag zum Verhalten von Blutzucker u. Reststickstoff bei sportlichen Leistungen. Zeitschr. f. klin. Med. **98**, 96. 1924.
GRAFE, E. und H. SALOMON: Einfl. d. Muskelarbeit auf d. Zuckerverbrennung b. Diabetes. Dtsch. Arch. f. klin. Med. **139**, 369. 1922.
GROBER: Über den Einfluß von Muskelarbeit und Außentemperatur auf das Maß der alimentären Glykosurie. Dtsch. Arch. f. klin. Med. **95**, 137. 1908.
GROTE, L. R.: Über die Beziehungen der Muskelarbeit zum Blutzucker. Halle a. S. 1918.
HEINSHEIMER: Über die Ursache der Zuckerausscheidung im Pankreasdiabetes. Zeitschr. f. exp. Pathol. u. Ther. Bd. II, S. 670. 1906.
KÜLZ: l. c. Lit. Nr. 1. (Beiträge); KÜLZ-RUMPF: Lit. Nr. 1.
LEVINE, SAMUEL A., BURGESS GORDON und CLIFFORD L. DERICK: Some changes in the chemical constituents of the blood following a marathon race with special reference to the development of hypoglycemia. Journ. of the Americ. med. assoc. **82**, 1778—1779. 1924.
LICHTWITZ: Über den Einfluß der Muskelarbeit auf den Gehalt des Blutes an Zucker und Milchsäure. Berlin. klin. Wochenschr. 1914, Nr. 22.
v. MERING, FINKLER: Diskussion über Diabetes mellitus. Verhandl. d. dtsch. Kongr. f. inn. Med. 1886, S. 171 u. 190ff.
v. MORACZEWSKI: Einfluß der Nahrung und der Bewegung auf den Blutzucker. Biochem. Zeitschr. **71**, 269. 1915.
VON NOORDEN: Frühere Auflagen des Buches und Diabetes mellitus im Handb. d. Pathol. d. Stoffw. Bd. II, S. 65. 1907.
— und EMBDEN: Einige Probleme des intermediären Kohlenhydratstoffwechsels. Zentralbl. f. Physiol. u. Pathol. d. Stoffw. 1, 2. 1906.
PORGES und SALOMON: Über die Oxydation nach Leberausschaltung. Verhandl. d. Ges. f. inn. Med. Wien. med. Wochenschr. 1909, S. 1141.
REACH: cf. Lit. Nr. 7.
RUBNER: Die Blutversorgung in ihren Beziehungen zu den Funktionen des Muskels. Sitzungsber. d. preuß. Akad. d. Wissensch. 14. I. 1915.
SALOMON: Beschreibung der Versuche bei VON NOORDEN, s. oben Handbuch S. 67.
SEO: Einfluß der Muskelarbeit auf die Zuckerausscheidung beim Pankreasdiabetes. Arch. f. exp. Pathol. u. Pharmakol. **59**, 341. 1908.
TROUSSEAU: Medizinische Klinik des Hôtel-Dieu. II, S. 746. Würzburg 1868.
WEILAND: Über den Einfluß ermüdender Muskelarbeit auf den Blutzuckergehalt. Dtsch. Arch. f. klin. Med. **92**, 223. 1908.
ZIMMER: Die Muskeln eine Quelle, die Muskelarbeit ein Heilmittel des Diabetes. Karlsbad 1880.
ZUNTZ: Berl. physiol. Ges. 22. Juni 1894; besprochen bei VON NOORDEN, 1. Aufl. d. Buches. 1895, S. 10.

Abhängigkeit der Glykosurie vom Zustand des Nervensystems.

SAKAGUCHI und ASAKAWA: Über den Einfluß des Schlafmangels auf die Zuckerassimilation. Mitt. a. d. med. Fak. d. Kais. Univ. Tokyo. **28**, 515. 1922.

39. Abhängigkeit der Glykosurie von der Körperwärme und von Infektionskrankheiten.

ALLARD: Über die Beziehung der Umgebungstemperatur zur Zuckerausscheidung beim Pankreasdiabetes. Arch. f. exp. Pathol. u. Pharmakol. **59**, 111. 1908.
BRASCH: Beobachtungen an fiebernden Diabetikern. Dtsch. Arch. f. klin. Med. **97**, 508. 1909.
BUSSENIUS: Fibrinöse Pneumonie als Komplikation des Diabetes mellitus. Berlin. klin. Wochenschr. 1896, S. 293.
EMBDEN, LÜTHJE und LIEFMANN: Über den Einfluß der Außentemperatur auf den Blutzuckergehalt. Hofmeister's Beitr. **10**, 265. 1907.

HIRSCHFELD: Zur Prognose der Glykosurie und des Diabetes. Berlin. klin. Wochenschr. 1900, S. 550.
KAUFMANN und CHARRIN: Hyperglycémie pyocyanique. Cpt. R. Soc. Biol. 1893. 1.Juli.
LÜTHJE: Einfluß der Außentemperatur auf die Zuckerausscheidung. Verhandl. d. dtsch. Kongr. f. inn. Med. 1906, 268 und Beiträge zur Frage der Zuckerökonomie im Tierkörper. Ibid. 1907, 264.
MOHR: Über den Einfluß fieberhafter Erkrankungen auf die Glykosurie beim Diabetiker. Zeitschr. f. klin. Med. 42, 402. 1901.
NAUNYN: Diabetes mellitus. Wien 1906.
VON NOORDEN: Frühere Auflagen des Buches; Besprechung älterer Literatur im Handb. d. Pathol. d. Stoffw. Bd. II, S. 68. 1907.
PAVY: On the aceton series of products in connection with coma diabeticum. The Lancet. 1903. July 12ff.
STÄUBLI: Beiträge zur Pathologie und Therapie des Diabetes. Dtsch. Arch. f. klin. Med. 93, 107. 1908.

40. Nierenkrankheiten und Glykosurie.

ACHARD & WEIL: Imperméabilité rénale et hyperglycémie dans le diabète. Soc. méd. des hôpitaux. Janv. 1898.
BITTORF: Adrenalinämie bei Nephritis? Zentralbl. f. inn. Med. 30, 33. 1909.
ELLINGER, A. und SEELIG: Festschrift für M. JAFFÉ. 1901.
FRANK: Bestehen Beziehungen zwischen chromaffinem System und Hypertonie des Menschen? Dtsch. Arch. f. klin. Med. 103, 397. 1911.
FRERICHS: Über den Diabetes. Berlin 1884. S. 130.
GRIGANT, A., P. BRODIN und ROUZAUD: Elévation du taux, du glucose dans le sang total au cours de néphrites aigues et chroniques. C. R. Soc. Biol. 83, 53. 1920.
HAGELBERG: Hypertension und Blutzucker. Berlin. klin. Wochenschr. 1912, Nr. 40.
HETÉNYI, G.: Die alimentäre Glykosurie bei den diffusen hämatogenen Nierenkrankheiten. Zeitschr. f. klin. Med. 98, 357. 1924.
— Die Wirkung des Phlorrhizins auf den Blutzucker bei diffusen doppelseitigen hämatogenen Nierenerkrankungen. Biochem. Zeitschr. 129, 183. 1922 und 139, 229. 1923.
— Zur Frage des Zusammenhangs zwischen Hypertonie u. Hyperglykämie. Med. Klinik. 1923. S. 899.
KAHLER, H.: Zur Frage der Hyperglykämie bei Krankheitszuständen mit Hochdruck. Wien. Arch. f. inn. Med. 4, 129. 1922.
LÉPINE: Hyperglycémie extraordinaire chez une femme diabétique avec lésions rénales. Rev. de méd. 1897, 832.
LIEFMANN und STERN: Über Glykämie und Glykosurie. Biochem. Zeitschr. 1, 299. 1906.
NAUNYN: Diabetes mellitus. Beobachtung 41. 1906, S. 134.
NEUBAUER: Über Glykämie bei Hochdrucknephritis. Biochem. Zeitschr. 25, 284. 1910.
OFFENBACHER und HAHN: Bedeutung d. glykäm. Reaktion. Arch. f. Verdauungskrankh. 29, 207.
ROLLY und OPPERMANN: Verhalten des Blutzuckers bei Nephritis, Arteriosklerose und Nervenkrankheiten. Biochem. Zeitschr. 48, 268. 1913.
ROSENBERG, M.: Beeinflussung v. Blut- u. Harnzucker d. Phloridzin. Klin. Wochenschr. 1923, S. 342.
STILLING: Nephritis und Blutzucker. Arch. f. exp. Pathol. u. Pharmakol. 66, 238. 1911.
STOCVIS: Diabetes mellitus. Verhandl. d. dtsch. Kongr. f. inn. Med. 5, 129. 1886.
TACHAU: Eine neue Methode der Bestimmung des Blutzuckergehaltes. Dtsch. Arch. f. klin. Med. 102, 597. 1911.
WEILAND: Ökonomie des Blutzuckers. Zentralbl. f. Physiol. u. Pathol. d. Stoffw. 1910, Nr. 13.
WIESEL: Renale Herzhypertrophie und chromaffines System. Verhandl. d. dtsch. Kongr. f. inn. Med. 24, 222. 1907.
— und SCHUR: Zur Physiologie und Pathologie des chromaffinen Gewebes. Wien. klin. Wochenschr. 1907, Nr. 40.

41. Lävulosurie.

Ausführliche Besprechung in VON NOORDEN's Handb. d. Pathol. d. Stoffw. Bd. II, S. 52. 1907 und NEUBERG, Die Fruktosurie in VON NOORDEN's Handb. d. Pathol. d. Stoffw. Bd. II, S. 212. 1907 und bei KÖNIGSFELD, Zur Klinik und Pathogenese der Lävulosurie. Zeitschr. f. klin. Med. 69, 291. 1909.
ADLER: Die Lävulosurien. Pflüger's Arch. f. d. ges. Physiol. 139, 93. 1911.
— Die seltenen Anomalien des Kohlenhydratstoffwechsels. Prager med. Wochenschr. 1913, Nr. 30.
BARRENSCHEEN, H. K.: Über Fruktosurie. Biochem. Zeitschr. 127, 222. 1922.

BORCHARDT: Über diabetische Lävulosurie. Zeitschr. f. physiol. Chem. **55**, 241. 1908 und **60**, 411. 1909.
CZAPEK: Eine seltene Form des Diabetes mellitus. Prager med. Wochenschr. 1876, 265.
FISCHLER: Physiologie und Pathologie der Leber. S. 30ff. Berlin 1916.
ISAAC, S.: Über die Umwandlung von Lävulose in Dextrose in der künstlich durchströmten Leber. Zeitschr. f. physiol. Chem. **89**, 78. 1914.
— Theoretisches und Klinisches zur Stellung der Lävulose im Stoffwechsel. Med. Klinik. 1920, S. 1207.
— und E. ADLER: Über sterische Umlagerung von Hexosen durch Organe und Zellen. Zeitschr. f. physiol. Chem. **115**, 105. 1921.
— — Zur Theorie der Diabetestherapie. Therap. Halbmonatshefte. 1921. S. 129.
— — Die klinischen Funktionsstörungen der Leber und ihre Diagnose. Ergebn. d. inn. Med. u. Kinderheilk. 27. 1925.
KÜLZ: Über das Vorkommen einer linksdrehenden wahren Zuckerart im Harn. Zeitschr. f. Biol. **27**, 228. 1890.
LÉPINE und BOULUD: Sur un cas de diabète lévulosurique. Rev. de méd. **24**, 185. 1904.
LION: Über gleichzeitiges Auftreten von Fruchtzucker und Traubenzucker im Harn. Münch. med. Wochenschr. 1903, S. 1105.
MAGNUS-LEVY: Lit. Nr. 1.
MAY: Lävulosurie. Dtsch. Arch. f. klin. Med. **57**, 279. 1896.
v. MORACZEWSKI: Beitrag zur Kenntnis der Lävulosurie. Zeitschr. f. klin. Med. **64**, 503. 1907.
NEUBAUER: Ist der Unterschied im Verhalten der Glykogenbildung aus Lävulose bzw. Dextrose beim Diabetes für diesen charakteristisch? Arch. f. exp. Pathol. u. Pharmakol. **61**, 174. 1909.
— Zur Kenntnis der Fruktosurie. Münch. med. Wochenschr. 1905, Nr. 32.
ROSIN: Über Fruchtzuckerdiabetes. Salkowski-Festschr. S. 105. Berlin 1904.
— und LABAND: Über spontane Lävulosurie und Lävulosämie. Zeitschr. f. klin. Med. **47**, 182. 1902.
SCHWARZ: Untersuchungen über Diabetes. Dtsch. Arch. f. klin. Med. **76**, 279. 1903.
SEEGEN: Lävulose im diabetischen Harn. Zentralbl. d. med. Wissensch. 1884, Nr. 43.
SNAPPER, GRÜNBAUM und VAN CREVELD: Über Fruktosurie. Arch. f. Verdauungskrankh. **38**, 1. 1926.
STEINBERG und ELBERG: Klinik d. Lävulose-Diabetes. Klin. Wochenschr. 1925, S. 2399.
STROUSE und FRIEDMAN: Levulosuria, with a report of an inusual case. Arch. of internal med. **9**, 99. 1912.
ZIMMER: Lävulose im Harn eines Diabetikers. Dtsch. med. Wochenschr. 1876, 329.

42. Pentosurie.

ADLER: Die seltenen Anomalien des Kohlenhydratstoffwechsels. Prager med. Wochenschr. 1913, Nr. 30.
ALEXANDER: Über Pentosurie. Verhandl. d. dtsch. Kongr. f. inn. Med. **31**, 552. 1914.
BIAL: Pentosurie als familiäre Anomalie. Berlin. klin. Wochenschr. 1904, 552.
— Die Diagnose der Pentosurie. Dtsch. med. Wochenschr. 1902, 253.
— und BLUMENTHAL: Versuche bei chronischer Pentosurie. Dtsch. med. Wochenschr. 1901, Nr. 22.
BLUMENTHAL: Über nichtdiabetische Glykosurien. Halle a. S. 1909.
BRAT: Zur Kenntnis der Pentosurie. Zeitschr. f. klin. Med. **31**, 552. 1914.
CAMMIDGE, P. J. and H. H. A. HOWARD: Seven cases of essential pentosuria. Brit. med. journ. 1920, S. 777.
KLERCKER: Beitrag zur Lehre von der Pentosurie. Dtsch. Arch. f. klin. Med. **108**, 277. 1912.
KÜLZ und VOGEL: Über das Vorkommen von Pentosen im Harn bei Diabetes. Zeitschr. f. Biol. **32**, 185. 1895.
LÜTHJE: Stoffwechselversuch bei einem Diabetiker. Zeitschr. f. klin. Med. **39**, 397. 1900.
MAGNUS-LEVY: Pentosurie in KRAUS-BRUGSCH, Handb. d. spez. Pathol. u. Ther. **1**, 90. 1913.
NEUBERG: Die Pentosurie in VON NOORDENS Handb. d. Pathol. d. Stoffw. Bd. II, S. 219. 1907.
— Physiologie der Pentosen. Ergebn. d. Physiol. **3**, 415. 1904.
SALKOWSKI und JASTROWITZ: Über eine bisher nicht bekannte Zuckerart im Harn. Zentralbl. d. med. Wissensch. 1892, Nr. 19.
UMBER: Ernährung und Stoffwechselkrankheiten. S. 304. Wien 1925.
WRZESNEWSKI, A. N.: Untersuchung der Pentaglycose eines neuen Falles von Pentosurie. Biochem. Zeitschr. **132**, 135. 1922.
ZERNER und WALTUCH: Zur Frage des Pentosuriezuckers. Biochem. Zeitschr. **58**, 410. 1913.

Dextrinartige Substanzen.

v. ALFTHAN: Über dextrinartige Substanzen im diabetischen Harn. Helsingfors 1904.

Glykuronsäure.

MAYER: Experimentelle Untersuchungen über Kohlenhydratsäuren. Zeitschr. f. klin. Med. 47, 68. 1902.

Maltose.

GEELMUYDEN: Über Maltosurie bei Diabetes mellitus. Zeitschr. f. klin. Med. 36, 527. 1907 und 70, 287. 1910.

MAGNUS-LEVY: Maltosurie in KRAUS-BRUGSCH, Handb. d. spez. Pathol. u. Ther. 1, 86. 1913.

NEUBERG: Maltosurie in VON NOORDENS Handb. d. Pathol. d. Stoffw. Bd. II, S. 242. 1907.

VON NOORDEN: Diabetes in Handb. d. Pathol. d. Stoffw. Bd. II, S. 55. 1907.

Galaktose.

FISCHLER: l. c. Lit. Nr. 41.

GÖPPERT: Galaktosurie nach Milchzuckergabe bei angeborenem familiärem, chronischem Leberleiden. Berlin. klin. Wochenschr. 1917, Nr. 20.

HOFMEISTER: Über die Assimilationsgrenze der Zuckerarten. Arch. f. exp. Pathol. u. Pharmakol. 25, 240. 1889.

LANGSTEIN und STEINITZ: Laktase und Zuckerausscheidung bei magendarmkranken Säuglingen. Hofmeister's Beitr. 7, 575. 1906.

LUZZATTO: Über das Verhalten von Laktose und Galaktose bei Hunden. Arch. f. exp. Pathol. u. Pharmakol. 52, 106. 1905.

43. Verhalten des Blutzuckers beim Diabetes.

ALLEN, F. M. und M. B. WISHART: Experiments on carbohydrate metabolism and diabetes. The renal threshold for sugar. Journ. of biol. chem. 42, Nr. 3 und 43, Nr. 1. 1920.

BECK, W.: Über den Einfluß des Hungerns auf die alimentäre Hyperglykämie bei Diabetes mellitus. Zeitschr. f. klin. Med. 98, 465. 1924.

ELIASSOW, W.: Einfluß d. Monosaccharide u. Polysaccharide auf den Blutzucker. Zeitschr. f. klin. Med. 95, 384. 1922.

FABER, KNUD und A. NORGAARD: Schwellenwerte bei Diabetikern im Hunger bestimmt. Bibl. for laeger. 1920, S. 53.

— — Studies on the threshold of glycosuria. Acta med. scandinav. 54, 289. 1921.

FRANK, E.: Renaler Diabetes. Verhandl. d. dtsch. Kongr. f. inn. Med. 1921.

GRAFE, E. und K. SORGENFREI: Über das Verhalten des wahren Blutzuckers bei Gesunden und Kranken. (Untersuchungen mit einer neuen Methode.) Dtsch. Arch. f. klin. Med. 145, 294. 1924.

GRAHAM, G.: Glycämia and glycosuria. Lancet 1921, S. 951.

JACOBSEN, A. Th. B.: Diabetesstudien. Hospitalstidende. 1922, S. 54.

ISAAC, S. und E. ADLER: Verhalten des Dioxyacetons im Stoffwechsel. Klin. Wochenschr. 1924, S. 1208.

LABBÉ, M., H. LABBÉ & F. NEPVEUX: La glycémie chez les diabétiques. Presse med. 1922, S. 485.

LIEFMANN und STERN: l. c. Lit. Nr. 11.

LÖWI und GEIGER: Versuche über d. Glykosepermeabilität der Leber. Plügers Arch. f. d. ges. Physiol. 198, 633. 1923.

NAZIM, O.: Le rôle de l'hyperglycémie dans le diabète sucré. Thèse de Lausanne. 1916.

NOTHMANN, M.: Neuere Unters. über Hyperglykämie. Klin. Wochenschr. 1923, S. 1849.

OFFENBACH und HAHN: Bedeutung der glykämischen Reaktion usw. Arch. f. Verdauungskrankh. 30, 203. 1922.

OLMSTED, W. H.: Zit. nach JOSLIN, Treatment of Diabetes. 1923.

PETRÉN, K.: Studien über die Faktoren, welche bei gesunden Individuen u. bei Diabetikern einen Einfluß auf die Blutzuckerkurve ausüben. Arch. f. exp. Pathol. u. Pharmakol. 99, 52. 1923.

— Diabetesstudier. Kopenhagen 1925.

— Behandlung schwerer Diabetesfälle. Ergebn. d. inn. Med. 28, 92. 1925.

PICKERING, D. V.: Some observations on the blood-sugar in Diabetes. Quart. journ. of med. 14, 19. 1920.

RABINOWITSCH, J. M.: Use of Dihydroxyaceton in the treatment of diabetes. The canadian med. ass. 15, 374. 1925.

ROSENBERG, M.: Die alimentäre Hyperglykämie bei Gesunden, Diabetikern u. Basedowischen. Arch. f. exp. Pathol. u. Pharmakol. 93, 208. 1922.

STAUB: l. c. Lit. Nr. 12.

STEPP: l. c. Lit. Nr. 11.

Tönnissen, E.: Über die Beziehungen des Blutzuckers zur Blutazidität und ihre Bedeutung für die diabet. Hyperglykämie. Verhandl. d. Dtsch. Ges. f. inn. Med. 1921, S. 270.

Traugott, C.: L. c. Lit. Nr. 12.

Widal, E. P.: Alvami und N. Jancovesco: La crise hémoclasique par ingestion de sucre chez les diabétiques. Presse méd. 1921, Nr. 13.

Wiechmann, E.: Zur Frage der Permeabilität der roten Blutkörperchen für Traubenzucker unter bes. Berücksichtigung des Diabetes. Zeitschr. f. d. ges. exp. Med. 41, 462. 1924.

44. Kalorienumsatz, Nahrungsbedarf.

Die ältere Literatur findet sich besprochen in von Noorden's Handb. d. Pathol. d. Stoffw. Bd. II, S. 46. 1907; ferner bei Magnus-Levy, Respirationsversuche an diabetischen Menschen. Zeitschr. f. klin. Med. 56, 83. 1905 und 60, 182. 1906. Die neuere Literatur ist zusammengestellt von E. Grafe in seiner Pathologischen Physiologie des Gesamtstoffwechsels. München 1923. Siehe auch H. Chr. Geelmuyden, Über d. spezifisch-dynamische Wirkung der Nahrungsstoffe und ihre Beziehungen zum Grundsatz beim Diabetes. Ergebn. d. Physiol. 224. 1926.

Balint, R.: Neues diätetisches Verfahren bei Basedowkranken. Klin. Wochenschr. 1925, S. 1263.

Benedict, F. G. und E. P. Joslin: Metabolism in diabetes. Washington 1910.

— — A study of metabolism in severe diabetes. Washington 1912.

Bernstein und Falta: Über den Einfluß der Ernährungsweise auf den Ruhenüchternumsatz bei normalen und diabetischen Individuen. Dtsch. Arch. f. klin. Med. 121, 95. 1916.

Dubois and Veeder: The total energy requirement in Diabetes mellitus. Arch. of internal med. 5, 37. 1910.

v. Düring: Ursache und Heilung des Diabetes. Hannover 1852. IV. Aufl.

Ebstein: Berechnung des Versuchs in von Noorden's Handb. d. Pathol. d. Stoffw. Bd. I, S. 291. 1906.

Eppinger, Falta und Rudinger: Über die Wechselbeziehungen der Drüsen mit interner Sekretion. Zeitschr. f. klin. Med. 66, 1. 1908 und 67, 380. 1909.

Falta, Benedict, Joslin: Untersuchungen mit dem Respirationskalorimeter über den Energieumsatz beim Diabetes mellitus. 26. Kongr. f. inn. Med. 1909, S. 498.

— Grote, Stähelin: Über Stoffwechsel und Energieverbrauch am pankreaslosen Hunde. Hofmeisters Beitr. 10, 199. 1907.

Gephart, Aub, Du Bois und Lusk: Arch. of internal med. 19, 908. 1917.

Grafe: Zur Frage der Luxuskonsumption. Kongr. f. inn. Med. 28, 546. 1911.

— und Wolf: Beiträge zur Pathologie und Therapie der schweren Diabetesfälle. Dtsch. Arch. f. klin. Med. 107, 201. 1912.

Leimdörfer: Über den respiratorischen Gaswechsel des Diabetikers bei verschiedenen Kostformen. Biochem. Zeitschr. 40, 326. 1912.

Magnus-Levy: Diabetes mellitus in Kraus-Brugsch, Handb. d. spez. Pathol. u. Ther. 1, 12. 1913.

Mohr: Untersuchungen über den Diabetes mellitus. Zeitschr. f. exp. Pathol. u. Therapie. 4, 910. 1908.

Naunyn: Diabetes mellitus. 1906, S. 396.

Rolly: Zur Theorie und Therapie des Diabetes mellitus. Dtsch. Arch. f. klin. Med. 105, 494. 1912.

Seib, K.: Resp. Gaswechsel bei Diabetes. Dissert. Leipzig 1913.

Weintraud: Untersuchungen über den Stoffwechsel im Diabetes mellitus. Med. Bibliothek. Kassel 1893.

— Die diabetische Stoffwechselstörung. Die deutsche Klinik. 12, 147. 1909.

Wilder, Boothby und Beeler: Studies of the metabolism of diabetes. Journ. of biol. chem. 51, 311. 1922.

45. Einfluß der Nahrungsstoffe auf den Gesamtumsatz.

Allen und du Bois: Metabolism and treatment in Diabetes. Arch. of internal med. 17, 1010. 1916.

Johansson: Untersuchungen üb. d. Kohlenhydratstoffwechsel. Skand. Arch. f. Physiol. 21, 1. 1908.

Joslin: Carbohydrate utilisation in diabetes. Arch. of internal med. 16, 693. 1915.

— Treatment of diabetes. 1923.

Löffler, W.: Unters. üb. d. Kohlenhydratstoffwechsel. Zeitschr. f. klin. Med. 87, 309. 1919.

Rolly: l. c. Lit. Nr. 44.

Seib: l. c. Lit. Nr. 44.

46. Eiweißumsatz.

Die ältere Literatur bei VON NOORDEN, Handb. d. Pathol. d. Stoffw. Bd. II, S. 49. 1907 und bei FALTA (Lit. Nr. 37); die neuere bei GRAFE: Lit. Nr. 44.

CZAPSKI: Ein Fall extremster Azidosis im Verlauf des Diabetes mellitus. Arch. f. exp. Pathol. u. Therapie. 77, 218. 1914.

— Beitrag zur Kenntnis und Behandlung des Coma diabeticum. Dissert. Berlin 1913.

FALTA: Über die Gesetze der Zuckerausscheidung bei Diabetes mellitus. (Der Eiweißumsatz.) Zeitschr. f. klin. Med. 65, 489. 1908.

GEYELIN und DU BOIS: Journ. of the Amer. med. assoc. 66, 1532. 1916.

KREHL und MEZGER: Behandl. d. Azidose. Zeitschr. f. physiol. Chem. 130, 108. 1923.

MAGNUS-LEVY: in KRAUS-BRUGSCH, Handb. d. spez. Pathol. u. Therapie. 1, 17. 1913.

MÜLLER, F.: Stoffwechselprobleme. Dtsch. med. Wochenschr. 1922, S. 513.

PETRÉN: Behandlung schwerer Diabetesfälle. Ergebn. d. inn. Med. u. Kinderheilk. 28, 92. 1925.

47. Wasserstoffwechsel.

BOENHEIM: Zur Kenntnis des diabetischen Ödems. Dtsch. Arch. f. klin. Med. 143, 46. 1923.

BRUGSCH: Diabetes mellitus in organätiologischer Beziehung. Zeitschr. f. exp. Pathol. u. Therapie. 18, 283. 1916.

CHAUFFARD, LE CONTE, DORIE: Entwässerung des Blutes und der Organe im diabetischen Koma. Ref. in Dtsch. med. Wochenschr. 1917, S. 631. (Aus: Presse méd. 1917, Nr. 19.)

EBSTEIN: Zeitschr. f. klin. Med. 40. 1900.

FALTA: Über die Gesetze der Zuckerausscheidung. IV. Mitt. Zt. f. klin. Med. 65, 300. 1908.

— Beitrag zum diabetischen Ödem. Wien. Arch. f. inn. Med. 5, 581. 1923.

FALTA, L. H., E. NEWBURGH und NOBEL: Über die Wechselbeziehungen der Drüsen mit innerer Sekretion. Zeitschr. f. klin. Med. 72, 97. 1911.

FOELDES, E.: Diabetisches Ödem u. Azidose. Wien. Arch. f. inn. Med. 3, 469. 1922.

FRÖHLICH und POLLAK: Über Zuckermobilisierung in der überlebenden Kaltblüterleber. Arch. f. exp. Pathol. u. Pharmakol. 77, 275. 1914.

GRAWITZ: Klinische Pathologie des Blutes. III. Aufl. S. 550. 1906.

JÜRGENSEN, E. u. K. H. v. NOORDEN jun.: Haut-, Capillar- und Secretionsbeobachtungen bei Diabetes. Klin. Wochenschr. 1925, S. 2395.

KLEIN, O.: Hormonale Beeinflussung d. Wasserhaushaltes bei Diabetes durch Insulin u. Pituitrin. Zeitschr. f. klin. Med. 100, 458. 1924.

— Latente Ödembereitschaft bei schweren Diabetesfällen. Münch. med. Woch. 1925, S. 506.

— Studien üb. d. Wasserwechsel bei Diabetes. Zeitschr. f. d. ges. exp. Med. 43, 665. 1924 und 47, 309. 1925.

MAGNUS-LEVY: Diabetes mellitus. Lit. Nr. 1.

MEYER-BISCH: Einfluß peroral gegebener Lävulose u. Dextrose auf den Wassergehalt d. Blutes. Klin. Wochenschr. 1924, S. 60.

— und GÜNTHER: Mineralstoffw. bei Zuckerkranken. Biochem. Zeitschr. 152, 286. 1924.

— und WOHLENBERG: Mineralstoffw. bei Zuckerkranken. Zeitschr. f. klin. Med. 103, 260. 1926.

— — Unters. üb. d. Wasserhaushalt. Zeitschr. f. d. ges. exp. Med. 50, 728. 1926.

NAUNYN: Diabetes. II. Aufl. S. 270.

VON NOORDEN: Handb. d. Pathol. d. Stoffw. Bd. II, S. 99. 1907.

PICK und PINELES: Beziehungen der Schilddrüse zur Wirkung des Adrenalins. Biochem. Zeitschr. 12, 473. 1908.

REISS: Gewichtsschwankungen und Blutkonzentration bei Diabetes mellitus. Dtsch. Arch. f. klin. Med. 96, 419. 1909.

v. WYSS: Über Ödem durch Natrium bicarbonicum. Dtsch. Arch. f. klin. Med. 111, 93. 1913.

48. Verhalten verschiedener Harnbestandteile.

Ammoniak.

Ältere Literatur ausführlich bei A. MAGNUS-LEVY, Untersuchungen über Azidosis bei Diabetes mellitus. Arch. f. exp. Pathol. u. Pharmakol. 45, 389. 1901.

BJÖRN-ANDERSEN und LAURITZEN: Über Säure- und Ammoniakbestimmung im Urin und ihre klinische Anwendung. Zeitschr. f. physiol. Chem. 64, 21. 1910.

MÜLLER, F.: Handb. d. Ernährungsther. 1, 261. 1903.

VON NOORDEN: Handb. d. Pathol. d. Stoffw. Bd. II, S. 82 u. 88. 1907.

49. Kreatin und Kreatinin.

Ältere Literatur bei VON NOORDEN, Handb. d. Pathol. d. Stoffw. Bd. II, S. 89. 1907.
BÜRGER und MACHWITZ: Beitrag zur Frage der Kreatin- und Kreatininausscheidung bei Diabetikern. Arch. f. exp. Pathol. u. Pharmakol. 74, 222. 1913.
GRAFE und WOLF: Beitrag zur Pathologie und Therapie der schwersten Diabetesfälle. Arch. f. klin. Med. 107, 201. 1912.
KRAUSE: The excretion of creatin in diabetes. Quart. journ. of exp. physiol. 3, 289. 1910.
LAMPERT: Über Kreatin- und Kreatininausscheidung bei Diabetikern und Nephritikern. Zeitschr. f. klin. Med. 80, 498. 1914.
MENDEL und ROSS: The role of the carbohydrates in creatine-creatinine metabolism. Journ. of biol. chem. 10, 312. 1911.
SKUTESKY: Über Kreatinin- und Kreatinausscheidung unter pathologischen Verhältnissen. Dtsch. Arch. f. klin. Med. 103, 1423. 1911.

Harnsäure.

Besprechung der inzwischen nicht vermehrten Literatur bei VON NOORDEN, Pathol. d. Stoffw. Bd. II, S. 89. 1907.

50. Aminosäuren.

CAMMIDGE: The estimation and significance of amino-acids in the urine in diabetes mellitus. Lancet. 1913. II. S. 1319.
EPPINGER: Beitrag zur Lehre von der Säurevergiftung. Wien. klin. Wochenschr. 1906, Nr. 5.
GALAMBOS und TAUSS: Über Eiweiß-Stoffwechselstörungen bei Diabetes mellitus. Zeitschr. f. klin. Med. 77, 15. 1913 und 80, 381. 1914.
KRAUS: Phloridzindiabetes und chemische Eigenart. Dtsch. med. Wochenschr. 1903, Nr. 14.
LABBÉ und BITH: L'amino-acidurie pathologique. Arch. des maladies de l'appareil dig. et de la nutrit. 7, 681. 1913.
LABBÉ, H. und L. VIOLLE: Elimination de l' azote aminé chez le chien depancreaté. Cpt. rend. des séances de la soc. de scienc. 1912.
LÖFFLER: Zur Frage der Aminostickstoffausscheidung beim Diabetes mellitus. Zeitschr. f. klin. Med. 78, 483. 1913.
MAGNUS-LEVY: Lit. Nr. 1. S. 19.
OKADA: Amino-acid content of blood. Journ. of. biol. chem. 51, 121. 1922.
PRIBRAM und LÖWY: Zur Diabetesfrage. Zeitschr. f. klin. Med. 77, 384. 1913.
TAUSS: Neuere Gesichtspunkte in der Diätetik des Diabetes. Med. Klinik. 1913, Nr. 23.
UMBER: Das Verhältnis von Zucker- und Stickstoffausscheidung beim Eiweißzerfall des Diabetes. Therapie d. Gegenw. 1901, S. 440.
WIECHMANN, E.: Über den Einfluß des Insulins auf den Aminosäurengehalt von Blut und Harn beim Diabetiker. Zeitschr. f. d. ges. exp. Med. 44, 158. 1924.

51. Albuminurie.

Ältere Literatur ausführlich besprochen bei VON NOORDEN, Handb. d. Pathol. d. Stoffw. Bd. II, S. 93. 1907.
Ausführlichere statistische Zusammenstellungen und Versuche zur Einordnung der Albuminuriefälle in bestimmte Gruppen finden sich:
ALDEHOFF in E. KÜLZ' Klin. Erfahrungen über Diab. mell. 449. Jena 1899.
BOUCHARD: Sur les conditions pathogén. des albuminuries. Gaz. méd. de Paris. 1892, 475.
GRUBE: Über die verschiedenen Formen der beim Diabetes vorkommenden Albuminurien. XVI. Kongr. f. inn. Med. 1898, 95.
NAUNYN: Diabetes mellitus. 2. Aufl. 1906.
VON NOORDEN: Über gutartige Albuminurien. Wien. med. Wochenschr. 1907, Nr. 42.
SALLÈS: L'albuminurie dans le diabète. Paris 1893.
SCHMITZ: Über die prognostische Bedeutung und die Ätiologie der Albuminurie bei Diabetes. Berlin. klin. Wochenschr. 1891, 373.

52. Kohlenstoff.

BICKEL, A. und O. KAUFMANN-COSLA: Zur pathol. Physiologie und Klinik d. dysoxydativen Carbonurie. Virchows Arch. f. pathol. Anat. u. Physiol. 259, 186. 1926.
— — Exp. Unters. über d. Stellung d. Diabetes im System d. dysoxydativen Carbonurie. Klin. Wochenschr. 1925, Nr. 28.

53. Aschenbestandteile des Harns.

v. ACKEREN: cf. VON NOORDEN, Lehrb. d. Pathol. d. Stoffw. S. 416. 1893.
DENNSTEDT und RUMPF: Über die chemische Zusammensetzung des Blutes und verschiedener menschlicher Organe in der Norm und in Krankheiten. Zeitschr. f. klin. Med. 58, 84. 1906.

Euler und Svanberg: Über den Phosphatumsatz bei zwei Diabetikern. Zeitschr. f. physiol. Chem. 98, H. 5/6. 1917.

Falta: Erkrankungen der Blutdrüsen. S. 418. Berlin 1913.

Gerhardt und Schlesinger: Über Kalk- und Magnesiaausscheidung beim Diabetes. Arch. f. exp. Pathol. u. Pharmakol. 42, 83. 1899.

Kohn: Der Natrium- und Kaliumstoffwechsel beim Diabetes mellitus. Dtsch. med. Wochenschrift. 1913, Nr. 40.

Lebensohn: The chlorides in diabetes after pancreatectomy. Journ. of biol. chem. 23, 513. 1915.

Loewi: Über die Abhängigkeit experimentell-diabetischer Störungen von der Kationenmischung. Münch. med. Wochenschr. 1913, S. 690.

— und Weselko: Über den Kohlenhydratumsatz des isolierten Herzens normaler und diabetischer Tiere. Pflüger's Arch. f. d. ges. Physiol. 158, 155. 1914.

Meyer-Bisch und Thyssen: Mineralstoffwechsel bei Zuckerkranken. Biochem. Zeitschr. 135, 308. 1923.

— und Günther: Störung des intermediären Calcium- u. Chlorstoffwechsels. Ibidem 152, 286. 1924.

von Noorden: Handb. d. Pathol. d. Stoffw. Bd. II, S. 85. 1907.

Stocklasa: Über die den Zuckerabbau fördernde Wirkung des Kaliums. Zeitschr. f. physiol. Chem. 62, 47. 1909.

Tenbaum: Über Kalkausscheidung durch den Harn bei Diabetes. Zeitschr. f. Biol. 33, 379. 1896.

Toralbo: Sull' eliminazione del calcio per le urine. Zentralbl. f. inn. Med. 1890, S. 19.

54. Pneumaturie.

Heyse: Über Pneumaturie. Zeitschr. f. klin. Med. 24, 130. 1894.

Müller: Über Pneumaturie. Berlin. klin. Wochenschr. 1889, Nr. 41.

Senator: Über Pneumaturie. Virchow-Festschr. 3, 319. 1891.

Teschemacher: Über Pneumaturie und scheinbares Aufhören der Glykosurie bei blasenkranken Diabetikern. Zeitschr. f. Urol. 7, 197. 1913.

55. Acetonkörper.

Zusammenfassende Darstellungen:

Blum, L.: Symptomatologie u. Therapie d. Coma diabeticum. Ergebn. d. inn. Med. u. Kinderheilk. 11, 442. 1913.

Elias: Säurebasenhaushalt u. seine Störungen. Ergebn. d. inn. Med. u. Kinderheilk. 25, 192. 1924.

Geelmuyden: l. c. Lit. Nr. 3.

Gigon: Neuere Diabetesforschungen. Ergebn. d. inn. Med. 9, 206. 1912.

Magnus-Levy: Lit. Nr. 1. S. 26.

— Die Azetonkörper. Ergebn. d. inn. Med. 1, 352. 1908.

Mohr, L.: Über diabetische und nichtdiabetische Autointoxikationen in von Noorden's Sammlung klin. Abhandl. H. 4. Berlin 1904. (Vorzugsweise klinisch.)

von Noorden: Handb. d. Pathol. d. Stoffw. Bd. II, S. 69. 1907.

Porges: Über die Oxydation der Fettsäuren im Organismus. Asher-Spiro, Ergebn. d. Physiol. 1910.

Straub, H.: Störungen d. physikalisch-chemischen Atmungsregulation. Ergebn. d. inn. Med. u. Kinderheilk. 25, 1. 1924.

Einzelarbeiten:

Allard: Acidose beim Pankreasdiabetes. Arch. f. exp. Pathol. u. Pharmakol. 59, 388. 1908.

Allen, F. M.: The production of diabetic acidosis and coma in dogs. Journ. of metabolic research. 3, 775. 1923.

— und M. B. Wishart: Acidosis in phlorizinised dogs. Ibid. 4, 223.

— Acidosis in puppies. Ibid. 4, 199. 1923.

— und B. Wishart: Administration of aceton blodies and related acids. Ibid. 4, 613. 1923.

Baer, J.: Zur Localisation des Fettsäureabbaues im Organismus. Biochem. Zeitschr. 127, 275. 1922.

Baer und Blum: Über die Einwirkungen chemischer Substanzen auf die Zuckerausscheidung und die Azidose. Hofmeister's Beitr. 11, 101. 1907.

— — Über den Abbau von Fettsäuren bei Diabetes mellitus. Arch. f. exp. Pathol. u. Pharmakol. 59, 321. 1908.

Banting, Campbell und Fletscher: Insulin in the treatment of Diabetes. Journ. of metabolic research. 2, 547. 1922.

Beddard, A. P., M. S. Pembrey und E. H. Spriggs: The quantity and pressure of carbon dioxyde in venous blood and in alveolar air in cases of diabetes and diabetic coma. Journ. of physiol. 31, 44. 1904 und 37, 39. 1908.

Benedict: Der Hydroxylionengehalt des Diabetikerblutes. Pflügers Arch. 115, 106. 1906.
— und Török: Der Alkohol in der Ernährung der Zuckerkranken. Zeitschr. f. klin. Med. 60, 329. 1906.
Bokelmann, O. und J. Rother: Acidose und Schwangerschaft I. Zeitschr. f. d. ges. exp. Med. 33, 161. 1923 und Zeitschr. f. Geburtsh. u. Gynäkol. 86, 329. 1923.
Brugsch: Eiweißzerfall und Azidosis im extremen Hunger. Zeitschr. f. exp. Pathol. u. Ther. 1, 419. 1905.
Capki: Ein Fall extremster Azidosis. Arch. f. exp. Pathol. u. Pharmakol. 77, 218. 1914.
Dakin: The formation in the animal body of oxybutyric acid by the reduction of aceto-acid. Journ. ef biol. chem. 8, 97. 1910.
Denecke, G.: Plötzlicher Tod bei Diabetes ohne Koma. Münch. med.Wochenschr. 1921, S.398.
Ehrmann, Esser, Loewy: Über experimentelles Koma. Zeitschr. f. klin. Med. 72, 496, 500, 502. 1911.
Embden und Schliep: Über getrennte Bestimmung von Azeton und Azetessigsäure. Zentralbl. f. Physiol. u. Pathol. d. Stoffw. 1907, S. 250 u. 289.
— und Michaud: Über den Abbau der Azetessigsäure im Tierkörper. Biochem. Zeitschr. 13, 262. 1908.
— und Mitarbeiter: Verschiedene Aufsätze in Hofmeister's Beitr. z. chem. Physiol. u. Pathol. 8 u. 11. 1906—1908.
— und Wirth: Über Hemmung der Azetessigsäurebildung in der Leber. Biochem. Zeitschr. 27, 1. 1910.
Embden, G. und E. Schmitz: Bestimmung von Aceton, Acetessigsäure u. β-Oxybutter-säure. Abderhaldens Handb. d. biochem. Arbeitsmethoden. Bd. III, S. 2. 1924.
— und Isaac: Über die Bildung von Milchsäure und Azetessigsäure in der diabetischen Leber. Zeitschr. f. phys. Chem. 99, 297. 1917.
Endres, G.: Das Säure-Basengleichgewicht in der diabetischen Acidosis. Dtsch. Arch. f. klin. Med. 146, 51. 1925.
Engfeldt: Zeitschr. f. physiol. Chem. 99, 166. 1917 und 100, 93. 1917 und 112, 176. 1920.
— Acta med. scandinav. 52, 311. 1920.
— Beiträge zur Kenntnis der Biochemie der Azetonkörper im Blute. Lund 1920.
Fischler und Kossow: Vorläufige Mitteilung über den Ort der Azetonkörperbildung usw. Dtsch. Arch. f. klin. Med. 11, 479. 1913.
Forssner: Über die Einwirkung des Nahrungsfettes auf die Azetonkörperausscheidung. Skandinav. Arch. f. Physiol. 22, 349. 1909 und 23, 305. 1910.
Fridericia, L. S.: Über die Bestimmung der diabetischen Acidosis durch Untersuchung der CO_2-Spannung in der Lungenluft. Zeitschr. f. klin. Med. 80, 1. 1914.
Geelmuyden, H. Chr.: Die Neubildung von Kohlehydrat im Tierkörper. I. u. II. Ergebn. d. Physiol. 21. 1923.
Grafe und Wolf: Vgl. Lit. Nr. 6.
Griesbach: Über Azetessigsäurebildung in der Leber diabetischer Hunde. Biochem. Zeitschr. 27, 34. 1910.
Haas: Zum Verhalten des Hexose-Phosphorsäure-Esters im diabetischen Organismus. Arch. f. exp. Pathol. u. Pharmakol. 80, 308. 1917.
Harding, V. C. und C. T. Potter: Die Ausscheidung von Aceton u. Stickstoff beim Schwan-gerschaftserbrechen. Brit. journ. of exp. pathol. 4, 105. 1923.
Harpuder, Karl und Hans Erbsen: Die Bedeutung der Ketonkörper für den Organismus und das Zustandekommen des diabetischen Komas. Zeitschr.f.d.ges.exp.Med.46,768.1925.
Hubbard, Roger S.: Determination of the aceton bodies in urine and blood. Journ. of biol. chem. 49, 357. 1921.
Kennaway, E. L., M. S. Pembrey und E. P. Poulton: Observations on acidosis. Journ. of physiol. 47 (proceed. X). 1913.
Krehl, L. und H. Mezger: Über den Eiweißumsatz u. die Abnutzungsquote bei Diabetes. Zeitschr. f. physiol. Chem. 130, 108. 1923 u. 135, 32. 1924.
Landergreen: Beiträge zur Diabeteslehre. Nord. med. Ark. 10, II, Nr. 10.
Lauritzen, M.: Über Azidosebestimmung u. ihre klinische Anwendung beim Diabetes mellitus. Zeitschr. f. klin. Med. 80, 13. 1914.
— Ketonurie u. Azidosis bei Diabetes. Ibid. 90, 376. 1921.
Lichtwitz: Über die Reaktion auf Azetessigsäure nach Gerhardt. Berlin. klin. Wochenschr. 1915, Nr. 16.
Lintzel, W.: Über die klin. Brauchbarkeit der van Slyke'schen Methode zur Bestimmung der Gesamtacetonkörper in Urin u. Blut. Münch. med. Wochenschr. 1922, Nr. 34.
Loeb, L. F.: Die Kohlensäuretension in den Lungenalveolen, ihre Bedeutung für die Regula-tion der Atmung und für die Bestimmung der Acidose beim Diabetes mellitus. Zeitschr. f. d. ges. exp. Med. 11, 16. 1920.

Lublin, A.: Ein neues Mikroverfahren zur getrennten quantitativen Bestimmung des Azetons u. der β-Oxybuttersäure im Harn. Klin. Wochenschr. 1922, Nr. 15 u. Biochem. Zeitschr. **133**, 626. 1922.
— Über das gegenseitige Verhältnis der im Harn ausgeschiedenen Aceton- und β-Oxybuttersäuremengen. Dtsch. Arch. f. klin. Med. **145**, 15. 1924.
— Klin. Methode z. Bestimmung d. Acetons usw. Biochem. Zeitschr. **147**, 187. 1924.
— Werdegang d. Lehre von der Acidosis. Dtsch. med. Wochenschr. 1923, Nr. 45.
Lundin, H.: Catabolism of odd in comparison with even carbon fatty acids. Journ. of metabolic research. **4**, 151. 1923.
Lynn Tschun-Nien: Buttersäurevergiftung u. Buttersäurecoma. Zeitschr. f. klin. Med. **95**, 228. 1922.
Marx: Über die Wirkung des buttersauren Natrons auf den Organismus junger hungernder Hunde. Zeitschr. f. klin. Med. **71**, 65. 1910.
Masel: Zur Frage der Säurevergiftung beim Coma diabeticum. Zt. f. klin. Med. **79**, 1. 1914.
Mayer: Über die toxische Wirkung der niederen Fettsäuren. Arch. f. exp. Pathol. u. Pharmakol. **21**, 119. 1886.
Mohr und Loeb: Beiträge zur Frage der diabetischen Azidosis. Zentralbl. f. Stoffwechselkrankh. **3**, 193. 1902.
Neubauer: Zur Kenntnis der diabetischen Azidose. Kongr. f. inn. Med. 1910, 566.
— Über die Wirkung des Alkohols auf die Ausscheidung der Azetonkörper. Münch. med. Wochenschr. 1906, 790.
Newburgh, L. H. und Phil. H. Marsh: The use of a high fat diet in the treatment of diabetes mellitus. I. Arch. of internal med. **26**, 647. 1920.
von Noorden: im Handbuch Krankheiten und Ehe. 2. Aufl. 1916, S. 204.
— Über Acetonurie und ihren Einfluß auf die Behandlung des Diabetes. Wien. med. Wochenschr. 1912, Nr. 28.
Palladin, A.: Über den Zusammenhang zwischen Kreatinausscheidung und Acidosis. Biochem. Zeitschr. **136**, 359. 1923.
Pincussen, L. und Momferratos-Floros: Biochem. Zeitschr. **125**, 46. 1922.
Porges: Bedeutung d. Bestimmung d. CO_2-Spannung i. d. Alveolarluft. Klin. Wochenschr. 1924, S. 209.
— A. Leimdörfer und E. Markovici: Über die Kohlensäurespannung des Blutes in pathol. Zuständen. Zeitschr. f. klin. Med. **73**, 389. 1911.
Porges und Novak: Über die Ursachen der Acetonurie bei Schwangeren. Berlin. klin. Wochenschr. 1911, Nr. 39.
Pritzi und Lichtmann: Über Acetonurie in der Schwangerschaft. Wien. klin. Wochenschr. 1923, S. 609.
Rathery, F. und F. Bordet: La tension de l'acide carbonique dans l'air alveolaire comme méthode d'appréciation de l'acidose dans le diabète. Paris méd. Tom. 11, S. 380. 1921.
Rolly: Experimentelle Untersuchungen über den Grad der Blutalkaleszenz. Zeitschr. f. Nervenkrankh. **47**, 617. 1913.
— Wesen und Behandlung des Coma diabeticum. Med. Klinik. 1913, Nr. 15.
Shaffer, Ph. A.: Antiketogenesis I. II. Journ. of biol. chem. **47**, 433. 1921.
— Antiketogenesis III. Ibid. **49**, 143. 1921. IV. Ibid. **54**, 399. 1922.
van Slyke, D. D.: Bestimmung der Gesamtacetonkörper im Harn u. Blut. Journ. of biol. chem. 1917.
— and G. F. Cullen: Studies of Acidosis I. The bicarbonate concentration of the blood plasma; its significance and its determination as a mesure of acidosis. Journ. of biol. chem. **30**, 289. 1917.
Stäubli: Beiträge zur Pathologie und Therapie des Diabetes mellitus. Dtsch. Arch. f. klin. Med. **93**, 107. 1908.
Straub: Alveolargasanalysen. Dtsch. Arch. f. klin. Med. **117**, 397. 1915.
Szili: Experimentelle Untersuchungen über Säureintoxikation. Pflüger's Arch. f. d. ges. Physiol. **115**, 82. 1906.
Thannhauser, S. J. und W. Marcowicz: Über d. Einwirkung d. Eiweißes auf die Ketonkörperausscheidung. Klin. Wochenschr. 1925, S. 2093.
Umber, F.: Über Coma diabeticum bei Schwangeren. Dtsch. med. Wochenschr. 1920, S. 761.
Widmark: Studies in acetone concentration in blood, urine and alveolar air. Biochem. journ. **13**, 430. 1919 und **14**, 364. 1920.
Wilbur: On acidosis. Journ. of Americ. med. assoc. 1904, 22. Okt.
Wilder und Winter: The tresold of ketogenesis. Journ. of biol. chem. **52**, 393. 401.
Wirth: Über den Abbau des Isoleuzins. Biochem. Zeitschr. **27**, 20. 1910.
Woodyatt, R. T.: Objects and method of diet adjustement in diabetes. Arch. of internal med. **28**, 125. 1921.

56. Der Speichel.

FLECKSEDER: Beobachtungen am gemischten Speichel von Gesunden und Kranken. Zentralbl. f. inn. Med. 1905, Nr. 41.
VON NOORDEN: Handb. d. Pathol. d. Stoffw. Bd. II, S. 106. 1907.
SCHNEIDER: Die Beschaffenheit der Zähne beim Diabetes mellitus. Dtsch. Monatsschr. f. Zahnheilk. 1898, Nr. 11.
STICKER: Bedeutung des Mundspeichels. Berlin 1889.

57. Der Magensaft.

FAUCONNET: Über Magen- und Darmtätigkeit bei Diabetes mellitus. Thèse de Genève. 1904.
GANS: Über die Magenfunktion bei Diabetes mellitus. Berlin. klin. Wochenschr. Verhandl. d. dtsch. Kongr. f. inn. Med. 9, 286. 1890.
HONIGMANN: Über Magentätigkeit bei Diabetes mellitus. Dtsch. med. Wochenschr. 1890, Nr. 43.
KIRIKOW: Sur les changements du suc gastrique dans quelques maladies du foie, et dans le diabète sucré. Arch. génér. 1895, II. 360.
ROSENSTEIN: Über das Verhalten des Magens bei Diabetes. Berlin. klin. Wochenschr. 1890, 289.

58. Lipämie.

ALLEN, F. M.: Experimentel studies in Diabetes. IV. Lipämia. Journ. of metabolic research. 2, 219. 1922.
ARNOLDI, W. und J. A. COLLAZO: Blutzucker und Blutfett. Zeitschr. f. d. ges. exp. Med. 40, 323. 1924.
BACMEISTER und HAVERS: Zur Physiologie und Pathologie des Cholesterinstoffwechsels. Dtsch. med. Wochenschr. 1914, Nr. 8.
BING, H. und L. HECKSCHER: Untersuchungen über Lipämie I. II. III. Biochem. Zeitschr. 149, 1—99. 1924.
BLIX, G.: Studies on diabetic lipämia. Acta med. scandinav. 64, 142. 1926. (Ausführl. Angaben älterer u. neuerer Lit.)
BLOOR, W. R.: Lipämia. Journ. of biol. chem. 49, 202. 1921.
DAVIES, H. W., CH. LAMBIE, D. M. LYON, J. MEAKINS und W. ROBSON: The influence of insulin upon acidosis and lipämia in diabetes. Brit. med. journ. 1923, S. 847.
EBSTEIN, Zur Lehre von der Lipämie. Virchows Arch. 155, 571, 1899.
FISCHER, Über Lipämie und Cholesterämie. Virchow's Arch. f. pathol. Anat. u. Physiol. 172, 30, 1903. (Hier ist die ältere Literatur ausführlich zusammengestellt.)
FRUGONI und MARCHETTI: Beitrag zum Studium der diabetischen Lipoidämie. Berlin. klin. Wochenschr. 1908, Nr. 41.
HARTMANN, H. U.: Über das Verhalten der Blutlipoide bei normalen und Zuckerkranken mit und ohne Anwendung von Insulin. Biochem. Zeitschr. 146, 307. 1924.
HEDRÉN: Fettembolie und diabetische Lipämie. Ref. in Dtsch. med. Wochenschr. 1916, 1393.
HENES: Untersuchungen über den Cholesteringehalt des menschlichen Blutes. Dtsch. Arch. f. klin. Med. 111, 122. 1913.
IMRIE: On the fat in the blood in a case of lipaemia. Journ. of biol. chem. 20, 87. 1915.
KLEMPERER: Über diabetische Lipämie. Dtsch. med. Wochenschr. 1910, 51.
— und UMBER: Zur Kenntnis der diabetischen Lipämie. Zeitschr. f. klin. Med. 61, 145. 1907 und 65, 340. 1908.
LEO: Über das Vorkommen von Lipämie usw. Arch. f. exp. Pathol. u. Pharmakol. 61, 1. 1909.
MAGNUS-LEVY: Lit. Nr. 1. S. 25.
MANSFELD: A lipolysis lényege. Orvosi hetilap. 1907, 785.
MARCHAND: Über einen Fall von Lipämie bei Coma diabeticum. Münch. med. Wochenschr. 1915, S. 19.
MARSH, PH. L. und H. G. WALLER: The relation between ingested fat and the lipämia of diabetes mellitus. Arch. of internal med. 31, 63. 1923.
MEDAK und PRIBRAM: Klinisch-pathologische Bewertung von Gallenuntersuchungen am Krankenbette. Berlin. klin. Wochenschr. 1915, 743.
NEISSER und BRÄUNING: Über Verdauungslipämie. Zeitschr. f. exp. Pathol. u. Ther. 4, 747. 1907.
REICHER: Chemisch-experimentelle Studien zur Kenntnis der Narkose. Zeitschr. f. klin. Med. 65, 235. 1908.
SCHWARZ: Unters. über den Diab. mell. Dtsch. Arch. f. klin. Med. 76, 270. 1903.

SPECK: Über Lipämie. Arch. f. wissensch. Heilk. 1, 232. 1865.
STADELMANN: Über Lipämie bei Diabetes mellitus. Dtsch. med. Woch. 1902, V. B. Nr. 49.
WISHART, M. B.: Lipämia. Journ. of metabolic research. 2, 199. 1922.

59. Blutfärbung.

BREMER: An improved method of diagnosticating diabetes from a drop of blood. New York med. journ. March 7. 1896.
LOEWY: Sammelreferat über das Verhalten des diabetischen Blutes zu den Anilinfarbstoffen. Fortschr. d. Med. 1901, 171. (Ausführliche Literatur.)
WILLIAMSON: Eine leichte Methode, das Blut eines Diabetikers von dem Blute eines Nicht-diabetikers zu unterscheiden. Zentralbl. f. inn. Med. 1897, Nr. 32.

60. Theorie des Diabetes.

Umfassende Besprechungen der Theorie finden sich in folgenden Handbüchern und Monographien:
ALLEN, F. M.: Glycosuria and Diabetes. Cambridge 1913.
GEELMUYDEN, H. CHR.: Die Neubildung von Kohlenhydrat im Tierkörper. Ergebn. d. Physiol. Bd. XXI, I. 1923.
GIGON, A.: Neuere Diabetesforschungen. Ergebn. d. inn. Med. 9. 1910.
GRAFE, E.: Pathol. Physiol. d. Gesamtstoffwechsels des Menschen. München 1923.
JOSLIN, E. P.: Treatment of Diabetes. New York 1923.
MAGNUS-LEVY, A.: Umsatz der Kohlenhydrate in Oppenheimers Handbuch der Biochemie. 2. Aufl. 1925.
v. NOORDEN, C.: Handb. d. Path. des Stoffwechsels. Bd. II. 1907 und besonders VII. Aufl. dieses Buches (1917).
POLLAK, L.: Physiologie und Pathologie der Blutzuckerregulation. Ergebn. d. inn. Med. 23, 337. 1923.

Einzelarbeiten:

ABELIN, J. und S. NAKAHAYSHI: Über die Veränderungen des Blutzuckers. Biochem. Zeitschrift. 147, 544. 1924.
BITTORF: Ist beim Diabetes mellitus eine Überfunktion der Nebennieren nachweisbar? Münch. med. Wochenschr. 1911, 2213.
BRITTON: Americ. journ. of physiol. 1923.
BRÖKING und TRENDELENBURG: Adrenalingehalt des menschlichen Blutes. Dtsch. Arch. f. klin. Med. 103, 168. 1911.
DE CASTRO, F.: Beiträge zur Kenntn. d. Innervation des Pankreas; gibt es spezif. Fasern für d. LANGERHANS'schen Inseln etc.? Ref. Zentralbl. f. d. ges. inn. Med. 38, 317. 1923.
CRUICKSHANK and PATTERSON: The sugar consumption in the surviving normal and diabetic heart. Journ. of physiol. 47, 381. 1913.
EMBDEN und Mitarbeiter: Untersuchungen über das Lactacidogen. Zeitschr. f. physiol. Chem. 93, 1—144. 1914 und zahlr. Arbeiten in Zeitschr. f. physiol. Chem. 1918—1924.
— und ISAAC: Über Bildung von Milchsäure u. Phosphorsäure in der diabet. Leber. Zeitschr. f. physiol. Chem. 99, 297. 1917.
EPPINGER, FALTA, RUDINGER: Über die Wechselwirkungen der Drüsen mit innerer Sekretion. Zeitschr. f. klin. Med. 66, 1. 1908 und 67, 380. 1909.
FALTA: Die Erkrankungen der Blutdrüsen. S. 471. Berlin 1913. (Vermittlungstheorie.)
— Über die Bedeutung der Blutdrüsen in der Pathologie des Diabetes mellitus. Prager med. Wochenschr. 1910. S. 81.
— NEWBURG, NOBEL: Lit. Nr. 47.
FISCHLER und GRAFE: Der Einfluß der Leberausschaltung auf den Respirationsstoffwechsel. Dtsch. Arch. f. klin. Med. 108, 516. 1912.
FORSCHBACH: Zur Frage der Muskelmilchsäure beim Diabetes mellitus und der glykolytischen Kraft des Muskels. Biochem. Zeitschr. 58, 339. 1914.
— und H. SCHÄFFER: Arch. f. exp. Pathol. u. Pharmakol. 82, 334. 1918.
FRANK: Die Theorie der menschlichen Zuckerkrankheit. Dtsch. med. Wochenschr. 1913, Nr. 40.
— Die moderne Entwickelung der Theorie und Therapie des Diabetes mellitus. Internat. ärztl. Fortbildungskurs in Karlsbad. 3. 1921.
— und ISAAC: Bedeutung des Adrenalins und des Cholins für die Erforschung des Zuckerstoffwechsels. Zeitschr. f. exp. Pathol. u. Therapie. 7, 326. 1909.
FRÖHLICH und POLLAK: Steigerung der Zuckerbildung in der Schildkrötenleber als Folge der Pankreasexstirpation. Arch. f. exp. Pathol. u. Pharmakol. 77, 299. 1914.
v. FÜRTH: Über die Milchsäurebildung beim menschlichen Diabetes. Biochem. Zeitschr. 69, 199. 1915.

GRAFE und DENECKE: Über den Einfluß der Leberexstirpation auf Temperatur und Gaswechsel. Dtsch. Arch. f. klin. Med. 118, 1. 1915.

HELLY: Leberglykogen und Diabetes mellitus. Zeitschr. f. exp. Pathol. u. Therapie. 15, 464. 1914.

HEWITT, J. A.: A note on the nature of the sugar in blood. Brit. med. journ. 1923, S. 590.

— and A. J. PRYDE: The metabolism og carbohydrates. Biochem. journ. 14, 395. 1920.

HUME und DENIS: Journ. of biol. chem. 59, 457. 1924.

IRVINE: zit. nach F. LAQUER.

ISAAC, S.: Zur Theorie der Diabetestherapie. Therap. Halbmonatshefte. 35, 129. 1921.

— Über das Verhalten der Lävulose im Stoffw. Med. Klinik 1920.

IWANOFF: Experimentelle Beiträge zur Frage der Zuckerzerstörung bei Diabetes. Zeitschr. f. exp. Pathol. u. Ther. 15, 359. 1914.

KOLISCH, R.: Die Reiztheorie und die modernen Behandlungsmeth. d. Diabetes. Berlin u. Wien 1918.

KNOWLTON and STARLING: On the nature of pancreatic diabetes. Lancet. 183, 812. 1912.

— — On the consumption of sugar in the normal and the diabetic heart. Journ. of physiol. 45, 146. 1912.

LANDSBERG: Zur Frage der Zuckerverbrennung im Pankreasdiabetes. Dtsch. Arch. f. klin. Med. 115, 465. 1914.

LAQUER, F.: Die Reaktionsform des Traubenzuckers. Klin. Wochenschr. 1925, Nr. 13.

LENNÉ: Zur Theorie des Diabetes mellitus. Med. Klinik. 1911, Nr. 34.

LESSER, E. J.: Die Wechselbeziehungen zwischen Glykogen und Traubenzucker in der Leberzelle und ihre Bedeutung für die Lehre vom Pankreasdiabetes. Ergebn. d. inn. Med. 16, 279. 1919.

— Über das Wesen des Pankreasdiabetes. Biochem. Zeitschr. 103, 1. 1920.

LOEWI und WESELKO: Kohlenhydratumsatz d. isol. Herzens. Pflügers Arch. 158, 155. 1914.

LOHMANN: Über die antagonistische Wirkung der in den Nebennieren enthaltenen Substanzen Suprarenin und Cholin. Pflügers Arch. f. d. ges. Physiol. 122, 203. 1908.

LUNDSGAARD, CHRISTEN und SVEND AAGE HOLBOELL: Recherches sur la forme du glucose contenu dans divers liquides de l'organisme humain. Etudes sur les échanges en hydrocarbonés. Cpt. rend des séances de la soc. de biol. 92, Nr. 5, S. 398—399. 1925.

— — Expériences sur la multirotation du glucose β. Etudes sur les échanges en hydrates de carbone. Cpt. rend. des séances de la soc. de biol. 92, Nr. 2, S. 115—116. 1925.

MACLEAN und SMEDLEY: The behaviour of the diabetic heart towards sugar. Journ. of physiol. 45, 470. 1913.

MACLEOD and PEARCE: The sugar consumption in normal and diabetic (depancreated) dogs after evisceration. Americ. journ. of physiol. 32, 184. 1913 und Zentralbl. f. Physiol. 26, 1311. 1913.

MAGNUS-LEVY: l. c. Lit. Nr. 1.

MANDEL und LUSK: Lactic acid and intermediary metabolism. Americ. journ. of physiol. 16, 129. 1906.

MANN, F. C. und TH. B. MAGATH: Die Wirkungen der totalen Leberexstirpation. Ergebn. d. Physiol. 23, I, 212. 1924.

MEYERHOF, O.: l. c. Lit. Nr. 9.

MINKOWSKI: Dikussion auf dem Kongr. f. inn. Med. 1911, S. 564.

— Die neueren Anschauungen über den Diabetes mellitus. Med. Klinik. 1911, Nr. 27.

— Diabetes u. Balneologie. Dtsch. med. Wochenschr. 1922, S. 475.

— Insulin. Verhandl. d. dtsch. Kongr. f. inn. Med. 1924.

MOZOTOWSKI: Cpt. rend. des séances de la soc. de biol. 90, 311. 1924.

MURLIN, R. J., EDELMANN und KRAMER: The carbon dioxyde content of the blood after clamping the abdominal aorta. Journ. of biol. chem. 16, 79. 1913.

— und B. KRAMER: Pancreatic diabetes in the dog. Journ. of biol. chem. 27, 480. 1916.

NEUBAUER: Ist der Unterschied im Verhalten der Glykogenbildung aus Lävulose bzw. Dextrose beim Diabetes für diesen charakteristisch? Arch. f. exp. Pathol. 61, 174. 1909.

NEUBERG: Der Zuckerumsatz der Zelle. Jena 1913.

VON NOORDEN: Über Theorie und Therapie des Diabetes mellitus. Med. Klinik. 1911, Nr. 1.

— Über Ätiologie, Theorie und Behandlung des D. mellitus. Lit. Nr. 26.

— und EMBDEN: Einige Probleme des intermediären Kohlenhydratstoffwechsels. Zentralbl. f. Stoffw. 1, 2. 1906.

PARNAS und WAGNER: Kohlenhydratumsatz isolierter Amphibienmuskeln usw. Biochem. Zeitschr. 61, 387. 1914.

PARNAS: Der Umsatz in den Muskeln pankreasdiabetischer Tiere. Biochem. Zeitschr. **116**, 89. 1921.

PATTERSON und STARLING: The carbohydrate metabolism of the isolated heart lung preparation. Journ. of physiol. **47**, 137. 1913.

PFLÜGER, E.: Glykogen. Bonn 1905.

PLANELLES und LIPMANN: Blutzuckerkuren nach intravenöser Einspritzung von α-, β-, und α, β-Glucose. Biochem. Zeitschr. **151**, 98. 1924.

POLLAK: Experimentelle Studien über Adrenalindiabetes. Arch. f. exp. Pathol. **61**, 166. 1909.

PORGES: Über den Respirationsquotienten bei Säurevergiftung. Biochem. Zt. **46**, 1. 1912.

— Über den respiratorischen Quotienten nach Ausschaltung der Abdominalorgane. Biochem. Zeitschr. **27**, 131. 1910.

— Bemerkungen zu der Arbeit von VERZÁR. Biochem. Zeitschr. **36**, 342. 1911.

— und SALOMON: Über die Oxydationen nach Leberausschaltung. Wien. med. Wochenschr. 1909, S. 1141.

— — Über den Respirationsquotienten pankreasdiabetischer Hunde nach Ausschaltung der Abdominalorgane. Biochem. Zeitschr. **27**, 143. 1910.

ROLLY: Zur Theorie und Therapie des Diabetes mellitus. Dtsch. Arch. f. klin. Med. **105**, 494. 1912.

— und DAVID: Handelt es sich bei dem Diabetes mellitus des Menschen um eine primäre Überproduktion von Zucker? Münch. med. Wochenschr. 1914, Nr. 4.

ROUBITSCHEK: Zur Frage der Zuckerbildung aus Fett. Pflüger's Arch. **155**, 68. 1913.

STEWART und ROGOFF: The adrenals and pancreatic diabetes. Amer. journ. of physiol. **65**, 319. 1923.

— — Action of insulin on adrenalectomized rabbits. Ibid. **65**, 342. 1923.

STIVEN und REID: Polarimetric observat. on solut. of glucose subjected to contact with intestinal mucosa. Biochem. journ. **17**, 556. 1923.

THANHAUSER, S. J. und JENKE: Verhalten d. β-Glukose im menschl. Organismus. Münch. med. Wochenschr. 1924, S. 196.

VERZÁR: Ist die Tätigkeit der Leber zur Kohlenhydratverbrennung unerläßlich? Biochem. Zeitschr. **34**, 63. 1911.

— Die Arbeit des Pankreas und sein Einfluß auf die Verbrennung der Kohlenhydrate. Biochem. Zeitschr. **44**, 201. 1912.

— Die Größe der Leberarbeit. Biochem. Zeitschr. **34**, 52. 1911.

— und v. FEJER: Die Verbrennung von Traubenzucker im Pankreasdiabetes. Biochem. Zeitschr. **53**, 140. 1913.

— und KRAUSS: Die Verbrennung des Zuckers im Pankreasdiabetes. Biochem. Zeitschr. **66**, 48. 1914.

61. Theorie der Insulinwirkung.

Zusammenfassung der Literatur findet sich bei

CHOAY, A.: La sécrétion interne du pancréas et l'insuline. Paris 1926, Masson.

GREVENSTUK, A. und E. LAQUEUR: Insulin, seine Darstellung, physiologische und pharmakologische Wirksamkeit mit besonderer Berücksichtigung seiner Wertbestimmung. Ergebn. d. Physiol. I, Bd. 23. 1925.

LESSER: Innere Sekretion des Pankreas. Jena 1924.

MACLEOD: Carbohydrates. Monographie 1926.

STAUB, H.: Insulin. 2. Aufl. Berlin: Julius Springer 1925.

Im folgenden sind nur die im Text erwähnten Einzelarbeiten aufgeführt.

AHLGREN, G.: Über den Angriffspunkt des Insulins. Skand. Arch. f. Physiol. **44**, 167. 1923 u. Zur Kenntnis d. tierischen Gewebsoxydation. Lund 1925.

AUDOVA, A. und R. WAGNER: Cpt. rend. des séances de la soc. de biol. **90**, 308. 1924.

BANTING, F. G., C. H. BEST, J. B. COLLIP, W. R. CAMPBELL, A. A. FLETSCHER, JJ. R. MACLEOD und E. C. NOBLE: Zahlreiche Arbeiten im Americ. journ. of physiol. **59, 62, 63**. 1922/23.

BAUR, H., R. KUHN und L. WACKER: Der Einfluß des Insulins auf den Milchsäuregehalt und die Wasserstoffzahl des Blutes. Münch. med. Wochenschr. 1924, S. 169 u. Zeitschr. f. physiol. Chem. **141**, 68. 1924.

BENEDICT und HARROP: Rôle of phosphate a. potassium in carbohydrate metabolism following insulin administration. Journ. of biol. chem. **58**, 483. 1923.

BEST, CH. H.: Effect of insulin on the dextrose consumption of perfused skeletal muscle. Proc. of the roy. soc. of London, Ser. B **99**, 375. 1926.

— und J. H. RIDOUT: Observations on blood lactic acid after insulin. Journ. of biol. chem. **63**, 197. 1925.

— J. P. HOET and H. P. MARKS: The fate of sugar disappearing under the action of insulin. Ibid. **100**, 32. 1926.

Best, Dale, Hoet and Marks: Ibid. **100**, 55. 1926.

Bierry, H., F. Rathery und R. Kourilsky: Action de l'insuline in vitro. Cpt. rend. des séances de la soc. de biol. **90**, 417. 1924.

Bickel, A. und J. A. Collazo: Mechanismus der Insulinwirkung. Dtsch. med. Wochenschr. 1923, S. 1408.

Blatherwick, N. R., M. Bell und E. Hill: Some effects of insulin on the carbohydrate and phosphorus metabolism. Journ. of biol. chem. **61**, 241. 1923.

Bodansky, A. and S. Simpson: A study of the reaction of normal human subjects to intravenous injections of insulin. Proc. of the soc. f. exp. biol. a. med. **21**, 280. 1924.

Bornstein, A. und K. Holm: Über den resp. Stoffwechsel nach Insulinapplikation und Zuckerzufuhr. Zeitschr. f. d. ges. exp. Med. **43**, 376. 1924.

— — und W. Griesbach: Zur Theorie der Insulinwirkung. Ibid. 391.

Briggs, A. P., J. Koeschig, E. A. Doisy und C. J. Weber: Some changes in the composition of blood due to the injection of insulin. Journ. biol. chem. of **58**, 721. 1924.

Brugsch und Horsters: Zahlr. Arbeiten in Biochem. Zeitschr. 1924—26.

Burn und Dale: On the localisation and nature of the action of insulin. Journ. of physiol. **59**, 164. 1924.

Collazo, J. und J. Supriewski: Einfluß des Insulins u. anderer Stoffe auf den Milchsäurestoffwechsel. Biochem. Zeitschr. **154**, 423. 1924.

— und J. Lewicki: Der Milchsäurestoffwechsel und seine Beeinflussung durch Insulin. Dtsch. med. Wochenschr. 1925, S. 601.

Cori, C. F., G. T. Cori und H. Goltz: Comparative study of the blood sugar in the liver vein, the femoral artery and the femoral vein during insulin action. Proc. of the soc. f. exp. biol. a. med. **21**, 121. 1923.

Dale, H. H.: A lecture on the physiol. of insulin. Lancet 1923, S. 989.

Dudley und Marrian: Effect of insulin on the glycogen of tissues of normal animals. Biochem. journ. **17**, 435. 1923.

— Laidlaw, Trevan and Book: Effect of insulin on respiratory exchange. Journ. of physiol. **57**, proc. XLVII. 1923.

Eadie, Macleod and Noble: Further experiments on the action of insulin. Americ. journ. of physiol. **72**, 614. 1925.

Elias, H. und H. Samartino: Die Beziehungen von Säure u. Alkali zur Adrenalinglykosurie. Biochem. Zeitschr. **117**, 10. 1921 und **133**, 215. 1922.

Frank, E. M. Nothmann und Wagner: Extrahepatische Wirkung des Insulins beim Zuckerverbrauch. Klin. Wochenschr. 1924, S. 581.

— — — Über den Angriffspunkt des Insulins. Arch. f. exp. Pathol. **110**, 225. 1925.

Geelmuyden, H. Chr.: Über den intermediären Stoffwechsel beim Diabetes. Klin. Wochenschrift. 1923, S. 1677.

Gigon, A.: Zur Kenntnis d. Insulins u. des Diabetes. Würzburger Abh. **2**, 149. 1925.

Hansen, K. M. und H. Ronlund: The influence of insulin on the blood sugar curve in diabetics after the administration of glucose with special reference to the activity of the peripheral tissues. Acta med. scandinav. **62**, 213. 1925.

Hepburn, J., H. K. Latchford, N. A. Mc Cormick und J. J. R. Macleod: The sugar of arterial and venous blood during the insulin action. Americ. journ. of physiol. **69**, 555. 1924.

Heymans, C. und M. Matton: Contribution a l'étude de l'action de l'insulin. Arch. internat. de pharmaco-dyn. et de thérapie. **29**, 311. 1924.

Isaac, S. und E. Adler: Über d. Verh. d. Dioxyacetons i. Stoffw., zugleich ein Beitr. z. Theorie d. Insulinwirk. Klin. Wochenschr. 1924, S. 1208.

v. Issekutz, B.: Beitr. z. Wirk. d. Insulins I. Biochem. Zeitschr. **147**, 264. 1924.

Katayama und Killian: Lactic acid and inorganic phosphorus of normals and diabetics after glucose with and without insuline. Proc. of the soc. of exp. biol. **23**, 173. 1925.

Kay and Robison: The role of phosphates in carbohydrates metabolism. Biochem. journ. **18**, 1139. 1924.

Lawaczek, H.: Über die Hexosephosphorsäure des Blutes im norm. u. diabet. Organismus u. ihr Verhalten gegenüber Adrenalin u. Insulin. Klin. Wochenschr. 1925, S. 1658.

Laufberger, V.: Theorie der Insulinwirkung. Klin. Wochenschr. 1924, S. 264 und 1925, S. 151 u. Zeitschr. f. d. ges. exp. Med. **42**, 570. 1924.

Lesser, E.: Die innere Secretion des Pankreas. Jena 1924.

— E. Bissinger und K. Zipf: Klin. Wochenschr. 1923, S. 2233.

— — Kohlenhydratstoffwechsel der Maus nach Injektion von Zuckerlösungen und Insulin. Biochem. Zeitschr. **153**, 39. 1924 und **168**, 398. 1926.

Loewi: Über die Wirkung des Insulins und des Insulin-Antagonisten des diabetischen Blutes. Wien. Klin. Wochenschr. 1926, S. 1074.

Lundgaard und Holboell: Effect of insulin and muscle tissue on glucose in vitro. Journ. of biol. chem. **62**, 453. 1924 und **65**, 305. 1925.

MAGNUS-LEVY, A.: Theorie d. Insulinwirkung. Dtsch. med. Wochenschr. 1924, S. 494.

MENDEL, B., W. ENGEL u. J. GOLDSCHEIDER: Über den Milchsäuregehalt des Blutes unter phys. u. path. Bedingungen. Klin. Wochenschr. 1925. S. 542.

v. MEYENBURG, H.: Morphologisches zum Insulinproblem. Schweiz. med. Wochenschr. 1924, S. 1121.

NEUBERG, C., A. GOTTSCHALK und H. STRAUSS: Das Eingreifen von Insulin in Abbauvorgänge der tier. Zelle. Dtsch. med. Wochenschr. 1923, S. 1407.

v. NOORDEN: Die Therapie des Diabetes (Vortrag 20. April 1926), Wiesbadener Kursus f. Verdauungs- und Stoffwechselkrankheiten. S. 155. Berlin: S. Karger 1926.

NOTHMANN, M.: l. c. Lit. Nr. 94.

POLLAK: Theorie d. Diabetes, Fortbildungsvorträge d. Wien. med. Fakultät 1926.

RAAB, W.: Zur Frage der Glykogenfixation durch Insulin. Zeitschr. f. d. ges. exp. Med. 42, 723. 1924.

SAKAGUSHI, M.: Warum ist die Toleranz bei den meisten Diabetesfällen beim Frühstück am niedrigsten. Mitt. d. med. Fak. z. Tokio. 20, 439. 1918.

THANNHAUSER, S. J. und H. MEZGER: Üb. d. Wirkung d. Insulins auf d. Acidosis b. gesunden Menschen im Kohlenhydrathunger. Klin. Wochenschr. 1924, S. 1989.

TOLSTOI, R. E., R. O. LOEBEL, S. Z. LEVINE und H. B. RICHARDSON: The production of lactic acid in diabetes following the administration of insulin. Proc. of the soc. f. exp. med. a. biol. 21, 449. 1924.

WERTHEIMER: Pankreashormon u. Zuckerverwertung. Med. Klinik. 1924, S. 632.

WIECHMANN: Permeabilitätstheorie des Diabetes. Dtsch. Arch. f. klin. Med. 150, 186. 1926.

WIGGLESWORTH, V. B., C. E. WOODROW, W. SMITH und L. B. WINTER: On the effect of insulin on blood phosphate. Journ. of physiol. 57, 447. 1923.

62. Diagnose des Diabetes.

ELIAS, ROUBITSCHEK und GÜDEMANN: Insulin und Graviditätsglykosurie. Wien. Arch. f. inn. Med. 11, 567. 1925.

KULCKE: Beitrag z. Differentialdiagn. zwischen Diabetes mell. u. Glykosuria innocens. Dtsch. Arch. f. klin. Med. 148, 262. 1925.

LICHTWITZ: l. c. Lit. Nr. 1.

LIEFMANN und STERN: l. c. Lit. Nr. 11.

NIEMEYER: Über Blutzuckerreaktion. Zeitschr. f. klin. Med. 98, 132. 1924.

v. NOORDEN, C.: Hausärztl. Behandlung. Lit. Nr. 1.

PRIESEL und WAGNER: Pathologie u. Therapie d. kindl. Zuckerkrankheit. Ergebn. d. inn. Med. u. Kinderheilk. 30, 536. 1926.

UMBER: Ernährung u. Stoffwechselkrankh. 3. Aufl. Berlin 1925.

— und ROSENBERG: Diagnose u. Prognose d. Glykosuria innocens. Zeitschr. f. klin. Med. 100, 655. 1924.

63. Allgemeines Krankheitsbild, Verlauf und Prognose.

BONDI: Das äußere Bild des männlichen Diabetikers. Zeitschr. f. angewandte Anatom. u. Konstitutionspathol. 4, 225. 1919.

ELIAS und SINGER: Kriegsdiabetes. Wien. klin. Wochenschr. 1918, S. 1247.

— und JEITELES: Diabetes in der Nachkriegszeit. Wien. klin. Wochenschr. 1926, Nr. 39.

HATLEHOL, R.: Blood sugar studies etc. Acta med. scandinav. Suppl. 8, 1. 1924.

HOLST, J. E.: Undersøgelser over lette glykosurier. Kopenhagen 1924.

MALMROS: Diagnostic and prognostic value of blood sugar determination. Act. med. scand. 62, 294. 1925.

NOLEN, HIJMANS v. D. BERGH u. S. VAN HEUKELOM: Abschnitt Glykosurie in Lebensversicherungsmedizin. Berlin 1925.

SCHMIDT, R.: Glykämische und glykosurische Dyskrasien. Med. Klinik. 1924, S. 511.

64. Komplikationen (Ursachen).

BAYER und FORM: Einfluß des Insulins auf Phagozytose u. Komplementgehalt. Dtsch. med. Wochenschr. 1926, S. 1338.

DA COSTA: The opsonic index in diabetes mellitus. Americ. journ. of the med. sciences. 1907, Juliheft.

— and BEARDSLEY: The resistance of diabetics to bacterial infection. Americ. journ. of the med. sciences. 1908, Septemberheft.

HANDMANN: Über die Ursachen der verminderten Resistenz des Diabetikers gegen Infektionen. Dtsch. Arch. f. klin. Med. 102, 1. 1911.

HARPUDER, K. und H. ERBSEN: Die Bedeutung der Ketonkörper für den Organismus und das Zustandekommen des diabetischen Komas. Zeitschr. f. d. ges. exp. Med. **46**, 768. 1925.
HORIUCHI, S.: Über Hyperglykämie. Zeitschr. f. d. ges. exp. Med. **44**, 471. 1925.
JACOBY: Zur Theorie des Diabetes mellitus. Dtsch. med. Wochenschr. 1916, Nr. 16.

65. Erkrankungen des Hautorgans.

Zusammenfassende Darstellungen:

BLOCH: Beziehungen zwischen Hautkrankheiten und Stoffwechsel. Ergebn. d. inn. Med. **2**, 521. 1908.
JADASSOHN: Hautkrankheiten bei Stoffwechselanomalien. V. Intern. Dermatologen-Kongreß. **2**, 155. Berlin 1904.
JARISCH, A.: Die Hautkrankheiten. Wien 1908.
SALOMON, H. und C. VON NOORDEN: in VON NOORDENS Handb. d. Pathol. d. Stoffw. Bd. II S. 245. 1907.

Einzelarbeiten:

Hautentzündungen

ROSENFELD: Wandlungen in der Behandlung des Diabetes. Boas' Archiv. **22**, 115, 1915.

Xanthom:

ARNING, E. und A. LIPPMANN: Essentielle Cholesterinämie mit Xanthombildung. Zeitschr. f. klin. Med. **89**, 107. 1920.
VAN BOMMEL, W. J. und VAN VLOTEN: Fall von Xanthoma diabeticum. Nederlandsch tijdschr. v. geneesk. 1924, Nr. 23.
CHAUFFARD, A.: Traitement du xanthome diabetique par l'insuline. Bull. et mém. de la soc. méd. des hôp. de Paris. 1924, Nr. 34.
FAHR, TH.: Zur Frage des Xanthoms. Zentralbl. f. allg. Pathol. u. pathol. Anat. **33**, 609. 1920.
DE GAMRAT, C.: Contribution à l'étude des Xanthomes. Ann. de dermatol. **1**, 497. 1920.
GRIFFITH: Xanthome. Journ. of the Americ. med. assoc. **78**, 1836. 1922.
JOEL, E.: Über spontane u. exper. Lipämien. Klin. Wochenschr. 1924, S. 1965.
JOSLIN, E. P.: Treatment of diabetes. 1923.
LOUGH, W. G. und J. A. KILLIAN: Xanthoma diabeticorum. Med. clin. of North America. **8**, 337. 1924.
LYON, D. M.: Xanthoma diabeticorum. Edinburgh med. journ. **28**, 168. 1924.
MAJOR, R. H.: Xanthoma diabeticorum. Bull. of Johns Hopkins hosp. **35**, 27. 1924.
MOOK, W. H. und R. S. WEISS: Xanthoma and hypercholesterinemia. Kongreß-Zentralbl. f. d. ges. inn. Med. **33**, 19.
PINKUS, F. und L. PICK: Zur Struktur und Genese der symptomatischen Xanthome bei Icterus und Diabetes. Ver. f. inn. Med. Berlin, 1. Juni 1909.
PRINGSHEIM, J.: Über Darstellung u. chem. Beschaffenheit der Xanthomsubstanz. Biochem. Zeitschr. **15**, 52. 1909.
ROSENTHAL, F. und BRAUNISCH: Xanthomatosis u. Hypercholesterinämie. Zeitschr. f. klin. Med. **92**, 429. 1921.
UMBER: Diabetische Xanthosis. Berlin. klin. Wochenschr. 1916, Nr. 30.
WIJNHAUSEN, O. J.: Über Xanthomatose in einem Falle recidivierender Pankreatitis. Berlin. klin. Wochenschr. 1921, Nr. 43.
YAMAKAWA, S. und M. KASHIWABARA: Lipämie u. Xanthomatosis. Kongreß-Zentralbl. f. d. ges. inn. Med. **29**, 437.

Xanthosis:

BÜRGER, M. und REINART: Zeitschr. f. d. ges. exp. Med. **7**, 1918. 1919.
HIJMANS VAN DEN GERGH und SNAPPER: Dtsch. Arch. f. klin. Med. **110**, 540.
MINKOWSKI, O.: Xanthosis diabetica. Belrin. klin. Wochenschr. 1917, S. 541.
V. NOORDEN, C.: Hautaffectionen b. Stoffwechselanomalien. V. internat. Dermatologen-kongr. Berlin 1904.
RYHINER: Jahrb. f. Kinderheilk. **94**.

Rubeose:

DAVID, O. und G. GABRIEL: Die Capillarmikroskopie des Röntgenerythems. Strahlentherapie. **15**, 125. 1923.
JÜRGENSEN, E.: Zeitschr. f. klin. Med. **86**. 1918.
KRAUS, H.: Volkmanns Sammlung klin. Vorträge. Neue Folge. Inn. Med. 237.
LANDERER: Zeitschr. f. klin. Med. **78**. 1913.

v. Noorden, C.: Hautaffektionen bei Stoffwechselanomalien. S. oben bei Xanthosis.
Weil, A. J.: Das Verhalten der kleinsten Gefäße beim Diabetes mellitus. Klin. Wochenschr.
1924, S. 2093.
Weiss: Beobachtung und mikrophotographische Darstellung der Hautkapillaren am lebenden Menschen. Dtsch. Arch. f. klin. Med. 119, 1. 1916.
— und Müller: Über Beobachtung der Hautkapillaren und ihre klinische Bedeutung.
Münch. med. Wochenschr. 1917, Nr. 19.

Exanthem und Psoriasis:

Bettmann: Die Hautkrankheiten der Diabetiker. Dtsch. med. Wochenschr. 1913, Nr. 25.
Bihlmeyer, G.: Exanthem bei kindlichem Diabetes. Münch. med. Wochenschr. 1920, S. 720.
Gross: Über Beziehungen einiger Dermatosen zum Gesamtorganismus. Wien. klin. Wochen-
schrift. 12, 211. 1899.
Grube: Über Psoriasis im Zusammenhang mit Gicht und Diabetes. Berlin. klin. Wochen-
schrift. 34, 1134. 1897.
Koch: Exanthem bei Diabetes mellitus. Wien. med. Wochenschr. 1915, S. 362.
Morrow: The cutaneous manifestations of diabetes mellitus. Med. record. 1896, 11. April.
Nagelschmidt: Psoriasis und Glykosurie. Berlin. klin. Wochenschr. 37, 31. 1900.

Bronzediabetes:

Anschütz: Über den Diabetes mit Bronzefärbung der Haut. Dtsch. Arch. f. klin. Med.
62, 411. 1899.
v. d. Bergh, D.: Diabete broncé fruste. Klin. Wochenschr. 1925, S. 1106.
Eppinger, H.: Die hepatolienalen Erkrankungen. Berlin 1920.
Heiberg: Die Krankheiten des Pankreas. S. 302. Wiesbaden 1914.
Hess und Zurhelle: Klinische und pathologisch-anatomische Beiträge zum Bronzediabetes.
Zeitschr. f. klin. Med. 57, 344. 1905.
Kühl, C.: Untersuchungen über den Blutumsatz an einem Fall von allgemeiner Hämo-
chromatose (Bronzediabetes). Dtsch. Arch. f. klin. Med. 144, 331. 1924.
Labbé: Le diabète bronzé. Arch. des maladies ne l'appar. dig. et de la nutrit. 6, 403. 1912.
Ridder: Zur Kenntnis des Bronzediabetes. Dtsch. med. Wochenschr. 1910, Nr. 36.
Schmidt: Mikroskopische Untersuchungen bei Bronzediabetes. Langensalza 1914.
Ungeheuer: Ein Fall von Bronzediabetes. Virchow's Arch. 216. 1915.

66. Mund und Rachenhöhle.

Beyer: Die Stomatitis pyorrhoica und die Alveolarpyorrhoe. Med. Klinik. 1917, Nr. 5.
Kolle, W. S.: Spirochaetenbefunde und Salvarsan bei Alveloarpyorrhoe. Med. Klin.
1917, Nr. 3.
Neumann, R.: Die Paradentosen (Alveolarpyorrhoe u. ihre Behandlung). Med. Klinik 1926,
S. 1129.
Ritter, P.: Über Alveolarpyorrhoe. Ther. d. Gegewart 1924. S. 168.

67. Magen- und Darmkrankheiten.

Falta: Fall von Diabetes mit Magenektasie. Wien. med. Wochenschr. 1915, 467.
Fauconnet: Über Magen- und Darmtätigkeit bei Diabetes mellitus. Thèse de Genève. 1904.
Honigmann: Über Magentätigkeit bei Diabetes mellitus. Dtsch. med. Wochenschr. 1890,
Nr. 43.
Schmitz: Über die Behandlung des Coma diabeticum. Berlin. klin. Wochenschr. 1890, 772.

68. Erkrankungen des Pankreas.

Albu: Beitrag zur Diagnostik der Pankreaserkrankungen. Halle a. S. 1911.
Bondi: Die selbsttätige Drainage des Magens und Duodenums. Boas' Arch. 19, 692. 1913.
Brugsch: Experimentelle Beiträge zur funktionellen Darmdiagnostik. Zeitschr. f. exp.
Pathol. u. Ther. 6, 324. 1909.
— Zur funktionellen Darmdiagnostik. Dtsch. med. Wochenschr. 1909, Nr. 52.
Caro und Wörner: Zur Diagnostik der Pankreaserkrankungen. Berlin. klin. Wochenschr.
1909, Nr. 8.
Deucher: Stoffwechseluntersuchungen bei Verschluß des Ductus pancreaticus. Korresp.-
Blatt d. Schweiz. Ärzte. 1898, 321 u. 361.
Ehrmann: Stoffwechseluntersuchung bei chronischer Pankreatitis. Zeitschr. f. klin. Med.
69, 319. 1910.
— in Wagner und Bayer, Lehrbuch der Organotherapie. Leipzig 1914, S. 253ff.
— und A. Jacoby: Über Blutungen bei mit Insulin behandelten Komafällen. Klin. Wochenschrift. 1925, S. 2151.

FALTA: Über Glykosurie und Fettstühle bei Morbus Basedowii. Zeitschr. f. klin. Med. 71, 1. 1910.
FRANK und SCHITTENHELM: Vorkommen und Nachweis von Trypsin im Magen-Darmkanal. Zeitschr. f. exp. Pathol. u. Ther. 8, 237 und 481. 1910.
GLÄSSNER, K.: Pankreas in Funktionsprüfung innerer Organe. Berlin: Julius Springer 1924.
GROSS: Die Wirksamkeit des Trypsins und eine einfache Methode zu ihrer Bestimmung. Arch. f. exp. Pathol. u. Pharmakol. 58, 157. 1907.
— Versuche an Pankreaskranken. Dtsch. Arch. f. klin. Med. 108, 106. 1911.
— und N. GULEKE: Erkrankungen des Pankreas. Berlin: Verlag J. Springer 1924.
HERRNHEISER: Manifestation von Pankreaserkrankung im Röntgenbilde. Med. Klinik. 1922, S. 233.
HESS: Beitrag zur Cammidge-Reaktion. Dtsch. med. Wochenschr. 1910, Nr. 2.
HIRSCHFELD: Über eine neue klinische Form des Diabetes. Zt. f. klin. Med. 19, 326. 1891.
JONES, CH. M., W. B. CASTLE, H. B. MULHOLLAND und F. BAILEY: Pancreatic and hepatic activity in diabetes. Arch. of internal med. 35, 315. 1925.
ISAAC-KRIEGER, K.: Wert d. Unters. d. Duodenalsaftes f. d. Diagnose. Med. Klinik 1922, S. 431.
KATSCH, G.: Die Diagnose der leichten Pankreatitis. Klin. Wochenschr. 1925, S. 289.
MÜLLER: Untersuchungen über Icterus. Zeitschr. f. klin. Med. 12, 45. 1887.
— und SCHLECHT: Prüfung der Pankreasinsuffizienz durch Trypsinbestimmungen. Med. Klinik. 1909, Nr. 16/17.
VON NOORDEN: Zur Diagnostik der Pankreaserkrankungen. Klin.-therapeut. Wochenschr. 1908, Nr. 35 u. 36.
SALOMON: Zur Organotherapie der Fettstühle. Berlin. klin. Wochenschr. 1902, Nr. 3.
— Über Fettstühle. XX. Kongr. f. inn. Med. 1902, 244.
— Zur Diagnose der Pankreaserkrankungen. Wien. klin. Wochenschr. 1908, Nr. 14.
— Fortschritte in Diagnostik und Therapie der Darmerkrankungen. Dtsch. Klinik. 12, 527. 1909.
SCHILD und MASUYAMA: Über die Behandlung der diabetischen Steatorrhoe mit Pankreaspräparaten. Zeitschr. f. diät. Therapie. 3, 451. 1900.
SCHLECHT und WITTMANN: Fermentuntersuchungen an einer isolierten menschlichen Dünndarmschlinge. Dtsch. Arch. f. klin. Med. 106, 517. 1912.
SCHMIDT: Die praktische Verwertbarkeit der Kernprobe für die Diagnose der Pankreaserkrankungen. Dtsch. Arch. f. klin. Med. 104, 598. 1911.
SCHÖNING: Klin. Wochenschr.
WALLIS MC KENZIE: Diagnosis of diseases of the pancreas. Quart. journ. of med. 1920, S. 57.
WITTE: Sammelreferat. Med. Klinik. 1909, 1485.

69. Erkrankungen der Leber.

ADLER, A.: Die Urobilinurie des gesunden und kranken Menschen. Dtsch. Arch. f. klin. Med. 140, 302. 1922.
BOUCHARD: Mal. par ralentissement de la nutrition. Paris 1890.
BOUCHUT et VOLMAT: La diabète avec cirrhose. Rev. de méd. 33, 743. 1913.
HEIBERG: Krankheiten des Pankreas. S. 298. Wiesbaden 1914.
HETÉNYI, G.: Diabetes mellitus und Urobilinogenurie. Berl. klin. Woch. 58, 1462. 1921.
JOSLIN, J. P.: Treatment of diabetes. 1923.
JONES: l. c. Lit. Nr. 68.
LANCERAUX: Etiologie et pathogénie du diabète. Sem. méd. 1894, 477.
NAUNYN: Klinik der Cholelithiasis. S. 158. Leipzig 1892.
OPIE: Diseases of the pancreas. 2. Aufl. London 1910.
PETRÉN, K.: Diabetes-Studier. 1923.
RAUCH: Lipämie bei Diabetes mellitus. Diss. Leipzig 1895.
WEICHSELBAUM: Die Veränderungen des Pankreas bei Diabetes. Wien 1910.

70. Respirationsorgane.

BERTAIL: Etude sur la phthisie diabétique. Paris 1872.
BLUMENFELD, F.: Über die Phthisis der Diabetiker. Therap. Monatsh. 1899, Febr. (Daselbst ausführliche Literaturangaben über die Phthise der Diabetiker.)
EHRET: Über Symbiose bei diabetischer Lungentuberkulose. Münch. med. Wochenschr. 1897, Nr. 52.
FINK: Lehre von den diabetischen Lungenerkrankungen. Münch. med. Woch. 1887, Nr. 37.

IMMERMANN und RÜTIMEYER: Über das Vorkommen von Tuberkelbazillen im Kaverneninhalt bei diabetischer Lungenphthise. Zentralbl. f. klin. Med. 1883, S. 129.

LEICHTENSTERN: Über Kehlkopferkrankungen im Verlaufe des Diabetes. Münch. med. Wochenschr. 1900, Nr. 16/17.

LEYDEN: Bemerkungen über diabetische Lungenphthise. Zeitschr. f. klin. Med. 4, 298. 1881.

LUNDBERG, E.: Etudes sur le diabete accompagné de tuberculose. Acta med. scandinav. Bd. 62. 1925 Sonderabdr.

MONTGOMERY: Americ. journ. of the med. sciences. 1912.

RIEGEL: Über das Verhalten des Sputums bei diabetischer Lungenphthise. Zentralbl. f. klin. Med. 1883, Nr. 13.

ROSENBERG, M.: Über auffallend günstige Beeinflussung der diabetischen Stoffwechsellage durch komplizierende Erkrankungen. Klin. Wochenschr. 1925, S. 159.

SEEGEN: Diabetes mellitus. S. 171, 1893.

— Über Kehlkopferkrankungen im Verlaufe des Diabetes. Münch. med. Wochenschr. 1900, Nr. 16/17.

71. Arteriosklerose.

ARON: Zur Ätiologie der Gefäßerkrankungen bei Diabetes. Berlin. klin. Wochenschr. 1913, Nr. 19.

BORCHARDT: Über die Veränderungen der Arterienmedia bei Spontangangrän u. ihre Beziehungen zum Diabetes. Virchows Arch. f. pathol. Anat. u. Physiol. 259, H. 3. 1926.

EBSTEIN, W.: Angina pectoris neben arthritis urica und Diabetes mell. Berlin. klin. Wochenschrift. 1895, Nr. 23.

EISENKLAM, J.: Unterschenkelamputation bei Spontangangrän. Wien. klin. Wochenschr. 1925, S. 1303.

HETENYI: Angina pectoris während Insulinbehandlung. Wien. Arch. f. inn. Med. 13, 95. 1926.

JOSLIN, E. P.: Treatment of Diabetes. 1923.

KAZDA, F.: Über Spontangangrän an den unteren Extremitäten. Dtsch. Zeitschr. f. Chirurg. 187, 86. 1924.

KREHL, L.: Rat zur Vorsicht bei Gebrauch des Jods. Münch. med. Wochenschr. 1910, Nr. 47.

LAACHE: Zur Lehre von den Schmerzen sog. vasculären Ursprungs. Dtsch. med. Wochenschr. 1894, Nr. 13.

LABBÉ, M. et H. HEITZ: La cholesterinämie des diabetiques. Bull. et mém. de la soc. méd. des hôp. de Paris. 1924, S. 1564.

v. NOORDEN, C.: Über Arteriosclerose. Med. Klinik. 1908, Nr. 1. (Warnung vor Jod.)

PFAB, B. und O. HOCHE: Untersuchungen mit dem Capillarmikroskop bei chirurgischen Gefäßerkrankungen. Mitt. a. d. Grenzgeb. d. Med. u. Chirurg. 38, 123. 1924.

STÜHLERN, V. R., M. J. AGULOWA und A. A. BABKOWA: Über den Einfluß des Pilocarpins und Insulins bei der Gangräna spontanea. Med. Klinik. 1925, S. 1765.

72. Arterielle Hypertension.

BOTTI, A.: Der Blutzucker bei Arteriosklerose und Hypertonie. Policlinico. 1922, S. 249.

DIENA, G. und C. CIPRIANI: Rapporta fra iperglicemia ed ipertensione. Zentralbl. f. d. ges. inn. Med. 36, 380. 1924.

FAHRENKAMP: Über Hypertension. Ergebn. d. ges. Med. 5, 144. 1923.

HAGELBERG: Berl. klin. Wochenschr. 1912, Nr. 40.

O'HARE, J. P.: Glukose tolerance test in chronic vascular hypertension. Americ. journ. of the med. sciences. 160, 366. 1920.

HÄRLE, F.: Hypertonie u. Blutzucker. Zeitschr. f. klin. Med. 92, 124. 1921.

HERRICK, W. W.: Hypertension and hyperglycämia. J. of the Am. med. Ass. 81, 1942. 1923.

HITZENBERGER, K. und M. RICHTER-QUITTNER: Ein Beitrag zum Stoffwechsel bei der vasculären Hypertonie. Wien. Arch. f. inn. Med. 2, 189. 1921.

— Über den Blutdruck bei Diabetes mellitus. Wien. Arch. f. inn. Med. 2, 461. 1921.

JOSLIN: Treatment of Diabetes. 1923.

KAHLER, H.: Zur Frage der Hyperglykämie bei Krankheitszuständen mit Hochdruck. Wien. Arch. f. inn. Med. 4, 129. 1922 und Die Blutdrucksteigerung usw. Ergeb. d. inn. Med. u. Kinderheilk. 25, 266. 1924.

KATZ-KLEIN, F.: Diabetes u. Hypertonie. Med. Klinik. 1924, Nr. 51.

KOOPMAN, J.: Untersuchungen an Kranken mit Hypertension. Zentralbl. f. d. ges. inn. Med. 33, 360. 1924.

KERPOLA, W.: Beitr. z. Sympt. u. Pathog. d. essent. Hypertonie. Acta med. scandinav. Suppl. VII, 1925. S. 298.

KYLIN, E.: Hypertonie u. Zuckerkrankheit. Beitrag zur Symptomatologie des Altersdiabetes. Hygiea. 84, 50. 1922 (Schwedisch) und Zentralbl. f. inn. Med. 1921, Nr. 45.
— Studien über das Hypertonie-, Hyperglykämie-, Hyperurikämiesyndrom. Zentralbl. f. inn. Med. 1923, Nr. 6 u. 7.
— Über die Adrenalin-Blutdruck- und Blutzuckerreaktion bei verschienenen Formen von Diabetes mellitus. Zentralbl. f. inn. Med. 1924, Nr. 37.
— Über intravenöse Adrenalinreaktion bei Diabetikern. Dtsch. Arch. f. klin. Med. 145, 373. 1924.
LORANT, J. ST. und Z. ADLER: Studien über die Bedeutung des Blutdrucks bei Erkrankungen des Zuckerstoffwechsels. Wien. Arch. f. inn. Med. 7, 137. 1923.
MARAÑON, G.: Über Hypertonie u. Zuckerkrankheit. Zentralbl. f. inn. Med. 1922, S. 169.
— Hypertension u. Diabetes. Arch. de cardiol. y hematol. 3, 125. 1922.
NEUBAUER: Hyperglykämie bei Hochdrucknephritis usw. Biochem. Zeitschr. 25, 284. 1910.
PETRÉN, K.: Diabetes-Studier. 1925.
PURJESZ: Blutzuckergehalt unter normalen u. pathol. Verhältn. Wien. klin. Wochenschr. 1913, S. 1420.
ROSENBLOOM, J.: Blood pressure studies in 140 cases of diabetes mellitus. Journ. of laborat. a. clin. med. 7, 392. 1922.
SCHMIDT, R.: Über glykämische und glykosurische Dyskrasien. Med. Klinik. 1924, Nr. 16.
SCHWAB, E.: Pathologisch-anatomische Studien zur Frage der Hypertonie u. Hyperglykämie. Virchow's Arch. f. pathol. Anat. u. Physiol. 242, 1. 1923.

73. Herz.

BÜDINGEN: Ernährungs- und Stoffwechselstörungen im Herzen beim Diabetes und beim Insulinschaden. Zentralbl. f. Herz- u. Gefäßkrankh. 1925, Nr. 14/15.
— Heilanzeigen für hypertonische Traubenzuckerinfusionen. Fortschr. d. Therapie. 1925, S. 765.

74. Nieren.

ALDEHOFF: Zur Beteiligung der Nieren bei dem Diabetes mellitus in KÜLZ, Diabetes mellitus. S. 449. Jena 1899. (Über Komacylinder.)
— und KÜLZ: Demonstrationen von W. Sandmeyer. Kongr. f. inn. Med. 10, 345. 1891.
ASCHOFF, L.: Lehrbuch d. pathol. Anatomie. Jena 1919.
BENEKE: in ZÜLZERS Handbuch d. Krankheiten d. Harn- u. Sexualorgane. Leipzig 1893.
EBSTEIN: Über Drüsenepithelnekrosen beim Diabetes mellitus. Dtsch. Arch. f. klin. Med. 28, 143. 1881.
— Weiteres über Diabetes mellitus. Dtsch. Arch. f. klin. Med. 30, 1. 1882.
EHRLICH: Über das Vorkommen von Glykogen im diabetischen und normalen Organismus. Zeitschr. f. klin. Med. 6, 33. 1883.
ELLINGER und SEELIG: Einfluß von Nierenentzündungen auf den Pankreasdiabetes des Hundes. Jaffé-Festschr. 1901.
FAHR: Untersuchungen zur Glykogenfrage. Dtsch. med. Wochenschr. 1916, S. 1337.
FICHTNER: Zur path. Anatomie der Nieren beim D. mellitus. Virchow's Arch. 114, 400. 1889.
KLEIN, O.: Nierenfunktion bei schweren Diabetesfällen. Wien. Arch. f. inn. Med. 10, 507. 1925.
KÜLZ, C.: Zur Kenntnis der Komazylinder. Diss. Marburg 1895.
MARTHEN: Über die van Gieson'sche Färbung bei Diabetesnieren. Virchow's Arch. f. pathol. Anat. u. Physiol. 138, 556. 1894.
MUNK, F.: Pathologie u. Klinik der Nierenkrankheiten. II. Aufl. Berlin 1925.
SANDMEYER: Zur pathologischen Anatomie des Diabetes mellitus. Dtsch. Arch. f. klin. Med. 50, 301. 1892.
SCHMITZ: Über die prognostische Bedeutung der Albuminurie bei Diabetes. Berlin. klin. Wochenschr. 1891, Nr. 15.

75. Blase.

POSNER: Prostatahypertrophie und Diabetes. Berlin. klin. Wochenschr. 1895, S. 1471 und 1515.
SCHMITZ: Cystitis als Komplikation bei Diabetes. Berlin. klin. Wochenschr. 1890, Nr. 23 und l. c. Lit. Nr. 62.

76. Geschlechtsorgane bei Frauen.

ALLEN, F. M.: The influence of pregnancy upon experimental diabetes. Americ. journ. of physiol. 54, S. DFP 451. 1921.
AMBARD, P.: MERKLEN, SCHMID, WOLF et ARNOVLJEVITSCH: Diabète grave chez une femme enceinte et diabete congenital chez l'enfant. Bull. et mém. de la soc. méd. des hôp. de Paris. 1925, Nr. 13.

Bockelmann und Rother: Acidosis u. Schwangerschaft. Zeitschr. f. d. ges. exp. Med. **33**, 161. 1923.

Bouchardat: Diabète sucré. Paris 1875.

Carlson, Drennan und Glinzburg: Americ. journ. of physiol. **28**. 1911 u. **36**. 1916.

Cron, R. S.: Glykosuria during pregnancy. Americ. journ. of obstetr. a. gynekol. **1**, 276. 1920.

Forssner: Einwirkung der Schwangerschaft auf die Zuckerkrankheit. Nord. med. Arkiv. 1911, I. Nr. 35.

v. Frankl-Hochwart, C. von Noorden, A. v. Strümpell: Die Erkrankungen des weiblichen Genitales in Beziehung zur inneren Medizin. 2 Bände. Wien 1913. (Besonders die Beiträge von Novak.)

Grünthal, P.: Renaler Ursprung d. Schwangerschaftsglykosurie. Inaug.-Diss. Breslau 1920.

Henkel: Glykosurie bei Frauen mit experimentellen Untersuchungen. Dtsch. med. Wochenschrift. 1910, Nr. 46.

Hirschfeld: Schwangerschaft und Zuckerkrankheit. Berlin. klin. Wochenschr. 1910, Nr. 23.

— Beziehungen zwischen Geschwülsten des Genitalapparates und Zuckerkrankheit. Berlin. klin. Wochenschr. 1910, Nr. 51.

Joslin, E. P.: Treatment of Diabetes. 1923.

Kleinwächter: Der Diabetes vom gynäkologischen Standpunkt aus betrachtet. Zeitschr. f. Gynäkol. u. Geburtsh. **38**, 191. 1898.

— Einige Worte über Komplikation von Uterusmyom und Diabetes. Zeitschr. f. Gynäkol. u. Geburtsh. **43**, 373. 1900.

Küstner, H.: Schwangerschafts- u. Menstruationsglykosurie. Klin. Wochenschr. 1922, Nr. 7.

Lauter, S. und F. Hiller: Diabetes mellitus und insipidus im Anschluß an Schwangerschaft. Dtsch. Arch. f. klin. Med. **146**, 355, 1925.

Lublin, A.: Diabetes mellitus und Gravidität. Dtsch. Arch. f. klin. Med. **143**, 342. 1924.

Neisser und Königsfeld: Beziehungen zwischen Myom und Diabetes. Med. Klinik. 1911, Nr. 19.

Neumann: Über das Zusammentreffen von Gravidität und Diabetes. Zeitschr. f. klin. Med. **69**, 475. 1910.

von Noorden und Kaminer: Krankheiten und Ehe. 2. Aufl. Leipzig 1916, S. 194ff.

Novak, Porges, Strisower: Über eine besondere Form der Glykosurie in der Schwangerschaft. Zeitschr. f. klin. Med. **78**, 413. 1913.

Offergeld: Die Wechselbeziehungen zwischen Diabetes und dem Generationsprozesse. Würzburg 1909. (Vortreffliche Besprechung der älteren Literatur.)

Porges und Nowak: Über die Ursache der Acetonurie der Schwangeren. Berlin. klin. Wochenschr. 1911, Nr. 39.

Potjan, H. und W. Nickel: Über den günstigen Ausgang einer Schwangerschaft bei schwerem Diabetes. Klin. Wochenschr. 1924, S. 155.

Rosenbloom, J.: Influence of menstruation on the food tolerance in Diabetes. Journ. of the Americ. med. assoc. **76**, 1472. 1921.

Rosenberg, M.: Glykosurie, Diabetes und Acidosis bei Schwangeren. Klin. Wochenschr. 1924, Nr. 35.

Seitz, L.: Pathologie der Schwangerschaft. Döderleins Handbuch der Geburtshilfe. Bd. II. 2. Aufl. 1925.

Solowjew: Transitorische Glykosurie bei Abdominalgeschwülsten. Wratschebnaja Gazeta. 1909, Nr. 42.

Springer, A.: Diabetes und Schwangerschaft. Zentralbl. f. Gynäkol. 1924, Nr. 48.

Umber, F.: Coma diabeticum bei Schwangeren. Verhandl. d. dtsch. Kongr. f. inn. Med. 1920.

— und M. Rosenberg: Zur Prognose und Diagnose der Glykosuria innocens. Zeitschr. f. klin. Med.

77. Schilddrüse.

Bettmann: Ein Fall von Morbus Basedowii mit Diabetes mellitus. Münch. med. Wochenschrift. 1896, Nr. 49/50. (Hier zahlreiche Literaturangaben.)

Blachstein: Diskussions-Bemerkungen. Verhandl. d. dtsch. Kongr. f. inn. Med. 1896, 142.

Buchanan, J. A.: A case of exophthalmic goitre and diabetes mellitus. Zentralbl. f. d. ges. inn. Med. **34**, 221. 1924.

Buschan: Die Basedowsche Krankheit. Wien 1894.

Chvostek: Morbus Basedowii und die Hyperthyreosen. Berlin 1917.

Day, J. Ch.: Diabetes in association with toxic goitre. New York med. journ. **111**, 815. 1920.

Eppinger: Zur Pathologie des viszeralen Nervensystems. Zeitschr. f. klin. Med. **67**, 345. 1609.

— Die Basedowsche Krankheit in Lewandowskys Innere Sekretion und Nervensystem. Berlin 1913.

— Falta, Rudinger: Über Wechselbeziehungen der Drüsen mit interner Sekretion. Zeitschr. f. klin. Med. **66**, 1. 1908 und **67**, 380. 1909.

— und Hess: Vagotonie. von Noordens Samml. klin. Abh. 1910, Nr. 9/10.

FALTA: Über Glykosurie und Fettstühle bei Morbus Basedowii. Zeitschr. f. klin. Med. 71, 1. 1910.

GRAWITZ: Morbus Basedowii kompliziert mit Diabetes mellitus. Fortschr. d. Med. 1897, Nr. 22.

GROBER: Zum erblichen Auftreten der Basedowschen Krankheit. Med. Klinik. 1908, Nr. 33.

HANNEMANN, O.: Über Glykosurie und Diabetes mellitus bei Basedowscher Krankheit. Diss. Berlin 1895.

KRAUS: Jod, Schilddrüse, Arteriosklerose. Therapie d. Gegenw. 1917, S. 45.

LORAND: Cpt. rend. des séances de la soc. de biol. 1904, Mars 19.

— Entstehung der Zuckerkrankheit. Berlin 1903.

VON NOORDEN: Beiträge zur Schilddrüsentherapie usw. Zeitschr. f. prakt. Ärzte. 1896, S. 3.

OSWALD: Die Schilddrüse in Physiologie und Pathologie. Leipzig 1916.

ROHDENBERG, G. L.: Thyreoid diabetes. Endocrinology. 4, 63. 1920.

SATTLER: Die Basedowsche Krankheit. Leipzig 1909/10.

SCHULTHEISS: Über Erblichkeit bei Morbus Basedowii. Diss. Jena 1908.

STERN, H.: The association of Graves disease with glycosuria and diabetes. Internat. magazin of med. 1902, 737.

78. Augen. (Dr. E. GRAFE.)

ABELSDORFF, G.: Sehnervenatrophie mit Arteriosklerose bei Diabetes mellitus. Arch. f. Augenheilk. 95, H. 1/2, S. 143—149. 1924.

ACCARDI, VINCENZO: Intorno all' influenza di alcuni preparati di insulina sulla tensione, sul diametro pupillare e sui vasi dell' occhio. Ricerche sperim. (Clin. oculist., univ. Palermo.) Boll. d'oculist. Jg. 4, Nr. 5, S. 289—306. 1925.

ARNING und LIPPMANN: Essentielle Cholesterinämie mit Xanthombildung. Zeitschr. f. klin. Med. 89, 107. 1920.

ASCHER (Prag): Über Augendruck bei Zuckerkranken. Tagung d. Dtsch. Ophthalmol. Ges. Heidelberg 1925.

ASK, F.: Über den Zuckergehalt des Kammerwassers. Biochem. Zeitschr. 59, 1. 1914.

— Über den Zucker im Humor aqueus des Menschen. Biochem. Zeitschr. 59, 35. 1914.

BEAUVIEUX et PAUL PESME: La rétinite diabétique. Etude anatomo-pathologique et pathogénique. Arch. d'opht. 40, Nr. 2, S. 65—68. 1923.

BIETTI, AMILCARE: Sulla resistenza dei diabetici alle infezioni oculari. Ricerche sperimentali con microorganismi patogeni e con germi saprofitici della congiuntiva. Atti d. R. accad. dei fisiocrit. in Siena. 12, Nr. 8/10, S. 767—779. 1920.

BITTORF: Die Löwische Reaktion. Zentralbl. f. inn. Med. 1909, S. 35.

CHAUFFARD, A., A. GRIGAUT et M. NIDA: Sur un cas de rétinite diabétique pure très amélioré par l'insuline. Cpt. rend. des séances de la soc. de biol. 92, Nr. 17, S. 1356—1359. 1925.

COCKCROFT, W. L.: Loewi's adrenalin mydrasis as a sign of pancreatic insufficiency. Brit. med. journ. Nr. 3098, S. 669. 1920.

COHEN, MARTIN: Pathogenesis and prognosis of eye complications in diabetes. Internat. clin. 4, Ser. 33, S. 246—252. 1923.

DIANOUX: Des troubles oculaires dans le diabète. Ann. d'oculist. CXX, 280. 1898.

DUKE-ELDER, W. STEWART: Changes in refraction in diabetes mellitus. Brit. journ. of ophth. 9, Nr. 4, S. 167—187. 1925.

DÜNNER: Vorübergehende Pupillenstarre bei Diabetes. Therapie d. Gegenw. 1915, S. 135.

ELSCHNIG, ANTON: Insulinbehandlung bei Cataracta diabetica. Dtsch. ophth. Ges., tschechoslow. Rep.-Sitzg. v. 9. 12. 1923.

— Refraktionsänderungen bei Diabetes mellitus. Med. Klinik Jg. 19, Nr. 1, S. 17—18. 1923.

ENROTH, EMIL: Zur Ätiologie der transitorischen Refraktionsabnahme bei Diabetes mellitus. Acta med. scandinav. 56, H. 4, S. 500—506. 1922.

FISCHER, F.: Rückgang einer Cataracta diabetica unter Insulinbehandlung. Zeitschr. f. Augenheilk. 55, H. 3, S. 190—191. 1925.

FÖRSTER: Beziehungen der Allgemeinleiden zu den Krankheiten des Sehorgans. Leipzig 1877.

FRIEDENWALD, HARRY: Diabetic retinitis. Journ. of the Americ. med. assoc. 85, Nr. 6, S. 428—434. 1925.

GALLUS, EDWIN: Frühzeitige Starbildung mit nachfolgendem Diabetes. Arch. f. Augenheilk. 86, H. 1/2, S. 128—135. 1920.

— Augenuntersuchung diabetischer Kriegsteilnehmer. Zeitschr. f. Augenheilk. 48, H. 2/3, S. 89—96. 1922.

GENET, L.: Le fond d'oeil des diabétiques. Journ. de méd. de Lyon Jg. 50, Nr. 101, S. 159 bis 170. 1924.

GINESTOUS: Paralyse diabétique du moteur ocul. ext. Gaz. hebd. méd. de Bordeaux. 34, 410. 1913.

GOLDSCHMIDT (Leipzig): Beitrag zur Genese der Cataracta diabetica. Tagung d. Dtsch. Ophthal. Ges., Heidelberg 1925.

GRAFE, EDUARD: Über Netzhautveränderungen bei Diabetes. Klin. Wochenschr. Jg. 2, Nr. 26 S. 1216—1217. 1923.
— Über Netzhautveränderungen bei Diabetikern. Klin. Monatsbl. f. Augenheilk. **69**, Dezemberh., S. 841. 1923.
— Die Bedeütung der Insulintherapie des Diabetes für die Ophthalmologie. Tagung d. Dtsch. Ophthal. Ges., Heidelberg 1924.
— Die Bedeutung der Insulintherapie des Diabetes für die Ophthalmologie. Dtsch. med. Wochenschr. Jg. 50, Nr. 39, S. 1325—1327. 1924.
GROENOUW: Beziehungen der Allgemeinleiden und Organerkrankungen zu Veränderungen und Krankheiten des Sehorgans. GRAEFE-SÄMISCHS Handbuch d. Augenheilk. 3. Aufl. 1920.
HAGEN, SIGURD: Zur Ätiologie der transitorischen Hypermetropie bei Diabetes mellitus. v. Graefes Arch. f. Ophth. **105**, 243—250. 1921.
— Transitorische Hypermetropie bei Diabetes und ihre Ätiologie. Norsk magaz. f. laegevidenskaben Jg. 82, Nr. 6, S. 424—428. 1921. (Norwegisch.)
HEINE: Krankheiten des Auges im Zusammenhang mit der inneren Medizin. Berlin 1921.
HERTEL: Über Verminderung des Augendrucks bei Coma diabeticum. Münch. med. Wochenschrift. 1913, Nr. 22.
HIRSCHBERG: Über diabetische Netzhautentzündung. Dtsch. med. Wochenschr. 1890, Nr. 51/52.
— Über diabetische Erkrankungen des Sehorgans. Dtsch. med. Wochenschr. 1891, S. 467.
KATO, TOYOJIRO und MASAO WATANABE: Die Adrenalinmydriasis bei chronischer Nephritis. (Med. Klin. v. Prof. KATO, Tohoku Univ., Sendai, Japan.) Tohoku journ. of exp. med. **21**, Nr. 2, S. 187—191. 1920.
KLEIN, S.: Über Cataracta diabetica. Wien. klin. Wochenschr. 1901, Nr. 45.
KNIES: Beziehungen des Sehorgans zu den Erkrankungen des Körpers. Wiesbaden 1893.
KRAUSE: Über ein bisher nicht bekanntes Symtom bei Coma diabeticum. Verhandl. d. dtsch. Kongr. f. inn. Med. **21**, 439. 1904.
LANGDON, H. MAXWELL: A study of the sugar tolerance in aglycosuric patients with cataract. Transact. of the Americ. ophth. soc. **20**, 340—350. 1922.
LAPERSOMA und VELTER: Familiale Katarakte bei Glykosurie. Arch. d'ophth. **37**, 170. 1920.
LEPEHNE, G. und E. SCHLOSSBERG: Ist die Adrenalinmydriasis differentialdiagnostisch verwertbar? (Med. Univ.-Klin., Königsberg i. Pr.) Dtsch. med. Wochenschr. Jg. 50, Nr. 42, S. 1433—1437. 1924.
LÖHLEIN: Die Beziehungen des Auges zu den inneren Krankheiten. KRAUS-BRUGSCH, Spez. Pathol. u. Therapie. Bd. IX. 1923.
LOTTRUP-ANDERSEN, CHR.: Contributions to the statistics of the diabetic eye complications. Acta ophth. **2**, H. 3, S. 250—256. 1925.
LOEWI, O.: Über eine neue Funktion des Pankreas und ihre Beziehung zum Diabetus mellitus. Arch. f. exp. Pathol. u. Pharmakol. **59**, 83. 1908.
MARX, E.: Über Augendruckveränderungen bei Zuckerkranken. Nederlandsch tijdschr. v. geneesk. Jg. 69, 2. Hälfte, Nr. 12, S. 1397. 1925. (Holländisch.)
MEESMANN: Primäre Verfettung beider Hronhäute. Zeitschr. f. Augenheilk. **53**, H. 1/2, S. 130—131. 1924.
ONFRAY, RENÉ: Le pronostic vital et le pronostic visuel des rétinites des diabétiques. Ann. d'oculist. **159**, H. 8, S. 599—604. 1922.
PARKER, WALTER R.: Ocular manifestations of diabetes. Americ. journ. of opth. 8, Nr. 4, S. 284—287. 1925.
PÖLLOT, W.: Transitorische Refraktionsänderungen des Auges bei Diabetus mellitus. Fortschr. d. Med. Jg. 37, Nr. 7, S. 214—219. 1920.
POOS (Münster i. W.): Insulinmiosis und Adrenalinmydriasis. Experimente über eine neue antagonistische Wirkung von Pankreas- und Nebennierenhormon auf das Auge. Tagung d. Dtsch. ophthal. Ges. in Heidelberg. 1925.
POYALES: L'insuline en ophthalmologie. Arch. d'ophth. **41**, Nr. 4, S. 207—216. 1924.
RAIA, V. L.: Two cases of retinitis proferans of syphilitic and diabetic origin. Americ. journ. of ophth. 5, Nr. 12, S. 946—948. 1922.
ROBERTS, W. H.: Increase of hyperopia in diabetes. Transact. of the Americ. opth. soc. 56 ann. meet. **18**, 408—427. 1920.
ROSENSTEIN, A. MARIA: Zur transitorischen Myopie bei Diabetes mellitus. Klin. Monatsbl. f. Augenheilk. **72**, März-April-H., S. 487—491. 1924.
SCHMIDT-RIMPLER: Die Erkrankungen des Auges im Zusammenhang mit anderen Krankheiten. 2. Aufl. Wien 1905. (Nothnagels Handbuch der spez. Pathol. u. Therapie. XXI.)
SCHNYDER, WALTER F.: Untersuchungen über Vorkommen und Morphologie der Cataracta diabetica. Klin. Monatsbl. f. Augenheilk. **70**, Januar-Februar-H., S. 45—78. 1923.
— Nachtrag zur Arbeit: Untersuchungen über Vorkommen und Morphologie der Cataracta diabetica. Klin. Monatsbl. f. Augenheilk. **73**, Sept.-Okt.-H., S. 418—426. 1924.

STREBEL, J.: Über Formveränderungen der Zentralskotome bei diabetischer Retrobulbär-
neuritis (Neurodystrophia papillomacularis chronica) kurz vor dem Tode. Schweiz. med.
Wochenschr. Jg. 51, Nr. 6, S. 123—128. 1921.
TERRIEN, F.: Les petits signes oculaires du diabète: presbytie, hypermétropie, myopie.
Paris méd. Jg. 11, Nr. 43, S. 312—315. 1921.
UHTHOFF, W.: Zur Therapie der Cataracta diabetica. Klin. Monatsbl. f. Augenheilk. 73,
Juli-August-H., S. 246—247. 1924.
VOLHARD: Diskussion. Kongr. f. inn. Med. 1921.
WAGENER, H. P. and R. M. WILDER: The retinitis of diabetes mellitus. Journ. of the Americ.
med. assoc. 76, Nr. 8, S. 515—517. 1921.
WHITHAM, LLOYD B.: Epithelial dystrophy of cornea an ocular manifestation in diabetes.
Americ. journ. of ophth. 7, Nr. 10, S. 759—763. 1924.

79. Geschmack und Gehör.

BAR: Otitis media bei Diabetes. Rev. hebd. de laryngol. et d'otol. 37. 1902.
DAVIDSOHN, H.: Über Otitis media diabetica. Berlin. klin. Wochenschr. 1894, Nr. 51.
EULENSTEIN: Die Ohrenerkrankungen der Diabetiker. Dtsch. Arch. f. klin. Med. 64, 270.
1900.
KÖNIGSBAUER: Otitis media diabetica. Inaug.-Diss. München 1897.
KÖRNER, O. und R. v. WILD: Die Perkussion des Warzenfortsatzes usw. Zeitschr. f. Ohren-
heilk. 23, 234. 1892.
MUCK: Mastoiditis bei einem Diabetiker. Zeitschr. f. Ohrenheilk. 35, H. 3. 1899.
MÜLLER: Geschmacksparästhesien auf arteriosklerotischer Grundlage. Zentralbl. f. inn.
Med. 32, 689. 1911.

80. Psychische Störungen.

COWIE, D. M., J. P. PARSONS und TH. RAPHAEL: Insulin and mental depression. Kongreß-
Zentralbl. f. d. ges. inn. Med. 39, 122. 1925.
LAUDENHEIMER: Diabetes und Geistesstörung. Berlin. klin. Wochenschr. 1898, Nr. 21.
— Paralytische Geistesstörung infolge von Zuckerkrankheit. Arch. f. Psychiatrie u. Nerven-
krankh. 20, H. 2. 1897.
LEGRAND DU SAULLE: Les accidents cérébraux dans le diabète. Gaz. des hôp. civ. et milit.
1884, Nr. 18, 21, 24, 27, 30.
MARÉCHAL: Recherches sur les accidents diabétiques. Paris 1864.
VON NOORDEN: Neurogener Diabetes. Med. Klinik. 1912, Nr. 1.
SCHULTZE und KNAUER: l. c. Lit. Nr. 18.

81. Koma diabeticum.

BECKER: Die Gefahren der Narkose für Diabetiker. Dtsch. med. Wochenschr. 1893, Nr. 16.
BLUM: Symptomatologie und Therapie des Koma diabeticum. Ergebn. d. inn. Med. 1913,
442. 1913.
DENECKE, G.: Plötzlicher Tod bei Diabetes ohne Coma. Münch. med. Wochenschr. 1921,
S. 398.
EHRMANN: Über kardiovaskuläre Symptome und ihre Therapie bei diabetischem Koma und
Präcoma. Berlin. klin. Wochenschr. 1913, Nr. 31.
— und JACOBY: Blutungen bei mit Insulin behandelten Komafällen. Klin. Wochenschr.
1925, S. 2151.
FEINBLATT: Report of a fatal case of juvenile diabetic coma with insignificant ketonuria and
with a large amount of acetone in the spinal fluid. Arch. of internal med. 34, 508. 1924.
FRERICHS: Über den plötzlichen Tod und über Koma bei Diabetes mellitus. Zeitschr. f. klin.
Med. 6. 1883 und Monogr. über Diabetes. Berlin 1884.
HARPUDER: l. c. Lit. Nr. 55.
JOHN: Diabetic coma complicated by acute retention of urine. Journ. of the Americ. med.
assoc. 84, 1400. 1925.
KAUSCH: Trauma und Diabetes mellitus. Zeitschr. f. klin. Med. 55, 413. 1904.
KUSSMAUL: Zur Lehre vom Diabetes mellitus. Dtsch. Arch. f. klin. Med. 14, 1. 1874.
LABBÉ: Coma hépatique chez un diabétique acidosique. Bull. et mém. de la soc. méd. des hôp.
de Paris 40, 1560. 1924.
LORANT: Über das sthenische Coma diabeticum. Dtsch. med. Wochenschr. 1926, S. 275.
PADDOCK: A fatal case of diabetic coma. Journ. of the Americ. med. assoc. 82, 1855. 1924.
REICHER: Chemisch-experimentelle Studien zur Kenntnis der Narkose. Zeitschr. f. klin.
Med. 65, 235. 1908.
SPITZER, W.: Über traumatisches Koma diabeticum. Dtsch. med. Wochenschr. 1900, Nr. 47.
STERN, R.: Über traumatische Entstehung innerer Krankheiten. 1900, S. 422.
STRAUSS, H.: Über Pseudo-Coma diabeticum. Med. Klinik 1925, S. 387.

81a. Gehirn und Rückenmark.

Die sämtlichen Lehr- und Handbücher der Gehirn- und Rückenmarkskrankheiten widmen
den Beziehungen derselben zum Diabetes mehr oder weniger breiten Raum.

CRONER, W.: Über die Beziehungen zwischen Diabetes mellitus und Tabes. Zeitschr. f.
klin. Med. **41**, 50. 1900.

GRUBE: Gastrische Krisen bei Diabetes mellitus. Münch. med. Wochenschr. 1895, Nr. 7.

HOFFMANN, W.: Hemiplegia diabetica. Diss. Königsberg 1895.

KALMUS, E.: Beiträge zur Kenntnis der Rückenmarkserkrankungen bei Diabetes mellitus.
Zeitschr. f. klin. Med. **30**, 559. 1896 und Diss. Berlin 1895.

LEICHTENTRITT: Erkrankungen der peripheren Nerven und des Rückenmarks bei Diabetes
mellitus. Diss. Berlin 1893. — Literatur über Tabes bei Diabetes s. bei H. STRAUSS,
Tabes und Glykosurie. Neurol. Zentralbl. 1899, Nr. 20.

LÉPINE: Hémiplegie diabétique etc. Rev. de méd. 1886, Févr.

MEYER, E.: Glykosurie und Tabes. Münch. med. Wochenschr. 1902, 1537.

MÜLLER, FR.: Schwierigkeiten bei der Diagnose eines Falles von Diabetes incipiens. Wien.
klin. Wochenschr. 1896, Nr. 19.

NONNE, M.: Über Poliomyelitis anterior bei Diabetes mellitus usw. Berlin. klin. Wochenschr.
1896, Nr. 10. (Ausführliche Besprechung älterer Literatur.)

REDLICH: Über diabetische Hemiplegie und Aphasie. Wien. med. Wochenschr. 1892,
Nr. 37—40.

82. Periphere Nerven.

ALTHAUS: Über Sklerose des Rückenmarks. Leipzig 1884.

AUERBACH: Verhalten des Diabetes mellitus zu Affektionen des Nervensystems. Dtsch.
Arch. f. klin. Med. **41**, 484. 1887. (Ausführliche Besprechung der älteren Literatur.)

BRUNS: Über neuritische Lähmungen bei Diabetes mellitus. Berlin. klin. Wochenschr.
1890, Nr. 23.

EICHHORST: Neuritis diabetica und ihre Beziehungen zum fehlenden Patellarreflex. Virchows
Arch. f. pathol. Anat. u. Physiol. **127**, H. 1. 1892.

FITZ, R. und W. P. MURPHY: The muscular efficiency of patients with diabetes mell. Arch.
of internal med. **34**, 402. 1924.

GERLACH: Über Polyneuritis diabetica. Diss. München 1895.

GERST, P.: Über Neuralgien im Diabetes. Diss. Straßburg 1898.

GRUBE: Über das Verhalten der Patellarreflexe bei Diabetes mellitus. Neurol. Zentralbl.
1893, Nr. 22. (Hier vollständige Literaturangaben über das Verhalten der Sehnenreflexe.)

KRAUS, W. M.: The neurologic causes and effects of diabetes mell. and their treatment.
Kongreß-Zentralbl. f. d. ges. inn. Med. **16**, 217. 1921.

— Involvement of the peripheral neurons in diabetes mell. Arch. of neurol. a. psychiatry.
7, 202. 1922.

LÉCORCHÉ: Troubles nerv. dans le diabète chez les femmes. Arch. de neurol. **10**, 359 und
11, 50. 1886.

LEYDEN: Die Entzündung der peripheren Nerven. S. 35. Berlin 1888.

MARÉCHAL: Recherches sur les accidents diabétiques. Paris 1864.

MOHR: Über Meralgia diabetica. Fortschr. d. Med. 1903, Nr. 14.

SALOMON: Bauchmuskellähmung bei Diabetikern. Wien. med. Wochenschr. 1914, S. 1349.

TESCHEMACHER: Mitteilungen über Diabetes mellitus. Dtsch. med. Wochenschr. 1895, Nr. 17.

UNSCHULD: Über ein bisher nicht gewürdigtes System des Diabetes mellitus. Berlin. klin.
Wochenschr. 1894, Nr. 28.

83. Prophylaktische Behandlung.

BERGELL: Vorstufen des Diabetes. Dtsch. med. Wochenschr. 1914, Nr. 51.

MARTIUS: Konstitution u. Vererbung. Berlin 1914.

v. NOORDEN: Hausärztl. Behandlung. Lit. Nr. 1.

VON NOORDEN und KAMINER: Krankheiten u. Ehe. 2. Aufl. 1916, S. 216ff.

— und SALOMON: Allgemeine Diätetik. Berlin 1920, S. 1119ff.

84. Ätiologische Therapie.

ALBU: Beitrag z. Diagn. d. Pankreaserkr. Halle 1911.

BRÖSAMLEN: Verhalten d. Blutzuckers nach Röntgenbestrahlung der Schilddrüse. Verhandl.
d. dtsch. Ges. f. inn. Med. 1922, S. 382.

DRESEL: Herabsetzung des Blut- und Harnzuckers durch Röntgenbestrahlung der Nebennieren beim Diabetiker. Dtsch. med. Wochenschr. 1920, S. 1240.

EHRMANN: Über schweren Diabetes infolge syphilitischer Infection. Dtsch. med. Wochenschr.
1908, Nr. 30.

FOERSTER: Syphilis d. Zentralnervensystems in KRAUS-BRUGSCH, Handb. d. spez. Pathol. u. Ther. 10, Bd. II, S. 793ff. 1924.
GROSS-GULEKE: Erkrankungen des Pankreas. Berlin 1924.
HEIBERG: l. c. Lit. Nr. 1.
HEMPTENMACHER: Jahrb. d. Hamburger Staatskrankenanstalten. 7, 646. 1900.
HEYER: Das körperlich-seelische Zusammenwirken in den Lebensvorgängen. München 1925.
HOFFMANN: Diabetes mellitus. Verhandl. d. dtsch. Kongr. f. inn. Med. 5, 159. 1886.
KERSSEMBOOM: Syphilitische Erkrankungen des Centralnervensystems kompliziert durch Diabetes. Diss. Berlin 1895.
LESCHKE: Die Wechselwirkungen der Blutdrüsen bei der Basedowschen Krankheit, dem Diabetes u. dem Verjüngungsproblem. Wien. med. Wochenschr. 1921, S. 27.
MANSFELD: Versuche zu einer chirurgischen Behandlung des Diabetes. Klin. Wochenschr. 1924, S. 2378.
v. NOORDEN: Hausärztliche Behandlung d. Zuckerkrankheit. Berlin 1923.
PINCUSSEN, ANAGNOSTU und ZANGRIDES: Unters. üb. d. Beeinflussung d. Stoffwechsels durch Strahlung. Zeitschr. f. d. ges. exp. Med. 28, 264. 1923.
SALOMON: Über Versuche therapeutischer Leberbestrahlung bei Diabetes. Therap. Monatshefte. 1918, S. 356.
— und PICO: Die Abhängigkeit des Diabetes innocens vom Nervensystem. Klin. Wochenschr. 1923, S. 1906.
STEPHAN: Steigerung der Zellfunktion durch Röntgentherapie. Strahlentherapie 11, 517. 1920.
SZAHO: Chirurg. Bedeutung der Nebennierenröntgenbestrahlung der Diabetiker. Röntgenologia 1, 65. 1923.
UMBER: Erkrankungen der Leber u. des Pankreas, in v. BERGMANN-STÄHELIN: Handb. d. inn. Med. 3. Bd. II. Berlin 1925.

85. Allgemeine Gesichtspunkte über Diät bei Diabetes.

ADLERSBERG und PORGES: Zur Theorie und Praxis der kurativen Diabetesbehandlung. Klin. Wochenschr. 1926, Nr. 32 u. 33.
BOUCHARD: Les maladies par ralentissement de la nutrition. Paris 1890.
BOUCHARDAT: De la glycosurie ou diabète sucré. 2. Aufl. Paris 1883.
v. DÜRING: Ursache u. Heilung des Diabetes. 4. Aufl. Hannover 1852.
ELIAS und SINGER: Diabetus mellitus u. Kriegskost in Wien. Dtsch. med. Wchenschr. 1920, S. 561.
JOSLIN: Treatment of Diabetes. Lit. Nr. 1.
ISAAC, S.: Zur Theorie der Diabetestherapie. Therap. Halbmonatshefte. 1921, Heft 5.
— Über Unterernährung beim Diabetes. Klin. Wochenschr. 1923, S. 212.
— Über Diabetesdiätforschung. Dtsch. med. Wochenschr. 1924, Nr. 4.
KAHN, M.: Odd carbon fats in the treatment of diabetic ketosis. Journ. of the Americ. med. assoc. 166, 826. 1923.
— Intarvin, in the diabetes. Arch. of internal med. 36, 44. 1925.
KLOTZ: Bedeutung d. Getreidemehle f. d. Ernährung. Berlin 1912.
— und HÖPFNER: Vitamine u. Diabetes. Münch. med. Wochenschr. 1922, S. 465.
KOLISCH: Reiztheorie u. die modernen Behandlungsmethoden des Diabetes. Berlin u. Wien 1918.
LECLERCQ: Overnutrition with fat and alcohol in severe diabetes. Journ. of metabolic research. 1, 307. 1922.
LENNÉ: Die Eiweißzufuhr in der Diabetesdiät. Verhandl. d. dtsch. Kongr. f. inn. Med. 1900, S. 587.
— Zur Therapie des Diabetes. Dtsch. med. Wochenschr. 1921, S. 867.
LUNDIN: Catabolism of odd in comparison with even carbon fatty acids in man. Journ. of metabolic research. 4, 151. 1923.
MAGNUS-LEVY: Diabetes mell. in KRAUS-BRUGSCH, Spez. Path. u. Ther. 1, 71. 1913.
MINKOWSKI: Das Alte und das Neue in der Diabetestherapie. Verhandl. d. dtsch. Ges. f. inn. Med. 1921, S. 225.
MODERN: Clin. observations with odd carbon-atom fat. Journ. of metobolic research. 4, 177. 1923.
NAUNYN: Diätetische Behandlung des Diabetes mellitus. Volkmanns Samml. klin. Vorträge. 1889, Nr. 349 u. 350.
— Der Diabetes mellitus. LEYDEN-KLEMPERER, Deutsche Klinik. 1902.
— Diätetische Behandlung des Diabetes und der Glykosurie. Zeitschr. f. ärztl. Fortbild. 1908.

v. Noorden: Die Fettsucht. 2. Aufl. Wien 1910.
— und Salomon: Allgemeine Diätetik. Berlin 1920.
— und Isaac: Hausärztl. u. Insulinbehandlung des Diabetes. Berlin 1925.
Richter, P. F.: Der heutige Stand der Diabetestherapie. Dtsch. med. Wochenschr. 1920, S. 1197.

86. Über einige besondere Arten von Kohlenhydraten und kohlenhydratartigen Stoffen als Stärke- und Zuckerersatz.

Arnheim: Das Verhalten rektal eingegebener Zuckermengen beim Diabetiker. Zeitschr. f. physikal. u. diätet. Ther. 8, 75. 1905. ·
Baer und Blum: Über die Einwirkung chemischer Substanzen auf die Zuckerausscheidung und die Azidose. Hofmeisters Beitr. 10, 80. 1907.
Balint: Über die Behandlung der Diabetesazidose mit Zuckerinfusionen. Berl. klin. Wochenschr. 1911, Nr. 34.
Baumgarten: Beitrag zur Kenntnis des Diabetes mellitus. Zeitschr. f. exp. Pathol. u. Ther. 2, 53. 1906.
Bohland: Über den Einfluß der Lävulose auf die Traubenzuckerausscheidung bei Diabetes mellitus. Therap. Monatsh. 1894, S. 377.
Bouchardat: De la glycosurie ou diabète sucré. 2. Aufl. p. 152 et 207. Paris 1883.
Eppinger und Falta: in Faltas Referat: Die Therapie des Diabetes. Ergebn. d. inn. Med. u. Kinderheilk. 2, 94. 1908.
Fraenkel, A. und E. Benatt: Beiträge zur modernen Diabetikertherap. Dtsch. med. Wochenschr. 1925, S. 979.
Goudberg: Die Verwertung des Inulins im Stoffwechsel bei Ernährungskuren. Zentralbl. f. exp. Pathol. u. Ther. 13, 310. 1913.
Grafe, V.: Unters. über die Cichorie. Biochem. Zeitschr. 68, 1. 1915.
— Das Inulin und die Möglichkeit seiner technischen Verwertung. Naturwissenschaften 1, 787. 1913.
— und Youk: Untersuchungen üb. d. Inulinstoffwechsel. Zeitschr. f. Biochem. 43, 424. 1912 u. 47, 320. 1912
Grafe, E.: Über die Wirkung d. Karamels im normalen und diabetischen Organismus. Dtsch. Arch. f. klin. Med. 116, 437. 1914.
— Behandlung von Diabetikern mit karamelisierten Kohlenhydraten. Verhandl. d. dtsch. Ges. f. inn. Med. 1921.
— Behandlung Zuckerkranker mit gerösteten Stärkearten. Dtsch. Arch. f. klin. Med. 143, 1. 1923 u. 143, 87. 1923.
— und E. v. Schröder: Z. Kenntnis d. Wirkungsweise des Caramels im gesunden u. diabet. Organismus. Dtsch. Arch. f. klin. Med. 144, 156. 1924.
— Das Caramel in der Diabetestherapie. Ergebn. d. inn. Med. u. Kinderheilk. 5, 449. 1924.
— Über die Verwendung von Anhydrokohlenhydraten in der diätetischen Therap. d. Diabetes. Fortschritte d. Therap. 2, 37. 1926.
Haycraft: Lävulose bei Diabetikern. Zeitschr. f. physiol. Chem. 19, 137. 1894.
Heimann-Troisen und Hirsch-Kaufmann: Zur diätet. Behandl. d. kindl. Diabetes. Dtsch. med. Wochenschr. 1926, S. 1678.
Isaac, S. und E. Adler: Unters. üb. d. Verhalten des Dioxyacetons im normalen und diabetischen Organismus. Verhandl. d. dtsch. Ges. f. inn. Med. 1924, S. 110 u. Klin. Wochenschr. 1924, S. 1208.
Kerb und Schilling: Klin. Erfahrungen mit Salabrose. Med. Klinik. 1925, Nr. 19.
— Glykosantherapie des Diabetes. Verhandl. d. dtsch. Ges. f. inn. Med. 1924, S. 115.
Klemperer: Verwertung reinen Traubenzuckers im Diabetes. Therapie d. Gegenw. 1911 S. 447.
Komanos: Über die Verdauung des Inulins. Diss. Straßburg 1875.
Kraner: Über Hediosit. Dtsch. med. Wochenschr. 1912, Nr. 51.
Kretschmer: Zur Therapie des Diabetes mellitus. Berl. klin. Wochenschr. 1912, Nr. 47. (Hediosit.)
Külz: Beitr. z. Pathol. u. Therapie des Diabetes mellitus. 1, 130. 1874. (Lävulose, Inulin, Mannit.)
Lampé: Über die Verwendung des Glykoheptonsäurelaktons bei Diabetes mellitus. Therapie d. Gegenw. 1912, Juniheft.
Lenel: Die Ausnutzung des α-Glykoheptonsäurelaktons (Hediosit) beim Diabetiker und Nichtdiabetiker. Arch. f. exp. Pathol. u. Pharmakol. 77, 335. 1914.
Lewis: Journ. of the Americ. med. assoc. 1912, p. 1176. (Zit. nach Strauss.)
Lewis, H. R. und E. M. Fränkel: The influence of inulin on the output of glucose in phloridzin diabetes. Journ. of biol. chem. 17, 365. 1914.

LOHRISCH: Der Vorgang der Zelluloseverdauung beim Menschen. Zeitschr. f. exp. Pathol. u. Therap. 5, 478. 1926. 1909.

LÜTHJE: Bemerkungen zur Therapie des Diabetes. Verhandl. d. dtsch. Kongr. f. inn. Med. 30, 159. 1913.

MAGIN und TURBAN: Üb. d. Behandl. d. Zuckerkranken mit gerösteten Kohlenhydraten. Blutzuckeruntersuchungen. Dtsch. Arch. f. klin. Med. 143, 97. 1924.

MENDEL: Das Verhalten einiger unverdaulicher Kohlenhydrate im Verdauungstrakt. Zentralbl. f. Stoffwechselkrankh. N. F. 3, 641. 1908.

MOHR und LOEB: Beiträge zur Frage der diabetischen Azidosis. Zentralbl. f. Stoffwechselkrankh. N. F. 3, 193. 1902.

NONNENBRUCH: Über die Wirkung des Anhydrozuckers beim Normalen u. Diabetiker. Zeitschr. f. d. ges. exp. Med. 48, 233. 1925.

— Die therapeut. Verwendung der Anhydrozucker beim Diabetes. Münch. med. Wochenschr. 1925, S. 1821.

NOTHMANN und KÜHNAU: Über Salabrose, ein neues Ersatzkohlenhydrat. Therapie d. Gegenw. 1925, Heft 9.

VON NOORDEN: Handb. d. Pathol. d. Stoffw. Bd. II, S. 23. 1907.

OHTA: Über das Verhalten der d-α-Glukoheptonsäure im Organismus des Kaninchens, Hundes und Menschen. Biochem. Zeitschr. 38, 421. 1912.

ORLOWSKI: Über die Ausnützung von Zuckerklystieren bei Diabetikern. Zeitschr. f. physik.-diätet. Ther. 8, 481. 1905.

PALMA: Lävulose bei Diabetikern. Zeitschr. f. physiol. Chem. 19, 137. 1894.

POULSSEN, E.: Über das Verhalten einiger Flechtenkohlenhydrate im menschl. Organismus. Malys Jahrb. 36, 81. 1906.

PRINGSHEIM: Über die Beeinflussung des Diabetes mellitus durch das Lakton der α-Glukoheptonsäure. Therap. Monatsh. 1911, November.

RABINOWITSCH: A case of diabetic coma treated with dioxyacetone (Oxantin), with recovery. The canadian med. assoc. journ. May 1925.

ROSENFELD, F.: Über Glykoheptonsäurelakton. Dtsch. med. Wochenschr. 1911, Nr. 47.

— G.: Ein Beitrag zur Chemotherapie der Zuckerkrankheit. Berl. klin. Wochenschr. 1911, Nr. 29. (Hediosit.)

— Kohlenhydratkuren bei Diabetes. Internat. med. Kongr. London 1913. Sektion VI. (Hediosit, Inulin.)

— Wandlungen in der Behandlung des Diabetes. Boas' Arch. 22, 113. 1915. (Hediosit.)

— Untersuchungen über Kohlenhydrate. Zentralbl. f. inn. Med. 1907, Nr. 7. (Mannit.)

— Über die Behandlung der Zuckerkrankheit. Berl. klin. Wochenschr. 1909, Nr. 21. (Zuckerklystier.)

— Die Oxydationswege des Zuckers. Berl. klin. Wochenschr. 1907, Nr. 52; 1908, Nr. 16/17.

ROUBITSCHEK und GAUPP: Die Kohlenhydrattherapie des Diabetes. Med. Klinik. 1913, Nr. 26. (Inulin.)

RUBINO und VARELA: l. c. Lit. Nr. 12.

SAIKI, T.: The digestibility of some Lichens and Marine Algae. Journ. of biol. chem. 2, 251. 1906.

SALOMON: Klin. Erfahrungen mit Ersatzkohlenhydraten, spez. Salabrose. Therapie d. Gegenw. 1926, S. 252.

SCHMIDT und LOHRISCH: Weitere Beobachtungen üb. d. Bedeutung der Zellulose für die Ernährung der Diabetiker. Dtsch. med. Wochenschr. 1908, Nr. 47.

SCHWARZ: Über Azetonausscheidung. Verhandl. d. dtsch. Kongr. f. inn. Med. 18, 480. 1900.

SOCIN: Lävulose und Milchzucker bei Diabetikern. Diss. Straßburg 1894. (Auch über Inulin.)

STRAUSS: Zur Verwendung inulinreicher Gemüse bei Diabetikern. Therapie d. Gegenw. 1911, S. 347.

— Über Inulinkuren bei Diabetikern. Berl. klin. Wochenschr. 1912, Nr. 49.

SWARTZ: Nutrition investigations on the carbohydrates of lichens, algae and related substances. Transact. of the Connecticut Acad. of arts and sciences. 16, 247. 1911.

UMBER: Klinische Beobachtungen über Ausscheidung und Assimilation von Fruchtzucker. SALKOWSKI-Festschr. S. 375. Berlin 1904. (Lävulose, Inulin.)

— Ernährung und Stoffwechselkrankheiten, S. 249, 285. II. Aufl. Wien 1914. (Hediosit, intravenöse Lävuloseinfusion.)

— I. Tagung über Verdauungs- und Stoffwechselkrankheiten. Boas' Arch. 22, 220. 1916. (Hediosit.)

— Karamose für Diabetiker und Kinder. Dtsch. med. Wochenschr. 1915, Nr. 7.

V. WENDT: Über den Wert des Hediosits in der Behandlung des Diabetes. Ref. Boas' Arch. 22, 556. 1916.

Weintraud: I. Tagung über Verdauungs- und Stoffwechselkrankheiten. Boas' Arch. 22, 225. 1916. (Hediosit.)
v. Willebrand: Über Behandlung des Diabetes mit Zuckerklystieren. Ref. Zeitschr. f. diätet.-physikal. Ther. 18, 174. 1914.
Wolff: Über Mehlkuren und Kartoffelkuren bei Diabetes. Med. Klinik. 1913, Nr. 20 (Inulin.)

87. Schonkuren im engeren Sinne.

Joslin: Treatment of Diabetes. Monographie. New York 1923.
Newburgh, L. H. und Ph. L. Marsh: The use of a high fat diet in the treatment of diabetes. Arch. of internal med. 26, 647. 1920 und 27, 699. 1921.
— Further observations on the use of a high fat diet in the treatment of diabetes. Arch. of internal med. 31, 455. 1923.
v. Noorden: Über d. jetzigen Stand der Diabetestherapie. Verhandl. d. dtsch. Ges. f. inn. Med. 1921. Referatthema.
Petrén: Zur Frage der Behandlung von schwerem Diabetes. Verhandl. d. dtsch. Ges. f. inn. Med. 1922, S. 363.
— Über Eiweißbeschränkung in der Behandlung des Diabetes gravis. Samml. zwangloser Abhandl. a. d. Geb. d. Stoffwechsel- u. Verdauungskrankh. 8, Heft 5. 1923.
— Zur Behandlung schwerer Diabetesfälle. Ergebn. d. inn. Med. 28, 92. 1925.

88. Hungertage.

Cantani: Diabetus mellitus. Berlin 1880. S. 427.
Kanngiesser: Eine neue Hungerkur. Münch. med. Wochenschr. 1913, Nr. 45.
Naunyn: Diabetes mellitus. Wien 1906, S. 445.
v. Noorden: Über Beeinflussung des Diabetes durch den Krieg. Schmidts Jahrbücher 324, 189. 1916.
— VI. Auflage dieses Buches. 1912, S. 325 und New aspects of diabetes, p. 92. New York 1912.
— Über Azetonurie und ihren Einfluß auf die Behandlung des Diabetes. Wien. med. Wochenschr. 1912, Nr. 28.
Sherrick: On the Allen-treatment of diabetes. Boston med. and surg. journ. 172, 696. 1915.
Strauss: Diätbehandlung innerer Krankheiten. S. 186. Berlin 1912.
— H.: Unterernährung als Heilfactor bei Diabetes. Therapie d. Gegenw. 1920, S. 6.
— Aufgaben der Diätbehandlung in der Diabetestherapie. Dtsch. med. Wochenschr. 1922, S. 546.
Umber: Ernährung und Stoffwechselkrankheiten. Wien 1925.
Weintraud: Untersuchung über den Stoffwechsel im Diabetes mellitus. Med. Biblioth. H. 1. Inaug.-Diss. Kassel 1893.
— Die diabetische Stoffwechselstörung und ihre Behandlung. Dtsch. Klinik. 12, 147. 1909.
— Aussprache über Diabetes auf der Homburger Tagung für Stoffwechselkrankheiten (1914). Boas' Arch. 22, 226. 1916.

89. Hungerkuren.

Allen, F. M.: Protein diets and undernutrition of diabetes. Journ. of the Americ. med. assoc. 74, 571. 1920.
— und Wishart: Alcohol in diabetes diet. Journ. of metabolic research. 1, 281. 1922.
— und Sherill: Clinical observations on treatment and progressiv diabetes. Ibid. 1, 377. 1922.
— Prolongated fasting in diabetes. Journ. of the Americ. med. assoc. 4, 480. 1915.
— The treatment of diabetes. Boston med. and surg. journ. 172, 241. 1915.
Frank: Moderne Entwicklung der Theorie u. Therapie des Diabetes. Internat. ärztl. Fortbildungskurs in Karlsbad. 1921 u. Jahreskurse f. ärztl. Fortbild. 1922, Märzheft.
Gorke: Behandlung des Diabetes durch die Allensche Hungerkur. Arch. f. Verdauungskrankh. 29, 1. 1922.
Guelpa: Cure des Diabète. Soc. de therapie 23, 12. 1908.
Joslin: Treatment of diabetes. The Boston med. and surg. journ. 186, 833. 1922.
Sherrick: On the Allen Treatment of diabetes. Boston med. and surg. journ. 172, 696. 1915.

90. Haferkur und andere Kohlenhydratkuren.

Barrenscheen: Über die Dichtung des Nierenfilters. Biochem. Zeitschr. 39. 232. 1912.
Baumgarten und Grund: Über die wirksamen Faktoren der Haferkur. Dtsch. Arch. f. klin. Med. 104, 168. 1911.
Blum: Weizenmehlkuren bei Diabetes. Münch. med. Wochenschr. 1911, 4. Juli.
— Pflanzeneiweiß in der Behandlung des Diabetes. Berl. klin. Wochenschr. 1911, S. 1413.

BLUM: Die Diät bei Diabetes gravis. Med. Klinik. 1913, Nr. 18.
— Über die Rolle von Salzen bei der Entstehung von Ödemen. Verhandl. d. dtsch. Kongr. f. inn. Med. 26, 122. 1909. (Natronödeme)
BORUTTAU, HIS, JEANNERET: In der Aussprache über Haferkuren. Verhandl. d. dtsch. Kongr. f. inn. Med. 28, 255. 1911.
BOUCHARD: Les maladies par ralentissement de la nutrition. Paris 1890, p. 66.
BÜRKER: In der Aussprache über Haferkuren. Verhandl. d. dtsch. Kongr. f. inn. Med. 28, 250. 1911.
EWALD und SIGEL: Therap. Beobachtungen. Berl. klin. Wochenschr. 1904, Nr. 1.
FALTA: Über die gemischte Amylazeenkur bei Diabetes mellitus. Verhandl. d. dtsch. Kongr. f. inn. Med. 31, 529. 1914 und Münch. med. Wochenschr. 1914, S. 1218.
— Die Therapie des Diabetes mellitus. Ergebn. d. inn. Med. u. Kinderheilk. 2, 119. 1908. (Vergleich von Hafer mit anderen Kohlenhydratträgern.)
— und BERNSTEIN: Über den Einfluß der Ernährungsweise auf den Ruheumsatz bei normalen und diabetischen Individuen. Dtsch. Arch. f. klin. Med. 121, 36. 1916.
— Die Mehlfrüchtekur bei Diabetes mellitus. Berlin-Wien 1920.
— Praktisches u. Theoretisches zur Mehlfrüchtekur bei Diabetes. Dtsch. med. Wochenschr. 1921, S. 889.
— Über Diabetes. Verhandl. d. dtsch. Ges. f. inn. Med. 1921, S. 234.
LE GOFF: Gaz. des hôp. civ. et milit. 30. IV. 1908 et 7. III. 1911. (Zit. nach LABBÉ, 1913.)
HOCHHAUS: Über die Anwendung eines neuen Kartoffeltrockenpräparats für zeitgemäße eiweißarme Ernährung und Diabetesdiät. Berl. klin. Wochenschr. 1916, Nr. 37/38.
JASTROWITZ: Experimentelle Untersuchungen über die therapeutische Wirkungsweise des Hafermehls. Zeitschr. f. exp. Pathol. u. Therapie. 12, 207. 1913.
KLEMPERER: Verwertung reinen Traubenzuckers im Diabetes. Therapie d. Gegenw. 1911, S. 447.
KLOTZ: Die Bedeutung der Getreidemühle für die Ernährung. Berlin 1912.
KÜLZ: Beiträge usw. S. 98. Marburg 1874. Lit. Nr. 1.
LABBÉ: L'alimentation dans les diabètes graves. IV. Internat. Kongr. f. Physiotherapie. Sektion IV. Berlin 1913.
— Tolérance comparée des hydrates de carbone par l'organisme diabétique. (Leguminosen.) Nach vorstehender Arbeit zitiert.
— et GUERITHAULT: Sur les oedèmes bicarbonates chez les diabétiques. Journ. de physiol. et pathol. 15, 89 und 131. 1913.
LAMPÉ: Haferkuren bei Diabetes mellitus. Zeitschr. f. diätet. Ther. 13, 213. 1909.
LANG: Über die Einwirkung der Pankreasdiastase auf Stärkearten verschiedener Herkunft. Zeitschr. f. exp. Pathol. u. Therapie. 8, 279. 1911.
LANGSTEIN: Beitrag zur Kenntnis des Diabetes im Kindesalter. Dtsch. med. Wochenschr. 1905, Nr. 12.
LEVINSON: Das Auftreten von Ödemen infolge von Zufuhr großer Dosen von Natr. bicarb. Journ. of the Americ. med. assoc. 64, 326. 1915. (Nach Referat in Therap. Monatsh. 1915, S. 642.)
LIPETZ: Über die VON NOORDEN'sche Haferkur. Zeitschr. f. klin. Med. 56, 188. 1905.
LÜTHJE: Über einige neuere Gesichtspunkte in der Therapie des Diabetes. Med. Klinik. 1905. Nr. 35.
— Zur Bewertung der Azetonkörperausscheidung beim Diabetiker. Therap. Monatsh. 1910, S. 8.
MAGNUS-LEVY: Über die Haferkur bei Diabetes. Verhandl. d. dtsch. Kongr. f. inn. Med. 28, 246. 1911.
— Haferkuren bei Diabetes mellitus. Berl. klin. Wochenschr. 1911, Nr. 27.
— Diabetes mellitus in KRAUS-BRUGSCH, Spez. Pathol. u. Ther. 1, 71. Wien 1913.
MOHR: Zur Behandlung des Diabetes mellitus. Med. Klinik. 1905, Nr. 16.
MOSSÉ: La cure de pommes de terre dans les diabètes sucrés. Rev. de méd. 22, 107, 279, 371, 620, 1098. 1902.
VON NOORDEN: Über die Beeinflussung des Diabetes mellitus durch den Krieg. (Aussprache.) Schmidts Jahrb. 324, 179 ff. 1916.
— Bemerkungen zur Pathologie und Therapie des Diabetes mellitus. Vortrag auf der Karlsbader Naturforscherversammlung. Wien. med. Presse. 1902, Nr. 40.
— New aspects of diabetes. New York 1912.
— About oatmeal-cures of diabetes mellitus. Bombey med. congr. 1909, p. 18.
— Über Haferkuren bei schwerem Diabetes. Berl. klin. Wochenschr. 1903, Nr. 36.
OETTINGER: Le régime lacté et les diabétiques. Sem. méd. 1897, p. 57.
PAVY: On the pathology and treatment of diabetes mellitus. The Lancet. 1908, Nov. 21, 28 and Dec. 12.
ROSENFELD: Wandlungen in der Behandlung des Diabetes. Boas' Arch. 22, 113. 1915. (Inulin.)

ROSENFELD: Kohlenhydratkuren. Halle a. S. 1912. (Milch, Kartoffeln und anderes.)
ROTH: Über Mehltage bei Diabetes. Wien. klin. Wochenschr. 1912, S. 1864.
ROUBITSCHEK und GAUPP: Die Kohlenhydrattherapie des Diabetes. Med. Klinik. 1913, Nr. 26.
SALOMON: Über Kohlenhydratkuren bei Diabetes. Therap. Monatsh. 1916, S. 277.
SCHADE: Die Bedeutung der Katalyse für die Medizin. Berlin 1907.
SCHIROKAUER: Haferkur und Blutzuckergehalt bei Diabetes mellitus. Berl. klin. Wochenschr. 1912, Nr. 24.
SCHMIDT: Aussprache über Haferkuren. Verhandl. d. dtsch. Kongr. f. inn. Med. 28, 258. 1911.
STRAUSS: Über Kohlenhydratkuren bei Diabetes. Dtsch. med. Wochenschr. 1912, Nr. 10.
v. TORDAY: Die Bedeutung der Haferkur bei der Zuckerkrankheit. Pester med.-chirur. Presse. 48, 357. 1912.
UMBER: Ernährung und Stoffwechselkrankheiten. S. 260. Wien 1914. (Reis.)
WEILAND: Theorie und Behandlung des Diabetes mellitus. Med. Klinik. 1913, Beiheft Nr. 1.
WEINTRAUD: In der Aussprache über Diabetes. I. Tagung für Stoffwechselkrankheiten. Boas' Arch. 22, 225. 1916.

91. Allgemeine hygienische Maßnahmen.

Bezügl. Muskelarbeit vgl. Lit. Nr. 38.
BENEDICT und JOSLIN: Metabolism in diabetes. Washington 1910.
BEST: Über die Verweildauer von Salzlösungen im Darme und die Wirkungsweise salinischer Abführmittel. Boas' Arch. 19, 121. 1913.
FORSSNER: Über die Einwirkung der Muskelarbeit auf die Acetonkörperausscheidung bei kohlenhydratarmer Kost. Skandinav. Arch. f. Physiol. 22, 393. 1909.
LÜTHJE: Die Behandlung des Diabetes in Kurorten. In der Karlsbader Sammelschrift: Balneologie u. Balneotherapie. 1914.
PRETI: Die Muskelarbeit und deren ketogene Wirkung. Biochem. Zeitschr. 32, 231. 1911.
SEICHTER: Über den Einfluß der Massage auf die Zuckerausscheidung bei Diabetes. Diss. Halle 1896.
URY: Zur Theorie der Bitterwasserwirkung. Boas' Arch. 15, 210. 1909 u. 19, 293. 1913.

92. Behandlung mit Mineralwässern. Kurorte.

Ältere Literatur über den Einfluß des Karlsbader Wassers usw. auf die Glykosurie bei GLAX: Balneotherapie. Bd. II, S. 58. 1900.
ALLARD: Einfluß der Mergentheimer Karlsquelle auf den Stoffwechsel. Zeitschr. f. klin. Med. 45, 340. 1902.
ARNOLDI-ROUBITSCHECK: Die Wirkung des Karlsbader Wassers und Salzes auf Zuckerkranke. Dtsch. med. Wochenschr. 1922, Nr. 8 und weitere Untersuchungen über die Wirkung glaubersalzhaltiger Heilquellen bei Diabetes. Münch. med. Wochenschr. 1923, Nr. 22.
ARNOLDI: Über den Stoffwechsel bei Fettsucht. Zeitschr. f. klin. Med. 94, 268. 1922.
BORUTTAU: Über die Herabsetzung der Zuckerausscheidung durch Mineralwasser. Zeitschr. f. Balneol. 4, 332. 1912.
LENNÉ: Haben die Heilquellen einen spezifischen Einfluß auf den kranken Menschen? Dtsch. med. Wochenschr. 1915, Nr. 18.
— Veröffentlichung der Hufelandschen Gesellschaft. 1900, S. 58.
LÜTHJE: Die Behandlung des Diabetes mellitus in Kurorten. Vortragszyklus über Balneologie und Balneotherapie. Jena 1914. S. 36.
MAASE und SALECKER: Untersuchungen über den Einfluß der Neuenahrer Quellen auf den Diabetes mellitus. Zentralbl. f. Balneol. 7, Nr. 7/9. 1915.
MINKOWSKI: Diabetes und Balneologie. Dtsch. med. Wochenschr. 1922, Nr. 15.
NAUNYN: Diabetes. 1906. S. 442.
NEUMANN: Über Mineralwässer und Kurorte, speziell für Zuckerkranke. Zeitschr. f. Balneol. 3, 244. 1911.
v. NOORDEN: Aussprache über d. Behandlung d. Diabetes. 1. Tagung über Stoffwechsel- u. Verdauungskrankh. Boas' Arch. 22, 219. 1916.
— Vorschriften üb. d. diätetische Küche. In ROHITSCH-SAUERBRUNN, Heft 1. Diabetes. Graz 1910.

93. Behandlung mit Arzneimitteln.

BERTRAM: Aktivierung des Insulins durch Eiweißkörper. Klin. Wochenschr. 1925, Nr. 23 u. 24.
— Caseosantherapie des Diabetes. Zeitschr. f. d. ges. exp. Med. 43, 442. 1924.
BROEKMEIJER: Polygonum aviculare als Antidiabeticum. Klin. Wochenschr. 1925, S. 2422.
FALTA und HÖGLER: Proteinkörpertherapie bei Diabetes? Wien. klin. Wochenschr. 1925, S. 24.
FUNK: Eigenblutbehandlung bei Diabetes. Med. Klinik. 1925, S. 506.
GIGON: Zur Kenntnis des Insulins usw. Würzburger Abh. N. F. 2, 149. 1925.

GORDONOFF: Über eine neue Indikation der Schwefeltherapie. Verhandl. d. dtsch. Ges. f. inn. Med. 1926, S. 444.
GROSSMANN und SANDOR: Proteinkörpertherapie bei Diabetes. Ref. Kongr.-Zentralbl. f. d. ges. inn. Med. **38**, 701. 1925.
JAKSCH: Zeitgemäße Diabetestherapie. Münch. med. Wochenschr. 1925. S. 973.
KAUFMANN, E.: Insulinartige Pflanzenextrakte. Verhandl. d. dtsch. Ges. f. inn. Med. 1926, S. 450.
KAUFMANN, M.: Zeitschr. f. klin. Med. **48**, 260. 1903. (Erschöpfender Bericht über d. frühere Literatur der Arzneibehandl. d. Diabetes.)
KÜLBS, F.: Diabetes und Eigenblutbehandlung. Klin. Wochenschr. 1925, S. 1725.
LEERSUM: zit. nach HIJMANS V. D. BERGH, Vorlesungen über Zuckerkrankheit. Berlin 1926, S. 129.
MAHLER und PASTERNY: l. c. Lit. Nr. 94.
MICULICICH: Über Glykosuriehemmung. Arch. f. exp. Pathol. u. Pharmakol. **69**, 128. 1912.
NOSTRUMS und QUACKERY: herausgegeb. von der Americ. med. assoc. Chicago 1912.
SCHILLING und ARNHOLD: Beeinflussung d. Diabetes durch Injection von Schwermetallen. Klin. Wochenschr. 1925, S. 191.
— und HIPPE: Behandlung des Diabetes mit Caseosan. Dtsch. med. Wochenschr. 1925, S. 191.
SINGER, G.: Beeinflussung der Glykosurie nach einer neuen Methode. Wien. klin. Wochenschr. 1924, S. 155.
— Diabetische Gangrän durch Proteinkörpertherapie geheilt. Wien. klin. Wochenschr. 1924, S. 621.
— Drei Typen diabetischer Stoffwechselstörung unter parenteraler Eiweißzufuhr. Wien. klin. Wochenschr. 1925, S. 64.
— Reizkörpertherapie des Diabetes. Ibid. 1926, Nr. 1 u. 26.

94. Insulin-Therapie.

ABEL, J. J.: Krystallisiertes Insulin. Proc. of the nat. acad. of sciences (U. S. A.) **12**, 132. 1926.
— und E. M. K. GEYLING: Recherches on insulin. I. Is insulin an unstable sulphur compound? Journ. of pharmacol. a. exp. therapeut. **25**, 423. 1925.
ADLERSBERG, D. und O. PORGES: Glykogenanreicherung als Ziel der Insulinbehandlung. Klin. Wochenschr. 1926, S. 142.
AHLENSTIEL, R.: Zu den Beziehungen zwischen Insulin und Haut. Dtsch. med. Wochenschr. 1925, S. 522.
ALLEN, F. M. und J. W. SHERILL: Clinical observations with insulin. Journ. of metabolic research. **2**, 803. 1922.
ARNETH: Über insulinresistente Diabetiker. Klin. Wochenschr. 1925, S. 1169—1170.
ARNSTEIN: Insulin und Temperatursenkung. Wien. Klin. Wochenschr. 1924, S. 622.
BANTING, F. G. und C. H. BEST: The internal secretion of pancreas. Journ. of laborat. a. clin. med. **7**, 251. 1922.
— — J. B. COLLIP, J. R. MACLEOD and E. C. NOBLE: The effect of pancreatic extracts (insulin) on normal rabbits. Americ. journ. of physiol. **62**, 162. 1922.
— — — W. R. CAMPBELL, A. A. FLETSCHER, J. R. MACLOD und E. C. NOBLE: The effect produced on diabetes by extracts of pancreas. Transact. of the Americ. physicians. **37**, 337. 1922.
— und W. R. CAMPBELL: Insulin in the treatment of diabetes. Journ. of metabolic research. **2**, 547. 1922.
— — und A. A. FLETSCHER: Further clin. experience in the treatment of diabetes mel. Brit. med. journ. 1923, S. 8.
BECK, W.: Ein Fall von Überempfindlichkeit gegen Insulin. Ther. d. Gegenw. **65**, 297. 1924.
BERTRAM, F.: Über Aktivierung des Insulins durch Eiweißkörper. Klin. Wochenschr. 1925, Nr. 23 u. 48.
BEST, C. H. und D. A. SCOTT: Insulin in tissues other than pancreas. Journ. of the med. assoc. **81**, 382. 1923.
— — und R. G. SMITH: An insulin-like material in various tissues of the normal and diabetic animal. Americ. journ. of physiol. **68**, 161. 1924.
BLUM, L. und H. SCHWAB: Le traitement du diabete par insulin. Presse med. 1923, S. 638.
BOCK, A. V., H. FIELD und G. S. ADAIR: The acid-base equilibrium in diabetic coma being a study of 5 cases treated with insulin. Journ. of metabolic research. **4**, 27. 1923.
BOYD, G. L. und W. L. ROBINSON: Evidence of regeneration of pancreas in an insulin treated case. Americ. journ. of pathol. **1**, 135. 1925.
CAMPBELL, W. R.: Ketosis, acidosis and coma treated with insulin. Journ. of metabolic research. **2**, 605. 1922.

CHAUFFARD, A., P. BRODIN und R. YOVANOWITSCH: Traitement du xanthome diabetique par l'insuline. Bull. et mém. de la soc. méd. des hop. de Paris. 1924, S. 1573.
— A. GRIGANT et M. NIDA: Sur un cas de rétinite diabétique pure très amélioré par insuline. Cpt. rend. des séances de la soc. de biol. 92, 1356. 1925.
CITRON, J.: Experimentelle Beiträge zur Insulinwirkung. Med. Klinik. 1924, S. 1362.
COLLAZO, J. A. und M. DOBREFF: Einwirk. d. Insulins auf die äußere Secretion der Verdauungsdrüsen. Biochem. Zeitschr. 154, 349. 1924 und Münch. med. Wochenschr. 1924, S. 1678.
COLLAZO, J. M. und M. HÄNDEL: Exp. Beitr. z. Insulinfrage. Dtsch. med. Wochenschr. 1923, S. 546.
COLLIP: Glucokinin. Journ. of biol. chem. 56, 513 u. 57, 65. 1923.
DALE, H. H.: The strength of insulin praeparations. Brit. med. journ. 1925, S. 1102.
DETRE, L. und R. SIVO: Insulin und Magensecretion. Zeitschr. f. d. ges. exp. Med. 46, 594. 1925.
DÜTTMANN: Bedeutung des Insulins f. d. Chirurgen. Zentralbl. f. Chirurg. 1924, Nr. 40.
ENOCKSSON, B.: Coma diabétique avec retour temporaire à la tolérance normale des hydrocarbonés. Acta med. scandinav. 61, 335. 1925.
EPPINGER, H., R. E. MARK und R. J. WAGNER: Beobachtungen über die Wirkung von aus Heidelbeerarten hergestellten Präparaten auf pankreaslose Hunde. Klin. Wochenschr. 1925, S. 1692 u. 1871.
FALTA: Üb. d. Behandlung mit Insulin. Wien. klin. Wochenschr. 1923, S. 809.
— Über einen insulinrefraktären Fall von Diabetes. Klin. Wochenschr. 1924, S. 1315.
— Bedeutung d. Insulins f. d. Behandl. d. Zuckerkrankh. Ibid. 1924, S. 1385.
— DEPISCH und HÖGLER: Kombinierte Insulin-Diätbehandl. d. Diabetes. Wien. Arch. f. inn. Med. 8, 1. 1924.
FERNANDEZ, Z. P.: Insulin treatment of diabetes in phthisis. Brit. med. journ. 1925, S. 1125.
FISCHER, A. W.: Diabetes, Insulin u. Chirurgie. Ergebn. d. Chirurg. u. Orthop. 19, 1. 1926.
— O.: Die Prognose des Diabetes mellitus bei der Insulinbehandlung. Klin. Wochenschr. 1926, Nr. 42.
FOERSTER, E.: Über paradoxe Insulinwirkung. Med. Klinik. 1926, Nr. 22.
FORSCHBACH, J.: Versuche zur Behandlung des Diabetes mit dem Zülzerschen Pankreashormon. Dtsch. med. Wochenschr. 1909, S. 2053.
FRANK, E.: Über die Entstehung von acuten Wasserretentionen u. Ödemen bei der Behandlung von Diabetikern. Therapie d. Gegenw. 1924. S. 289.
— Über insulinresistenten Diabetes. Klin. Wochenschr. 1926, S. 688.
— NOTHMANN und WAGNER: Die Synthalinbehandlung des Diabetes. Dtsch. med. Wochenschr. 1926, S. 2067.
GEYELIN, H., G. HARROP, M. MURRAY und E. CORVIN: The use of insuline in juvenile diabetes. Journ. of metabolic research. 2, 767. 1922.
GIGON, A.: Zur Kenntnis des Insulins und des Diabetes mellitus. Würzburger Abhandl. a. d. Gesamtgeb. d. prakt. Med. Neue Folge. 2, 149. 1925.
HAYNAL, E.: Elektrokardiograph. Unters. üb. Insulinwirk. aufs Herz. Klin. Wochenschr. 1925, S. 1729.
HERZBERG: Einw. d. Insulins auf die nichtdiabetische Ketonurie. Klin. Woch. 1924, S. 1816.
HEIMANN-TROSIEN und HIRSCH-KAUFMANN: Hypoglykämie mit tödlichem Ausgang. Klin. Wochenschr. 1926, Nr. 36.
JONAS, L.: Hypoglycemia. Med. clin. of North America 8, 949. 1924.
ISAAC, S.: Zur Theorie und Praxis der Insulinbehandlung des Diabetes. Zeitschr. f. klin. Med. 98, 263. 1924.
— Die Wandlung der Diabetestherapie durch d. Entdeckung des Insulins. Ergebn. d. ges. Med. 5, 364. 1924.
JÜRGENSEN, E. und H. K. v. NOORDEN (jun.): Haut-, Capillar- und Secretionsbeobachtungen bei Diabetes. Klin. Wochenschr. 1925, S. 2395.
KLEIN, O.: l. c. Lit. Nr. 47.
KLEINER, J. S.: Action of intravenous injections of pancreas emulsions. Journ. of biol. chem. 40, 153. 1919.
KOGAN, V. M.: Einige Angaben über das Insulin: seine Wirkung auf das isolierte Herz und seine therapeutische Anwendung. (Vorl. Mitt.) Zeitschr. f. d. ges. exp. Med. 42, 25. 1924.
LAMBERT, M. und H. HERMANN: Insuline et suc pancreatique. C. R. Soc. biol. 92, 43. 1925.
LANG, E. und P. MAHLER: Über einen Fall von Coma diabeticum. Zentralbl. f. inn. Med. 46, 766. 1925.
LANGECKER, H. und W. WIECHOWSKI: Das Pankreashormon. Klin. Wochenschr. 1925, S. 139.
LAURITZEN, M.: Diabetesbehandlung mit und ohne Insulin. Klin. Wochenschr. 1926, Nr. 52.
LAWRENCE, R. D.: Local insulin reactions. Lancet. 208, 1125—1126. 1925.

Lerebouillet und Mitarbeiter: Insuline et diabète sucré infantile. Bull. de la soc. de pédiatr. de Paris. 22, 431. 1924.

Lorant, J. St.: Über das sthenische Coma diabeticum. Dtsch. med. Wochenschr. 1926, Nr. 6.

Lough, W. G. und J. A. Killian: Xanthoma diabeticum. Med. clin. of North America. 8, 337. 1924.

Lundberg: l. c. Lit. Nr. 70.

Mahler, P. und K. Pasterny: Klin. Beobachtungen über Insulinwirkung b. Diabetes. Med. Klinik. 1924, S. 335.

Marks, H. P.: The strength of insulin preparations. A comparison between laboratory and clinical measurements. Brit. med. journ. 1925, S. 1102.

Marx, A. V. und E. Adler: Die blutzuckerherabsetzende Wirkung von Herbae urticae dioicae. Arch. f. exp. Pathol. u. Pharmakol. 112, 29. 1926.

Maranon, G.: Action de l'insuline dans l'insuffisance surrénale. Presse méd. 1925, S. 1665.

McPhedran und Banting: Insulin in the treatment of severe diabetes. Internat. clin. 2. 1. 1923.

Melchior, E. und A. Wagner: Diabeteschirurgie u. Insulin. Bruns Beitr. z. klin. Chirurg. 136, 209. 1926.

Mendel, B., E. Wolffenstein und A. Wittgenstein: Perlinguale Applikation des Insulin. Klin. Wochenschr. 1924, Nr. 3 u. 51.

Minkowski, O.: Über die bisherigen Erfahrungen mit der Insulinbehandlung des Diabetes. Verhandl. d. dtsch. Kongr. f. inn. Med. 1924.

— Zur Insulinbehandlung des Diabetes. Med. Klinik. 1926, S. 437.

— Diabeteschirurgie und Insulin. Bruns Beitr. z. klin. Chirurg. 136, 195. 1926.

Murlin, J. R. und B. Kramer: The influence of pancreatic extract on the glycosuria and the respiratory metabolism. of dogs. Journ. of biol. chem. 15, 365. 1913.

— C. Clyde Sutter, R. S. Allen und H. A. Piper: Some favorable effects from the alimentary administration of insulin. (Prelim. communication.) Endocrinology 8, 331. 1924.

Nitescu, L. und G. Nicolau: Action de l'insuline sur la secretion du lait. Cpt rend. des séances de la soc. de biol. 91, 1462. 1924.

v. Noorden und Isaac: Hausärztl. u. Insulinbehandlung der Zuckerkrankheit. Berlin 1925.

— Erfahrungen über die Insulinbehandlung. Klin. Wochenschr. 1923, S. 1968 u. 1924, S. 721.

Nothmann, M.: Über die Verteilung des Insulins im Organismus des normalen und pankreaslosen Hundes. Arch. f. exp. Pathol. u. Pharmakol. 108, 1. 1925.

— Insulinartige Substanzen. Klin. Wochenschr. 1926, S. 297.

Noyons, A. K. (u. Mitarbeiter): Influence de l'insulin sur la déperdition calorique chez le lapin. Cpt. rend. des séances de la soc. de biol. 90, 365. 1924.

Pariset: Hyperglycémie et glycosurie par injection de suc pancreatique dans le sang de la veine su-hépatique. Cpt. rend. des séances de la soc. de biol. 1906.

Payne, W. W. und E. P. Poulton: A clinical study of diabetic coma. Lancet. 1925, S. 638 bis 642.

Pemberton, H. S.: Hypoglycaemia: With notes on two cases. Brit. med. journ. 1925. S. 1004—1005.

Peskind, S., J. M. Rogoff und G. N. Stewart: Absorption of insulin by rectum. Americ. journ. of physiol. 68, 530. 1924.

Petren, K.: Zur Behandlung schwerer Diabetesfälle. Ergebn. d. inn. Med. u. Kinderheilk. 28, 92. 1925.

Preuss, J. und A. Jacoby: Über Trockeninsulin Kahlbaum. Med. Klinik. 1925, Nr. 43.

Priesel, R. und R. Wagner: Über Hypoglykämie. Klin. Wochenschr. 1925, S. 1055—1057.

— — Optimale Insulinverteilung in der Behandlung des kindlichen Diabetes. Klin. Wochenschrift. 1926, S. 301.

— — Pathol. u. Ther. d. kindl. Zuckerkrankheit. Ergebn. d. inn. Med. u. Kinderheilk. 30, 536. 1926.

Radoslav, Wirkung des Insulins auf den Blutzucker. Wien. Arch. f. inn. Med. 8, 395. 1924.

Redisch, W.: Neue Beobachtungen mit dem Capillarmikroskop. Klin. Wochenschr. 1924, S. 2235.

Riddle, O., H. E. Honeywell and W. S. Fisher: Suprarenal enlargement under heavy dosage with insulin. Americ. journ. of physiol. 68, 461. 1924.

Rosenberg, M.: Über Pneumothoraxbehandlung bei schwerem Diabetes. Med. Klinik. 1925, S. 733.

— und W. B. Meyer: Klinischer Beitrag zur Pathogenese des extrainsulären Diabetes. Dtsch. med. Wochenschr. 1925, S. 935.

Rosenthal, F. (u. Mitarbeiter): Insulin u. Wärmeregulation. Arch. f. exp. Pathol. u. Pharmakol. 103, 17. 1924.

Salén: Perorale Darreichung von Insulin. Acta med. scandinav. 60, 74. 1924.

SANSUM, W., BLATHERWICK und Mitarbeiter: Treatment of Diabetes with Insulin. Journ. of metabolic research. **3**, 641. 1923.
STRAUSS, H.: Über insulinresistente Diabetiker. Klin. Wochenschr. 1925, S. 491.
— u. SIMON: Insulinbehandlung d. Diabetes. Berlin 1925. 3. Aufl.
THIROLOIX, J.: Diabete pancreatique. Paris 1892.
THOMSON, A.: A review of the later results of insulin treatment. Brit. med. journ. 1926, S. 613.
TIBERTI, N. und A. FRANCHETTI: Results of total and partial exstirp. of pancreas. Sperimentale. **62**, 81. 1908.
UMBER, F.: Insulinbehandlung des Diabetes. Med. Klinik. 1926, S. 599.
— und M. ROSENBERG: Über insulinrefractionäre Zuckerausscheidung und Klassification des Diabetes auf Grund seines Verhaltens gegenüber Insulin. Klin. Wochenschr. 1925. S. 583.
WAGNER, A.: Einige Erfahrungen bei der Insulinbehandlung des Diabetes. Klin. Wochenschr. 1925, S. 1767.
WANDEL und SCHMÖGER: Über die Behandlung des Diabetes mit Pankreasextrakten. Dtsch. med. Wochenschr. 1923, S. 1253.
WEINBERGER, W. and A. HOLZMAN: Does the insulin lower the blood pressure? Journ. of the Americ. med. assoc. **83**, 1215. 1924.
WESKOTT, H.: Der Einfluß der kombinierten Diät-Insulintherapie auf die durch Lungentuberkulose komplizierten Fälle von Diabetes. Münch. med. Wochenschr. 1925, S. 945.
WHITE, W. H.: On the treatment of diabetes by feeding of raw pancreas and by the subcutaneous injection of liquor pancreaticus. Brit. med. journ. 1893, S. 452.
WITTGENSTEIN, A. und B. MENDEL: Die Veränderung der T-Zacke des Elektrocardiogramms während der Insulinwirkung. Klin. Wochenschr. 1924, S. 1119.
ZÜLZER, G.: Über Versuche einer spezif. Fermenttherapie des Diabetes. Zeitschr. f. exp. Pathol. u. Ther. **5**, 307. 1908.
— M. DOHRN und A. MARXER: Neuere Unters. über exp. Diabetes. Dtsch. med. Wochenschrift. 1908, S. 1380.

95. Einfluß von Begleitkrankheiten auf die Therapie.

v. DAPPER: Durstkuren. Therapeut. Monatshefte. 1918, S. 309.
HIRSCHFELD: Aussprache zu VON NOORDEN'S Vortrag. Boas' Arch. **22**, 219. 1916.
JOSLIN: Treatment of diabetes. New York 1923.
LICHTWITZ: Stoffwechselkrankheiten: in v. BERGMANN-STÄHELIN. Handb. d. inn. Med. 2. Aufl. 1926.
LUNDBERG: l. c. Lit. Nr. 70.
VON NOORDEN: Die Fettsucht. Wien 1910. 2. Aufl.
— Über die Behandlung bei gleichzeitiger Erkrankung an Gicht und Diabetes. Therap. Monatsh. 1914, S. 350.
— Zur Behandlung der chronischen Nierenkrankheiten. Verhandl. d. dtsch. Kongr. f. inn. Med. **17**, 386. 1899.
— Über Übungstherapie und Flüsigkeitsbeschränkung bei Zirkulationsstörungen. Monatsschr. f. physik.-diätet. Heilmethoden. **1**, H. 1. 1909.
— Über die Behandlung einiger wichtiger Stoffwechselstörungen (Gicht). Samml. klin. Abh. H. 7/8. Berlin 1909.
— Samml. klin. Abh. Heft 2. Berlin 1902 (Nephritis).
— Handb. d. Pathol. d. Stoffwechsels. Bd. I, S. 984. Berlin 1906. (Nephritis).
— Grundsätze der Nephritisbehandlung. Med. Klinik. 1913, Nr. 1.
— und SCHLIEP: Über individualisierende diätetische Behandlung der Gicht. Berl. klin. Wochenschr. 1905, Nr. 41.
OFFER und ROSENQVIST: Über die Unterscheidung des weißen und dunklen Fleisches für die Krankenernährung. Berl. klin. Wochenschr. 1899, Nr. 43, 44, 49.
UMBER: Aussprache zu VON NOORDEN'S Vortrag. Boas' Arch. **22**, 222. 1916.
— Indikation und Prophylaxe chirurgischer Eingriffe bei Diabetikern. Dtsch. med. Wochenschr. 1912, S. 1401. (Aussprache S. 1433.)
VOLHARD: Nephritis. Verhandl. d. dtsch. Kongr. f. inn. Med. (Warschau 1916.)
— Nierenerkrankungen in MOHR-STÄHELIN, Handb. d. inn. Med. 1918.

Sachverzeichnis.